W0256334

GRUNDZÜGE EINER
KONSTITUTIONS-ANATOMIE

VON

PROFESSOR Dr. WALTER BRANDT
ABTEILUNGSVORSTEHER AM ANATOMISCHEN INSTITUT
DER UNIVERSITÄT KÖLN

MIT 135 ABBILDUNGEN

SPRINGER-VERLAG BERLIN HEIDELBERG GMBH

1931

ISBN 978-3-642-89564-7   ISBN 978-3-642-91420-1 (eBook)
DOI 10.1007/978-3-642-91420-1

Vorwort.

Die Darstellung der Anatomie einer Durchschnittsleiche, welche seit ANDREAS VESALIUS den Inhalt der anatomischen Lehrbücher und Atlanten bildet, bedarf einer wesentlichen biologischen Vertiefung und Verlebendigung. Der Forscher wie der Arzt sieht nur Individuen, deren gruppenmäßige Erfassung und Erforschungsmöglichkeit die Konstitutionsforschung der Klinik aufgezeigt hat.

Wenn eine naturwissenschaftliche Disziplin wie die Anatomie des Menschen das Konstitutionsproblem bearbeiten will, wird sie erst eine biologische Grundlage schaffen müssen, auf der überhaupt ein umfassendes Lehrgebäude aufgebaut werden kann. Auf diese Weise werden zugleich die recht zahlreichen Definitionen des Begriffes „Konstitution" durch ein exaktes Wissensgebiet, durch die praktisch fortschreitende Wissenschaft selber, ersetzt. Diese biologisch-naturwissenschaftliche Grundlage für den geplanten Ausbau der menschlichen Durchschnittsanatomie wird in dem vorliegenden Werke entworfen.

Drei fundamentale Gestaltungsphänomene lebendigen Geschehens prägen jeglichen Organismus: Die Formbildung, das Wachstum und die Differenzierung. Haben die beiden letzten Naturvorgänge weitgehende Bearbeitung erfahren, so ist die Bedeutung des Wesens der Formbildung als solche, welche die Entwicklungsmechanik aufgedeckt hat, für die Morphologie praktisch kaum recht gewürdigt worden. Die Ursache liegt hier in der Entwicklungsmechanik selber, welche zur Zeit noch nicht jene Erweiterung zu einer vergleichenden Forschung vollzogen hat, die einzig ihr Ziel im Verständnis der werdenden Form des *Menschen* sieht. Der Grundriß einer derartigen *Vergleichenden Entwicklungsmechanik* wird somit zugleich im vorliegenden Werke zum erstenmal entworfen.

Diese genannten drei biologischen Gestaltungsphänomene werden somit die Basis geben, auf der einmal eine *Allgemeine Konstitutionsanatomie des Menschen* aufgebaut werden soll und weiter eine *Spezielle Konstitutionsanatomie* der Systeme, Apparate und Organe der bisherigen Systematik in typologischer Einstellung.

Mein Vorwort möchte ich schließen mit dem Ausdruck besonderen Dankes an den „Verein der Freunde und Förderer der Universität Köln", durch deren Unterstützung die Ausführung mancher Zeichnung und technischen Einzelheit möglich wurde. Weiter gebührt wärmster Dank der Verlagsbuchhandlung Julius Springer, die bereitwillig für die Ausstattung des Buches keine Mühe gescheut hat und mir in jeder Weise außerordentlich entgegen kam.

Köln, im Juli 1931.

WALTER BRANDT.

Inhaltsverzeichnis.

Einleitung.

a) Der ältere Typusbegriff der bisherigen Morphologie.

Typologie ist nicht Phylogenie. Das Werden des allgemeinen Grundtypus einer Form sucht die „Vergleichende Entwicklungsmechanik" zu erforschen, die besondere gattungs-familiengemäße, artliche und individuelle Differenzierung dieser Form wird von der „Vergleichenden Anatomie" beschrieben. Beiden Disziplinen gemäß ist der anatomische Forschungsweg des Vergleiches, dessen Endziel das Verständnis der Morphologie des Menschen darstellt.

Die Probleme der bisherigen zoologisch eingestellten „Entwicklungsmechanik" schlechthin haben eine ganz andere Einstellung, ihren Schlußfolgerungen fehlt bisher das Fundament, das durch vergleichende Experimente an zahlreichen verschiedenen Tierarten und Gattungen über ein und denselben Formenwert genügend ausgebaut wäre.

Immer nur kann für die menschliche Anatomie das Endergebnis der Untersuchungen in der Kritik umfassender Vergleiche gesichert werden; immer nur ist der menschliche Organismus Endziel der Forschung, und alle Forschungsergebnisse an tierischen und pflanzlichen Organismen sind nur Mittel zum Zweck.

Bei dieser spezifisch anatomischen Einstellung auf vergleichende Forschung fragt es sich, ob jeder Vergleich a priori phylogenetisch sein muß oder ob es typisches Geschehen gibt, das selbständig als biologisches Phänomen der chromosomal bedingten Artmorphe sich überordnet und nun Tierformen auf eine solche Linie stellt, deren Konstruktion sich durch vergleichende Experimente nicht durch vergleichende Präparation ergibt. Muß denn eine „Vergleichende Entwicklungsmechanik" zugleich „phylogenetische" Entwicklungsmechanik sein im Sinne von Roux oder kann sie auch andere Wege gehen, von anderer Warte aus die phylogenetisch-morphologischen Tatsachen auswerten?

Zur Beantwortung dieser Frage müssen wir etwas weiter ausholen.

Der Gedanke eines einheitlichen allgemeinen Entwurfes im Bauplan des gesamten Tierreichs wurde zum erstenmal durch Goethe gefaßt und wissenschaftlich erwiesen. Dieser Typusgedanke der Säugetierorganisation ließ Goethe den Zwischenkiefer beim Menschen suchen und finden (1784). Der Typusgedanke schuf die „Wirbeltheorie des Schädels", die für die Hinterhauptsregion heute wissenschaftliche Bestätigung gefunden hat, insofern, als diese einen Teil der Wirbelsäule, drei Halswirbel, darstellt, die im Laufe der phylogenetischen Entwicklung in den Schädel allmählich miteinbezogen wird.

Die Beschäftigung mit der Osteologie, mit den Erscheinungen der „Metamorphose der Pflanzen" führte Goethe allmählich zur schärferen Formulierung seiner Vorstellungen. Der anatomische Typus ist ein allgemeines Bild, „worin die Gestalten sämtlicher Tiere der Möglichkeit nach enthalten wären und wonach man jedes Tier in einer gewissen Ordnung beschriebe". Dieser Typus müßte soviel wie möglich in physiologischer Rücksicht aufgestellt sein. Schon aus der allgemeinen Idee eines Typus folgt, daß kein einzelnes Tier als ein solcher Vergleichskanon aufgestellt werden könne: Kein einzelnes kann Muster des Ganzen sein. „Die Klassen, Gattungen, Arten und Individuen verhalten sich wie die Fälle zum Gesetz; sie sind darin enthalten, aber sie enthalten und geben es nicht."

Zur praktischen Anwendung bei Forschungen muß im GOETHEschen Sinne die Idee über dem Ganzen walten und auf eine genetische Weise das allgemeine Bild abziehen. In dieser ungeheuren Synthese der Mannigfaltigkeiten der Organismen wird immer das Ganze der Wissenschaft im Vordergrund stehen, so daß man nicht mehr Tier und Tier oder besondere Teile, Organe, Systeme miteinander vergleicht und einzeln beschreibt, sondern nach dem einheitlich aufgebauten Typus werden die einzelnen Tierarten beschrieben und eine Vergleichung macht sich dann ganz von selbst. Nehmen wir z. B. einen osteologischen Typus, so unterliegt dieser der verschiedenartigsten Prägung nach Einschränkung und Ausbreitung, nach der Verschiedenheit des gegenseitigen Verwachsens, Verschiedenheit der Grenzen, der Zahl, der Größe, der Form. All diese Einzelheiten hat GOETHE in besonderen Kapiteln ausführlich erörtert. Ein ganz bestimmtes Korrelationsgesetz scheint sich hier zu enthüllen, welches der Ausdehnung der einzelnen Teile eines morphologischen Bildes, das sich um den Grundtypus kristallisiert, bestimmte Grenzen weist. „So sind z. B. Hals und Extremitäten auf Kosten des Körpers bei der Giraffe begünstigt, dagegen beim Maulwurf das umgekehrte stattfindet." In dieser allgemein geregelten, korrelativen Massenverteilung würde der Natur gewissermaßen ein bestimmter Radius gezogen sein, über den hinaus eine Massenentfaltung eines bestimmten Teils nicht mehr möglich ist. Hier ist nun die Aufstellung eines generellen Grundgesetzes, „wonach lebendige, aus sich selbst wirkende, abgesonderte Wesen gebildet werden", unbedingt erforderlich. Dies generell-morphogenetische, übergeordnete Prinzip, nach dem eine typologische Ordnung möglich ist, wird nun nicht nur für die Organismen selber, sondern auch für ihre anatomischen Teile Geltung haben müssen; wird weiter, da GOETHE selbst den physiologischen Gesichtspunkt ausdrücklich betonte, auch auf den „lebendigen, wechselseitigen Einfluß, auf Abhängigkeit und Wirkung" achten. Wieder tritt hier der korrelative Gedanke in physiologischer Betonung in den Vordergrund; denn da die einzelnen Teile ständig in wechselseitigen, unaufhörlichen Wirkungen zueinander stehen, ihre Wertung nur in dieser Voraussetzung möglich ist, so kann eben auch die Bildung selbst in ihrer Grundbestimmung wie in ihrer Abweichung „nur durch einen wechselseitigen Einfluß determiniert werden".

In dem Kapitel über die Organisation entwirft GOETHE die Grundzüge der Metamorphosenlehre der Pflanzen: Blätter und Blumen, Staubfäden und Stempel, die verschiedensten Hüllen sind alles *identische Organe*, deren Veränderungen das eigentliche Organ völlig zudecken. Dieser Grundtypus der identischen Organe, seine virtuelle Einheit manifestiert sich in mannigfaltiger Metamorphose als zusammengesetztes Blatt, als Stipula, Tragknospe oder unfruchtbarer Zweig; der Kelch kann, „indem er sich übereilt", zur Krone werden.

GOETHES Metamorphosenlehre ist keine Differenzierungslehre, keine Lehre von der sichtbaren Abwandlung und Umwandlung, sondern eine Wirkungslehre, auf Grund deren die Möglichkeit gegeben ist, daß ein und dasselbe Organ sich so mannigfaltig verändern kann.

Es ist bedeutsam sich klar zu machen, daß die gesamte Erscheinungskette der Insektenmetamorphose, Raupe oder Larve, Puppe, Schmetterling in Analogie mit der aufgezählten Veränderungsmöglichkeit des pflanzlichen Organismus eine determinativ bedingte Umschlagsreaktion darstellt, deren Entstehungsmöglichkeiten im reversiblen Reaktionsradius, im „Bildungskreis" des grundlegenden „identischen" Organs, eben des Typus, gelegen sind. Diese Nebeneinanderstellung der soeben gestreiften typologischen, vergleichend-entwicklungsmechanischen Probleme mit dem GOETHESCHEN Gedankenkreis wird sich, wie wir später zeigen werden, als ungemein fruchtbares, ganz neues Forschungsgebiet erschließen lassen.

Durch die verschiedenartigen sichtbaren Differenzierungen der einzelnen Pflanzenteile ist der pflanzliche Organismus ein vielfaches, d. h. die einzelnen Konstituenten haben sich im Laufe der allmählichen Entwicklung derartig verselbständigt, daß Pflanzen in viele Teile getrennt sind, als ob so vieles scheinbar Ganzes aus der Erde hervorsproßt. Beim Insektenkörper hingegen bedingt die gegenseitige Subordination der einzelnen Teile, der Organe, ein „Individuum", innerhalb dessen kein Teil mehr an die Stelle eines anderen treten kann.

Bei weiteren Vergleichen der Metamorphosen zwischen Pflanzen und Insekt kommt GOETHE zu jenen genialen, synthetischen Vorstellungen, welche das Naturganze in einer einheitlichen Schau umfassen. Typologisches Geschehen verknüpft das scheinbar Verschiedenartigste durch die beiden generellen Faktoren Raum- und Zeitfaktor. Die eigentlichen Entwicklungsstufen der Zustände können räumlich unmittelbar nebeneinander liegen oder aber auch weit voneinander getrennt sein; die erste Möglichkeit charakterisiert die Pflanze, die zweite das Insekt. Die Sukzessionen der Zustände bei der Pflanze, die Entwicklung der Blüten, das Zeugungsgeschäft, das Weitersprossen der Vegetationspunkte, das Reifen des Samens sind räumlich in einen einheitlichen Organismus zusammengelegt, beim Insekt ist jeder Zustand der Raupe, der Puppe, des Schmetterlings von den vorhergehenden als Individuum getrennt, so daß sich der ganze Schmetterling eben nur aus der ganzen Raupe entwickeln kann, die Blume aber an der Pflanze selbst.

Diese Vorstellung der „sukzessiven Verwandlung identischer Teile neben oder nacheinander", welche der Metamorphosenlehre zugrunde liegt, schließt zugleich das wechselvolle Bild sämtlicher Tierarten und Gattungen in sich ein, die alle nur aus der Versabilität eines Typus sich erklären. Der Typus des Nagergeschlechtes z. B. ist „von innen determiniert", ergeht sich aber nach außen zügellos und verändert sich durch Umgestaltung auf das Vielfachste.

An dieser Stelle sei nun eingeschaltet, daß dieser GOETHESCHE Nagertyp, sein Urnagetier, keineswegs identisch ist mit einem phylogenetischen Prorodentier. GOETHES *Typologie ist nicht Phylogenie.* Sein Vergleich ist das Abbild absoluter Entwicklung ohne konstruktive Bindung. Der Vergleich homologer Organe in GOETHESCHER Schau hat alle Entdeckungen der Vergleichenden Anatomie möglich gemacht und alle ihre großen grundlegenden Theorien. Erst die spätere Zeit seit DARWIN hat dann formal Gleichwertiges als voneinander abstammend bezeichnet (LUBOSCH 1919). Wir schließen uns hier durchaus an VALENTIN HAECKER (1927) an, der den GOETHESCHEN Typusbegriff mit modernen Vorstellungen verknüpft und darauf hinweist, daß dieser Begriff nicht nur die Eigenschaften umfaßt, die tatsächlich manifest werden, sondern zugleich auch alle jenen „Virtuellen Potenzen oder Entwicklungsmöglichkeiten", welche diese Urform in inaktivem, latentem Zustand besessen haben muß. Ja, wir können sagen, daß die Analyse der „prospektiven Potenzen" gerade ein Teilgebiet der Entwicklungsmechanik ist und die Synthese zu Formreihen Aufgabe der „Vergleichenden Entwicklungsmechanik".

GOETHES Typologie und DARWINS Deszendenztheorie sind zwei völlig verschiedene Ideenkreise, deren selbständiger Charakter in der bisherigen Naturforschung längst nicht genügend gewürdigt worden ist. Es bedeutet eine völlige Verkennung des Typusbegriffes, in GOETHE einen „Vorläufer DARWINS" sehen zu wollen.

Stellen wir die Systeme, Anlagen, Raumkomplexe schlechthin eines Organismus in den Vordergrund der Betrachtung, so beobachten wir häufig ein isoliertes

Entwicklungstempo bestimmter Systeme innerhalb einer Tierart gegenüber einer anderen. Die endgültige Manifestation der anatomischen Systeme ist biologisch am einfachsten in der Fixierung eines bestimmten Entwicklungstempos gegeben (Raumzeitfaktor, BRANDT 1925), die innerhalb der einzelnen Arten durchaus selbständig ist. Würde man hier dies Entwicklungstempo phylogenetisch deuten wollen, so käme man zu der absurden Vorstellung, daß ein und dieselbe Tierart nach den DARWIN-HAECKELschen Vorstellungen bezüglich des einen Systems phylogenetisch hoch, bezüglich eines anderen phylogenetisch tief stünde. Typologisches Geschehen und phylogenetisches Geschehen sind zwei völlig getrennte Phänomene, deren Kombination nur in einer Zusammenarbeit der „Vergleichenden Entwicklungsmechanik" mit der „Vergleichenden Anatomie" gelöst werden kann. V. HAECKER gibt auch hinsichtlich dieser rein morphologischen Betrachtung ein sehr instruktives Beispiel aus der Vergleichenden Anatomie: Bei einigen in der Gegenwart lebenden niederen Fischen, den Seekatzen, Holozephalen, den Knorpel- und Knochenganoiden, bei den Quastenflossern, Crossopterygiern und Lungenfischen Dipnoern kommen sowohl primitive Charaktere vor, die den Haien eigen sind, als auch spezialisierte der Knochenfische. Polypterus hat Rippen der Haifischkategorie, aber eine paarige Schwimmblase wie die Lungenfische und eine mächtige doppelseitige Kleinhirnfalte wie einige Knochenfische. Leider hat nun die bisherige Forschung die Erklärung für diese Erscheinungen auch wieder nur im phylogenetischen, d. h. Darwinistischen Sinne gegeben. V. HAECKER gibt als Ursache dieser mannigfach verteilten, zusammengewürfelten Charaktere eine selbständige polyphyletische Entwicklung an auf Grund von Entwicklungsmöglichkeiten, die schon in der gemeinsamen Urform vorhanden waren. Die Deutung zahlreicher anderer Forscher hat in diesen Erscheinungen lediglich sekundäre Anpassungen an neue Milieuverhältnisse gesehen auf Darwinistischer Deutungsbasis. Die moderne Typologie aber, deren Forschungsgebiet das Experiment der „Vergleichenden Entwicklungsmechanik" darstellt, sucht ohne vorgefaßte Doktrin die Gesetze der Formbildung als solche zu erschließen und steht in der Gedankenwelt GOETHEs.

Die große Synthese dieser beiden fundamentalen Auffassungen wird eine der Hauptaufgaben zukünftiger anatomischer Forschung darstellen, eine Synthese zwischen *Formbildung und Differenzierung, zwischen Typus und Artcharakter, zwischen Plasma und Kern.*

In der GOETHEschen Metamorphosenlehre können die sichtbaren Umwandlungs- und Übergangsformen, die „Heteromorphosen" und „Monstrositäten" der modernen Terminologie nicht fehlen. An einer durchwachsenen Rose zeigte GOETHE die innigen Zusammenhänge zwischen Kelch und Krone, zwischen Vegetationspunkten mit roten und grünen Blättchen und Spuren von Antheren; Blattbildungen also, deren fließende Übergangsstadien manifest werden. Ähnliche Beobachtungen folgen bei der Gattung Canna und bei Calendula.

Diese Formenketten sind durch die Beobachtungen der modernen Forschung wesentlich erweitert, aber bezüglich ihrer Genese kaum einheitlich erklärt worden. Genannt sei GOEBELs „Umbildungstheorie", erläutert z. B. an der Umbildung der Knospenschuppen des Spitzahorns Acer platanoides zu einer Laubblattanlage; die „Heteromorphosenlehre" LEBEDINSKYs; die Lehre der „formativen Reize" von HERBST, erläutert an der Extremitätenbildung an Stelle von Antennen und endlich die Auffassung der „Pluripotenzerscheinungen" von V. HAECKER.

Die Tatsache aber, die besonders HABERLANDT betont, daß GOETHE in seiner ganzen Auffassung der lebendigen Natur entwicklungsmechanisch eingestellt wäre, kann wohl unter Hinweis auf die bereits erwähnten Zusammenhänge nicht mehr bezweifelt werden.

GOETHE unterscheidet zwischen „erster Anlage" und „späterer Umbildung".
Der erste Begriff umfaßt „die innere und ursprüngliche Gemeinschaft" aller
Organisation, die spätere Umbildung aber vollzieht sich in den notwendigen
Beziehungsverhältnissen zur Außenwelt.

Der Begriff der „Anlage" ist heute von der entwicklungsmechanischen
Terminologie übernommen worden, ohne aber je seinem inneren Gehalte nach,
im GOETHESCHEN Sinne abgewogen zu werden.

Es mag wegen der Vollständigkeit des hier entworfenen Bildes noch kurz
die später von CUVIER ausgebaute „Bauplanlehre" Erwähnung finden. Diese
„Baupläne" sind aber Entwürfe, Grundrißskizzen realer Erscheinungen, sie
sollten die vergleichende Formenkunde, also die wirkliche vergleichende Morphologie „auf allgemeine Regeln und auf Gesetze zurückführen, die deren
allgemeinsten Ausdruck enthalten sollen" (Cuvier règne animal). Als zoologischem Systematiker lagen CUVIER Erwägungen über Entwicklungsmöglichkeiten und Metamorphoseerscheinungen völlig fern. Sein natürliches Tiersystem soll die Modelle aufzeigen, nach denen die unzähligen Tiere konstruiert
worden sind. Zusammenhänge sind ihm nicht „genetische" im GOETHESCHEN
Sinne, sondern lediglich Konstruktionszusammenhänge. Die Tiere sind ihm
überhaupt Konstruktionen, die nach dem Prinzip der Subordination gegliedert
werden. Die reale Forderung der Klassifikation erforderte daher zur Diagnose
einer Art die spezifischen Konstruktionszusammenhänge; finden sich Merkmale,
welche mehreren Arten gemeinsam sind, so ist ein neuer Bauplan einer übergeordneten Gruppe aufzustellen, welchem die betreffenden Arten subordiniert
werden.

JACOBSHAGEN hat in seinem Werke über „die Reform der allgemeinen vergleichenden Formenlehre der Tiere" 1927 das wesentliche des CUVIERSchen
Denkens zusammengefaßt. Nach ihm sind die CUVIERSchen Typen „Modelle,
deren Konstruktion in der Keimentwicklung überall im Tierreich aufs Schnellste
angestrebt und erreicht wird". CUVIERS Typuscharaktere sind reine morphologische Charaktere von unabänderlicher Konstanz; Übergänge von einem
Typus zum andern gibt es nicht. In dieser Fassung tritt vielleicht am schärfsten
die Gegensätzlichkeit der Typologien GOETHES und CUVIERS zutage; eine Gegensätzlichkeit, welche in unserer Auffassung jegliche entwicklungsmechanische
Deutungsmöglichkeit aus der „Bauplanlehre" verbannt. Aber selbst die CUVIERsche Gedankenwelt könnte, als reine morphologische Wissenschaft, in der
Betonung konstruktiver Zusammenhänge das modernere phylogenetische vergleichend-anatomische Naturbild wesentlich erweitern, zumal in der Einbeziehung der Homologienforschung.

„Organe, die in einem Bauplan oder dessen Grundformteilen denselben
Bestandteil verkörpern, nennen wir, unbekümmert um etwaige Form- und
Funktionsunterschiede homolog" (JACOBSHAGEN 1924). Kann man diese
Homologa schon aus dem ersten Anlageort erkennen, so handelt es sich um
Orthohomologie. Orthomologe Organe können große Wanderungen antreten;
z. B. legt sich die Schilddrüse überall zwischen ersten und zweiten Kiemenbogen an, liegt aber endgültig später bei Haien hinter dem ersten, bei Amphibien
hinter dem zweiten, beim Menschen in Höhe des vierten und fünften Kiemenbogens. Dieser Orthohomologie stellt JACOBSHAGEN die Kathomologie gegenüber. Eine solche findet sich z. B. am Herzen.

Das Herz eines Fisches und das des Menschen sind kathomolog; denn beim
Fischherzen liegt ein großer Teil des Sinus venosus außerhalb des Herzens,
beim Menschen ist dieser Abschnitt in den rechten Vorhof miteinbezogen.

Das menschliche Herz ist augmentativ homolog. Es gibt auch eine defektive
Homologie, so fehlt z. B. am Schädel der Delphine und Robben das Tränen-
bein, das bei tieferstehenden Säugern vorhanden ist.

Wir erwähnen weiter in diesem Zusammenhang den Vorstellungskreis von
Böker, der in seiner „biologischen Anatomie" diejenigen anatomischen Konstruktionen zusammenlegt, die irgendein biologisches Geschehen in ganz
bestimmter Hinsicht typisieren. Die vorzügliche vergleichend-anatomische
Sammlung, welche Böker im Freiburger Anatomischen Institut zusammengestellt hat, läßt erkennen, daß auch diese Betrachtungsweise wohl geeignet
ist, ein weit umfassendes Naturbild in typologisch-morphologischer Schau zu
geben. Der „Typus"-Begriff in Bökerscher Fassung auf funktionelle Anpassung

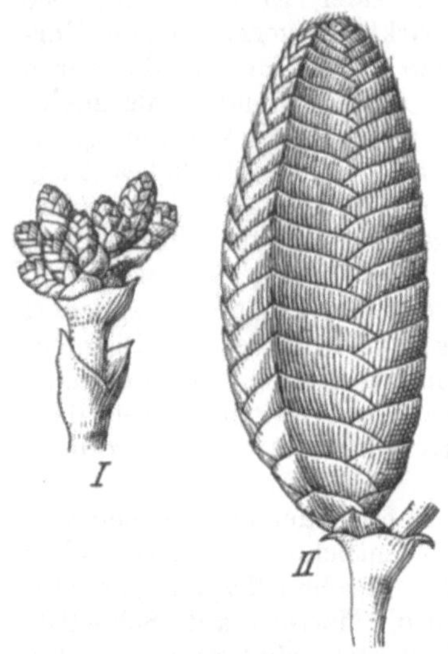

Abb, 1. „Formbildung" Zapfen und
„Differenzierung" in männliches und
weibliches Geschlecht in ihren gegen-
seitigen Beziehungen bei Welwitschia
Bainesii. I junge männliche, II auf-
geblühte weibliche Infloreszenz.
(Nach Troll: Organisation und
Gestalt im Bereich der Blüte, 1928.)

eingestellt, ist daher auch in praktischer Hinsicht bedeutsam. Einzelheiten seiner Untersuchungen bringen wir später.

In der Ablehnung des Darwinistischen Prin-
zipes als des einzig möglichen morphologischen
Forschungsprinzipes sind in jüngster Zeit auch
von botanischer Seite Gedankengänge entwickelt
worden, welche das soeben entworfene Bild
vervollständigen. W. Troll hat in seiner umfassenden Monographie „Organisation und Gestalt im Bereiche der Blüte" 1928 den „Gestalttypus" als morphologischen Ausdruck einer ganz
spezifischen Gestaltung z. B. der Blüte ganz
verschiedener Pflanzenfamilien aufgestellt, der
als solcher Formenkreise umfaßt, deren genetische Zusammenhänge durchaus nicht die kausale Erklärung der Entstehungsmöglichkeit abgeben. Wir betonen, daß dieser „Gestalttypus"
Trolls wiederum rein morphologisch faßbar
wird, daß hier weiter die Erscheinung der „homologen Konvergenzreihen" von Philiptschenko
1927 als rein „morphologischer Parallelismus"
scharf von dem genotypischen getrennt wird,
in der Weise, daß auf sie der „Begriff der Gene
und der genotypischen Struktur überhaupt nicht
anwendbar ist". In dieser Schau darf wiederum
die Einheit des Typus nicht in Darwinistischem Sinne vorstellbar werden; denn
diese Einheit ist nach Darwin in gemeinsamer Abstammung begründet. Troll
geht sogar soweit zu behaupten, „daß die Vererbungsregeln zusammen mit
dem Selektionsprinzip an das Formproblem überhaupt nicht herankommen
und, um im Bild zu reden, blind herumtappen würden, wenn nicht über ihnen
die morphologischen Bezüge walteten, die ihnen die Richtung gäben". Diesem
Standpunkt des Formproblems, als des *Problems des morphologischen Gestalttypus* müssen wir durchaus beipflichten; denn zu dessen Erklärung hat bisher
weder der Darwinismus noch der Mendelismus irgend etwas beitragen können.
Formbildung und Differenzierung sind zwei völlig selbständige Phänomene,
Phylogenie und Vererbungswissenschaft haben uns nur mit der zweiten der
genannten Erscheinungen biologisch vertraut gemacht.

Die „Differenzierung" im Trollschen Sinne „Organisation" der Blüten
ist etwas anderes als die „Gestalt", d. h. der „Gestalttypus". Zur Erläuterung
dieser Vorstellungen sei hier ein instruktives Beispiel, die Zapfenform der
Gnetaceen genannt, die vom Blütenstand hergestellt wird. Männliche sowohl

wie weibliche Infloreszenzen von WELWITSCHIA zeigen die Zapfenform, die Zapfenform ist somit der sekundären Differenzierung männlich und weiblich aufgelagert, ein ganz selbständiges Phänomen (Abb. 1).

Der „Gestalttypus" TROLLs betrifft die Gesamtheit der Blüte, wie sie dem Auge erscheint, während die Gesamtheit der planmäßig angeordneten Teile als Differenzierung „Organisation" definiert wird. Diese analogen Ähnlichkeiten im Bereich der Blüten können daher mit ganz heterogenen Organisationsverhältnissen gepaart sein, ihre biologische Bedeutung wurde wohl auf botanischem Gebiete am ehesten durch den Italiener DELPINO 1868 erfaßt. DELPINO macht bereits einen scharfen Unterschied zwischen dem Typus, dem biologischen Entwurf und der Form, dem morphologischen Entwurf; der erstere ist durchaus konstant, während die Form und die Materie veränderliche und untergeordnete Elemente darstellen: „il tipo e l'idea e l'elemento costante e dispotico; la forma e la materia sono elementi mutabili e subordinati".

TROLLs Werk zeigt eine Fülle ausgezeichneter Beobachtungen, welche die große Gegensätzlichkeit dieser beiden biologischen Grundphänomene darstellt.

An der Zeichnung der Kompositenstrahlen weist TROLL weiter nach, daß diese überhaupt nicht abhängig ist von der Einzelblüte, sondern von der Gesamtheit des Blütenstandes, der Gestalttypus kann hier die Teile einer Einzelblüte ebenso beherrschen, wie den ganz anderen Aufbau eines ganzen Kompositenköpfchens. Auch hier also die Übergeordnetheit, das Eigenleben der Blütengestalt als solche über jegliche Organisation. Bei der Gattung Polygala finden wir eine Blüte, welche durchaus wie eine Schmetterlingsblüte gebaut ist und doch bestehen zwischen diesen beiden Pflanzen verwandtschaftlich überhaupt keine Beziehungen. Auffallend ist, daß bei Polygala auch der Kelch an der typischen Gestaltbildung teilnimmt. Organe, die hier der Carina und den Alae der Papilonazeenblüte nicht homolog sind, vollführen hier analoge Bildungsformen, deren Manifestation den übereinstimmenden Typus schafft. DELPINO hat bereits auf diesen genannten Übereinstimmungen hingewiesen und ursächlich auf ein bestehendes grundlegendes Gesetz hingewiesen, als dessen Ergebnis diese gemeinsamen Bildungen manifest werden.

Bei der allgemein bekannten Morphologie einer Schmetterlingsblüte geben wir hier zum Vergleich der Suprematie der Blütengestalt als solche über die familiäre Organisation den „tipo papilionaceo" DELPINOs bei drei verschiedenen Pflanzenfamilien wieder aus dem Werke von TROLL: Eine Polygonazee, die soeben beschriebene Polygala Chamaebuxus (Abb. 2c), eine Solanacee Schizanthus pinnatus (Abb. 2a) und eine Scrophulariacee Collinsia bicolor (Abb. 2b).

Bei Schizanthus bilden die drei hinteren Kronblattzipfel die Fahne, die besonders deutlich bei Seitenansicht der Blüte sichtbar wird. Das Schiffchen wird durch die beiden miteinander verwachsenen, stark asymmetrischen vorderen Kronzipfel gebildet. Diese verschiedene Verhalten der einzelnen Kronenzipfel erklärt sich zumal aus der geringen Entfaltung der schiffchenbildenden Blätter, welche gewissermaßen die Lage beibehalten, die sie in einer entwicklungsgeschichtlich jüngeren Entwicklungsperiode in der Knospe inne hatten. Wenn man diese beiden verwachsenen Kronenzipfel in der Fläche ausbreitet, so findet man, daß Schiffchen und Flügel ihre Gestalt in völlig übergeordneter Prägnanz durchsetzen und die gegebenen Blattflächen ihrem Typus gemäß umbauen (Abb. 3). Jeder der beiden in der Mediane verwachsenen Kronenblättchen ist tief gespalten; die äußere Hälfte erscheint jeweils als Flügel, die innere in Paarigkeit als Schiffchen. Dieses Schiffchen behält nun seine Knospenlage bei, während die beiden äußeren Blatthälften als „Flügel" ihre Flächen herumdrehen, ähnlich einer Schmetterlingsblüte. Bei Collinsia endlich bilden zwei Zipfel die Oberlippe, drei die Unterlippe. Die Oberlippe ist aber derart flächig,

daß sie gestaltlich als „Fahne" anzusprechen ist. Die Unterlippe bildet zwar
wie bei allen Scrophulariaceen drei Zipfel, aber zwei von diesen sind horizontal
ausgebreitet (= Flügel der Papilionaceenblüte), der Mittellappen ist zusammen-
geschlagen und hat die Gestalt eines Schiffchens.

DELPINO hat auf diese Zusammenhänge schon vor nunmehr 70 Jahren
hingewiesen; erst TROLL hat sie einer umfassenden Bearbeitung gewürdigt.

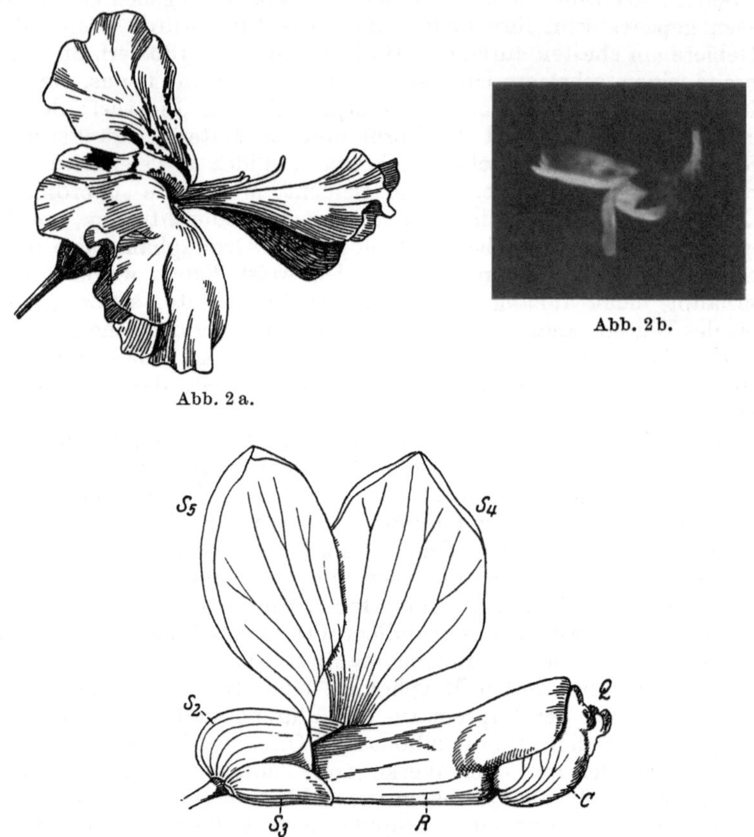

Abb. 2 a.

Abb. 2 b.

Abb. 2 c.

Abb. 2 a—c. „Formbildung" Schmetterlingsblüte und „Differenzierung" in drei verschiedene Arten:
a Schizanthus pinnatus, b Collinsia bicolor und c Polygala chamaebuxus. S_2 S_3 kleine grüne Kelchblätter, S_4 S_5 petaloide Sepala, R Kron-Staubblattröhre, C Carina, Q Anhängsel des Schiffchens.
(Nach TROLL, 1928.)

In einem Punkt nun können wir TROLL nicht folgen, wenn er nämlich generell
den kausalen Forschungsweg zur Ergründung des Gestalttypus ablehnt, weil
dessen Wurzeln im „übersinnlichen Substrat der Natur" liegen sollen, und
deswegen immer ein unerklärbarer Rest übrig bliebe. Wenn wir allerdings
einfach die „Gestalt" als gegeben hinnehmen und morphologisch ihr Gepräge
durch die ungeheure Fülle der pflanzlichen Erscheinungswelt verfolgen, so bliebe,
bei der Ablehnung des kausalen Forschungsweges, das Phänomen eben als solches
Endziel der Erkenntnis. In der Tat sieht auch TROLL in der Zusammenfassung
einer Fülle von Tatsachen unter einem einheitlichen Gesichtspunkt bereits
schon die Lösung. Da aber jedes naturwissenschaftliche Denken nicht anders
als kausal sein kann, so wird die Frage nach den Bedingungen, Möglichkeiten

und näheren Umständen, unter denen biologisch ein Phänomen überhaupt wirksam ist, niemals ausbleiben.

Eine derartige kausale Typologie stellt das Forschungsgebiet der „Vergleichenden Entwicklungsmechanik" dar, die uns in den folgenden Kapiteln ausführlich beschäftigen wird, und die in ihrer Anwendung für das Konstitutionsproblem ganz neue Perspektiven eröffnet.

Diese Typusanalyse bewegt sich als naturwissenschaftliche Disziplin in denselben methodologischen Bahnen wie die Analyse irgendeiner erblichen Erscheinung oder einer artspezifischen Differenzierung. Immer und überall kann in der Naturwissenschaft nur das „Wie" niemals das „Was" Fragekomplex sein. TROLL kommt übrigens bei Besprechung der erwähnten Papilionaceentypen der Blüten ganz verschiedener Pflanzenfamilien ganz von selber zu einem kausalen Erklärungsversuch, indem er diese analogen Konvergenzen als durch Naturzüchtung entstanden ablehnt. Diese Ablehnung bedarf aber des experimentellen Beweises und kann nicht aus der Morphe an sich erschlossen werden.

Ähnliche Gedanken wie bei TROLL sind 1926 von KLEINSCHMIDT in seiner Formenkreislehre ausgesprochen worden. KLEINSCHMIDT hat diese Auffassungen schon seit langem vertreten, ehe er sie hier in zusammenfassender Darstellung veröffentlicht hat. Nach KLEINSCHMIDT ist der „Formenkreis" der wirklich vorhandene Zusammenhang von ganz verschiedenen Gruppen von Einzelwesen im Gegensatz zur Art. Diese Formenkreise sollen die „wirklichen Arten", die „natürlichen Arten" sein, die zugleich genetisch in ihrem Wesen verschieden sind, aber doch in einem

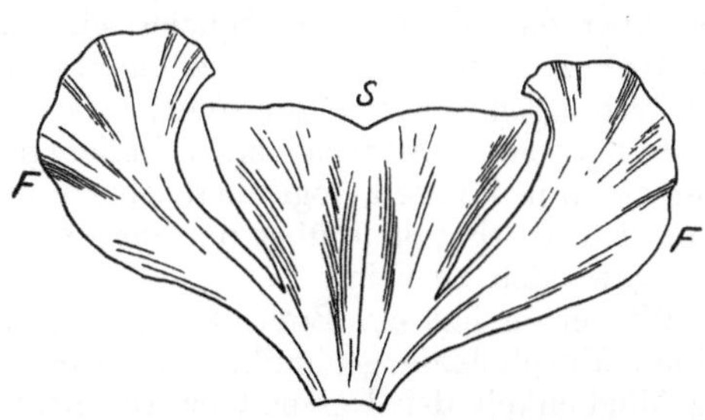

Abb. 3. Der Typus des Schiffchens und der Flugel der Schmetterlingsblüte dominieren auf der Grundlage einer für die Schmetterlingsblüte ganz verschiedenen Differenzierung: Zwei Kronenzipfel sind miteinander verwachsen, die äußere Hälfte erscheint als „Flügel" (F), die inneren Hälften erscheinen als „Schiffchen" (S). (Nach TROLL, 1928.)

deutlichen Reihenverhältnis stehen. Die Definitionen von Rassen und Varietäten sind durchaus annehmbar, insofern als Rassen geographisch bedingte Verzweigungen und Wuchsfolgen eines und desselben Wesens darstellen und Varietäten als quantitative Pendelschwankungen bezeichnet werden. Wenn aber die „Art selber als ein Kunstgebilde des Menschen verstandes" aufgefaßt wird, so können wir den Vorstellungen KLEINSCHMIDTs nicht mehr folgen; denn die Deszendenztheorie kann wohl mit einer an Sicherheit grenzenden Wahrscheinlichkeit gerade für diese „Arten" als bewiesen gelten. Ohne Artbegriff ist auch jegliche genetische Forschung undenkbar. Immerhin liegt dieser Formenkreislehre etwas Positives, rein Formales zugrunde, das in dem Gestalttypus von TROLL seine exakte, umfassende botanische Bearbeitung gefunden hat.

Es muß weiter erwähnt werden, daß die reine absolute Morphologie im Sinne TROLLs von philosophischer Seite bereits durch UNGERER 1922 und ADOLF MEYER 1926 logisch erfaßt worden ist.

Nach ADOLF MEYER ist die Typologie die Lehre von den Formen der Lebewesen selber, aber nicht entwicklungsphysiologische oder kausale Morphologie. Wie dies UNGERER bereits gefordert hatte, ist nur die Feststellung der Formeinheiten, der Art der Baupläne und ihrer Korrelationen ihre Aufgabe. Auf vergleichend-anatomischem oder vergleichend-embryologischem Wege können die geforderten Ergebnisse gesichtet werden, allerdings nicht in phylogenetischer Deutung.

Was hier im Rahmen unserer Vorstellungen am meisten interessiert, ist nun die von A. Meyer aufgeworfene Frage nach den Beziehungen dieser Typologie zur Entwicklungsmechanik, d. h. im Sinne von A. Meyer der Beziehung einer philosophischen Lehre als solche zu einem naturwissenschaftlichen Ergebnis. Die theoretischen Forderungen Meyers (1926) sind eine wesentliche philosophische Ergänzung gerade zu den bereits experimentell erwiesenen Ergebnissen der „Vergleichenden Entwicklungsmechanik" auf dem Gebiete der experimentellen Gliedmaßenforschung bei Amphibien (Brandt seit 1923). Bei der Zusammenstellung aller überhaupt erreichbarer Organe, Ganz- und Teilformen, nur nach ihrer formalen Ähnlichkeit, gestattet die Typologie die Annahme, daß „typologisch ähnliche Formen auch kausal ähnlich ableitbar sind, sie arbeitet daher der Entwicklungsmechanik vor", sie ist die beste „Propädeutik" für sie. In experimenteller Bestätigung dieser theoretischen Forderungen hat demnach, wie wir durchaus Meyer zustimmen, die Typologie ihre logische Funktion bereits erfüllt. „Es ist zu hoffen, daß aus einer künftigen Synthese von Typologie und Entwicklungsmechanik die letztere neue Nahrung ziehen und über das nicht selten Spielerische ihrer Probleme hinweg kommen wird" (A. Meyer 1926). Dieser Satz charakterisiert wohl am schärfsten den Stand der bisherigen Entwicklungsmechanik, die in völlig einseitiger Technisierung an embryonalem Material einer beliebigen, von Natur aus leicht zugänglichen Tierart ohne inneren, logischen Zusammenhang Gestaltungsanalyse treibt und ohne sich überhaupt je über den vergleichend-biologischen Begriff der „Gestalt" klar geworden zu sein.

Wiederum hat ein Botaniker Alexander Braun 1875 die Suprematie der reinen Morphologie gegenüber der Deszendenz betont, insofern als diese über die Möglichkeit der Deszendenz zu entscheiden hat und wenn nach Tschulok (1910 zit. nach A. Meyer) die Grundlage der Systematik als solche die Zusammenfassung der Organismen nach dem empirisch erkennten Ähnlichkeitsgrad" darstellt, so ergibt sich durchaus die Möglichkeit, auch eine *„entwicklungsmechanische Systematik* (Brandt 1929) *vorzunehmen auf Grund empirisch im Experiment erschlossener typologischer Ähnlichkeitsreaktionen, die im Gegensatz zu den bisherigen phylogenetischen bedingten homologen Formen vom äußeren Artbild zugedeckt werden.*

Die bisherige Systematik ging unter der einseitigen Richtschnur der Dogmatik des Denzendenz nur eben nach dem äußerlich sichtbaren Artbild, seiner Differenzierung und vernachlässigte jegliche rein typologische Einstellung.

Diese Synthese von Typologie und Entwicklungsmechanik scheint uns eine wesentliche Vertiefung unserer bisherigen Zusammenhänge der lebendigen Natur zu geben und stellt vor allem, wie wir gleich zeigen werden, ein neues noch nicht erschlossenes Arbeitsgebiet dar. Dies Arbeitsgebiet ist bisher für die Entwicklungsmechanik der Tiere mit Ausnahme der Typologie der Gliedmaßenanlagen der Amphibien (Brandt) überhaupt noch nicht in Angriff genommen worden, die Botaniker sind hier weit voraus, erinnert sei hier an die bisher noch nicht erwähnten Arbeiten von A. Braun, Winkler und Velenovsky.

Wenn wir daher in das System der Typologie die Dynamik mit einbeziehen, so wird sich gerade die Entwicklungsmöglichkeit, das Physiologische, das Goethe forderte, vorzüglich ausnehmen.

Der Typus an sich ist absolut stabil, so wie jedes Empirisma (A. Meyer), die „Metamorphosen" beruhen auf Potenzschwankungen des materiellen Substrates selber, von deren Radiusgröße der Formenkreis in seinen Erscheinungsmöglichkeiten abhängig ist. Das Studium dieser Potenzschwankungen aber ist Aufgabe der „Vergleichenden Entwicklungsmechanik", sie sind es, die das Physiologische in der Typenforschung ausmachen, die Möglichkeiten zu seiner mannigfaltigen Manifestation, sie sind das eigentliche Studienobjekt kausaler Naturforschung.

„Vergleichende Entwicklungsmechanik" ist daher Metamorphosenlehre. Das Experiment beweist die Zusammengehörigkeit zahlreicher Manifestationsformen eines Formenkreises als Ausdruck eines übergeordneten, einheitlichen, in sich unabänderlichen Typus.

Nehmen wir den Typus als solchen rein philosophisch, so ist er Subjekt, kann daher als solcher nur mit „Ding an sich" (KANT) oder „Wille in der Natur" (SCHOPENHAUER) identifiziert, kann daher als solcher nur mit philosophischer Methodik ergründet werden. MAX SCHELER hat hier kürzlich sehr wesentliche Analogien aus der metaphysischen Welt aufgestellt. Der Geist, die Idee sind bei ihm höhere Seinsformen, die zu ihrer Verwirklichung der Kräfte, der Triebe, des Dranges bedürfen, aber nicht allein bei den höheren Organismen, sondern überhaupt in der lebendigen Natur bis ins Anorganische hinab. Der Geist determiniert, seine Gestaltgesetze prägen überhaupt das ganze Wesen der Weltgestaltung.

Diese Analogie sei hier nur eingeschaltet, ihre Beziehung zum Naturganzen, ihre Ableitung und Begründung in kritischer Würdigung der Philosophie der Antike und des 18. Jahrhunderts kann in der vorliegenden biologischen Schrift nicht ausgeführt, sondern nur angedeutet werden. Wir wiederholen, daß naturwissenschaftlich eben nur seine Wesenheit aus der morphologischen Manifestation und den physiologischen Bedingungen zu seiner Auswirkung erforscht werden kann, eben das Wie. Es ist verständlich, daß ein Philosoph wie AD. MEYER, der den historischen Entwicklungsgang der Typologie darlegt, eine Typusdefinition gibt, die durch das Lageverhältnis der Teile charakterisiert ist, und daß daher in dieser rein formalen Fassung auch aus rein formalen Ähnlichkeiten in ab- und zunehmender Richtung Metamorphosen entstehen.

Es wäre aber ein völliges Stehenbleiben auf den Traditionen eines LINNÉ, CUVIER, GOETHE, nun lediglich die reine Deskription der typischen Analogien im Naturreich zu geben. In dieser Hinsicht geht vielleicht auch TROLL zu weit. Mit Recht warnt AD. MEYER gerade vor dieser Reaktion. Wir glauben daher, wenn wir die geometrische Setzung des formalen Typus kausal, d. h. entwicklungsmechanisch verlebendigen, zu experimentell erwiesenen Zusammenhängen zu gelangen, die wohl geeignet sein werden, die bisherige Systematik der Tiere und Pflanzen sowohl der alten typologischen Periode wie der deszendenztheoretischen von ganz anderem Gesichtspunkt aus zu vertiefen.

Die „Vergleichende Entwicklungsmechanik" steht daher sowohl dem phylogenetischen Forschungsgebiet der Vergleichenden Anatomie als auch den rein typologischen Ergebnissen des 18. Jahrhunderts mit ihrer kausal nicht erforschbaren typischen Seinsform völlig selbständig gegenüber. Sie ist kausale Biologie und erfüllt daher auch die historische Mission unserer Zeit.

b) Der moderne Typusbegriff der Vergleichenden Entwicklungsmechanik (typologisches Grundprinzip. BRANDT 1928).

Das wesentliche Prinzip der Entwicklungsmechanik ist im Sinne ihres Begründers, des deutschen Anatomen WILH. ROUX, der kausalanalytische Versuch, über dem Wege des Experimentes die Beschaffenheit und Wirkung von Energien zu erforschen, welche Entwicklung hervorbringen. Bei der Erforschung der in Frage stehenden biologischen Gesetzmäßigkeiten seit den 80er Jahren des verflossenen Jahrhunderts standen nun phylogenetische oder systematische Erwägungen ganz im Hintergrund. Es ist dies um so merkwürdiger, als ROUX selber auch auf einen vergleichenden, phylogenetischen

Forschungsweg innerhalb der Entwicklungsmechanik hingewiesen hat: „Entsprechend der doppelläufigen, phylogenetischen und ontogenetischen Entwicklung muß die Entwicklungsmechanik die Ursache resp. Wirkungsweise jeder dieser beiden Entwicklungsarten zu erforschen suchen; es ist daher eine ontogenetische und eine phylogenetische Entwicklungsmechanik auszubilden" (Einleitung des Archivs für Entwicklungsmechanik Bd. 1, 1895).

Als Versuchsobjekte dienten bisher Eier, Larven, Embryonen, in der pflanzlichen Entwicklungsmechanik dementsprechend möglichst junges, embryonales Gewebe, die den verschiedensten Versuchsanordnungen unterworfen wurden, um lebendiges Geschehen zu studieren. Der Fragekomplex der bisherigen Entwicklungsmechanik erschöpfte sich im lebendigen Geschehen an sich, das sich als solches z. B. im Ei einer Amphibienart in genereller Form zu offenbaren schien. So haben wir die bisher in der Naturwissenschaft wohl einzig dastehende Einseitigkeit erlebt, daß eine Fülle terminologischer Begriffe aus Ergebnissen von experimentellen Eingriffen am Ei einer einzigen Amphibienart, Triton taeniatus, aufgestellt wurde. Während die Vergleichende Anatomie in der Ausarbeitung des Homologiebegriffes gerade umgekehrt jegliche Tierart, Gattung und Familie der verschiedensten Tierformen miteinander verglichen hat, um eine Form, ein Organ ontogenetisch und phylogenetisch zu begreifen, hat diese einseitige *Triton*-Entwicklungsmechanik sogar jene jahrhundertalten, bewährten, weit umfassenden Fundamente zu zerstören und den Homologiebegriff auf Grund ihrer Ergebnisse bei *Triton* zu erschüttern versucht! Einen Tatsachenkomplex vergleichender Art, gesichtet unter einem einheitlichen, umfassenden Gesichtspunkt, der jener Tatsachenfülle der Homologienforschung gleichwertig wäre, hat die bisherige Entwicklungsmechanik überhaupt noch nicht zusammengestellt, und doch hat sie sich zur Richterin über eine Wissenschaft eingesetzt, deren Vergleiche das gesamte Tierreich umfassen. Was bisher an experimentellen Ergebnissen bei Eiern, Larven, Embryonen verschiedener Tierarten in der Entwicklungsmechanik vorliegt, ist ein rein zufallsmäßiges Konglomerat von Problemkreisen der verschiedensten Art, die sich im Verlauf der verflossenen 50 Jahre bald in dieser, bald in jener Einstellung ergeben haben. Die Tierart, die zu den Experimenten herangezogen wurden, war völlig nebensächlich, da das lebendige Geschehen an sich erschlossen werden sollte, das sich in jeder Tierart in genereller Weise offenbaren sollte. Es ist erstaunlich, daß diese von bestimmten Zoologenschulen ausgehende Einseitigkeit auch die entwicklungsmechanische Forschungsrichtung der Anatomen wieder sekundär bestimmt hat. Es ist dies um so befremdender, als die Entwicklungsmechanik ein Forschungszweig der Anatomie selber ist, dem von ihrem Begründer zugleich auch eine phylogenetische, d. h. vergleichende Aufgabe zugewiesen wurde. Wenn überhaupt je am Homologiebegriff der Vergleichenden Anatomie, dem Fundament unserer anatomischen Wissenschaft, Kritik geübt werden soll, so kann sich diese Kritik nur auf einem äquivalenten Grundstock vergleichender Tatsachen stützen.

Die Forderung nach einem Ausbau der bisherigen Entwicklungsmechanik in vergleichendem Sinne ist daher eine conditio sine qua non.

In der bewußten Gegensätzlichkeit der bisherigen Entwicklungsmechanik zur Phylogenie wird nun weiter völlig übersehen, daß das noch wesentlich ältere Forschungsprinzip der Typologie auch noch vergleichende Forschung darstellt, die in der Vergleichenden Anatomie eine maßgebende Rolle gespielt hat. Diese Typologie des 18. Jahrhunderts wird aber einer Kritik überhaupt nicht mehr für würdig erachtet.

Die „Vergleichende Entwicklungsmechanik" will, als eine Disziplin der Anatomie, zu den großen, fundamentalen Problemen anatomischer Forschung neue Beiträge liefern, sie macht sich bewußt frei von einseitigen, zoologischen Schuldogmen. *Die „Vergleichende Entwicklungsmechanik" will als solche zugleich helfen, eine einheitliche, in sich geschlossene anatomische Wissenschaft zu schaffen, will die inneren Gegensätze beseitigen helfen, die im eigenen anatomischen Lager bestehen, und die geeignet waren, anderen Disziplinen die Bahn zu maßgebendem Einfluß frei zu machen.*

Ob die „Vergleichende Entwicklungsmechanik" mehr der Phylogenie im ROUXschen Sinne oder mehr der Typologie zuneigen wird, werden einzig und allein die Ergebnisse selber der einzelnen Forscher bestimmen müssen.

Zur Erläuterung des Forschungsweges soll jetzt in diesem Kapitel vorerst das Tatsachenmaterial eigener Untersuchungen mitgeteilt werden, das zugleich auf eine ganz bestimmte Einstellung zu den beiden oben skizzierten Grundproblemen der Anatomie hinweist. Es sind dies vergleichende Experimente

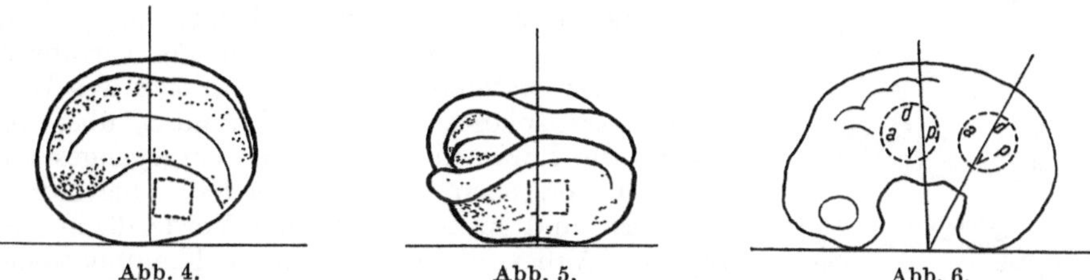

Abb. 4.   Abb. 5.   Abb. 6.

Abb. 4—6. Drei Entwicklungsstadien von Triton taeniatus. Skizze 4 beginnende Neurula (Medullarplattenstadium); Skizze 5 vorgerücktes Neurulastadium (Medullarrinnenstadium); Skizze 6 Schwanzknospenstadium. Die punktiert umrahmten Zonen stellen das Extremitätenbildungsmaterial dar, das im Laufe der Entwicklung über die dorsoventrale Senkrechte nach kranial wandert. Skizze 6 zeigt zugleich hinter diesem Material ein Transplantat mit den Bezeichnungen der Polaritäten dorsal, ventral, anterior, posterior. Das Extremitätenbildungsmaterial der beginnenden Neurula auf Skizze 4 befindet sich bezüglich der Determination der dorsoventralen Polarität in der „reversiblen" Phase der Determination; dasjenige des Schwanzknospenstadiums der Skizze 6 in der „irreversiblen Phase". (Nach BRANDT: Archiv für Entwicklungsmechanik, Bd. 103. 1924.)

am Gliedmaßenblastem von Amphibien, die seit nunmehr 8 Jahren durchgeführt wurden.

Das frisch abgelegte Amphibienei ist eine Zelle, die nach beendeter Teilung das Blastula- und Gastrulastadium durchläuft und bei einer Wassertemperatur von 17° Celsius nach etwa 48—86 Stunden das Neurulastadium erreicht. Nach 68—96 Stunden hat sich das Schwanzknospenstadium entwickelt, eine Entwicklungsstufe der Larve, bei welcher man deutlich Kopf- und Schwanzende unterscheiden kann (Abb. 4—6). Diese Zeitzahlen wurden bei Triton taeniatus festgestellt (BRANDT 1924), Zahlen bei anderen Amphibien fehlen, würden aber bei der vergleichenden Analyse der Morphogenese von maßgebender Bedeutung sein. Im Schwanzknospenstadium erscheinen am Kopfende die Augenanlagen und die Kiemenwülste, am Rücken die Anlagen der Myotome. Hinter den Kiemenwülsten ist ein weiteres Höckerchen sichtbar, aus welchem sich später die vordere Gliedmaße entwickelt. Dieses Höckerchen, die Gliedmaßenanlage kann operativ entfernt und auf einen anderen Keim verpflanzt werden (Abb. 6 u. 7). Hier kann es sich zu einer wohl ausgebildeten Gliedmaße weiter entwickeln.

Ungleich schwieriger ist die Feststellung der Lage der Gliedmaßenanlage an der Neurula. An einem solchen Keim sind ja noch keinerlei Differenzierungen außer der ersten Andeutung der Medullarplatte sichtbar. Erst die Transplantation von bestimmten Territorien des embryonalen Körpers gibt Antwort auf die Frage nach dem morphologischen Potenzschatz des betreffenden Blastems.

Bei der Tritonneurula liegt die Gliedmaßenanlage unmittelbar hinter der dorsoventralen Mittellinie des Keimes (BRANDT 1924) (Abb. 4). Obgleich also in der Neurula durchaus noch keine Organdifferenzierung stattgefunden hat, das transplantierte Material nur aus Zellen besteht, liegt doch zonal eingegliedert ein bestimmtes Mosaik von prospektiven Anlagen im Keim verteilt, und die Transplantation einer bestimmten Zone auf einen anderen embryonalen Wirtskörper enthüllt die Morphe im Laufe der nächsten Wochen, die hier dynamisch in dem Blastem vorgebildet lag. Im Laufe der Entwicklung schiebt sich bei Triton das Gliedmaßenblastem über die dorsoventrale Mittellinie nach vorn und gelangt im Schwanzknospenstadium vor diese Linie (Abb. 5—6).

Die Entdeckung des deutschen Anatomen Braus (24. 9. 1903, Bildarchiv), eine Gliedmaßenknospe transplantieren zu können, wurde nun von dem amerikanischen Zoologen Harrison in breit angelegten Untersuchungen bei Amblystoma punctatum ausgebaut. Bei der Implantation einer Gliedmaßenknospe kann nämlich im Fall der Verpflanzung auf die entgegengesetzte Seite der Larve die Knospe entweder so gedreht werden, daß dorsaler und ventraler Pol oder so gedreht werden, daß vorderer und hinterer Pol vertauscht werden. Im ersteren Fall kann man sich den Weg, den das transplantierte Material nimmt, über den Rücken der Larve hinüber auf die entgegengesetzte Seite hin vorstellen, im letzteren Falle, bei Tausch von vorn und hinten, über die Vorderfläche des Kopfes. Außer diesen genannten Kombinationen können noch andere auf derselben Seite der Larve ausgeführt werden, wie z. B. Drehungen um 90 oder um 180 Grad usw. Die Verpflanzung kann endlich auf die normale Entwicklungsstelle einer Gliedmaße hin erfolgen (orthotopische Transplantation) oder an irgendeine beliebige Stelle an der Seitenwand des Körpers der Larve (heterotopische Transplantation).

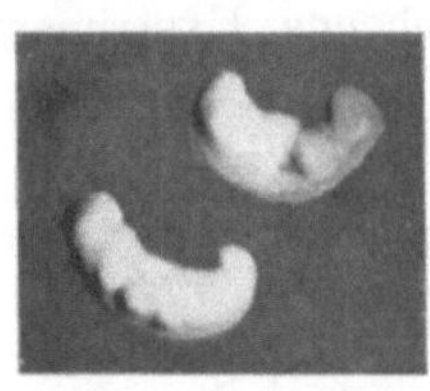

Abb. 7. Extremitätenknospen transplantationen im Schwanzknospenstadium. Die Larve rechts, deren Kopf nach unten gerichtet ist, ist das Entnahmetier. Die Grube hinter dem Kiemenwulst stellt die Stelle dar, an der die Knospe entnommen ist. Letztere wurde der anderen Larve auf der rechten Körperseite implantiert, so daß hier 3 Höcker sichtbar sind: Der Kiemenwulst, dahinter die normale Extremitätenknospe und hinter dieser die implantierte Knospe. [Nach Brandt: Arch. Entw.-mechan. 103, 528 (1924).]

1921 konnte Harrison die interessante Entdeckung machen, daß bei Verpflanzung einer rechten Gliedmaßenknospe des Schwanzknospenstadiums bei Amblystoma punctatum auf die linke Seite einer anderen Larve unter Tausch von dorsal und ventral diese Gliedmaße ihre Seitlichkeit abänderte und sich später auf der linken Seite des Wirtes als linke Gliedmaße entwickelte.

Dies ganze Problem der Möglichkeit der Umwandelbarkeit der Seitlichkeit eines Blastems geht auf die grundlegende Entdeckung des amerikanischen Embryologen Streeter am Ohrbläschen zurück (1906, 1907, 1909). Die Experimente hatten gezeigt, daß die Anlagen Ohrbläschen oder Gliedmaße als ganze zwar festgelegt, determiniert waren, daß aber ganz bestimmte Sonderheiten dieser Anlagen, z. B. die Eigenschaft rechts oder links bei der Gliedmaße in diesem Entwicklungsstadium noch nicht endgültig feststand. Harrison hatte nun versucht, die Erklärungsmöglichkeiten dieser merkwürdigen biologischen Erscheinung zu geben in Form der spiegelbildlichen Umgruppierung stereometrischer Strukturen.

Das Problem der Umwandlung der Seitlichkeit einer Gliedmaße ist typologisch bedeutsam. Der Typus einer rechten vorderen Gliedmaße oder einer linken vorderen Gliedmaße, einer rechten oder linken Hand ist der artlich verschiedenen Differenzierung, der äußerlich sichtbaren Organisation dieser Gliedmaße in der gesamten Tierwelt übergeordnet. Die charakteristische Anordnung und das gegenseitige Größenverhältnis der Fingerstrahlen, der Knochen, der Muskulatur, Nerven und Blutgefäße verhält sich spiegelbildlich zueinander. Wenn hier im materiellen Substrat der embryonalen Gewebe die Entstehungsmöglichkeiten von rechts oder links liegen, die Kausalität einer Umwandlung durch bestimmte Versuchsanordnung erforschbar wird, so bietet sich hier die Möglichkeit, an Hand umfassender Vergleiche bei allen dem Experiment überhaupt zugänglichen Tierarten die Bedingungen aufzuzeigen, unter denen sich ein gegebener Typus manifestieren kann.

Von diesem Gesichtspunkte aus wurden seit dem Jahre 1922 regelmäßig in allen Laichperioden bei verschiedenen Amphibienarten Gliedmaßentransplantationen ausgeführt, um dem entworfenen typologischen Problem der Umwandlung einer rechten in eine linke Gliedmaße näher zu kommen.

Es lag nahe, der amerikanischen Urodele Amblystoma vorerst unseren einheimischen gemeinen Wassermolch, Triton taeniatus gegenüberzustellen bei Berücksichtigung desselben Entwicklungsstadiums, des Schwanzknospenstadiums. Das Überraschende des Ergebnisses war, daß hier bei Triton taeniatus nach Ausführung derselben Transplantation, der Transplantation einer rechten Gliedmaßenknospe auf die linke Seite unter Tausch von dorsal und ventral, immer nur eine Gliedmaße sich entwickelte, die bezüglich ihrer Seitlichkeit herkunftsgemäß orientiert war, deren Seitlichkeit sich also unter dem Einfluß des neuen Milieus nicht im Sinne von Amblystoma abgeändert hatte.

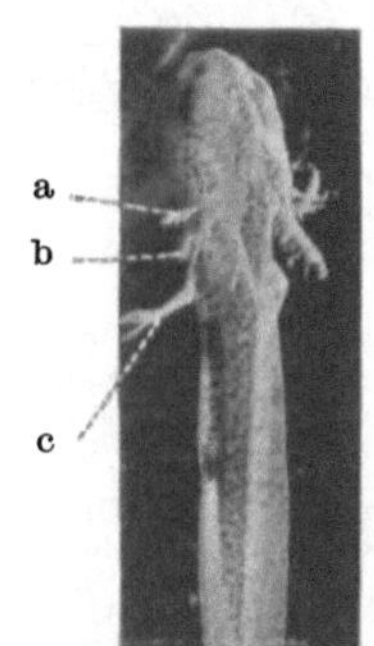

Abb. 7 a. Die Ergebnisse der Transplantationen. Das Gliedmaßenblastem der beginnenden Neurula von Triton taeniatus hat sich auf der Wirtslarve zu einer neuen Gliedmaße entwickelt. Rechtes Gliedmaßenblastem hat auf der linken Seite eine linke Gliedmaße ergeben. a Kiemen, b Stumpf der normalen linken abgeschnittenen Gliedmaße, c das Implantat: Eine linke Gliedmaße auf der linken Seite. [Nach Brandt: Arch. Entw.mechan. 103 (1924).]

Diese Verschiedenheiten der Ergebnisse legten die Möglichkeit nahe, *als Ursache dieses verschiedenen Verhaltens Unterschiede im Geschwindigkeitsablauf der Determination der Seitlichkeit der Gliedmaße anzunehmen.* Wenn diese Möglichkeit richtig wäre, müßte eine Transplantation von Gliedmaßenmaterial eines wesentlich jüngeren Entwicklungsstadiums, des Neurulastadiums, auch bei Triton eine Umwandlung zeigen. Die diesbezüglichen Experimente, die im Jahre 1923 ausgeführt wurden, bestätigten diese Vermutung: Es konnte aus rechtsseitigem Gliedmaßenbildungsmaterial einer Tritonneurula auf der linken Seite eines anderen Keimes eine linke Gliedmaße erzielt werden. Abb. 4 zeigt eine Tritonneurula und (Abb. 7 a) das Ergebnis der Transplantation rechten Gliedmaßenmaterials auf die linke Seite.

Mit diesem Ergebnis war die *Ursache des Reaktionsmechanismus in den Phasencharakter der Determination* gelegt, die Manifestation des rechten oder linken Typus einer Gliedmaße in eine Bedingungskette ganz bestimmter Art eingegliedert.

Übertragen nun auf das früher erwähnte Transplantationsergebnis bei Amblystoma punctatum ergibt sich somit, daß sich trotz des äußerlich sichtbaren verschiedenen Differenzierungsgrades der Larven beider Entwicklungsstadien, das Neurulastadium von Triton taeniatus und das Schwanzknospenstadium von Amblystoma punctatum in derselben Phase der Determination befinden. *Beide Stadien sind sich „biologisch oder determinativ äquivalent"* (Brandt 1924). Der verschiedene Geschwindigkeitsablauf der äußerlich sichtbaren Differenzierung hat also mit dem verschiedenen Geschwindigkeitsablauf der Determination an sich nichts zu tun, beide Phänomene laufen völlig unabhängig voneinander. Die Differenzierung ist aber ein artlich spezifisches Chromosomenphänomen, mit dessen Erforschung sich die phylogenetische Forschung und die Vererbungswissenschaft befaßt, die Determination muß ganz anderer

Natur sein, sie hat über dieses äußerlich sichtbare Gestaltungsphänomen eine gewisse Suprematie, *sie determiniert einen Typus „rechts" oder einen Typus „links". Der Chromosomenmechanismus baut diesen Typ nur artspezifisch aus.*

Um diesen Heterochronismus der Determination graphisch auszudrücken, kann man Kurven konstruieren, deren Abszisse die Zeit, deren Ordinate die Determination versinnbildlicht: *„Individuelle Geschwindigkeitskurve der Determination"* (BRANDT 1923). Diese Kurve steigt in der Zeiteinheit um so schneller an, je schneller der Determinationsablauf sich vollzieht.

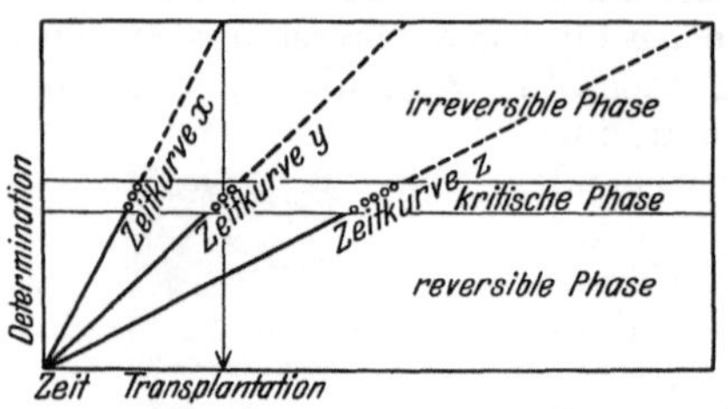

Abb. 8. „Individuelle Geschwindigkeitskurve der Determination". (Nach BRANDT: Verhandlungen der anatomischen Gesellschaft, 1923 u. 1927.) Auge: oooo Rana fusca; Zeitkurve y, manchmal Linsenbildung nach Entfernung des Augenbechers. v. UBISCH. ----- Rana esculenta: Zeitkurve x, vollständige Linsenbildung nach Entfernung des Augenbechers. SPEMANN. —— Hyla arborea; Zeitkurve z, aus Kopfhaut Linsenbildung. —— Hyla arborea; Zeitkurve z, aus Rumpfhaut Linsenbildung. ---- Rana esculenta; Zeitkurve x, aus Kopfhaut keine Linsenbildung. ---- Rana esculenta; Zeitkurve x, aus Rumpfhaut keine Linsenbildung. SPEMANN. —— Bufo; Zeitkurve z, aus Rumpfhaut Linsenbildung. FILATOW. Herz: —— Bombinator (Neurula); Zeitkurve x. das um 180° gedrehte Blastem bildet sich zu einem normal gelagerten Herzen aus. STÖHR. ---- Bombinator (Schwanzknospe): Zeitkurve x, das um 180° gedrehte Blastem behält nach Ausdifferenzierung diese Lage bei oder wird rudimentär. STÖHR. Gliedmaße: —— Amblystoma punct. (Schwanzknospe); Zeitkurve z, Inversion der Seitenqualität der Gliedmaße bei heteropleuraler Transplantation. HARRISON. oooo Amblystoma tigrinum (Schwanzknospe); Zeitkurve y, bald positive, bald negative Reaktion. G. RUUD. ---- Triton taeniat. (Schwanzknospe); Zeitkurve x, keine Inversion der Seitenqualität BRANDT. —— Triton taeniat. (Neurula); Zeitkurve x, Inversion der Seitenqualität. BRANDT. —— Pleurodeles (Schwanzknospe); Zeitkurve z, Inversion der Seitenqualität. BRANDT. oooo Triton alp. (Schwanzknospe); Zeitkurve y, bald Inversion, bald keine Inversion. BRANDT.

Mit diesem experimentellen Nachweis des selbständigen Geschwindigkeitsablaufs der Determination einerseits, der äußeren Differenzierung andererseits ergab sich die Notwendigkeit vergleichend-entwicklungsmechanischer Untersuchungen weiterer Amphibienarten ganz von selbst.

Es folgten 1926 Pleurodeles Waltlii, eine spanische Urodele, 1927 Triton alpestris, der Alpenmolch, 1929 Alytes obstetricans, die Geburtshelferkröte, 1930 wurden zum erstenmal Versuche an Eiern und Larven einer tropischen Anure Rhacophorus leucomystax, einem javanischen Baumfrosch, angestellt, deren Züchtung in Deutschland möglich ist.

Bei Pleurodeles und Triton alpestris wurde wiederum der biologischen Vergleiche wegen nur das Schwanzknospenstadium gewählt. Es zeigte sich nun, daß die Gliedmaßenanlagen auch dieser beiden Arten bezüglich ihres Determinationsgrades voneinander abwichen. Das Schwanzknospenstadium von Pleurodeles ist dem von Amblystoma punctatum „determinativ äquivalent". Bei diesen beiden im zoologischen System sowohl wie in der geographischen Verbreitung soweit auseinander stehenden Urodelen ist also der Geschwindigkeitsablauf der Differenzierung dem der Determination der Anlage direkt proportional.

Arten, welche durch diesen Synchronismus von Determinations- und Differenzierungsablauf charakterisiert sind, heißen „isodrom" (BRANDT 1927).

Triton alpestris nimmt wiederum eine Sonderstellung ein. Es kamen teils wirtsseitenrichtige, teils wirtsseitenverkehrte Gliedmaßen zur Entwicklung, die einen mehr oder weniger großen, manchmal bis zum Verschwinden kleinen Stumpf an ihrer Basis trugen, als Zeichen eines Ansatzes zur Verdoppelung. Mit anderen Worten: Triton alpestris befindet sich in einer Phase der Determination, bei welcher diese aus einem labilen, durch das Milieu noch beeinflußbaren, unstimmbaren, „reversiblen" Stadium in das stabile, nicht mehr umstimmbare „irreversible" übergeht. Diejenigen Individuen, deren Phase noch unterhalb dieses „kritischen Umschlagspunktes" der Determination sich befinden, sprechen noch auf neues Milieu reaktiv an, zeigen also Umwandlung der Seitlichkeit;

die anderen Individuen aber, deren Determinationsphase diesen kritischen Punkt bereits schon nach oben überschritten hat, bleiben völlig unbeeinflußt von Wirkungen des neuen Milieus (BRANDT 1927).

Um diese gesichteten Tatsachen graphisch besser illustrieren zu können, wurde die bereits 1923 aufgestellte, oben erwähnte „individuelle Geschwindigkeitskurve der Determination" 1927 wesentlich erweitert und genau spezifiziert (Abb. 8).

Wie die Abbildungen zeigen, wird der gesamte Ablauf der Determination in drei Phasen eingeteilt, die reversible oder labile Phase, bei welcher Umwandlungsvorgänge möglich sind, bei welcher das Milieu noch anspricht und modifizierend auf den Gang der Determination einwirkt; die irreversible Phase, bei welcher jegliches Milieu völlig unwirksam bleibt und zwischen beiden die Umschlagszone, die kritische Phase. Im Rahmen des gegebenen Koordinatensystems (Zeit = Abszisse, Determination = Ordinate) können jetzt die bisher untersuchten Amphibien mit ihren diesbezüglichen individuellen Kurven versehen werden.

Wird eine Transplantation ausgeführt (auf der Abbildung durch einen senkrechten Pfeil angegeben), so kann die vorliegende Anlage des betreffenden Keimes sich in der reversiblen, kritischen oder irreversiblen Phase befinden und der Ausfall des Experimentes bedeutet die Reaktion dieser Phase. Der Typus eines bestimmten Formbildes verankert sich allmählich immer fester mit seinem materiellen Substrat und die Zeitkurven x, y, z geben das durchaus verschiedene Tempo seiner Stabilisierung an, von denen der Metamorphosenreichtum auf eine bestimmte Zeitspanne hin abhängt.

Bei diesem Punkte sind wir an dem typologischen Grundproblem der „Vergleichenden Entwicklungsmechanik" angelangt.

Es fragt sich, wie verhalten sich sämtliche bisher überhaupt untersuchten Tierarten? Finden sich im Rhythmus der Determination Abstufungen, welche eine phylogenetische Parallele aufzeigen könnten oder ist dieser Rhythmus selbständig?

Von der Beantwortung dieser Fragen wird der „Vergleichenden Entwicklungsmechanik" ihre Zukunftsentwicklung gewiesen.

Die ersten experimentellen Grundpfeiler der Möglichkeit zur Beantwortung wollen wir nach den bisher vorliegenden Untersuchungsergebnissen anzudeuten versuchen. Diese Angaben beziehen sich fast nur auf größere Reihen von Gliedmaßentransplantationen.

Das Entwicklungsstadium, das BRAUS im Jahre 1903 bei Bombinator pachypus wählte, war ein schon ziemlich weit vorgerücktes Larvenstadium, bei welchem sich der Schwanz deutlich von dem voluminösen Körper absetzte. Die vorderen Gliedmaßenanlagen wurden hier unter dem Kiemendeckel herausgeschält, während ihre Entfernung bei den Urodelen von außen her ungleich leichter ist. Trotz dieses relativ vorgerückten Alters der Larven beobachtete BRAUS zahlreiche Doppelbildungen, welche die gesamte Gliedmaße einschließlich Oberarm erfaßten. Diese Kategorie von Doppelbildungen kommt aber auch bei Rana temporaria und Bufo viridis und zwar ebenfalls an einem relativ vorgerückten Entwicklungsstadium der Larven vor. Rana temporaria und Bufo viridis zeigen nun bei einheitlicher Gliedmaßenbildung zugleich Inversion der Seitlichkeit (GRÄPER), das Blastem befindet sich also noch in der reversiblen Phase der Determination. Die Untersuchungen, ob Bombinator invertiert oder nicht sind bisher noch nicht angestellt worden. Die typologische, vergleichend-entwicklungsmechanische Gruppierung der genannten Amphibien würde aber gerade dadurch noch eine weitere Stütze in der Beweiskette erhalten, wenn sie auf Grund des Ergebnisses eines bestimmten Experimentes auch das Ergebnis eines anderen, das mit diesem in einem biologischen Zusammenhang steht, voraussagen könnte. Anzunehmen wäre daher, daß Bombinator invertiert.

Im Gegensatz nun zu den beiden genannten Anuren, Rana temporaria und Bufo viridis, deren Gliedmaßenblastem noch bis in ein relativ weit vorgerücktes Entwicklungsstadium der Larven reversibel ist, besitzen Pleurodeles Waltlii und Amblystoma punctatum, wie bereits erwähnt, diese Inversionsfähigkeit des Gliedmaßenblastems nur noch in einem wesentlich jüngeren Entwicklungsstadium, dem Schwanzknospenstadium. Beide Urodelen befinden sich also in demselben Differenzierungsstadium auch in derselben Phase der Determination und zwar in der reversiblen Phase, sie sind isodrom. *Isodrome Blasteme ergeben denselben typischen Reaktionsausschlag, mögen die betreffenden Arten oder Gattungen, denen die Blasteme angehören, im zoologischen System noch soweit voneinander getrennt sein* (BRANDT 1927).

Wird in demselben Entwicklungsstadium, dem Schwanzknospenstadium, bei Amblystoma tigrinum (G. RUUD 1926) oder Triton alpestris (BRANDT 1928) dieselbe Transplantation vorgenommen, so entstehen manchmal aus rechtsseitigem Blastem auf der linken Seite linke Gliedmaßen, manchmal rechte, manchmal ganz indifferente. Diese beiden Gattungen sind wiederum isodrom und zwar befinden sie sich beide in der kritischen Phase der Determination, bei welcher diese von der einen nach der anderen Seite umschlägt und nun je nach dem individuellen Zustand den spezifischen Reaktionsausschlag bedingt.

Wird nun endlich in demselben Entwicklungsstadium, dem Schwanzknospenstadium, bei Triton taeniatus transplantiert, so entwickelt sich wie bereits erwähnt, aus rechtsseitigem Blastem auf der linken Seite niemals eine linke Gliedmaße, das Blastem ist irreversibel und kann daher nicht mehr umgewandelt werden. Triton taeniatus kann nur noch im Neurulastadium invertieren, besitzt also Ansprechbarkeit auf neue Milieueinflüsse nur über ganz kurze Zeit seines frühesten embryonalen Lebens hin ganz im Gegensatz zu den Anuren. Das Neurulastadium von Triton taeniatus und das vorgerückte Larvenstadium von Rana und Bufo sind daher trotz ihres großen differenzierungsgemäßen Abstandes determinativ äquivalent (BRANDT 1929).

Der Zeitfaktor der Determination gibt somit der „Vergleichenden Entwicklungsmechanik" die Möglichkeit, typologische Formenkreise, Metamorphosenreihen, aufzustellen, deren innere Zusammenhänge experimentell erwiesen sind und daher keinen hypothetischen Einschlag mehr besitzen, wie die bisherigen phylogenetischen Stammbäume.

Folgende Zusammenstellung gibt zum erstenmal einen Überblick über eine derartige vergleichend-entwicklungsmechanische Artengruppierung (W. BRANDT 1929):

$$
\begin{array}{ll}
\text{Bombinator pachypus} \\
\text{Rana temporaria} \\
\text{Bufo viridis} \\[4pt]
\left.\begin{array}{l}\text{Pleurodeles Waltlii}\\ \text{Amblystoma punctatum}\end{array}\right\} \text{isodrom} \\[4pt]
\left.\begin{array}{l}\text{Amblystoma tigrinum}\\ \text{Triton alpestris}\end{array}\right\} \text{isodrom} \\[4pt]
\text{Triton taeniatus}
\end{array}
$$

Die große noch in der Zukunft zu lösende Arbeit wäre der Nachweis des typologischen Verhaltens sämtlicher Anlagen des embryonalen Körpers, um dann im Vergleich mit der Homologienforschung der Vergleichenden Anatomie die biologischen Zusammenhänge der Tierwelt klarer beurteilen zu können. Es steht zu hoffen, daß aus dieser Synthese auch die entwicklungsmechanischen

Potenzen des menschlichen Organismus erschlossen werden können, der ja experimentellen Eingriffen vorliegender Art niemals zugänglich sein wird.

Die kleinen auf der Tabelle angedeuteten Zwischenräume geben dynamische Grenzen an, welche den Verlauf der Determination charakterisieren mögen und es ergibt sich die außerordentlich interessante Tatsache des Abrückens der einen Art von der anderen, z. B. bei den beiden Amblystomaarten und den beiden Tritonarten.

Es kann weiter kein Zufall sein, daß die Anuren eine Gruppe für sich bilden, die zwar im zoologischen System höher stehen, als die Urodelen, phylogenetisch sich weiter entwickelt haben, bezüglich der Determination aber im Vergleich mit letzteren im Rückstand sind, d. h. immer noch eine Anfangsphase der Determination besitzen. Aber gerade

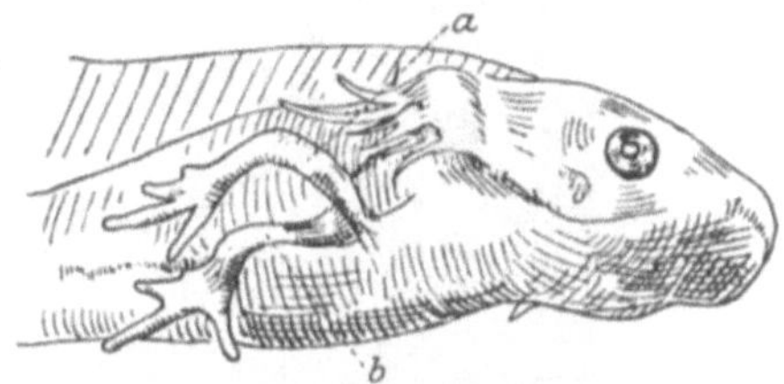

Abb. 9. Pleurodeles Waltlii. (Nach BRANDT: Archiv für Entwicklungsmechanik, Bd. 114. 1929.)

hierdurch würde die höhere Form anpassungsfähiger sein, reaktionsbereiter auf neue Umwelteinflüsse und zwar auf längere Zeit hin als die niedriger stehende Form.

Die bisher dargelegten vergleichend-entwicklungsmechanischen Tatsachen scheinen das skizzierte Problem der biologischen Zusammenhänge der Organismen in typologischer, nicht in phylogenetischer Hinsicht klarzustellen; es scheint daher, als wenn der Chromosomenmechanismus der Vererbungswissenschaft,

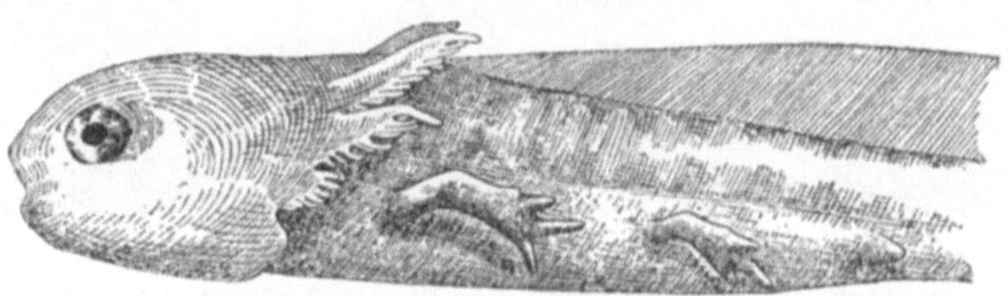

Abb. 10. Amblystoma punctatum. (Nach HARRISON: Journal of experimental zoölogy, Bd. 32. 1921.) Pleurodeles und Amblystoma sind „isodrom". Das Gliedmaßenblastem befindet sich in der reversiblen Phase der Determination, der Typus rechts oder links ist noch nicht festgelegt, sondern verwirklicht sich unter dem neu einwirkenden Anstoß der neuen Wirtsseite.

als wenn das Artbild der Deszendenztheorie im Rahmen der Morphologie nur eine Teilkomponente, eben die Organisation oder die Differenzierung erfaßt hat, daß aber die andere übergeordnete Wesenheit des Typus bisher nur jene philosophische Ergründung gefunden hat, die wir in den typologischen Prämissen skizziert haben, und die von botanischer Seite in den Arbeiten von DELPINO und TROLL ihre Beschreibung gefunden haben. Mit den Ergebnissen der Gliedmaßentransplantation würden somit die ersten experimentellen Tatsachen erschlossen worden sein.

Wahrscheinlich ist das Protoplasma der Zellen materielles Substrat der Determinationsvorgänge, welches als Typusgestalter sich dem Kernmechanismus überlagert. Wir kommen auf diese Möglichkeit später noch ausführlich zurück.

In dieser typologischen Einstellung geben wir die experimentell begründeten Metamorphosenreihen des Typus „Gliedmaße" bildlich nebeneinander gestellt noch einmal wieder (Abb. 9—13).

Wie erwähnt fehlen umfassendere Vergleichsreihen über den Geschwindigkeitsablauf der Determinationsphasen anderer embryonaler Anlagen, es liegen hier nur für die Linse des Auges und für das Herz einige Daten vor.

2*

Stellt man nun diese Angaben der Literatur über Transplantationsergebnisse
z. B. am Herzen oder Auge neben diejenigen der Gliedmaßen, so ergibt sich die
vergleichend-entwicklungsmechanisch außerordentlich interessante Tatsache, daß

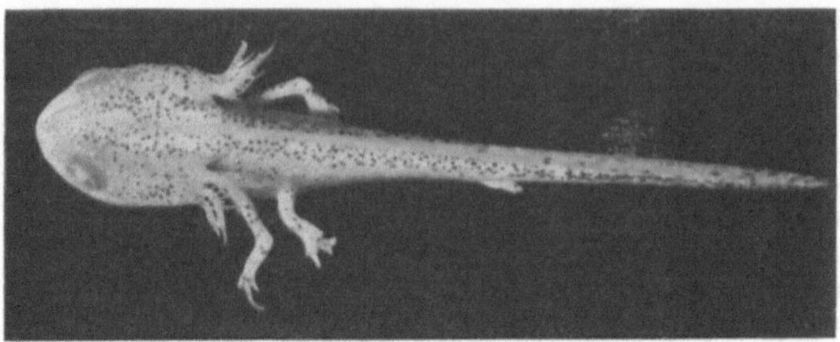

Abb. 11.

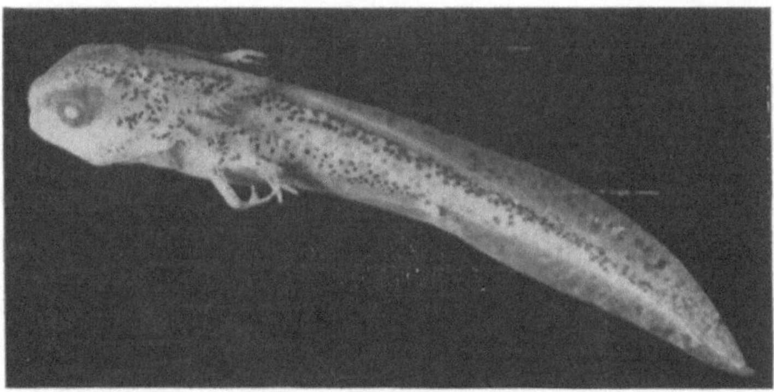

Abb. 12.

Abb. 11 u. 12. Triton alpestris. (Nach BRANDT.) Das Blastem befindet sich in der kritischen Phase
der Determination. Der Typus rechts oder links verwirklicht sich je nach der augenblicklichen Phase
der Determination, die bei manchen Individuen dieser Art noch reversibel, bei manchen schon irreversibel ist. Daher entsteht manchmal eine rechte Abb. 11, manchmal eine linke Abb. 12 Gliedmaße
auf der linken Seite.

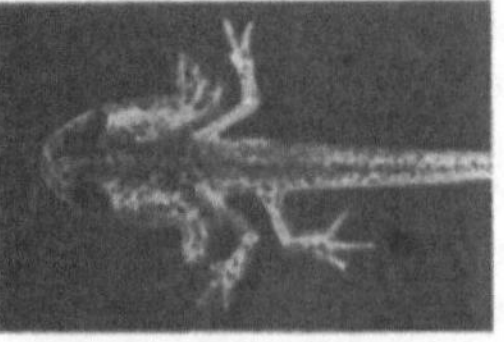

Abb. 13. Triton taeniatus. (Nach BRANDT: Archiv für Entwicklungsmechanik, Bd. 103. 1924.)
Das Blastem befindet sich in der irreversiblen Phase der Determination. Der Typ rechts oder links
ist unabänderlich fixiert, neues Milieu vermag ihn nicht mehr abzuändern.

Abb. 9—13. Typologische Reihen der Gliedmaße, welche bei verschiedenen Arten in der „reversiblen" Abb. 9, 10, „kritischen" Abb. 11, 12 und „irreversiblen" Abb. 13 Phase der Determination
ausgelöst werden. Sämtliche Transplantationen beziehen sich auf das Schwanzknospenstadium.

zwei Gattungen Amblystoma punctatum und Pleurodeles Waltlii isodrom sind
bezüglich der Gliedmaßenanlage, beide haben dieselbe Kurve; zwei nahestehende
Arten derselben Gattung aber Amblystoma punctatum und tigrinum, oder
Triton taeniatus und alpestris sind anisodrom (Zeitkurve z und y bzw. x und y).
Zwei Gattungen können sich also bezüglich des Geschwindigkeitsablaufs der Deter-

mination näher stehen als zwei Arten (BRANDT 1927), dasselbe stellt sich bezüglich der Linsendetermination bei Rana fusca und Rana esculenta heraus.

Betont sei an dieser Stelle nochmals, daß diese vergleichend-entwicklungsmechanischen Untersuchungen über das Gliedmaßenblastem zum erstenmal den Nachweis geliefert haben, daß die Determinationsvorgänge ganz anderer Natur sein müssen, als die artspezifischen Differenzierungsvorgänge, nach denen die bisherige Systematik die Tierformen verglichen hat. *Determination als Typologie und Differenzierung als Organisationslehre* sind zwei völlig getrennte selbständige biologische Phänomene.

Der größere oder geringere Grad von Indifferenz, der unter den Bedingungen des Experimentes besteht, d. h. die mehr oder minder dauernde Gemeinschaft der Entwicklungsrichtung von Organanlagen (SPEMANN 1918) kann daher unmöglich mit einem entsprechenden Grad vergleichend morphologischer Verwandtschaft dieser Organe parallel gehen. Ein derartiger von SPEMANN und seiner Schule für möglich erachteter Parallelismus muß nach den soeben erwähnten vergleichend-entwicklungsmechanischen Experimenten der Gliedmaßenblasteme verschiedener Amphibienarten abgelehnt werden. Das Problem liegt auf ganz anderer Linie.

Weitere Untersuchungen an sämtlichen Geweben, Systemen und Organen werden folgen müssen, um zu einer entwicklungsmechanischen Systematik der Tiere zu gelangen, die experimentell beweisbar ist; denn wir sehen hier innere Zusammenhänge, die das äußere Artbild völlig zudeckt (BRANDT 1929). Das anatomische Hauptziel aber dieser Untersuchungen wäre die Stellung des Menschen innerhalb dieser Systematik, eine Stellung, die sich rückschließend aus „determinativer Äquivalenz" nicht etwa aus irgendeiner deszendenztheoretischen Stufe ergeben wird.

Für diese Problemstellung liegen bereits die ersten Angaben vor (BRANDT 1925 und 1928). Diese Angaben betreffen die Verdoppelungserscheinungen der Gliedmaßen.

Wir gehen auf Einzelheiten hier näher ein, um die Bedeutung vorliegender Forschungen für die menschliche Anatomie schärfer zu beleuchten.

Im Jahre 1925 wurde im BRAUS-Gedächtnisband des ROUX-Archivs für Entwicklungsmechanik die HEIDENHAINsche Adenomerentheorie zur Erklärung der Verdoppelungsfähigkeit einer Gliedmaßenanlage herangezogen (BRANDT). HEIDENHAIN und seine Schüler BENDER, JACOBY, VOLKMANN und NEUBERT zeigten auf Grund umfangreicher Untersuchungen, daß die Teilungsfähigkeit nicht nur an die Zelle geknüpft ist, sondern daß höhere Formenwerte, Histosysteme z. B. der Drüsenbläschen der Speicheldrüsen, die Acini der Lungen in ihrer Gesamtheit sich teilen können, daß später mehrere dieser Bläschen zu einheitlichen Gruppen zusammentreten und daß auf diese Weise durch Staffelung des Systems, durch Gruppensynthese, ein ganzes Organ aufgebaut werden kann. Weitere Einzelheiten werden später in dem Kapitel über das Wachstum genannt werden.

Betrachten wir eine Gliedmaßenverdoppelung in statu nascendi, so finden wir bei mikroskopischer Untersuchung der verbreiteten primären Anlage zwei Wachstumszentren, die sich durch intensive Zellansammlung auszeichnen. Diese beiden Zentren trennen sich im Laufe der Entwicklung durch Einschaltung einer tiefen Zwischenkerbe und erzeugen später jedes für sich eine Gliedmaße in ganz ähnlicher Weise, wie eine primäre Adenomere durch Einschaltung einer Kerbe polymerisiert (Abb. 54).

Eine solche Gliedmaßenverdoppelung kann nun als solche die verschiedensten Grade erreichen und mehr oder weniger große Komplexe des Histosystems erfassen. Es gibt Verdoppelungen einzelner Finger, Verdoppelungen der Hand, der Hand einschließlich des Unterarms und endlich der Gesamtgliedmaße einschließlich des Oberarms.

Grundlegend für die Fragestellung der „Vergleichenden Entwicklungsmechanik" ist nun hier die Tatsache, daß diese ganze Skala nicht willkürlich bei ein und derselben Art auftritt, sondern ganz gesetzmäßig auf die einzelnen Arten verteilt ist. Wiederum hat hier die vergleichend-entwicklungsmechanische Synthese außerordentlich interessante Ergebnisse geliefert, welche die einzelnen Arten nicht ihrer Systematik gemäß gruppieren, sondern in Analogie zu den Inversionsbefunden gemäß ihrer typologischen Potenzbreite.

Bei den nun folgenden Vergleichen sollen immer nur die heterotopischen Transplantationen Berücksichtigung finden, da bei orthotopischen, d. h. bei Verpflanzung an die normale Entstehungsstelle leicht durch Regeneration vom Wirtstier aus Pseudoduplikaturen entstehen, die zu fehlerhaften Deutungen Anlaß geben können.

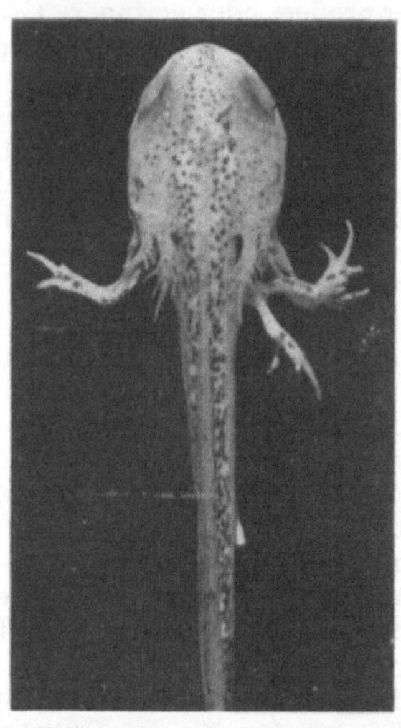

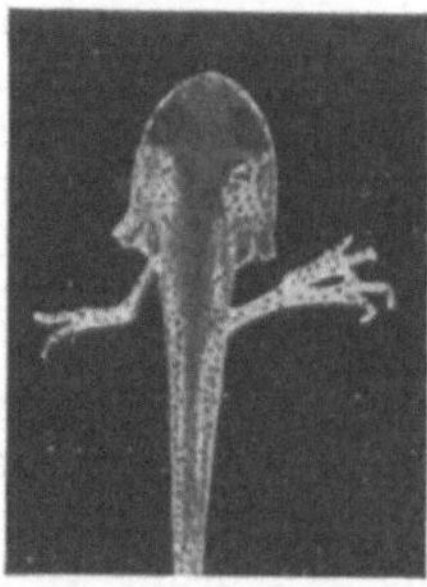

Abb. 14. Triton taeniatus. Die Polymerisation betrifft den Unterarm. Der Oberarm ist einheitlich geblieben. [Nach BRANDT: Arch. Entw. mechan. 106 (1925).]

Abb. 15. Triton alpestris. Die Polymerisation betrifft den gesamten äußerlich sichtbaren Komplex der Gliedmaße einschließlich Oberarm. Der tertiäre Sproß ist teilweise verdeckt. [Nach BRANDT: Arch. Entw.mechan. 114 (1928).]

Abb. 14 u. 15. Typologische Reihen der höchsten Staffel der Gliedmaßenpolymerisation bei zwei Arten.

Die Gliedmaßenverdoppelungen bei Triton taeniatus (BRANDT 1925) betreffen entweder nur die Hand oder das Zygopodium, niemals das Stylopodium, so daß auf einem einheitlichen Oberarm zwei Unterarme mit ihren Händen aufsitzen. Der sekundäre Sproß, der zu dieser Verdoppelung führt, wächst bei dieser Ausdifferenzierung auch niemals an der Wurzel der Gesamtgliedmaße am Körper aus, sondern auf der auswachsenden Gliedmaße selber. Die Polymerisation betrifft also bei taeniatus nur einen kleinen Abschnitt der Gesamtgliedmaße, niemals kommen heterotopisch zwei vollständig verdoppelte Gliedmaßen vor.

Der im System so nahestehende Triton alpestris zeigt nun folgende Abweichungen (BRANDT 1928): Der sekundäre Sproß differenziert sich direkt von der Wurzel der Gesamtgliedmaße am Körper selber aus und entwickelt sich zu einer mehr oder weniger großen Gliedmaße. Die Trennung läuft also durch das gesamte äußerlich sichtbare System hindurch, erstreckt sich somit auch auf das Stylopodium: Verdoppelungen des Unterarms ohne gleichzeitige Verdoppelungen des Oberarms kommen überhaupt nicht vor, Verdoppelungen der Hand ohne gleichzeitige Verdoppelungen der übrigen Abschnitte ebenfalls nicht. Aber Triton alpestris kann auch noch eine höhere Form der Polymeri-

sation aufweisen: Dreifachbildungen der Gliedmaßen. Bei diesen Trimeren entsprießen einer gemeinsamen Basis an der Körperwand entweder zwei voll entwickelte Gliedmaßen mit allen Einzelheiten und eine dritte, die genau so lang
ist wie die andern, aber distal keine Hand besitzt, sondern einfach spitz ausläuft.
Endlich können die zwei erwähnten voll ausgebildeten Gliedmaßen miteinander
verwachsen, und die dritte ist in derselben Weise ausgebildet wie oben
beschrieben. Mit anderen Worten: Die Polymerisation der Gliedmaße betrifft
bei Triton alpestris den gesamten äußerlich sichtbaren Abschnitt der Gliedmaße, d. h. einen sehr großen Komplex des Histosystems.

Vergleichen wir mit diesen Befunden die Verdoppelungsphänomene der
Gliedmaßen bei anderen Amphibien, so finden wir bei Amblystoma punctatum
(Harrison 1923, Swett 1927) heterotopisch Verdoppelungen, welche fast immer
die gesamte Gliedmaße einschließlich Oberarm erfassen, manchmal geht die
Durchteilung nicht ganz hindurch, so daß der sekundäre Sproß am proximalen
Drittel des Oberarms entspringt.

Bei Pleurodeles Waltlii (Brandt 1929) konnte als höchste Stufe der Polymerisation heterotopisch bereits eine Trimerenbildung beobachtet werden,
aber nicht in derselben Form, wie bei Triton alpestris, sondern wesentlich höher
ausgebildet, insofern als drei vollentwickelte Hände mit ihren drei Unterarmen
einem Stylopodium aufsaßen. Bei Anuren konnte als höchste Form der Polymerisation eine Vierfachbildung bei Bufo vulgaris (Gräper) beobachtet
werden.

Wir kommen demnach, wenn wir den Grad der Verdoppelung als Maßstab
nehmen, zu einer Stufenleiter, die von der höchsten Polymerisationsfähigkeit
bei Bufo vulgaris mit seiner Tetramerenbildung über Pleurodeles Waltlii mit
Trimerenbildung, Amblystoma punctatum und Triton alpestris mit unvollkommener Trimeren- und vollkommener Dimerenbildung herunterführt zu
Triton taeniatus mit höchstens vollkommener Dimerenbildung

Diese „vergleichend-entwicklungsmechanische" Artengruppierung, welche
sich auf das Verdoppelungsphänomen bezieht, deckt sich nun mit derjenigen
des Determinationsphänomens der Seitlichkeit der Gliedmaße *Zum erstenmal
ist hier eine typologische Artengruppierung vorgenommen worden, welche zwei
ganz verschiedene biologische Phänomene mit einer gemeinsamen Ursachenkette
in Zusammenhang bringt.*

Die Anuren stehen bezüglich der Determination in der Anfangsphase, die
Tritonen in der Schlußphase; daher erhöhte Reaktionsbereitschaft auf Umwelteinflüsse bei den ersteren, die geringste bei den letzteren und dementsprechend
die höchste Stufe der Polymerisation bei den Anuren, die niedrigste bei den
Tritonen (Brandt 1929).

Es wäre nun durchaus denkbar, daß von den zahlreichen Amphibien, die
bisher noch gar nicht untersucht worden sind, sich Arten finden könnten, welche
z. B. eine Tetramerenbildung für sämtliche Abschnitte der Gliedmaße besitzen
und andererseits solche, welche überhaupt nicht polymerisieren oder höchstens
eine Verdoppelung der Hand aufweisen.

Wenn das Ziel der „Vergleichenden Entwicklungsmechanik" die Erkenntnis
der morphogenetischen Vorgänge beim Menschen darstellt, und in typologischer
Einstellung jeglicher Reaktionsmechanismus, welcher eine bestimmte typische
Form auslöst, nur immer an identische Phasen der Determination geknüpft
sein muß, so sollten bei dem vorliegenden Problem der Gliedmaßenverdoppelung
aus dem Gebiete der pathologischen Anatomie ganz bestimmte Tatsachen
berücksichtigt werden müssen, welche auf den Zeitfaktor der Entwicklung
hinweisen.

Seit Schwalbe kennt die pathologische Anatomie den Begriff des „terato-
genetischen Terminationspunktes". Dieser Punkt in der Entwicklung stellt
die Zeitphase dar, zu welcher der erste Keim der Entstehung der betreffenden
Mißbildung gelegt wurde. Dieser Zeitpunkt wird aus der normalen Entwicklung
erschlossen, so daß wir mit Schwalbe die Entstehungsursache zahlreicher Miß-

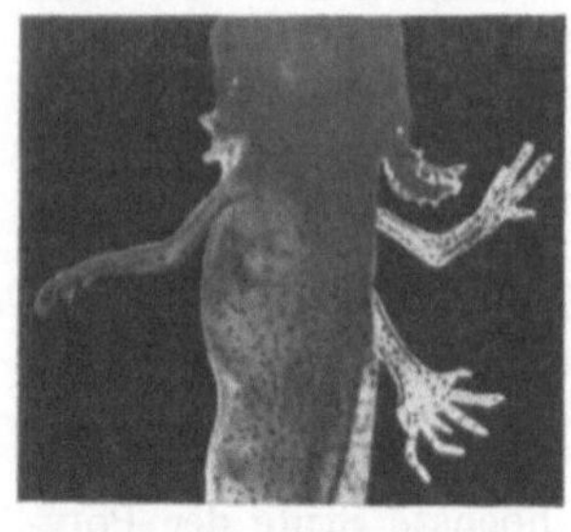

bildungen in eine recht frühe Embryonalzeit
zurückverlegen. können.

Da nun die Zeitphasen der Determination den
Auslösemechanismus ganz bestimmter Grade der
Verdoppelung beherrschen, würde in Ergänzung
der pathologischen Tatsachen der teratogenetische
Terminationspunkt sich nicht nur wie bisher auf
einen deskriptiven entwicklungsgeschichtlichen
Zustand beziehen, an welchem diese oder jene
Schädigungen einsetzten, sondern diesem Zustand
würde zugleich eine ganz bestimmte entwicklungsmechanisch erwiesene Determinationsphase zuerteilt
werden können, ohne welche der realisierte Zustand
in dieser typischen Weise überhaupt nicht gedacht
werden könnte. Denn die Schädigung irgendwelcher
Art, die hier auslösend wirkt, dieser Faktor muß

Abb. 16. Handverdoppelung des
Gliedmaßenblastems bei Triton
taeniatus. Gruppierung um die
radiale Achse, der erste Finger
ist rudimentär. [Nach Brandt:
Arch. Entw.mechan. 106 (1925).]

ja erst ein reaktionsbereites Blastem vorfinden, von dessen Aktionsradius
die Wirkung abhängt.

1925 wurde zum erstenmal versucht, die genannten Schlußfolgerungen der
„Vergleichenden Entwicklungsmechanik" auf den Menschen zu übertragen.
Aus begreiflichen Gründen wird es niemals möglich sein, am lebenden menschlichen Ei eine Transplantation von Blastemen vorzunehmen. Wir werden
hier immer nur Rückschlüsse machen können.

Beim Menschen sind Gliedmaßenverdoppelungen an der oberen Extremität
beobachtet worden, die sich auf die Hand und auf den Unterarm beziehen,

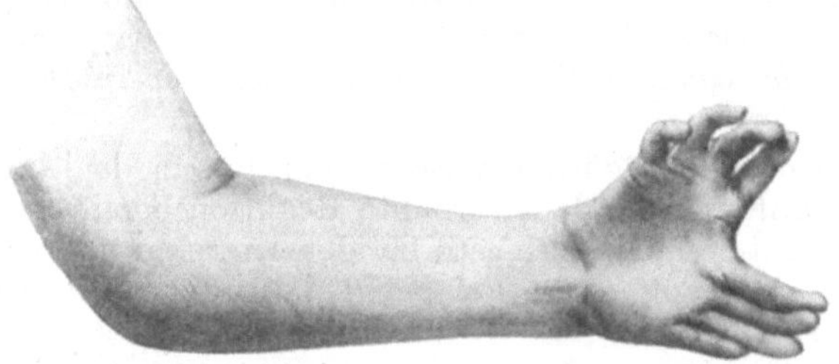

Abb. 17. Dieselbe typische Handverdoppelung beim Menschen. Gruppierung um die radiale Achse,
der Daumen fehlt. [Nach Murray: Medico-chirurg. transactions, Bd. 46. 1863. Aus Brandt,
Arch. Entw.mechan. 106 (1925).]

niemals wurde das gesamte System einschließlich Oberarm betroffen. Der
„teratogenetische Terminationspunkt" der Verdoppelung würde also beim Menschen im Lichte dieser Betrachtung zeitlich gerade den Determinationspunkt
treffen, der dem von Triton taeniatus zur Zeit der Operation im Schwanzknospenstadium entsprechen würde; mit anderen Worten, ein in seiner Potenzbreite bereits schon etwas eingeschränktes Blastem. *Ein und derselbe Grad
einer Verdoppelung kann nur bei determinativer Äquivalenz des betreffenden
Blastems ausgelöst werden. In typologischer Gruppierung steht daher das Gliedmaßenblastem von Homo neben Triton taeniatus.* Die experimentelle Transplantation bei der Amphibienart sowohl wie der auslösende Faktor am Blastem

des Menschen hat identische Phasen der Determination erfaßt. Dagegen ist eine Verdoppelung, die bei der Amblystoma oder Pleurodeles oder derjenigen der Anuren entsprechen würde, beim Menschen bisher niemals beobachtet worden.

Abb. 16 u. 17, 18 u. 19 sollen die typologischen Parallelen der Gliedmaßen bei Triton taeniatus und beim Menschen bildlich wiedergeben.

Dieser ganze Reaktionsmechanismus wird auch verständlich, wenn wir die Parallelen ziehen zu der Eientwicklung und ihrer entwicklungsmechanischen Analyse. Die Fähigkeit der Totalverdoppelung des Eies, die zur Zwillingsbildung führt, wohnt nur dem frisch abgelegten Amphibienei inne und kann hier experimentell ausgelöst werden.

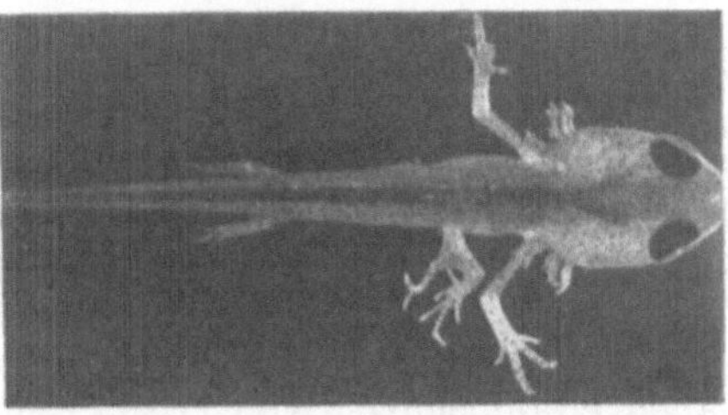

Abb. 18. Unterarmverdoppelung bei Triton taeniatus. Höchster bei Triton taeniatus vorkommenderVerdoppelungsgrad. [Nach BRANDT: Arch. Entw.mechan. **106** (1925).]

Dem typischen Formwert Gliedmaße steht hier der typische Formenwert eines ganzen Individuums gegenüber. Wie im Gliedmaßenblastem der Determinationsstrom mit der Zeit verschiedene Phasen durchläuft, welche von der reversiblen über die kritische zur irreversiblen Phase führt und mit diesem Phasenverlauf zugleich den Radius der Reaktionsbreite

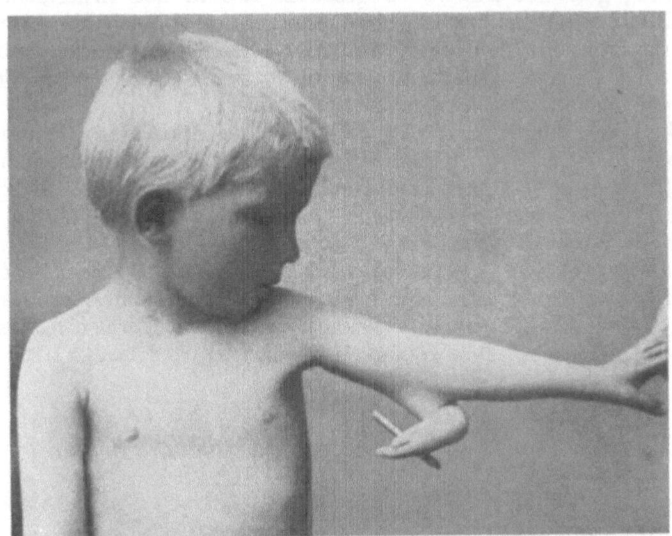

Abb. 19. Dieselbe typische Unterarmverdoppelung beim Menschen wie oben bei Triton. Höchster beim Menschen vorkommender Verdoppelungsgrad. [Nach FALTIN: Virchows Arch. 1904. Aus BRANDT: Arch. Entw.mechan. **106** (1925).]

Abb. 16—19. Typologische Parallelen auf der Grundlage der determinativen Äquivalenz.

auf Außenfaktoren immer mehr einschränkt, so vermindert sich auch im Ei mit vorrückender Entwicklung diese Potenzbreite, und wir erhalten daher in der Blastula und der beginnenden Gastrula nach Ausführung derselben oben angeführten Experimente, der Durchschnürung des Eies, keine vollständige Doppelbildung, keine Zwillingsbildung mehr, sondern nur noch Verdoppelung des Kopfes, während der übrige Körper der Larve einheitlich bleibt. Die Parallele ist auch hier wiederum das einheitliche Stylopodium, auf dem ein doppeltes Zygopodium sitzt, resp. ein einheitliches Zygopodium mit einer verdoppelten Hand.

Wenn wir also im Histosystem Gliedmaße eine vollständige Verdoppelung der gesamten Anlage experimentell beweisen können, so haben wir hier ein totipotentes Blastem vor uns, ein Blastem von relativ jüngster embryonaler Beschaffenheit. Das Gliedmaßenblastem von Amblystoma punctatum und Triton alpestris im Schwanzknospenstadium der Larve *ist dem Individualblastem des frisch abgelegten Eies von Triton determinativ äquivalent.* Typologisch ist daher derselbe Verdoppelungsgrad des ihm eigenen Formenwertes realisierbar. Dieselbe Äquivalenz besteht zwischen dem Individualblastem der beginnenden Gastrula von Triton taeniatus und dem Gliedmaßenblastem derselben Art. Beide Blasteme sind nur noch zu teilweiser Polymerisation ihres typischen Formenwertes befähigt.

Wenn wir in der angedeuteten Weise bestimmte Formenwerte z. B. Gliedmaßenverdoppelungen von Triton taeniatus unmittelbar neben die des Menschen gestellt haben, auf der anderen Seite die von Amblystoma punctatum neben die von Triton alpestris, so geschah dies in der Erkenntnis, daß diese verschiedenen Gattungen und im System so unendlich weit getrennten Organismen dieselben äußerlich sichtbaren Formenwerte manifest werden lassen, wenn in dem großen Rhythmus des zeitlichen Ablaufs der Potenzbreiten ein auslösender Faktor auf identische Phasen greift (Zeitfaktor der Typologie, BRANDT 1925). Wenn wir weiter auf Grund der Umwandlungsfähigkeit der Seitlichkeit der Gliedmaße verschiedene Gattungen nebeneinander gestellt, andere Arten derselben Gattung getrennt haben, so geschah dies in der Erkenntnis, daß die Umwelteinflüsse, ein Milieuanstoß, eine „Induktion" schlechthin dann dieselben sichtbaren Reaktionen, denselben äußerlich sichtbaren Formenwert „linke" Gliedmaße oder „rechte" Gliedmaße manifest werden läßt, wenn diese Induktion identische Phasen der Determination erfaßt.

Ein wirkendes Prinzip wird hier sichtbar, das jeglichem Mechanismus der Gene, jeglicher Artspezifität, jeglichem mendelnden Erbfaktor sich überordnet; ein Prinzip, das in sämtlichen Pflanzen und Tierarten denselben Typus eines bestimmten Formenwertes gestaltet.

In der Auswertung des Nachweises dieser determinativen Äquivalenz liegt die große Zukunftsaufgabe der „Vergleichenden Entwicklungsmechanik" beschlossen: Die determinative Äquivalenz realisiert identische Metamorphosestadien eines Typus. Es ist dies das eigentliche Grundprinzip der „Vergleichenden Entwicklungsmechanik": Typologisches Grundprinzip (BRANDT 1928).

Die drei biologischen Gestaltungsphänomene bei pflanzlichen und tierischen Organismen.

I. Entwicklung des Typus.

a) Formbildung.

1. Zeitfaktor der Vergleichenden Entwicklungsmechanik. (Individuelle Geschwindigkeitskurve der Determination, BRANDT 1923.)

Mit der Aufstellung des typologischen Grundprinzipes ist ein Forschungsweg gewiesen, jene inneren Gesetzlichkeiten der Formbildung als solche zu begreifen, auf welche sich dann später durch sekundäre Differenzierung auf der Basis des Chromosomenmechanismus die äußerlich sichtbare Organisation auflagert. Diese Differenzierung, deren Analyse Aufgabe der systematischen Wissenschaft in der Botanik, Zoologie und Anatomie darstellt, deren Entstehungsmechanismus von der Vererbungswissenschaft aufgedeckt wurde, diese Differenzierung muß nach der oben gegebenen Fassung von der Morphe als solche, d. h. vom Typ irgendeines ganz bestimmten Formenwertes scharf auseinander gehalten werden. Formbildung und Differenzierung ergänzen sich, an sich selbständig, zu einer biologischen einheitlichen Gesamterscheinung.

Als weitere rein quantitative Staffelung der gegebenen Grundeinheiten kommt das Wachstum hinzu, ohne welches ein Lebensablauf überhaupt undenkbar wird.

Diese *drei biologischen Gestaltungsphänomene*, Formbildung, Wachstum, Differenzierung, an sich selbständig, aber doch wieder in sich verankert und überlagert, stellen den gesamten Komplex der inneren Wesenheit eines Organismus, seine Konstitution im weitesten Sinne dar.

Dieser „Konstitutionsbegriff" von der modernen Klinik für seine Anwendungsmöglichkeit auf den Menschen in verschiedenster Weise definiert, hat seit der Antike das menschliche Denken beschäftigt. Zum erstenmal geschieht hier ein Versuch der Zurückführung dieses Phänomens auf seine biologische Grundlage. Die gesamte „Vergleichende Entwicklungsmechanik" mit ihrem Aufgabenbereich der Kausalität der Formbildung bildet also nur ein Drittel der gesamten biologischen Konstitutionsforschung. (Biologische Grundlagen der Konstitution des Menschen, BRANDT 1928.)

Mannigfaltig sind die äußeren Einflüsse, die in diesen dreifachen Komplex der Gestaltungsphänomene eingreifen. Mannigfaltig ist das Ausmaß ihrer Einwirkung auf die Formbildung, das Wachstum und die Differenzierung. Jeglicher dieser drei Lebensvorgänge spricht in ganz spezifischer Weise auf die Umwelt an. Ohne diese Umweltfaktoren ist aber eine Lebensentfaltung undenkbar, sie stellen die eigentlichen exogenen „bedingenden" Umstände, „Konditionen" dar.

Einer Kondition der Formbildung steht daher eine solche des Wachstums und eine solche der Differenzierung gegenüber.

Jegliche der drei oben genannten Erscheinungseinheiten ist daher in Wirklichkeit nur wieder die Hälfte eines in sich geschlossenen Lebensvorganges endogener und exogener Komponenten.

Von dieser Warte aus setzen wir die Beurteilung der Formbildung fort und versuchen einige wesentliche Ergebnisse der bisherigen Entwicklungsmechanik typologisch zu sichten. Bei dieser vergleichenden Betrachtung des zerstreuten Materials wird sich zugleich zeigen, daß wesentliche Erklärungsversuche, die schulmäßig immer wieder angewandt werden, infolge ihrer ganz einseitigen experimentellen Grundlage bei vergleichender Kritik nicht mehr aufrecht erhalten werden können. Der typologische Vergleich der determinativen Äquivalenz, der am Gliedmaßenblastem Formenwerte in einen kausalen Zusammenhang brachte, wird übertragen auf sämtliche Blasteme ein Fundament schaffen können für eine allgemeine Terminologie. Das ungeheure Wissensgebiet der Vergleichenden Anatomie bescheidet sich mit dem einen umfassenden großen Begriff der Homologie. Die bisherige Entwicklungsmechanik vermehrt ganz im Gegenteil die schon bestehenden Bände einer entwicklungsmechanischen Terminologie nach jedem einzelnen Experiment an irgendeiner beliebigen Tierart.

Die „individuelle Geschwindigkeitskurve der Determination", jener einheitliche und einfach analysierbare Zeitfaktor von ganz allgemeiner Bedeutung wirkt sich auch gestaltend auf die Formenspezifität anderer Blasteme aus, z. B. der Linse des Auges. Ganz allgemein zeigt sich hier beim Vergleich der betreffenden Epidermiszonen am jungen Keim der Amphibien, welche Linsen bilden, ein ganz verschiedenes spezifisches Verhalten dem Augenbecher gegenüber. Entfernt man den Augenbecher bei Rana fusca, so bildet sich nur in sehr seltenen Fällen aus der ortsgemäßen Epidermis eine Linse. Dasselbe Experiment hat bei Rana esculenta ein ganz anderes Ergebnis: Hier entsteht auch trotz Entfernung des Augenbechers eine wohlgestaltete Linse. Führt man den entgegengesetzten Versuch aus, beläßt den Augenbecher an Ort und Stelle und ersetzt nur die Epidermiszone, die im normalen Entwicklungsgeschehen Linse bildet, durch Kopfhaut oder Rumpfhaut, so entwickelt sich z. B. bei Hyla arborea aus beiden genannten Hautzonen eine Linse, bei Rana esculenta unterbleibt sie.

In Anwendung der „individuellen Geschwindigkeitskurve der Determination" können wir daher sagen, daß bei Rana esculenta die Determination der Epidermis bereits abgeschlossen ist, daß daher Kopfhaut oder Rumpfhaut über dem Augenbecher verpflanzt, keine Linse mehr bilden kann, da ihre prospektive Potenz erschöpft ist. Die Determination hat die reversible und kritische Phase durchlaufen und ist in den Bereich der Irreversibilität eingetreten, innerhalb welcher eine Metamorphose nicht mehr möglich ist. Bei Hyla arborea aber müssen wir ein langsameres Tempo der Determination für die Hautzonen annehmen, so daß derselbe Versuch der Verlagerung von Kopfhaut oder Rumpfhaut über den Augenbecher hier noch tatsächlich jenen typischen Formenwert innerhalb des Blastems realisieren kann, der seiner augenblicklichen Determinationsphase adäquat ist, d. h. eben Linsenbildung.

Der typologische Prozeß ist hier der gleiche, wie bei der Auslösung einer rechten oder linken Gliedmaße durch das Milieu der seitlichen Körperwand. Die überragende Bedeutung der Potenzspannungen der Blasteme für die prospektive Entfaltung im Sinne späterer sichtbarer Differenzierung wird durch diese nebeneinander gestellten Vergleiche klar beleuchtet. Wie sehr hier die Determinationsphase eines Transplantates das morphogenetische Geschehen dieser allerersten Entwicklungsperiode beherrscht, zeigt das interessante Experiment des Russen FILATOW (1925). Dieser Forscher pflanzte über den Augenbecher von Rana esculenta Bauchhaut von Bufo und erhielt hier aus letzterer eine wohlgebildete Linse. Dieser Versuch gelingt mit der Bauchhaut der eigenen Art, wie bereits erwähnt nicht. Der Milieuanstoß, die „Induktion" vermag also bei der eigenen Art weniger als wie bei einer fremden. Das morphogenetische, normale Geschehen einer Linsenbildung bei Rana esculenta kann daher unmöglich im Sinne SPEMANNs als „doppelte Sicherung" angesprochen werden.

Diese teleologische Deutung SPEMANNs, an sich unwissenschaftlich, soll besagen, daß die Entstehung einer Linse einmal „gesichert" ist durch die Determinationsvorgänge der Epidermis und zweitens durch die „induzierende" Wirkung vom Augenbecher. Dieser „induzierende" Einfluß kann sich aber bei Rana esculenta überhaupt niemals auswirken, da das Experiment gezeigt hat, daß die Determination der Epidermiszone bei dieser Art längst schon irreversibel geworden ist und hier der Anstoß eines Augenbechers völlig wegfällt. Bei anderen Arten liegen die Verhältnisse gerade umgekehrt: Die Epidermis, welche dem Augenbecher überlagert ist, befindet sich noch in der reversiblen Phase der Determination, und wenn hier der örtliche Anstoß fehlen würde, würde überhaupt keine Linse entstehen können.

Diese beiden Vorgänge, von der älteren Entwicklungsmechanik längst unter dem Begriff der „Selbstdifferenzierung" und „abhängigen Differenzierung" (LEWIS 1904) zusammengefaßt, können unmöglich als „Prinzip der doppelten Sicherung" erklärt werden. Beide Vorgänge sind Erscheinungen, die kausal auf eine einheitliche Ursache zurückgehen.

Wir können sagen: Der Typus „rechte" oder der Typus „linke" Gliedmaße realisiert sich an der betreffenden Seitenwand des Organismus unter den Bedingungen desselben Phasenablaufs der Determination wie der Typus Linse an der betreffenden Stelle über dem Augenbecher. Positive und negative Reaktion sind der Ausdruck eines einheitlichen biologischen Grundphänomens.

Das „typologische Grundprinzip" fordert die Analyse der determinativen Äquivalenz eines in Frage stehenden Blastems bei möglichst zahlreichen Tierarten. Hätte die bisherige Entwicklungsmechanik diesen alten für die Anatomie traditionellen Weg des Vergleiches nicht verlassen, sie würde nicht zu jenen zahllosen verschiedenartigen und sich widersprechenden Deutungen gekommen sein, welche gerade auf dem Gebiete der Entwicklungsmechanik der Linse von den einzelnen Zoologen gemacht worden sind. Aber eben die Einzigartigkeit der neu entdeckten Determinations- und Induktionsvorgänge ließen jegliche Forschungseinstellung nur auf eben diese Vorgänge als solche sich konzentrieren.

Es liegt in der Tradition anatomischen Denkens begründet, daß zahlreiche Arten erst miteinander verglichen werden müssen, ehe Schlußfolgerungen für den Menschen gezogen werden können.

Was die erwähnten bisher vorliegenden, verschiedenartigen Deutungen der Determinationsvorgänge der Linse anbetrifft, so gibt LEWIS (1904) wie bereits erwähnt die rein deskriptiven Begriffe der „Selbstdifferenzierung" und „abhängigen Differenzierung" an und hält die unmittelbare Berührung des Augenbechers mit der Epidermis als ausschlaggebenden Faktor der abhängigen Differenzierung. SPEMANN stellt das „Prinzip der doppelten Sicherung" auf, VON UBISCH (1924) bringt die Entstehungsmöglichkeiten mit verschiedenen Temperatureinflüssen in Zusammenhang, FILATOW (1925) macht den Augenbecher verantwortlich für das Ausbleiben einer Linsenbildung, SCHAPOSCHNIKOWA (1925) und PASQUINI (1927) endlich bringen die Erscheinungen der Selbstdifferenzierung und abhängigen Differenzierung in Zusammenhang mit der verschiedenen Entwicklungsgeschwindigkeit (Differenzierungsgeschwindigkeit) der betreffenden Art als solche. Beide Autoren sprechen von einem Heterochronismus der Determination und nähern sich somit den bei unseren Gliedmaßenexperimenten gewonnenen Ergebnissen der „individuellen Geschwindigkeitskurve der Determination" (1923).

Obgleich also eine von Tierart zu Tierart verschiedene Fähigkeit der Linsenbildung aus all diesen Experimenten hervorgeht, ist immer die Reaktion der *Gesamt*gattung und Familie aus der individuellen Reaktion einer *einzigen* Art erschlossen worden. Niemals wurde der umgekehrte Weg eingeschlagen, die Schlußfolgerungen aus dem Allgemeinen für das Einzelne zu ziehen. Diese beiden gegensätzlichen Methoden der Folgerungen werden in der philosophischen Begriffsdefinition mit „Deduktion" und „Induktion" bezeichnet. Die Anatomie kann nur deduktiv sein, sie schließt von der allgemeinen vergleichenden tierischen Morphogenese auf die menschliche.

Dieser einseitigen zoologischen Entwicklungsmechanik stellen wir daher eine anatomische „Vergleichende Entwicklungsmechanik" gegenüber mit dem Endziel der praktischen Nutznießung für die Medizin. Im Denken, in den Forschungsmethoden und im Endziel ist daher eine Sonderung der beiden Forschungsdisziplinen notwendig.

Eine genaue Stellungnahme zu den Erklärungsversuchen und Experimenten der oben genannten Autoren wird an anderer Stelle ausführlich erfolgen, typologisch können all die verschiedenen Erklärungsmöglichkeiten auf eine einheitliche Basis gestellt werden. Bei den meisten Amphibien bleibt das ektodermale Material lange Zeit reversibel, so daß die Nachbarschaft des Augenbechers zur Ganzheitsbildung notwendig wird, so bei Rana fusca, palustris, silvatica; Hyla arborea; Bufo vulgaris; Amblystoma punctatum; Pleurodeles Waltlii. Selbstdifferenzierung der Linse, d. h. irreversible Mosaikstruktur der einzelnen Komponenten des Auges wurde bisher nur bei Rana esculenta, aber auch bei den Fischen (STOCKARD) nachgewiesen; die Problemstellung geht zurück auf LEWIS (1904), JENKINSON (1906) und LE CRON (1906). Innerhalb der erst genannten großen reversiblen Gruppe bedarf es aber noch genauerer chronologischer Teilforschung zur Feststellung der isodromen Arten, am spätesten wird wahrscheinlich die irreversible Determinationsphase des Linsenepithels beim Axolotl erreicht, darauf bei Bufo und Rana temporaria.

Der gesamte morphogenetische Fragekomplex beantwortet sich mit der Anwendung des bei den einzelnen Amphibienarten verschieden abgestuften Geschwindigkeitsablaufs der Determination.

Aus diesem Vorstellungskreis müssen jegliche deszendenztheoretische Erwägungen als bedingende auslösende Ursachen der Erscheinungen verbannt werden. Auch hier muß die diesbezügliche Vorstellung von SPEMANN abgelehnt werden. Mit der Vorstellung der allmählich im Laufe der phylogenetischen Entwicklung sich zugleich anbahnenden Entwicklung der einen Entstehungsart der Linse aus der anderen mit dem Zwischenstadium der „doppelten Sicherung" kann in typologisch vergleichender Schau nichts angefangen werden. Die Ergebnisse sprechen gegen eine derartige phylogenetische Deutung.

Dieser Gedanke des Verknüpftseins von determinativen Vorgängen mit Differenzierungsvorgängen, deren Geschwindigkeit z. B. im Furchungstempo abgelesen werden kann, wurde wohl zuerst von KORSCHELT und HEIDER bei niederen Tieren angenommen, später von SCHLEIP (zit. nach VON UBISCH) und von v. UBISCH (1922) auf die Amphibien übertragen. Da wir heute isodrome und anisodrome Anlagen kennen, wissen wir auch, daß der Heterochronismus der Determination bei den einzelnen Arten seine Eigenbahn hat und mit dem Heterochronismus der Differenzierung in keiner Weise zusammenhängt.

Die determinative Äquivalenz der Linsenblasteme der bisher untersuchten Amphibienarten gibt uns nun die Möglichkeit, im Anschluß an die erwähnten Gliedmaßentransplantationen auch hier typologische Reihen und typologische Parallelen aufzustellen (BRANDT 1927). Das Hautmaterial von Bufo befindet sich in der reversiblen Phase der Determination, kann daher noch metamorphosieren. Ob der konditionelle Milieufaktor von der eigenen oder von einer anderen Art im Experiment gegeben wird, spielt bei der Autonomie der Determinationsvorgänge keine Rolle. Auf die Gesetzlichkeit dieser Vorgänge kommen wir noch später ausführlich zurück. Als Vergleich sei der äquivalente Vorgang beim Gliedmaßenblastem erwähnt; auch dieses befindet sich im Neurulastadium von Triton taeniatus, im Schwanzknospenstadium von Amblystoma punctatum und Pleurodeles Waltlii in der reversiblen Phase, kann daher noch metamorphosieren. Reihen wir hier nun endlich noch das Herzblastem an, so besitzt dies im Neurulastadium von Bombinator noch die Fähigkeit, nach Verpflanzung unter einer Drehung von 180 Grad ein normal orientiertes Herz zu bilden, eine Fähigkeit, die im Schwanzknospenstadium erloschen ist (STÖHR 1924—27).

Die Parallelen, welche der Zeitfaktor der Determination zu ziehen gestattet, sind aber noch weit zahlreicher: Ungemein früh wird die Determination für die spätere Pulsation am Herzblastem festgelegt bei Amphibien und Vögeln im allgemeinen. So konnten an Zellgruppen, die schon am Ende des Furchungsprozesses verpflanzt wurden, allmählich die Erscheinungen der Pulsation beobachtet werden (OLIVO 1928). Ähnlich verhält sich auch das Herzmesoderm der älteren Gastrula bei Amphibien. Bei Rana fusca konnten Explantate nach beendeter Gastrulation in RINGERscher Lösung bis zur Pulsation weitergezüchtet werden. Bleibt ein verkleinertes Ganze zurück, also z. B. eine $^3/_4$ Anlage, so entsteht ein typisches Herz; dreht man $^1/_4$ des Ganzen oder ein noch kleineres Stück der Anlage im Gastrulastadium um 180 Grad, so entsteht wiederum ein ganzes Herz. Diese Reversibilität ist in diesem Frühstadium der Entwicklung noch ansprechbar, in einem älteren Stadium aber fügt sich der gedrehte Abschnitt nicht mehr mit dem übrigen zusammen.

In weiterer Analogie zu den Gliedmaßentransplantationen gelingt auch bei der Herzanlage die Inversion der dorso-ventralen Polarität: Bei Vertauschung von dorsal und ventral der einen Hälfte des Herzmesoderms kann sich das gedrehte Stück mit dem anderen nicht gedrehten zusammenfügen und ein funktionierendes Herz liefern (EKMAN 1929). Kommt reversibles Material in den Herzbereich, so wird es in adäquater Anpassung an das neue Milieu pulsationsfähig induziert, wie z. B. Mesoderm der Kiemendarmwand bei Bombinator im Stadium der offenen Medullarplatte (EKMAN 1925). Wie die Experimente über Gliedmaßentransplantationen gezeigt haben, ist diese Fähigkeit zeitlich nur auf ganz bestimmte Phasen beschränkt, schlägt dann bald um in einer für die einzelnen Arten ganz charakteristischen Zeitspanne der kritischen Phase. *Das Herzblastem macht demnach von den erörterten biologischen Grundphänomenen des Gliedmaßenblastems keine Ausnahme.*

Weitere determinative Äquivalenzen ergeben die Transplantationsversuche der Gehörblase (STREETER, SPEMANN, RÖHLICH 1929).

Die Lage dieses Potentials läßt sich schon an der Gastrula mit noch offenem Urmund und weiter auch an der Neurula bei Amblystoma punctatum nachweisen. Wird präsumptive Gehörblase in die Bauchhaut von Embryonen mit abgeschlossener Neurulation verpflanzt, so entstehen Gehörblasen, wenn der Spenderkeim mindestens das Stadium mit erhobenen Medullarwülsten erreicht hat. Transplantate aus jüngeren Keimen, Stadien mit Dotterpfropf bis zur pigmentierten Medullarplatte ergeben im günstigsten Falle Epidermisverdickungen. Es muß also die irreversible Phase der Determination der Gehörblasenanlage während der Neurulation eintreten.

Es ergeben sich daher folgende determinative Äquivalenzen für die reversible Phase teils des gesamten Formenwertes als solchen, teils bestimmter Polaritäten dieses Formenwertes:

Gliedmaßenblastem:

| Reversibilität der dorso-ventralen Polarität | { | Triton taeniatus-Neurula
Amblystoma punctatum, Schwanzknospenstadium
Pleurodeles Waltlii, Schwanzknospenstadium |

Linsenblastem:

| Reversibilität des gesamten Formenwertes | { | Bufo vulgaris, Neurula
Rana fusca, Neurula
Hyla arborea, Neurula |

Herzblastem:

| Reversibilität der dorso-ventralen Polarität | } | Bombinator pachypus, offene Medullarplatte |

Gehörblasenblastem:

| Reversibilität des gesamten Formenwertes | } | Amblystoma punctatum, Dotterpfropfstadium |

Die typische Grundform dieser Blasteme (Linse, Gliedmaße, Herz) kann daher unter Milieuanstoß metamorphosieren. Nehmen wir eine vergleichend-entwicklungsmechanische Artengruppierung vor, so sind isodrom: Triton taeniatus, Bufo vulgaris, Rana fusca, Hyla arborea und Bombinator pachypus auf der einen Seite, auf der anderen Amblystoma punctatum und Pleurodeles Waltlii.

Für die kritische Phase ergeben sich folgende Äquivalenzen:

Gliedmaßenblastem: Triton alpestris, Schwanzknospenstadium,
                 Amblystoma tigrinum, Schwanzknospenstadium,
Linsenblastem: Bombinator, Neurula.

Die typische Grundform dieser Blasteme, Gliedmaße oder Linse kann daher unter Milieuanstoß bald nach der einen, bald nach der anderen Richtung reagieren und bei der Linse ganz unvollständige Bildungen liefern.

Für die irreversible Phase ergeben sich folgende Äquivalenzen:

Gliedmaßenblastem: Triton taeniatus, Schwanzknospenstadium,
Linsenblastem: Rana esculenta,
Herzblastem: Bombinator pachypus, Schwanzknospenstadium.

Hier ist die typische Grundform der Blasteme absolut festgelegt, jeglicher Milieuanstoß bleibt unwirksam.

Diese Vergleiche ließen sich leicht noch erweitern und auf sämtliche Organe und Gewebe des äußeren, inneren und mittleren Keimblattes aller dem Experimente zugänglicher Tierarten übertragen. Erst wenn diese Ausarbeitung vorliegt, wird sich zeigen, wie weit Typologie und Phylogenie unter den neu gewonnenen Tatsachen das alte Grundproblem der Anatomie, die Homologie der betreffenden Organe klärt und vertieft. Die bereits erwähnte abfällige Kritik SPEMANNs (1915) über den Homologiebegriff sowohl in GOETHEscher Fassung wie in der von GEGENBAUR und HAECKEL ist voreilig ausgesprochen worden, ihr fehlen die umfassenden, vergleichenden Grundlagen aus anderen Tierklassen, welche einigermaßen ein Äquivalent des ungeheuren vergleichend-anatomischen Tatsachenschatzes darstellen würden. Die genetische Seite der historischen Fassung des Homologiebegriffes wird durch das entwicklungs-mechanische Experiment überhaupt nicht berührt: Die Bauchhaut von Bufo z. B., die bei Rana esculenta eine Linse bildet, ist eine Bufolinse, nicht etwa eine Rana esculenta-Linse. Das Experiment hat weiter nichts erwiesen, als daß das Ektoderm von Bufo zur Zeit der Operation noch eine Zeitphase der Determination besaß, die Potenzschätze des äußeren Keimblattes entfalten ließ, die de norma ohne Experiment nicht sichtbar geworden wären. Wenn nun zum Nachweis dieser Potenzen durch das Experiment künstlich eine räumliche Verlagerung des Blastems vorgenommen wird, so darf aus der Reaktion des Zeitfaktors nicht auf Grundgesetze des Raumfaktors geschlossen werden, d. h. auf Homologie. Man kann das verlagerte Transplantat nicht subjektiv zu einem lagegemäßen „homologen" Organe im Sinne der historischen Fassung stempeln wollen, das dem gleichwertig sein soll, das an dieser Stelle de norma in gleicher Abstammung sich entwickeln würde. Es liegt dieser ganzen irrigen Vorstellung SPEMANNs immer die Einstellung auf die überragende Bedeutung des experimentell Erzeugbaren zugrunde, jene teleologische Einstellung, welche die autonomen Äußerungen der Natur nun ganz unter den dominierenden Einfluß eines äußeren Anstoßes stellt. Wir kommen auf diese Fragen später noch zurück.

Es konstituieren sich somit in der oben dargelegten typologischen Gruppierung die Amphibienlarven aus biologischen Reaktionssystemen, deren Potenzbreiten die Morphogenese typischer Formenwerte sämtlicher Arten einem einheitlichen Gesichtspunkt unterstellt.

Typologische Parallelen sind gleiche Formenwerte, die auf der Grundlage determinativer Äquivalenzen ausgelöst werden.

Typologische Reihen sind die verwirklichten Formenstufen der reversiblen, kritischen und der irreversiblen Phase der Determination.

Es steht zu erwarten, daß unter Einbeziehung ähnlicher Experimente bei Reptilien, Vögeln und Säugern das Endziel der „Vergleichenden Entwicklungsmechanik", das Verständnis der Morphogenese der menschlichen Organe angebahnt werden kann.

Formbildung als Forschungsgebiet der Typologie, als Plasmareaktion einerseits und Differenzierung, als Forschungsgebiet der Genetik, als Kernreaktion andererseits sind zwei völlig selbständige, sich gegenseitig ergänzende biologische Erscheinungen; man kann nicht mit dem Mechanismus des einen Phänomens das andere zugleich erklären wollen.

Man darf daher auch nicht den Homologiebegriff der GOETHESchen Typenlehre mit dem Homologiebegriff der deszendenztheoretischen Periode identifizieren. Das typologische Grundprinzip baut eine kausalbiologische Grundlage aus, auf der Grundlage neuer Experimente, um neue Bausteine zu diesem fundamentalen Problem herbeizutragen.

Da nun SPEMANN jene Vorstellungen des 18. Jahrhunderts als eine „uns fremd gewordene Anschauungsweise" bezeichnet und zugleich auch die spätere Vergleichende Anatomie mit ihrer phylogenetischen Einstellung mit einem Manne vergleicht, „der sein Haus ziemlich stark mit Hypotheken belastet hat; man wird ihm deshalb nicht den Kredit entziehen, aber man wird, ehe man mit ihm in geschäftlichen Verkehr tritt, jedesmal nach den Sicherheiten fragen", so muß man sich fragen, was denn nun an Stelle des Homologiebegriffs überhaupt gesetzt werden soll? Auch das Endziel der „Vergleichenden Entwicklungsmechanik" ist Homologienforschung, ohne die ein Naturstudium zur Anbahnung des Verständnisses einer menschlichen Formbildung nicht gedacht werden kann.

Wenn für SPEMANN „keine Notwendigkeit besteht, das dankbare Objekt den Amphibienkeim mit einem anderen zu tauschen" (MANGOLD 1929), so dürfen auch Begriffe, welche einen solchen Tausch voraussetzen, nicht in den Kreis einer Kritik gezogen werden.

Die Vergleiche der determinativen Äquivalenzen in der bisher gegebenen Darstellung betrafen Gliedmaßen-, Linsen-, Herzblasteme. Wir können hier noch weiter die Experimente von EKMAN über das Kiemenblastem anreihen. Ganz ähnliche Unterschiede im Reaktionsgrad wie beim Linsenektoderm können auch bei diesem Blastem nachgewiesen werden. Uns interessieren hier im wesentlichen die Artunterschiede als Hinweise auf die Bedeutung der „individuellen Geschwindigkeitskurve der Determination".

Die früher genannten Amphibienarten Bombinator, Rana fusca und esculenta sind anisodrom für linsenbildendes Ektoderm, sie besitzen also einen verschie-

denen Determinationsgrad ihrer Ektodermzonen im gleichen Differenzierungsstadium ihrer Entwicklung. Ebenso wie bei Rana fusca das gesamte Ektoderm
gemäß seiner reversiblen Determinationsphase Linsen bilden kann, so ist es
auch zur Kiemenbildung befähigt, bei Bombinator ist im gesamten ventralen
Gebiet des Keims die Determination von der reversiblen bereits in die irreversible Phase übergegangen, nur noch Ektoderm in unmittelbarer Nachbarschaft
der normalen Lage der Kiemen ist noch reversibel, kann daher sowohl Linse

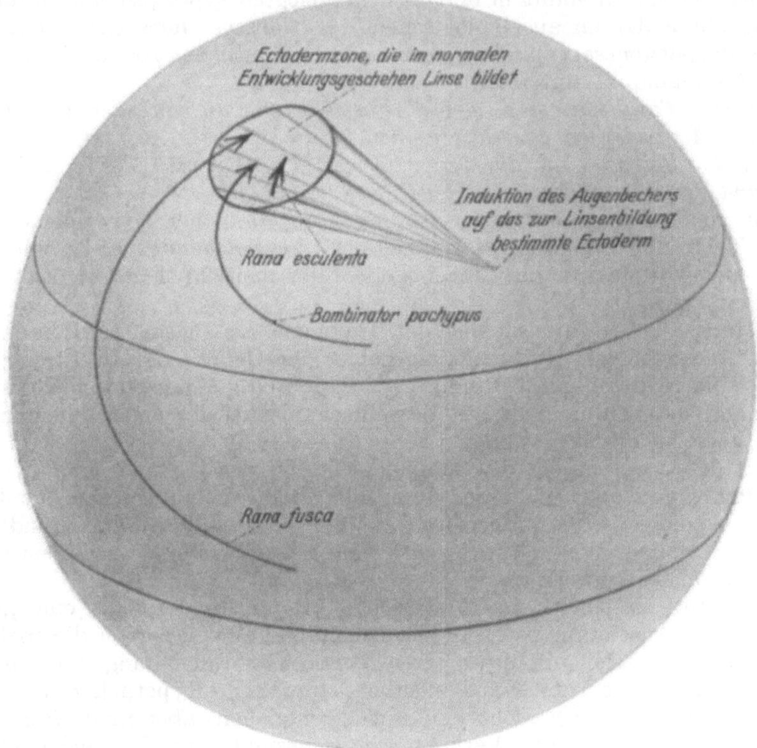

Abb. 20. Darstellung der verschieden großen Einschränkung des reversiblen Ektodermmaterials bei
drei anisodromen Amphibien. Die schematische Skizze zeigt, wie zu gleicher Zeit bei drei verschiedenen Amphibien die reversiblen Ektodermzonen, welche bei Verpflanzung über dem Augenbecher Linse bilden können, eine ganz verschieden große Ausdehnung auf der Oberfläche des Keimes
besitzen. Mit der völligen Einbeziehung des Pfeiles in den linsenbildenden Ektodermbezirk ist zugleich
Irreversibilität der Determination eingetreten. Von diesem Zeitpunkt an kann sich eine Linse
auch ohne Induktionswirkung von seiten des Augenbechers bilden. (Die Skizze wurde von dem Bildhauer Herrn WALTER STRAUSS in Köln angefertigt.)

wie Kiemen bilden; bei Rana esculenta endlich ist Kiemen- und Linsenbildung
nur auf die ortsgemäße Ektodermzone beschränkt (Abb. 20).

*Diese allmähliche ortsgemäße Stabilisierung der typischen Formenwerte ist
nun nicht allein von Art zu Art verschieden, bedeutsam ist, daß der Zeitfaktor der
Determination zugleich innerhalb ein und desselben Formenwertes für verschiedene
Eigenschaften gestaffelt sein kann:*

Wenn eine rechte Gliedmaße in eine linke umgewandelt wird durch Blastem-
verpflanzung in einem von Art zu Art verschiedenen Differenzierungsstadium
der Larven, so ist diese Inversion nur möglich unter Tausch der dorso-ventralen
Polarität. Wird das Blastem auf der Wirtsseite der Larve so eingepflanzt, daß
nicht dorsaler und ventraler Pol, sondern der vordere und hintere vertauscht

werden, so ist der Reaktionsausschlag ein anderer. Bisher haben die vorliegenden Ergebnisse bei keiner der untersuchten Arten einen Unterschied aufgezeigt, bei allen sind die Polaritäten vorn und hinten in dem zugrunde liegenden Entwicklungsstadium, dem Schwanzknospenstadium, irreversibel festgelegt. Die einzelnen Polaritäten der Gliedmaßenknospen haben also ihren eigenen Determinationsrhythmus.

Es ist nun diese Irreversibilität der Vorn-Hinten-Polarität zugleich kombiniert mit einer Reversibilität der dorso-ventralen Polarität bei Pleurodeles Waltlii (BRANDT 1927), Amblystoma punctatum (HARRISON 1921), während bei Triton taeniatus (BRANDT 1924) beide Polaritäten irreversibel sind. Wenn wir daher früher bei Nebeneinanderstellung von Triton taeniatus und Pleurodeles Waltlii zwei verschiedene Reaktionsergebnisse nebeneinander stellen konnten, so können wir nunmehr zwei gleiche Reaktionsergebnisse bei den beiden

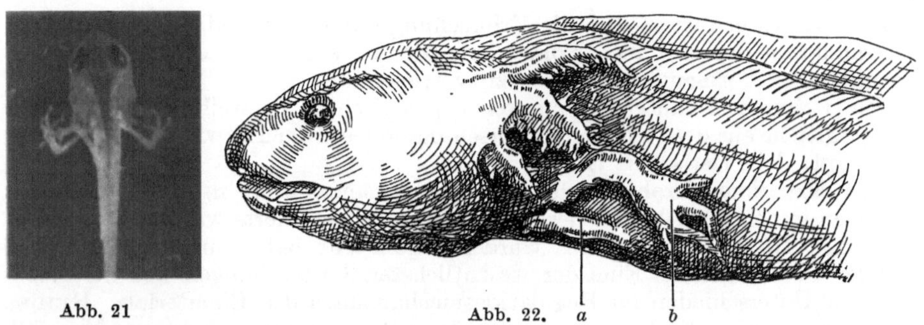

Abb. 21   Abb. 22.   *a*   *b*

Abb. 21. Transplantation einer rechten Gliedmaße auf die linke Seite bei Triton taeniatus unter Tausch der Vorn-Hinten-Polarität. Die Gliedmaße ist eine rechte geblieben, wächst aber nach vorn, da die Vorn-Hinten-Polarität irreversibel determiniert ist. [Nach BRANDT: Arch. Entw.mechan. 103 (1924).]

Abb. 22. Dieselbe Transplantation, wie auf Abb. 21: Rechte Gliedmaße von Pleurodeles Waltlii auf die linke Seite von Amblystoma punctatum. Die Gliedmaße ist wie bei Triton taeniatus eine rechte geblieben und wächst wie dort nach vorn, da die Vorn-Hinten-Polarität ebenfalls irreversibel determiniert ist. a Implantat: Pleurodele Gliedmaße, b normales Glied des Tieres selbst. (Die Abbildung wurde von Herrn cand. med. H. MACHEMER gezeichnet.)

genannten Arten an demselben Blastem derselben Differenzierungsstufen der Larven nachweisen (Abb. 21 u. 22).

Nehmen wir nun endlich eine explantierte Gliedmaßenknospe als einen dreidimensionalen Körper, so muß die Frage aufgeworfen werden, ob nicht auch die medio-laterale Achse des Blastems dem Zeitfaktor der Determination untersteht. Diesbezügliche Experimente lassen die Frage bejahen, wir wissen, daß zu einer ganz bestimmten Zeit der Entwicklung der Larve, bei Stadium 34 der amerikanischen Nomenklatur noch Reversibilität der Achse besteht, im Stadium 35—36 wird die kritische Phase durchlaufen, im Stadium 37 endlich die irreversible Phase erreicht (SWETT 1928). Dieser Zeitabschnitt liegt etwas hinter demjenigen der Determination der dorsoventralen Achse.

Diese Experimente liegen auf der Linie der bereits früher bei den Anuren nachgewiesenen zeitlichen Verschiedenheit der einzelnen Achsen innerhalb eines Blastems (GRÄPER 1922—25). Als Zeitmarke kann hier auch das Entwicklungsstadium der Gliedmaßenknospe selber gewählt werden. Entfernt man von einer Knospe von Rana temporaria, die größer ist als 2 : 1, ein Stück und ersetzt es durch ein gleichseitiges, das aber außer dem dem entfernten Stück entsprechenden Teil auch noch proximale Teile enthält, so entsteht auf keinen Fall ein normales Bein. Wählt man aber ein jüngeres Stadium von 1 : 1, so bildet sich ein neues

3*

normales Glied. Diese größeren Entwicklungsmöglichkeiten, größeren prospektiven Potenzen, sind noch bis zum Stadium 1, 5: 1 vorhanden (GRÄPER 1927) und beziehen sich auf die proximo-distale Achse.

Leider fehlen nun auch hier umfassende Vergleichsexperimente bei zahlreichen anderen Amphibien und auch anderen Anlagen, um dieses Problem des Heterochronismus der Determination der verschiedenen Achsen ein und desselben Blastems schärfer formulieren zu können. Daß aber auch andere Blasteme sich ähnlich verhalten, wie das Gliedmaßenblastem, zeigen Experimente am Herzen (GOERTTLER 1928). Rechtsseitige Herzexplantate bei Amblystoma und Pleurodeles kommen später nicht zur Kontraktion, die Potenz zur späteren rhythmischen Pulsation scheint nur das linke Herzmesoderm zu besitzen. Diese Ungleichwertigkeit beruht zweifellos ganz in Analogie zu den Erscheinungen der verschiedenen Determinationsphasen der Polaritäten der Gliedmaßen auf einem Heterochronismus zwischen linker und rechter Hälfte im Herzblastem.

Es steht zu erwarten, daß die Erforschung der Geschwindigkeitsabläufe der Determination der einzelnen Polaritäten berufen sein wird, das Werden dreidimensionaler Formenwerte kausal zu vertiefen.

Zur weiteren Erläuterung unserer typologischen Vorstellungen geben wir nun Vergleiche aus dem allerersten Forschungsgebiete der Entwicklungsmechanik überhaupt, dem tierischen Ei.

Das Experimentierobjekt der Entwicklungsmechanik in ihren allerersten Anfängen in den 80er Jahren des verflossenen Jahrhunderts war das Ei. Untersuchungen am Ei des Frosches wurden schon sehr bald durch solche am Ei niederer Tiere ergänzt. Eine der wesentlichsten Feststellungen war der Nachweis von Unterschieden im Regulationsmechanismus des Eimaterials. HEIDER (1900) prägte hier die beiden Begriffe der „Regulations-" und der „Mosaik"-eier und stellte zum erstenmal zwei große Gruppen gegenüber, deren dynamische Reaktionen ganz charakteristische Unterschiede aufwiesen. Bei den Eiern, deren Furchung einen ausgesprochen determinativen Charakter trägt, den Mosaikeiern, bei denen also einzelne Territorien relativ frühzeitig irreversibel determiniert werden, beobachtete HEIDER zugleich auch eine sehr schnelle Entwicklung des ganzen Eies als solches.

Dieser Gedanke der zeitlichen Zusammenhänge der Determinations- und Differenzierungsgeschwindigkeiten bei den Mosaikeiern der niederen Tiere wurde von v. UBISCH (1922) auf die Amphibien übertragen und daher von ihm eine Tabelle aufgestellt, welche die Entwicklungsgeschwindigkeiten der in Frage stehenden Amphibieneier zugleich mit der Determinationsgeschwindigkeit des Linsenblastems in Zusammenhang zu bringen sucht, ein Zusammenhang, der auf Grund der früher erwähnten Tatsachen der Gliedmaßenentstehung und in unserer Auffassung der plasmatisch bedingten Vorgänge der Determinationserscheinungen und der nukleär bedingten Vorgänge der Differenzierungserscheinungen abgelehnt werden muß.

Dies große Problem der Regulations- und Mosaikeier hat wie erwähnt die Forscher schon seit sehr langer Zeit beschäftigt; immer wurde versucht, die prinzipiellen Gegensätze dieser beiden Eigruppen zu beseitigen, und der verschiedene Zeitfaktor der Differenzierung in den Vordergrund der Betrachtung gestellt.

Zuerst geschah dies vor nunmehr 33 Jahren durch den amerikanischen Zoologen WILSON (1896), weiter durch FISCHEL (1903) und DRIESCH (1905). Man wundert sich, wenn diese längst gemachten Entdeckungen und Auffassungen von zeitgenössischen Zoologen immer wieder als etwas Neues beschrieben werden, z. B. von P. WEISS (1924, 1926) in seiner „Morphodynamik", und daß hier

Kurven konstruiert werden, deren biologische Grundlagen längst von den erwähnten Forschern festgestellt sind.

Der ganze Unterschied zwischen Regulations- und Mosaikei „ist ein gradueller und beruht im wesentlichen auf einer Verschiedenheit der Zeit der Organdetermination" (SCHLEIP 1927). Diese Schlußfolgerung von SCHLEIP basiert auf einer weit umfassenden Sichtung der gesamten vorliegenden experimentellen Materiale der Eientwicklung und ist in seiner Auswertung für die „Vergleichende Entwicklungsmechanik" von ganz besonderer Bedeutung. Die Keimzonen am Ei entwickeln daher ihre Formenwerte auch nur auf der Basis ganz bestimmter Phasenabschnitte im Determinationsablauf, *es wird daher auch von der determinativen Äquivalenz der einzelnen Eiterritorien der zahllosen Tierarten ebenso der typologische Parallelismus abhängen, wie von der determinativen Äquivalenz der Anlagen derjenige der späteren Organe.*

Ob sich nun ein verschiedenes Tempo des Geschwindigkeitsablaufs der Determination der Organanlagen bereits schon im Gesamtei andeutet und hier schon analysiert werden kann, bedarf noch weiterer zukünftiger Arbeit.

Bei dem Versuch eines derartigen Vergleichs zwischen Ei und Organanlage müssen zwei verschiedene Kategorien von Experimenten am Ei scharf auseinandergehalten werden: 1. Die Transplantation von bestimmten territoriellen Abschnitten am Ei an irgendeine andere Stelle des Eies. 2. Die Schnür-Isolations- und Anstichversuche von bestimmten Zellen oder Zellgruppen am Ei, welche ganz bestimmte Komplexe vollständig aus dem Gefüge des Ganzen fortnehmen oder beim Stichversuch nekrotische Gewebsmassen an einer bestimmten Stelle im Ei zurücklassen. Es ergibt sich, daß eine Parallele zu den geschilderten Determinationsvorgängen der Gliedmaßen-Linsen-Kiemen-Herz-Blasteme nur mit der ersten der genannten Gruppen gezogen werden kann. Beide beziehen sich auf die Transplantation von Teilen des Ganzen von der normalen Entstehungsstelle an eine andere Stelle des Keimes. Dagegen ist die zweite Gruppe der erwähnten Experimente am Ei, z. B. einer Gliedmaßentransplantation nicht analog; denn bei dieser Gruppe von Experimenten beobachten wir am Ei *Regulationsvorgänge,* welche einen bestimmten Defekt ausgleichen; die Schlußfolgerungen, welche sich auf Grund dieser mehr oder weniger ausgeprägten Regulation im Gesamtgefüge des Eies für das Determinationsproblem ergeben, basieren daher auf anderen Voraussetzungen. Wohl können wir aber die Phase der Determination eines territoriellen Abschnittes des Eies in genau derselben Weise durch Transplantation analysieren, wie dies für ein Gliedmaßen- oder Linsenblastem geschildert worden war.

Versuche der ersten Gruppe, welche für den Zeitfaktor der Determination der einzelnen Eizonen von Bedeutung sind, liegen für Triton taeniatus vor (SPEMANN 1918). Wenn man ein Stückchen Ektoderm der beginnenden Gastrula in einiger Entfernung vom Urmund entnimmt und auf die Bauchseite eines anderen Keimes zwischen Epidermiszellen implantiert, so wird dies Material, das im normalen Entwicklungsgeschehen Medullarplatte geliefert hätte, jetzt zu gewöhnlicher Epidermis, es fügt sich qualitativ ortsgemäß der neuen Totalität ein. Das betreffende Material befindet sich also zu dieser Entwicklungszeit des Eies in der reversiblen Phase der Determination, kann daher auf Umweltfaktoren ansprechen, metamorphosieren und die der augenblicklichen Phase entsprechenden Formenwerte ihres endogenen Potenzschatzes entfalten. Wie lange diese Zeitspanne dauert, wann sie anfängt, und wann sie in die kritische Umschlagszone übergeht, bedarf weiterer umfassender Vergleichsexperimente.

Umgekehrt liefert Epidermismaterial von der entgegengesetzten Seite des Keimes, zwischen Zellen der Medullarplatte neu eingepflanzt, jetzt ebenfalls nervöse Elemente.

Sobald nun die Medullarplatte auf dem Keim erkennbar geworden ist, die beginnende Neurula sich herausdifferenziert, ist das Ergebnis desselben Experimentes ganz anders. In diesem Entwicklungsstadium wird das präsumptive Epidermismaterial innerhalb der Medullarplatte nicht mehr umgestimmt.

Während also im Blastulastadium und zu Beginn der Gastrulation das reversible Material des Keimes in einem neuen Milieu durchaus ortsgemäß umgewandelt werden kann, vollzieht sich in dem älteren Neurulastadium diese Umwandlung nicht mehr. Auf diese Weise ist es auch möglich, genaue räumliche Vorstellungen der topographischen Gliederung der Neurula zu erhalten. So entwickeln sich z. B. Transplantate des vordersten, lateralen Abschnittes der Medullaranlage der Neurula von Triton auf einem Wirtskeim herkunftsgemäß zu Auge (SPEMANN, Bildarchiv, Freiburg). Werden nun derartige Austauschversuche während des Ablaufs der Gastrulation zwischen zwei Keimen ausgeführt, die nicht genau in derselben zeitlichen Gastrulationsetappe sich befinden, die also im Alter um ein weniges differieren, so wird trotz Umdetermination des Materials der bestehende Altersunterschied nicht ausgeglichen. Das einzelne fügt sich der neuen Totalität wohl ein, aber in dem einmal erreichten Entwicklungsgrad tritt weder Verlangsamung noch Beschleunigung auf. *Entwicklungsgrad, Altersstufe, Artcharakter sind unabänderliche Differenzierungseigenheiten, metamorphosieren kann nur der typologische Komplex des Blastems selber.* Nimmt man nämlich einen Austausch vor von Ektoderm zwischen Triton taeniatus und cristatus im Stadium der beginnenden Gastrula, so wird das präsumptive Material, wie die bereits erwähnten Experimente gezeigt haben, umdeterminiert, aber wenn z. B. präsumptives dunkelpigmentiertes Medullarmaterial von Triton taeniatus auf die Seitenwand eines hellen cristatus-Keimes verpflanzt wird, so wird es dort zwar zu gewöhnlichen Epidermiszellen umgewandelt, differenziert sich nicht mehr herkunftsgemäß weiter, bewahrt aber seinen Artcharakter, wie dunkle Pigmentierung und charakteristische Zellgröße. Präsumptive Epidermis von cristatus liefert daher in die Medullarzone von taeniatus implantiert typische Nervenrohrzellen, die aber ihren morphologischen Charakter als helle, große cristatus-Zellen durchaus beibehalten. Dieser Artcharakter bleibt auch bei einer der merkwürdigsten Verschmelzungen bestehen, die überhaupt durch experimentelles Geschick hergestellt wurden: Die Chimäre, deren linke Hälfte aus Triton taeniatus, deren rechte aus einem Bastard von taeniatus-Weibchen und cristatus-Männchen bestand. Die Operation bestand in der Zusammensetzung der entsprechenden Gastrulahälften (SPEMANN).

Aus diesen Experimenten darf nun nicht ohne weiteres geschlossen werden, daß sich die gesamte Epidermis des Eies in der reversiblen Phase befindet; vielmehr staffelt der Zeitfaktor auch hier regionäre Verschiedenheiten, wie wir aus den verschiedenen Ergebnissen der Verpflanzungen von Kopfhaut, Rumpfhaut und Bauchhaut über den Augenbecher her wissen. Auch diese Zonen reagieren bezüglich einer Linsenbildung ganz verschieden. So ist in der frühen Gastrula bei Triton taeniatus die Ektodermzone in der Umgebung des Urmundes zeitlich den übrigen Abschnitten voraus und bereits schon irreversibel determiniert, wenn die anderen Zonen noch reversibel ansprechen. Wie alle Entwicklungsvorgänge überhaupt an irgendeinem Punkte anfangen müssen, so haben auch die Determinationsvorgänge an einer Stelle des Eies ihren Anfang. Dieses Problem leitet bereits in das andere über nach dem Raumfaktor.

Leider fehlen nun hier umfassende ergänzende Versuche an den Eiern der Vertrebraten überhaupt; die wenigen Angaben, die vorliegen, scheinen nämlich darauf hinzuweisen, daß gleich von Anbeginn der Determinationsvorgänge an die individuelle Geschwindigkeitskurve verschieden ist und somit spezifische Entwicklungsmöglichkeiten schafft, die das vorliegende Problem mit der Homologienforschung in Zusammenhang bringt. Auf die diesbezüglichen Ergebnisse und die Probleme, die sich aus den Experimenten mit der dorsalen Urmundlippe ergaben, kommen wir später noch ausführlich zurück.

2. Raumfaktor der Vergleichenden Entwicklungsmechanik.
(Orthotopisches Potential, BRANDT.)

Am Ei zahlreicher Tierarten und auch an den Anlagen älterer Larven ist eine große Fülle von entwicklungsmechanischen Experimenten angestellt worden, deren Methodik das innere Gefüge des Materials von Grund auf neu umgestaltete in der Weise, daß die natürlichen Regulationen, Regenerationen, Heilungen einen Einblick in ganz bestimmte Reaktionsmöglichkeiten des vorliegenden Materials gestatteten. Eine Zerschnürung eines 4, 8, 16-Zellstadiums des Eies; ein Anstich mit heißer Nadel, der ganz bestimmte Blastomeren ausschaltet; eine völlige Zerlegung des Eies in verschiedene Blastomerengruppen; die Regenerationsvorgänge an Schnittwunden transplantierter Blasteme bringen eine so große Menge von neuen Faktoren, daß ihre Einbeziehung in das Formgestaltungsphänomen eines Typus eine neue Ebene der Beurteilung schaffen muß. Die Möglichkeit der Analyse des Zeitfaktors der Determination ist natürlich auch bei diesen Experimenten gegeben, aber ohne Einbeziehung und Berücksichtigung der ganz neu gegebenen Faktoren ist eine Parallele zu den einfachen Transplantationsexperimenten nicht konstruierbar. Ein transplantiertes Blastem bleibt in seinem inneren Gefüge völlig unversehrt, ein angestochenes Ei aber, eine zerschnürte Blastula oder das Blastem an der Schnittfläche einer Anlage muß sich von Grund aus in sich neu umgestalten.

Es sei auf diese Gegensätzlichkeit der Methodik und der andersartigen biologischen Reaktionen ausdrücklich hingewiesen, da in der Literatur irrige Folgerungen vorliegen, die aus dem Zusammenwerfen dieser beiden skizzierten Experimente und ihren Ergebnissen resultieren.

Die Möglichkeit des Erforschbaren wird bei der Methodik der erwähnten Experimente der soeben geschilderten Art in viel höherem Maße das in sich veränderte Substrat selbst betreffen, den „Raumfaktor", dessen inneres Gefüge sich neu konstituiert. Daß Gesetzlichkeiten allgemeiner Art nur aus umfassenden Vergleichsreihen bei allen dem Experimente überhaupt zugänglichen Eiern abgeleitet werden dürfen, ergibt sich aus dem Ziel der Vergleichenden Entwicklungsmechanik von selbst. Immerhin liegen gerade für das vorliegende Problem Versuche an niederen Tieren, Ascaris, Mollusken, Ctenophoren, Echinodermen, Insekten vor, die eine wertvolle Ergänzung zu denjenigen der Fische, Amphibien und Vögel bilden.

Wir gehen bei der Sichtung des Materials so vor, daß wir zuerst die Befunde an den Eiern niederer Tiere erwähnen, dann Vergleiche ziehen zu den Befunden der höheren Vertebraten, endlich die Regenerations- und Regulationsvorgänge an Schnittflächen der Blasteme besprechen, um mit diesem Vergleichsmaterial die Möglichkeit eines Verständnisses der menschlichen Formbildung anzubahnen.

Im allgemeinen, in großen Grundzügen, sind die Furchungsprozesse bei den Metazoen nicht nur bei den Hauptgruppen der Wirbeltiere verschieden, sondern auch innerhalb dieser Kreise sind Verschiedenheiten nachweisbar, deren Ursache nicht allein der wechselnde Dottergehalt ist. Bei den Furchungen mit determinativem Charakter, dem Mosaiktyp, lassen sich bereits schon im ungefurchten, befruchteten Ei „organbildende Keimbezirke" (HIS) nachweisen, die durch besondere Beschaffenheit des Protoplasmas, verschiedenen Gehalt an Nahrungsdotter, verschiedenen Gehalt an Granulationen gegenüber anderen Parzellen charakterisiert sind. Diese Sonderung der protoplasmatischen Zonen wird durch

die später einsetzende äußerlich sichtbare Furchung noch weitergetrieben, so
daß spezifisch konstituierte Blastomeren entstehen. Derartige Eier sind nicht
imstande, bei Defektexperimenten Verluste oder Störungen durch Umarbeitung

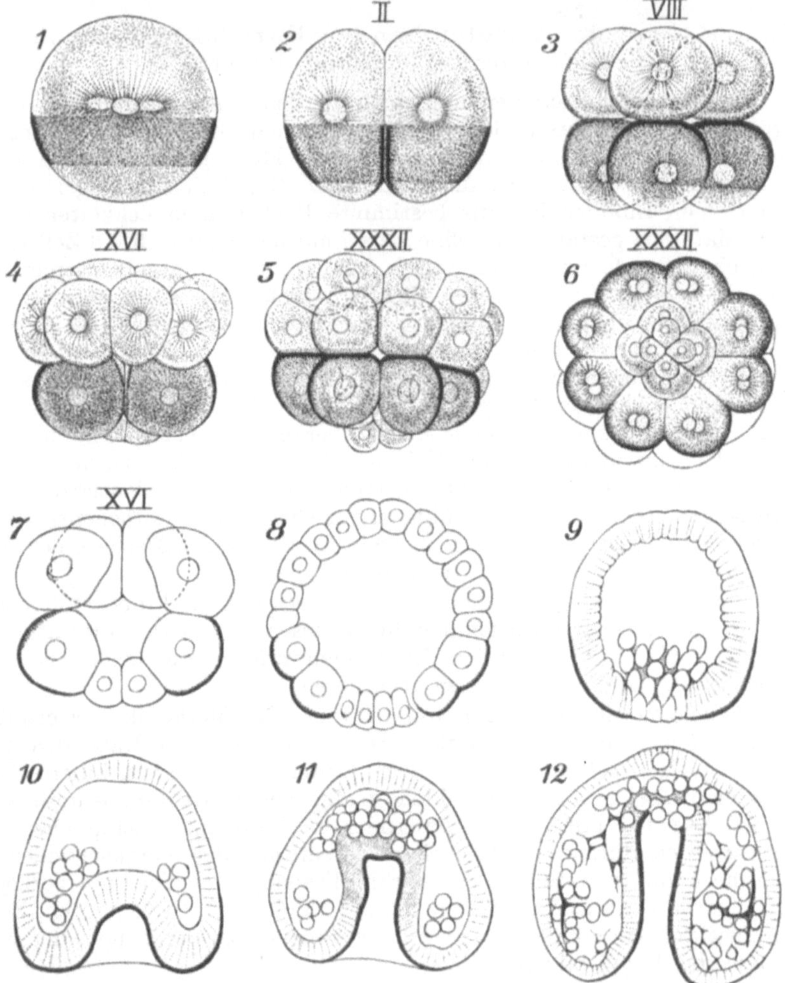

Abb. 23. Entwicklung von Strongylocentrotus lividus nach Boveri. Zur Darstellung einer bestimmten
Materialzone in verschiedenen Entwicklungsstadien. Abb. 1 zeigt ein befruchtetes Ei im Stadium
der Aureole mit Pigmentring. Diese pigmentierte Zone findet sich nach Ablauf des Morula- und
Blastulastadiums. an der Gastrula in der pigmentierten Zellschicht wieder, welche den Urdarm
auskleidet. Bestimmte determinative Zonen am Ei werden demnach später nur durch sekundäre
Differenzierungsprodukte der einzelnen Zellen neu unterlagert. [Nach Boveri aus Heidenhain:
„Formen und Aufsätze über Entwicklungsmechanik der Organismen, H. 32. 1923.]

des Protoplasmas wieder auszugleichen. Die irreversibel determinierten Blastomeren bilden ein Mosaik von Bausteinen, die so aneinander und aufeinander
gelagert sind, daß die Entfernung einer bestimmten Zahl als irreparable Lücke
bestehen bleibt. Mit der Separation der Protoplasmazonen geht zugleich auch
eine scharfe Individualisierung der Chromosomenbestandteile einher. Bei
Strongylocentrotus lividus kann die Sonderung bestimmter pigmentierter
Eizonen durch den gesamten Teilungs- und Entwicklungsrhythmus verfolgt
werden (Boveri) (Abb. 23), so daß die Zellbestandteile z. B. des späteren

Entoderms schon in ihrer dynamischen virtuellen Einheit am befruchteten Ei regional eingegliedert werden können.

Es fragt sich nun, ist das Plasma oder der Kern das primär Aktive, welches auf das andere gestaltungsbestimmend einwirkt? Das Problem ist von grundlegender Bedeutung und eines der wesentlichsten der Biologie überhaupt. Seit vielen Jahren haben an seiner Klärung die bedeutendsten Forscher gearbeitet, wie WEISMANN, ROUX, BOVERI und DRIESCH. DRIESCH nimmt an, daß das Plasma das Primäre ist, welches auf den Kern einwirkt, der nun seinerseits nach Aktivierung bestimmte Prozesse im Zelleib selber hervorruft. Ob diese fermentative Auffassung richtig ist, bedarf der Beweisführung. Uns scheinen Kern- und Plasmavorgänge natürlich im Zusammenhang ablaufend, jedoch mit jener relativen Selbständigkeit, welche in der Gegenüberstellung vom *„Typus"* eines Formenwertes und seiner manifesten, arteigenen *„Differenzierung"* zum Ausdruck kommt. Daß der Chromosomenmechanismus des Kernes die rassefamilien- und artgemäße Differenzierung; die Organisation eines pflanzlichen oder tierischen Organismus bedingt, steht nach den Forschungsergebnissen des Mendelismus außer Zweifel, daß er aber *zugleich auch die Determinationsvorgänge mit ihren typischen Metamorphosenketten auslösen soll, scheint nach den vorliegenden vergleichend-entwicklungsmechanischen Experimenten nicht sehr wahrscheinlich.* Ob eine Gliedmaße eine rechte oder eine linke wird, ob ein Stückchen Rumpfektoderm Linse wird oder Hautzone, ist eine Erscheinung, deren biologische Grundursache an den Chromosomenmechanismus nicht gekoppelt ist. In diesem Sinne fassen wir als das Wesentliche der Vermutung von DRIESCH den Hinweis auf, daß das Plasma aktiv in biologischen Vorgängen mitwirkt; ein Gedanke, den wir auch bei BOVERI und HARMS wiederfinden. BOVERI nimmt an, daß die höheren Gruppenmerkmale der Familien, Ordnungen und Kreise plasmatisch vom Ei aus bestimmt werden. *Es sind dies in der Tat Merkmale, deren Suprematie im Gestaltungsbereich des Typus liegt.* Weiter erbrachte BOVERI bei der Analyse der „Balleier" von Ascaris den Nachweis, dem sich auch HARTMANN 1925 anschließt, daß die Kernverminderung durch die Beschaffenheit des Plasmas bestimmt wird, in die bei der Teilung in frontaler oder medianer Richtung der betreffende Kern gelangt. Je nach der Teilungsrichtung können sich die beiden primären Blastomeren entweder in gleicher Weise wie Stammzellen verhalten, oder die ungleiche protoplasmatische Beschaffenheit der beiden bedingt eine Kerndiminution nur in der animalen Zelle, während die ventrale allein zur Stammzelle wird.

WEISMANN und ROUX sehen nun im Gegensatz zu den erwähnten Vorstellungen BOVERIs und HARTMANNs im Kern den primär gestaltenden Faktor und machen im wesentlichen eine erbungleiche Kernteilung verantwortlich für die Determinationsvorgänge. Als Gegenbeweis gegen diese Vorstellungen führt HARTMANN 1925 die klassischen Versuche von DRIESCH an, Eier niederer Tiere unter Pressung zwischen 2 Glasplatten sich entwickeln zu lassen. Bei diesen Versuchen kommen die ersten 8—10 Furchungszellen nebeneinander zu liegen, die Kernteilungen erfolgen in anderen Richtungen und die Kerne gelangen vor allem in andere Protoplasmabereiche. Wenn trotzdem normale Larven entstehen, so beweist dies Ergebnis, daß die abgeänderte Kernverteilung in ihrer Erweiterung zur Hypothese der „erbungleichen Teilung" nicht die Ursache der Formgestaltung sein kann.

Wie sehr die Zusammensetzung des Protoplasmas maßgebend ist für die Gestaltung und wie wenig der Kern als solcher vermag, zeigen am deutlichsten Schnürversuche bei Amphibien. Das Ergebnis derartiger Schnürungen ist ganz verschieden, je nachdem die Schnürebene frontal oder median verläuft. Ganz unabhängig von der Kernmasse, welche experimentell den beiden Eihälften zuerteilt wird, schreiten dorsale und ventrale Eihälften zur Entfaltung ihrer inneren Entwicklungsmöglichkeiten, dorsal entsteht der große Komplex der Achsenorgane, ventral nur ein Bruchstück, und trotzdem enthält die dorsale Hälfte nur Teilchen vom Kern, die ventrale fast den gesamten Kern. Eine unterschiedliche Protoplasmadynamik, ein Potentialgefälle unbekannter Art muß am Anbeginn der Determinationserscheinungen bestehen; derselbe Faktor, der auch später bei den larvalen Anlagen sich auswirkt. Über die Natur dieses Faktors läßt sich heute noch nichts aussagen, nur die Frage nach einer Lagerung im Kern oder Protoplasma läßt sich zugunsten der 2. Annahme beantworten.

Aber auch hier im Protoplasma kann er nicht an bestimmte, äußerlich sichtbare Teile gebunden sein, die sich ihrer Konzentration nach durch Zentrifugieren trennen lassen. Nach starkem Zentrifugieren der Zweizellenstadien der Eier von Limnaea columnella läßt sich je nach der Lagerung des Eies eine ganz verschiedene räumliche Anordnung von grauen und gelben Schichten der Eisubstanz erzielen, eine Anordnung der Pigmentation, die auch später bei den Schneckenembryonen selber in derselben Schichtung bestehen bleibt. Nur eben die Embryobildung mit all ihren organbildenden Keimbezirken ist durch diese künstliche Verlagerung nicht gestört worden (Conclin zit. nach HARTMANN). Diese durch die klassischen Arbeiten der genannten Autoren erwiesenen Tatsachen der Bedeutung des Plasmas für die Auslösung der Gestaltungsvorgänge und die Bedeutung des Kernes für die engere Differenzierung der Form sind durch Entwicklungsmechaniker unserer Tage wieder von neuem als „morphodynamische Feldtheorie" (P. WEISS 1928) beschrieben worden, ohne hierdurch mit neuen Begriffen einen neuen Inhalt zu bringen.

Wir können uns nun auf Grund älterer Arbeiten von BOVERI, LOEB (1913), GODLEWSKI eine genauere Vorstellung machen vom Ineinandergreifen der Reaktionsmechanismen von Kern und Plasma. Nur einiges für unser Problem wesentliches soll aus dem großen Tatsachenkomplex Erwähnung finden. Durch künstliche Parthenogenese bei Seeigelembryonen kann man Zellen mit haploider Chromosomenzahl erhalten; andererseits gelingt es, den Eikern durch Behandlung der Eier mit CO_2 zur Verdoppelung der Chromosomenzahl zu veranlassen, es gelingt weiter durch Behandlung der Spermien mit Radium (O. HERTWIG), durch künstliche Befruchtung von Seeigeleiern mit Sperma ganz anderer Tiergruppen (Mollusken, Würmern) Larven von rein mütterlich chromosomaler Konstitution zu züchten. Kernlose Bruchstücke von Seeigeleiern, Anneliden-Molluskeneiern ergeben nach künstlicher Befruchtung durchaus normal proportionierte aber kleinere Larven, obgleich jegliches mütterliches Chromatin in den Kernen fehlt. In all diesen Fällen ist das normale Gefüge des Kernes außerordentlich verändert und trotzdem ist der Typus der Gestalt der sich entwickelnden Larven nicht im mindesten verändert. Beachtenswert ist, daß z. B. bei den Amphibien kernlose homosperm befruchtete Eier sich auch verschieden weit bei den einzelnen Amphibien entwickeln: Bei Rana bis zum 11. Tage, bei Bufo bis zum 14., bei Triton taeniatus aber bis zum 22.—27. Tage. Artliche Verschiedenheiten modifizieren auch diese fundamentalen Lebensprozesse und machen auch auf diesem Gebiete einen Ausbau in vergleichender Hinsicht notwendig.

Der Chromosomenmechanismus ist artgestaltend, seine Kinetik sichert dann die beste artgemäße Differenzierung bis zur Geschlechtsreife des Organismus, wenn die Verwandtschaftsbeziehungen der artlichen Kuppelungen möglichst enge sind. Befruchtet man experimentell kernlos gemachtes Eiprotoplasma von Triton taeniatus mit Sperma von Triton palmatus oder alpestris oder cristatus, so geht die Entwicklung in den drei genannten Fällen verschieden weit und wirft Licht auf den artspezifischen Befruchtungsmechanismus

(BALTZER). Je größer die artspezifische Angleichung der Organisation der beiden Partner ist, je mehr sich die Proportionen der ausdifferenzierten erwachsenen Tiere der einen Art denjenigen der anderen nähern, um so günstiger ist der innere biochemische Ausgleich in der neu sich entwickelnden Tierform. Am meisten ähnelt Triton taeniatus dem Triton palmatus. Die Kombination taeniatus-Ei mit palmatus-Sperma ergibt ein Individuum, das gut ausgebildete Augen, Gehörorgane, Pigment, wenig verzweigte Kiemen und vordere Extremitäten mit Zehenanlagen besitzt. Die Entwicklung geht also nicht ganz soweit, wie bei der autotypischen Kombination taeniatus mit taeniatus.

Viel weiter rückständig bleibt der Merogon taeniatus-Ei mit alpestris-Sperma. Außer typischem Medullarrohr und Augenblasen entwickeln sich Gehörbläschen, Muskelsegmente, Herz und Pigmentzellen. Die Anlage der Vorderbeine aber und der Kiemen sind nur als flache, äußerlich nicht weiter differenzierte Buckel zu erkennen.

Daß die Kombination taeniatus-Ei mit cristatus-Sperma biologisch am ungünstigsten sich auswirken muß, darf nach dem Gesagten ohne weiteres erschlossen werden: Das älteste erreichbare Stadium besitzt nur geschlossenes Medullarrohr und die Anlage der primären Augenblase, sonst sind weiter keine Organe wahrnehmbar. Ein Ausgleich der so sehr verschieden proportionierten Tiere ist auf mittlerer Differenzierungslinie eben nicht möglich, die endgültige Organisation von taeniatus und cristatus ist in ihren Größenverhältnissen zu sehr extrem. Die künstliche Komposition ist daher nur bis zu einer bestimmten sehr geringen Entwicklungshöhe möglich.

Ein weiterer Hinweis zu diesem Problem der Wertung von Kern und Plasma für die Gestaltung ist die Tatsache, daß ein haploider Merogon fast genau halb so groß ist, wie ein diploider Partner. Die haploide Larve weist Zwergform auf, ihre Zellen, z. B. die Pigmentzellen liegen wegen ihrer geringeren Größe dichter beieinander, als die diploiden, im übrigen ist aber die haploide taeniatus-Larve der autotypischen Kombination durchaus normal proportioniert. Die Volumina der Kerne der Nervenzellen verhalten sich wie 110 haploid: = 216 diploid. Die Entwicklungskinetik ist beim haploiden Merogon etwas verlangsamt.

Unter dem Leitgedanken der Suprematie der Typologie der Gestaltung als solche über die artspezifische Organisation der chromosomalen Kernbestandteile geben wir nun eine kurze Übersicht einiger wesentlicher Ergebnisse entwicklungsmechanischer Analyse der Mosaik- und der Regulationsmechanismen der Eier.

Wie bereits erwähnt, sind diese Untersuchungen schon im Anbeginn entwicklungsmechanischer Forschung überhaupt angestellt worden. Den Zeitfaktor der Determination des Eies als erster verglichen zu haben mit dem Zeitfaktor der Furchung ist das große Verdienst des amerikanischen Embryologen E. B. WILSON (1904). WILSON stellt die Mollusken den Nemertinen und Echinodermen gegenüber und findet hier nur graduelle Unterschiede im Entwicklungsprozeß, der im wesentlichen in einer relativ sehr frühzeitigen Furchung der einen Tiergruppe gegenüber der anderen zum Ausdruck kommt. „The conditions in the molluscan egg differ only in degree from those in the nemertine or echinoderm. The differences reduce themselves to differences in the period of segregation (or differentiation) and in its pattern, and are explicable under the general theory of precocious segregation.“

Zur Analyse des Raumfaktors machte WILSON bereits schon 1896 die wichtige Angabe, daß der Grad der Lokalisation der ersten Formbildungsfaktoren bei den verschiedenen Tieren beträchtlich schwanke und sich hier die Ctenophoren erheblich von den Echinodermen unterscheiden. Zerschneidet man eine ausgebildete Gastrula von Sphaerechinus granularis im Äquator, so bilden sich durch Schluß der Wunde zwei Kugeln aus (DRIESCH 1899). Der Darm

jedes der beiden Teile gliedert sich später in normalen abgewogenen Protpor-
tionen in den Vorder-, Mittel- und Enddarm; aber der vegetative Teilabschnitt
entwickelt sich zu einer Larve, einem Pluteus weiter in einer allerdings ver-
ringerten Größe, während der animale Abschnitt infolge Ermangelung jeglicher
mesenchymaler Elemente und damit der Skeletanlage nicht über das erwähnte
Stadium des gegliederten Darmes hinübergelangt.

Bei den Ctenophoren wurden derartige Versuche zuerst von CHUN ausgeführt.
Trennt man ein Ctenophorenei durch Schütteln in zwei Blastomeren, so entwickeln sich Tiere, die jene Halbierung des Mutterbodens ihres allerersten
Entwicklungsstadiums, des Eies selbst, noch aufweisen, nämlich Tiere, die statt
8 Rippen nur 4 und statt 2 Tentakeln nur eine aufweisen. Weitere Versuche
am 16-Zellstadium ergaben, daß jede der 8 vorhandenen Mikromeren zur Bildung
einer Reihe von Ruderplättchen fest determiniert ist. Ähnlich wie die Ctenophoren verhalten sich die Anneliden, Mollusken und Rotatorien. Bei dieser
Tierform ist auffallend, daß die Entwicklung bis zu einer bestimmten Larven-
form (Trochophora) determiniert verläuft, jede Zelle differenziert sich autonom
aus, dann aber nach Einschaltung der Metamorphose stellt sich ein ganz andersartiger Regulationsmechanismus ein (HARMS 1924). Mosaikmechanismus ist
mit Zellkonstanz verbunden, jegliche Reaktionskinetik auf Umwelteinflüsse
ist bei diesen Tierformen völlig erloschen. In der Isolation entwickelt sich das
Material lediglich seiner prospektiven Bedeutung gemäß. Dieser Hinweis mag
besonders einem Versuche entgegengestellt werden, diese Determinationsvorgänge anders als typologisch zu werten. Ausführliche Untersuchungen liegen auf
diesem Gebiete von MARTINI vor (1923), und wir sind auf Grund dieser Untersuchungen über die Zellzahl und ihre Verteilung bei zahlreichen Arten dieser
niederen Tierformen genau orientiert. Das von HIS 1874 erkannte ,,Prinzip
der organbildenden Keimbezirke" hat hier bei diesen Mosaikeiern seine Geltung
und weist auf abgestufte Reaktionsherde hin, die morphologisch nicht sichtbar
in den Formen dynamisch vorhanden sein müssen. Bei dieser außerordentlich
frühzeitig eingetretenen irreversiblen Phase der Determination der primären
Struktur eines Mosaikeies liegt die Anwendungsmöglichkeit der Hypothese
BOVERIS vom Teilungsschritt als eines determinierenden Faktors nahe. Bei
Ascaris entstehen nach der ersten Furchung zwei ungleiche Zellen, die Ursoma-
zelle und die Stammzelle. Aus der ersteren entsteht Ektoderm, aus der letzteren
bilden sich die Geschlechtselemente. Schon vor der Befruchtung ist das Ascarisei
polar differenziert, indem das animale Feld die somatische Wertigkeit, das
vegetative die generative besitzt. Die erste Teilung trennt diese beiden Wertig-
keiten. Diese verschiedene Raumgliederung, die bestimmte embryonale Plasma-
komplexe bedingt, umschließt je nach ihrem Determinationsgrad einen mehr
oder weniger großen Teil der Totalität. Je weniger determiniert, um so größer
ist die Subordination unter das Ganze, je mehr die einzelnen Teile mit spezifischen Aufgaben prospektiv betraut sind, je größer also ihre prospektive Potenz
ist, um so mehr sind sie untergeordnete Teile des Ganzen geworden und um
so weniger zur Entfaltung autonomer Entwicklungstendenzen begabt.

Diese dynamischen Raumabschnitte können wir auch mit GURWITSCH (1927)
ganz allgemein mit dem Namen des ,,embryonalen Feldes" belegen. Der Ort
entwicklungsgeschichtlicher Formbildung ist ein Feld. Die Kräfteverteilung
innerhalb eines solchen Feldes ist derart angeordnet, daß die spätere Form
im Raum virtuell vorgebildet liegt und hierbei können, um das Bild kurz zu
vervollständigen, zwei ganz verschiedene Faktoren zur einheitlichen Formgestaltung zusammenwirken, wie dies GURWITSCH an der Blüte der Matricaria
chamomilla aufzeigte. Das Wachstum des gemeinsamen Blütenpolsters und
der einzelnen Blüten selber mit ihren spezifischen Krümmungen bedingt all-

mählich das organische Ganze der Komposite. Der paraboloide Kontur ist gesetzt und zur Wahrung dieser Formumgrenzung fügen sich Polster und Blüten dem gemeinsamen „Felde" ein. Das Wesentliche dieser Auffassung ist die typologische Einstellung; denn die Suprematie der „paraboloiden Kontur ist gesetzt", d. h. erst sekundär organisiert sich auf dieser gegebenen Formabgrenzung Blüte und Polster.

Ein derartiges „Feld" können wir uns eng umgrenzt hineinprojiziert denken in das Ei, in den embryonalen Körper, ja wir können, in Einstellung auf den Lebensablauf als solchen sagen, daß die Konstitution eines Eies aus verschiedenen Feldern durchaus im Laufe der Zeit dem ständigen Wechsel unterworfen ist, daß dieser Wechsel dementsprechend auch für die Gewebskomponenten eines Organs in verschieden großen Zeitspannen Geltung haben muß. Was sich am Ei, am embryonalen Komplex, an determinierten Zonen, in außerordentlich kurzer Zeit in ständiger Potenz- und Dimensionsschwankung neu gruppiert und gliedert, das staffelt auch die Zusammensetzung der Anlagen aus spezifischen dynamischen Werten in ständigem Wechsel im Laufe allererster Entwicklung. Die einzelnen Gruppen von Blastemen und Zellkomplexen, die im Gesamtgefüge wechselseitig sich beeinflussen, haben einen bestimmten Grad von endogener Selbständigkeit, der im wesentlichen im Tempo ihrer Determination primär sich auswirkt. Der zeitlich verschiedene Rhythmus des Ineinandergreifens der Komponenten im Ganzen eines Eies bedingt dessen unendlich komplizierte Korrelation der Teile. „Die formhafte Ordnung des Eies ist seine Konstitution, d. h. die Tatsache, daß in ihm qualitativ differente Substanzen regional gesondert und quantitativ verteilt nebeneinander typisch zugeordnet sind" (SCHAXEL 1922). Ist diese Zuordnung dynamischer Plasmabezirke irreversibel festgelegt, so entnehmen wir im Experimente, z. B. beim Ctenophorenei die „Bildungsbedingungen seiner Organe" (DRIESCH und MORGAN 1896) und es resultiert in der späteren Entwicklung ein Mangel an Rippen oder Taschen. Diese biologische Eigenart des Mosaikeies gestattet daher schon am ungefurchten Stadium eine topographische Beschreibung. Man kann 3 verschiedene Zonen unterscheiden (FISCHEL 1903), am oberen Pol den protoplasmatischen Rindenabschnitt für das Mesoderm; seitlich liegt das rippenbildende Material; aus den zentralen Zonen bilden sich die Makromeren, von denen sich das Entoderm ableitet. Es gelingt also bereits in das ungefurchte Ei die späteren 3 Keimblätter hineinzuprojizieren.

An den Eiern von Tubifex konnte PENNERS nachweisen, daß bei äqualer Teilung des Eies im Gegensatz zur allgemeinen Furchung im Spiraltypus 2 Blastomeren entstehen, die von den wesentlichen Polplasmen genau die Hälfte besitzen. Hierdurch entstehen 2 Wachstumszentren, von denen jedes einen ganzen Keimstreifen liefert. PENNERS nimmt in Übereinstimmung mit STOCKARD an, daß Sauerstoffmangel die Ursache dieser äqualen Teilung mithin der Doppelbildung darstellt. Die Polplasmen des Tubifexeies sind also organbildend, embryobildend, insofern, als trotz Defektfurchung diejenigen Teilembryonen, die Polplasmen besitzen, richtig proportionierte Keime werden. Im Gegensatz zu den Eiern der Amphibien mit ihrer relativ späten Determination der einzelnen Raumbezirke, ist das Teilungsmosaik des Tubifexeies zugleich auch ein Potenzmosaik, dessen Bestand sich in der irreversiblen Phase befindet. Hier wirkt sich dementsprechend „Selbstdifferenzierung" aus.

Es liegt im Wesen des Regulationseies, daß Teile mehr bilden können, als sie in der normalen Entwicklung wirklich bilden. Von den niederen Tieren gehören zu dieser Kategorie z. B. Dentalium (WILSON). Bei diesem Molluskenei kann ein Fragment mehr liefern als wie es im normalen Verbande des ganzen geliefert hätte. Trotzdem darf wegen dieser Regulation nicht jedes beliebige

Fragment als „Harmonisch-äquipotentielles System" (Driesch) angesprochen werden. Nur solche Fragmente können sich zum Ganzen regulieren, die einen Teil der vegetativen Polregion enthalten. Der Faktor zur Regulation ist somit räumlich bereits gegeben, d. h. von seiner primären Lage in einem ganz bestimmten territoriellen Komplex des Eies hängt das Ergebnis des Experimentes ab. Das Ei ist also hinsichtlich dieser Struktur auch schon in sich durchaus regionär verschieden konstituiert.

Ähnlich wie Wilson erhielt bereits schon Zoja 1895 bei Medusen aus $^1/_8$ und $^1/_{16}$ Blastomeren kleine Planulalarven; aus $^1/_2$ und $^1/_4$ Blastomeren Hydroidpolypen; zugleich ein Beweis für die mit der Zeit allmählich abnehmende Regulationsfähigkeit. Wegen der zonalen Eingliederung des Regulationsfaktors spielt beim Endergebnis des Experimentes die Isolierungsweise der Eiblastomeren eine wesentliche Rolle. Wenn man nämlich im 8-Zellstadium bei Meduseneiern gleiche Teilprodukte isoliert, so bilden sich aus diesen später kleine Planulalarven, wenn aber die 4 kleinen Furchungszellen nach der einen, die 4 größeren nach der anderen Seite geschieden werden, so ist die Entwicklung ganz verschieden: aus den 4 kleinen entstehen kleine Larven, aus den 4 größeren dagegen entweder nur eine Morula (Maas 1901) oder in geringerer Menge Wimperplanulae. Das Potentialgefälle des Plasmas bedingt hier also derartige räumliche Verschiedenheiten, daß der Experimentator bald den Eindruck eines Regulationseies, bald den eines Mosaikeies bekommt, je nach der örtlichen Erfassung des Potentials durch die angewandte Methode.

Die regionale Verteilung der Potentiale beim Dentaliumei wurde durch weitere Versuche von Wilson erwiesen. Bei diesen Eiern kann man schon im unreifen Zustand verschiedene Regionen erkennen, die beiden Eipole sind pigmentfrei, der äquatoriale breite Ring ist rötlich braun gefärbt. Bei der ersten Teilung bleibt das gesamte pigmentfreie Material des vegetativen Poles als sog. „primärer Dottersack" an der einen Zelle mit einem dünnen Stiel hängen. Bei den nächsten Teilungen bleibt immer das Material dieses „Dottersacks" in sich geschlossen und wird einer einzigen Zelle zuerteilt. Diese Zelle liefert später das mittlere Keimblatt. Entfernt man demnach diesen Dottersack beim Ei, so entsteht eine Larve, der zwischen Darm und äußerer Körperwand das gesamte Mesoderm fehlt. Bedeutsam ist weiter, daß bei der zeitlichen Veränderlichkeit des Raumfaktors operative Entfernungen des Dottersackes zu verschiedenen Zeiten der Entwicklung auch ein ganz verschiedenes Ergebnis haben. Entfernt man ihn im 2-Zellstadium, so fehlt den späteren Larven das Apicalorgan und die posttrochale Region, entfernt man ihn im 4-Zellstadium, so fehlt nur noch die posttrochale Region. Es hat also keine „Induktion" von primären Anlagen auf sekundäre Zellbestandteile stattgefunden, es sind keine neuen Energien von außen irgendwie zugeführt worden, sondern die gegebene, vom Anbeginn der Entwicklung überhaupt vorhandene Entwicklungskinetik wird im Laufe der Zeit auf verschiedene Regionen verschieden verteilt; das gegebene dynamische Mosaik, die „organbildenden Keimbezirke" können sich nur umschachteln, umgruppieren, umlagern.

Aus dem Formbildungsmechanismus dieses reinen, pigmentfreien Plasmas des sog. Dottersacks erhellt wiederum die Suprematie der Gestaltung über jeglichen Chromosomenmechanismus der Kerne.

Die Zerlegung des Potenzmosaiks ist weiter durch die klassischen Arbeiten von Boveri (1899) bei Ascaris megalocephala klargestellt worden. Jeglicher Teilungsschritt gruppiert hier mit äußerlich sichtbaren Zellen zugleich auch die spezifischen Keimblattpotenzen: Die beiden Dorsalzellen liefern das spätere Ektoderm, eine weitere Zelle stellt die Urzelle des Entoderms, des Stomodaeums und den größten Teil des Mesoderms dar. Bedenkt man nun weiter, daß die chromosomale Substanz ganz verschieden auf die einzelnen Zellen verteilt wird, daß besonders die gewöhnlichen Somazellen gar nicht den gesamten Chromosombestand beherbergen und trotzdem ihre späteren typischen Formenwerte der Keimblattderivate ausbilden und daß BOVERI zeigen konnte, daß die Plasmabeschaffenheit es ist, welche diese Kerndiminution regelt, so ordnet sich auch der Gestaltungsmechanismus bei Ascaris in typisch plasmatischer Bedingtheit dem Kerne über.

Auch hier beim Ascarisei kann der Experimentator 2 ganz verschiedene Ergebnisse erzielen, die sich bald im Sinne eines Mosaik-, bald im Sinne eines Regulationsmechanismus deuten ließen, wenn nicht die Verschiedenartigkeit der äußeren Einwirkung auf den einheitlichen, gestaltenden, absolut festgelegten Raumfaktor der Potentiale berücksichtigt würde. Die Ergebnisse beweisen zugleich, wie ganz anders diese Experimente beurteilt werden müssen im Vergleich mit den einfachen Transplantationen. Tötet man am Ascarisei einzelne Blastomeren ab, so bilden sich Larven, denen eben all das fehlt, was sich im normalen Entwicklungsgeschehen aus diesem Blastem entwickelt hätte. Der Entwicklungsmechanismus ist also mosaikartig. Zentrifugiert man aber (BOVERI 1899) das Ascarisei, so kann die frontale Furchungsteilung, welche normaliter das Potentialmosaik auf 2 ganz verschieden konstituierte Zellen verteilt, median den Komplex durchteilen, wodurch jede Hälfte zugleich von beiden in Betracht kommenden Potentialen den gleichen Anteil empfängt, nur mit dem Unterschied, daß ein Teil des animalen Abschnittes sich von dem Gesamtei ablöst, sog. ,,Ballei". Nun entstehen im weiteren Verlauf Doppelembryonen, denen aber das Ektoderm fehlt, das sich im ,,Ball" dieses Eies am animalen Pol infolge des Zentrifugierens abgelöst hat. Anstichversuch und Zentrifugierungsversuch geben also scheinbar bezüglich Mosaik und Regulation entgegengesetzte Resultate; ihre Genese wird aber erst unter dem einheitlichen Gesichtspunkt der ganz verschiedenen Versuchsbedingungen verständlich.

Eine derartige Umschichtung des Materials durch Zentrifugieren gelingt auch z. B. bei Echinodermen (PASQUINI 1927) gleich nach der ersten Furche. Hier sammelt sich in der einen Blastomere eine Menge von Dotter und Pigment an, und dementsprechend bleibt diese mit Nahrungsmaterial vollgepfropfte Zelle in ihrer Entwicklung stehen, die andere aber teilt sich weiter und entwickelt sich auch zu einem normalen Pluteus.

Das Plasmamaterial endlich ist es wieder, das bei den BOVERISchen Dispermie-Versuchen ein, zwei, drei Embryonalanlagen entwickeln kann, also durchaus die Potenzen zur Regulation besitzt. Im übrigen aber zerlegt im normalen Entwicklungsgeschehen die erste Teilungsebene des Eies zugleich auch schon zwei verschiedene Potentialterritorien.

Die Analyse der Anstichzerschnürungs- und Isolierungsversuche an Eiern von Ascaris und Dentalium, die bisher kurz geschildert wurden, betrafen nur das ,,Orthotopische Potential" (BRANDT), den ,,Raumfaktor" schlechthin, d. h. die auf eine normale Entwicklungsstelle bezogene Entfaltung von Energien, die sich an dieser Stelle und sonst nirgends entfalten können. Da die Betonung auf dem Ortsgemäßen ($\delta\varrho\vartheta\grave{o}\varsigma$ $\tau\acute{o}\pi o\varsigma$) liegt, so umfaßt diese Gesamtforschungsanalyse das Gebiet der Homologienforschung. Diese Analyse muß scharf getrennt werden von derjenigen der Potentiale der Transplantate, d. h. von den Energien, die in einem aus dem Gesamtverbande gelösten Keimabschnitt lokalisiert sind, und dessen Entfaltung sich nicht mehr orthotopisch, sondern heterotopisch unter neuen Umwelteinflüssen vollziehen muß. Beide Potentiale entfalten sich unter völlig verschiedenen Konditionen, für beide gibt es einen ganz bestimmten mit der Zeit wechselnden Aktionsradius, der bei beiden in den Anfangsphasen der Entwicklung am größten ist und hier beim orthotopischen Potential, „Ortsfeld" (GURWITSCH), die größtmögliche Tendenz zur Regulation besitzt im Sinne eines harmonisch-äquipotentiellen Systems; beim letzteren aber eine typische Metamorphosenreihe entstehen läßt. Der Aktionsradius der beiden Potentiale umfaßt somit zwei ganz verschiedene biologische Vorgänge.

Die Untersuchungen an Insekten sind noch nicht soweit gediehen, daß sie einen klaren Einblick gestatten in die Determinationsvorgänge der Eier, immerhin liegen Angaben vor, welche das Insektenei wahrscheinlich zur Gruppe der Mosaikeier stellen würden: Bei Leptinotarsa (HEGNER 1911) sind mit großer Wahrscheinlichkeit die einzelnen Teile des Keimhautblastems entsprechend ihrer prospektiven Bedeutung bereits fest determiniert, und zwar bevor überhaupt Furchungskerne eingelagert sind, ein Hinweis auf die *selbständige Gestaltungstypisierung des Plasmas* gegenüber dem Kern. Bei der Libellulide Platycnemis pennipes (SEIDEL 1926) konnte mittels Brennung mit heißer Nadel, kurz vor Erscheinen der Keimanlage, etwa 60 Stunden nach dem Vierkernstadium eine Wirkung gesetzt werden, die sich bei der späteren Larve in Form der Verdopplung des Vorderendes äußerte. Hierbei entstand zugleich auch eine Augenverdopplung, bei welcher jedes Auge kleiner als ein normales war; von denen aber zwei Augen mehr Facetten besaßen als ein normales. Dies Ergebnis hat seine Parallele in den Brennversuchen frisch abgelegter Eier bei Amphibien, deren Wirkung sich auch später an der entwickelnden Larve häufig in Form von Verdoppelungen bestimmter Teile zu erkennen gibt. Wir kommen darauf später noch zurück. Jedenfalls brachte dieses Experiment keinen Defekt, kann somit in seiner Auswertung den erwähnten Ergebnissen bei Dentalium, Ascaris und Mollusken nicht gleich gestellt werden.

Auf Grund von deskriptiven Kriterien, Polarität, Blastodermbildung, Art des Schichtenbaues, Anlage der Geschlechtszellen, Dottergehalt, Zellzahl überhaupt ordnet SEIDEL die Insekten in verschiedene „strukturell nicht determinierte und in determinative" Entwicklungsreihen ein. Er stellt die Rhynchoten (Pyrrhoceris) mit nicht determinativer Entwicklung an das eine Ende der Reihe, die Dipteren, als Formen mit determinativer Entwicklung an das andere. Die Orthoptera und Coleoptera sollen einen Übergang bilden von der einen zur anderen Gruppe, indem die ersteren sich an die Rhynchoten anlehnen, die letzteren (Hydrophilus, Donacia, Calligrapha) zu den Dipteren überleiten. Da SEIDEL selbst betont, daß diese deskriptiv gemachten Feststellungen nichts über die Entwicklungspotenzen bei den einzelnen Formen aussagen können, müssen wir auch den Begriff „determinativ" aus dieser Einteilung herausnehmen; denn niemals darf von einem deskriptiv möglichen Differenzierungsvorgang auf die unsichtbare gestaltende Potenz, die zugrunde liegende Determination geschlossen werden. Die Heterochronismen sind bei beiden Vorgängen völlig getrennt.

Die grundlegenden und umfassenden Untersuchungen bei den Echinodermen haben nun zum erstenmal einen im Vergleich zu dem bisher geschilderten Mosaikaufbau des Eiplasmas ganz anders gearteten Aufbau erwiesen. Die Regulationsfähigkeit des Eiplasmas der Echinodermen, welches Defekte später im Laufe der Entwicklung völlig ausgleicht, charakterisiert das Ei als ein „harmonischäquipotentielles System" im Sinne von DRIESCH. Hier ist das wesentlich Primäre die Totalität, die jeglichen am Ei gesetzten Defekt völlig ausgleicht, aber nicht in Form einer Wundheilung, sondern in Form einer gesamten Umgruppierung des Plasmas zu einer ganz neuen Einheit, an welcher der Defekt lokal nicht mehr sichtbar wird, sondern sich nur in einem Minus der Gesamtgröße zu erkennen gibt. Das übergeordnete Ganze regelt hier die Formbildung, das Ganze ist maßgebend für die Teile; die fortlaufende Synthese, die zu höheren

Gewebsarten führt, ist als solche eingefügt in die übergeordnete „Person". Die Korrelation, die in ständiger Wirksamkeit und Gegenwart einen Zellkomplex in sich zusammenfügt zu einer funktionellen Einheit, die Korrelation, welche die Blasteme in sich verankert und aufeinander eingestellt, welche die Quantitäten der einzelnen Konstituenten einer einzelnen Anlage, der verschiedenen Anlagen, unter sich regelt und die unzähligen Vielheiten und Einzelheiten der Person gestaltet, diese Korrelation ist der Motor im Protomerenspiel des Eiplasmas.

Diese Regulationsfähigkeit von Eiteilen zum Ganzen nimmt mit der Zeit immer mehr ab, in ähnlicher Weise, wie auch die Reaktionsfähigkeit eines transplantierten Blastems mit der Zeit immer mehr abnimmt. $^1/_2$ und $^1/_4$ Blastomeren von Seeigelkeimen entwickeln sich zu ganz normalen, allerdings wesentlich verkleinerten Gastrulen (DRIESCH), aber schon wenige Zeit später, auf dem

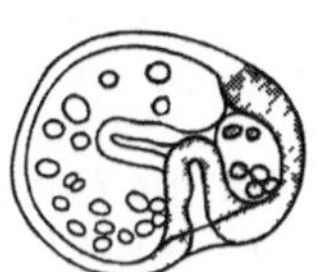 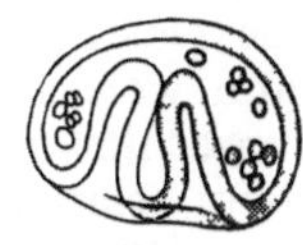 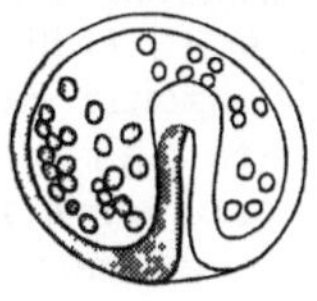 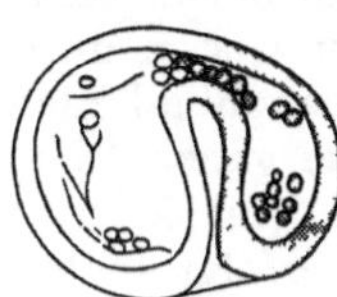

Abb. 24.   Abb. 25.

Abb. 24 u. 25. Bedeutung der Achsenstellung bei experimentell isolierten und von neuem in verschiedener Achsenstellung aneinandergefügten 8-Zellstadien des Seeigels. Nur dann entsteht eine Einheitsbildung (Abb. 25), wenn die polare Anordnung des Materials beider Hälften zusammenfällt. Ist dies nicht der Fall, so entstehen zwei selbständige Individuen neben und aneinander mit eigener achsengemäßer Differenzierungsrichtung (Abb. 24). Weiß: ungefärbter, dunkel: gefärbter Halbkeim.
[Nach VON UBISCH: Z. Zool. 124 (1925).]

8- und 16-Zellstadium, ist eine Potentialdifferenz zwischen animaler und vegetativer Seite eingetreten; die vegetativen Blastomeren gastrulieren alle, die animalen dagegen nur zum geringsten Teil. Dies potentielle Übergewicht der vegetativen Hälfte ist an ein Substrat gebunden, von dessen topographischer Lage das Phänomen der Regulation abhängt.

Diese Fähigkeit zur mehrfachen Individualgestaltung aus einheitlichem Material bleibt natürlich im normalen Ablauf der Entwicklung latent, kann aber, wie die Versuche lehren, realisiert werden. Es kann sich somit ein einheitliches Ei experimentell zur Zwillingsbildung spalten lassen, und es können im frühen Morulastadium wiederum die einzelnen ursprünglich zusammenhängenden Zellen, die auf eine normale Einheit hinzielen, nach ihrer Trennung ebenfalls für sich ihren eigenen Totalitätscharakter durchsetzen. Die prospektive Potenz der Blastomeren ist also ungleich größer als ihre Bedeutung und unter sich sind all diese Blastomeren äquipotent. Einmal aus dem Eiverbande herausgelöst, kristallisiert sich jedes Teilprodukt innerlich zu einer neuen Ganzheit um. VON UBISCH konnte hier die diesbezüglichen Beweise liefern. Eier von Echinus miliaris wurden kurz nach der Befruchtung durch Schütteln von ihren Membranen befreit, dann wurde die Hälfte der Eier in eine 1 %ige Lösung von Nilblausulfat in Seewasser gebracht, die andere Hälfte der Eier in gewöhnliches Seewasser. Nach Beginn der Furchung kamen die Eier in kalkfreies Seewasser, welches eine leichte Loslösung der beiden ersten Blastomeren bewirkte. Die völlige Trennung wurde dann durch einen feinen Glasfaden ermöglicht. Wenn dann diese Halbkeime das 8-Zellstadium erreicht hatten, wurde ein ungefärbter und ein gefärbter Halbkeim in reinem Seewasser dicht nebeneinander gelegt. Hier bildeten sich dann häufig Verschmelzungen (Abb. 24 u. 25). Wie sehr nun die polare Anordnung des Materials in den Halbkeimen bereits schon auf Herstellung eines neuen Gesamtindividuums hinzielt, erweisen die Ergebnisse der Weiterentwicklung: Das Material ist durchaus axial gegliedert und je nach der Richtung, in welcher die Achsen aufeinander stoßen, gliedert sich der neue Keim. Hierbei zeigt die Entstehung der Därme und die Nilblaumaterialzone, wie die verschiedenen Bilder zu bewerten sind. Erst dann entsteht ein wirklicher neuer Einheitskeim, wenn die animal-vegetative Achse bei beiden Keimen durchaus zusammenfällt, dann reguliert sich auch das beiderseitige Material zur neuen Totalität, und wir beobachten eine Gastrula zur Hälfte aus hellen, zur Hälfte aus dunklen Zellen. Liegen die Achsen aber nebeneinander oder stehen sie senkrecht zueinander, dann setzt sich die axiale Gliederung jeder einzelnen $^1/_2$ Blastomere wieder durch und der Einheitskeim ist in Wirklichkeit in sich gedoppelt Was die Entstehung einer Mehrfachbildung im normalen Entwicklungsgeschehen aus den zusammengelagerten Blastomeren hindert, ist ihre enge Korrelation, welche die Bildung isolierter Achsenstrukturen im Sinne von v. UBISCH bei den einzelnen Teilen unmöglich macht.

Wir wissen durch MORGAN (1901), daß die isolierten Eihälften des Seeigeleies manchmal nicht gleichzeitig gastrulieren, die Gastrulation kann zu einer für das ganze Ei typischen Zeit stattfinden, dann werden aber nur ungefähr halb so viel Zellen, wie bei einem normalen Ei eingestülpt oder aber die Gastrulation erfolgt später als die des normalen Eies, dann gelangt mehr als die halbe Zellzahl ins Innere. Diese Beobachtungen, die von DRIESCH und GIGLIO-TOOS noch vertieft wurden, bestätigen somit eine ganz verschiedene Konstitution der einzelnen Blastomeren aus einer verschiedenen Zellzahl, je nach dem Zeitpunkt ihrer Gastrulation. Diese Blastomerenversuche sind noch für einen anderen Gesichtspunkt sehr lehrreich. Es ergibt sich nämlich im 8-Zellstadium ein Unterschied zwischen den animalen und vegetativen Blastomeren. Die letzteren können alle gastrulieren, von den animalen aber nur wenige, so daß also ein Polaritätsunterschied besteht in dem Sinne, daß den animalen Zellen die Fähigkeit der Einstülpung abgeht. Besteht somit ein Polaritätsunterschied der beiden Halbzonen des Eies, so besteht aber kein potentieller Unterschied im Determinationsgrad des Materials dieser beiden Zonen; denn sowohl das im normalen Entwicklungsgeschehen Ektoderm liefernde animale Feld kann Entoderm bilden, wie auch umgekehrt das vegetative Feld Ektoderm (HERBST). Diese regulatorischen Vorgänge, die sich hier am Ei des Seeigels abspielen, sind nun durch neuere Versuche von MAC ARTHUR (1924) und von v. UBISCH (1925 und 1929) nach experimenteller Lithiumbehandlung wesentlich vertieft worden. Unter dem Einfluß des Lithiums wird der entodermale Bereich der animalen Eihälfte auf Kosten des ektodermalen vergrößert. Die Untersuchungen von MAC ARTHUR (1924) betreffen Echinarachnius parma, Arbacia punctulata, Strongylocentrotus francisciana. Es zeigte sich, daß bei maximaler Lithiumbehandlung die apikalen Ektodermteile am meisten ab-, die basalen Darmteile am meisten zunahmen. Diese Erscheinung beruht auf einer verschiedenen Hemmung der Entwicklung, welche am intensivsten an den apikalen Teilen sich äußert. Lithium als solches ist nun nicht etwa ein spezifisches Agens, auch andere Einwirkungen können die angegebene biologische Wirkung entfalten.

Da das Entoderm der vegetativen Hälfte noch in Ektoderm umgewandelt werden kann (v. UBISCH), bedingt dieses reversible Stadium eine Regulationsfähigkeit dieser Hälfte bis zur Gastrulabildung; da aber umgekehrt das Ektoderm der animalen Hälfte irreversibel ist, fehlt dem entstehenden Keim das Material zur Gastrulation. Durch Vergrößerung des Entodermbereiches infolge Lithiumbehandlung, erhält nunmehr auch die animale Hälfte noch reversibles Material zuerteilt, ist demnach jetzt seinerseits befähigt, Gastrulen zu bilden.

Das Potential der animalen und der vegetativen Hälfte einer Seeigelblastula ist also völlig gleich. Im Schnürversuch kann aber seine Realisation in der animalen Hälfte deswegen nicht vor sich gehen, weil es an reversiblem Material fehlt. Die Lithiumbehandlung hat somit nicht das orthotopische Potential (Raumfaktor) verlagert, sondern nur reversibles Material, nämlich Entoderm von der vegetativen nach der animalen Seite verschoben, gewissermaßen transplantiert, so daß jetzt erst der Gestaltungsvorgang einsetzen konnte.

Das Ei als System birgt ebenso wie eine Gliedmaßen-, eine Augen-, eine Herz-, eine Nierenanlage einen typischen Formenwert. Umfaßt das Potential des Eies die gesamte Person, so das Potential einer Anlage auch wieder die Gesamtheit des ihr eigenen Systems. Der Ganzheitsfaktor bildet somit soviel Einheiten, als es überhaupt nachweisbare Anlagen als Biosysteme gibt. Das Ei im Beginn seiner Entwicklung und die Anlage im Beginn ihrer Entwicklung sind bezüglich des Ganzheitsfaktors völlig äquivalente Potentiale. Auf diese Regulationseigenheiten der Anlagen kommen wir später noch zurück.

Jede Anlage in ihrer Lage zum Ganzen, jede Blastomere in ihrer Lage zum ganzen Ei hat ihr eigenes raumbedingtes orthotopisches Potential, ihr Ortsfeld, den vergleichend-entwicklungsmechanischen Ausdruck der Homologie: Raumfaktor. Mag hier Zellmaterial verschiedenster Herkunft in den frühesten Stadien des Entwicklungsbeginns durch normale Materialverschiebung oder durch experimentelle Transplantation in den Bereich dieses Potentials hineingelangen, das orthotopische Potential induziert und es gibt soviele Organisationszentra, als es lokale Potentiale gibt.

Das Plasma eines Mosaikeies hat schon beim ersten Teilungsschritt all seine Potentiale zonal verteilt, *ohne daß hier ein einziges dominierendes „Organisationszentrum" irgendwo lokalisiert werden könnte, von dem aus die Verteilung dieser Potentiale dirigiert würde.*

Beim Regulationsei können dementsprechend auch nicht andersartige biologische Vorgänge gestaltend wirksam sein, da die Unterschiede zwischen Mosaikei und Regulationsei nur graduell sind und im wesentlichen nur auf einer Verschiedenheit der Zeit der Organdetermination beruhen, dem „Zeitfaktor".

Zu der vorliegenden Frage des Regulationsmechanismus haben nun die ausführlichen Arbeiten von Hörstadius wesentliche Beiträge geliefert. Zu den Wilsonschen Entdeckungen der zeitlichen Verschiebung zwischen Determination und Furchung am Ei (1896) erbrachte Hörstadius (1928) wesentliche Ergänzungen. Es gelang auf drei verschiedene Weise diese Verschiebungen experimentell zu vergrößern und zwar durch verdünntes Seewasser, durch Schütteln und durch Operation. Besonders die beiden letzten Faktoren sind wirksam, da die Eier infolge der Reorganisation z. B. nach einer Operation längere Zeit äußerlich in der Entwicklung stille stehen, „in welcher Zeit aber die Determination im Zytoplasma unbehindert fortschreitet"; hier wiederum ein Hinweis auf die plasmatisch, nicht chromosomal, bedingte Determination.

Die Experimente von Hörstadius lieferten nun weiter einen außerordentlich interessanten Beitrag zum Problem der Ausbreitung und der Ausdehnung des in der vegetativen Keimhälfte zuerst entstehenden Potentials, eines Organisationszentrums. Durch Abtrennung von den animalen Polkappen verschiedener Größe gelang der Nachweis der Grenze, bis zu welcher vom vegetativen Eiabschnitt die mikromerenbildende Potenz reicht. Diese hört nach oben etwa mit der Mitte des sichtbaren Pigmentringes auf. Aber auch zur Frage der Determinationsphasen der Keimblätter erbrachte Hörstadius einige wesentliche Vergleichsuntersuchungen, die zeigen, daß auch unter den niederen Tieren, den Echinodermen, Unterschiede bestehen ganz ähnlicher Art, wie wir dies früher für die Blasteme der Amphibien aufzeigen konnten (Brandt 1923).

Astropecten-Gastrulae verhalten sich ganz ähnlich wie Asterina-Gastrulae und doch sind gewisse Unterschiede nachweisbar, welche sich auf den Phasenablauf der Determination der Keimblätter beziehen: Bei Asterina entstammt regulatorisches Cölom nur dem Cölom, bei Astropecten und Holothuria kann Cölom auch von Ektoderm, Entoderm oder Mesenchym gebildet werden. In dieser Hinsicht gleichen die beiden zuletzt erwähnten Arten dem Paracentrotus, da bei dieser Art ebenfalls die Entstehung von Cölom aus Ektoderm nachgewiesen werden konnte (Runnström 1925).

Da bei Echinocyamus pusillus nach den bereits erwähnten Versuchen von v. Ubisch (1929) das Entoderm der vegetativen Hälfte auch noch in Ektoderm umgewandelt werden kann, so lassen sich die erwähnten Echinodermen bezüglich des Zeitfaktors der Determination ihrer Keimblätter wiederum in typologische Reihen ordnen, so wie wir dies früher auf Grund des Zeitfaktors der Determination der Gliedmaßenanlagen der Amphibien getan haben. Immer reagiert reversibles Material im Sinne der Regulation zum Ganzheitsfaktor, mag dieser Faktor die Anlage des Ganzen im Ei, mag er die Anlage einer Gliedmaße, einer Niere, einer Lunge, eines Herzens sein. Reversibles Entoderm reguliert sich zum Ektoderm in der Ganzheit einer Gastrula, reversibles Rumpfektoderm reguliert sich zur Linse in der Ganzheit eines Auges, reversibles Blastem einer rechten Gliedmaße reguliert sich zur ortsgemäßen linken Gliedmaße in der Ganzheit der linken Körperwandung, reversibles Herzblastem einer Bombinatorneurula reguliert sich trotz Drehung um 180 Grad orthotopisch zur normalen Lage im Rahmen der Ganzheit der Gefäßanordnung. In der gleichen Weise reguliert sich Kiemenektoderm um.

Hörstadius verlegt nun diesen Ganzheitsfaktor des Eies als „Organisationszentrum" in die vegetative Hälfte der untersuchten Echinodermen in derselben Weise wie Spemann und seine Schule ein derartiges Zentrum in die dorsale Urmundlippe der Amphibiengastrula verlegen.

Hier muß nun gesagt werden, daß dies „Zentrum" nur zur Zeit der beginnenden Gastrula und eben nur zu diesem engumrissenen Zeitpunkt an der genannten Stelle sich befindet, daß aber mit dem Fortgang der Entwicklung so viele neue Organisationszentra auftreten, als wie orthotopische Potentiale entstehen; alle mit der Fähigkeit selbständig von sich aus zu „induzieren" und ohne in sekundärer Abhängigkeit zu stehen zum primären. Andererseits muß betont werden, daß diese „Induktionen" nicht zwangsmäßig als Organisation sich vollzieht, sondern auslösend, weckend auf die *vorhandenen* Potenzen der von der Induktion getroffenen Blasteme. Und nur das kann aus dem Material ausgelöst werden, was im Aktionsradius seiner augenblicklichen Detreminationsphase gelegen ist; es geschieht in Wirklichkeit nichts mehr und nichts weniger als die Auslösung einer Wirkung auf einen Reiz hin.

Diese orthotopischen Potentiale stellen den Inhalt der Homologienforschung der „Vergleichenden Entwicklungsmechanik" dar.

Die sehr frühzeitige Einschränkung der Potentiale bei Paracentrotus lividus (Hörstadius 1927) bedingt es, daß schon kurz vor und nach der Befruchtung animale Keimhälften herkunftsgemäß sich furchen, vegetative aber eine Ganzfurchung aufweisen. Die weitere Einschränkung nimmt mit sehr großer Geschwindigkeit zu, so daß bei meridionaler Zerschneidung des Eies in der ersten und zweiten Viertelstunde nach der Befruchtung noch Ganzfurchung eintritt, bei Operation in der vierten Viertelstunde aber nur noch in 9,8%, an ihre Stelle tritt jetzt die Halbfurchung. Es hat das mit der Zeit im Raume immer kleiner werdende orthotopische Potential des Eies seine Parallele in den Potentialen der Anlagen, deren Einschränkung in der räumlichen Dimension experimentell erforschbar ist. Allerdings liegen hier nur sehr wenige Angaben in der Literatur vor, vergleichend entwicklungsmechanisch wissen wir z. B. über die räumliche Ausdehnung des Gliedmaßenblastems in den verschiedenen Ei- und Larvenstadien der Amphibien sehr wenig. Die erwähnten Transplantationsergebnisse zeigten eben nur den Zeitfaktor des transplantierten Materials an. Wenn daher die erwähnten Regulationsphänomene und Mosaikstrukturen des Eies verglichen werden sollen mit ähnlichen Phänomenen bei transplantierten Anlagen, so müssen die Vorgänge an den Schnittflächen dieser Blasteme studiert werden und die Abstände beachtet werden, welche diese Schnittflächen von der Gesamtanlage besitzen. Nur in dieser Hinsicht ist ein Vergleich möglich.

Zusammenfassend kommen wir daher zu dem Schluß, daß das Seeigelei ein Regulationsei ist, sowohl für die animale wie für die vegetative Hälfte, daß aber im normalen Entwicklungsgeschehen nur die vegetative Hälfte diese Fähigkeit manifestieren kann.

Wir gehen nunmehr zu einer kurzen Betrachtung der vergleichend entwicklungsmechanischen Ergebnisse an den Eiern der Vertebraten über, welche in Ergänzung der eben erwähnten bei niederen Tieren eine Vorstellung über ähnliche Gestaltungsphänomene beim menschlichen Ei anbahnen.

Der biologische Grundvorgang der allmählich mit der Zeit abnehmenden Regulationsfähigkeit im Ei ist auch bei Fischen erwiesen.

Bei Fundulus heteroclitus (HOADLEY 1928) kann man am gefurchten Ei mit der Nadel eine bestimmte Zahl von Zellen zerstören und beobachten, ob der Rest imstande ist, ein Individuum zu bilden. Im 2- und 4-Zellstadium ist die Hälfte der Gesamtzahl fähig, sich vollständig zu einem etwas kleineren Gesamtindividuum zu differenzieren. Dagegen ist eine einzige Zelle des 4-Zellstadiums zu dieser Ganzheitsleistung nicht befähigt. Im 8-Zellstadium kann $^3/_4$ des Blastoderms ein ganzes Individuum geben. Im 16-Zellstadium hat die Regulationsfähigkeit noch mehr abgenommen und $^3/_4$ des Blastoderms kann nicht mehr ein Individuum bilden.

Bei Amphibien sind wiederum die Verhältnisse ganz ähnlich, wenn auch der von Art zu Art etwas modifizierte Charakter beachtet werden muß. Am gründlichsten studiert ist bisher Triton taeniatus (SPEMANN und seine Schule): Animaler und vegetativer Pol sind unter sich nicht äquivalent. Ganz ähnlich wie beim Echinodermenei und je nach der Versuchsanordnung kann bald der Charakter einer Mosaikstruktur, bald der einer Regulationsfähigkeit erwiesen werden, wiederum ganz ähnlich, wie früher für Ascaris dargestellt wurde. Zerlegt man nämlich ein Ei nach *medianer* Durchschnürung in 2 Teile, so entwickelt sich aus jedem ein neues Individuum. Derselbe Komplex, der im normalen Entwicklungsgeschehen nur einen einzigen Embryo gebildet hätte, kann jetzt mit demselben Material Zwilling formen, so sehr kann der Ganzheitsfaktor die isolierten Eihälften neu umregulieren. Zerlegt man das Ei *frontal* in der Weise, daß ein oberer animaler Abschnitt nur $^1/_{16}$ des Kernes erhält und der große vegetative Rest $^{15}/_{16}$ des Gesamtkernes, also fast alles Material, so bildet sich trotz dieser Kernverhältnisse aus dem animalen Abschnitt ein normaler Embryo, der vegetative aber bleibt völlig rudimentär.

Das Plasma besitzt also ganz wie bei Ascaris räumliche Potentiale und je nach der Verteilung dieser Komplexe im Experiment wird die Entwicklung geprägt. Es ist derselbe Ganzheitsfaktor, der am Seeigelei wirksam wird und aus $^1/_2$, $^1/_4$ und $^1/_8$ Blastomeren eine entsprechend verkleinerte Gastrula liefert, die sich zu einem Miniaturpluteus weiter entwickelt (DRIESCH). *Der Ganzheitsfaktor bewirkt ein korrelatives Balancement der Teile, ohne daß diese einzelnen Teile induktiv aufeinander wirken würden,* es ist ein Balancement der orthotopischen Potentiale untereinander. Im normalen Ablauf der Entwicklung bleibt diese Fähigkeit der Gestaltung aus $^1/_4$ und $^1/_8$ Blastomeren latent, kann aber wie die Versuche lehren, realisiert werden. Ganz ähnlich wie bei den erwähnten Eiern der niederen Tiere die Regulationsfähigkeit mit der Zeit allmählich abnimmt, wird sie auch bei den Amphibien allmählich eingeschränkt nur mit dem großen Unterschied des Geschwindigkeitsablaufs dieses Vorgangs. Das Tritonei bleibt ungleich längere Zeit regulationsfähig im Vergleich z. B. mit Ascaris oder Paracentrotus. Dieselben typologischen Reihen, welche wir beim Gliedmaßenblastem auf der Basis des Zeitfaktors der Determination aufstellen konnten, würden sich unschwer auch für den Zeitfaktor des Regulationsablaufs nachweisen lassen. Es ist Aufgabe der Vergleichenden Entwicklungsmechanik auch hier die „regulativen Äquivalenzen" der Eier als Parallelen zu den „determinativen Äquivalenzen" der Transplantate aufzusuchen, um mit Hilfe dieser Reaktionskinetik die biologische Systematik der Organismen zu begründen.

Die regulativen Äquivalenzen bauen sich natürlich wiederum auf demselben Zeitfaktor der Determination des orthotopischen Potentials auf, mögen die betreffenden Eier oder Anlagen der späteren Larven von Tierarten stammen, die im System noch soweit voneinander getrennt sind, mögen die Entwicklungsstadien der Eier noch soweit in ihrer äußeren Differenzierung zeitlich auseinander liegen.

Ein Beispiel möge das Gesagte erläutern: Im Blastulastadium von Triton taeniatus lassen sich mittels medianer Durchtrennung normal proportionierte Zwillinge erzielen; je eine Hälfte kann sich also noch in sich neu umorientieren. Diese Fähigkeit besitzt Ascaris nur bei medianer Durchtrennung nach Zentrifugieren im 2-Zellstadium, aber auch hier bereits schon ein wenig eingeschränkt durch die Plasmaelimination am Ballei. *Das 2-Zellstadium, vielleicht nur noch das soeben befruchtete Ei von Ascaris wäre demnach einer Blastula von Triton taeniatus regulativ äquivalent.* Auch bei Triton erlischt dann mit der Zeit diese Regulationsfähigkeit immer mehr, so daß zu Beginn der Gastrulation derselbe Versuch der Durchschnürung nur zur Herstellung eines Embryos mit verdoppeltem Vorderende führt. Die Regulationsfähigkeit hat also im Plasma mit der Zeit immer mehr abgenommen. Isoliert man im Blastulastadium und zu Beginn der Gastrulation die dorsale Keimhälfte von dem übrigen Ei, so ist diese Hälfte imstande, eine der verminderten Größe des entstehenden Ganzembryos proportionale Medullarplatte zu liefern, die dementsprechend ungleich kleiner ist, als diejenige, welche im normalen Entwicklungsgeschehen aus derselben Region nach Belassen des Zusammenhangs mit dem übrigen Ei sich gebildet hätte. Auch diese Fähigkeit nimmt mit dem Ablauf der Gastrulation immer mehr ab, so daß gegen deren Ende ein Embryo mit zu großer Medullarplatte entsteht. Die Gastrulation tritt also bei Triton synchrom mit der irreversiblen Phase der Regulationsfähigkeit auf. Beide Vorgänge sind hier zufällig gekoppelt, haben aber biologisch, wie die Versuche bei Echinodermen gezeigt haben, nichts miteinander zu tun. Die Gastrulation ist ein Differenzierungsvorgang des Eies, der sich zeitlich bei Triton und allen gastrulierenden Formen an die voraufgegangenen Zellteilungen anschließt. Das Tempo dieser Teilungs- und Differenzierungsvorgänge darf aber nicht mit dem Tempo der völlig selbständigen Determinationsvorgänge identifiziert werden, und nun die Schlußfolgerung gemacht werden, daß infolge der Gastrulation die dorsale Urmundlippe, der Sitz des „einzigen" Organisationszentrums, die einzelnen Teile des Tritoneies induziere.

Wie nun im Blastulastadium des Tritoneies und vor Abschluß der Gastrulation die Quantitäten der einzelnen Proportionen des Eies noch nicht abgestimmt sind, sondern bei veränderter Totalität ihre relative Größe proportional den neu gegebenen Verhältnissen einordnen können, so ist auch ihre Umstimmung nach Herausnahme bei einer Transplantation noch möglich. Für diese biologische Fähigkeit haben wir früher schon Beispiele aufgezeigt.

Leider ist es nun aus technischen Gründen bisher nicht möglich gewesen, die angegebenen Versuche der Eizerschnürung auch bei den Anuren auszuführen. Es gelingt nicht bei Rana im Zweizellstadium, die eine Blastomere abzuschnüren oder einen Vergleichsversuch gegenüber Triton in Form einer Trennung der animalen von der vegetativen Hälfte in der Blastula durchzuführen. Wenn trotzdem auf Grund von Anstichversuchen mit warmer Nadel an Stelle der Abschnürung eine Zerstörung des vegetativen Materials gesetzt worden ist und nun z. B. im Zweizeller eine Regulation der dorsalen Zelle ausblieb, so muß bei der Schlußfolgerung auf vermindertes Regulationsvermögen (BRACHET 1927) beim Frosch doch immer in Betracht gezogen werden, daß ein derartiges Regulationsvermögen vielleicht nur deswegen sich nicht entfalten konnte, weil das angestochene Material im Zusammenhang blieb mit der dorsalen Zelle.

Bezüglich des Ganzheitsfaktors des Eies, seinem Ortsfeld, seiner Lokalisation in den allerersten Entwicklungsstadien liegen nun bei Rana topographisch wesentliche Unterschiede vor gegenüber den bisher untersuchten Urodelen. Wir wissen durch BRACHET, daß das erste überhaupt nachweisbare Potential von Anlagen und zwar der präsumptiven Anlage der Medullarplatte, der Chorda, der Mesoblastsomiten und des Hypoblasts des Urdarmdaches beim Frosch eng zusammengeschoben, ganz konzentriert in der sog. grauen Sichel in der Äquatorialregion der dorsalen Hälfte des Eies liegt. Dieselbe Anlage ist bei den Urodelen noch in wesentlich älteren Entwicklungsstadien räumlich auf der Oberfläche des Keimes weit ausgedehnter.

Dieser wesentliche Unterschied im Raumfaktor in der Anordnung der „localisations germinales" (BRACHET) bedingt natürlich bei Anstich- und Transplantationsversuchen gegenüber den Urodelen andere Ergebnisse. Bei Rana ist dementsprechend nur im unbefruchteten Zustand oder unmittelbar nach Eintritt des Spermiums eine vollständige Regulation möglich (BRACHET 1906), schon eine Stunde später ist dies Vermögen aufgehoben; die räumliche Konzentration des erwähnten Potentials und seine spezifische Lage löst daher ein spezifisches experimentelles Ergebnis aus. „Les localisations germinales se fixent et se stabilisent definitivement." Im Laufe einer weiteren Stunde erscheint dann bereits auch der charakteristische graue Halbmond, eine Bildung, die wir in dieser Form, d. h. sichtbarlich, bei den Urodelen vermissen. Es ist also bereits schon im nicht segmentierten Ei von Rana möglich auf Grund des Erscheinens des grauen Halbmondes eine topographische Einteilung des Materials vorzunehmen und Äquatorial- und Meridionalebenen zu konstruieren in Hinblick auf die spätere rechte und linke Seite des Embryo seine dorsale und ventrale Hälfte. Von besonderer Bedeutung ist die Tatsache daß innerhalb dieses Keimbezirkes des grauen Halbmondes auch die dorsale und die beiden seitlichen Urmundlippen ihren Ursprung nehmen. In Hinblick auf diese Lokalisation haben wir aber eine direkte Parallele zu den Urodelen, eine Parallele, die bisher in der diesbezüglichen Literatur überhaupt nicht herangezogen wurde nämlich die Experimente MANGOLDS über den Nachweis der Lokalisation des virtuellen Urmundes in den ersten Blastomeren bei Triton. Wir kommen auf diese Einzelheiten gleich noch genauer zurück weil sie einen wesentlichen Hinweis bedeuten auf die Beurteilung des Zeitfaktors der Determination des in Frage stehenden Potentials.

Da es technisch nicht möglich ist bei Rana eine Zerschnürung des Eies in einer ersten Teilungsebene durchzuführen, muß sich ein Experiment, das die Potenzen der ersten Blastomeren aufzeigen soll, mit der Zerstörung der einen begnügen, wobei aber dann dieser Komplex im Zusammenhang mit der anderen Blastomere bleibt. Zerstört man die ventrale Blastomere bei Rana, so bildet sich ein dorsaler Embryo, dem nur die Gegend des Canalis neurentericus und der anus fehlt; die Medullarplatte aber, die der Embryo bildet, hat nicht eine der neuen Totalität entsprechende Proportion, sondern ist zu groß, gleichsam als würde die Ventralblastomere noch einen Gestaltungsanteil am Ganzen haben.

Diese Versuche ergeben somit, daß die morphogenetischen Besonderheiten der dorsalen Hälfte einer vorgerückten Gastrula von Triton beim Frosch schon

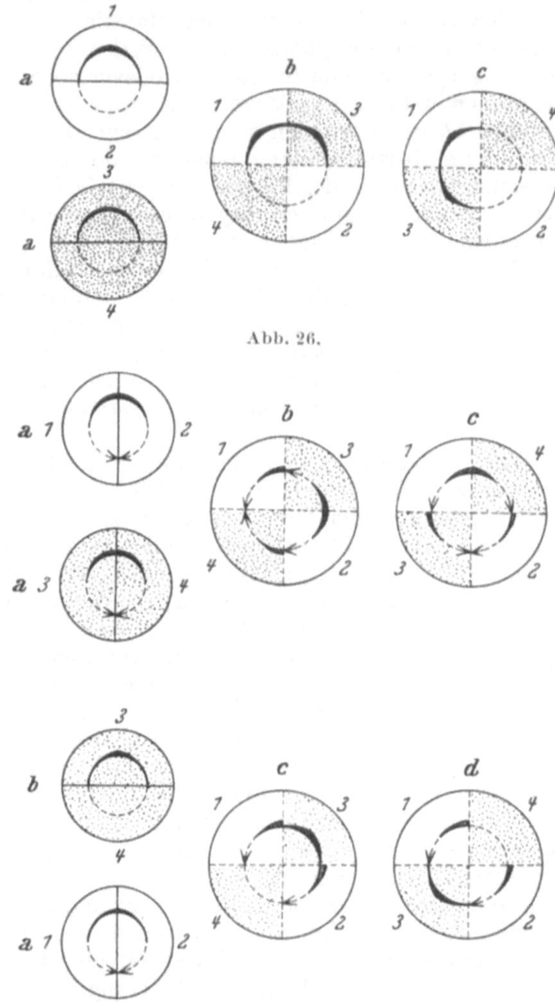

Abb. 26.

Abb. 27.

Abb. 26 u. 27. Schemata von Keimverschmelzungen zum Beweis des Vorhandenseins des virtuellen Urmundes bei Triton im 2. Zellstadium. [Nach Mangold: Arch. Entw.mechan. 47 (1921).]

im Zweierstadium der Eientwicklung und sogar schon im befruchteten Ei realisiert werden können. Trennt man nämlich im 4-Zellstadium von Triton taeniatus (Mangold) die $^1/_2$-Blastomeren nach der ersten Furche und legt sie entlang der 2. kreuzweise übereinander, so erhält man nach erfolgter Verschmelzung der beiden Komponenten ganz verschiedene Enderfolge, welche darauf hindeuten, *daß die Urmundregion (graue Sichel der Anuren), die bei Urodelen nicht sichtbar ist, bei ihnen doch virtuell im Keim in diesem Frühstadium vorhanden sein muß.*

Die erste Teilungsebene schneidet entweder median oder frontal durch. Denken wir uns jetzt die beiden ersten Blastomeren senkrecht zu dieser Teilungsebene gelagert, so steht bei frontaler Richtung dieser Ebene der Halbkreis des Urmundes auch senkrecht auf ihr (Abb. 26 die beiden kleinen Abbildungen links). Nach kreuzweiser Übereinanderlagerung der Blastomeren erhält man zwei nebeneinander liegende Urmünder in 1 und 3 (Abb. 26 b u. c). Schneidet indessen die erste Teilungshälfte median durch und liegen so hier die beiden ersten Blastomeren auch wieder senkrecht zu dieser Ebene, so wird jetzt zum Unterschied von der oben erwähnten Möglichkeit der Urmundkreis von dieser Medianebene halbiert (Abb. 27 oben die beiden kleinen Abbildungen links) und bei kreuzweiser Übereinanderlagerung erhalten wir jetzt einen Typ, bei dem die Totalität des Urmundes in der normalen Anordnung in 2 und 3 (Abb. 27 oben b) und in 1 und 4 (Abb. 27 oben c) wieder hergestellt in 1 und 4 (Abb. 27 oben b) und in 2 und 3 (Abb. 27 oben c) aber halbiert wird. Bei Aneinanderlagerung von Zweizellstadien, von denen das eine frontal, das andere medial sich teilte (Abb. 27 die beiden kleinen Abbildungen links unten), entsteht entweder ein geschlossener Halbkreis (c) oder drei unterbrochene Urmundabschnitte (d).

Die Weiterentwicklung ist außerordentlich interessant. In den Fällen, in denen der virtuelle Urmund zerlegt wird, entstehen Doppelbildungen, sonst entsteht eine Einheitsbildung. Dieser virtuelle Urmund der ersten Blastomeren von Triton kann daher bald Regulationsbilder, bald Mosaikbilder entstehen lassen, je nach der räumlichen Verteilung seines Potentials.

Weitere Ergänzungen zu diesen Versuchen liefern MANGOLDS Experimente der Verschmelzung zweier Ganzeier. DRIESCH hatte schon 1900 durch Schütteln und kurze Behandlung mit kalziumfreiem Seewasser an Seeigeleiern Verschmelzungen erzielt und auf diese Weise Doppelembryonen und Riesenembryonen erhalten. Dieselben Ergebnisse erzielte MANGOLD nach Vereinigung zweier Ganzeier bei Triton. Fügen wir Blastomeren zweier Ganzeier mit frontal gerichteter erster Teilungsebene kreuzweise übereinander, so stoßen bei den beiden möglichen Kombinationen je 2 virtuelle Urmünder aufeinander. Da nun jetzt die Entwicklung auf eine neue Totalität hinzielt, die aus doppeltem Material zusammengesetzt ist, so regulieren sich die lebendigen Massen zu einer neuen Einheit („Regulation der Intimstruktur" DRIESCH).

Nehmen wir statt der beiden Keime mit frontal gerichteter Teilungsebene solche mit medianer an und lagern die $^1/_2$-Blastomeren kreuzweise übereinander, so erhalten wir Embryonen mit 3 Köpfen, weil der virtuelle Urmund, das Homologon der grauen Sichel der Anuren jetzt auf 3 verschiedene Stellen verteilt worden ist und dieser 3fache lokale Faktor jetzt Trimeren bildet. Es ist Konzentration oder Zerlegung des virtuellen Urmundes maßgebend für Regulationsoder für Mosaikbildung. Bei diesen Versuchen ergibt sich die interessante Tatsache, daß auch die Hälfte eines Urmundes genügt, eine Totalität zu bilden.

Wenn $^1/_2$-Blastomeren vereinigt werden, von denen die einen einem Ei mit medianer, die andere einem solchen mit frontaler Teilungsebene entstammt, so kann einmal ein Riesenembryo (also Regulation) (Abb. 27 unten c), das andere Mal ein Embryo mit 3 Köpfen (Abb. 27 unten d) entstehen. Hierbei ist bemerkenswert, daß in unmittelbarer Nebeneinanderlagerung der Individualanteil je eines halben Urmundes, der an sich imstande wäre, sich mit Hilfe des Plasmas zu einer Ganzheit zu regulieren, hierbei mit Nachbarpotentialen zu einem einzigen Potential verschmilzt.

Das wesentlichste dieser bedeutsamen MANGOLDschen Experimente ist der Nachweis der Fähigkeit des Urodeleneies auf allerfrühester Entwicklungsstufe

Formbildungen einzuleiten, die demjenigen der Anuren äquivalent sind. Je nach der Zerlegung und neuen topographischen Eingruppierung des Potentials des virtuellen Urmundes können Ergebnisse erzielt werden, die bei Ascaris, den Echinodermen, den Anuren ebenfalls vorkommen.

Im normalen Entwicklungsgeschehen allerdings konzentriert sich der virtuelle Urmund in der grauen Sichel der Anuren in der animalen Blastomere, während

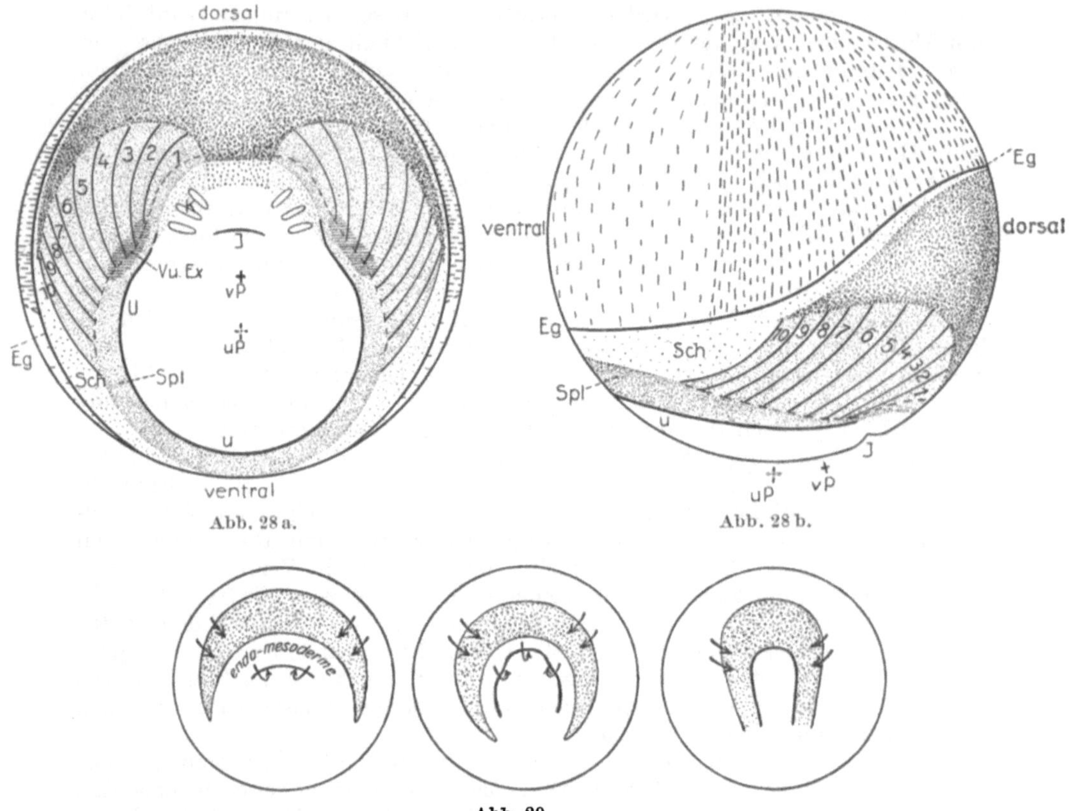

Abb. 28a.   Abb. 28b.

Abb. 29.

Abb. 28 u. 29. Schema der Anordnung der präsumptiven Organanlagen am Urodelenkeim zu Beginn der Gastrulation. I Invaginationsgrube, U spätere Urmundrinne, Eg Einstülpungsgrenze, vP vegetativer Pol, uP unterer Pol dieses Stadiums. Medullaranlage ist dicht gestrichelt, Hautektoderm ist weit gestrichelt, Chorda dicht punktiert, Mesoderm ist fein punktiert. Das erst nach Blastoporusschluß einwandernde Material hell punktiert. Sch Hauptmasse des Schwanzknospenmaterials; K Kiemenento- und -mesoderm. 1—10 Ursegmente. Spl Seitenplatte. Schraffierter Bezirk am 2.—5. Ursegmentmaterial der Vorniere und des Mesoderms der vorderen Extremität (V u. Ex). [Nach Vogt: Aus Suzuki (1926): Arch. Entw.mechan. 114, 433 (1928).] Zum Vergleich Abb. 29 Schema der Anordnung des grauen Halbmondes beim Frosch in ihren Beziehungen zum wirklichen Urmund. Die Pfeile zeigen die Einstülpung des Ento-Mesoderm an. Die punktierte Zone ist die präsumptive Medullaranlage. Diese entspricht im Urodelenkeim (Abb. 28b) der dicht gestrichelten Zone. [Nach Brachet: Arch. Entw.mechan. 111, 267 (1927).]

er bei den Urodelen räumlich ein großes, weites Oberflächengebiet einnimmt. Die zeitliche Potenz aber zur Formbildung ist wie die Experimente von Mangold erwiesen haben, bei den Urodelen nicht verspätet. *Man sieht, daß der Schwerpunkt des vorliegenden Problems im verschiedenen Raumfaktor nicht im verschiedenen Zeitfaktor des Potentials gelegen ist.* Weitere Beweise der recht frühzeitigen potentiellen Verschiedenheit der allerersten Teilungsprodukte des Urodeleneies sind folgende (G. Ruud 1925): Wenn die Triton taeniatus-Eier in der ersten

Furche geteilt werden und danach jede $^1/_2$ Blastomere in zweiter Furche, so entwickeln sich aus den so isolierten $^1/_4$ Blastomeren nur 2 zu Neurulae, während die anderen beiden Bauchstücke liefern.

Die erwähnte völlig verschiedene Topographie der Anuren und Urodelenkeime bedingt es auch, daß bei Hineinprojektion des Rückens des Embryos in das Ei bei Markierung seines oberen Pols der Anurenembryo seitlich heruntergerutscht scheint gegenüber dem Urodel. So kommt es auch, daß beim Auftreten des wirklichen Urmundes die Kerbe bei den Anuren nahe am Äquator liegt, beim Axolotl wesentlich tiefer.

Die erwähnte verschiedene Verteilung des Potentials auf der Eioberfläche der beiden großen Amphibiengruppen bringt es auch mit sich, daß das bei der Gastrulation eingestülpte Material in anderer Anordnung ins Innere des Eies gelangt und somit wiederum räumliche Verschiedenheiten bedingt. Bei den Anuren (Rana) liefert das Material, das sich im Niveau der Urmundlippen einstülpt, ausschließlich Chorda, Somiten Abschnitte des Mesoblasts und das darunterliegende Urdarmdach. Der Rest des Mesoblasts entwickelt sich an Ort und Stelle. Bei Triton hat die entsprechende Entochordomesoblastzone auch noch nicht die für Anuren im allgemeinen geltende erhöhte Massenzusammendrängung vollzogen.

Markiert man mit Agarplättchen, die mit Nilblausulfat oder Neutralrot durchtränkt sind, den animalen Pol eines 4-Zellstadiums oder einer Neurula von Triton (VOGT), so findet man die Farbmarkierung im Boden des Vorderhirns wieder. Materialverschiebung und Verlagerung, Streckungs- und Bewegungsvorgänge werden sichtbar und gestatten eine Analyse der primären Lagerung des Materials am jüngsten Keim. Die ständigen Abwanderungen des Materials lassen identische Punkte am verschieden alten Ei nicht mehr identisch sein bezüglich des Materials. So entspricht der obere Pol der späteren Blastula nicht mehr dem primären oberen Eipol. Die ursprüngliche Eiachse verläuft also bei Gastrulationsbeginn bereits geknickt. Die Hauptmasse des späteren Seitenmesoderms liegt ursprünglich in der seitlichen Verlängerung des Urmundes. Kiemenregion, Vornierenwulst, Somitenreihen liegen demnach vor der Gastrulation streng lokalisiert und in ein bestimmtes dynamisches Feld gezwängt. Material dorsal vom Urmund gelegen wird nach der Gastrulation im Urdarmdach zu einem lang gestreckten Streifen ausgezogen. Die Chorda wird aus dem zwischen Äquator und halbwegs Urmund gelegenen Teilstück der dorsalen Seite gebildet.

Und alle die genannten Zonen, im normalen Entwicklungsgeschehen absolut eindeutig umgrenzt, setzen vor der Gastrulation auch nach Einfügung andersortigen Materials ihre lokal-spezifische Entwicklungstendenz durch und gliedern dies Material in ihre eigene Wertigkeit ein, da es auch noch reversibel ist. So festgefügt ist das dynamische Mosaik der Zonengliederung am Keim, das orthotopische Potential.

Die Erforschung der Lokalisation der orthotopischen Potentiale am Keim der Urodelen ermöglicht es, im Verfolgen der Farbmarken bestimmte Punkte am Ei vor der Gastrulation später nach Erheben der Medullarwülste und im Schwanzknospenstadium wiederzufinden.

Markiert man z. B. mit Neutralrot den animalen Pol eines Tritoneies vor der Gastrulation, so findet man die Marke im Boden des Vorderhirns wieder. Der Meridian des Eies läuft genau quer zur künftigen Medianebene; denn zwei Marken, die vor der Gastrulation an der Stelle liegen, wo der Meridian den Äquator schneidet, liegen später im Neurulastadium innerhalb der Medullarwülste selber. Niemals ändert sich in der Entwicklung der Organismen die

Zusammenlage der Teile schneller, als gerade in diesen allerersten Stadien der Embryogenese, außerordentlich schnell verschieben sich Regionen und Potenzen.

Messungen der Entwicklungsgeschwindigkeiten am Tritonei (BRANDT 1924) haben ergeben, daß bei einer Wassertemperatur von 17 Grad das Zweizellstadium in $4^1/_2$ Stunden in die grobzellige Morula übergeht, bei 19—22 Grad ist 24 Stunden nach der Befruchtung des Eies die Gastrulation bereits eingetreten, nach 28 Stunden besteht ein breiter Urmundspalt, nach etwa 46 Stunden ist die Gastrulation völlig beendet, Stadium B (EKMAN) erreicht, nach 48—64 Stunden Stadium C = Neurulastadium und endlich nach 51—67 Stunden Stadium I. Zwischen Beginn der Gastrulation und dem Neurulastadium liegt also ein Zwischenraum von nur 24—50 Stunden und innerhalb dieser außerordentlich kurzen Zeit verschieben sich die einzelnen oben erwähnten Keimbezirke im Gefüge des Gesamteies.

Weitere Markierungsversuche (GOERTTLER) zeigen den Verbleib der einzelnen Territorien, ihre Lage vor Urmundschluß und ihre Eingliederung in die Neuralwülste. Des genaueren können hier zur Einteilung des präsumptiven Medullarmaterials zwei Regionen unterschieden werden, eine vordere, welche während der Gastrulation keine Verschiebungen erleidet und eine hintere, welche mit Streckung begabt, später in die seitlichen Längswülste eingefügt wird. Bei diesem Vorgang vollzieht dies Material eine starke Schwenkung. Markierte Zonen an der Neurula lassen sich weiter verfolgen bis in das junge Larvenstadium hinein und auf diese Weise gelingt eine Rückprojektion des Schwanzmaterials in das hintere Ende des Medullarwulstes. Das örtliche Wachstumszentrum für die Entstehung des Schwanzes ist in Wirklichkeit zurückzuführen auf dieselben Vorgänge der Streckung, die sich bei der Gastrulation abspielen. Die Ergebnisse dieser Untersuchungen, deren Richtigkeit auch durch Defektversuche (SUZUKI 1928) bestätigt wurde, lassen sich am übersichtlichsten an Hand von Abbildungen wiedergeben. Stellen wir neben diese Abbildungen VOGTs diejenigen von BRACHET, so ergeben sich ohne weiteres die großen Unterschiede der Ausdehnungsbreiten der räumlichen Territorien.

Infolge der breiten Flächenverteilung der organbildenden Keimbezirke auf der Oberfläche des Urodeleneies sind auch die Ergebnisse über ihre genauere räumliche Verteilung ungleich zahlreicher, als die bei den Anuren. Markierungsergebnisse zeigten hier z. B. (VOGT), daß das Herzmaterial an der Blastula da liegt, wo der Furchungshöhlenboden an die Randzone anschließt. Dies Material liefert aus dem lateralen Quadranten Herz, aus dem ventralen Bereich Blut und aus dem dorsalen Kopfmesoderm.

In der Einstellung auf den Raumfaktor der Vergleichenden Entwicklungsmechanik sei nun hier betont, daß schon eine geringe verschiedene Materialverschiebung und territorielle Verteilung des Substrats, wie sie zwischen Anuren und Urodelen nachgewiesen ist, jegliches orthotopische Potential auf ganz verschiedene Wiese verteilen muß. Da sich z. B. beim Axolotl und bei Pleurodeles das Mesoderm nur sehr langsam und relativ erst viel später zwischen Dotter und Ektoderm nach der Mitte zu verschiebt, bleiben die beiderseitigen Herzanlagen auch bei diesen genannten Urodelen lange Zeit ganz isoliert, zum Unterschied von den Anuren. Ventral besteht daher bei den genannten Urodelen und auch bei Triton im Stadium der offenen Medullaranlage ein ziemlich ausgedehnter mesodermfreier Bezirk. Nehmen wir zur Erläuterung unserer Vorstellungen den Zeitfaktor hinzu, so ergibt sich (GOERTTLER 1928), daß im erwähnten Entwicklungsstadium bei Urodelen zeitlich relativ viel früher als bei den Anuren schon eine wirkliche Herzanlage ventrolateral determiniert ist und sich zu rhythmisch pulsierendem Gewebe weiter entwickeln kann. Das orthotopische Potential „Herz" hat also räumlich und zeitlich bei Urodelen und Anuren ganz verschiedene Entwicklungsmöglichkeiten; ein Hinweis auf vergleichend entwicklungsmechanische Homologienforschung, eine Homologienforschung des Typus „Herz", welcher sich dem Substrat überordnet zum Unterschied an die substratgebundene chromosomal bedingte Homologienforschung der Differenzierung. Orthotopisch ist aber diese Forschung in beiden Fällen, nur liegt die Dynamik des vergleichend entwicklungsmechanischen Raumfaktors, die Topographie des Potentials auf einer anderen biologischen Ebene, als diejenige der vergleichenden Anatomie. Die Homologieforschung der vergleichenden Entwicklungsmechanik wird sich am Ei die Aufgabe stellen müssen, jegliches Organ vor seiner sichtbaren Differenzierung als orthotopisches Potential nachzuweisen. Aber auch an der Blastula, Gastrula, Neurula, an Schwanzknospenstadien, soweit überhaupt noch keine Gewebsdifferenzierung stattgefunden hat, wird diese Aufgabe zu erfüllen sein. Auch hier ist noch ein großes Forschungsgebiet unerschlossen.

Frühzeitige Materialverschiebungen, gegenseitige Unterlagerungen bedingen schon innerhalb geringster Zeitunterschiede einen dauernden Wechsel des Substrates, so daß die Ermittlung äquivalenter Stadien ganz besonders exakt vorgenommen werden muß. Wird z. B. beim Axolotl die Medullarplattenanlage gerade eben sichtbar, so tritt schon sehr bald ein Wechsel der Grenze zwischen ihr und der Medullarfalte ein, die Platte verschmälert sich, ihr Material kommt zum Teil in die Falte selbst zu liegen. Das Augenmaterial (WOERDEMAN 1929) verlagert sich hierbei in die Tiefe und die Ausdehnung der Augenplatten ist daher ganz verschieden bei jungen Stadien und solchen die bereits eine Medullarfalte gebildet haben. Unter diesen Umständen wird die Begrenzung des orthotopischen Potentials „Auge" in diesen Frühstadien sehr erschwert, jedenfalls erstreckt sie sich bei der frühesten Neurula bis zum vorderen Rande der Medullarplatte.

Weitere ergänzende Untersuchungen zur Topographie des Auges lieferte E. MANCHOT (1929). Die Linsenanlage liegt bei Urodelen kranial zum vorderen Hirnwulst. Bei Anuren (Bombinator) bildet sich die Linse in einem Bereich der bei Urodelen zum Ektoderm der Nackenregion wird, etwa an der Grenze von Hirn und Rückenmark (VON UBISCH).

Das gehirnbildende Material nimmt die vorderen 2 Drittel der Medullarplatte ein; das kaudale Drittel der Medullarplatte wird zum Rückenmark. Die territorielle Ausdehnung der Augen- und Optikusregion entspricht in Länge und Breite $\frac{1}{4}$—$\frac{1}{3}$ der größten Breite der eben sichtbar gewordenen Medullarplatte. Dann kommen Verschiebungsvorgänge während der Auffaltung der Medullarplatte zustande.

Die allmähliche Anbahnung der zahlreichen orthotopischen Potentiale vollzieht sich im Laufe der Frühzeit der Entwicklung. Neben dieser Anbahnung einer anatomisch faßbaren Gliederung gehen nun zugleich auch physiologische Abstufungen ganz genereller Natur einher, die eine bestimmte Richtung von kranial nach kaudal besitzen. Diese Abstufungen als allmählich einsetzende „Differenzierungen" von vorn nach hinten mit ihrem Beginn am Kopfende des Keimes, sind den Autoren schon seit langem bekannt und in neuerer Zeit durch die Verfeinerung der experimentellen Technik auch auf die allerersten Entwicklungsstadien der Eier ausgedehnt worden. Diese „physiological gradient" oder „organismic pattern" (CHILD) beziehen sich auf folgende Eigentümlichkeiten. Verschiedene Gegenden des Eies sprechen auf verschiedene Konzentrationen physikalischer oder chemischer Agenzien in ganz verschiedener Weise an

(BELLAMY). CHILD hat an 100 pflanzlichen und tierischen Organismen zeigen können, daß die Teile des Eies oder Embryos, die sich am frühesten differenzieren und am schnellsten wachsen, auch am empfänglichsten sind gegenüber Milieuschwankungen. Diese Reaktion ist also auf Grund der vielseitigen an den verschiedensten Organismen erprobten Versuchen der Ausdruck einer generellen biologischen Staffelung des Protoplasmas, die zugleich, wie sich zeigte, an ganz bestimmte Achsen gebunden ist, eine anteroposteriore, dorsoventrale und mediolaterale, wobei die Gegenden vorn, dorsal und medial mehr aktiv sind als die entgegengesetzten Enden.

Als Reagenzien zur Prüfung der Empfänglichkeit wurden verwandt verdünnte Lösungen von KCN, $KNnO_4$, LiCl, HCl, NaOH, C_2H_5OH. Diese verschiedene Empfindlichkeitsstufe äußert sich auch noch später, wenn die einzelnen Organanlagen beginnen, sich herauszudifferenzieren. Dann ist in dem Augenblick der höchsten Wachstumsenergie auch zugleich der Zeitpunkt der höchsten Empfindlichkeit für chemische Reize gelegen. Die Hemmungen, die auf diese Weise entstanden, führten z. B. zu Verschmelzungen bei der Augenblase, der ventralen Sauger und der Riechgruben. Durch Schädigung der dorsalen Urmundlippe des Eies entstanden Embryonen mit verlängertem Dotterpfropf, Embryonen mit Spina bifida und Schwanzverdopplungen. Durch empirisch erprobte verschiedene Konzentrationsgrade der Lösungen kann z. B. das Vorderende des Embryos bald gehemmt, bald in der Entwicklung gefördert werden und eine Mikro- resp. eine Makrocephalie entstehen. Diese dynamisch abgestuften Embryonalfelder können auch auf anderem Versuchswege nachgewiesen werden. Da ganz allgemein die Entwicklung progredient von vorn nach hinten weiterschreitet, so entsteht eine Stufenleiter von regionalen Bezirken, die durchaus nicht alle gleich weit potenziert sind. Es entsteht ein von vorn nach hinten auslaufendes „Differenzierungsgefälle" (VON UBISCH). Zum Nachweis dieses „Gefälles" wurden an Larven von Salamandra maculata von etwa 35 mm Länge aus dem dorsalen Flossensaum 3 hintereinander liegende Dreiecke herausgeschnitten. Es zeigte sich, daß das Tempo der Verheilung dieser gesetzten Defekte bei den einzelnen Dreiecken durchaus verschieden war. Die Regenerationskraft war vorn meist erloschen, so daß von den 3 hintereinanderliegenden Kerben die hinterste am schnellsten durch Ausfüllung des Defektes verschwand. Weitere ergänzende und bestätigende Experimente zeigten, daß bei Amphibien die Regeneration des Saumes des letzten Schwanzdrittels unabhängig ist von der Anwesenheit der Chorda dorsalis. Je mehr man bei experimenteller Verkürzung des Schwanzes kranialwärts vorgeht, um so mehr nimmt die regenerative Potenz ab (COMES 1927).

Ähnlich wie chemische Stoffe wirken physikalische Einflüsse. An niederen Organismen, Stentor, Paramaecium, Hydra, Planaria konnten in ähnlicher Weise wie bei den Wirbeltieren „Axialgradienten" unter dem Einfluß schädigender Lichtdosen (HINRICHS) nachgewiesen werden. Die Reihenfolge des Absterbens der einzelnen Körperteile deckte sich mit der Reihenfolge, wie sie nach chemischen Wirkungen zustande kommt.

Die besondere Empfindlichkeit bestimmter territorieller Eibezirke ist nun aber durchaus nicht bei allen Individuen in gleicher Weise vorhanden, so daß immer ein bestimmter Teil der Versuchsindividuen ohne jegliche Schädigung seine Entwicklung fortsetzen kann. Wenn man Eier der Zyklostomen zwischen der Entwicklungsperiode des 16-Blastomerenstadiums und der jungen Morula mit 8 Makromeren dem Einfluß von Lithiumchlorid aussetzt (RANZI 1924), so geht vorerst die Segmentation dieser Eier ungestört weiter, aber der größte Teil von ihnen zeigt im Stadium der Blastula eine starke Entwicklung des Blastocoels und ist in der Folge unfähig zu gastrulieren. Wählt man Entwicklungsstadien zwischen der jungen Morula und der jungen Blastula, so äußert sich dieselbe chemische Schädigung in etwas anderer Weise. Es entwickeln sich teils normale Blastulae, teils Blastulae mit größerem Blastocoel. Die ersteren gastrulieren regelmäßig, die letzteren sind dazu nicht imstande. In der Zeit zwischen dem Anfang der Gastrulation und dem Stadium mit deutlicher dorsaler Blastoporuslippe wirkt derselbe Reiz sich wiederum später in anderer Weise aus, es entsteht hie und da eine Spina bifida-Bildung, häufig findet man auch später Kopfmißbildungen, sowie in Experimenten, die noch ältere Stadien betreffen.

Aus all diesen Experimenten erhellt eine gewisse Latenzzeit, während welcher überhaupt keine Wirkung manifest wird, ist diese vorüber, dann wird je nach dem bestimmten, verschieden weit vorgerücktem Entwicklungsstadium ein ganz bestimmter Wirkungseffekt offensichtlich. Immer aber wird ein Teil der Versuchseier überhaupt nicht von irgendeiner Schädigung getroffen und entwickelt sich normal weiter.

Einen Hinweis auf die fraglichen hier stattfindenden biologischen Vorgänge liefern vielleicht die Experimente von BUCHANAN (1926), der zeigen konnte, daß der Sauerstoffbedarf der Keimbezirke verschieden ist und daß dementsprechend durch Anwendung von stärkeren Reduktionsmitteln ein Keimbezirk um so mehr geschädigt wird, je größer sein Sauerstoffbedürfnis ist.

Weitere Ergänzungen zu dem vorliegenden Problem bei Vögeln brachte HYMAN (1927). Die Absterbeerscheinung in tödlichen Lösungen setzen an ganz bestimmten Stellen ein: am vorderen Ende des Primitivstreifens, von wo sie dann nach hinten weiter schreiten, besonders ausgezeichnet ist der HENSENsche Knoten. Wesentlich ist der weitere Nachweis, daß eine ähnliche axiale Staffelung, wie sie am Gesamtorganismus besteht, auch an einzelnen Organen gefunden werden kann. Am Herzen z. B. ist eine derartige Empfindlichkeitsstufe nachweisbar, die im Stadium der sieben Somiten beginnt und bis zum drei Tage alten Embryo reicht. Während dieser Zeit bewegt sich das „Gefälle" vom Sinus zum arteriellen Ende. Später zeigt sich dann eine wachsende Empfindlichkeitszunahme der rechten Seite, sie beginnt im 9-Somitenstadium und hält bis zum 15-Somitenstadium an. Zu dieser Zeit krümmt sich das Herz nach rechts.

Es ergibt sich somit in den verschiedenen Achsen, der dorsoventral-, mediolateral-craniocaudal-Achse ein bestimmtes Potenzgefälle, dessen Eigenart in determinativer Hinsicht wir beim Gliedmaßenkomplex des näheren erörtert hatten, dessen Nachweis somit auch bei anderen Organen und beim Ei selbst gelungen ist. In diesem Sinne aber sind die „gradients" immer nur raumbezogen auf ein orthotopisches Potential, und die „cranio-caudale" Abstufung ist nur der selbstverständliche Ausdruck der natürlich ablaufenden embryogenetischen Prozesse, welche allmählich einen fertigen Embryo bilden, dessen Entwicklung am Kopf, besonders am Auge und Kiemenbogen weiter vorangeschritten ist als am Schwanzende.

Diese allmählichen Abstufungen der Potentiale nach anderen peripheren Gebieten geringerer Energien beobachtet man nun vielfach in der lebendigen Natur: Die Zellteilungen, die Ausbildung der Organe vom Entstehungspunkte in die Peripherie, die dynamischen Zonen der Anlager selbst, die Verteilung der Vitalfarbstoffe bei der Färbung, die Empfänglichkeit für Giftwirkung, die Verteilung elektrischer Spannungen usw. Es darf aber nicht unterlassen werden, darauf hinzuweisen, daß diesen Vorstellungen und erwähnten Experimenten widersprochen worden ist (CANNON 1923). Soll der als Folge der Giftwirkung eintretende Zerfall des ungefurchten Eies und der Blastula am animalen Pol beginnen, soll weiter die Gastrula am vorderen Ende und in der dorsalen

Urmundlippe am meisten empfänglich sein und hier zuerst zu zerfallen beginnen,
so konnte CANNON diese Prädilektionsstelle nicht nachweisen, sondern mehr
unregelmäßig zerstreute Herde innerhalb der breiten äquatorialen Zone. Auch
soll die dorsale Urmundlippe durchaus nicht immer bevorzugt sein, die einzelnen
Larven weichen auch hierin beträchtlich voneinander ab. Sehr wesentlich ist
nun, daß die verschiedenen Arten der Amphibien ihre Eigenheiten haben, junge
Embryonen von Rana temporaria verhalten sich z. B. gegenüber Sublimat-
lösung anders als gegenüber Zyankalilösung, bei der ersteren Lösung ist die
stärkere Konzentration auch stärker wirksam, bei der zweiten aber die ver-
dünntere. Krötenembryonen weichen hinsichtlich dieses Verhaltens auch wieder
ab. BELLAMYs Experimente betreffen nun Rana pipiens und zwar im Freien
abgelegten Laich, während CANNON künstliche Befruchtung ausführte.

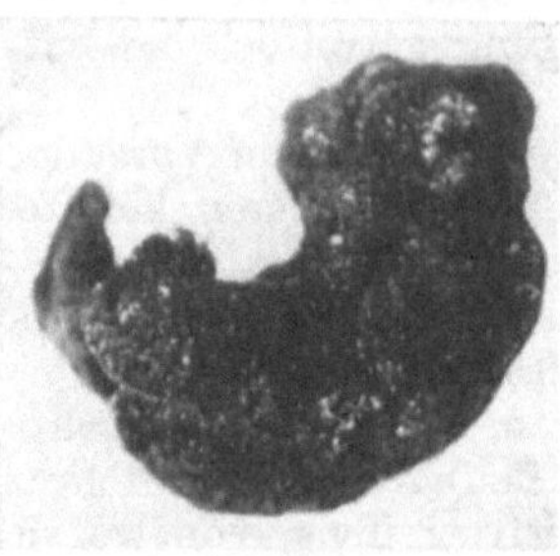

Abb. 30. Experimentell ausgelöste
Doppelbildung beim Frosch. Das
Ei von Rana fusca wurde 19 Stunden nach der künstlichen Befruchtung mit heißer Nadel angestochen
an der Grenze zwischen animalem
und vegetativem Feld. 6 Tage
nach der Operation ist eine nach
dorsal gekrümmte Kaulquappe
entstanden, die auf ihrer Rücken-
fläche immer noch sichtbare Nar-
ben trägt. Hinter dieser Narbe hat
sich das Schwanzende verdoppelt.
(BRANDT.)

Die Experimente bedürfen daher noch weiterer
exakter Nachprüfungen und können daher nur
mit Vorbehalt in den Kreis vorliegenden Problems
miteinbezogen werden. Immerhin eröffnen sie die
Möglichkeit, biologischen Vorgängen näher zu
kommen, und die grundlegende, ganz allgemeine
Vorstellung CHILDs der allmählichen Abstufungen
eines gegebenen Potentials von einem Punkte nach
der Peripherie hin, ist physikalisch und biologisch
durchaus zu begründen. Es fragt sich eben nur,
an welche Stelle wir das Potential hinzusetzen
haben.

Neben den erwähnten Methoden der örtlichen
Vitalfärbung der Keimbezirke des Eies stehen nun
die einfachen Defektversuche mittels Anstich ganz
bestimmter Eizonen zum Nachweis der Topographie
des Eies.

Die am Ei von Rana fusca (BRACHET) 12 Stunden
vor der Gastrulation zerstörte Stelle bleibt lange
Zeit als Defekt sichtbar (12 Stunden lang). Die
Defekte, die sich später am embryonalen Körper
selbst zeigten, hatten nun verschiedenen Sitz, meist entstand ein unregelmäßig
gebauter Kopf oder der Kopf war normal und der übrige Körper defekt; in
letzterem Falle war die Nadel beim Einstich in die Basis einer der Hörner der
Randzone eingedrungen, in welcher für gewöhnlich der Einstich gemacht worden
war. Bei der dritten und vierten Gruppe von Versuchstieren endlich hatten
sich die Teile des Embryos, die hinter den Defektstellen liegen, nicht mehr
entwickelt.

Diese letzten Beobachtungen BRACHETs über die veränderten Massenbeziehungen von Nachbarorganen berühren bereits ein anderes Problem, nämlich
das der späteren Wachstums- und Differenzierungseigenheiten der Organe nach
Ablauf der Determination für die eigentliche Formgebung. Sie seien trotzdem
hier kurz eingeschaltet. Das Volumen der Organe soll nach den vorliegenden
Experimenten proportional sein dem Volumen der Organe, welche in der
Differenzierung vorausgegangen sind. Die hier wirksamen Relationen sollen
chemischer oder physikalischer Natur sein und ihre Wirksamkeit in kranio-
kaudaler Richtung durchsetzen. Die Ergebnisse sind somit wiederum Hinweise
auf das bereits schon erwähnte Differenzierungsgefälle. „Les localisations
germinales ne sont dont pas seulement le substrat matériel et dynamic de la
différentiation des organes embryonaires, elles règlent aussi la taille de l'animal
adulte.“ Andererseits kann mit Hilfe dieser Versuchstechnik nach BRACHET

auch gezeigt werden, ob bestimmte Zonen am Ei eine negative Relation haben
zu bestimmten Nachbarorganen. Zerstört man nämlich an der ganz jungen
Gastrula von Rana fusca die präsumptive Zone der Ganglienleiste oberhalb
und seitlich der Blastoporuslippe, so tritt eine Regulation der Läsionsstelle
durch Nachbarmaterial nicht ein, trotzdem bleiben Volumen und Entwicklungsgrad der benachbarten Medullarleiste völlig normal und es entwickeln sich nach
Zerstörung des Trigenimusabschnittes innerhalb der Leiste die übrigen Abschnitte
des Acustico-facialis, glosso-pharyngeus und Vagus völlig selbständig weiter
(DESCLIN 1927). Diese Wirkungen eines Defektes nach Anstich konnten
an weiteren Versuchen an Eiern von Rana fusca 19 Stunden nach der
künstlichen Befruchtung nachgewiesen werden (BRANDT 1925 inedit.): Das Ei
wurde dicht oberhalb der Grenze zwischen dunklem animalen und hellem

vegetativem Feld mit heißer Nadel durch die
Dotterhaut hindurch kurz angestochen, ohne
daß hierbei wesentliche Substanzverluste durch
Herausquellen von Zellen eintraten. Nach 3 Tagen war die Stelle des Anstiches als weißer,
scharf umgrenzter Kreis auf der Rückenzone der
jungen Larve sichtbar, zugleich hatte sich häufig
das Schwanzende verdoppelt (Abb. 30). Die allgemeine Entwicklung blieb dem normalen Kontrolltier gegenüber, das sich aus einem Nach-
barei desselben Laiches entwickelt hatte, ganz
außerordentlich zurück. Der Versuch beweist,
daß ein künstlich gesetzter Defekt am 19 Stunden alten Froschei in bestimmter Lokalisation
auch noch bis in spätere Entwicklungsstadien
hinein weitergetragen wird und hier sekundär
die Entwicklung der distalen Körperabschnitte
beeinflußt. Daß derartige Brennungen mit heißer
Nadel später auch bei niederen Organismen,
z. B. Insekten, Verdopplungen an bestimmter
Stelle setzen konnten, wurde früher bereits erwähnt (SEIDEL 1925). Ein derartiges Experiment
am Ei einer Libellulide angestellt, etwa 60 Stun-

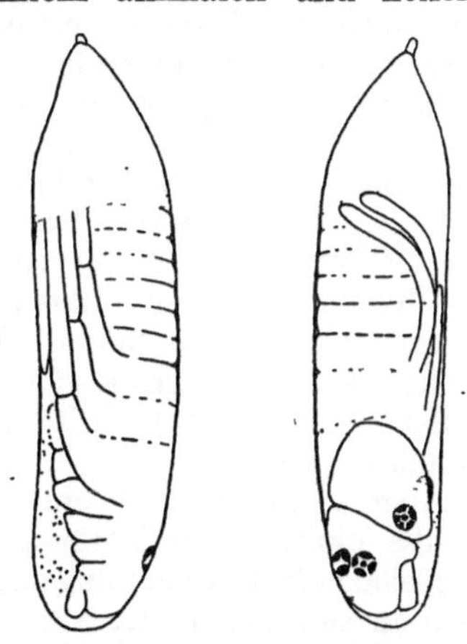

a   b

Abb. 31. Experimentell ausgelöste
Doppelbildung bei der Libelle. Durch
Brennung am vorderen Eipol im
Blastodermstadium der Libelle hat
sich eine Kopf- und Augenverdop-
pelung gebildet. Abb. b zeigt von
der linken Seite die 2 Kopfkapseln
mit je 2 Augen. [Nach SEIDEL: Biol.
Zbl. 48, 4 237 (1928).]

den nach dem 4-Kernstadium, äußerte sich an der späteren Larve in Form einer
Verdopplung des Vorderendes und des Auges (Abb. 31). Vergleichsexperimente an
Triton alpestris (PRZIBRAM) sind nun wiederum deswegen von besonderer Bedeutung, weil sie einen Hinweis geben auf die diesbezüglichen biologischen Vorgänge
bei den Urodelen. Das Ei dieser Amphibienart ist durch ein weißes „Zenith-
feld“ im animalen Pole ausgezeichnet. Auch hier kann der Anstichfleck bis zur
völligen Ausbildung der Larve weiter verfolgt werden und sitzt dann bei entwickelten Embryonen in der Nackengegend (Hinterkopf bis Hals). Es liefert
also der animale Pol des Eies vom Alpenmolch dorso-anteriore Teile und da diese
bei der Entstehung des „Differenzierungsgefälles“ am Anbeginn stehen, so sind
animaler Pol des Eies und Kopf des Embryos topographisch und entwicklungskinetisch äquivalent. Viel genauer aber und feiner als diese Anstichversuche
sind die Farbstoffmarkierungen zum Nachweis des Verwendungsbereichs der
Eizonen am späteren larvalen Keim.

Eine weitere Frage der Lokalisation ist die Lage der Symmetrieebene, der
Hauptachse des Embryos in bezug auf die erste Furchungsebene. Die ursprüng-
liche Vorstellung von ROUX ging dahin, daß die Bahn des eingedrungenen
Spermiums die Richtung der Furchungsspindel und damit eine dieser Bahn

entsprechende erste Furche hervorrufe. In dieser Fassung würden dann auch die beiden Tochterkerne die Medianebene, d. h. also rechts und links im Ei bestimmen. Diese Vorstellung muß wohl auf Grund zahlreicher Experimente heute abgelehnt werden. Allerdings stehen hier Ergebnisse von Schnürversuchen (SPEMANN) und Farbmarkierungsversuchen (VOGT 1927) in Widerspruch, so daß die Frage im Grunde genommen doch noch nicht ganz spruchreif ist. Vielleicht gestattet die Schnürmethode denn doch nicht so exakte Beobachtungen, wie es die viel schnellere Vitalfärbung ermöglicht. Wahrscheinlich ist es also so, daß bei den Anuren die Furchung nicht an die bilaterale Symmetrie gebunden ist und daß bei den Urodelen (Triton, Pleurodeles, Amblystoma) sämtliche Winkelbeziehungen zwischen Medianebene und der ersten Furche vorkommen (VOGT 1927). Bei den beiden zuletzt genannten Urodelen findet man kurz nach der Befruchtung eine dem Äquator zu gelegene sichelförmige Aufhellung des Pigmentrandes. Diese Aufhellungsstelle entspricht der späteren Rückenseite des Embryos. Allgemein läßt sich sagen, daß die Furchung durch ein schon bilateral symmetrisch geordnetes System hindurchläuft, ohne sich überhaupt nach dieser bilateralen Symmetrie zu richten. Bestätigt wurden diese Ergebnisse durch Preßversuche von Froscheiern zwischen Glasplatten (WEIGMANN 1927). Weder vor noch nach der Besamung läßt sich die Richtung der Medianebene beeinflussen, die erste Furche kann beliebige Winkel mit der Spermaeintrittsstelle bilden. Diese Versuche erbrachten zugleich den näheren Nachweis der topographischen Lage der dorsalen Urmundlippe zum grauen Halbmond: Die Lippe wird an dem an den weißen Dotter grenzenden Keil desselben gebildet.

Aber natürlich kann ein Ergebnis beim Frosch nun nicht grundlegend sein für die biologischen Vorgänge, die hier allgemein im Ei sich abspielen. Die Vergleichende Entwicklungsmechanik kann nur auf Grund umfassender Ergebnisse an sämtlichen der Untersuchung überhaupt zugänglichen Tierarten dem Homologieproblem nachgehen. MORGAN hat derartige vergleichende Betrachtungen bereits entwickelt und es wäre notwendig, diese Vergleiche noch zu erweitern: Bei Diemyctylus und Triton soll die 2. Furchungsebene der Mittelebene entsprechen, bei Ascidien fallen erste Furche, mediane und Halbmond zusammen, bei den Fischen aber bestehen keine Beziehungen zwischen den ersten Furchungen und der Mittelebene des Embryos. Sind die Eier schon vor der Befruchtung bilateral, so entspricht die Symmetrieebene der Mittelebene des Embryos (Insekten). Bei Seeigeln und im Gegensatz zu der Auffassung von HÖRSTADIUS (1927) bei NEREIS und im Gegensatz zu den obenerwähnten Ergebnissen von VOGT und WEIGMANN auch beim Frosch, soll die erste Teilungsebene und damit auch die Symmetrieebene durch die Eintrittsstelle des Spermiums festgelegt sein, diese Eintrittsstelle bestimmt beim Frosch die Bilateralebene des grauen Halbmondes. Beim Axolotl liegen Untersuchungen vor, welche die Auffassung von VOGT beim Frosch bestätigt haben (BANKI 1927). Eine „dorso-ventrale Differenzierung" besteht wahrscheinlich schon im unbefruchteten Ei. Diese Polarität gewinnt dann nach der Befruchtung einen sichtbaren Ausdruck im Auftreten des grauen Halbmondes. Da nun die erste Teilungsspindel sich nicht nach dieser bereits gegebenen Symmetrie richtet (VOGT), so würde das Eindringen des Spermiums chronologisch zwischen Entstehung der bilateralen Symmetrie und der Ausbildung des Furchungssystems liegen. *So früh also schon äußern sich die beiden großen entgegengesetzten biologischen Gestaltungsphänomene, die Ausbildung der determinativen Formbildung der bilateralen Symmetrie und der rein nukleär-ausgelösten Differenzierung, deren Teilungsmechanismus ihren ersten Anfang bedeutet.*

Wiederum eine andere Auffassung in der Deutung der Teilungsebenen nimmt GUDRUN RUUD 1925 ein: Bei Triton taeniatus soll die eine der beiden Furchungsebenen der Symmetrieebene, die andere einer Frontalebene entsprechen; dabei muß natürlich eine der beiden Furchungsebenen das Material des späteren Organisationszentrums aufteilen.

Für unser vorliegendes Problem der Lokalisation der Symmetrieebene am Ei kann daher nur zukünftige vergleichende Forschung Klarheit bringen.

Die virtuelle Rückbeziehung der Organ- und Systemtopographie auf das Ei ist in ihrer Auswertung für den Menschen von allergrößter Bedeutung.

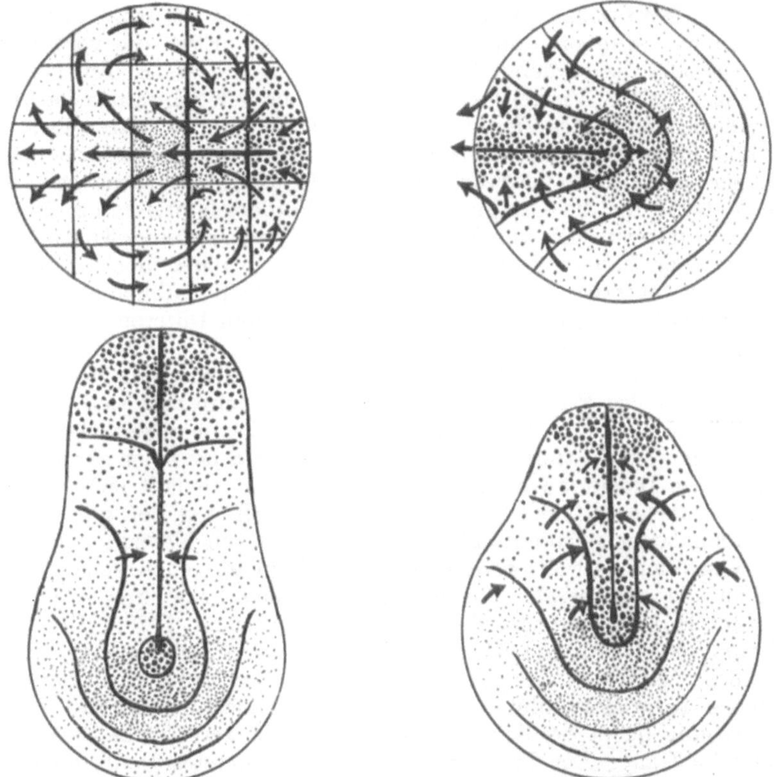

Abb. 32. Keimfeldbewegung während der Entstehung des Primitivstreifens beim Hühnchen. [Nach WETZEL: Arch. Entw.mechan. 119 (1929).]

Bisher nur immer eingestellt auf den Mendelismus zahlreicher pathologischer Erscheinungen hat sich die medizinische Wissenschaft mit Erklärungsmöglichkeiten auf dieser Erbbasis begnügt. Wenn wir aber berücksichtigen, welche ungeheure Fülle von Komplikationsmöglichkeiten und äußerlich am Ei ansetzenden schädigenden Faktoren die organbildenden Keimbezirke treffen können, so mag dieser Hinweis genügen für die Bedeutung der Kenntnis einer topographischen Anatomie des Eies. Von diesem Ziel sind wir heute noch sehr weit entfernt, es fehlen jegliche Experimente beim Säuger, die heute aus technischen Gründen noch nicht in Angriff genommen werden konnten, es fehlen aber auch vergleichende Experimente an artlich verschiedenem Material, bei Reptilien und Vögeln. Einzig das Hühnchen ist genauer analysiert.

Die Lage des Primitivstreifens im Hühnerei folgt meist der Regel, die KARL-ERNST VON BAER bereits vor über 100 Jahren, im Jahre 1828 aufgestellt hatte. Wenn man das abgelegte Hühnerei so hält, daß der stumpfe Eipol links, der spitze rechts liegt, so ist das kaudale Ende des Primitivstreifens zum Beobachter gerichtet. Diese Regel trifft aber nicht immer zu und bereits VON BAER selber hat auf diese Abweichung hingewiesen. Ungefähr $^2/_3$ bis $^3/_4$ aller Fälle liegen im Rahmen der VON BAERschen Vorstellungen (KOPSCH 1926).

Durch Beifügung vitaler Farbmarken oder durch elektrolytische Zerstörungen bestimmter Bezirke am Primitivstreifen gelang es KOPSCH 1927 genauer die spätere Aufteilung der Zonen dieses Streifens am embryonalen Körper festzustellen. Bedeutsam ist, daß die Anlage des Kopfes vor dem Primitivstreifen liegt (CORNING, WETZEL, KOPSCH). Dieser Kopfbezirk ist beim ausgebildeten Primitivstreifen 1 mm breit und 0,5—0,6 mm lang. Etwa die vordere Hälfte des Streifens oder die vorderen $^2/_3$ liefern den ganzen dorsalen Teil von Rumpf und Schwanz. Sein 3. Viertel liefert ventrale Teile der Schwanzknospe und die Aftermembran, sein letztes Viertel geht auf in der Wand des Dottersacks. Wahrscheinlich ist im vorderen Teil des Primitivstreifens das Material für ein Segment etwas länger als weiter kaudalwärts und die Medullarplatte sowie das unter ihr liegende Material für die Ursegmente ist im Vorderteil breiter als hinten.

Die am Primitivstreifen von $18^1/_3$ Stunden in verschiedenen Teilen gesetzten Elektrolytmarken können beim Embryo von 48 Stunden noch nachgewiesen werden. Diese Markierung wird mit der einfachen Stahlnadel bei 3 Volt Spannung gesetzt und zeigt an der Größe des späteren Differenzierungsdefektes die einst gesetzte, fest umrissene territorielle Begrenzung. Erschlossen werden kann aus den Versuchen, daß das präsumptive Material der Medullarplatte im vorderen Teil des Primitivstreifens breiter sein muß und sich kaudalwärts immer mehr einschmälert. Erst Marken, die kranial vom eigentlichen Primitivstreifen gesetzt werden, treffen das Kopfgebiet. Wird bei einer Stromspannung von 3 Volt der Defekt an erwähnter Stelle gesetzt, so läßt sich 26 Stunden später am Embryo feststellen, von welcher Ausdehnung der gesetzte Defekt die drei Keimblätter getroffen hat. Diese Angaben von KOPSCH sind nun ganz kürzlich wesentlich vertieft worden, so daß wir heute schon genauere Einzelheiten über die territorielle Gliederung der Keimscheibe und des Primitivstreifens des Hühnchens vermerken können (R. WETZEL 1929). Die allererste Formbildung des Primitivstreifens besteht in einer Verschiebung der Oberflächenschicht nach vorn von Anbeginn seiner Entwicklung an in der späteren Medianebene nahe dem hinteren Rande des runden Keimfeldes (Abb. 32). Diese Bewegung bleibt bei dem Vorgang der Verlängerung des Streifens noch einige Zeit im Gang. Der Primitivknoten, sein vorderstes Ende, bleibt immer oberflächlich liegen, während sich die beiden Medianverschiebungen der Randfelder in eine seitlich gerichtete Bewegung im Mesoderm fortsetzen. Mit Hilfe vitaler Markierung des Primitivknotens konnte die spezifische Formprägung in zeitlicher Staffel von Wachstums- und Differenzierungsvorgängen aufgezeigt werden. Die ursprünglich blaue Marke des Primitivknotens (WETZEL 1924) teilt sich im Laufe der Entwicklung bald, indem sich eine Bucht ungefärbten Materials von kranial her hineinschiebt und die gesamte Zone in einen medialen und in einen lateralen Teil trennt. Der laterale bleibt liegen, der mediale aber verschiebt sich weit kaudalwärts. Später wird dann der laterale Bezirk zur Seiten- und Oberwand des Medullarrohrs, der mediane aber liefert Chorda, welche von dem völlig ungefärbten Ektoderm des Medullarrohrbodens bedeckt wird.

Sehr wesentlich ist nun die Tatsache (WETZEL 1929), daß das Material des Streifens in seiner hintereinander gestaffelten Queranordnung nun durchaus nicht etwa auch bestimmten Querzonen des späteren embryonalen Körpers entspricht, sondern sich auf dessen Längsabschnitte verteilt. So bildet z. B.

der Knoten Neuralboden und Chorda, die vordere Hälfte des Streifens den fehlenden seitlichen Teil des Neuralorgans. Teile des ganzen Körpers liegen also in einem bestimmten Querschnitt beschlossen. Im Aufbrauchmechanismus des Primitivstreifens spiegelt sich nun zweifellos ein Verhältnis wieder, wie es am Urmund der Amphibien beobachtet werden kann. So kann wohl der hintere Teil des Primitivstreifens, der paraxiale Gebiete des Embryos liefert, mit der ventralen Hälfte der Seitenlippe und der ventralen Lippe des spaltenförmigen Urmundes homologisiert werden, sie liefern beide paraxiales Mesoderm.

HOLMDAHL konnte weiter zeigen, daß die ganze kaudale Hälfte des Rumpfes erst nach der Zeit der Schwanzknospenbildung entsteht einschließlich hinterer Extremität und zwar aus Streckungsmomenten des Endwulstes des Primitivstreifens heraus von dem der hintere Teil des embryonalen Körpers des Hühnchens entwicklungskinetisch ausgeht. Experimentell wurde so vorgegangen, daß 51 Stunden alten Hühnerembryonen im Endwulststadium am hinteren Ende des Rückenmarks elektrolytisch ein Defekt gesetzt wurde. Diese Läsionsstelle fand sich 48 Stunden nach der Operation im oberen Teil des Rumpfes hinter den Flügelanlagen wieder. Zur Zeit der Schwanzknospenbildung hatte sich also beim Huhn nichts vom großen kaudalen Teil des Rumpfes entwickelt. Zwischen primärer und sekundärer Körperentwicklung befindet sich also eine Grenze etwa in der Mitte des Rumpfes; der große kaudale Teil des Rumpfes würde demnach erst nach der Zeit der Schwanzknospenbildung seine Entwicklung beginnen.

Diese normalen Materialverschiebungen und Lokalisationsverhältnisse am Keim des Vogels bedürfen nun der vergleichend entwicklungsmechanischen Erforschung ihres determinativen Potentials. Der Zeitfaktor der Determination der einzelnen Keimzonen wird in seiner Staffelung ganz ähnlich wie dies für die Amphibien geschildert wurde, den Ausfall einer Formgestaltung beeinflussen. Die vorliegenden experimentellen Tatsachen sind nun hier leider noch spärlicher als bei den Amphibien und Vergleichsexperimente fehlen so gut wie ganz. Daß aber das biologische Grundphänomen der chronologischen Staffelung der Formbildungsvorgänge auch bei den Vögeln die Entwicklungskinetik beherrscht, zeigen Transplantationsversuche an Blastodermstückchen verschiedenen Alters (HOADLEY 1926). Transplantationen genannten Materials zeigten, daß bereits schon in Stücken, die jünger waren als 12 Stunden, Selbstdifferenzierungspotenzen vorhanden waren. Ähnliche Ergebnisse hatte V. DANTCHAKOFF erzielt. Je älter der Keim war, um so mehr nahm das Selbstdifferenzierungsvermögen zu, wie dies ganz generell von vórnherein anzunehmen war. Genauere Analysen dieses Zeitfaktors ergaben, daß Material von einem 4-Stundenkeim am Sehorgan nur Pigmentzellen entstehen ließ, von einem 6-Stundenkeim Pigmentzellen und pigmentierte Retinazellen, vom 8-Stundenkeim die verschiedenen Schichten der Retina. Allgemein entstehen die Mesodermderivate aus Teilen des 4-Stundenblastoderms, vor dieser Zeit aber werden nur Organe des Ektoderms und des Entoderms gebildet. Weiter kommen zur Entwicklung beim 6-Stundenblastoderm quergestreifte Muskulatur, Herzmuskeln, Knorpel- und Darmmuskulatur; später beim 12-Stundenstadium setzt die Coriumdifferenzierung ein. Man kann auch eine ganze Reihenfolge aufstellen für die Abkömmlinge des Mesoderms, deren Entstehung zeitlich fixiert ist: Knorpel 4 Stunden, Skeletmuskel 6 Stunden, Corium 12 Stunden.

Derartige Zeitstaffeln in der Entwicklung der verschiedenen Derivate eines Keimblattes gelten auch für die Komponenten und komplexen Gewebsteile eines Organs. Z. B. entwickeln sich an einem 4 Stunden alten Nierenblastem sekretorische Tubuli, 2 Stunden später außerdem noch Glomeruli und noch später die Sammelröhrchen, also das gesamte Organ. So kommt es, daß unter bestimmten zeitlich abgestuften Versuchsbedingungen isolierte Glomeruli zur Entwicklung gebracht werden können ohne sekretorische Abschnitte.

Der Raumfaktor, das orthotopische Potential eines Keimblattes oder eines Organs, die „Praeprimordial segregates" HOADLEYs nehmen daher erst im Laufe der Zeit ein Gefüge an, wie es dem Gesamtorganismus funktionell adäquat ist und die einzelnen Bausteine, die Konstituenten dieses Gefüges, besitzen immerhin eine relative chronologische Selbständigkeit ihrer Entwicklungskinetik.

Diese zeitlich abgestufte Entwicklungskinetik, die bei den Determinationsvorgängen in derselben Weise sich abspielt wie bei den späteren Differenzierungsvorgängen, die nur in ihren biologischen Entfaltungs- und Reaktionsmöglichkeiten auf Grund der inneren Verschiedenheit dieser beiden Phänomene spezifische Ausschläge bedingt, bringt uns überhaupt die gesamte Primitiventwicklung aller Vertebraten dem Verständnis näher. Diese zeitlichen Verschiebungen derselben typischen Primitivvorgänge gegeneinander werden daher immer einen wesentlichen Bestandteil vergleichend entwicklungsmechanischer Forschung darstellen.

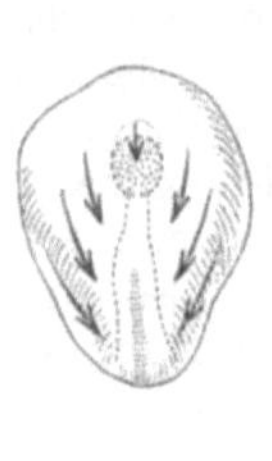
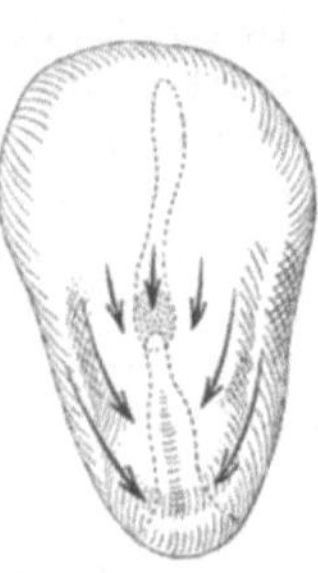
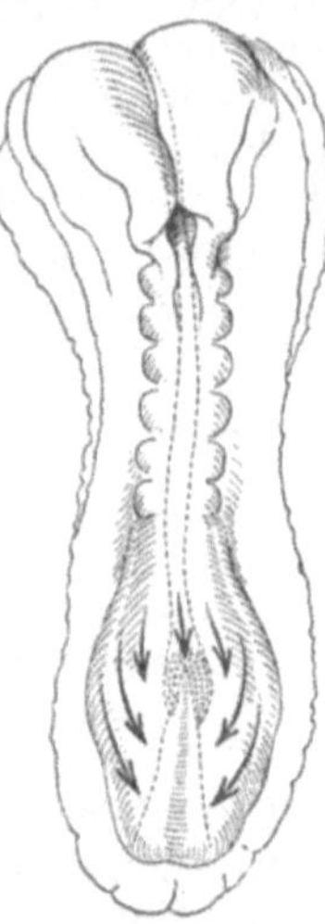

Abb. 33. Darstellung der allmählichen Entwicklung der Chorda nach vorn und des zeitlich sich später als der vordere Keimabschnitt herausdifferenzierenden hinteren Abschnittes des Mesoderms an der Keimscheibe des Schweineembryos. Die punktiert angegebene kreisförmige Zone ist der HENSENsche Knoten, die Chorda ist gestrichelt. [Nach STREETER: Contrib. to Embryol. 19 (1927).]

Zeitliche Unterschiede sind es auch, die beim Säuger (Schwein) „gastrales" und „peristomales" Mesoderm in Erscheinung treten lassen in ihrer Trennung vom Primitivstreifen (STREETER 1927, 1928, 1929). Ähnlich wie bei Amphibien, Vögeln spielen sich auch hier beim Säugerprimitivstreifen ganz ähnliche kaudalwärts gerichtete Materialverschiebungen ab (Abb. 33), die auf ihrem Wanderwege allmählich Chorda- und Mesoblastderivate entstehen lassen. 2 Keimblätter Ektoderm und Entoderm werden primär angelegt, aber dann schiebt sich als ein Ektodermderivat als subektodermaler Komplex der Mesoblastabschnitt dazwischen.

Die deskriptive Entwicklungsgeschichte hat hier bisher eine große Tatsachenfülle beschrieben, entwicklungsmechanische Experimente, Transplantationen und Farbmarkierungen dagegen sind von Keimzonen bisher noch niemals ausgeführt worden, so daß vergleichbare Beobachtungen fehlen. Die entwicklungsmechanische Frage der potentiellen Ganzheit frühester Entwicklungsstadien des Säugereies oder der Mosaikstruktur der Teile ist natürlich vom größten Interesse für die menschliche Biologie.

Untersuchungen am Ei der Maus (SOBOTTA 1924) zeigen, daß bei diesem Säuger in ganz frühen Entwicklungsstadien ein orthotopisches raumgebundenes Potential in Wirksamkeit treten muß, daß allerdings bisher noch nicht experimentell erfaßt worden ist. Die eine der beiden Blastomeren ist nämlich stets größer, von hellerem Plasma und ihre Teilungstendenz ist ungleich stärker ausgeprägt als die der dunkleren Blastomeren, woraus dann gewisse Unregelmäßigkeiten des morphologischen Gesamtaufbaues resultieren müssen. Allmählich drängen sich die hellen an Zahl überwiegenden Zellen am animalen Pol zusammen und umwachsen die dunkleren, wodurch diese vor der Bildung des Urmundes ins Innere der Neurula gelangen. Da nun die kleinen dunklen Zellen nur die entodermale Dottersackwand liefern, liegt in der hellen Blastomere im wesentlichen der Totalitätsfaktor für das gesamte embryonale Gebilde beschlossen (Abb. 34).

Und wenn wir nun die höchsten Vertebraten den Wirbellosen gegenüberstellen, so zeigen Ergebnisse am Keim von Tubifex (PENNERS), daß ganz bestimmte Zonen, die Polplasmen, zur Ausbildung des Keimstreifens und des Embryos befähigt sind. Eine geringe Menge von Entodermmaterial genügt den beiden Somatoblasten, die embryogenetische Entwicklung zu vollenden. Hier liegt eine gewisse Parallele zwischen der animalen Keimregion am Tritonei und der Polplasmazone von Tubifex.

Es ist bereits schon betont worden, daß mit der Zeit die ursprünglich uni-
verselle Totalität, die auf die Herstellung des Gesamtindividuums hinzielt, immer mehr in lokale fester determinierter Regionen und Systeme eingeschränkt wird. Diese Einschränkung bedeutet aber lediglich eine territorielle Gliederung von neuen Raumeinheiten spezifisch prospektiver Bedeutung und Potenz und entspricht zugleich der Entstehung neuer orthotopischer Potentiale, die an bestimmte Anlagen gebunden sind. Die biologischen Eigenheiten und Besonderheiten der Reaktionskinetik, welche den Totalitätsfaktor des Gesamteies charakterisieren, werden daher bei dieser Aufteilung auch wiederum in kleinere Reaktionskreise zerlegt. Ihrem entwicklungsmechanischen Wesen nach geben daher diese kleineren Kreise nur ein dynamisches Spiegelbild des ursprünglich einheitlichen Gesamtkreises des Individuums.

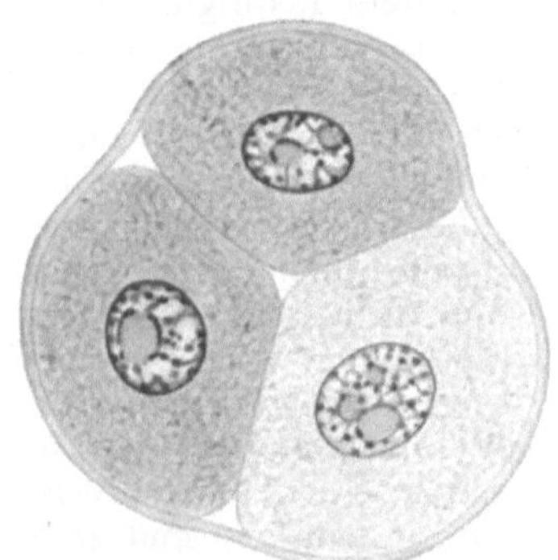

Abb. 34. Innere dynamische Verschiedenheit der 4 ersten Blastomeren des Säugereies (Maus). Die helle Blastomere ist der Sitz des Ganzheitsfaktors des Säugerembryos. [Nach SOBOTTA: Z. Anat. 1, Abt. 72, 104 (1924).]

Wenn ein angestochenes Ei mit einem Defekt sich später zu einem normalen, aber kleinerem Individuum entwickelt (Regulationsei), so entspricht der Totalitätsfaktor dieser Individualität einem harmonisch-äquipotentiellen System. Alle Teile dieses Eies sind noch so sehr reversibel, daß sie sich bei gegebenem Defekt und bei Entfernung bestimmter Teile neu umstellen können; beim Mosaikei ist das Material schon irreversibel, territorielle Defekte am Ei werden daher von dem übrigen Plasma nicht mehr ausgeglichen.

Übertragen wir diese Tatsachen in dem oben gegebenen Sinne auf eine Anlage, z. B. die Schultergürtelanlage, so finden wir bei derjenigen Schultergürtelanlage, welche mit einem Regulationsei verglichen werden kann, ein harmonisch-äquipotentielles System. Defekte an dieser Anlage, die bei der Transplantation experimentell gesetzt werden, gleichen sich völlig aus, da alle Teile noch reversibel sind. Es entsteht auf diese Weise ein normaler, aber verkleinerter Schultergürtel, wie ihn BRAUS bei Bombinator pachypus nachgewiesen hat. Bei der Schultergürtelanlage aber, welche bezüglich ihres Potenzschatzes mit einem Mosaikei verglichen werden kann, gleichen sich gesetzte Defekte an dieser Anlage nicht mehr aus, da alle Teile bereits schon irreversibel determiniert sind. Der später entstehende Schultergürtel hat daher an der durch die Operation gesetzten spezifischen Stelle auch einen lokal umrissenen Defekt. Verpflanzte Teile eines derartigen Mosaikblastems bilden daher niemals einen normalen verkleinerten Ganzschultergürtel, sondern immer nur ein Mosaik von Bruchstücken (HARRISON, DETWILER, SWETT bei Amblystoma punctatum, BRANDT bei Triton taeniatus).

Die vergleichbare identische Entwicklungskinetik im Ei und in einer Anlage ist hiermit aufgezeichnet und die Möglichkeit gegeben, neue typologische Reihen im Sinne der Vergleichenden Entwicklungsmechanik aufzustellen.

Die angegebenen Vergleiche basieren zugleich auf denselben experimentellen Methoden. In beiden Fällen wird eine Verletzung gesetzt, einmal durch Anstich und Materialzerstörung an bestimmter Stelle des Eies, das anderemal durch Materialzerstörung in Form einer Schnittführung an der Verwachsungsstelle der zu transplantierenden Anlage am Körper der Larve, d. h. bei der Gliedmaßenanlage in der Schultergürtelgegend. Das Hauptgewicht des vorliegenden Problems liegt somit wiederum im Raumfaktor.

Betont sei weiter, daß der Reaktionsmechanismus im Schultergürtelblastem ganz andere Bedingungen vorfindet, als der Reaktionsmechanismus im Gliedmaßenblastem der unversehrten Knospe selber, die verpflanzt wird, und nun z. B. später eine linke oder eine rechte äußerlich sichtbare Gliedmaße liefert. Dieses Material der freien Knospe bleibt von jedem operativem Eingriff verschont und entwickelt sich nur auf neue Milieuanstöße hin; während das Material des durch die Schnittführung direkt getroffenen Schultergürtels wirkliche Substanzverluste ausgleichen muß.

Die Aufhebung derartiger Grenzen zwischen diesen beiden biologisch ganz verschiedenen Vorgängen, wie dies in der vorliegenden Literatur teilweise geschehen ist, wird um so verhängnisvoller sich auswirken müssen, da wir heute auch entwicklungsmechanisch die artlichen Verschiedenheiten beachten müssen. Da auch diese in der bisherigen „kausalen Forschung" recht nebensächlich behandelt wurden, sind zahlreiche Schlußfolgerungen wissenschaftlich wertlos.

Wird bei Bombinator pachypus im vorgerückten Schwanzknospenstadium Gliedmaßenblastem transplantiert (BRAUS), so entwickeln sich an der Wundstelle des Spendertieres Reste von Fortsätzen und Teile des Schultergürtels, suprascapula mit cleithrum, ein vollständiges Epicoracoid und eine clavicula in der proportionellen Größe, die derjenigen des normalen Gürtels entsprechen würde, der sich ohne operative Wegnahme des Materials an dieser Stelle entwickelt hätte. Das bedeutet, daß alle Teile des Gürtels bereits schon dynamisch in ihrer territoriellen Lage irreversibel determiniert sind und sich nun entwickeln selbst dann, wenn der weitaus größte Teil des Schultergürtels operativ entfernt wird. Jegliche Regeneration ist somit hier unterblieben, es hat sich nur das entwickelt, was dynamisch von vornherein gegeben war. Auch die freie sich später aus dem Knospenmaterial herausdifferenzierende Gliedmaße steht in ihren Proportionen in einem direkten Größenverhältnis zu diesen erwähnten Rudimenten.

Das Merkwürdige ist nun, daß der Schultergürtel des Transplantates keineswegs jene der freien Gliedmaße adäquaten Größenverhältnisse aufweist, nicht einmal die Defekte mehr besitzt, die jene erwähnten Rudimente in der Wunde des Spenders darstellen, sondern daß sich dieser Gürtel regulativ als harmonisch äquipotentielles System neu umgruppiert und einen völlig intakten, aber wesentlich verkleinerten Schultergürtel bildet, in dessen Gelenkpfanne nun der wesentlich größere Humeruskopf keinen Platz mehr hat (Abb. 35). Bei dieser regulativen Neuentstehung eines Miniaturgürtels werden alle die oben erwähnten Gürtelabschnitte zweimal gebildet.

Dies Experiment kompliziert den ganzen Entstehungsmechanismus einer Anlage ungemein; denn wir sehen, daß innerhalb einer Anlage ein Teil, nämlich der Schultergürtel, ganz anderen regulatorischen Gesetzen unterliegt, wie ein anderer Teil derselben Anlage, nämlich die freie Gliedmaße. Die Schultergürtelreste, die im Spenderkeim verbleiben, verhalten sich entwicklungskinetisch *mosaikartig*, die Schultergürtelreste, die verpflanzt werden, verhalten sich *regulativ*. Die ersteren bleiben in korrelativem Zusammenhang mit dem Ganzen, die letzteren werden verpflanzt in ein neues Milieu hinein. Man ersieht hieraus, wie vorsichtig man bei verschiedener Faktorenkombination bezüglich der Schlußfolgerungen sein muß. Exakte Grundlagen kann daher nur immer eine vergleichend-entwicklungsmechanische Analyse ganz identischer Versuche bei möglichst zahlreichen verschiedenen Tierarten liefern.

Als BRAUS diese Entdeckung gemacht hatte, lag bei der damaligen Einstellung der Entwicklungsmechanik der Gedanke natürlich nahe, aus einem einzigen Experimente bei einer einzigen Tierart kausales Geschehen ein für allemal geklärt zu haben. So glaubte BRAUS die Frage nach der Entstehung der kongenitalen Hüftgelenkverrenkung des Menschen auf Grund dieser bei Bombinator geschilderten Reaktionsmechanismen vertieft zu haben.

Die späteren Forschungen zeigten nun, daß andere Amphibienarten ganz anders bei ein und demselben Experimente ansprechen. Bei Amblystoma punctatum (HARRISON, DETWILER, SWETT) verhält sich das Schultergürtelblastem des Transplantates ganz anders. Niemals reguliert es sich hier als harmonisch-äquipotentielles System zu einem neuen verkleinerten normalen Ganzen um, sondern die Zonen, die territoriellen Massen, die eben bei der Transplantation mitgenommen werden, differenzieren sich später aus im Sinne eines Mosaiks.

Weitere vergleichend-entwicklungsmechanische Untersuchungen bei Triton taeniatus (BRANDT 1927) stellten diese Urodele bezüglich der eben erwähnten Reaktionsart auf dieselbe Stufe wie Amblystoma. Aber auch zwischen diesen beiden bestehen unter ganz bestimmten Versuchsanordnungen neue Unterschiede. Pflanzt man nämlich das Transplantat orthotopisch bei einem neuen Wirtstier an diese Stelle wieder hinein, so entwickelt sich bei Triton taeniatus immer nur ein Schultergürtel, wohl aber zwei Gliedmaßen und zwar sitzt die Gliedmaße, die sich aus dem Transplantat entwickelt hat, in einer neuen im Coracoid der Wirtsscapula eingegrabenen Delle (BRANDT 1927) (Abb. 36). Der Schultergürtel der Wirtslarve trägt somit seine eigene normale Gliedmaße in der normalen Pfanne und eine zweite von einem anderen Tier in einer an irgendeiner beliebigen Stelle seiner Platte z. B. im Coracoidfortsatz neu entstandenen Delle. Bei Amblystoma punctatum aber (SWETT) können orthotopisch zwei Schultergürtel entstehen, der eine als Regenerat vom Wirt, der andere aus dem Transplantat und beide bilden durch Verschmelzung ihrer mittleren Abschnitte eine Chimäre (Abb. 37).

Mit diesen Hinweisen mag angedeutet werden, daß, obgleich der dynamische Faktor des Schultergürtelblastems bei den beiden genannten Urodelen unter dem Sammelbegriff „Mosaikstruktur" erfaßt werden konnte, doch noch feine biologische Sonderheiten bestehen, die eben nur artlich begründet sind. Wenn aber somit bei den drei bisher genauer untersuchten Amphibienarten nun schon diese eigene Entwicklungsmechanik der Bildung des Gürtelblastems nachweisbar wird, um wieviel mehr muß daher eine umfassende vergleichende Entwicklungsmechanik gefordert werden, um auf deduktivem Forschungswege das Einzelne aus der Vielheit, aber nicht umgekehrt wie bisher in der einseitigen Entwicklungsmechanik auf induktivem Forschungswege die Vielheit aus der Einzelheit zu begreifen.

Die Gegensätzlichkeit zwischen dem Regulationsmechanismus des Gürtelblastems bei Bombinator und der Mosaikgestaltung bei Triton wird am deutlichsten nachweisbar nach Anfertigung von Wachsplattenmodellen (Abb. 38). Es zeigt sich dann, daß $\frac{1}{5}$ der gesamten Masse eines normalen Gürtels bei

Triton bereits schon imstande ist, eine voll entwickelte Gliedmaße, die sogar noch eine sekundäre Verdopplung aufweisen kann, zu tragen.

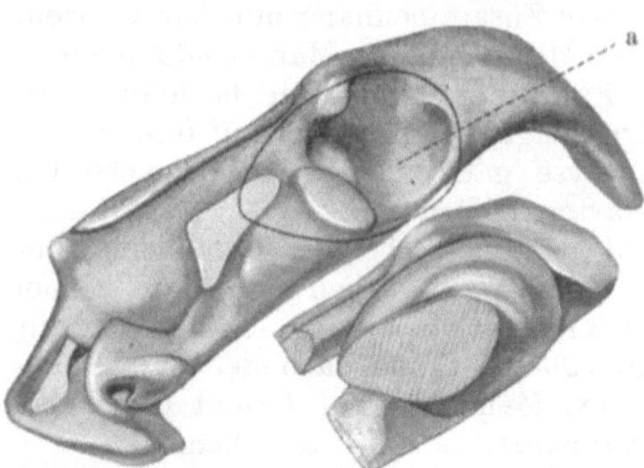

Abb. 35. Dynamik des Schultergürtelblastems bei Bombinator pachypus. Verkleinerter aber normaler Schultergürtel eines Transplantates und der dazugehörige, in seinen Proportionen allzu große Humeruskopf. Beispiel des Regulationsmechanismus eines Anuren-Schultergürtels als eines harmonisch-äquipotentiellen Systems. a Pfanne mit Konturen des Humeruskopfes.
[Nach Braus: Morphol. Jahrbuch 39 (1909).]

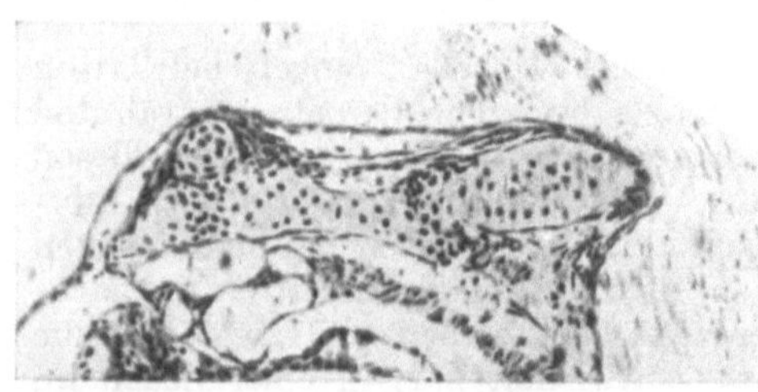

Abb. 36. Dynamik des Schultergürtelblastems bei Triton taeniatus nach orthotopischer Transplantation. Nach orthotopischer Transplantation bildet sich ein einheitlicher Schultergürtel, der zwei Gliedmaßen trägt, von denen die eine vom Spender stammt. Diese hat sich eine ihrer Größe gemäße Pfanne am Coracoid gegraben.
[Nach Brandt: Arch. Entw.mechan. 112 (1927).]

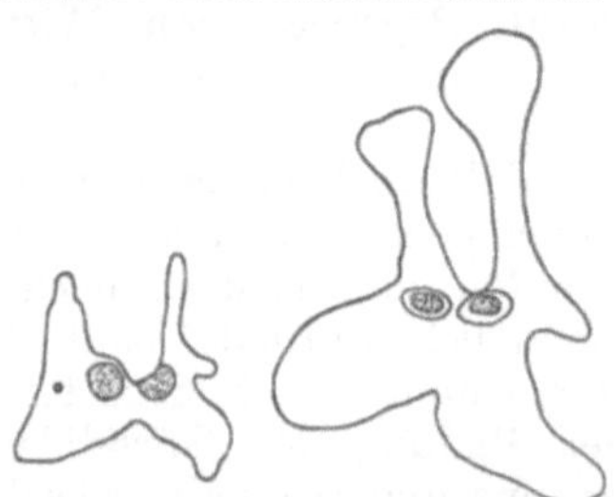

Abb. 37. Dynamik des Schultergürtelblastems bei Amblystoma punctatum nach orthotopischer Transplantation. Es ist eine Schultergürtelchimäre entstanden mit teilweiser Verschmelzung der beiden Anteile. Jeder dieser Anteile trägt seine eigene Pfanne für seine Gliedmaße.
[Nach Swett: J. exp. Zool. 44 (1926). Aus Brandt: Arch. Entw.mechan. 112 (1927).]

Es differenziert sich demnach bei Triton nur der Materialabschnitt des Gesamtschultergürtels weiter, der bei der Operation entnommen ist. Die relative Selbständigkeit des Gürtelblastems bei Bombinator, welche in der harmonisch-äquipotentiellen Entwicklung dieses Gürtels zum Ausdruck kommt im Gegensatz zur freien Gliedmaße, tritt bei Triton insofern in Erscheinung, als die freie Gliedmaße bei dieser Amphibienart orthotopisch völlig unabhängig vom eigenen Schultergürtel sich bildet und den fremden Gürtel des Wirtes an irgendeiner beliebigen Stelle zu einer passenden Pfanne eindellt. Der phylogenetisch ältere Humeruskopf dominiert also über die Pfannenform, eine Auffassung, welche die Vorstellungen von Rudolf Fick über Gelenkontogenese bestätigt.

Eine weitere biologische Eigenart des Blastems kann aus bestimmter Versuchsanordnung erschlossen werden. Wird zum Nachweis des Zeitfaktors der Determination der Seitenqualität eine Gliedmaßenknospe des Schwanzknospenstadiums der Larve in dorso-ventraler Verdrehung implantiert, so entsteht auch ein in dorso-ventraler Richtung verdrehter Gürtel; das Gürtelblastem befindet sich also genau wie das der freien Gliedmaße in der irreversiblen Phase der Determination. Wird dasselbe Experiment an Neurulamaterial ausgeführt, so entwickelt sich trotz operativer dorso-ventraler Verlagerung ein normal orientierter Gürtel in gleicher Weise wie auch eine normale wirtsseitenrichtige Gliedmaße. Das Gürtelblastem dieses Entwicklungsstadiums befindet sich demnach in der reversiblen Phase der Determination.

Wenn also, um hier nochmals einen Vergleich mit dem Linsenblastem zu geben, bald „unabhängige" Gürtelentwicklung stattfindet, d. h. das Blastem ganz selbständig sich ausdifferenziert, ohne auf Milieuanstöße der seitlichen Körperwand zu reagieren, das anderemal „abhängige" Gürtelentstehung und das gesamte Material auf die Einwirkung der seitlichen Körperwand in neuer Umgruppierung seiner Teile anspricht, so liefern diese Schultergürteluntersuchungen in derselben Weise wie die früher bereits erwähnten Untersuchungen der Seitenqualität an der freien Gliedmaße, Beiträge für die ursächliche zeitbedingte Erscheinungsmöglichkeit der sog. abhängigen und unabhängigen Differenzierung, ein Beweis, wie er bei der Zusammenstellung der diesbezüglichen Ergebnisse bei der Linsenentwicklung (SPEMANN 1912) nicht erbracht worden ist. Hier fehlt auch bei der Suche nach Beziehungen phylogenetischer Art die experimentelle Grundlage verschieden alter Entwicklungsstadien, aus denen überhaupt der „Zeitfaktor" beweisbar wird. Beide Phänomene, „unabhängige und abhängige Differenzierung" können bezüglich der Gürtelreaktion an ein und derselben Tierart manifest werden, wenn nur die Entwicklungsstadien zeitlich genügend weit auseinander

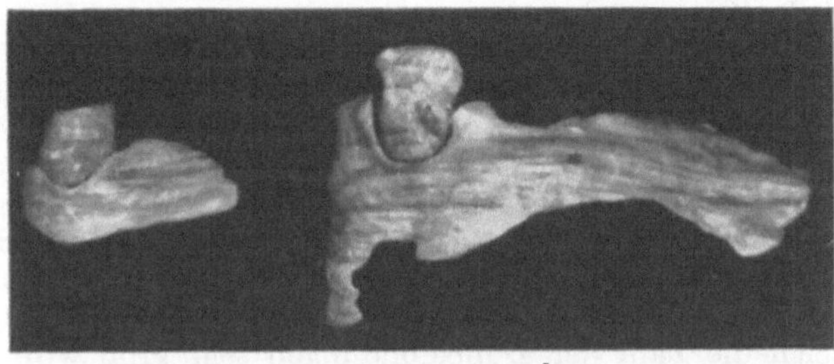

a   b

Abb. 38. Dynamik des Schultergürtelblastems bei Triton taeniatus. Nur ein Bruchstück der Pfannengegend des Schultergürtels (a) hat sich vom Transplantat entwickelt. Dieses trägt aber in normal großer Pfanne den für diese Pfanne passenden Humeruskopf. Beispiel der Mosaikstruktur des Schultergürtels der Urodelen. Zum Vergleich ist ein normal großer Schultergürtel mit dem dazu gehörigen Humeruskopf daneben (b) abgebildet. [Nach BRANDT: Arch. Entw.mechan. 112 (1927).]

Abb. 35—38. Vergleichende Entwicklungsmechanik des Schultergürtels.

liegen. *Vergleichend entwicklungsmechanisch würden alle isodromen Arten am Schultergürtel ganz dieselben typologischen Erscheinungen entstehen lassen müssen, wie wir dies bei den Reaktionen der freien Gliedmaße aufzeigen konnten; während bei anisodromen Arten erst die determinativ äquivalenten Stadien zu erforschen wären.* Hier öffnet sich wiederum ein weites Neuland vergleichend-entwicklungsmechanischer Arbeit.

Die allmähliche Gruppierung der einzelnen orthotopischen Potentiale, die „Embryobildung" aus omnipotentem unter sich vertauschbarem Material vollzieht sich in allerfrühester Zeit der Entwicklung. Die Natur macht hier gewissermaßen ganz dasselbe Experiment, das der Forscher in seinen Transplantationen verwirklicht, insofern, als die allmähliche Differenzierung, d. h. die Materialverschiebung des Keimes ständig neue und andersortige Zellkomplexe dem gegebenen orthotopischen Potential auflagert. Dies Material spricht dann seiner reversiblen, omnipotenten Entwicklungsmöglichkeit gemäß reaktiv in spezifischer Weise an. Diese Jugendzeit der Gewebe ist eine Vorbedingung der Entwicklung überhaupt. Es ist nun bedeutsam, daß bei allen sog. „Regenerations"-prozessen das Wundfeld auch bei älteren Larven und erwachsenen Tieren sich mit jugendlichem Zellmaterial bedeckt, das dann potentialgemäß anspricht, wie ein dorthin einverpflanztes Transplantat. Also auch hier dasselbe Naturexperiment. Die Vorgänge, die sich hier im einzelnen abspielen, sind in den Jahren 1924—28 von zahlreichen Autoren genau studiert worden (GRÄPER, PUPPE, WEISS, HERTWIG, KOLBOW, MILOJEVIĆ, VLATCOVIĆ, GRBIĆ, GUYÉNOT, SCHOTTÉ). Setzt man nämlich auf die Wundflächen einer frisch amputierten

Gliedmaße Regenerationsblastem von der Wundfläche eines einige Tage vorher amputierten Schwanzes, so kann gemäß der Reversibilität der Determination dieses Blastems eine Umstimmung unter dem Einfluß des neuen orthotopischen Potentials „Gliedmaße" erfolgen. Das Material, das sich an Ort und Stelle zu einem Schwanz ausdifferenziert hätte, wird jetzt zum Aufbau einer Gliedmaße verwandt. Hierbei wirkt sich das Potential des ganzen Systems mit all seinen Bestandteilen formgestaltend aus. Es ist also nicht so, als wenn z. B. der Humerus da sein müßte, damit das distale Regenerat überhaupt Gliedmaßenteil wird, sondern rein dynamisch wirkt sich das typische Potential aus, so daß selbst nach Herausnahme des Humerus aus dem proximalen Amputationsstumpf innerhalb des nunmehr skeletlosen Abschnittes distale Gliedmaßenabschnitte mit den dazugehörigen Knorpeln entstehen. Verständlich wird bei diesem Ganzheitsgeschehen auch die Erscheinung, daß nach Wegnahme einer Doppelbildung aus dem jungen Regenerationsgewebe eine neue, aber einheitliche Gliedmaße entstehen kann.

Wiederum greift auch hier der Zeitfaktor mitbestimmend in das Endergebnis ein; denn je älter das Regenerationsblastem, um so fester ist es herkunftsgemäß determiniert und besitzt somit nach Verpflanzung eine geringere Ansprechbarkeit auf die andersartige Umwelt. LODIJENSKY 1928 gab hier die Beweise. Schon vom zweiten Tage an sind die Regenerationsknospen der Gliedmaße vom Axolotl determiniert in der Richtung der vornhinten- und der dorsoventralen Polarität, so daß eine disharmonische Orientierung nach der Verpflanzung keine Umorientierung mehr zur normalen Stellung hervorrufen kann und zugleich die Zahl der Doppelbildungen sehr groß wird. Es verhält sich somit das Regenerationsblastem ganz ähnlich wie die Gliedmaßenknospe selber, deren Verdopplungsprozentsatz bei disharmonischer Orientierung ebenfalls stark zunimmt.

Bei all diesen Versuchen wird immer wieder das biologische Grundproblem der Dynamik der Formbildung als solche gestreift, und es gestatten die verschiedenartigen Versuche hie und da einen Einblick in dieses Geschehen: Verpflanzt man Gliedmaßen von Triton taeniatus-Larven in die Beingegend von Salamanderlarven, so bildet sich vom Wirte aus sehr bald eine Blutgefäßversorgung in das artfremde Milieu hinein und es wächst die Gliedmaße in dieser fremden Umgebung auf dem artfremden Wirtskörper gut weiter (GÜNTHER HERTWIG 1927). Amputiert man nun, so bildet sich aus dem Regenerationsblastem ein neuer Arm aus typischen Tritonzellen, d. h. aus Zellen, die an ihrer spezifischen Kerngröße von Salamanderkernen deutlich unterschieden werden können. Allmählich tritt nun eine Überhäutung des Regenerats vom Wirte her ein durch Wirtsepidermis, so daß eine Gliedmaße aus Muskeln, Knorpeln und Bindegewebe von Triton, aber aus Epidermis von Salamander entsteht. Die Form nun dieser Gliedmaße ist die für Triton artgemäße. Somit dominieren die Faktoren der Formbildung des Mesenchyms über diejenigen des Epithels. Anders ist es bei der Kiemenbildung. Weiter zeigten die Versuche, daß sich die Muskulatur aus den Zellen des indifferenten Blastems entwickelt an Ort und Stelle und nicht etwa aus eingewanderten Zellen oder aus Fortsätzen von Myotomen. Ist allerdings das Ortsgewebe nicht genügend vermehrungsfähig, z. B. bei künstlich haploid gemachtem Material, so können ortsfremde eingewanderte diploide Zellen Ersatz stellen. Die Formprägung ist somit nicht an einem spezifischen Kern, haploid oder diploid gebunden, sondern äußert sich durchaus autonom dem Chromosomenmaterial gegenüber. Somit werden auch hier die indifferenten Mesenchymzellen in neuer räumlicher Einordnung zu einem harmonisch-äquipotentiellen System des orthotopischen Potentials „Gliedmaße" eingruppiert.

Bei derartigen Experimenten können nun Kombinationen vorkommen, deren Deutung Schwierigkeiten macht und die vielleicht nicht immer richtig erwiesen worden sind. Wird z. B. ein Tritonarm mit 2—3 ausdifferenzierten Zehen an die Stelle einer gerade eben sich entwickelnden Beinknospe einer gleichalten Tritonlarve verpflanzt, so kann hier ein zum Transplantat spiegelbildlicher Arm entstehen. Daß nun aber dieser „Arm" aus dem Beinblastem des Implantationsortes entstanden sein soll (Kolbow 1928), ist sehr fraglich, da aus dem Regenerationsblastem fertig ausdifferenzierter Gliedmaßen zum Unterschied von den biologischen Gegebenheiten einer noch indifferenten Gliedmaßenknospe Proximalregenerate entstehen können, deren Spiegelbildlichkeit zum Transplantat gegeben ist. Man darf daher bei der Beurteilung der Regenerationserscheinungen nicht nur einen Faktor, sondern verschiedene gegebene Faktoren eines möglichen Entwicklungsgeschehens berücksichtigen.

All diese Vorgänge des zeitlich bestimmten und räumlich begrenzten Regenerationsgeschehens können aber erst dann deduktiv zu einer allgemeinen umfassenden Beurteilung verwertet werden, wenn sie sich im Sinne der Vergleichenden Entwicklungsmechanik auf Untersuchungen an sämtlichen dem Experiment überhaupt zugänglichen Tier- und Pflanzenarten stützen, damit das Endziel anatomischer Forschung, das so geringe Regenerationsvermögen des Menschen, in seiner biologischen Bedingtheit erschlossen werden kann.

Wir setzen daher neben die erwähnten Beispiele der Gliedmaßenforschung andere, welche das Herz, das Auge betreffen und vor allem solche, welche vergleichend auch die Verhältnisse bei niederen Tieren beleuchten.

Schon bei Würmern (Planarien) treten Erscheinungen auf, welche im Sinne determinativer Vorgänge erfaßt werden können und das Einbezogenwerden in einen gegebenen potentiellen Gestaltungskreis eines ganz bestimmten Formenwertes bedeuten. Indifferent, unstimmbar ist auch hier nach Ausbildung der ersten ektodermalen und entodermalen Zellen eine bestimmte Masse mesodermalen Mesenchyms, aus welchem Komplex beim Wachstum des Embryos sowohl zum Ektoderm wie zum Entoderm Zellen hinwandern, die dann in den Gestaltungsbereich der neuen Keimblattpotentiale mit einbezogen werden. Diese Zellen sind bei den Schwämmen die Archäocyten, bei den Hydroiden die Interstitialzellen, bei den Tunicaten die Amöbocyten, bei den Planarien und Amphibien die Mesenchymzellen (Goetsch 1929). Als indifferente Zellen gelten auch die Blutzellen in ihrer Eigenschaft als Mesenchymderivate und die vielen Analogien, die bei diesen Regenerationsvorgängen in gleicher Weise bei den erwähnten niederen Tieren wie bei Amphibien vorkommen, geben diesen biologischen Vorgängen einen breiteren, allgemein geltenden Anwendungsbereich. Gerade der Umstand, daß hier höher potenzierte und höher differenzierte Zellen des Ektoderms und Entoderms auf noch labile reversible mesenchymatöse Blutkomponenten einwirken, läßt das Regenerationsproblem auch nur unter dem allumfassenden Gesichtspunkt der zeitlich abgestuften Determination erfassen, hier eines Zellsubstrates, in welchem Reaktionen ausgelöst werden, welche sich je nach der Größe des endogenen Reaktionsradius in spezifischer Weise entfalten müssen. Je größer dieser Radius ist, um so höher differenzierte Werte können als „Regeneration" entstehen, und es läßt sich für das Hauptziel vergleichend entwicklungsmechanischer Forschung für den Menschen wohl nur so viel sagen, daß die Determinationsphasen seines Mesenchyms schon jenen fast stabilen Zustand erreicht haben, welche an Stelle der erstaunlich vollkommenen neuen Bildung, z. B. einer Gliedmaße der Amphibien oder eines Schwanzes der Eidechsen nur eben noch Narbengewebe setzen können. Wie aber nun bei allen kosmischen Erscheinungen überhaupt innere und äußere Faktoren in ihrem Wirkungsausmaß sich gegeneinander abwägen, so greifen auch bei diesen Regenerationsvorgängen die konditionellen Umstände der Außenwelt maßgebend ein. Wird z. B. bei Pelmatohydra der Tentakelkranz durch einen Stielteil eines anderen Individuums ersetzt, so bleibt die Regeneration aus und der Stiel entwickelt sich herkunftsgemäß (GOETSCH 1925). Bei Cordylophora bildet sich bei Berührungsreiz an der Wundfläche ein Stolo, fällt aber dieser Reiz fort, so entsteht ein Köpfchen. Dies Beispiel zeigt wohl die erwähnte Relativität des Regenerationsphänomens am deutlichsten.

Es kann auch zu einem sekundären Umbau einer primären Bildung kommen, eine Erscheinung, welche allerdings mehr in das Differenzierungsproblem als in das eigentliche Determinationsproblem hineingehört; spaltet man bei Planarien das Kopfende (STEINMANN 1927), so können sich 2 Kopfenden bilden mit je 2 Augen. Bald aber treten diese Augen in der Medianebene immer mehr zusammen, die mittleren schwinden und es entsteht schließlich wieder ein einheitlicher Kopf mit 2 Augen. Ähnliche Vorgänge spielen sich auch am Darm ab: Spaltet man diesen, so bildet sich zunächst der Kopfdarm zurück, dann aber entstehen neue Längsanastomosen durch Bildung neuer Darmteile und lassen 2 Kopfdärme entstehen. All die zahlreichen bei den Gliedmaßentransplantationen erwähnten verschiedenen Abarten der Einpflanzungsart, des Tausches der Polaritäten, des Tausches der einzelnen Enden lassen sich nun auch bei den hier in Frage stehenden Planarien durchführen und sind in der Literatur in umfangreichen Arbeiten niedergelegt worden. Dort wie hier ist das Ergebnis die reine Wiedergabe der Determinationsphase des Blastems und all seiner überhaupt unter den gegebenen Bedingungen auslösbaren Reaktionsphänomene.

Eine noch umfangreichere Literatur liegt über die Regenerationserscheinungen bei Pflanzen vor. Daß aber auch diese Organismen zum Vergleich herangezogen werden müssen, um überhaupt das gesamte biologische Problem zu klären, bedarf wohl kaum noch eines Hinweises. Allgemein ist den Gärtnern die Züchtungsmöglichkeit junger Pflanzen bei der Begonia aus Blattstückchen bekannt, die in feuchten Sand gesteckt werden; zahlreich sind die Pflanzen, bei denen eine derartige Züchtung aus Blättern möglich ist, die Familien finden sich unter den Gefäßkryptogamen, Monokotyledonen und Dikotyledonen. Die Erzeugung dieser sekundären Blätter und Sprosse auf der Blattspreite beruht nun auf einer Reserveanlage, d. h. einer Knospe, die aus jungen indifferenten Zellen bestehend schon während der Blattentwicklung angelegt worden war. Es handelt sich hier also eigentlich nur um ein unter bestimmten Bedingungen auslösbares Wachstum aus einem fertigen gegebenen Vegetationspunkt der Knospe. Die Erscheinung ist somit keine eigentliche Regeneration, welcher Vorgang immer nur an einer Wundfläche sich abspielen kann. Versuche dieser letzten Art, welche also eine unmittelbare Parallele zu ziehen gestatten zwischen den erwähnten tierischen Vorgängen und denen der Pflanze sind durch GOEBEL (1902) angestellt worden. Spaltet man nämlich bei niederen Pflanzenfarnen (Polypodium) ein Blatt an der Spitze, so tritt nicht nur eine Verheilung der Wundfläche ein, sondern es regeneriert zu beiden Seiten der nunmehr entstandenen Blattspitzenhälften je eine neue Hälfte und es entsteht ein Blatt mit 2 voll ausgebildeten Spitzen (Abb. 39).

Bei tierischen Organismen erhielt TORNIER durch Spaltung einer Tritongliedmaße in ganz derselben Weise wie oben bei der Pflanze beschrieben eine Regeneration in Form zweier vollausgebildeten Gliedmaßen. Es hat also hier zum Unterschied von den Vorgängen bei der Begonia nicht aus bereits vorgebildetem und schon fertig angelegten Knospen ein Auswachsen stattgefunden, sondern aus dem Wundkallus hat sich eine neue Bildung dem orthotopischen Potential gemäß, d. h. als Spitzenbildung — Blattspitze bei der Pflanze, Hand beim Tier — entwickelt. Der Callus reagiert eben ortsgemäß, er verhält sich entsprechend seiner biologischen Indifferenz wie transplantiertes Gewebe, das auch ortsgemäß anspricht.

Verpflanzt man nämlich bei gastrulierenden Amphibieneiern Zellmaterial in die Nähe des Urmundes in einer Anordnung, daß bei dessen Einrollung dieses Material in das Innere des Keimes gelangt, so entwickelt sich dieser Komplex zu dem spezifischen Formgebilde, zu dem er bei der Einrollung zufällig raumgemäß verlagert wird, z. B. zur Urniere, obgleich er im normalen Entwicklungsgeschehen niemals diesen Formenwert entwickelt hätte (MANGOLD).

Wenn bei den Nemertiden Stückchen von $^1/_2$—1 mm Länge aus dem etwa 30 cm langen Wurmkörper einen ganz neuen Wurm zu bilden imstande sind, so müssen bestimmte Zellkomplexe dem neu entstehenden orthotopischen Potential gemäß Darm oder Hirn bilden, obgleich das erwähnte Millimeterstückchen im normalen Entwicklungsgeschehen niemals zur Herausbildung dieser genannten Formenwerte geschritten wäre (DAWYDOFF 1910, NUSSBAUM und OXNER 1910).

Der Vergleich dieser beiden Erscheinungen soll wiederum einen Hinweis geben auf die einheitliche Dynamik dieser Geschehnisse, die Suprematie des Raumfaktors der Teile bei der Ganzheitsentstehung. Diese formbildende Suprematie, diese Autonomie der Form ist so groß, daß die Spezifität der Keimblätter zerstört wird, daß nun nicht deren Potenzen, wie man früher geglaubt hatte, maßgebend werden, die nun einzig und allein bestimmte „Derivate" aus sich entwickeln, wie die bisherigen Lehrbücher der Entwicklungsgeschichte angeben,

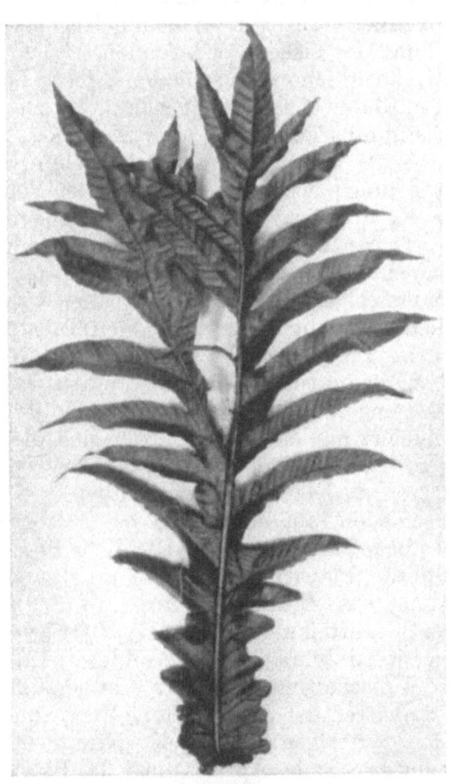

Abb. 39. Spaltung eines Blattes von Polypodium Heracleum. [Nach GOEBEL: Biol. Zbl. 22 (1902).]

sondern daß umgekehrt der Raumfaktor, das orthotopische Potential, sowohl bei den erwähnten Transplantationsversuchen, wie bei den Regenerationserscheinungen über die Keimblätter und ihre Zellderivate bestimmt, sich gleichsam in dieses oder jenes Keimblatt als in ein morphologisches Substrat hineinlagert. Natürlich wird dabei im normalen Entwicklungsgeschehen immer jegliches Potential an eine ganz bestimmte Keimblattstelle hineingelangen und somit immer wieder den Eindruck erwecken, daß das Keimblatt das Primäre wäre. So kommt es auch, daß in der normalen Ontogenie z. B. der Pharynx der Planarien aus dem Ektoderm hervorgeht, daß er aber bei der Regeneration aus mesodermalen Elementen aufgebaut wird.

Derartige Umstimmungen von embryonalem Zellmaterial können ihre biologische Manifestationsmöglichkeit nur in derselben Dynamik haben, welche die Umstimmbarkeit von Transplantaten und von Regeneraten ermöglicht.

Dieser ganze große Erscheinungskomplex ist ein einheitliches Phänomen.

Der Zeitfaktor der Determination, welcher das Schicksal einer transplantierten Gliedmaßenknospe bestimmt und sie später zu einer rechten oder linken werden läßt, bestimmt auch das Schicksal eines Regenerates oder einer embryonalen Zelle. Die Vergleichende Entwicklungsmechanik wird daher auch die Regenerationserscheinungen der Tiere und Pflanzen artlich verschieden gruppieren müssen und somit dem praktisch medizinischen Endziel der Forschung näher kommen können: Das so außerordentlich geringe Regenerationsvermögen des Menschen zu begreifen und vielleicht experimentell beeinflussen und umstimmen zu können. ·Die vergleichende Regenerationsforschung gibt in der Zusammenstellung der bisher vorliegenden sehr zerstreuten Literaturangaben die Möglichkeit, doch schon verschiedene Tiergruppen nebeneinander stellen zu können. Bei niederen Tieren zeigt sich z. B. bei 1—2 Tage alten Hydrateilstücken keine Umstimmbarkeit mehr; der Zeitfaktor der Determination ist somit zu dieser Phase der Entwicklung bereits schon in das irreversible Stadium eingetreten. Ganz junge Schwanzregenerate bei Planarien werden aber unter dem Einfluß der Kopfregion zu Köpfen, in der Schwanzregion zu Schwänzen und in den dazwischen gelegenen Körperzonen zu indifferenten Gebilden (GOETSCH 1928). RUSTIA hat verschiedene Planarienarten in Stücke zerschnitten, um die Regenerationsfähigkeit der Teile zu prüfen. Er fand ganz bestimmte polar abgestufte Wachstumszentren an derartigen Teilstücken auftreten, die in einer Entfernung von 1—2 mm hinter der Gegend des Genitalporus ein Optimum einer biaxialen Kopfregeneration besitzen. Derartige Teilstücke können also an den beiden entgegengesetzten Polen je einen Kopf entwickeln. An den anderen Teilstücken dominiert nur ein Kopfpol, der sich die übrigen Massen subordiniert. Wie nun diese biaxiale Kopfentstehung verschieden auf die einzelnen Teilstücke verteilt ist, so ist deren Häufigkeit auch wiederum bei den einzelnen Planariaarten verschieden, am häufigsten bei Planaria maculata $7,5^0/_0$, dann folgt Planaria dorotocephala mit $4^0/_0$ und endlich Planaria lata mit $3^0/_0$. Ähnlich wie am Individuum „Planaria" alle Teile aufeinander eingestellt sind und erst künstliche Lösung des Zusammenhanges in Schaffung neuer Pole andersartige Gleichgewichtsverteilung setzt, die Berührung der orthotopischen Potentiale mit reversiblen Zellflecken eine andere wird, so bewirkt Entblätterung bei Pflanzen eine Umschaltung der blätterbildenden Induktion auf Knospenschuppen, auf Stützblätter der Blüten, auf Verlaubung der Kelchblätter unter Verkümmerung der übrigen Blütenteile. Nimmt man bei der Schneebeere, Symphoricarpus racemosus Ende April sämtliche Blätter an Kurz-, Mittel- und Langtrieben fort bis auf die untersten kleinsten Blättchen und die Vegetationsspitzen, so beobachtet man an den Sprossen, die sich zum Blühen anschickten, sehr deutliches Vergrünen der Blüten in Form abnormer, fast laubblattartiger Vergrößerung des Kelches unter korrelativer Zurückbildung der übrigen Teile (ANDRÉ). Die spärlichen Blüten sind sehr blaß. Diese Blatt- und Blütenmetamorphose ist überhaupt nur denkbar beim Vorhandensein reversibler Reaktionsmöglichkeiten der betreffenden Zellen der Kelchblätter. Die Totalität des Pflanzenkörpers, d. h. seine dynamischen Potentiale verwendeten noch reversibles Zellmaterial, das im normalen Entwicklungsgeschehen eine ganz andere prospektive Bedeutung hat, zur Umbildung in lebenswichtige Organe, deren Entstehungsmöglichkeit im Reaktionskreis des Materials gelegen ist.

Mit der Reversibilität der Polarität verbunden zeigen sich wiederum Parallelerscheinungen typologischer Art, Polaritätsumkehr bei Gliedmaßen der Amphibien (GRÄPER), bei Polypen (GOETSCH); das Milieu des orthotopischen Potentials dominiert somit in der spezifischen Form über das materielle Substrat und formt es nach seinem Typ. Wie dies hier in verschiedener Weise vor sich gehen kann, zeigten LOCATELLI 1924, GUYÉNOT und MATTHEY 1928. Wird nämlich eine auswachsende Nervenfaser des Ischiadikus, die also in den morphologischen Komplex des Beines, des Typus „Bein" hineingehört, experimentell an eine neue Stelle eines larvalen Körpers hingeleitet oder wird experimentell eine Gliedmaße fast parallel der Längsachse angeschnitten, um regenerative Bildungen anzuregen und wachsen dann in diese Regenerate auch die Nervenfasern des Ischiadikus hinein, so entstehen sowohl im LOCATELLISchen Versuch heterotopisch wie auch in den Versuchen der beiden anderen genannten Autoren beinartige Auswüchse. Das orthotopische Potential hat somit ischiadikusgemäß aus dem Regenerationsblastem einen Beintyp gestaltet. In diese biologische Erscheinungsgruppe hinein gehören auch die Heteromorphosen, die HERBST bei seinen berühmt gewordenen Antennenregenerationen an Stelle eines Stielauges beobachten konnte. Auch hier spielt das spezifische Ganglion des Auges eine wesentliche typogenetische Rolle bezüglich Augen- oder Antennenbildung. Bei Abwesenheit des Ganglions entsteht eine Antenne, bei seiner Gegenwart ein Auge. Das Ganglion gehört eben zum orthotopischen Potential des Typus „Auge". Ein derartiger spezifisch formativer Reiz wird z. B. auch von dem JOHNSTONschen Organ ausgeübt und führt zur Fühlerbildung (E. BORCHARDT 1927 bei Dixippus).

Auf diese außerordentlich interessanten und biologisch für die eigentliche Morphogenese so sehr wichtigen Fragen kommen wir später noch ausführlicher zurück; wir greifen hier nur insofern vor, als wir die Einheitlichkeit der gesamten Vergleichenden Entwicklungsmechanik nochmals betonen mit ihrem einen einzigen grundlegenden typologischen Gestaltungsvorgang der Determination der zahlreichen territoriellen Abschnitte des embryonalen Körpers, die sich durchsetzen und die reversibles Material ihrem Typus gemäß umstimmen. Diese Umstimmbarkeit ist aber in diesem Zusammenhang mit dem Problem der Regeneration zugleich eine im Reaktionskreis dieses Blastems gelegene, insofern als nur das ausgelöst werden kann, nur das „regeneriert", was der Determinationsphase des Blastems adäquat ist. „Passiv" ist daher auch dieses Blastem niemals; es äußert sich eben auf einen Reiz schlechthin und paßt sich ihm in zeitlich abgestimmten Phasen in ganz verschiedener Weise an.

Erst wenn das Regenerationsproblem in diesen umfassenden Kreis der endogenen Dynamik der Vergleichenden Entwicklungsmechanik mit einbezogen wird, werden sich die Problemstellungen von den mehr äußerlich ansetzenden Faktoren, die bisher meist in den Vordergrund der Betrachtungen gestellt wurden, auf die inneren biologischen Grundgesetze umstellen. Die alte Annahme WEISMANNs z. B., daß ein Zusammenhang zwischen Verlusthöhe und Regenerationskraft eines Organs bestünde, daß also dann die Regenerationsfähigkeit am größten wäre, wenn ein betreffendes Organ durch äußere Umstände leicht und häufig verloren geht, wurde schon früher durch Untersuchungen an der Linse widerlegt (FISCHEL 1900); denn die Linse ist gerade durch große Regeneration im allgemeinen ausgezeichnet, ohne daß sie gerade in dem Maße wie eine Gliedmaße oder der Schwanz im Naturkampfe abgebissen oder verletzt werden könnte. Auch steht die geringe Regenerationskraft der äußeren Kiemen bei Salamandra maculata (VILAS 1929), die ja gerade besonders häufigen Schädigungen ausgesetzt sind, im Gegensatz zu diesen alten Vorstellungen eines bestimmenden äußeren Einflusses für die Regeneration. Die wesentlichen Probleme liegen viel tiefer. Wird z. B. bei einer Planarie am Körper eine Schnittkerbe gesetzt, so wird je nach der Richtung der Wundfläche bald ein Kopf, bald ein Schwanz entstehen. Natürlich werden Giftstoffe (Chloreton, Äther) in spezifischer Dosierung oder zu einer bestimmten Zeitetappe nach einer Amputation z. B. verwandt, das junge Regenerationsblastem in mehr oder weniger ausgesprochenem Maße beeinflussen (BUCHANAN 1923). Aber der damit erzielte Quantitätseffekt der Regeneration wirft kein klärendes Licht auf die qualitativen Grundvorgänge der eigentlichen Genese selber.

Der Zeitfaktor der Determination eines Blastems, in seiner allerersten Phase durch Reversibilität der prospektiven Bedeutung charakterisiert, wird demgemäß jeden Regenerationsvorgang biologisch einleiten müssen. Die von Art zu Art schwankende Zeitdauer aber dieser Phase bedingt die verschiedenen Ergebnisse bei den einzelnen Gruppen der Wirbeltiere. Wenn bei Triton taeniatus nach operativer Linsenentfernung bei Larven, welche bereits keine Kiemen mehr besaßen, sogar aus dem Irisrand eine Linse gebildet werden kann, dieser Vorgang aber bei Anuren nicht in derselben Weise beobachtet wird (G. WOLFF 1895), so gibt dieses unterschiedliche Verhalten innerhalb der Gruppen der Amphibien wiederum einen Hinweis, daß auch die Regenerationsvorgänge mit ihrem verschiedenen Verhalten in ganz derselben Weise wie die Vorgänge an Transplantaten unter ein und demselben Gesichtspunkt der von Art zu Art zeitlich abgestuften Determinationsvorgänge beurteilt werden müssen. *Die Regenerationsforschung kann daher ihre Schlußfolgerungen nur auf vergleichend-entwicklungsmechanischer Grundlage aufbauen.*

Wie unterschiedlich die Determinationsphasen der Ektodermzonen der Eier sind, welche in demselben Entwicklungsstadium bei verschiedenen Amphibien über den Augenbecher verpflanzt wurden und nun hier Linse bilden sollen, das haben die Untersuchungen der letzten Jahre mit aller Klarheit gezeigt. Die Aufstellung typologischer Reihen wäre hier in derselben Weise möglich, wie sie früher für die Gliedmaßenanlage vorgenommen wurde. Unerforscht ist aber bis heute der genauere Zeitphasencharakter des Regenerationsblastems der einzelnen Tierarten in vergleichend-entwicklungsmechanischer Schau. Es würde eine wesentliche Vertiefung unserer Kenntnisse bedeuten, wenn es gelänge, die typologischen Reihen auch der Regeneration der einzelnen Anlagen festzustellen.

Sowie nur der Zeitfaktor der Determination des Plasmas darüber entscheidet, ob unabhängige oder abhängige Differenzierung in Erscheinung tritt, ob sich das Ei als Mosaikei oder als Regulationsei entwickelt, ob eine Anlage reversibel oder irreversibel ist, ob eine Regeneration eine Narbe oder ein brauchbares Organ liefert, so gibt der Raumfaktor, das orthotopische Potential den dynamischen Untergrund typisch formhaften Geschehens überhaupt. Hinzu kommt die sehr wesentliche, jeweils verschiedene Faktorenkombination der Umwelt: die Kondition. Das orthotopische Potential aber ist der wahre Ausdruck der Suprematie dieser typischen allgemeinen Formgestaltung über dem gesamten chromosomal bedingten speziellen Differenzierungsmechanismus der Eiteilung oder der natürlichen oder transplantativen Zellmaterialverschiebung und Verlagerung. Die entwicklungsmechanische Erforschung dieser Orthotopie ist die *Homologienforschung der Vergleichenden Entwicklungsmechanik,* sie stellt ein Neuland experimenteller Forschung dar und wird als echte anatomische Forschung die Beziehungen zu dem ebenfalls raumgebundenen Homologiebegriff der Vergleichenden Anatomie aufnehmen. In diesem Sinne „löst sich der Begriff der Homologie nicht etwa unter unseren Händen auf" (SPEMANN 1918), sondern wird im Gegenteil überhaupt erst zum Fundament für die Entwicklungsmechanik selber.

3. Kondition der Formbildung.
Gesetz der spezifischen Induktion (BRANDT 1927).

Wie sich jedes Naturgeschehen überhaupt immer nur unter gewissen Bedingungen abspielen kann, so trifft auch das determinative Geschehen primärer

Formbildung ganz bestimmte Faktoren des Milieus an, unter denen es sich verwirklicht. Niemals ist absolute Organisation denkbar, immer nur eine relativ bedingte Einstellung.

Es mag durchaus verständlich sein, daß mit der Entdeckung der Determinationsvorgänge und der Erforschung all der neuartigen Ergebnisse, welche die Transplantation gezeigt haben, eine Überschätzung dieser biologischen Erscheinungswelt eintrat und ihre Kinetik als von höchster Potenzbreite und Weite eingeschätzt wurde. Nur unter dieser Voraussetzung ist überhaupt ein Begriff eines „Organisations"-Zentrum denkbar. Gewiß mußten die ersten Versuche des Amerikaners LEWIS und SPEMANNs über Transplantation der dorsalen Urmundlippe mit ihren überraschenden Einwirkungen auf den Wirtskeim diesen Transplantationen eine höchst bedeutsame biologische Aufgabe im entwicklungsmechanischen Geschehen zuerteilen, und die Einzelheiten, welche die engeren Versuche von SPEMANN und seiner Schule aufgedeckt haben und den obengenannten Begriff entstehen ließen, schienen durchaus bei erster Betrachtung auf ein überragendes biologisches Gestaltungszentrum für den Gesamtkeim hinzuweisen.

In den letzten Jahren sind aber Versuche mannigfaltiger Art von zahlreichen Forschern ausgeführt worden, deren Deutung doch auf einer ganz anderen Linie liegen muß.

Die in dieser Richtung angestellten Experimente zeigen nämlich, daß nicht etwa eine „Organisation" von außen her durch einen transplantierten Organisator eintritt, sondern daß dieser Organisator weiter nichts ist, wie ein Reiz, ein Realisationsfaktor schlechthin, der durch seine Gegenwart durch seinen Anstoß etwas auslöst, was bereits im potentiellen Reaktionskreis gelegen war. Nicht Organisation, sondern Auslösung einer de norma nicht zur Entfaltung gelangenden latent bleibenden Potenz.

Ob man in die seitliche Bauchwand eine Ohrblase oder ein Zelloidinstückchen implantiert, ausgelöst wird eben die dieser Stelle adäquate Formbildung „Gliedmaße" (FILATOW, BALINSKY). Der organisierende Wert dieses amorphen Zelloidinstückchens ist demnach gleich null, aber sein mechanischer Anstoß als Reiz löst die endogene, in der seitlichen Bauchwand vorgebildete, noch schlummernde Formbildung aus (Abb. 40 und 41). Das orthotopische Potential „Extremität" reicht von seiner normalen zentralsten Stelle mehr oder weniger weit in die Peripherie der seitlichen Körperwand hinein und entfaltet sich auf den Reiz der Implantation eines fremden Körpers hin.

PIERA LOCATELLI (1924) verpflanzte unter die Haut der Schultergegend einen Extremitätennerven, es bildete sich in einigen Fällen über dieser Stelle eine Gliedmaße. Bringt man aber diesen Extremitätennerven unter die Rückenleiste (GUYÉNOT und SCHOTTÉ 1926), so entwickelt sich hier ein Stückchen Rückenkamm, bringt man ihn an die Flanke des Schwanzes, so bildet sich ein schwanzartiges Gebilde. Der Extremitätennerv als solcher ist daher kein spezifischer Gliedmaßenorganisator, sondern nur ein Realisationsfaktor, ein Reiz, der jegliches der betreffenden Körperzone adäquate orthotopische Potential zur Ausgestaltung weckt.

Wenn in dem berühmten HERBSTschen Versuche nach Entfernung des Augenstiels bald ein neues Auge entstand, bald nach Mitentfernung des Augenganglions ein Fühler, wenn aus der Wundschnittfläche bei Cordylophora bei Berührungsreiz ein Stolo herauswächst, ohne Reiz aber ein Köpfchen, so zeigt sich hier wiederum, das Ineinandergreifen der einzelnen konditionellen Faktoren mit den spezifischen endogenen Gestaltungspotenzen.

Jeder Reiz, ob durch eine Ohrblase (Abb. 41a), den Nervus ischiadicus, ein Zelloidinstückchen (Abb. 40a u. b), durch ein Stückchen Chorda (Abb. 41b),

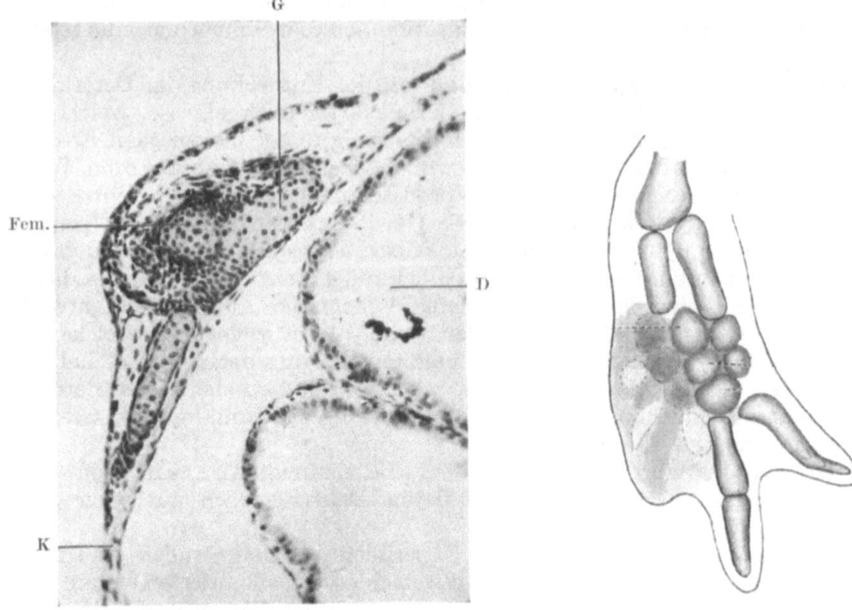

Abb. 40. a Schultergürtel; b freie Gliedmaße, die beide in der seitlichen Körperwand durch ein
Zelloidinstückchen induziert worden waren.   D Darm, G Gürtel, Fem. Femur, K Körperwand.
[Nach BALINSKY: Arch. Entw.mechan. 112 (1927).]

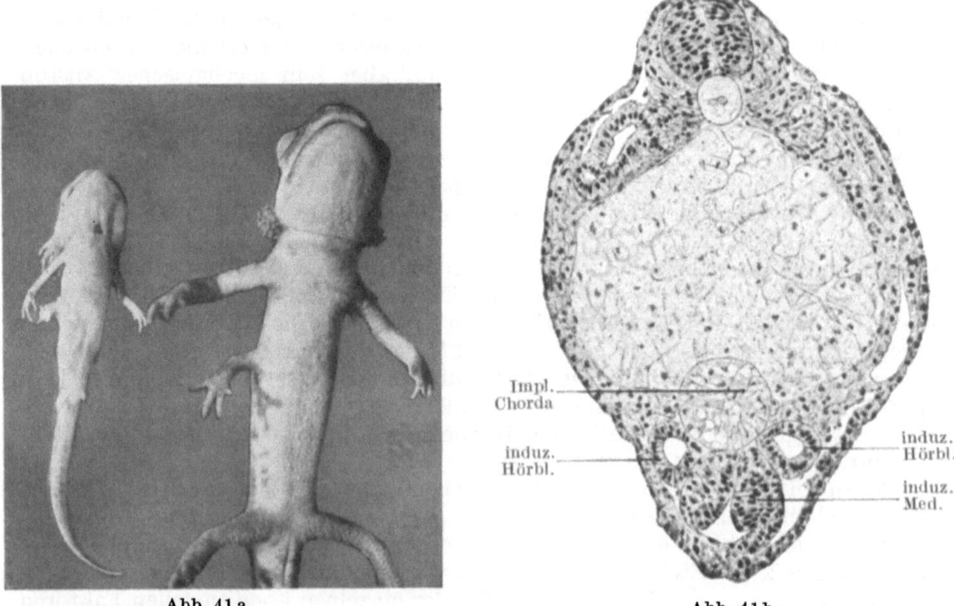

Abb. 41a.   Abb. 41b.

Abb. 41a. Eine transplantierte Ohrblase hat in der seitlichen Körperwand von Triton eine Gliedmaße
„induziert“.   Nach FILATOW: Arch. Entw.mechan. 110 (1927).]
Abb. 41b. Ein Stückchen implantierte Chorda von Triton cristatus hat bei Triton Hörblase und
Medullarrohr „induziert“. [Nach BAUTZMANN: Arch. Entw.mechan. 119 (1929).]

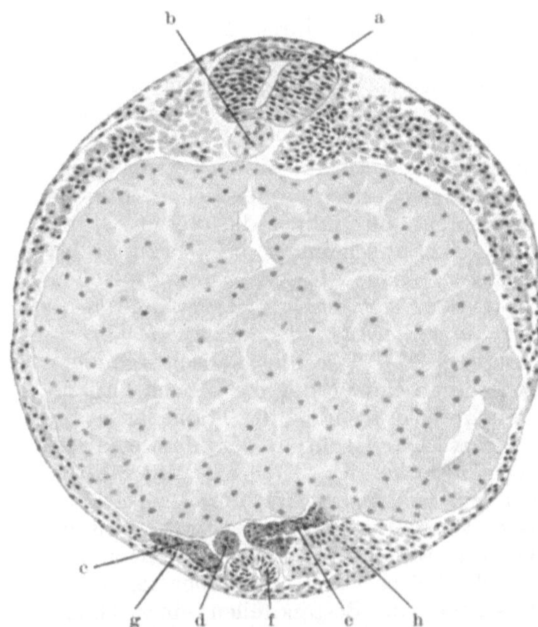

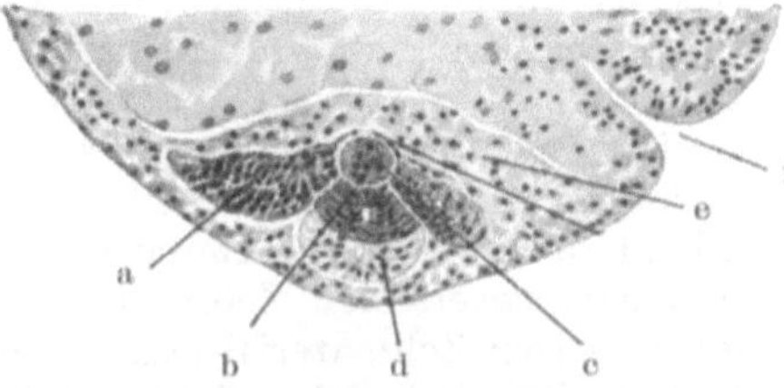

Abb. 42b. Induktion im kaudalen Abschnitt der Anlage. Dunkel die Zellmassen des Implantates (a Urwirbel, b Medullarteil, c Chorda); hell: induzierte Zellmassen des Wirtes (d Medullarteil). e Mesoderm, f After.

Abb. 42a. Querschnitt durch einen Embryo von Triton cristatus, dem im Gastrula-Stadium ein Stück obere Urmundlippe von Triton taeniatus ventral median eingepflanzt wurde. Induktion im kranialen Abschnitt der Anlage. a normales Medullarrohr, b normale Chorda. Dunkel die Zellmassen des Implantates (c Mesoderm, d Chorda, e Mesoderm). Hell die induzierten Zellmassen (f Medullarrohr, g Ektodermverdickung). h Füllzellen.
[Nach HILDE MANGOLD: Arch. Entw.mechan. 117 (1929).]

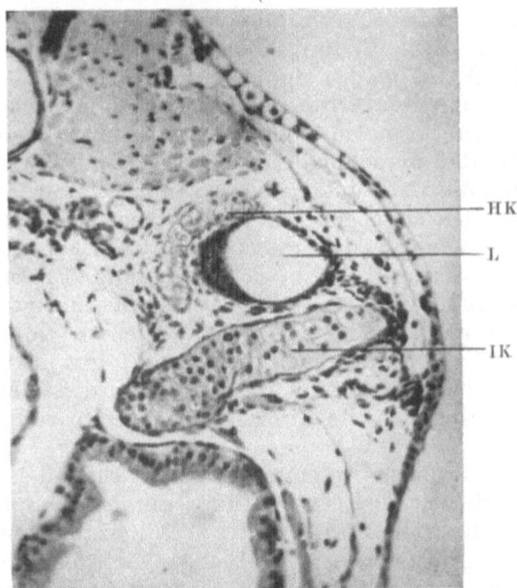

Abb. 43. Schultergürtelknorpel (IK) in der Seitenwand des Körpers von Triton durch Ohrblasenmaterial von Hyla arborea (L, HK) „induziert". [Nach BALINSKY: Arch. Entw.mechan. 110 (1927).]

Abb. 40—43. Beispiele für den Auslösungsmechanismus durch beliebige Reizmaterialien in reversiblem hochpotenziertem Blastem einer bestimmten Stelle. „Gesetz der spezifischen Induktion."

durch die dorsale Urmundlippe (Abb. 42a u. b) oder durch die verschiedenartigsten Transplantationen ausgelöst, kann daher nur das „induzieren", was im augenblicklichen Reaktionskreis des orthotopischen Potentials gelegen ist. Das Hauptmoment verlegt sich von außen nach innen. So ist es gekommen, daß Mangold eine ganze Reihe verschiedenartigster Gewebe und Zellbestandteile verpflanzen konnte, die alle ähnlich der dorsalen Urmundlippe organisierten.

Man kann dies Phänomen durch einen Vergleich noch verdeutlichen: Irgendein beliebiger Reiz löst in unserem Sinnesorgan nur immer die diesem Organ adäquate Sinneswahrnehmung aus, z. B. Lichterscheinung bei Reizung des Nervus opticus durch einen mechanischen Schlag, „Gesetz der spezifischen Sinnesenergien" von Johannes Müller. *Dieses Gesetz ist als solches eine Analogie zu unseren Vorstellungen, die wir daher am einfachsten als „Gesetz der spezifischen Induktion" zusammenfassen* (Brandt 1927). Wie physikalisch irgendein beliebiger Reiz auf ein spezifisches Sinnesorgan immer nur die diesem Organe adäquate Reaktion der Sinneswahrnehmung auslöst, so löst die Transplantation in einem reversiblen Zellmaterial eine spezifische Reaktion der Manifestation eines diesem Zellmaterial adäquaten Formenwertes aus. Auch die aufgezählten biologischen Beispiele zeigten, daß irgendein beliebiger Reiz, ein Realisationsfaktor, nur immer eine spezifische Energie, welche für das jeweilige orthotopische Potential charakteristisch ist, induzieren kann; wie der Nervus opticus nur immer Licht perzipieren kann, so kann die seitliche Körperwand nur immer als Gliedmaße gestaltbildend reagieren, die Gastrula mit Bestandteilen eines Ganzembryo.

Diese Einstellung muß zur Ablehnung der Vorstellungen Spemanns und der Spemannschen Schule über das Organisationszentrum führen. Im einzelnen gehen die Ansichten der Forscher auseinander, welchem Keimblattderivate im besonderem und welchem Material im besonderen die entstehenden neuen Formen zuzuschreiben seien. Harrison verlegt den Hauptfaktor in das Mesenchym, Filatow mehr in das Epithel, daß in der Seitenwand des Körpers erst die Eigenschaft von Extremitätenepithel bekommen kann, Mesenchym an sich zu ziehen und die Bildung einer mesenchymalen Extremitätenknospe hervorzurufen. P. Weiss meint, daß z. B. eine transplantierte Ohrblase eine Anhäufung von indifferentem Material verursache, in welche hinein das „Extremitätenfeld" von der normalen Anlage herangezogen werde, Balinsky fand durch Farbmarken, daß manchmal eine derartige Anziehung stattfinde, manchmal aber nicht, daß die Extremität also neu in loco entstehen müsse. Balinsky (1929) stellt sich zugleich gegen die Auffassung von Filatow und schreibt sowohl dem epithelialen wie den mesenchymalen Elementen aktive Funktion zu, die Rolle der Epidermis solle nur in der Bildung des Auswuchses der äußerlich sichtbaren Extremitätenknospe liegen; das Mesenchym aber der seitlichen Körperwand sei typisches Extremitätenmesenchym zum Unterschied vom Mesenchym anderer Körperregionen. Je nach dem Grade des aktivierten Epithels und der Größe des Auswuchses kann nun dieses Mesenchym entweder zur vollen Bildung einer Gliedmaße schreiten oder in rudimentären Bildungen stecken bleiben.

Das vorliegende Problem ist ein zweifaches: Einmal kann reversibles Zellmaterial in der Frühzeit der Entwicklung durch einen bestimmten, zeitlich älteren, höher spezifizierten Formenwert, z. B. Gliedmaßenknospe, Herzanlage in dessen Gestaltungsbereich mit einbezogen werden; das anderemal kann das betreffende Zellmaterial als Anstoß, als Reiz wirken und den momentanen Reaktionspunkt des Wirtstiers zur Eigenentfaltung bringen. Die Natur dieser Auslösevorgänge auf breiter reversibler Basis bedingt es auch, daß das Organisationszentrum niemals artspezifisch wirkt, daß z. B. taeniatus-Material etwa in einem Cristatuskeim einen sekundären Taeniatusembryo „induzieren" würde. Die verschiedenartigsten Kombinationen, sog. xenoplastische Transplantationen (Geinitz) sind hier ausgeführt worden; immer entsteht nach dem „Gesetz der spezifischen Induktion" ein Formenwert des Wirtes. Die Entscheidung über die Formbildung liegt somit im Reaktionsradius des Erfolgsorgans, und die Induktion weckt das Mögliche, das in seinen Bereich hineinfällt. In dieser Einstellung erwähnen wir auch die Auffassung Dragomirows (1929), daß die Reaktion der Zellen der Linsenanlage auf die Einwirkung verschiedener Organe sich durch ein und denselben Effekt, nämlich Faserbildung äußere. *Es kommt somit nicht auf das Vorhandensein eines ganz spezifischen Erregers, sondern auf endogen vorhandene Manifestationsmöglichkeiten an.*

Bei all den zahlreichen Deutungen, welche die moderne Entwicklungsmechanik diesen Induktionsvorgängen gegeben hat, vermißt man die Erwähnung der älteren Literatur. Man ist aber überrascht, dort längst Vermutetes ausgesprochen zu finden, dem kaum nennenswert Neues bisher hinzugesetzt worden ist. Herbst hat in seinem Werke über die „formativen Reize in der tierischen Ontogenese" bereits 1901 das ganze vorliegende Problem aufgerollt, z. B. auf ältere Versuche von Dareste (1891) verwiesen an Hühnerembryonen, welche auf eine negative Beeinflußbarkeit des linsenbildenden Ektoderms durch den Augenbecher hindeuten. Der „Berührungsreiz" des Augenbechers, die „Thigmomorphose" Herbsts ist nun nicht allein auslösender Faktor, welcher das Ektoderm zur Linsenbildung induziert. Nach den Untersuchungen Rabls (1898—99) berührt wohl der Augenbecher das Ektoderm, die Linse entsteht aber keineswegs an der betreffenden Stelle, sondern erst in einiger Entfernung. Dieser Begriff des *formativen Reizes,* den Herbst durch zahlreiche Beispiele erläutert und umgrenzt, bedarf sehr der Erwägung zur Einbeziehung in unseren Fragekomplex. Ein formativer Reiz ist eine auslösende Ursache, welche in „qualitativer Hinsicht bestimmt charakterisierte Gestaltungsprozesse einleitet" (Herbst). Diese Art der Reizbildung kommt nun und das ist das wesentliche unserer Einstellung, bei normalen Entwicklungsvorgängen, im normalen Entwicklungsgeschehen häufig vor und leitet eine Formentstehung ein; sie ist somit ein biologisches Phänomen, welches als solches zur Erklärung der Ergebnisse von Experimenten unbedingt herbeigezogen werden muß. Beobachtungen von Pouchet und Chabry (1889, zit. nach Herbst) an Pluteuslarven ergaben die Entstehung von Armen als Ausdruck eines Reizes, der vom Skelet ausgeht; fehlt das Skelet oder ist es rudimentär ausgebildet, so fällt somit auch der Reiz zur Entstehung der Arme fort. In derselben Weise läßt sich die Entstehung neuer Augen an Stelle amputierter ansehen, das wesentliche ist im Augenganglion beschlossen, von dem aus die Induktion des peripheren Auges erfolgt. Ist das Ganglion nicht vorhanden, so bildet sich nach den klassischen Versuchen von Herbst eine Antenne aus. Herbst vergleicht hier den zoologischen Vorgang der Bildung eines Auges oder einer Antenne mit dem botanischen der Bildung von Land- oder Wasserformen bei ein und derselben Pflanzenart. Hier entscheidet das umgebende Medium, welche der beiden Formbildungen in Erscheinung tritt. Licht oder Dunkelheit z. B. entscheidet auch, ob aus indifferenten Blattanlagen der Rhizome von Circaea lutetiana Laubblätter oder schuppenartige Niederblätter entstehen. Diesen Wechsel der formativen Reize belegt Herbst mit dem Namen der „Umschaltungsreize". Mit der Erwähnung dieser Vorgänge, welche sich biologisch als formative Reize zu erkennen geben, gewinnt das vorliegende Problem folgende Besonderheiten: Der Reiz als solcher kann bei der Auslösung eines spezifischen endogenen Formenwertes aus dem augenblicklichen zur Reaktion bereitstehenden Potenzschatz die Manifestation des einen oder anderen bevorzugen. Wenn wir uns also in diesem

Zusammenhange die Induktionserscheinungen nur als formative Reize vorstellen, so können wir sagen, daß z. B. durch den formativen Reiz des Augenbechers reversibles Material, Ektoderm, in den Bereich der neuentstehenden Form, d. h. als Linse einbezogen wird. Wird mit Älterwerden der Blasteme der Reaktionsradius immer kleiner, dann kann ein formativer Reiz schließlich immer weniger auslösen und eine eventuelle adäquate qualitative Potenzsonderung wird allmählich ganz ausgeschlossen. Andererseits dürfen wir nicht vergessen, daß auch umgekehrt bei leblosen Induktoren jegliche Sonderung von vornherein unmöglich ist, z. B. bei Implantation eines amorphen Zelloidinstückchens, daß aber trotzdem das Erfolgsorgan anspricht, in ähnlicher Weise wie Licht oder Sauerstoff, Wasser oder Luft lediglich endogen Gewordenes, dynamisch bereits Präformiertes zur augenblicklichen morphologischen Manifestation weckt.

Die „dorsale Urmundlippe" in ihrer Ausbildung bei den Amphibien ist überhaupt erst begriffsbestimmend nachweisbar, wenn sie eine Stelle des Differenzierungsbeginns darstellt. Isoliert für sich wäre sie undenkbar, erst die Totalität des Gesamteies in engster axialer korrelativer Verknüpfung setzt einen polaren Differenzierungsanfang. In dieser Einfügung leitet sich auch keine Organisation ein, sondern ist lediglich beim Amphibium der Abschnitt des Ganzen, der mit der progredienten Entwicklung beginnt. An den meroblastischen Eiern der Reptilien z. B. wird die Gesamtheit des Eies auch ohne dorsale Urmundlippe organisiert; *die Determination der Keimfelder ist das Primäre,* die Entstehung des Mesodermsäckchens, der Beginn und die Ausgestaltung und Formung des Keimes zu Zellagern ist nur sekundär. Es ist entwicklungskinetisch durchaus verständlich, daß eine derartige Keimzone, die sichtbarlich mit der äußeren Formgestaltung anfängt, welche eine andersartige Massengruppierung bedingt, nicht ohne Einfluß auf die Keimbezirke sein kann, mit denen sie in neuen Kontakt tritt.

Im Jahre 1907 hatte der Amerikaner LEWIS Stückchen aus der oberen und seitlichen Urmundlippe einem anderen Embryo unter die abgehobene Epidermis geschoben und beobachten können, wie jetzt hier an dieser Stelle Medullaranlage, Chorda und Urwirbel entstehen. Diese Untersuchungen sind durch SPEMANN, durch HILDE MANGOLD und GEINITZ ausgebaut und wesentlich vertieft worden. Es zeigte sich, daß die neuentstehende Organanlage nicht allein aus dem Zellmaterial des Transplantates, sondern im wesentlichen aus Wirtszellen bestand.

Dies Experiment der Verpflanzung der dorsalen Urmundlippe zeigt das eine der oben angedeuteten Probleme: reversibles Wirtsmaterial wird mit einbezogen in den Gestaltungsbereich des transplantierten Formenwertes. Hier verhält sich also die Urmundlippe nicht anders wie eine Gliedmaßenanlage, die ja auch Material der Umgebung mit einbeziehen kann. Die entstehende Chimäre hat in ihrer Genese Beziehungen zu bereits früher erwähnten Experimenten: Wird zu Beginn der Gastrulation zwischen Triton taeniatus ein Materialaustausch vorgenommen (SPEMANN 1921), so wandelt sich z. B. präsumptive Epidermis von Triton cristatus in der spezifischen neuralen Determinationszone von taeniatus zu einem Stück Hirn um. Das orthotopische Potential bestimmt das reversible Material zur adäquaten Organisation, d. h. es löst die zu dieser Phase bestehende Manifestationsmöglichkeit zu einem augenblicklichen Formenwerte aus. Arteigen bleibt aber die Qualität der Zellen bezüglich der Größe und der Pigmentation, es entsteht wohl Hirn, aber *Spender*-Hirn, d. h. solches von cristatus. Wir erhalten also eine Chimäre taeniatus plus cristatus-Hirn im taeniatus-Keim. Derartige Kombinationen sind natürlich in beliebiger Zusammenstellung an den verschiedensten Stellen der beginnenden Gastrula möglich.

Anders in der Neurula. Hier sind die einzelnen Abschnitte des späteren Labyrinthes z. B. determiniert; denn wenn man in diesem Stadium die Anlage durchtrennt, so entwickeln sich die Teilstücke selbständig weiter, ohne das Ganze regulativ neu zu konstruieren. Dreht man also eine derartige Anlage herum, so entwickelt sie sich in abnormer Stellung weiter in reiner Entfaltung ihrer Selbstdifferenzierung.

Vergleichen wir nun die Phasen der Determination der Hörblase mit derjenigen der Gürtelanlage der Gliedmaße, so ergibt sich, daß erstere bei der Neurula in der irreversiblen Phase, letztere in der reversiblen Phase sich befindet, ein wesentlicher Hinweis auf den verschiedenen Determinationsgrad verschiedener Systeme ein und desselben Altersstadiums. Da die Phasen die Reaktionseigenart der Systeme regeln, diese nun zugleich wieder individuellen Schwankungen unterworfen sind, so erhellt hieraus die Eigenart des individuell durchaus verschiedenen Systemmosaiks ein und desselben Organismus zu verschiedenen Zeiten der Entwicklung. Werden Kiemenchimären hergestellt (SPEMANN 1921), so dominiert das Ektoderm bei der Formgestaltung. Als Beispiel sei folgendes erwähnt: die Kiemenregion der cristatus-Larve wurde auf der rechten Seite mit taeniatus-Epidermis bedeckt. Es entstanden also Kiemen, die innen cristatus-, außen taeniatus-Material aufwiesen. Die Entwicklungsrichtung geschah nun nach der taeniatus-, also Epidermisseite hin, sogar die von cristatus gelieferten Gefäße ordneten sich mechanisch dem neuen Bau ein.

Derartige Periclinalchimären sind nun durch TAUBE 1921 in ausführlichen Experimenten gezüchtet worden: Wenn man ein ausdifferenziertes Bein eines Triton cristatus zum Teil enthäutet und mit roter Bauchhaut von Triton alpestris bedeckt, dann im Bereich der roten Manschette amputiert, wächst aus dem Regenerationsblastem ein Fuß aus, der wiederum wie bei den oben erwähnten Kiemenexperimenten innen aus cristatus-Gewebe, außen aber aus alpestris-Haut besteht.

Ein sehr wichtiges Experiment von HILDE MANGOLD sei nun hier näher erläutert, weil es einmal eine biologische Parallele bedeutet zu diesen Ergebnissen, d. h. einen Beitrag zu dem ersten der beiden angedeuteten Problemen liefert, zugleich aber auch beweist, wie eine Formbildung rein nach dem Gesetz der spezifischen Induktion entstehen kann. Beide Vorgänge werden somit durch ein und dasselbe Experiment in ihrer Eigenart und Gegensätzlichkeit verständlich. Die dorsale Urmundlippe wurde einem cristatus-Keim median dicht über dem Urmund entnommen und einem alpestris-Keim im Blastulastadium am animalen Pol eingesetzt. Es entwickelten sich nun ein sekundäres Medullarrohr, das ganz aus Wirtszellen, dunklen alpestris-Zellen zusammengesetzt war, weiter eine Chorda aus hellen cristatus-Zellen, dann auf der rechten Seite Urwirbel aus alpestris-Material, auf der linken solche, die aus Zellen beider Amphibienarten entstanden. So kann taeniatus-Material am Bau der cristatus-Vornieren mitwirken, so kann präsumptives Ektoderm einer cristatus-Gastrula mit U-förmigem Urmund, das einer taeniatus-Gastrula mit großem Dotterpfropf implantiert worden war in der Weise, daß es halb in der linken ventralen Urmundlippe, halb im Dotterpfropf lag, Myotome liefern, deutlich segmentiert, nur kleiner in den einzelnen Abschnitten, als die normalen Wirtsmyotome. Bei der spezifischen Induktion werden endogene Potenzen zur Entfaltung gebracht. So sehr wirkt sich hier die Gesetzmäßigkeit der Formbildung aus, daß Zellgröße, Zellform, Zellstruktur der Suprematie der typischen Anlage sich einfügt. Aus präsumptiven Ektoderm bilden sich in der Darmwand große Zellen vom Habitus der dotterreichen Darmzellen, während die lateral gelegenen aus plattenförmigen Zellen mit elliptischen Kernen sich zusammensetzen, wie es für sie Somato- und Splanchnopleura die Norm ist. Diese

Plattenzellen sind nur $^1/_3$—$^1/_2$mal so groß wie diejenigen des Darmes. Formgröße und Teilungsrhythmus wurde neu in dem reversiblen Material zur Auslösung gebracht in Einfügung an ein neues orthotopisches Potential, in analoger Weise wie eine reversible rechte Gliedmaßenknospe auf der linken Seite zu einer linken umgestimmt wird und das gesamte Gewebegefüge fortan sich spiegelbildlich weiterentwickelt. Der „Raumfaktor" des Milieus fügt sich zum „Zeitfaktor" der augenblicklichen Phase des Blastems.

Diese erwähnten Experimente lassen somit Chimären entstehen, die aus Zellmaterial zweier verschiedener Arten bestehen, es sind heteroplastische Transplantationen (GIARD 1896). Es sind aber auch Chimären möglich, die aus der Zusammenfügung zweier Individuen zweier verschiedener Gattungen bestehen: Xenoplastische Transplantationen (SPEMANN, GEINITZ). Zellmaterial zweier verschiedener Arten oder der gleichen Art (Abb. 44) kann sich zu einer Einheitsbildung zusammenfügen, z. B. ein Darmrohr formen; Zellmaterial zweier verschiedener Gattungen bildet in sich beschlossen z. B. ein Medullarrohr oder ein Ursegment und diese isolierten Einheitsbildungen treten dann zu einem höheren dominierenden Formenwert, z. B. embryonaler Körper auch mit denselben Einheitsbildungen einer anderen Gattung zusammen.

Es ist sehr wesentlich, daß die „individuelle Geschwindigkeitskurve der Determination" den Ausfall der Chimärenbildung in ihrer ersten Entstehung wesentlich beeinflußt.

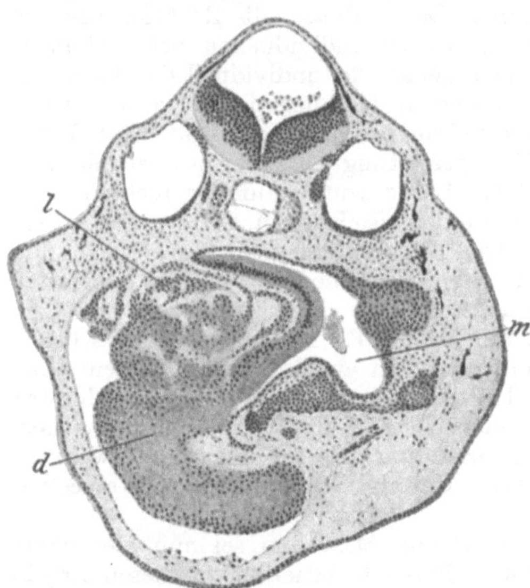

Abb. 44. Mundhöhle einer Bombinatorlarve, die teils mit normalem flachen Epithel, teils mit hohem Zylinderepithel umgrenzt ist. Letzteres hat sich aus präsumptiven Darmzellen des Transplantates entwickelt. m Mundhöhle, l transplantierte Leberzellen, d transplantierte Dotterzellen. [Nach STÖHR: Arch. Entw.mechan. 103 (1924).]

Wenn wir das eigentliche Wesen der dorsalen Urmundlippe begreifen wollen, müssen wir immer bedenken, daß eine Gastrula, in die hineintransplantiert wird, auf einen „formativen Reiz" hin, überhaupt nichts anderes als Medullaranlage, Chorda und Ursegmente bilden kann; jegliche andere Formbildung ist ja ausgeschlossen; nur Teile eines Ganzembryos, dessen subjektive Wertung als experimentelles Entstehungsprodukt leicht übermäßig hoch eingeschätzt werden könnte, sind in diesem frühen Entwicklungsstadium überhaupt entwicklungsfähig. Der BALINSKYsche Zelloidinversuch in derselben technischen Einpflanzung, wie sie für die Transplantation der dorsalen Urmundlippe vorgenommen wurde, würde hier weitere Aufklärung bringen. Es ist a priori anzunehmen, daß dasselbe Zelloidinstückchen, das in der seitlichen Körperwand eine Gliedmaße auslöst, in der Peripherie einer Gastrula eben einen Teilembryo mit den oben geschilderten Organanlagen induziert. Ein diesbezügliches Experiment liegt bisher noch nicht vor, wenngleich wesentliche Hinweise gerade von MANGOLD gemacht worden sind, daß ganz verschiedenes Zellmaterial „organisieren" kann, nicht eben nur die dorsale Urmundlippe. Je mehr mit dem Ablauf der Determination die Potenzbreite der einzelnen Eiterritorien eingeschränkt wird und je mehr allmählich ein bestimmtes Anlagenmosaik sich herauskristallisiert, um so geringer erscheint subjektiv die Organisatorfähigkeit von transplantiertem Material an älteren Keimen. In Wirklichkeit ist die Induktionswirkung nur der Reflex der Reaktionsbreite der augenblicklichen Determination der einzelnen Keimzonen. Der „Ganzembryo", der bei der Induktion der dorsalen Urmundlippe entsteht, ist nur scheinbar das Ergebnis eines Organisationszentrums, seine Gestalt entsteht aus derselben unbedingten, unabänderlichen inneren Notwendigkeit heraus wie eine Gliedmaße unter dem Einfluß eines Ohrbläschens oder eines Zelloidinstückchens. Bei dieser Erklärung liegt die Hauptbetonung auf dem „Spezifischen" unseres Gesetzes der spezifischen Induktion; daß aber bei Anwendung bestimmter Reize „formativer Reize" die Qualität des Induktionsproduktes modifiziert werden kann, zeigt der bekannte HERBSTsche Versuch, in welchem Vorhandensein oder Fehlen des Augenganglions entweder ein Auge oder eine Antenne entstehen läßt. Immer muß daher das Zusammenspiel des Endo- und Exogenen bedacht werden, das innere Gefüge, das sich entwickelt und entwickeln muß auf der einen Seite und das Milieu, die Kondition, die nicht ausschlaggebend, wohl aber modifizierend, betonend wirkt. Wenn daher eine dorsale Urmundlippe von einer Gastrula auf einen anderen Keim verpflanzt wird, so wird sie sich, wie dies ganz allgemein für Transplantate gilt, auf dem neuen Keim weiterentwickeln und wird durch seine Gegenwart dem Nachbarzellmaterial einen Anstoß geben, das nun seine ihm eigene augenblickliche endogene Potenzbreite entfaltet, d. h. in diesem Entwicklungsstadium nichts anderes eben als Medullarrohr, Chorda, Myotomanlagen bildet, *weil es in diesem Entwicklungsstadium überhaupt nicht anderes bilden kann, als eben nur dies.* Die biologischen Eigenheiten der reversiblen Phasen der Determination gestatten den vorliegenden Versuch der Urmundlippenverpflanzung an einer heterotopischen Stelle des Keimes noch zu verbreitern und weitere neuartige Experimente auszuführen: Es ist klar, daß dieser primäre Differenzierungspol regional auch begrenzt sein muß, daß er Grenzen hat, an denen die Entwicklung allmählich nach der Peripherie abflaut. LEWIS (1907/08) hat hier die ersten fundamentalen Untersuchungen angestellt (Abb. 45). Wir verdanken weiter BAUTZMANN sehr diffizile Untersuchungen dieser Art, welche auf eine Zerlegung des gesamten Urmundgebietes hinzielen, um die Potenzen der einzelnen Territorien und ihre Abgrenzungen zu analysieren. Wir wissen jetzt, daß sein Gebiet median-dorsalwärts etwa bis 90° reicht, von der dorsalen Urmundlippe gerechnet, ebenso in der seitlichen Richtung; während sie ventralwärts nur etwa 30° heruntergeht.

Dieser ganze Bezirk wird nun gerade bei der Gastrulation, wie die Farbmarkierungsversuche VOGTS erwiesen haben, eingestülpt und wird dann später beim Aufbau des Keimes als Urdarmdach verwandt. Mit der Herausdifferenzierung eines Organabschnittes ist aber schon ein wesentlich höherer Grad in der Gesamtausbildung und konstitutionellen Anordnung des Keimes erfolgt.

In derselben Weise wie jegliches reversible Zellmaterial auf irgendeinen formativen Reiz hin seiner Potenzbreite gemäß reagiert und anspricht, so wird auch z. B. reversibles Bauchektoderm, das in den Bereich der dorsalen Urmundlippe verpflanzt wird, umgestimmt; ähnlich wie ein noch reversibles linkes Gliedmaßenblastem einer Tritonneurula nach seiner Transplantation auf eine rechte Seite zu einer rechten Anlage umgestimmt wird. Nimmt man dann später dieses umgestimmte Material wieder operativ heraus und verpflanzt es an irgendeine andere Stelle des Wirtskeims, so wird es sich hier natürlich im Sinne des bereits erfolgten formativen Reizes weiter entwickeln können, vorausgesetzt, daß seine Determinationsphase nicht noch einmal umschlagen kann unter dem Einfluß eines neuen Milieus.

GEINITZ implantierte ein gewöhnliches Stückchen vital gefärbten Epidermis in einen anderen Amphibienkeim in der Weise, daß es die Gastrulation mitmachen mußte. Bei diesem Vorgang wird natürlich das Material die dorsale Urmundlippe passieren, gelangt ins Innere der Urdarmhöhle und kann von hier wieder herausgenommen werden, da es durch die dorsale Zellschicht farbig durchschimmert. Verpflanzt man nun dieses Stückchen zum zweitenmal auf

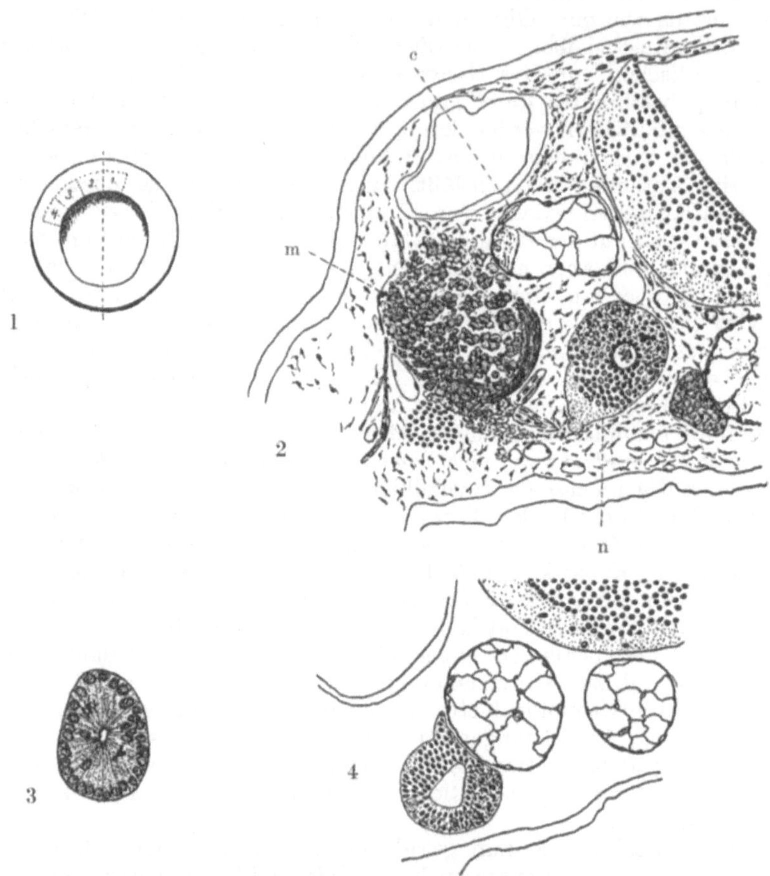

Abb. 45. Die Entfaltungsmöglichkeit zu bestimmten Formenwerten aus bestimmten Zonen der dorsalen Urmundlippe nach deren Transplantation. 1. Die Umgebung des Blastoporus von Rana palustris mit Zoneneinteilung. 2. Zone 1 wurde transplantiert in die Gehörgegend eines älteren Embryos im beginnenden Schwanzknospenstadium. 7 Tage nach der Operation sind entstanden Nervensystem n, Chorda c und Muskulatur m. 3. Auch Zone 3 kann ein abortives Medullarrohr liefern. 4. Zone 4 liefert Hirn und Chorda. [Nach LEWIS: Amer. J. Anat. 7 (1907/08).]

einen anderen Keim, so fängt es im neuen Milieu an, embryonale Achsenorgane zu bilden, genau in derselben Weise, wie dies eine dorsale Urmundlippe selber tun würde.

Diese durch experimentelle Verlagerung hervorgerufenen neuen Kombinationen, die zugleich neue Bedingungen der Entwicklung schaffen, enthüllen biologische Grundeigenheiten, die auch im normalen Ablauf der Geschehnisse wirksam sein müssen. Eine ganz außerordentlich wichtige Frage taucht hier auf, nämlich die nach der gegenseitigen Beeinflussung der gegenseitigen Kondition der im Fortgang der Entwicklung entstehenden Keimblätter und die

Deutung bestimmter Formvorgänge am Keim, die auf derartige Einflüsse hinweisen. Hinweise zu dieser Fragestellung lieferten die experimentellen Kreuzverdopplungen (ELSE WESSEL 1926). Bei diesen Experimenten werden 2 Gastrulen nach Entfernung ihrer animalen Kappe so zusammengefügt, daß ihre Differenzierungsrichtungen, die vom Urmund jedes einzelnen Keimes ausgehen, einander entgegenstreben. Bei diesen Vorgängen kann natürlich eine bestimmte Menge von Material, das bei normalem Ablauf der Gastrulation mit eingestülpt würde, nicht ins Innere des Keimes gelangen und muß daher

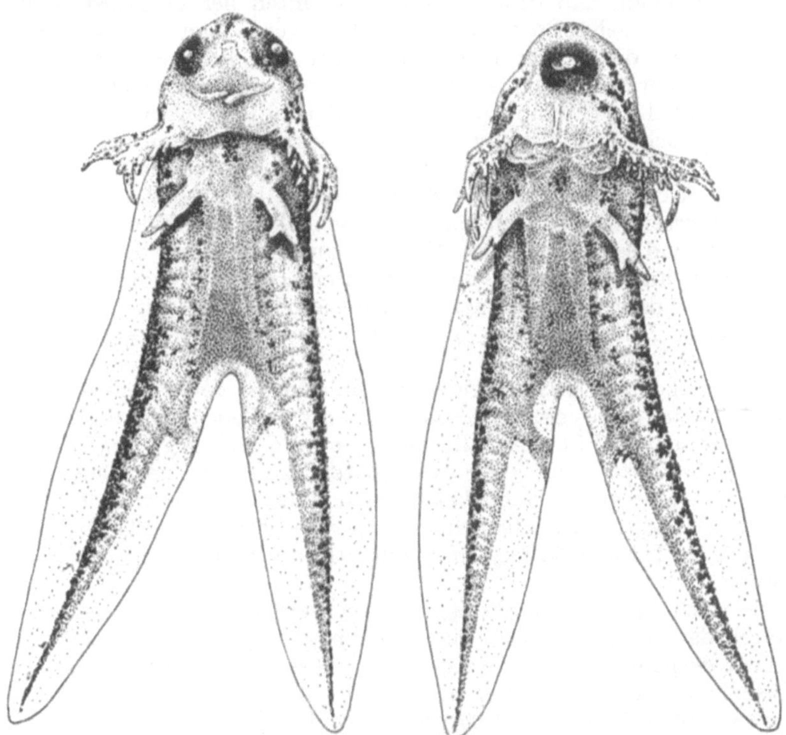

Abb. 46. Cephalothoracopagus monosymmetros entstanden nach experimenteller Vereinigung zweier Gastrulahälften bei Triton taeniatus. Die eine Seite mit zyklopischem Auge.
[Nach ELSE WESSEL: Arch. Entw.mechan. 107 (1926).]

in anderer Weise verwendet werden, als wie es seiner prospektiven Bedeutung entspräche. Je größer die animale Kapotte war, die bei Anstellung des Experimentes entfernt wurde, um so eher treten beide Keime mit ihren sich herausdifferenzierenden Urdärmen in Konflikt. Hierbei verkleben die Dottermassen miteinander, während die Urdarmdächer getrennt bleiben. Im Laufe der Weiterentwicklung entstehen nun 2 Individuen, deren Zusammenordnen zu einem einzigen wegen der getrennten Lage des doppelten Urmundes nicht mehr möglich ist. Da es sich um artgleiche Individuen handelt, werden Verschmelzungen von Organen zu Einheitsbildungen durchaus in Erscheinung treten können, wenn deren topographische Beziehungen sehr enge werden. So ist es (Abb. 46) auf der einen Ventralseite der beiden Partner zu einer Einheitsbildung des Auges gekommen, einer sekundären Zyklopie, und so besitzen auch beide Individuen in ihrer Rumpfmitte einen einheitlichen Darm. Homöoplastische Transplantationen können eben wie bereits früher schon erwähnt, zu harmonischen

Einheitsbildungen eines Organs führen, dessen Konstituenten teils vom Spender, teils vom Wirte stammen.

Bei diesen experimentellen Janusbildungen müssen Verlagerungen von verschiedenwertigem Material stattfinden, Unterlagerungen von der Materialzone der dorsalen Urmundlippe, die als Urdarmdach mit dem über ihm liegenden Ektoderm neue nachbarliche Beziehungen einnehmen, ein neues Milieu schaffen und in Form eines formativen Reizes wirksam werden. Man kann sich nun die Entstehung des Januskreuzes der Medullaranlage in der gegebenen Einstellung so vorstellen, daß dies induktiv von unten her ausgelöst wird, eben durch das Urdarmdach (ELSE WESSEL). Wir verdanken A. MARX genauere Experimente über diese Fragen und kommen auf weitere Einzelheiten des genaueren noch zurück. Hier ist nun zu betonen, daß diese Miteinbeziehung von Milieumaterial nur dann überhaupt möglich ist, wenn der betreffende Komplex noch nicht endgültig zu seiner prospektiven Bedeutung determiniert ist. Je früher die Verteilung dieser Faktoren erfolgt, um so selbständiger geschieht die Weiterentwicklung der Teile im Sinne einer Selbstdifferenzierung. Bei den Tubifexeiern müssen wir wohl mit einem sehr schnellen Ablauf der Determination rechnen; denn bei diesem Wurm hat Ektoderm und Mesoderm des Keimstreifens die Potenz, sich unabhängig voneinander differenzieren zu können, nur bleibt hier bei diesbezüglichen Experimenten der mesodermlose ektodermale Keimstreifen in seiner Differenzierung hinter dem anderen mit Mesodermunterlage sehr weit zurück (PENNERS).

Dieses Ineinanderspielen der beiden Keimblätter ist vor allem für die weitere Differenzierung der embryonalen Körperformen von Bedeutung, die Korrelation ist weniger wesentlich für die allgemeine Formgestaltung, den allgemeinen Grundtyp einer Form, der, wie wir später an Hand der Defektversuche (GOERTLER) zeigen werden, auch bei mechanischer Behinderung der Gastrulation entstehen kann, als vor allem für die spezifische normale Ausmodellierung, die sichtbarliche Differenzierung und konstitutionelle Prägung der gegebenen Grundform.

So wesentlich in der Gestaltung die gegenseitige Beeinflussung des Ektoderms durch das Ento-Mesoderm auch sein mag, so ist eben dieser korrelative Faktor nicht derjenige, der den Keim „organisiert". Daß ein Einfluß des einen Keimblattes auf das andere durchaus nicht das Primäre darstellt, sondern auch hier wie überall in der Organismenwelt bei der Gestaltung das Ganze, der Totalitätsfaktor, mit seinen zahlreichen, durchaus selbständigen orthotopischen Potentialen unbedingte Priorität besitzt, beweisen wiederum Versuche über gegenseitigen Austausch von Keimblattderivaten (O. MANGOLD). Diese orthotopischen Potentiale dürfen nach all den früher gegebenen Darstellungen nicht mit den „sekundären Organisatoren" SPEMANNs identifiziert werden, da sie durchaus nicht in ihrer Autonomie einem primären in der dorsalen Urmundlippe unterstehen.

Wenn wir am Keim wie bereits erwähnt eine dynamische Organisation annehmen, so regelt sich die Konstitution auf das ganze Mosaik: Transplantiert man in das vegetative Feld einer Triton alpestris-Gastrula präsumptives Ektoderm einer frühen Gastrula von Triton cristatus, so gelangt dies Material nach der Invagination an eine Stelle im Keim, deren Keimblattzugehörigkeit im normalen Entwicklungsgeschehen durch Ento- bzw. Mesoderm gekennzeichnet ist. Dies Ektoderm wandelt sich nun ortsgemäß der neuen Lage, dem neuen orthotopischen Potential gemäß in Mesodermderivat um, es konstituiert also weitere Organe und ordnet sich somit mit einem ganz anderen Keimblattkomplex unter. Auf diese Weise können z. B. 2-Vornierenkanälchen entstehen, von denen das dorsale dem Wirte angehört, also aus normalem alpestris-Mesoderm gebildet ist, während das ventrale aus nicht pigmentierten cristatus-Zellen besteht, die ursprünglich dem animalen Pol einer frühen cristatus-Gastrula entnommen waren. Das Zellmaterial entstammte somit einem anderen Keimblatt, einem anderen Keimterritorium, einer anderen dynamischen Einstellung und wurde nun inmitten eines anderen Keimblattes nach neuartiger topographischer Einreihung unter andersartige dynamische Faktoren gestellt, die auf die Synthese des Ganzen gerichtet, an dieser neuen Stelle nur Derivate des mittleren Keimblattes bilden ließen. Diese außerordentlich interessanten Experimente zeigen eben, daß es keine Spezifität der Keimblätter gibt, sondern daß deren Dynamik sich in natürlicher Einbezogenheit in die Ganzheit sich auswirken muß, daß daher die präsumptiven Komponenten untereinander vertauscht sich in der Richtung weiter differenzieren, die in der Organisation des Embryos gelegen ist. Der Ort entscheidet über die Qualität und die Zeit über den Ausmaß der Ausbildung des betreffenden Formenwertes. Der Ganzheitsfaktor steht über der Spezifität der Keimblätter.

Das Gesetz der spezifischen Induktion knüpft somit in seinem normalen Geltungsbereich während der Entwicklung an die Gesetzmäßigkeiten der orthotopischen Potentiale an, die wir früher genauer besprochen hatten: *Jedes derartige Potential kann als formativer Reiz wirken.* Man kann in die beginnende Gastrula durch einen feinen Schlitz im animalen Feld hindurch präsumptives Ektoderm hineinschieben (O. MANGOLD). Das Material macht somit nicht die typische Einrollung der Gastrulation mit, sondern kommt zwischen Ektoderm und vegetativen Dotterzellen zu liegen. Nach 5 Tagen zeigte bei einem derartigen Experiment die mikroskopische Untersuchung, daß der laterale Abschnitt des Implantates, der im Mesoderm lag, aus platten Zellen bestand, während sein proximaler Teil eine Oberflächenschicht des Mitteldarms bildete, die sich aus kubischen Zellen zusammensetzte. Das ursprüngliche Ektoderm war also teils zu mesodermalem, teils zu entodermalen Elementen umgewandelt worden, ohne sich je an der Gastrulation beteiligt zu haben, nur harmonisch eingefügt in die ortsgemäße Topographie.

Schärfer kann wohl kaum die überragende Bedeutung der Dynamik der regionalen Zonenverteilung am Ei bewiesen werden; niemals „aktiviert" die Gastrulation die Verteilung der Potenzen im Keim, die Determination ist ein völlig selbständiger Vorgang. Deswegen sind auch die Keimblätter nur vorübergehende funktionierende Organe, denen an sich keine histogenetische Spezifität zukommt (K. PETER).

Die Unterlagerungsversuche (MARX) lassen nun weiter durch bestimmte technische Modifikationen den bestimmten Anteil an Gestaltungsvermögen erkennen, den das Ektoderm selber besitzt und denjenigen, der für die spezifische und differenzierte Formmodellierung unter Einbeschluß des darunterliegenden Materials notwendig wird.

Um zu prüfen, ob die Chordamesodermplatte für die Entwicklung der Medullaranlage unentbehrlich sei, wurden Defekte gesetzt an der Gastrula im Gebiet der dorsalen und seitlichen Urmundlippe, aus denen später diese Platte sich bildet. Bei 144 unter 645 operierten Fällen zeigten sich im Gebiete der Chorda, des Mesoderms und Entoderms Defekte. Somit war auf diese Weise die Lokalisation des Zellmaterials an der Gastrula bestimmt und zwar entspricht die dorsale Urmundlippe in sehr jungen Gastrulationsstadien dem Kopfdarm, in späteren Entwicklungsstadien der Chorda und dem Mesoderm. Sehr wesentlich ist nun das Ergebnis des oben skizzierten Unterlagerungsversuches nach Defektsetzung. Der „Zeitfaktor" greift auch in dieses biologische Geschehen maßgeblich hinein. Es zeigte sich nämlich, daß in den ersten Stadien der Entwicklung die Medullaranlage durch die Unterlagerungsdefekte kaum beeinflußbar ist, sich aus rein endogener morphogenetischer Gestaltungspotenz heraus formt, *daß somit der formative Reiz des Urdarmdaches entbehrt werden kann.* Aber auch hier muß auf die Notwendigkeit vergleichend entwicklungsmechanischer Untersuchungen hingewiesen werden; denn in ähnlicher Weise, wie es bezüglich der Linsenbildung Amphibienarten gibt, deren Linse durch absolute Determination einer bestimmten Ektodermzone sich formt, andere Arten wiederum, deren Linsenentstehung induktiv in Abhängigkeit vom formativen Reiz des Augenbechers sich bildet, so muß auch bezüglich der Wechselbeziehungen zwischen Urdarmdach und Medullaranlage *das Gesetz der spezifischen Induktion in artlich verschiedener Abwägung der beiden Hauptfaktoren typischen Geschehens angewandt werden: Des endogenen Gestaltungsphänomens der Determination und des exogenen konditionellen Induktionsreizes.* In Anwendung der „individuellen Geschwindigkeitskurve der Determination" (BRANDT) wissen wir durch Vergleichsexperimente an Pleurodeles Waltlii, daß bei dieser Amphibienart zum Unterschied von Triton die präsumptive Medullarsubstanz schon bedeutend früher fest determiniert ist, daß daher hier die dorsale Urmundlippe a priori eine ungleich geringere Zeitspanne für eine eventuelle Wirksamkeit zur Verfügung hat.

Betont sei nun nochmals, daß für die Entstehung des „Typus" einer Form, des „Typus" einer Anlage der endogene Raumzeitfaktor weitaus der wirksame Faktor ist, während für die Entstehung der später sichtbaren Differenzierung, des spezifischen äußeren Gepräges der Konstitution, der Zusammensetzung des ganzen Gebildes aus verschiedenen histologischen Gewebsbestandteilen das Milieu, die Kondition immer mehr den wirksamen Gestaltungsanteil darstellt. Wir dürfen auch bei der Betrachtung dieses Problems niemals die allgemeingültigen 4 ontogenetischen Perioden ROUXs außer acht lassen, aus denen die gleichen quantitativen Abstufungen der Wertigkeit der Innen- und Außenfaktoren am entwicklungsgeschichtlichen Gestaltungsanteil erhellen: In der ersten Periode beherrscht nur die endogene Potenz die Entwicklung, dann tritt immer mehr maßgeblich das Exogene hinzu, bis dann schließlich während der morphologischen Differenzierung der letzten, der 4. Periode, der Zeit der funktionellen Anpassung, ganz zweifellos das Milieu gestalten muß.

Es folgt aus dieser Betrachtung, daß die Bedeutung der Unterlagerung des Ektoderms durch die dorsale Urmundlippe während der normalen Gastrulation der Amphibien für die späteren ROUXschen Perioden ungleich bedeutsamer wird. So beobachten wir auch bei Unterlagerungsexperimenten, daß die weitere Differenzierung der Medullarmasse nur mit unterliegendem Chordamesoderm möglich ist; nicht die Entwicklung des Typus der Anlage als solche, sondern die Entwicklung der Ausdifferenzierung, der späteren Konstitution der Anlage als funktionierendes Organ wird durch die Unterlagerung gewährleistet. In dieser Einstellung ergibt sich wiederum eine Beurteilungsmöglichkeit für die Wertung eines sog. Organisationszentrums.

Durch mikroskopische Untersuchung läßt sich zeigen, daß die normale Wulstbildung der Medullarplatte, die Anordnung der Kerne, vor allem die harmonische adäquate Massenausbildung der Nervensubstanz relativ auf die Unterlagerungszone anspricht. Wir haben hier die grundlegenden biologischen Prinzipien für das Verständnis der konstitutiven Gestaltung des entstehenden Embryo.

Diese biologischen Erscheinungen der späteren sekundären Differenzierung mit ihrem gegenseitig proportionellen abgewogenen Massenverhältnis leiten von der typologischen entwicklungsmechanischen Erscheinungswelt hinüber zur konstitutionellen Erscheinungswelt äußerlich sichtbare Differenzierung. Die reziproken quantitativen Beziehungen des Urdarmdaches zur Masse, Zell-

und Kernanordnung der darüberliegenden Medullarzone, stehen neben den Ergebnissen, die bereits vor Jahren schon BRACHET angedeutet hatte bei seinen Anstichversuchen, daß nämlich die einzelnen sich ausdifferenzierenden Teile des entstehenden Organismus nicht allein nur ein materielles Substrat darstellen, sondern auch in korrelativer quantitativer Verankerung die ganze Gestalt des erwachsenen Organismus zu regeln imstande sind.

Erwähnt seien weiter die ganz ähnlichen Ergebnisse nach Anstich mit heißer Nadel, die SEIDEL bei Libelleneiern erzielte. Auch hier fehlten später in der sich ausdifferenzierenden Larve ganz bestimmte Organe und Körperabschnitte, andere aber sprangen in quantitativer Überdosierung ein und bedingten somit eine bedeutende Übermassigkeit bestimmter Organe und Körperteile gegenüber der Norm. All diese experimentellen Ergebnisse bilden eine biologische Grundlage des eigentlichen Konstitutionsproblems. Wir erwähnen sie hier im besonderen, um die Gegensätzlichkeit gegenüber der reinen typologischen Vergleichenden Entwicklungsmechanik aufzuzeigen.

Wesentlich ist weiter, daß die Empfindlichkeit gegenüber Unterlagerungsdefekten innerhalb der Medullarplatte regional verschieden ist, daß z. B. das vordere Ende weniger beeinflußbar ist als der kaudale Abschnitt. Der kaudale Abschnitt würde also bei Triton noch in der reversiblen Phase sich befinden, der vordere Abschnitt mehr der irreversiblen Determinationsphase genähert sein. Was hier im einzelnen innerhalb der Medullarplattenzone sich abspielt, das sehen wir auch z. B. im gesamten Ektodermbereich an den Eiern der einzelnen Amphibien: Bei manchen Amphibien läßt sich das gesamte Ektoderm, bei anderen nur noch Rumpfektoderm, bei anderen nur noch Kopfektoderm, bei anderen endlich nur noch der engste Bezirk über dem Augenbecher selber zur Linsenbildung beeinflussen; vergleichend entwicklungsmechanisch engt sich der Bezirk von Art zu Art immer mehr ein. Und dieser biologische Vorgang der allmählichen Einschränkung der reversiblen Potenz zum irreversiblen Mosaik spielt sich auch innerhalb ein und desselben Blastems, z. B. der territoriellen Gliederung der Medullarzone ab. Oder wie wir dies bei den Gliedmaßenanlagen gezeigt haben, innerhalb dieser Anlage selber (Seitenqualität, Polarität, Schultergürtelabschnitte). Das phylogenetische Entwicklungsbild gleicht hier dem ontogenetischen, nur dürfen diese Vorgänge nicht kausal aufeinander im Sinne einer Rekapitulation bezogen werden.

Es gibt nun auch in der Entwicklungsmechanik Forscher genug, welche bei diesem Vorgang der Medullarplattenbildung „unter dem Einfluß" der unterlagerten Urmundlippe von einem „Prinzip der doppelten Sicherung" sprechen. Die Medullarplatte würde also nach diesen Vorstellungen sowohl im Ektoderm selber durch endogene Determinationsvorgänge wie andererseits auch durch exogene Induktion entstehen, der Vorgang wäre also teleologisch auf doppelte Weise „gesichert", wenn die eine Sicherung ausfiele, könnte die andere einspringen, ganz wie beim Prinzip des Dreiweghahns des Installateurs. Die Vergleichende Entwicklungsmechanik hat aber gerade gezeigt, daß die einzelnen Arten so verschieden voneinander reagieren, daß unmöglich das eine Prinzip für das andere einspringen kann, daß hier ganz andere biologische Grundvorgänge wirksam sind, die auf *den Zeitfaktor die „individuelle Geschwindigkeitskurve der Determination" zurückzuführen sind.*

Daß die gegenseitigen Beziehungen zwischen Chordamesoderm und Ektoderm ihren biologischen Sinn in der späteren Differenzierung und spezifischen quantitativen Massenentfaltung der bereits determinierten typischen Formen haben, ist eine Erscheinung, die im Gesamtbilde entwicklungsgeschichtlichen Geschehens nicht vereinzelt dastehen kann. Jegliche Differenzierung ist relativ und abhängig von den verschiedensten Faktoren. In derselben Weise nun wie die oben

erwähnten Relationen Ektoderm und Chordamesoderm sich zu einer Differenzierungseinheit verbinden, wird auch die Differenzierung der Spinalganglienzellen durch die benachbarten Muskelsegmente ausgelöst (F. E. LEHMANN
1927/28). Die Segmentation ist die Grundlage des primären Erscheinungsbildes
der Differenzierung des Vertebratenkörpers, die Gliederung des Mesoderms
zieht zugleich jene der Ganglien nach sich.

Nach Herausnahme der Chorda dorsalis bei Discoglossus entstehen Entwicklungsstörungen an den Nachbarorganen: So entwickeln sich die Kiemen
schlecht (GIARDINA 1914), die Zellen des Rückenmarkrohrs bilden ein Bläschen
statt einen Kanal. Die Chorda gibt daher durch ihr Längenwachstum der
Herausdifferenzierung der Organe eine bestimmte Richtung (COTRONEI 1928).
All diese Relationen haben ihren biologischen Nachdruck im Differenzierungsgeschehen, weniger im Determinationsgeschehen.

Es darf an dieser Stelle nicht unterlassen werden, darauf hinzuweisen, daß
bereits schon 1907 W. H. LEWIS diese erwähnten Massenbeziehungen der sich
später ausdifferenzierenden Organe bereits klar gesehen hat. LEWIS fand bei
Rana palustris, daß die einzelnen Zonen der dorsalen Urmundlippe eine viel
größere Materialmasse an Chorda oder Muskulatur zu liefern imstande sind,
als wenn sie an normaler Stelle verblieben. Im normalen Entwicklungsgeschehen,
im Rahmen der Ganzheit des Eies entfalten sich all die einzelnen Abschnitte
nur in beschränkter Weise, ihre Dynamik ist aber ungleich größer.

Die geschilderten Induktionsvorgänge nun stellen in derselben biologischen
Struktur Protoplasmavorgänge dar, genau so wie die Determinationsvorgänge,
gestatten somit keine Parallelen zu phylogenetischen wie zu genetischen Erscheinungen. *Die Phylogenie wie die Genetik betrifft Verwandtschaftsforschung,
Chromosomenkernforschung; die Typologie aber sucht die Form an sich, ihre determinative Selbstentstehung und induktive Auslösung. Die absoluten Formen der
Typologie stehen nebeneinander, nicht wie die Differenzierungsformen der Systematik oder Phylogenie hintereinander.*

Die erwähnten größeren Wirkungskreise, zu denen dorsales Urmundmaterial
der Amphibien im Experimente befähigt ist, äußert sich auch an Vergleichsexperimenten bei niederen Tieren (HÖRSTADIUS 1928): Die halbe vegetative
Hälfte kann als formativer Reiz für einen Ganzkeim beim Seeigel wirken und
durchaus eine normale Weiterentwicklung auslösen. Dieser Befund ist an sich
bemerkenswert, weil er zeigt, daß bei diesen niederen Tieren die Entwicklung
überhaupt am vegetativen Abschnitt nicht etwa in der dorsalen Keimseite
einsetzt wie bei den Amphibien. Entzieht man durch Isolierung die animale
Keimhälfte beim Seeigel der Anteilnahme an der Weiterentwicklung, so bleibt
diese auf dem Blastulastadium stehen, sie ist in derselben Weise wie die vegetative Keimhälfte eines Amphibieneies nicht zu einer höheren Entwicklungsbahn für den Gesamtaufbau des Organismus determiniert, der Reaktionsradius
ihres Potenzschatzes ist außerordentlich beschränkt. Trifft aber während der
reversiblen Phase dieser Zellen, d. h. zeitlich vor der Gastrulation der formative
Reiz irgendeines orthotopischen Potentials, hier derjenige der vegetativen
Keimhälfte auf diese reversiblen Zellen, so werden sie ähnlich wie reversibles
Ektoderm auf den Einfluß des Augenbechers hin oder wie reversibles Mesenchym auf den Einfluß einer Gliedmaßenanlage hin zu neuen typischen Formenwerten umgestimmt und können in diesem Falle z. B. die Entstehung von Stomodaeum und Flimmerband bewirken. Beim Seeigelei sitzt eben in der vegetativen
Keimhälfte der primäre Entwicklungs-, der primäre Differenzierungsbeginn
und diese Verschiedenartigkeit wirkt bereits als formativer Reiz. Später mit der
Ausbildung der unzähligen Anlagen setzen unzählige neue orthotopische Potentiale und neue Anfänge von Differenzierungen ein, die gegenseitig verschieden-

artig aufeinander wirken und von denen jedes Einzelne reversibles Zellmaterial der Umgebung adäquat einfügen kann, soweit solches vorhanden ist. Animale Amphibienkeimhälften und vegetative Seeigelkeimhälften sind entwicklungsmechanisch homolog.

Ein kurzer Hinweis noch zur Ablehnung des „Prinzips der doppelten Sicherung", das SPEMANN in das vorliegende Problem der Induktion mit einbezieht. SPEMANN sagt „der Augenbecher von Rana esculenta hat also seine Fähigkeit zur Linseninduktion beibehalten (erwiesen durch FILATOWs Experiment der Umbildung von Bufoektoderm durch Esculentaaugenbecher) trotz der weitgehenden Fähigkeit der primären Linsenbildungszellen zur Selbstdifferenzierung, ein schlagendes Beispiel für das Prinzip der doppelten Sicherung".

Um als äquivalenten Vorgang der Induktionswirkung der dorsalen Urmundlippe der Amphibien oder der vegetativen Keimhälfte des Seeigelkeimes die Induktion z. B. des Augenbechers zu setzen, sei folgendes sehr instruktive Experiment FILATOWs nochmals erwähnt. Die Eigendetermination des Ektoderms zeigt einen sehr schnellen Ablauf, so daß die irreversible Phase der einzelnen Territorien sehr schnell erreicht wird, daß nun aber der darunter sich entwickelnde Augenbecher als orthotopisches Potential seine formative Reizwirkung nicht verliert, lehrt die Verpflanzung von reversiblem Ektoderm von Bufo über den Esculentaaugenbecher (FILATOW). Aus diesem Ektoderm entwickelt sich eine Linse. Jegliches orthotopisches Potential übt aber solange es überhaupt besteht, seinen formativen Reiz aus und jegliches reversible Material reagiert seiner augenblicklichen Potenzbreite gemäß im Sinne einer Entwicklungsauslösung. Der Augenbecher von Rana esculenta muß demgemäß seine Induktionsfähigkeit besitzen, solange er da ist und behält sie auch selbstverständlich bei, obgleich die individuelle Geschwindigkeitskurve der Determination der Linse bei Rana esculenta einen sehr steilen Anstieg zeigt und sehr bald in das irreversible Stadium hineinkommt. Aber diese beiden Vorgänge der Eigendetermination des Ektoderms und der formativen Reizbildung eines orthotopischen Potentials dürfen doch nicht teleologisch im Sinne einer „doppelten Sicherung" verknüpft werden, als ob die Natur um nur ja zum Ziele zu gelangen, eine biologische Reserve besäße.

Außer dem Urdarmdach kann auch Medullarplatte, ja Gehirnsubstanz eines Embryos mit großer Schwanzknospe eine Medullarplatte induzieren. Endlich kann durch eine derartige Induktion die Bildung eines ganzen Achsensystems ausgelöst werden. Bei diesen Versuchen (MANGOLD und SPEMANN 1927) wird aus der Medullarplatte von Triton taeniatus oder alpestris oder cristatus vorn ein Stück entnommen und in das Blastocoel einer Gastrula von Triton taeniatus gesteckt. Dieses hineingeschobene Material macht nun die Gastrulationsbewegung mit und gelangt zwischen Ektoderm und Mesoentoderm. Der Anstoß dieses Implantates nun auf die 3 Keimblätter ist der Reaktionsbreite dieser Keimblätter gemäß, d. h. nur das konnte auch wirklich induziert werden, was in der prospektiven Entwicklungslinie dieser 3 Blätter gelegen war: Das Ektoderm reagierte stark, das Mesoderm wenig, das Entoderm überhaupt nicht. In der beeinflußten Ektodermzone entstand im optimalen Falle eine induzierte Medullarplatte, die sich auch zum Neuralrohr abschloß, im ungünstigsten Falle ließ sich kaum eine Reaktion feststellen, endlich entstanden zahlreiche Zwischenstufen zwischen diesen beiden Reaktionsextremen.

Da die Auslösbarkeit der spezifischen Formenwerte in der Entwicklungsbahn des Erfolgsorgans gelegen ist, so ist auch das Tempo dieser Formen synchrom mit der Entwicklungsgeschwindigkeit des Mutterblastems. Eine induzierte Medullarplatte entsteht aber immer gleichzeitig mit der normalen Medullarplatte des Wirtes. Der Zeitpunkt der Reaktion hängt ganz von der augenblicklichen Entwicklungsphase des Keimes ab; niemals kann die Formbildung von außen her organisiert werden, sein Wirkungseffekt gleicht nur einem Katalysator, der auf ein Reaktionsoptimum warten muß und der unwirksam ist, solange ein Minimum vorhanden ist. So hängt auch dementsprechend weder qualitativ noch quantitativ seine Wirkung von der Menge des mitverpflanzten Urdarmdaches ab.

Hintere Chorda, die also im normalen Entwicklungsgeschehen niemals mit dem vorderen Medullarabschnitt in Berührung kommt, kann aber nach experimenteller Verpflanzung (BAUTZMANN 1929) hier vorderhirnähnliche Medullarteile induzieren, auch wiederum Ergebnisse, welche auf eine ursächliche Bestimmung eines entstehenden typischen Formenwertes durch den Wirt hinweisen; denn die entstandenen Organabschnitte haben im normalen Entwicklungsgeschehen niemals Nachbarschaftsbeziehungen zum hinteren Chordaabschnitt. Die hier gegebenen ursächlichen Deutungen weichen von den Grundvorstellungen der beiden genannten Autoren ab, welche das Wesen in der Übernahme gewisser induzierender Fähigkeiten aus der dorsalen Urmundlippe von seiten des implantierten Medullarstückchens sehen; das Medullarstückchen soll sich gewissermaßen während des Eingestülptwerdens mit diesen induzierenden Reizen beladen, die sie dann später wieder abgibt.

Unsere Hauptaufgabe muß aber sein, das Gesamtgeschehen all der zahlreichen bisher erwähnten biologischen Vorgänge zu erfassen, alle Einzelheiten gewissermaßen als fluktuierende Variationen, als Abstufungen bald nach der Plus-, bald nach der Minusseite zu erfassen. Die Induktion des Zelloidinstückchens, welches eine Gliedmaße auslöst, steht in dieser unserer Betrachtung auf der einen Seite, die Auslösung einer Linse durch den Augenbecher auf der anderen und zwischen diesen beiden Grenzfällen überwiegt im einen Fall bald mehr der qualitativ mitbestimmende formative Reiz, bald mehr die Realisationsfähigkeit des autochthonen Blastems. Die Erklärungsversuche der bisherigen Entwicklungsmechanik sind viel zu einseitig und gehen immer nur von dem engen Kreise eines speziellen Experimentes aus, ohne genügend universell zu sein; es fehlt ihnen das Verständnis für die Bedeutung des Vergleiches. Hinweise der SPEMANNschen Schule (BAUTZMANN 1928), daß das „Organisatormaterial" nur auf ganz bestimmte Eizonen beschränkt sei, können nach den bisher vorliegenden experimentellen Ergebnissen nicht mehr aufrecht erhalten werden; denn Medullarplatte wird heterotopisch induziert durch Medullarplatte, durch Chorda (von der beginnenden Neurula bis zum Augenblasenstadium), durch Urdarmdach, durch Gehirnstückchen von Embryonen, die bereits eine größere Schwanzknospe besitzen.

Endlich liegt auch der umgekehrte Wirkungsweg einer induktiven Beeinflussung durchaus im Bereich der Möglichkeit (VOGT 1928): Während de norma das unterlagerte Entomesoderm die über ihm liegenden Ektodermzonen zur Bildung von Medullarplatte anreizt, ist es vielleicht möglich, daß ein nach einseitiger Keimschädigung und einseitiger Entwicklungshemmung entstandener späterer rudimentärer Kopf umgekehrt nach unten auf das Darmrohr wirkt und dieses zur Bildung einer Darmrinne veranlaßt. Die Methoden, welche eine derartige halbseitige Entwicklungshemmung hervorrufen, sind folgende: 1. Einbringen des nur noch von Dotterhäutchen umhüllten Keimes (Pleurodeles, Amblystoma) in ein dicht anschließendes halbkugeliges Wachsgrübchen im Boden der Versuchsschale. 2. Durchströmung eines durch ein dünnes Blech in 2 Fächer geschiedenen Kästchens teils mit kaltem Wasser (3—5⁰), teils mit warmem (19—22⁰). Bei derartigen Versuchen kommt es vor, daß jegliche Urdarmeinstülpung unterbleibt, daß daher auch die Kopfdarmwand aus vegetativem, von der Oberfläche stammendem Material der unteren Keimhälfte herstammt und z. B. aus Material des Furchungshöhlenbodens besteht. Trotz dieser ganz andersartigen Herkunft bildet diejenige Darmzone, welche unter der rudimentären Kopfbildung eines solchen Keims gelegen ist, ringförmig nebeneinander gelagerte Zellen, eine Darmrinne. Hinzugefügt sei aber zugleich, daß die Medullarplatte auch rein determinativ aus eigenen Entwicklungsbedingungen heraus entstehen kann, ohne jegliche Induktion, nämlich dann, wenn im Experimente jeglicher Einfluß der dorsalen Urmundlippe durch Defektversuche (GOERTTLER) ausgeschaltet wird. Auf diese Versuche kommen wir gleich des näheren noch zu sprechen.

Die Bestimmung des Charakters der entstehenden Formbildung durch den Wirt zeigt sich weiter an der komplexen Natur des Formenwertes unter dem Einfluß eines Medullarplattenstückchens einer frühen oder späten Neurula, das in das Blastocoel der Gastrula von Triton taeniatus gesteckt ist. Es können entstehen: Stützer, Pigment, Augen, Linsen, Nasen, Gehörblasen, Sinnesorgane der Seitenlinie, Kiemenstummel, Schwänzchen; und all diese erwähnten Bildungen kommen meist nicht einzeln, sondern in bestimmte Gruppen geordnet vor. Trotz dieser sehr großen Mannigfaltigkeit nach Anstoß durch ein und denselben Induktor „Medullarplatte" ist versucht worden, innerhalb dieser Medullarplatte bestimmte Zonen zu unterscheiden, deren Induktionswirkung von derjenigen irgendeiner Nachbarzone abweichen sollte (MANGOLD 1929). Unterschiede sind aber hier nach den bisher angestellten Versuchen noch nicht mit Sicherheit feststellbar gewesen. Bei 15% positiver Fälle fand sich eine Augeninduktion nur bei Transplantaten, die selbst Augen besitzen; aber diesen scheinbaren lokalisatorisch bedingten Induktionen stehen wieder Ergebnisse gegenüber, die auf eine ganz generelle Einwirkung hindeuten: Der „Stützer" z. B. (Balanzer), jener schlanke keulenförmige Fortsatz ventro-kaudal vom normalen Auge, der kurz vor der Kiemenanlage zu sprossen beginnt, und den jungen Larven im Gewirr der Wasserpflanzen als Aufhängeapparat dient, wird nicht nur vom Augenbecher, sondern auch von augenlosen Spendern induziert. In solchen Fällen aber zu sagen, daß die „Entwicklung des Stützers mindestens doppelt, vielleicht aber sogar 5fach gesichert" wäre (MANGOLD) ist eine Erklärung, deren Ablehnung wir schon früher ausführlicher begründet haben.

In Einbeziehung der „individuellen Geschwindigkeitskurve der Determination" in die Vorgänge der typischen Formentstehung durch Induktion wird es Tierarten geben können, deren Keimzonen schon im Gastrulastadium irreversibel geworden sind. Eine derartige Potenzeinschränkung, welche z. B. an der ventralen Ektodermzone in der Unmöglichkeit zum Ausdruck kommt, eine embryonale Anlage mit Medullarplatte, Chorda und Urwirbeln zu bilden, finden wir nun tatsächlich bei den Anuren (BRACHET 1927). All die zahlreichen bisher besprochenen Experimente, auf Grund derer die Induktionsmöglichkeit erschlossen werden konnte, sind an Triton angestellt worden, bei Rana fallen sie ganz anders aus: Pfropft man hier die Urmundgegend junger Gastrulen auf gleichentwickelte Stadien derselben Art, so bleibt hier jegliche Induktionswirkung aus, es entsteht kein sekundärer Embryo an der Seite des Wirtskeimes, sowie dies aus den experimentellen Forschungen von Triton her bekannt ist. Wir müssen aus diesen Ergebnissen schließen, daß die Verteilung der orthotopischen Potentiale, der einzelnen Anlagen bei den Anuren in sehr früher Entwicklungszeit des Eies vor sich geht und daß bei dieser Verteilung die dorsale Urmundlippe der Gastrulation, welche bei ihrer Unterlagerung das über ihr liegende Material induktiv beeinflussen soll, überhaupt keine Rolle spielt. Die diesbezüglichen Vergleichsexperimente bei sämtlichen Anurenarten stehen aber noch völlig aus, desgleichen Experimente bei den Reptilien, deren Gastrulation morphologisch ausbleibt und wahrscheinlich chronologisch der eigentlichen Determination der Anlagen weit nachhinkt. Hier könnten sich interessante typologische Parallelen der spezifischen Formvorgänge in der Zukunft ergeben.

Ein weiterer experimenteller Beweis für die Tatsache, daß von der dorsalen Urmundlippe die typische Formbildung nicht abhängt, sondern daß diese orthotopisch auch ohne Unterlagerung, ohne Gastrulation selbst bei Triton sich bilden kann, ist durch das Studium der Formbildungsvorgänge nach völliger Entfernung des gesamten dorsal zur Einstülpung gelangenden Material festgestellt worden (GOERTTLER 1926). Nach Entfernung des präsumptiven Urdarmdaches, von dessen Induktion also nach der bisherigen Annahme die Bildung der darüber gelegenen Medullaranlage abhängen soll, bildete sich trotzdem eine Medullaranlage. ,,Die von Schülern SPEMANNs verfochtene Ansicht, daß die Medullarplatte erst vom Urdarm aus während der Gastrulation induziert würde, kann hier nicht zutreffen, zumal ja auch die Farbmarkierungsversuche schon beweisen, daß bereits vor der Gastrulation eine wirkliche Medullaranlage am Keim besteht'' (GOERTTLER 1926). In der Diskussionsbemerkung zu den oben erwähnten Ausführungen, die GOERTTLER auf dem Anatomenkongreß in Freiburg vorgetragen hatte, greift dann SPEMANN selbst nochmals auf das ,,Prinzip der doppelten Sicherung'' als Erklärung der GOERTTLERschen Experimente zurück: ,,Ein solcher Fall doppelter Sicherung könnte nun auch bei der Entwicklung der Medullarplatte vorliegen und ist von mir von Anfang an in Erwägung gezogen worden'' (SPEMANN). Nach dieser Vorstellung würde also die Entstehung der Medullarplatte einmal durch Induktion von der dorsalen Urmundlippe, dann zugleich auch durch Eigendetermination ,,gesichert'' seien. Wir haben auf das Irrige dieser Vorstellungen schon früher hingewiesen.

Eine Frage wäre noch zu erörtern: Wie verhalten sich 2 Induktoren nebeneinander? A priori kann hier angenommen werden, daß bei der Eigendetermination eines orthotopischen Potentials der dynamische Formenwert sich auch selbständig enthüllt und daß in Ermangelung reversiblen, umstimmbaren Zellmaterials in der Nachbarschaft beide Formenwerte dicht nebeneinander stehen. Es wäre aber auch denkbar, daß beide Formenwerte miteinander verschmelzen zu einer doppelt so großen Einheitsbildung. Für diese Regulation wäre aber immerhin ein großer Grad von Umstimmbarkeit des betreffenden Zellmaterials selber Voraussetzung. Die hier vorliegenden experimentellen Ergebnisse sind noch nicht genügend weit ausgebaut, um die Frage restlos beantworten zu können. Xenoplastische Transplantationen von dorsaler Urmundlippe von Bombinator an dieselbe Stelle des Keimes von Triton ruft Bildung von 2 typischen artspezifischen Formenwerten hervor: 2 Medullarrohre und 2 Chorden nebeneinander, eine aus Triton, die andere aus Bombinatorzellen aufgebaut (GEINITZ 1925). Das Experiment zeigt, daß bei gattungsfremder Nebeneinanderposition von 2 gleichen Induktoren eine gegenseitige Beeinflussung nicht stattfindet, daß somit der konditionelle Faktor gegenüber den rein endogenen determinativen ganz in den Hintergrund tritt.

Aber wir müssen bedenken, daß bei derartigen experimentellen Verpflanzungen die Raumorientierung zugleich eine wesentliche Rolle spielt; je günstiger die Gestaltungsrichtung des sich entwickelnden Formenwertes des Transplantates in die spezifisch gerichtete Gestaltungsrichtung des Wirtskeimes hineinfällt, um so ungestörter wird sich der Eigenformenwert herausentwickeln können; je ungünstiger diese Einstellung ist, um so mehr wird die Kondition, d. h. die abgeänderte Umweltsbedingung die Weiterentwicklung des Blastems abändern können. Transplantate von präsumptivem Medullarmaterial, bei welchen die Formbildungsorientierung mit derjenigen ihrer neuen Umgebung übereinstimmt, entwickeln sich zu Medullarmaterial, sowie sie sich auch de norma am Spenderkeim entwickelt hätten. Die Formbildungsbewegung fällt hier mit der Formbildungsbewegung des Wirtskeimes zusammen. Genau das gleiche Material aber in anderer Orientierung eingepflanzt bildet sich im Rahmen seiner neuen Umgebung zu Epidermis um, wird vom neuen Milieu auf Grund seiner Reversibilität noch umgestimmt; die Formbildungsbewegung des Wirtsmaterials und des implantierten Materials deckt sich hier nicht. Diese außerordentlich interessanten Ergebnisse (GOERTTLER 1927) beleuchten eine wesentliche Seite unseres vorliegenden Problems: Wie entsteht der Typus einer Form? Die Formbildungsbewegungen, welche in den Materialströmen entwicklungsdynamisch zum Ausdruck kommen, führen durch Faltenbildung, Aufwerfungen, Einrollungen, Verlängerungen, Verdickungen zu irgendeiner spezifischen Form, z. B. Medullarrohr. Diese Strömungsbewegung baut aus Zellen und Kernmaterial der verschiedensten Herkunft die typischen Formen auf und dominiert selbst über fremdes Keimblattmaterial, über fremdes heterotopisches Bildungsmaterial. Erst wenn 2 verschiedene Formbildungsbewegungen aufeinanderstoßen, kristallisiert sich jede selbständig aus; d. h. die Differenzierungsrichtung hängt von der primären Bildungswelle der Form als solche ab. Formbildung und Differenzierung sind 2 ganz verschiedene, sich gegenseitig ergänzende biologische Phänomene.

Wieder zeigen auch diese Experimente als wesentlichen Beitrag zu dem vorliegenden Problem der konditionellen Beeinflussung der Dynamik allererster Formbildung, daß der Einfluß eines Milieus, oder daß eine Induktion von der Umgebung her einen ganz untergeordneten Faktor darstellt. Diese Untersuchungen sind deswegen von besonderer Bedeutung, weil sie beweisen, daß nicht das Organisationszentrum bei der Formprägung der Medullarplatte das wesentliche ist, sondern daß rein örtlich, wie es die phylogenetische Betrachtung diesbezüglicher Entwicklungsvorgänge an Vögeln und Säugern zeigt, an lokalen Zonen eine Determination sich auswirkt, auch ohne daß eine dorsale Urmundlippe bei einer „Gastrulation" ins Innere eingestülpt wird (BRANDT, Diskussionsbemerkung zu dem Vortrag GOERTTLER, Verhandlungen der Anatomischen Gesellschaft, 1927). Somit kann bei diesen Vorgängen genetisch auch keine „doppelte Sicherung" wirksam sein, denn primäre Embryobildung und sekundäre Induktionswirkung durch verschiedene Systeme treten ja zeitlich durchaus unabhängig voneinander auf, wie die phylogenetische Betrachtung z. B. bei Reptilien, Vögeln und Säugern lehrt und wie es die vergleichend entwicklungsmechanischen Experimente bei verschiedenen Amphibienarten gezeigt haben. Die Eigendetermination der Medullarplatte in dem vorliegenden Experimente ist längst da, bevor überhaupt je die dorsale Urmundlippe Gelegenheit hätte, eine etwaige Induktionswirkung zu entfalten. Da dieser Determinationsvorgang zeitlich ganz fest an bestimmte Entwicklungsstadien der Embryoentwicklung gebunden ist, würde in natura überhaupt niemals diese Induktionswirkung als „doppelte Sicherung" einspringen können. Es ist daher unmöglich, daß „diese Einwände gegen die SPEMANNsche Auffassung als nur begrifflicher Art" aufgefaßt werden (VOGT 1927).

Einige weitere Experimente, welche wiederum einen Hinweis geben auf die durchaus im Blastem autochthon vorgebildete prospektive Potenz, deren Schwellenwert eben trotz induktiver Reizwirkung nicht überschritten werden kann, seien hier noch erwähnt. Diese Experimente sind deswegen noch besonders interessant, weil sie eine Bestätigung der durch die vergleichend entwicklungsmechanische Gliedmaßenforschung bereits 1924 festgestellten verschiedenen Entwicklungsgeschwindigkeit der Blasteme abgeben; und weil sie in Ergänzung dieser vergleichenden Forschung der Gliedmaßenanlagen nun auch eine vergleichende Forschung für eine andere Anlage, präsumptives Ektoderm, darstellen.

Nachdrücklich sei aber betont, daß die hier vorliegenden Entwicklungsgeschwindigkeiten keinen Hinweis geben auf die Determinationsgeschwindigkeiten, sondern nur auf diejenigen der Differenzierung. Es wurde (Bytinski-Salz 1929) präsumptives Ektoderm der frühen und späten Gastrula von Triton alp., cristatus, Amblystoma mexicanum, Rana temporaria, Hyla arborea, Bombinator igneus, Bufo viridis, Pelobates fuscus in den Urmund der Gastrula von Triton taeniatus gesteckt. Dies Material gelangte nun während der Gastrulation meist in das Mesoderm oder zwischen das Urdarmdach und das Entoderm, seltener in das Entoderm direkt. Diese genannten Spendertiere unterscheiden sich nun wie bereits oben angedeutet beträchtlich in ihrer Entwicklungsgeschwindigkeit und lassen sich in 2 Gruppen anordnen: ein sich schnell entwickelnder Typ: Rana temporaria, Rana esculenta, Hyla arborea, Bombinator igneus und ein sich langsam entwickelnder Typ: Triton taeniatus, palmatus, cristatus, alpestris, Amblystoma mexicanum, Bufo vulgaris, Bufo viridis, Pelobates fuscus. Vergleichen wir diese Entwicklungsgeschwindigkeiten mit denen der Gliedmaßenanlagen (Brandt 1924), so zeigt sich, daß diese ein abweichendes Verhalten zeigen insofern, als Amblystoma mexicanum und Triton, deren Entwicklungsgeschwindigkeit bezüglich des präsumptiven Medullarmaterials die Gruppe des langsamen Entwicklungstyps darstellt, in der Entwicklungsgeschwindigkeit der Gliedmaßenanlage gerade voneinander abweichen. Am 16. Tage nach der Eiablage ist bei Amblystoma noch keine Extremität entwickelt, sondern erst eine ganz winzige Knospe sichtbar von 0,300 mm Höhe, während bei Triton schon am 9.—10. Tage eine Extremität voll entwickelt und in Ober- und Unterarm gesondert ist. Diese Unterschiede zwischen den beiden Amphibien bestehen auch noch in den nächsten Tagen in erhöhtem Maße weiter, insofern, als bei Triton ein beschleunigtes Wachstum der Extremität einsetzt, das bei Amblystoma ausbleibt. Zufällig läuft nun dieses unterschiedliche Verhalten der Differenzierungsgeschwindigkeit der Anlagen dieser beiden Arten mit dem unterschiedlichen Verhalten der Determinationsgeschwindigkeit der Anlagen synchrom; die Gliedmaßenanlage von Amblystoma mexicanum wird spät determiniert, ist daher noch bis in das Schwanzknospenstadium des Tieres hinein reversibel, diejenige von Triton aber wird sehr früh determiniert und ist daher bereits schon im Schwanzknospenstadium der Larve irreversibel. Diese Parallelen sind seinerzeit merkwürdigerweise von Harrison bestritten worden, sie seien daher an dieser Stelle nochmals als zu Recht bestehend erwähnt. Daß diese Parallelen bei anderen Arten aber und bei anderen Anlagen nicht immer zu bestehen brauchen, wurde wiederholt in den früheren Ausführungen betont. Hier ist noch in der Zukunft sehr viel Forscherarbeit zu leisten.

Von den obenerwähnten Spenderlarven der Untersuchungen von Bytinski-Salz 1929 mußten mehrere ausscheiden, deren „Giftigkeit" eine weitere Entwicklung im Wirtskeim unmöglich machte, in Betracht kamen daher nur Triton alpestris, cristatus, Amblystoma, Rana temporaria, Bombinator und Hyla. Es zeigte sich nun, daß die präsumptiven Medullarplatten der frühen Gastrula von Triton alpestris und Amblystoma sich im Mesoderm und zwischen Urdarmdach und Entoderm entweder zu Urwirbeln und Seitenplatten, oder zu Neuralrohr entwickelten, in der Epidermis zu Epidermis, im Darm aber niemals zu Darm, sondern zu Gewebe von unbestimmter Differenzierung. Die Reversibilität hatte also einen ganz bestimmten Schwellenwert, jenseits dessen eine Umstimmbarkeit z. B. in Darm nicht möglich war. Der formative Reiz des neuen Milieus kann eben nur bestimmte Formenwerte auslösen, *die bereits im Potenzschatz des Blastems dynamisch vorgebildet liegen*, und das Experiment ist vielmehr beweisend für die Reaktionsbreite des Transplantats als für die induzierende Fähigkeit eines „organisierenden" Milieus.

Weitere sehr wesentliche Einwände gegen die Vorstellung der überragenden Bedeutung eines Organisationszentrums für die Genese typischer Formenwerte sind in den umfangreichen, breit angelegten Arbeiten von SCHLEIP und PENNERS über die Entwicklung der SCHULTZEschen Doppelbildungen niedergelegt worden. Diese Arbeiten erbringen zugleich den Nachweis, daß eben lediglich Material-nachbarschaft als auslösender Faktor wirkt; denn zur Auslösung der Embryo-bildung bei Rana fusca ist die Region des grauen Halbmondes gar nicht unbedingt notwendig, diese Vorgänge können immer da ausgelöst werden, wo an der Bla-stula oberflächlich gelegenes weißes Material an dunkleres Anstößt (PENNERS 1929); ob dies nun gerade in der Region des grauen Halbmondes stattfindet, spielt überhaupt keine Rolle. Also auch außerhalb der Region des grauen Halb-mondes, in die wir das „Organisationszentrum" in statu nascendi hineinlegen können, kann ein Embryo entstehen. *Es genügt, daß weißer Dotter auf dunklen stößt, um die Entstehung von Urmündern mit anschließender Embryonalanlage hervorzurufen* (PENNERS). Immer setzte bei den experimentell nach SCHULTZE umgedrehten und in dieser Stellung fixierten Froscheiern die Gastrulation gerade an der Stelle ein, wo helles Material an dunkles anstößt, ganz unabhängig davon, ob das weiße Material auf der vegetativen Oberfläche, oder auf der animalen sich befand. So entstand bei den um 180° gedrehten Eiern stets auf der animalen Seite ein Urmund unabhängig von der Gastrulation auf der vege-tativen Seite. Die dementsprechende doppelte Embryobildung führte dann zu Kreuzzwillingen, deren genaue Analyse in den Arbeiten der beiden genannten Autoren und von CHARLOTTE WITTMANN 1929 außerordentlich gründlich durch-geführt worden ist. Die Experimente gelangen bei Eiern von Rana fusca, escu-lenta, Triton taeniatus und alpestris und zwar wurden die Eier in animal-vegetativer Richtung zwischen 2 Glasplatten gepreßt und bis zum Blastula-stadium in umgekehrter Lage festgehalten.

Jeder Teil der Oberfläche ist somit zur Anlage eines Urmundes befähigt, in Wirklichkeit geschieht nun diese Bildung an der Stelle, die von allen Stellen am leichtesten dazu befähigt ist und das ist die Randzone, bzw. die Region des grauen Halbmondes. Auch hier in diesen Experimenten eine Bestätigung der in diesem Kapitel niedergelegten Anschauungen. Die Determination zur Embryobildung ist bereits längst vorhanden, ehe ein äußerer Reiz in diesem Falle in Form einer Berührung von weißem an dunklen Dotter eintritt und die Auslösung, die Manifestation, das Sichtbarwerden dieses Potentials eintritt. Letzteres erfolgt dann in derselben Weise wie die Auslösung einer überzähligen Gliedmaßenbildung in der seitlichen Körperwand durch den Berührungsreiz eines Zelloidinstückchens.

Die Ventralblastomere von Rana fusca ist somit zur Bildung einer ganzen Embryonalanlage befähigt, aber nach der Auffassung von SCHLEIP und PENNERS nicht dadurch, daß die Zelle im ganzen die Organisation eines vollständigen Eies gewinnt und auch nicht deswegen, weil in ihr, wie SPEMANN 1918 ver-mutete, eine solche durch die dorsale Embryonalanlage induziert wird; die Bildungsmöglichkeit hat vielmehr eine ganz andere Ursache: Die frontale Rinne bei der Eiteilung kann sich ganz in dem vegetativen Feld anlegen und dieser Rinnenrand wirkt sich dann „induktiv" aus, obgleich er von dem ursprüng-lichen „Organisationszentrum" überhaupt nichts enthält. Schärfer kann wohl kaum der Auslösecharakter der sog. „Induktion" und des sog. „Organisations-zentrums" erwiesen werden.

Zusammenfassend ergibt die Betrachtung der Kondition der Formbildung, die Betrachtung der äußeren Bedingungen, die am Aufbau des allgemeinen Typus einer Form mitwirken, daß in Analogie zu dem „Gesetz der spezifischen Sinnesenergien" von JOHANNES MÜLLER nur das durch die Außenfaktoren

geweckt werden kann, was im Potenzschatz des Erfolgsorgans bereits vorgebildet liegt. Eine „Organisation" eines Erfolgsorgans durch ein Organisationszentrum im Sinne von Spemann muß daher abgelehnt werden. Unser „Gesetz
der spezifischen Induktion" besagt, daß die im vergleichend entwicklungsmechanischen Experimente enthüllten Vorgänge der Induktion in Reihen
geordnet werden können, je nach dem Grade der Dominanz des endogenen
über den exogenen Faktor.

Am Anfang der Reihe steht die reine Auslösung der prospektiven Bedeutung
eines Blastems durch einen Reiz, der in Form eines Fremdkörpers, z. B. eines
Zelloidinstückchens oder durch einfache Materialberührung hervorgerufen wird:
am Ende der Reihe steht die Auslösung der prospektiven Potenz, deren Reaktionsbreite verschiedene Formenwerte in sich birgt, deren bestimmte Qualität
durch den formativen Reiz des Induktors im Sinne von Herbst geweckt wird,
z. B. die Entstehung einer Linse unter dem Einfluß des Augenbechers. Zwischen
diesen beiden Grenzfällen überwiegt in einem Fall bald mehr der spezifische
Induktionsreiz, bald mehr die Realisationsfähigkeit des autochthonen Blastems.

Das vorliegende Problem hat in der gegebenen Deutung enge Beziehungen
zur philosophischen und medizinischen Betrachtung. In der Medizin war es
Hueppe (1893) und F. Martius (1898, 1914, 1918, zit. nach Barfurth 1920),
die zur Aufstellung des energetischen Kausalismus gelangten. „Ursache" ist
nach Vorstellung dieser Autoren die latente Energie eines Systems, die lediglich zur Manifestation in kinetische Energie umgewandelt wird. Es ist das
große Verdienst von Martius, diesen energetischen Kausalismus für die menschliche Pathologie näher begründet zu haben. Die Ursache z. B. einer Lungenentzündung ist das erkrankungsfähige Substrat, die Lunge, während der Pneumococcus nur das auslösende Moment darstellt. Aus dem Gebiete der Chemie
und Physik lassen sich sehr zahlreiche Beispiele erbringen über das auslösende
Moment einer Reaktion, deren Möglichkeit, wenn man sich biologisch ausdrücken
will, auch eben nur im Potenzschatz des Substrats von vornherein gegeben war.

Die bisherigen Ausführungen haben gezeigt, daß die Typologie das generelle
biologische Gestaltungsphänomen einer Urform zum Forschungsinhalt hat,
daß die Vergleichende Entwicklungsmechanik in anderer Einstellung als die
bisherige Entwicklungsmechanik und auch als die bisherige vergleichende
Forschung überhaupt nicht phylogenetische, sondern typologische Reihen aufstellt. Die „individuelle Geschwindigkeitskurve der Determination" bezogen
auf das „orthotopische Potential", umfaßt als Zeit- und Raumfaktor, die
endogenen Faktoren; das „Gesetz der spezifischen Induktion" die exogenen
konditionellen Faktoren dieser allgemeinen Gestaltbildung. *„Formbildung"*
bezeichnet mithin Entwicklung des Typus.

Dieser Urform nun ist die sichtbare individuelle, familiäre Art und gattungsgemäße verschiedene Differenzierung in den Einzelheiten aufgelagert; über dem
Wege des Wachstums vollzieht sich erbgeschichtlich, gen-bedingt diese einzig
mögliche Manifestation der Morphe. *Wachstum und Differenzierung,* 2 in sich
biologisch scharf umrissene Entwicklungsvorgänge prägen überhaupt erst aus
der Urform die reelle, ständig variable Form der Erscheinungswelt, deren
spezifische Zusammensetzung im einzelnen Falle seine „Konstitution" ausmacht.
Wie bei der Entwicklung des Typus greifen auch bei der Entwicklung der
Konstitution endogene und exogene Faktoren ineinander und es wird Aufgabe
der folgenden Ausführungen sein, diese Faktoren in ihrer Gesamtheit möglichst
zu erfassen und ihre Sonderungsmöglichkeiten zu erwägen.

Diese 3 genannten Phänomene, Formbildung, Wachstum und Differenzierung, umfassen die Gesamtheit der Gestaltungsmöglichkeiten des βίος.

b) Wachstum.

Die Vergrößerung der Form der Elementarteile, der gegebenen Anlage, diese dreidimensionale Staffelung, dieser Bewegungsvorgang, das „Wachstum" unterliegt denselben umfassenden einheitlichen biologischen Grundgesetzen wie die Entwicklung der Form als solche, welche die „Vergleichende Entwicklungsmechanik" aufgedeckt hat. Der *Zeitfaktor,* die individuelle Gruppenbildung, die mannigfache Überschneidung einzelner Kurven, bald in beschleunigtem, bald in verlangsamtem Tempo, prägt ähnliche Phasen für das Wachstum wie für die Determination. Auch hier ein Anstieg, ein Höhepunkt und ein Ausklang von ganz verschiedener Dauer in 3 Etappen oder alternierend in mehreren Etappen, nicht gleichförmig, sondern wiederum heterochron.

Bei dieser rein quantitativen Massenanalyse steht mehr im Hintergrund der Betrachtung die engere histologische Ausdifferenzierung, das feinere Relief der Oberfläche, wie die feinere innere Struktur, die „Differenzierung". Allerdings sind Wachstum und Differenzierung eng miteinander verkoppelt. Gegenseitige Überlagerung, mehr oder weniger zeitliche zusammenfallende Abläufe bereiten einer getrennten Analyse dieser beiden Gestaltungsphänomene häufig sehr große Schwierigkeiten. Leichter gelingt die Trennung bei der Erfassung der Gestalt des Menschen, die in der kindlichen Entwicklung eine besondere Wachstumserscheinung und beim Erwachsenen mehr eine besondere Differenzierungserscheinung erkennen läßt.

1. Gestaffeltes Wachstum (Polymerisation).

Fassen wir die 3 biologischen Gestaltungsphänomene ganz elementar, so lassen sie sich am leichtesten scharf voneinander unterscheiden. *Wachstum ist Vermehrung. Eine gegebene Form mit gegebener Differenzierung ihrer Bestandteile vergrößert sich, vermehrt sich, bewegt sich in den 3 Dimensionen des Raumes bei Wahrung der Ausgangsdifferenzierung der ursprünglichen Einheiten. Es ändert sich nur die Quantität, nicht die Qualität.*

Mit mathematischer Exaktheit gestattet die moderne Architektur eine Erläuterung des Gesagten. Ein Bauwürfel (vergleichbar irgend einem anatomischen Organ) trägt eine bestimmte Anzahl von Fenstern mit bestimmter Einfassung, Aufteilung durch Rahmen, mit Türen, Treppen, Gittern, Balkons (vergleichbar der genaueren histologischen Differenzierung dieses angenommenen anatomischen Organs). Ein einziger dieser Bauwürfel kann nun beim Wachstum an Größe in verschiedenem Ausmaße zunehmen, er kann aber auch dadurch „wachsen", daß er bei Wahrung seiner ursprünglichen Größe, Form und Differenzierung sich verdoppelt, verdreifacht, vervierfacht usf. (polymerisiert) (Abb. 47 und 48). Gerade diese Polymerisation ist der schärfste Ausdruck des absoluten Wachstumsphänomens, ohne jegliche Änderung der Formbildung und ohne jegliche Änderung der Differenzierung.

Stellen wir hier unmittelbar ein Beispiel aus der lebendigen Natur daneben: Bei der Adenomerenentstehung ändert sich weder der allgemeine Typ „Drüsenbeere" (Abb. 54, S. 114) als solcher, noch die Differenzierung in Drüsenzellen und Gangzellen; gestaffelt wird aber die Zahl der vorhandenen Einheiten durch Wachstumsvorgänge, deren Einzelheiten im lebendigen Naturgeschehen jene biologischen Wandlungsvorgänge darstellen, welche eine Fortentwicklung kennzeichnen. Es ist dies bei der Drüse der allmähliche Übergang einer ruhenden Adenomere über dem Stadium der Verbreiterung bis zur Aufteilung in 2 Einheiten.

In grundlegender Weise hat HEIDENHAIN und seine Schule in seinen zahlreichen Beiträgen zur synthetischen Morphologie das Polymerisationsprinzip entwickelt und mit der Aufstellung des Histosystems höhere histologische Einheiten geschaffen, welche der alten Zelltheorie unbekannt waren. Es ist bedeutsam, daß mit der Aufstellung dieser histologischen Einheiten das Wachstumsphänomen in seiner elementaren Funktion erschlossen werden kann. Zugleich weisen die Histosysteme Eigenschaften auf, welche engste Beziehungen zur entwicklungsmechanischen Typologie der Anlagen besitzen. Ein Histosystem „Adenomere" hat zugleich auch im typologischen Sinne jene allgemeine typische Grundform, die in dem Begriff einer Beere liegt. Somit sind die Ergebnisse HEIDENHAINS nicht allein für die Histologie, sondern zugleich auch für die Vergleichende Entwicklungsmechanik von grundlegender Bedeutung.

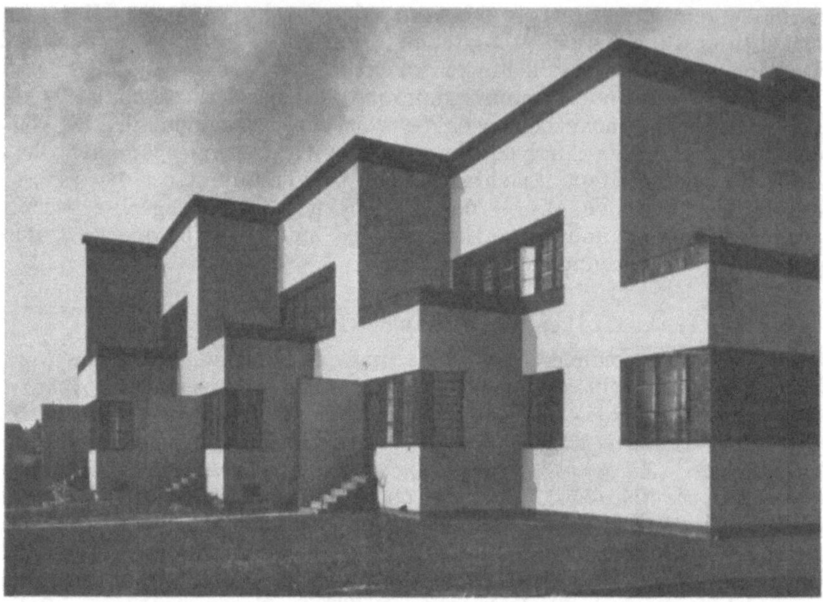

Abb. 47. Modernes Wohnhaus in der Schorlemmerstraße, Berlin-Dahlem, ausgeführt von den Architekten Brüder Leuckhardt und H. Anker.

Wir schalten hier einige wesentliche Beispiele ein, die uns eine Stütze geben zu dieser entwicklungsgeschichtlichen Synthese. Ein konstitutioneller Gesichtspunkt, die Fülle der Gliederung des Ganzen zu begreifen, fehlte der alten Zelltheorie vollkommen. Wie erwähnt, können wir in der HEIDENHAINschen Auffassung den Begriff der Anlage verstehen, welchen die entwicklungsmechanische Forschung erst neuerdings einer umfangreichen vergleichenden Untersuchung unterzieht. Die Polymerisationsfähigkeit einer Gliedmaßenanlage z. B. teilt einer derartigen Anlage den Wert eines Histosystems zu (BRANDT 1925) und läßt alle Formprägungsvorgänge und weitere Differenzierungen und Wachstumserscheinungen auf ein einheitliches System beziehen. Die entwicklungsmechanische Wertung einer Anlage erweitert diese somit zugleich zu einer Einheit, die alles Gattungs-Familien-Art- und Individual-Spezifische umfaßt, das durch Vererbung in diese Anlage hineingetragen wird.

Auf weitere Einzelheiten soll hier nicht eingegangen werden, verwiesen sei auf BRANDT, „Die Entwicklung des Typus und der Konstitution des Menschen, ein biologisches Problem", 1929, S. 447.

JACOBI hat ein- und doppelkernige Zellformen unterschieden, deren Vergrößerung der Wachstumsformel $\dfrac{MK}{MP}, \dfrac{2\,MK}{2\,MP}, \dfrac{4\,MK}{4\,MP}$ folgen. Masse von Kern MK und Masse von Zelleib MP wachsen also in bestimmter gegenseitiger Abhängigkeit (Abb. 49a und b). HEIDENHAIN hat ein derartiges Zellwachstum seiner Protomerentheorie zugrunde gelegt, welche alles wahre Wachstum auf Spaltung

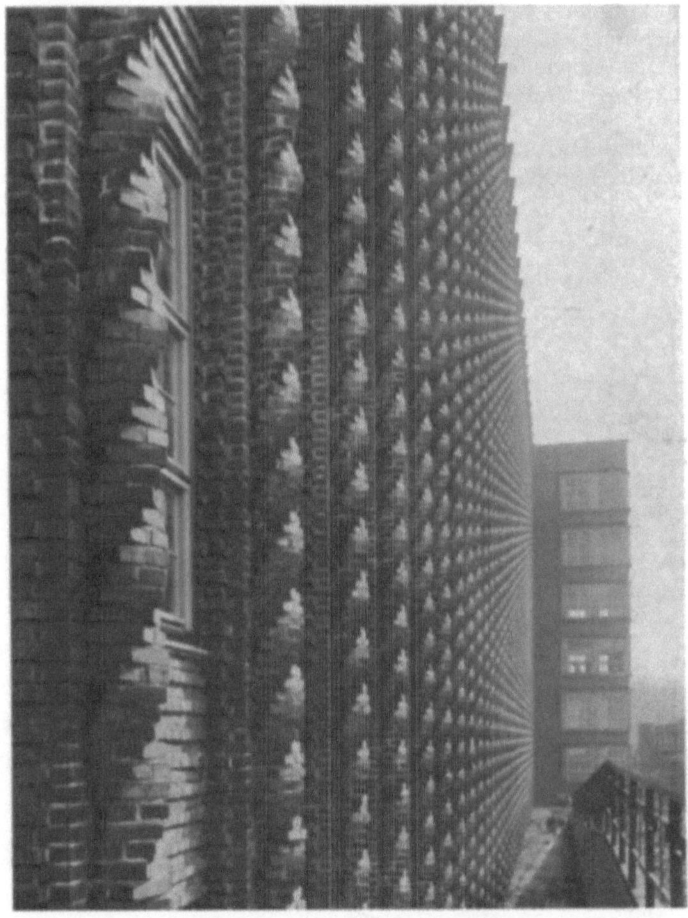

Abb. 48. Fassade eines Fabrikgebäudes der Zigarettenfabrik Haus „Neuerburg" in Köln.
Architekt Prof. FR. HÖGER, Hamburg.

Abb. 47 u. 48. Zwei Beispiele aus der Architektur für die Polymerisation einfachster architektonischer Formeinheiten.

dieser letzten Lebenseinheiten zurückführt. Die zweikernige Leberzelle, die JACOBI beobachten konnte, zeigte, daß die Fähigkeit des Wachstums, d. h. der Zunahme an lebendiger Substanz durch Verdoppelung nicht unbedingt mit Zellteilung verknüpft ist, daß es also ein Wachstum in Form einer „inneren Teilung" (HEIDENHAIN) gibt. Die Kernplasmarelation hat aber auch bei dieser inneren Teilung durchaus ihre Gültigkeit und regelt dementsprechend das Proportionsverhältnis von Kernmasse und Plasmamasse. Die Häufigkeitsgipfel von Verdoppelungsreihen der Kernvolumina fallen mit der Quadratur einer

geometrischen Reihe mit dem Quotienten Q = 2 zusammen. Diese Ausführungen
wurden auch von Clara (1927) bestätigt.

Kürzlich hat dann Neu-
bert einen weiteren Beitrag
zur synthetischen Morphologie
geliefert, der sich auf das
menschliche Pankreas bezieht
und hier anknüpfend an
die Untersuchungen von
Laguesse zeigen können, daß
die Entstehung der Adventiv-
knospen aus je einer Ur-
sprungszelle, wie sie Heidenhain bei der Stenoschen

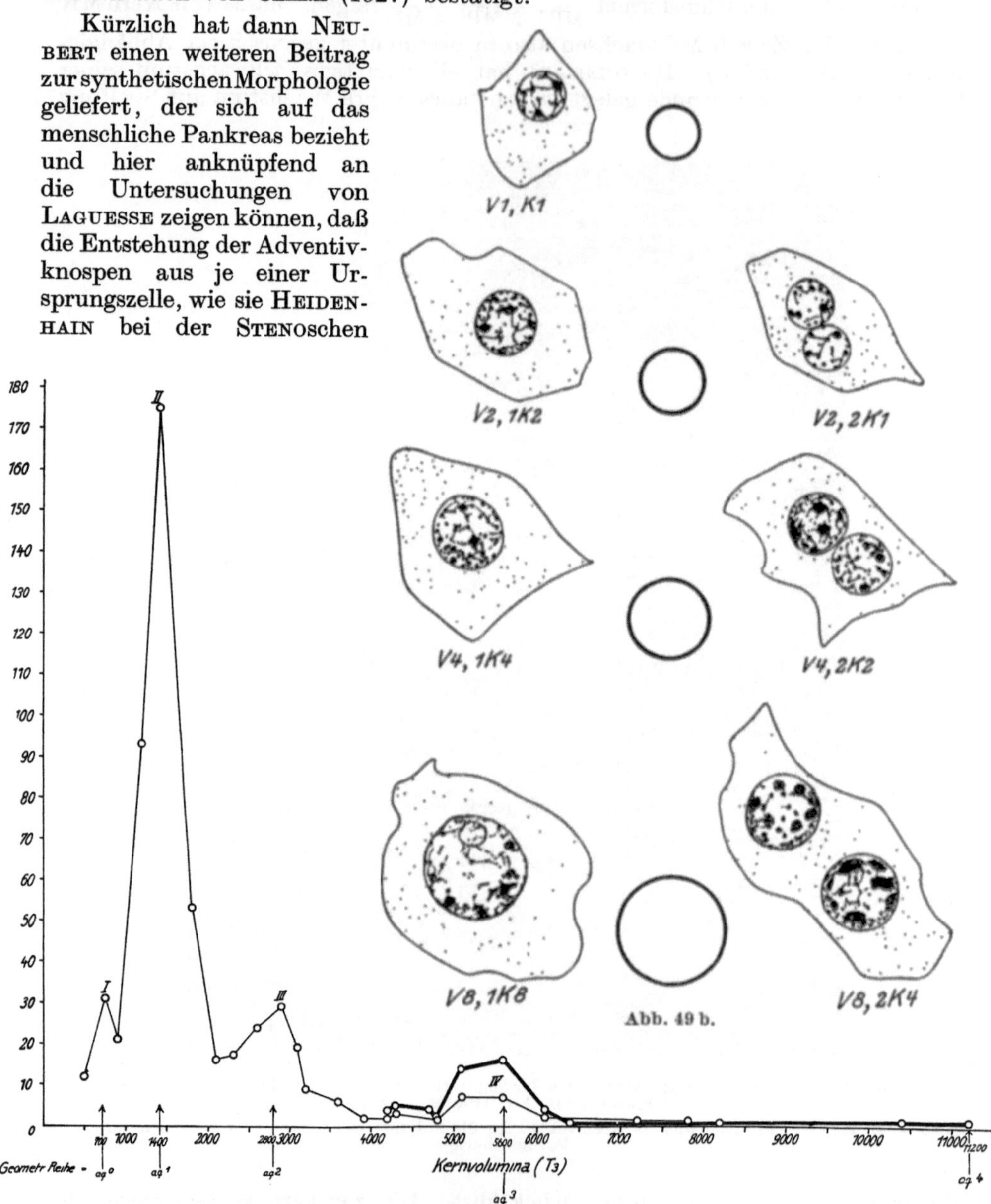

Abb. 49 a u. b. Wachstum von Kern und Plasma in geometrischer Progression 1 : 2 : 4 : 8. Die Volumina
der dargestellten Kugeln zwischen den ein- und zweikernigen Leberzellen der Maus verhalten sich
wie die angegebenen Proportionen. Die untere Kurve zeigt, wie die beobachteten Häufigkeitsgipfel
der Variationen der Kernvolumina zusammenfallen mit den Pfeilspitzen, die jeweils die Werte einer
mathematisch berechneten Verdoppelungsreihe darstellen. [Nach Jacoby: Z. Anat. 81 (1926).]

Nasendrüse der Katze zum erstenmal nachgewiesen hat, sich auch bei der
Bauchspeicheldrüse bestätigte.

Neubert zeigte weiter, daß aus jeder Gangzelle und aus jeder Drüsenzelle eine neue Scheitelknospe entstehen kann, andererseits, daß jede Scheitelknospe aus ihrem basalen Abschnitt neue Gangzellen abgliedern kann. Die Zellen der Gänge und die Knospen sind also äquipotent. Histophysiologisch kann sich somit jede scheinbar indifferente Gangzelle in eine sezernierende Drüsenzelle und diese umgekehrt in eine Gangzelle verwandeln. Diese Äquipotenz der Epithelzellen erstreckt sich auch auf das Inselgewebe. Jede Gang- und jede Drüsenzelle kann sich in eine Inselzelle verwandeln, die ihrerseits die morphologische Einheit des Inselzapfens liefert. Wir können Neubert darin besonders zustimmen, daß er sagt: „Was im einzelnen Falle aus einer Zelle wird, entscheidet ihre Stellung im System, erweist sich also als eine Funktion der Lage". Es sei erinnert, daß entwicklungsmechanisch diese Funktion der Lage ja auch maßgebend ist für das determinative Schicksal eines embryonalen Blastems überhaupt; die Funktion der Lage spielt also auch bei dem weiteren Ausbau eines Organs eine Rolle und stellt somit das Prinzip einer biologischen zonalen Gliederung der Organismen in den Vordergrund.

Diese Umwandlungsvorgänge, die nach Laguesse schon im frühen Embryonalleben anfangen und sich in ständigem Wechsel während des ganzen fetalen und postfetalen Lebens wiederholen, diese Differenzierungsvorgänge, welche allmählich im Laufe der Entwicklung einer Anlage sich aufeinanderreihen, diese Vermehrungsart der Polymerisation, weisen mit Bestimmtheit auf die relative Selbständigkeit einer Anlage als Histosystem hin. Daß später beim erwachsenen Organismus Korrelationen, mechanische gegenseitige Beeinflussungen der verschiedensten Art, Hormone, nervöse, autonome Regulationen und Stoffwechselvorgänge die einzelnen Anlagen in das Gesamtgefüge des lebenden Organismus einbeziehen, ist selbstverständlich. Hier aber bei diesen primären, embryonalen Entwicklungsvorgängen steht die Konstituierung des Organismus aus selbständigen Histosystemen im Vordergrund.

Endlich hat in einer ausführlichen Untersuchung Volkmann (1928) die Vorgänge der Spaltung eines gegebenen Systems auch im Zentralnervensystem erwiesen bei der Aufspaltung von Schichten der Sehrinde, deren Spaltungsprodukte untereinander in einem lebendigen Zusammenhang bleiben, „Diachorese" im Sinne der Teilkörpertheorie.

Wie sehr verbreitet die Polymerisation ist und als biologischer Weg zur Vermehrung elementarer Formen in der lebendigen Natur eingeschlagen wird, zeigte Heidenhain selbst in seinen Untersuchungen über die Spaltungsgesetze der Blätter (1929).

Der innere Zusammenhang der Elementarteile, ihre eigene Insichstaffelung, ihre eigene Insichpolymerisation bedarf genauerer Analyse, da hier der Zusammenhangsfaktor zweifach sichtbar wird. Wir erweitern daher die bereits gegebenen Angaben zuerst durch Beispiele aus der lebendigen Natur und versuchen dann die Erscheinungen im Sinne der Folgerungen der Vergleichenden Entwicklungsmechanik zu vertiefen. Diese Polymerisationsfähigkeit der Histosysteme ist zugleich ein Hinweis auf die konstitutiven Elemente der Organismen.

Die analytische Zelltheorie von Schleiden und Schwann kannte als wesentlichen Teilungs- und Vermehrungsvorgang die Zellteilung; höhere Einheiten mit derselben Funktion der Teilungsfähigkeit begabt waren ihr unbekannt, erst Heidenhain wies 1899 auf die synthetischen Vorgänge im Aufbau der Organismen hin, die sich an Histosystemen abspielen. Nicht mehr die Zelle, sondern das System ist das Mosaik, aus dem sich der Körper konstituiert. Die Zusammensetzung des Gesamtorganismus aus derartigen Anlagen, Raumkomplexen gibt ihm erst das spezifisch-individuelle Gepräge. Sehr wesentlich ist, und dies sei hier schon vorweggenommen, daß bestimmte Systeme häufig ein isoliertes Entwicklungstempo gegenüber anderen besitzen und dementsprechend auch in ihrer Reaktionseigenart zu verschiedenen Zeiten spezifisch ansprechen.

Somit kombiniert sich auch für die Entwicklungsvorgänge der morphologischen Eigenheiten der elementaren Histosysteme der „Raumfaktor" mit dem „Zeitfaktor".

Bestimmte Systemreaktionen und morphologische Entwicklungsstufen, welche die verschiedenen Gruppen der Vertebraten unterscheiden, beobachtet man auch bei nahe verwandten Arten; sie laufen auch durch die Entwicklung ein und desselben Individuums.

Ein derartiges Histosystem als lebendige Einheit kann eine ganze Summe von Bestandteilen umfassen, die wiederum als Histomeren Teilungsfähigkeit besitzen. Wie eine Adenomere als Zellkomplex sich teilt, so kann sich auch der Elementarteil einer solchen Adenomere, die einzelne Drüsenzelle teilen; die Muskelfaser als Summe von einzelnen Zellen unterliegt denselben Teilungsvorgängen wie eine embryonale Muskelzelle; eine Gliedmaßenanlage als Histosystem (BRANDT 1925) kann sich verdoppeln und zwei Extremitäten liefern mit allen typischen Komponenten an Knorpeln, Muskeln und Bindegewebe. Eine solche Teilungsfähigkeit des Gesamtsystems Gliedmaße kann auch auf die Unterkomponenten des Systems, auf die Histomeren in derselben Reaktionsart übergreifen. Derartige isolierte Histomerenverdoppelungen sind z. B. überzählige Finger. Histomerenreaktionen sind weiter die Staffelungen der Phalangen in 10—16facher Kolonne an den Füßen der Saurier (Abb. 50); ein Beispiel der außerordentlichen Reduktion der Histomeren ist der Fuß des rezenten Pferdes mit seiner Einstrahligkeit (Abb. 51). Zwischen diesen Extremen liegt der Formenreichtum der Extremitätengliederung der Vertebraten.

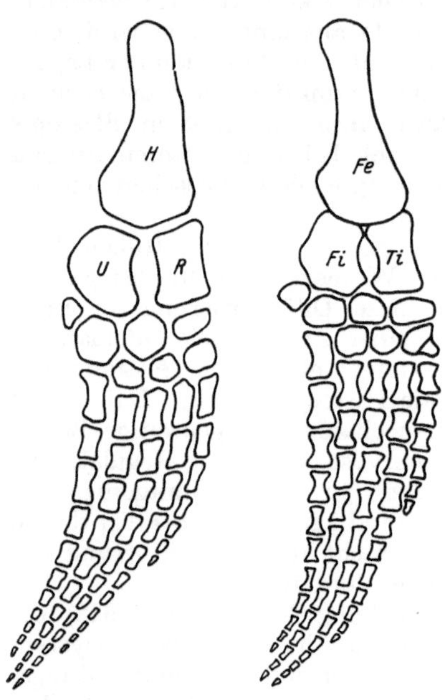

Abb. 50. Höchste Staffel der Polymerisation von Phalangen bei Sauriern. [Nach FRAAS: Palaeontographica 57 (1910). Aus O. ABEL: Palaeobiologie 1912.] H Humerus, U Ulna, R Radius, Fe Femur, Fi Fibula, Ti Tibia.

Nehmen wir rein mathematisch ein System mit einer bestimmten Zahl von Massenpunkten an, so würde eine einfache Integration zum „Wachstum" in konstanten Proportionen führen. Diese Proportion wurde zuerst durch R. HERTWIG (1903) biologisch in der Kernplasmarelation erwiesen und von HEIDENHAIN und JACOBY histologisch als Wachstumsgesetz erweitert.

Im rein Organischen können wir den Weg der Verdoppelung der Struktur vom kleinsten bis zum ganzen Individuum hinauf verfolgen (Abb. 52—58). Begonnen bei den Molekularverbänden, den ultramikroskopischen Protomeren (Metabionten), die kleiner sind als 0,2 μ, beobachten wir Teilungen der Chlorophyllkörnchen, der Zellen durch Mitose, der Drüsenalveolen (Adenomeren), der Lungenalveolen (Pneumonomeren), der Phalangen, der Extremitäten, der Muskelfasern und Muskelbündel, des Eies in Form der Zwillingsentstehung. *Wir kommen somit in der generellen Erfassung der Wachstumsvorgänge in Form der Polymerisation zu einem grundlegenden biologischen Prinzip.*

Es ist klar, daß die Zahl der Polymerisationen eine Funktionssummierung der betreffenden spezifischen Systeme in irgendeinem Organismus bedingen muß und diesem somit sein Konstitutionsgepräge verleiht, z. B. muskelstarke und muskelschwache Individuen. Sehr fettreiche und sehr magere Individuen unterscheiden sich teilweise durch die Quantitäten der in Frage stehenden Gewebsarten.

Neben der endogenen, erblich bedingten Polymerisationsfähigkeit steht nun der Milieu bedingte Anreiz zur Massenentfaltung, der aber seinerseits nur ansprechen kann, wenn Reaktionsbereitschaft besteht. Diese nun wiederum ist zeitlich durchaus verschieden, je nach der Phase, in der sich augenblicklich das System des betreffenden Individuums befindet. Wie im entwicklungsmechanischen Experimente durch Spaltung einer Anlage oder durch die Manipulationen der Transplantation einer einheitlichen Gliedmaßenanlage in beiden Fällen eine Verdoppelung entsteht oder entstehen kann, so bildet sich diese „Diachorese" im Sinne HEIDENHAINs auch bei der erwähnten Spaltung einer Adenomere oder der Spaltung der Area striata der Sehrinde aus.

Bei experimenteller Zerschnürung eines Amphibieneies entstehen Zwillinge. Ihre natürliche Entstehung beruht auf dem Spaltungsvermögen des Histosystems „Ei". Eine derartige Teilung kann z. B. in Form der sutura intraincisiva während der normalen Entwicklung

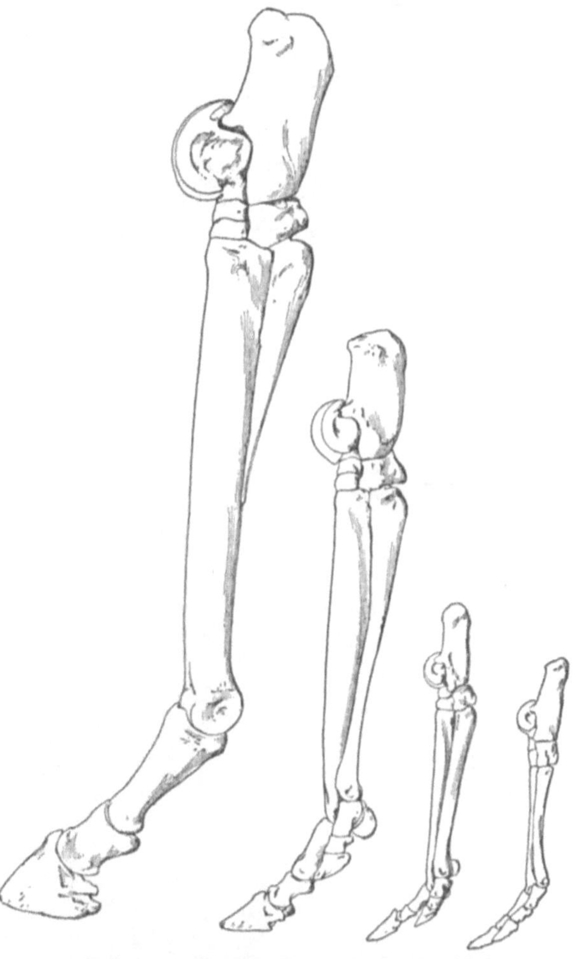

Abb. 51. Niedrigste Staffel, die zur Reduktion bis auf einen einzigen Strahl beim Pferd geführt hat.
[Nach MATTHEW: Quart. Rev. Biol. 1 (1926).]

Abb. 50 u. 51. Höchster und niedrigster Verdoppelungsgrad an Gliedmaßen.

des zweiten Schneidezahnes formativ tätig werden. Zu beiden Seiten dieser Naht legt sich determinativ im Bereich des Nasenfortsatzes und des Oberkieferfortsatzes eine Zahnanlage an. Bleibt die Verschmelzung dieser beiden Felder aus, so entsteht ein dritter incisivus.

Nehmen wir eine bestimmte Masse quergestreiften Muskelblastems als System an, das in vielfacher Eigengröße polymerisieren kann, so verstehen wir neben der Strahlenstaffelung der Knochen der Hand oder des Fußes die Vielköpfigkeit bestimmter Muskel oder ihre vielfache parallele Nebeneinander-

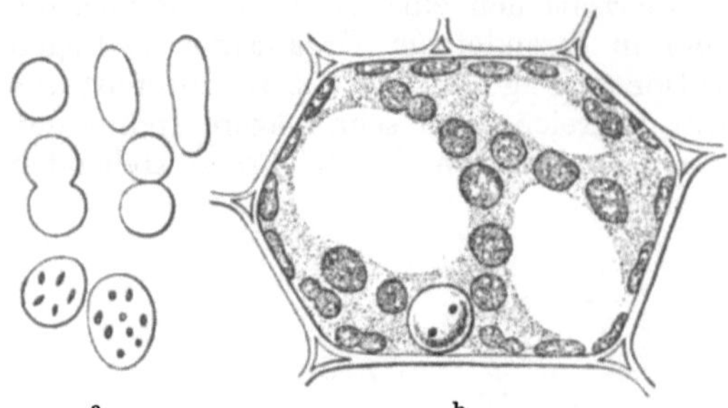

a   b

Abb. 52. Teilung von Histomeren z. B. Chlorophyllkörnchen. a Zelle mit Chlorophyllkörnchen im rand-
ständigen Protoplasma; b die Chlorophyllkörnchen in
Teilung, einzelne mit Stärke Assimilaten.
[Nach HEGI: Illustrierte Flora von Mitteleuropa. Bd. 1.]

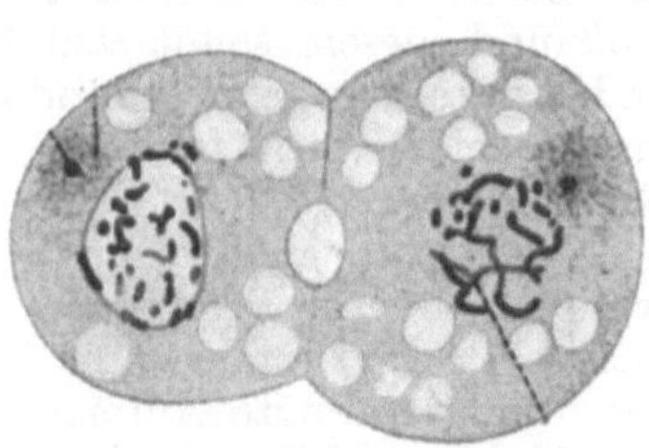

Abb. 53. Einfache Zellverdoppelung
über dem Wege der Mitose am befruchteten Ei von Ascaris megalocephala. [Nach SOBOTTA: Atlas der
Histologie und mikrosk. Anatomie,
4. Aufl. 1929.]

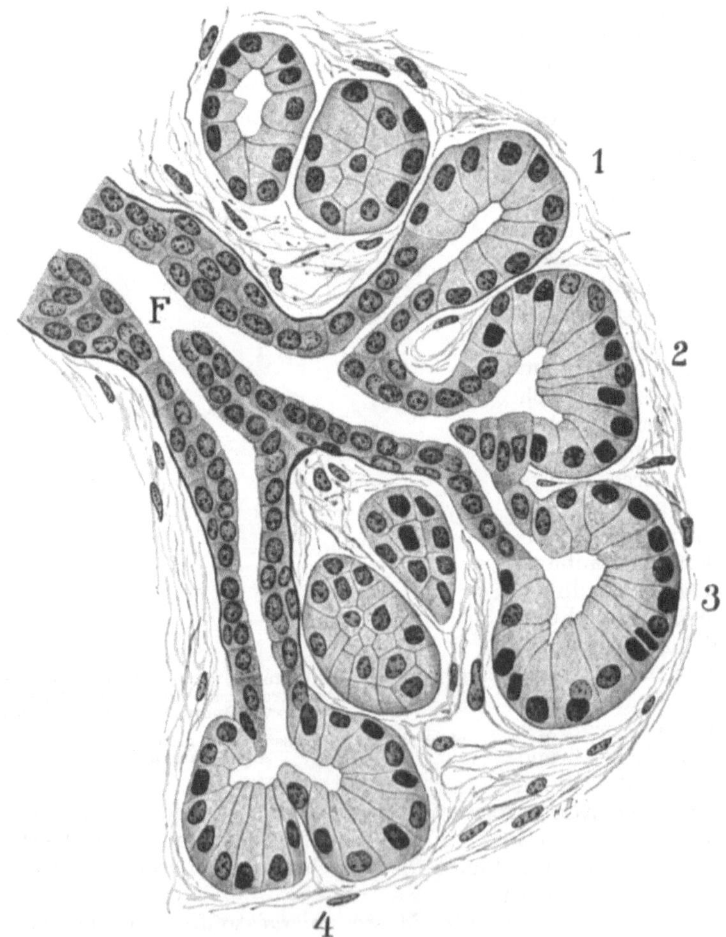

Abb. 54. Polymerisation geweblicher Einheiten (Adenomeren). Stenosche Drüse der Katze, die
einzelnen Zahlen 1—4 geben die allmähliche Zerlegung des ursprünglich einheitlichen Drüsenkörpers
an. Bei 4 ist bereits eine Dimere entstanden. [Nach HEIDENHAIN: Formen und Kräfte in der lebendigen
Natur. Vorträge und Aufsätze über Entwicklungsmechanik der Organismen. H. 32, 1923.]

lagerung. Bizepsverdoppelungen sind in der Literatur vielfach beschrieben worden (TESTUT, LE DOUBLE, BACKMAN, zuletzt als Systemverdoppelung im Sinne HEIDENHAINS durch KÖHLER 1928).

Wir wissen aus den Ergebnissen der Erblichkeitsforschung, daß die allgemeine Veranlagung zu Verdoppelungen erblich ist, daß sie beiderseits auftritt. Hier nun als Bizepsverdoppelung hat sie relatives Gepräge erhalten, je nach der morphologischen Eigenart des biologischen Kreises, in welchen sie hineinbezogen wurde.

Die Anwendung der Folgerungen vergleichend entwicklungsmechanischer Gliedmaßenforschung auf die Verdoppelungserscheinungen an Gliedmaßen des Menschen (BRANDT 1925) mag hier durch folgende Hinweise noch erläutert werden.

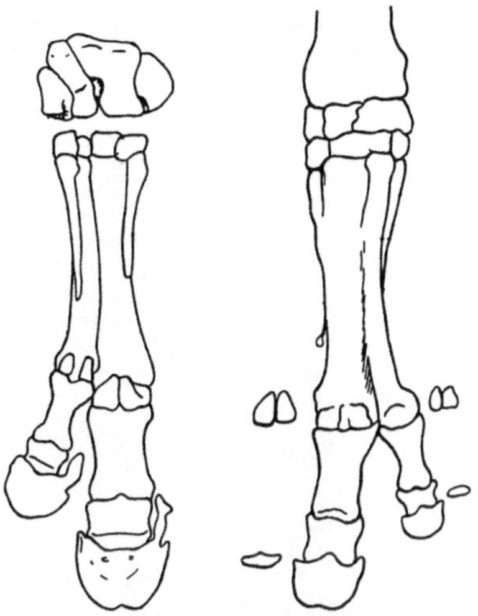

Das fest lokalisierte Zellterritorium, das bei Rana esculenta die Linse bildet, hat als „System" für sich wiederum Verdoppelungsfähigkeit, wie FILATOW zeigen konnte. Angezogen von der Aushöhlung des Augenbechers wächst die operativ etwas verlagerte Zellzone auf diese zu, wobei der basale noch an der Epidermis selber haftende Abschnitt eine zweite Linse bilden kann. Auch hier

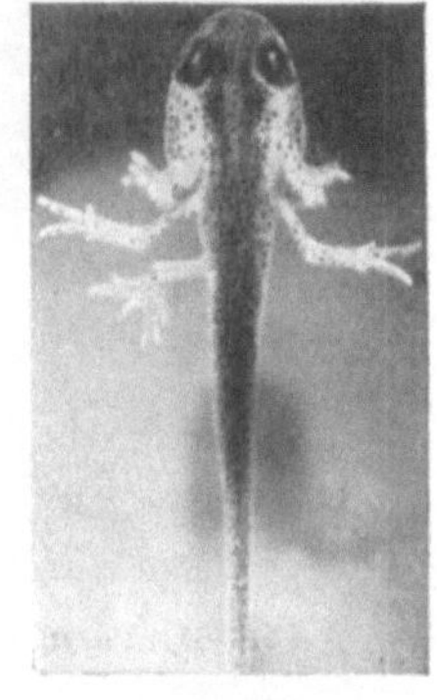

Abb. 55.
Phalangenverdoppelung am Vorderfuß des Pferdes. [Nach BATESON (a) und LESBRE-PECHEROT (b) aus DRAHN: Extremitäten-Entwicklung beim Pferd.]

wiederum wie bei der Gliedmaßenanlage ein mit Teilungsfähigkeit begabtes System.

Bleibt endlich die Zwillingsbildung kinetisch frühzeitig stehen, so kann es zur Bildung einer duplicitas anterior oder posterior kommen. Die Diachorese, die Aufspaltung des ursprünglich einheitlichen Systems kann weiter experimentell dadurch erreicht werden, daß durch Anstich von Eiern, z. B. von Rana fusca mit heißer Nadel an umschriebener Stelle ein Defekt gesetzt wird, der sich nicht mehr ausgleicht und nun sekundär in den Gestaltungsbereich einer ganz bestimmten Anlage hineingerät und diese in zwei Teile aufspaltet. Auf diese Weise gelingt es, Larven mit Schwanzverdoppelungen zu erzielen. Der Narbendefekt zerlegt mechanisch die einheitliche Anlage in derselben Weise wie der Restbestand eines nicht rückgebildeten Urmundes die duplicitas posterior bei Salamandra maculata entstehen lassen kann (POLITZER). Auch hier würde dementsprechend rein mechanisch trennendes Zellmaterial die Vereinheitlichung des hinteren Körperendes hemmen.

Wie wir häufig an Säugern eine Verdoppelung bestimmter Körperteile vorfinden, eine duplicitas anterior beim Kalb (LUBOSCH), so spielt diese biologische Grundeigenschaft auch bei der Verdoppelung der Valvenanlage des Schwammspinners (GOLDSCHMIDT) in das normale Entwicklungsgeschehen hinein. Durch bloße Dehnung der Anlagen entstehen normaliter zwei Vegetationspunkte genau in derselben Weise, wie es nach einem experimentellen Einschnitt geschehen wäre. Die beiden Valven entwickeln sich daher synchron.

Abb. 56.
Phalangenverdoppelung an der Vordergliedmaße bei Triton. [Nach BRANDT: Arch. Entw.mechan. 106, 213 (1925).]

    Die Erscheinungsform der Polymerisation des Eies ist die Zwillingsbildung.

    Hier am Ei sind neuere großzügige entwicklungsmechanische Untersuchungen angestellt worden, die ihre wesentliche Ergänzung in älteren exakten Beobachtungen finden. SOBOTTA zeigte, daß eineiige Zwillinge auf Grund einer doppelten Embryonalanlage entstehen, die beiden ersten Blastomeren der Maus

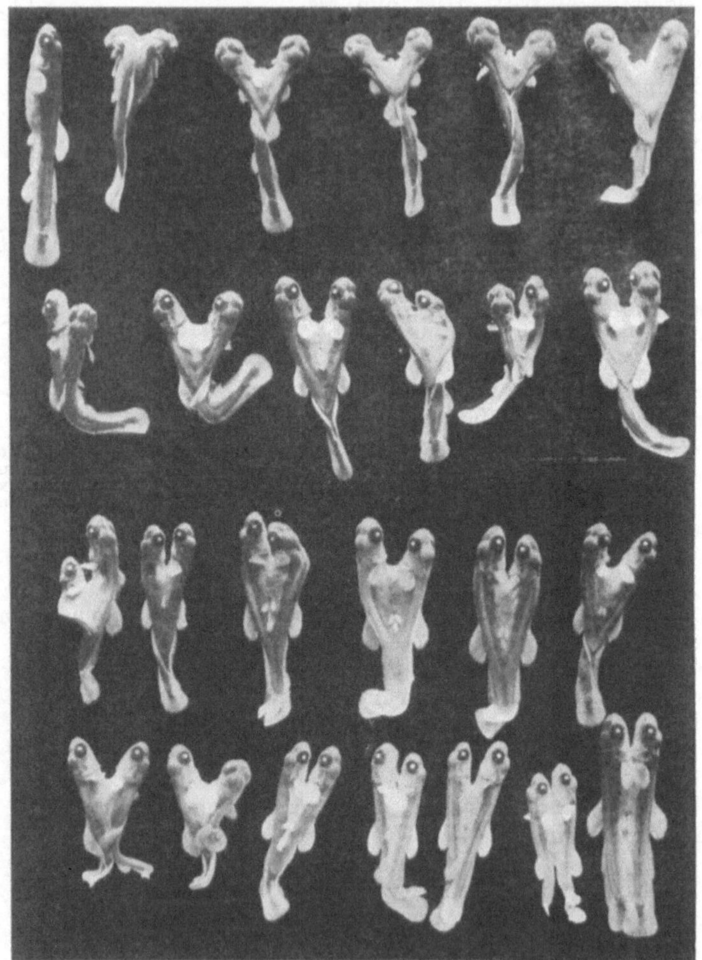

Abb. 57. Polymerisationsskala ganzer Individuen: Zwillingsentstehung beim Fisch.
[Nach STOCKARD: Amer. J. Anat. 28 (1921).]

sind nicht totipotent, sondern weisen verschiedene Größe und Protoplasmastruktur auf, die eine der beiden Zellen teilt sich vor der anderen, auch liegt die eine Zelle in einer anderen Ebene als die übrigen drei Zellen. Diese eine besondere Zelle ist die Embryonalblastomere, welche das Material für den Embryo liefert. Beim Gürteltier teilt sich diese wahrscheinlich zweimal hintereinander und aus diesen vier Zellen entstehen dann die vier Embryonen. In ähnlicher Weise muß man sich die Entstehung menschlicher Zwillinge vorstellen.

    Die Eier der niederen Tiere, der Fische und Amphibien sind nun zu Experimenten wesentlich leichter zu verwenden, als gerade die außerordentlich schwer zugänglichen Eier der Säuger. Auf diese Weise hat sich die experimentelle Forschung besonders intensiv gerade dem Studium der Eier dieser Tierformen zugewandt.

Wesentlich für den Verdoppelungsgrad ist die Zeit, in der sich das sich entwickelnde Ei befindet (STOCKARD 1921). In ähnlicher Weise wie die „axial gradients" der Organismen nach CHILDs und BELLAMYs Untersuchungen eine verschiedene Empfänglichkeit aufweisen zu einer ganz bestimmten Zeit, bestehen auch nach STOCKARD lokale optimale Entwicklungszonen, die zur Zeit des Höhepunktes ihrer Entwicklungsenergie hemmend auf andere sich entwickelnde Organe einwirken. Zuerst beobachten wir z. B. bei der Entwicklung des Nervenrohres Längenwachstum; dann, wenn eine ganz bestimmte Länge erreicht ist,

beginnt Breitenwachstum in Form von seitlichen Sprossen in ganz bestimmter einheitlicher Reihenfolge: Zuerst die Augenblasen, dann die Serie der drei primären Hirnblasen. Die Zone maximalen Wachstums zeigt maximale Oxydationsvorgänge, welche die Vermehrung der Zellen ermöglichen und zugleich durch Aufbrauch von Sauerstoff die Teilungsenergie anderer Zonen hemmen. Zonen mit Entwicklungsoptimum werden durch Sauerstoffentzug oder durch niedrige Temperaturen sehr geschädigt, am Auge ist Anophthalmie, Zyklopie oder Defektbildung die Folge. Fällt die Schädigung mit dem Zeitpunkt des Aussprossens der Hirnbläschen zusammen, so unterbleibt deren Entwicklung, ein schlauchförmiges Gehirn mit hammerförmigem Ende, den beiden normalen, nicht geschädigten Augenblasen, ist die Folge. Endlich können sämtliche Sprossen am Auswachsen gehindert werden und es entsteht ein fast gerades Hirnrohr. Wir unterstreichen besonders STOCKARDs Satz: „such an organ, as the eye is not only derived from a definitely located primordia but must also be derived during a limited moment of development."

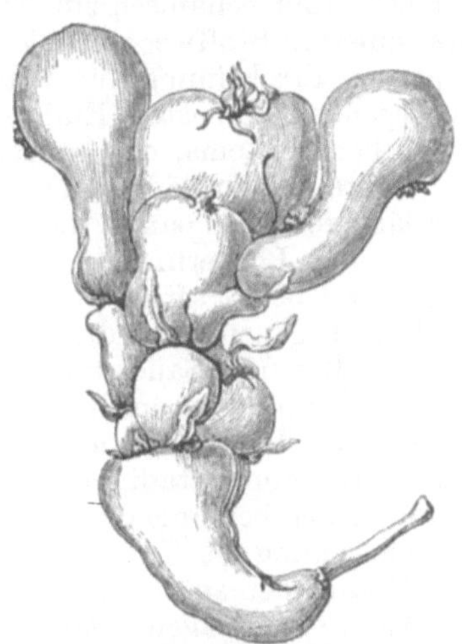

Abb. 58. Polymerisation bei der Birne. [Nach MASTERS. Aus STROHL: Mißbildungen im Tier- und Pflanzenbereich.]

Abb. 52—58. Wachstum in Form einfachster Polymerisation.

Hierin ist die Bedeutung des Raum- und Zeitfaktors für das Zustandekommen einer normalen Entwicklung ausgedrückt, eine Bedeutung prinzipieller Art.

Wie nun weiter nach STOCKARD ein Organ im Entwicklungsmaximum die kinetische Entfaltungsenergie eines anderen hemmt; wie ein Pflanzensproß nach Kappen der Endspitzen aus unteren Sprossen seitliche Triebe bildet, die in der Zweizahl gleich stark sich entwickeln können oder von denen der eine besonders kräftige den anderen schwächeren unterdrückt, so basiert in letzter Hinsicht das Verdoppelungsphänomen auf dieser gegenseitigen Kräftebilanz zweier Wachstumszentren „twins and double monsters are therefore types of developmental arrest's". Hemmt man die Entwicklung der Eier von Fundulus heteroclitus durch niedere Temperaturen von 5—6° C und bringt sie dann wieder in wärmeres Wasser zurück, so entsteht aus denen, die nicht zugrundegehen, ein hoher Prozentsatz von Verdoppelungen. Die einheitliche Eiachse, in ihrer Fortentwicklung gehemmt, hat nach STOCKARDs Vorstellungen das Entstehen der zweiten Achse nicht hindern können; so bilden sich zwei Pole, bilden sich Zwillinge. Bei Eiern im Postgastrularstadium ist die Fähigkeit der Doppelbildung nach Entwicklungshemmung erloschen.

Im Rahmen des Determinationsproblems können wir sagen, daß hier die kritische Phase der Aufspaltungsmöglichkeit überschritten und die Kurve in das irreversible Stadium eingetreten ist. So greifen hier während der Fortentwicklung determinative Formbildung und Wachstumsvorgänge ineinander, wie sie auch im lebendigen Geschehen niemals voneinander getrennt werden können.

Im Anschluß an die soeben erwähnte Polymerisation des Gürteltiereies sei erwähnt, daß STOCKARD den mehrwöchentlichen Entwicklungsstillstand des im Uterus frei liegenden Eies des Gürteltieres, das dementsprechend keine genügende Sauerstoffzufuhr erhält, als Ursache der Polyembryonie auffaßt. Hinzukommen muß natürlich das wesentliche der Polymerisation: Die endogene Potenz zur Teilungsfähigkeit des Systems. Mag diese Potenz nun im Schnürversuch grobmechanisch zur Entfaltung gebracht werden, mag durch Störungen des inneren Stoffwechselgleichgewichtes diese Potenz wach werden, immer liegt der Erscheinung ein Wachstumsvorgang zugrunde, der sich in der hier vorliegenden frühesten Embryonalzeit in Form der Verdoppelung des größtmöglichen Systems, des ganzen Eies kundtut.

Wahrscheinlich entstehen auch bei überreifen Eiern vom Grasfrosch infolge der längeren Zeitspanne die von WITSCHI beschriebenen regionalen Ungleichheiten und Lockerungen des Zusammenhanges, die zur Selbstdifferenzierung einzelner lebenskräftiger Teile schreiten.

Eine Ergänzung zu diesen Aufspaltungen der STOCKARDschen Funduluseier durch Kälte und Sauerstoffmangel bilden die bereits schon erwähnten mechanischen Schnürexperimente an Tritoneiern (SPEMANN und FALKENBERG 1914, 1919). Die Polymerisation des Eisystems ist um so vollständiger, je jünger das Entwicklungsstadium ist. Ganz junge Eier liefern Zwillinge, ältere im Stadium der beginnenden Gastrulation Verdoppelungen des Vorderendes. Die Einschränkung der Totipotenz der Teile nimmt mit dem Alter immer mehr zu, das Mosaik der späteren Organisation wird allmählich irreversibel.

Wir können sagen: *Das Wachstum kann in den allerjüngsten Entwicklungsperioden durch Polymerisation ganzer typischer Anlagen, ja des Gesamtindividuums, des Eies, vor sich gehen. In späterer Zeit bleiben die meisten Organe, Systeme und Apparate an sich irreversibel bestehen und wachsen nur durch Volumenzunahme.* Nur die Einheiten, die auch noch im erwachsenen Organismus hoch potenziert bleiben, können zeitlebens polymerisieren.

Der Schnürversuch bedingt künstliche Teilung auf alle Fälle, die Quantität beider Hälften ist dieselbe, nur der Grad schwankt je nach der Potenzgröße, der zeitlich verschiedenen Reaktionsbreite des Eies. Die STOCKARDschen Experimente bedingten Entwicklungsstillstand und Auslösung der Teilungsfähigkeit, die Quantität beider Hälften schwankte beträchtlich, weil die wechselseitigen Korrelationen der Wachstumszentren sich selbst ins Gleichgewicht setzen mußten, die Wachstumsenergie des einen Zentrums mehr oder weniger über die des anderen dominierte; die künstliche Zerschnürung hebt diese Korrelationen auf, schafft zwei neue Einheiten, deren Konstitution sich in beiden in genau demselben Ausmaß ungestört regeln kann. Wenn natürlich ungleiche Teilstücke geschnürt werden, so entsteht dementsprechend ein kleinerer Zwilling, dieser bleibt dann auch in der Entwicklung gegenüber dem größeren zurück.

Eine eigenartige Erscheinung bei diesen Doppelbildungen ist das Auftreten des Situs inversus, das verschieden häufig bei den beiden Partnern feststellbar ist: Von 55 Zwillingsembryonen waren 25 linke und 30 rechte; von den linken zeigten 24 normalen Herz- und Darmsitus, nur einer hatte inverse Herzlage, von den rechten aber besaßen 14 charakteristischen situs inversus. Hieraus kann geschlossen werden, daß die Anlage zur typischen Asymmetrie wahrscheinlich im befruchteten Ei schon vorhanden ist und sich nachwirkend äußert in der topographischen Lage der Organe der isolierten Blastomeren. Diese Korrelation der dynamischen Organfelder, vor der Durchschnürung also bereits schon entwickelt, wirkt hier auf die Anordnung der Teile der beiden neuen Ganzheiten in spezifischer Regelung ein.

Es lassen sich nach den Ergebnissen von DRIESCH aus zwei Echinidenkeimen zur Zeit der Furchung Einheitsbildungen erzielen, hierbei liefert jeder Keim nur die Hälfte dessen, was er bei ungestörter Entwicklung geliefert hätte. So enthüllt dieser Versuche neuartige prospektive Potenzen der Zellen der Blastula. Umgekehrt, und diese ist hier von Bedeutung, können die beiden isolierten Blastomeren des Zweierstadiums, jedes für sich ein ganzes Individuum liefern. Die künstliche Spaltung löst also auch hier Doppelbildung aus. Die Ganzheit ist der Summe der Teile übergeordnet und kann aus jeder Blastomere des Zweierstadiums in derselben Weise ein ganzes Individuum gestalten, wie aus der neuen Einheitstotalität zweier zusammengefügter Blastulae. Nur gestreift werden soll hier die Tatsache, daß bei diesen neuen Ganzbildungen die Derivate des Entoderms und des Mesenchyms gegenseitig in engster regulatorischer Korrelation stehen, das eine Ei kann zu viel, das andere zu wenig liefern, immer aber ist die Quantität normaliter für eine Ganzheit abgestimmt.

Geben wir hier noch einige Beispiele aus der allerersten Formentwicklung, um zu beobachten, wie sich die Wachstumsvorgänge bei experimenteller Vereinigung zweier Eier in den nunmehr sich bildenden neuen Organismen vollziehen. Wir werden sehen, daß das Wachstum niemals willkürlich auf einem wahllos zusammengewürfelten Substrat aufbaut, sondern auf ganz bestimmten typischen Formenwerten. *Das Wachstum ist also in statu nascendi mit den allerersten Formbildungsvorgängen, in den späteren Entwicklungsstadien mit der Differenzierung gekoppelt*, somit bilden diese drei biologischen Phänomene eine organische Einheit der Gestaltung als solche. Gerade für das Problem der Koppelungen des Wachstums mit der Formbildung fehlen in der vorliegenden Literatur besonders der praktischen Medizin, der Physiologie und der Pathologie jegliche Hinweise. Diese Frühzeit allererster Entwicklung, deren Dynamik die Entwicklungsmechanik enthüllt hat, wird zumeist übersehen und doch liegt gerade in diesem Stadium der Entwicklung der Ansatz zu allem späterem Werden.

Fügt man 2 Gastrulahälften des Tritonkeimes aneinander (SPEMANN 1917 bis 1918) und läßt die Entwicklung dieses künstlich kombinierten Organismus einige Zeit weitergehen, so kann man auf mikroskopischen Schnitten (F. KOETHER 1927, E. WESSEL) das Ausmaß der Wachstumsvorgänge an den neu entstandenen kombinierten Organen und Systemen im einzelnen verfolgen. Die hier in Frage stehenden Keimverschmelzungen wurden in der Weise erhalten, daß Gastrulae mit schwach sichelförmigem Urmund so nebeneinander orientiert wurden, daß die Urmundlippen nach oben schauen und mit ihrem Scheitel aufeinander gerichtet sind. Dann wurde die dorsale Kappe in mehr oder weniger großer Ausdehnung von oben nach unten senkrecht zur Medianebene des Keimes abgeschnitten und die Keime mit den Wundrändern aufeinander gepreßt. Je nach der Variation des Abstandes der oberen Urmundlippen von der Schnittfläche schwankt der Grad der Verwachsung. Es gelingt z. B. einen Cephalothoracopagus herzustellen, dessen beide Ventralseiten verschieden breit entwickelt sind, die eine Seite ist gegenüber der anderen bevorzugt. In der benachteiligten Ventralseite nun beobachtet man Verschmelzungen der beiderseitigen Organteile, in der bevorzugten Seite fand sich in einem Fall ein lebhaft pulsierendes Herz, ein Mund, Riechgruben, Kieferbogenanhänger und Kiemen. Diese schiefe Aneinanderlagerung bedingt auch, daß die benachteiligte Bauchseite schon mehr Oberseitencharakter annimmt, die Pigmentstreifen des Rückens laufen hier zusammen. Die Bildung der beiden innenständigen Augen und

Riechgruben ist hier völlig unterdrückt worden; also Hemmung der Organentwicklung aus rein mechanischen Ursachen. Das Gehirn kann vorn einheitlich sein, sich also aus 2 Individualteilen zusammensetzen, sich weiter hinten
aber aufgabeln infolge rein mechanischen Auseinanderrückens der beiden
Individuen. Bezüglich der Organdimension sei erwähnt, daß Herz, Leber und
Pankreas auf der bevorzugten Ventralseite normal ausgebildet waren, auf der
benachteiligten aber sich nur ein ganz schwach ausgebildetes Pankreas und eine
viel zu kleine Leber vorfand. An dieser Miniaturleber nun, deren Entstehung
rein mechanisch aus Raumbeengung erklärbar ist, war nun das innere histologische quantitative Bild der wesentlichen Gewebskomponenten gestört: Die

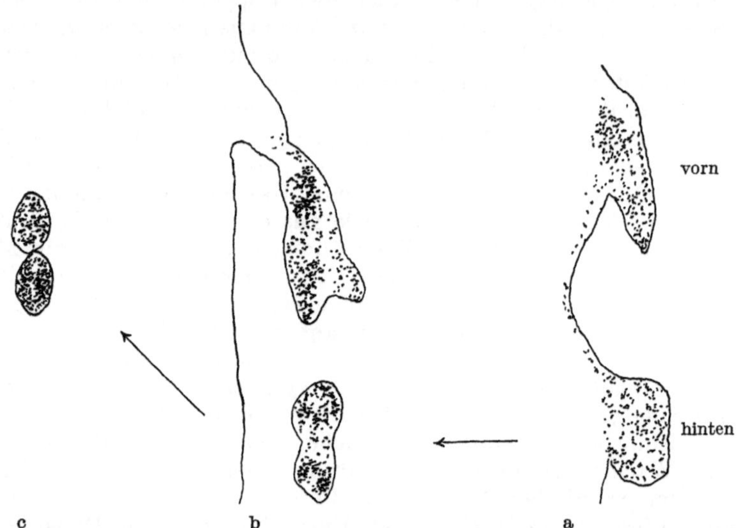

Abb. 59. Die beiden Zellkonzentrationslager sind die Ausgangspunkte der Verdoppelung einer
Gliedmaße bei Triton taeniatus. a Frontalschnitt durch eine Tritonlarve, die vorne die Anlagen
der normalen Extremität zeigt, hinten die Doppelbildung in Statu nascendi; b dieselbe Larve. Die
Schnitte liegen etwas ventraler als der Schnitt a. Die beiden Wachstumszentren trennen sich, die
Einschnürung schreitet voran, das Histosystem teilt sich. c Das Histosystem ist geteilt.
[Nach BRANDT: Arch. Entw. mechan. 106, 242 (1925).]

Masse der Blutsinus war relativ viel zu groß im Verhältnis zur Masse der
angelegten Leberbälkchen. Wahrscheinlich lag auch hier rein mechanische Blut-
stauung vor mit nachfolgendem Schwund der spezifischen Leberzellbalken, da
sich auch sonst an der benachteiligten Seite angestaute Blutmassen vorfanden.

   Die mikroskopischen Schnitte zeigen, wie sich das Wachstum jetzt in diesem
späteren Entwicklungsstadium auf ganz bestimmte neu ausdifferenzierte Formen
bezieht, die teilweise einheitlich verschmolzene Größen, z. B. Ohrbläschen,
teilweise getrennte Bildungen, z. B. 2 Medullarrohre, 2 Chorden in einem einzigen
Organismus darstellen.

   Wenn das Wachstum als selbständiger Faktor auf Formbildung oder auf
Differenzierung übergreift, so kann es sich phänotypisch als Massenvergrößerungs-
phänomen auf zwei entwicklungskinetisch völlig verschiedene Konstituenten
auflagern. Zwei phänotypisch sich völlig gleichende Verdoppelungen des
Schwanzes können einmal erhalten werden nach Pressung eines Eies zwischen
2 Glasplatten, nach SCHULTZEscher Umdrehung (SCHLEIP, PENNERS), das anderemal nach Anstich des frisch gelegten Eies mit glühender Nadel. Im ersten
stecken 2 Individuen einer typischen duplicitas cruciata, aus einem Ei entstanden durch Entwicklung zweier Wachstumszentren, von denen das eine

im Laufe der Entwicklung unterdrückt wurde und sich nur noch in einer Verdoppelung des Hinterendes der Gesamtlarve äußerte. Der rudimentäre Kopf der Kümmerkomponente wölbt sich etwas vor. Bei der anderen Larve, die durch Anstich experimentell beeinflußt worden war, ist durch die Substanzschädigung, durch Nekrose, die lokal während der gesamten Weiterentwicklung des Eies bestehen blieb, ein rein mechanischer Einriß gesetzt worden, der als Diachorese das ursprünglich einheitliche Schwanzblastem in 2 Teile zerlegt hatte. Jeder dieser Teile entwickelte sich der Ganzheit des Histosystems gemäß weiter.

Weitere wesentliche Erkenntnisse über die Polymerisationsfähigkeit der Systeme verdanken wir der experimentellen Gliedmaßenforschung bei Amphibien. Neu ist hier, daß sich die Vorstellungen HEIDENHAINs über die Polymerisation der Systeme auch bei derartigen Anlagen verwirklichen, mit deren Genese sich bisher ausschließlich die Entwicklungsmechanik beschäftigt hat. Die Analyse der Teilungsvorgänge der Gliedmaßenknospen z. B. bei Triton taeniatus läßt auf mikroskopischem Wege die äußerlich sichtbare Verbreitung der primären Anlage in Form von 2 Zellkonzentrationslagern (Abb. 59) nachweisen, welche die Grundlage der Polymerisation des Histosystems „Gliedmaßenanlage" bilden. Die äußerlich sichtbare Kerbe, welche die verbreiterte primäre Anlage sehr bald eindellt, gibt schließlich Bilder, welche der verbreiterten hammerförmigen Adenomere gleichen, die in Teilung begriffen ist (BRANDT 1925). In dieser Einstellung der Genese verliert aber die Polydaktylie zugleich jede phylogenetische Deutungsmöglichkeit, eine Erklärung, die z. B. bei der Deutung der Polydaktylie beim Pferd nahe liegen könnte. Untersuchungen

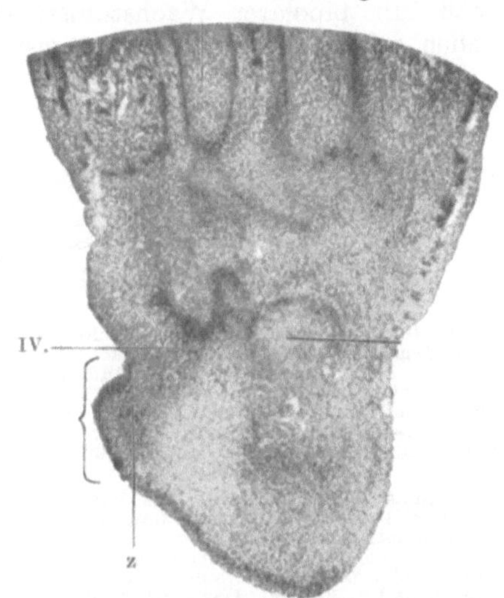

Abb. 60. Zellkonzentrationslager an der Gliedmaße eines 2,5 cm langen Pferdeembryos bei IV. z, die sich de norma wieder zurückbilden, aber unter Umständen als Doppelbildungen zur Entwicklung gelangen können. [Aus DRAHN: Zool. Bausteine 1 (1927).]

Abb. 59 u. 60. Doppelbildungen der Gliedmaße in Statu nascendi.

diesbezüglicher Vorgänge beim Pferd (DRAHN 1927) zeigten aber gerade, in Bestätigung der oben erwähnten beiden Wachstumszentren, daß auch beim Pferd ganz analoge ontogenetische Vorgänge sich abspielen, die besonders deutlich beim Embryo von 2,5 cm Scheitelsteißlänge nachgewiesen werden können. Hier findet man in Serien von Längsschnitten Ansammlungen von dicht liegenden Bindegewebszellen im Anschluß an das distale Ende der Anlage der Metakarpalie. Diese Zellkonzentrationslager (Abb. 60) können unter Umständen sich zu wirklichen Mittelhandknochen und anschließenden Phalangen entwickeln. Die Vorgänge weisen demnach bei zwei sehr weit im System getrennten Vertebraten, beim Triton und beim Pferd, auf einen einheitlichen ontogenetischen Vorgang der primären Anlage einer Polymerisation hin. Damit verliert aber zugleich eine Verdoppelung die Eigenschaft einer Mißbildung, sie stellt nichts Absonderliches mehr dar im Entwicklungsgeschehen, sondern reiht sich an Vorgänge an, wie sie sich ganz normal bei der Synthese der Organe abspielen, bei der Adenomeren- und bei der Pneumonomerenbildung. Die Potenz der Bildung ist dieselbe, in einem Falle muß sie sich entfalten, im anderen kann sie sich entfalten.

Verpflanzt man eine derartige Anlage entweder an den normalen Ort ihrer
Entstehung orthotopisch auf eine andere Larve oder an irgendeine andere
Stelle der Körperwand heterotopisch, so beobachtet man in der Mehrzahl der
Fälle eine Teilung dieser Anlage, man erhält eine Verdoppelung. Die Frage,
wie nun hier die Entstehungsmöglichkeit überhaupt ausgelöst wird, ist derzeit
schwer zu beantworten. Wir können wohl annehmen, daß wiederum kurz vor-
übergehender Stillstand der Sauerstoff- und Nährstoffversorgung infolge der
Herausnahme der Anlage eintreten wird, daß dann die rein mechanischen
geringfügigen Insulte, die mit der Transplantation verknüpft sind, eine Diachorese im inneren Gefüge des Blastems bedingen, das nun seinem Aktionsradius
gemäß mit bipolarer Wachstumsrichtung antworten kann. WEBER konnte
nämlich zeigen, daß verschieden gestaffelte elektrische Verbrennungsreize, die
mit einem Platinstift von 0,01 mm auf
die Gliedmaßenknospen von Rana fusca-
Larven gesetzt wurden, einen ganz
verschiedenen Erfolg zeitigten: Ein
schwacher Eingriff regte das Wachstum
an und verlängerte die Extremität, ein
stärkerer ließ die Extremität normal
werden, die der anderen Seite dagegen
an Länge zunehmen. Sehr starke Eingriffe aber brachten nur Stummelextremi-
täten an der Angriffseite, an der anderen
Doppelbildungen hervor. Ein außerordentlich interessanter Beweis für die
Dynamik eines Systems, dessen Reaktionsbreite durch verschiedene Reizstärke
exakt gemessen werden kann. Auch hier
fehlen Vergleichsexperimente an anderen
Anlagen.

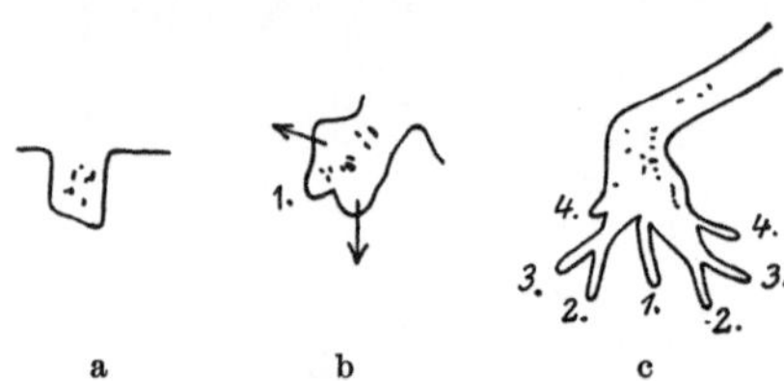

a   b   c

Abb. 61. Heterotopische, homopleurale, dorsodorsale Transplantation. 10 Tage nach der
Operation. Am vorderen radialen Rand der
in normaler Orientierung implantierten Gliedmaße ist ein sekundärer Sproß entstanden.
Am primären Sproß sind bereits erster und
zweiter Finger und der Höcker für den dritten
Finger sichtbar.

a erste Anlage, b einige Zeit später hat sich
ein neues Zellkonzentrationslager (am unteren
Pfeil) gebildet. Das distale Ende der Anlage
ist gekerbt, bei 1 entsteht der erste Finger,
darüber (beim oberen Pfeil) der zweite und
später 3. und 4. Finger. Das Zellkonzentrationslager liefert seinerseits eine Hand, die
sich um den 1. Finger, also radialwärts
gruppiert.

Von den erwähnten ortho- und heterotopischen Transplantationen können uns
nur die letzteren einen Einblick gewähren in die Entwicklungsmöglichkeit der
Anlagen; denn eine orthotopische Duplikatur kann vorgetäuscht sein durch das
einheitlich gebliebene Implantat und das sekundäre Regenerat des Wirtstiers.
Betrachtet man eine Verdoppelung in statu nascendi (Abb. 61a u. b), so
zeigt sich in allen Fällen bei Triton taeniatus ein Auswachsen eines sekundären
Sprosses an der radialen Seite der Gliedmaße. Die ulnare Seite ist stets erkennt-
lich an einem winzigen Höcker, der den 3. Finger der Hand auswachsen läßt;
dieser entsteht immer später als die ersten beiden Finger. Nach einigen Tagen
kann man nicht mehr primären und sekundären Stumpf unterscheiden. Die
Teilungsprodukte sind spiegelbildlich in allen Fällen und immer steht der
zuletzt sich entwickelnde Finger am ulnaren Rand. Liegt der sekundäre Sproß
dem distalen Ende der Gliedmaße sehr nahe, so entsteht nur eine Verdoppelung
der Hand, liegt er mehr proximalwärts wie in dem Falle (Abb. 62), so entsteht
eine Verdoppelung des Unterarmes einschließlich der Hand, bildet sich ein
Ellenbogenwinkel aus, so muß natürlich der sekundäre Sproß diesem gegenüber
liegen, weil der Ellenbogenwinkel an der radialen Seite gelegen ist.
Diese wenigen Grundzüge bedürfen noch wesentlicher Erweiterung, um
Einblicke in die konstitutive Genese erhalten zu können, insbesondere sind
Vergleiche mit anderen Amphibien notwendig zur Vertiefung des Individualitäts-
problems. Hier interessieren die Doppelbildungen, die HARRISON heterotopisch
bei Amblystoma punctatum erhalten hat. HARRISON erhielt bei heterotopischer

homopleuraler dorso-dorsaler Transplantation, d. h. bei Verpflanzung einer Gliedmaßenanlage an eine beliebige Stelle der seitlichen Körperwand derselben Seite, die nicht der normalen Entstehungsstelle der Gliedmaße entspricht, unter Wahrung der nach dorsalwärts gerichteten Polarität der Knospe unter 19 Experimenten 4 Verdoppelungen, die sämtlich am vorderen Rande des primären Sprosses entstanden. Da bei dieser Orientierung der Knospe der vordere Rand der radiale ist, so liegt auch hier eine Gruppierung um den radialen Rand vor. Unter den 31 Experimenten der homopleuralen dorsoventralen Transplantation entstand eine Verdoppelung, und auch diese war am radialen Rand gewachsen. Unter den 28 heteropleuralen dorsodorsalen Transplantationen kamen 2 Verdoppelungen zur Entwicklung, die eine von ihnen war unregel-

mäßig und nicht näher bestimmbar, die andere aber ganz charakteristisch gruppiert um den radialen Rand, wie in den diesbezüglichen Fällen bei Triton. Ganz besonders wichtig sind nun die Ergebnisse der heteropleuralen, dorsoventralen Transplantationen, weil bei dieser Operationsart bei Amblystoma Inversion der Lateralität der Gliedmaßen eintritt. Infolgedessen wird die invertierte Gliedmaße jetzt ihren radialen Rand nicht nach hinten kehren wie bei Triton, sondern nach vorne wie eine ganz normale wirtsseitenrichtige, und dementsprechend werden auch bei Amblystoma Duplikaturen, wenn sie am radialen Rand aussprossen, jetzt auch am vorderen Rand entstehen müssen und das ist auch tatsächlich der Fall. Endlich sei von den Anuren noch Bombinator genannt, dessen Gliedmaße ebenfalls bei Polymerisation eine Disposition des radialen

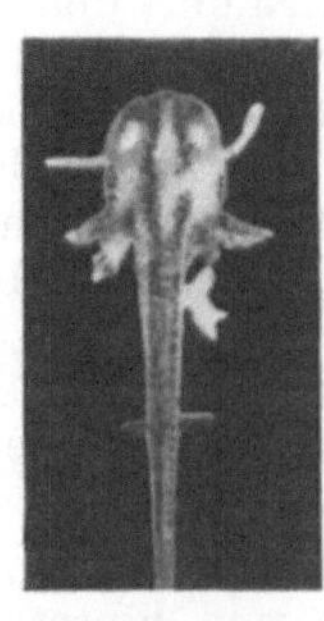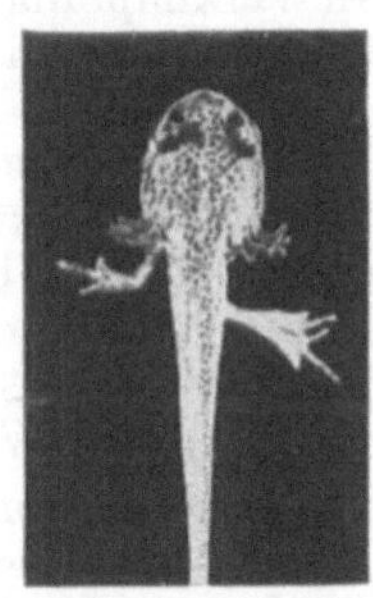

a   b

Abb. 62. a Sekundärer Sproß, aus einem Zellkonzentrationslager am radialen (nach cranial gelegenen) Rand auswachsend. Der ulnare Rand (caudal gelegen) ist an dem einzigen Höckerchen kenntlich, welches die Anlage des 3. und 4. Fingers darstellt. b Sekundärer Sproß zur vollen Hand und Unterarm ausgewachsen. Dieser sekundäre Sproß hat nach 6 Tagen den Entwicklungsgrad des primären durch beschleunigte Entwicklung eingeholt, so daß beide Sprosse gleichaltrig erscheinen.
[Beide Abbildungen nach Brandt: Arch. Entw.-mechan. 106, 197 (1925).]

Abb. 61 u. 62. Die Verdoppelung der Gliedmaße bildet sich bei Triton taeniatus mit Bevorzugung des radialen Randes der Gliedmaße aus.

Randes zur Bildung spiegelbildlicher Verdoppelungen aufweist. Dies Experiment hat zugleich historisches Interesse, es wurde von Braus im Jahre 1904 ausgeführt und gab den Anstoß zu der gesamten experimentellen Gliedmaßenforschung der späteren Jahrzehnte. Da sich nun endlich auch beim Menschen sowohl an der oberen wie an der unteren Gliedmaße Doppelbildungen um den radialen (tibialen) Rand gruppieren, so ergibt sich eine besondere Veranlagung dieses Randes zur Zentralachse, um die sich nach beiden Seiten hin dasselbe gesamte Histosystem konstituiert. Spalten sich Histomeren auf, so kann z. B. bei Beteiligung des letzten ulnaren Strahles die Verdoppelung einen 6. Finger beim Menschen oder einen 5. bei Amphibien entstehen lassen. Diese Verdoppelungen einzelner Finger sieht man fast immer relativ spät sich entwickeln, ganz besonders am letzten ulnaren Finger, der sich ja ebenfalls zeitlich viel später herausdifferenziert als der 1. und 2. Hier spielt die Erscheinung der zeitlich verschiedenen Reaktionsbreite der einzelnen Komponenten eines Gesamtsystems hinein. Treten daher in selteneren Fällen Verdoppelungen am ulnaren Rand auf, so hat dieser gegenüber dem radialen einen Reaktionsgrad angenommen, welcher das Optimum der Abspaltungsfähigkeit aufweist, die in der Regel der radiale besitzt. Wir können daher sagen, daß die Symmetrieebene fast stets durch den radialen (tibialen) Rand der Gliedmaße hindurchläuft, daß aber auf Grund eines individuell verschiedenen optimalen Wachstumszentrums die topographische Lage der Achse schwanken kann: Beim Menschen, bei Triton taeniatus in allen Fällen, bei Amblystoma punctatum fast immer ist sie zwischen ersten und zweiten Finger gelegen; bei der Katze zwischen zweiter und dritter Zehe (BATESON); bei verschiedenen Anuren am fibularen Rand (GRÄPER). In diesem Punkte stimmen wir BRAUS und BARFURTH zu, die gezeigt haben, daß die Hyperphalangie schlechthin nur im allgemeinen durch Vererbung fixiert ist, die Lokalisation aber durchaus Schwankungen unterworfen ist und in jeder Ontogenese neu bestimmt wird.

In Verknüpfung des „Raum- und Zeitfaktors" (BRANDT 1925), in der Verknüpfung der zeitlich durchaus verschiedenen Reaktionsbreiten, die auf einen Ort der optimalen Reaktionsbereitschaft fallen, liegt unserer Auffassung nach ganz allgemein auch das Problem des Wachstums begründet. Raum- und Zeitfaktor können für bestimmte Arten erblich gleich bleiben, können aber auch innerhalb der Art bei den einzelnen Individuen sich ändern. Das wesentliche ist, daß all dies in der Ontogenese beginnt, daß wir hier also zugleich auch den Entstehungsbeginn der Konstitution eines Individuums ansetzen können, das durch besondere Wachstumseigenheiten ausgezeichnet ist.

Die Konstitution des dynamischen Mosaiks der Gliedmaßenanlage ist durch die trefflichen Untersuchungen von SWETT aufgeklärt worden. Im wesentlichen liefert der vordere obere und hintere obere Quadrant der Knospe das Zellmaterial des auswachsenden Gliedes. Aus dem Zellmaterial des vorderen oberen Quadranten entsteht nun einmal ein breiter Teil der dorsalen Oberfläche des basalen Gliedabschnittes und der radiale Rand des Gliedes, der hintere obere Quadrant bildet den distalen Abschnitt des Dorsum und die gesamte Flexoroberfläche des Gliedes. Diese gesamte dynamisch präformierte Morphe (GURWITSCH) polymerisiert bei der Doppelbildung um den radialen Rand.

Reihen wir also in erster Linie eine Gliedmaßenanlage als Histosystem im Sinne HEIDENHAINs der Teilkörpertheorie ein, so haben wir die direkte Parallele zu der allgemeinen in der lebendigen Natur weitverbreiteten Teilungsfähigkeit der Elementarteile, die zur Vermehrung der Organismen schlechthin führen. Die Vorgänge der Zellteilung, der Chromosomenhalbierung, die Synthesiologie der Organe ist nur auf Grund derselben biologischen Reaktionsbedingungen verständlich, wie die experimentelle Halbierung von Paramäzien, Hydren, von Amphibieneiern, die zur Entstehung von Zwillingen führen. Wenn Wachstum Vermehrung ist und eineiige Zwillinge eine Verdoppelung eines einheitlichen System darstellen, so werden erblich bedingte Wachstumsvorgänge in Form einer Polymerisation identische Finger oder Zehen erfassen. Für derartige Beispiele und für genauere Einzelheiten sei verwiesen auf BRANDT, Experimentell erzeugte Gliedmaßenverdoppelungen bei Triton, 1925, S. 235.

Es gibt nun aber außer dieser wesentlichen und eigentlichen Genese der Polymerisation der Gliedmaßenanlagen noch 2 weitere eigentlich nicht normal bedingte Entstehungsursachen, nämlich die beiden Gruppen von Doppelbildungen, die auf der Basis von künstlich gesetzten Schnittflächen entstehen und andererseits die, welche als Chimären nach experimenteller Verschmelzung zweier Blasteme zusammenwachsen.

Schnittflächen werden gesetzt bei den Spaltungen einer fertigen Gliedmaße in der Längsachse (BARFURTH, TORNIER, FRITSCH, PRZIBRAM, PAUL WEISS, SWETT). Bei der „Bruchdreifachbildung" PRZIBRAMs wird eine Extremität angeknickt, und es entsteht dann aus der ursprünglich proximal, jetzt aber distal gerichteten Schnittfläche ein Proximalregenerat, das ein Spiegelbild darstellt zu den beiden anderen.

Es können auch Dreifachbildungen entstehen, die nicht auf experimentelle Schnittsetzung zurückzuführen sind und die dann auch nicht der gleich zu erwähnenden BATESONschen Regel folgen. Ein derartiger Fall wurde von DAWSON beobachtet und von SWETT beschrieben. Hier waren bei einer Crustacee 3 Scheren auf einem einheitlichen Stumpf entstanden, von denen 2 kurze gedrungene kräftige spiegelbildliche Scheren zeigten; eine aber, zugleich lang und gestreckt, ein Spiegelbild der normalen linken Schere war. Die BATESON-sche Regel lautet nun R/L/R, die 3 hier vorliegenden Bildungen folgen aber der Reihenfolge R/R/L, die mittlere Komponente stellt also kein Spiegelbild der beiden anderen Scheren dar. Somit muß auch die Deutung dieses Falles und

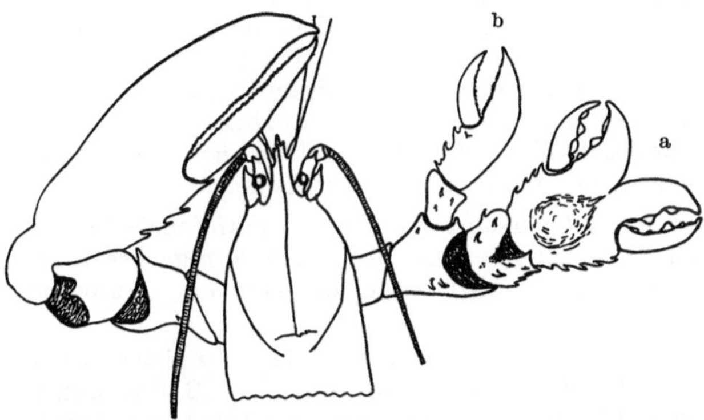

Abb. 63. Scheronverdoppelung beim Hummer nach DAWSON. Die beiden spiegelbildlichen Verdoppelungen sind genetisch ein in sich aufgespaltenes Histosystem aus einheitlichem Blastem; die isolierte Schere (b) ist ein Regenerat, welches mit dem Spiegelbild (a) in keinem korrelativen Zusammenhang steht. [Nach SWETT: Anat. Rec. 18 (1924).]

die Entstehungsursache auf ganz anderer Linie liegen, in der Weise, daß die beiden spiegelbildlichen Scheren (Abb. 63, a) eine Doppelbildung eines einheitlichen Histosystems darstellen, die isolierte kleine Schere (b) nur ein Regenerat ist, das mit diesem System in keinem korrelativen Zusammenhang steht. Diese Doppelbildung würde somit ein Analogon zu den echten Gliedmaßenverdoppelungen bei Triton darstellen.

Aus den Befunden von BARFURTH, TÖRNIER und PRZIBRAM erhellt die große Bedeutung der Schnittfläche als richtungsgebender Faktor für das spätere Regenerat. So kann ein Armstumpf einer bereits entwickelten Salamandra maculata-Larve am Becken eingepflanzt immer nur eine vierfingrige Hand regenerieren und ein Beinstumpf in der Schultergegend implantiert nur einen fünfzehigen Fuß (WEISS). Zum Unterschied vom Pflanzenreich ist hier bei den Gliedmaßen der Tiere Polaritätsumkehr möglich und es kann eine umgedrehte und dann amputierte Gliedmaße aus ihrem ehemals proximalen, jetzt aber nach außen gerichteten Ende einen distalen Gliedmaßenabschnitt, einen Fuß oder eine Hand bilden (KURZ, GRÄPER). Es fragt sich jetzt: bestimmt die Querschnittsdetermination der experimentell gesetzten Schnittfläche rein mechanisch topographisch das Spiegelbild eines Proximalregenerats, oder wirkt der reversible Determinationsgrad des Blastems formbildend. Einzelheiten der vorliegenden Literatur finden sich in der erwähnten Arbeit von BRANDT S. 233. Zusammenfassend kann gesagt werden, daß auch eine halbe Querschnittsfläche zur Herstellung eines ganzen Fußes befähigt ist, daß eine Schnittfläche einer einheitlichen Gliedmaße eine Doppelbildung entstehen lassen kann und

umgekehrt die Schnittfläche einer Doppelbildung ein einheitliches Glied
(SWETT). Hier liegen schon ältere grundlegende Experimente von BARFURTH
vor: nach halbem Extremitätenquerschnitt, d. h. nach Durchschneidung lediglich des Radius oder nur der Ulna einer Gliedmaße des jungen Axylotl wächst
aus der Schnittfläche eine ganze Hand hervor. Nicht immer ist das Gebilde
so vollständig, eine ganze Skala der verschiedenen Entwicklungsgrade kann
auftreten, die sowohl aus der ulnaren wie der radialen Schnittfläche entstehen.
Bemerkenswert ist, daß niemals von beiden Schnittflächen zugleich je ein
Ganzregenerat entsteht. Diese Tatsache ist deswegen von Bedeutung, weil
sie auf die korrelativ abgestuften Wechselbeziehungen einer Doppelbildung
hinweist, die wohl aus einem einheitlichen Blastem einer transplantierten Anlage
in spiegelbildlicher Symmetrie entstehen kann, niemals aber aus zwei durch
verschiedene Schnitthöhe völlig getrennten Blastemen, von denen jedes für sich
einen Totalitätsfaktor entwickelt, der mit dem der anderen Schnittfläche wegen
der räumlichen Trennung nicht in Korrelation treten kann, so daß nur einer
von beiden überwiegt und den anderen unterdrückt. Das Experiment zeigt,
daß die mehr oder weniger entwickelten Ganzbildungen bald an der tibialen,
bald an der fibularen Hälfte erfolgten, bald an der mehr proximal gelegenen,
bald an der mehr distal gelegenen Schnittfläche.

Auf der Basis eines Querschnittes einer ausdifferenzierten Extremität kann
also das typische konstitutive Bild des Ganzen regenerativ entstehen. Das
Regenerationsblastem der Hälfte ist dynamisch ein äquipotentielles System
des Ganzen.

Bereits schon 1911 konnte FRITSCH an Querschnittsexperimenten an ausdifferenzierten Gliedmaßen von Triton zeigen, daß das konstitutive Gefüge
des auswachsenden Regenerationsblastems zu ähnlichen spiegelbildlichen Polymerisationen fähig ist, wie das genuine Blastem der Anlage selber. *Somit ist
das regenerative Blastem aus völlig indifferenten Zellen der reversiblen Phase der
Determination zusammengesetzt* und durchaus als solches topographisch nicht
festgelegt; das Regenerationsblastem der Gliedmaße kann also liefern aus der
Gesamtschnittfläche eine Doppelbildung wie aus der Halbschnittfläche eine
Ganzbildung.

Diese beiden durchaus reversiblen Prozesse des Entstehens einer Einheitsbildung auf der Basis einer Doppelbildung (SWETT) und umgekehrt des Entstehens einer Doppelbildung auf der Grundlage einer Einheitsbildung (FRITSCH)
erläutern aufs schärfste die Vorgänge, die sich an diesen indifferenten Zellen
der reversiblen Determinationsphase abspielen. In dieser spezifischen Eigenart
sind genuines und regeneratives Blastem potentiell gleichwertig, die Reaktionsbreite der Determinationsphase ermöglicht die Erscheinungsformen der Polymerisation, beide sind in diesem Sinne dynamische Systeme, Histosysteme
bestimmter typischer Formgebilde. Nirgends wohl als in diesen entwicklungsmechanischen Experimenten zeigt sich klarer die Verknüpfung der Wachstums-
phänomene mit Formbildungsvorgängen an noch reversiblem Zellmaterial.

Es ergibt sich also, daß die Entstehungsursache der spiegelbildlichen Doppelbildungen auf Grund dieser beiden technisch so außerordentlich verschiedenen
Experimente, einmal der Transplantation von Embryonalanlagen, das anderemal
der Querschnittsetzung an bereits fertig auswachsenden Gliedmaßen in beiden
Fällen dieselbe ist. Maßgebend ist in beiden Fällen die Reaktionseigenart
der spezifischen Determinationsphase, eben der *reversiblen* Phase. Wir lehnen
daher auch die Erklärungen PRZIBRAMS und GRÄPERS, daß spiegelbildliche
Proximalregenerate auf bereits determinierten Schnittflächen entstehen, im
Prinzip ab.

Die Erzeugung von Chimären, d. h. von Doppelbildungen, die aus zwei rein mechanisch miteinander verschmolzenen Blastemen entstehen, ist durch die grundlegenden Experimente von Born in den 90er Jahren zum erstenmal geglückt.

1898 kombinierte Harrison eine Larve von Rana virescens mit einer solchen von Rana palustris. Es entstand eine Chimäre, dessen inneres Gefüge von palustris, dessen Epidermis von virescens stammte. Wurde dann an der Verwachsungsgrenze ein Schnitt gesetzt, so bildete sich ein Regenerationsblastem aus, das dann palustris und virescens-Material neu zu einer zusammenarbeitenden Korrelationschimäre vereinigte. Braus hatte dann 1903 Kompositionen aus Rana esculenta und Bombinator pachypus erzielt; ersteres Tier lieferte den Rumpf, letzteres den Kopf. Die Vereinigung geschah im vorgerückten Schwanzknospenstadium.

Etwas später, 1907 und 1912, wurden ganz ähnliche Versuche der Verschmelzung zweier verschiedener Gewebsbestandteile auf botanischem Gebiete angestellt. 1907 und 1912 erzeugte der Botaniker Winkler ebenfalls an der Grenze zwischen Pfropf und Reiß, also analog der Versuchsanordnung Harrisons, beim Kaulquappenschwanz „Adventivsprossen", deren Zusammensetzung aus den beiden Pfropfgeweben entweder in Sektorenform oder in konzentrischer Schichtungsform sich gestaltete. Zum Unterschied von diesen Korrelationschimären stellt die Zusammenfügung bei der Veredelung der Obstbäume lediglich eine Kombinationschimäre dar. Hier sei nun besonders betont, daß die Reaktionsbreite und die Potenzen pflanzlicher Zellen ungleich größer sind als bei den Tieren; erinnert sei an die Züchtung ganzer Pflanzensprosse aus Blattzellen bei Begonia oder bei Solanum lycopersicum. Allerdings behält hier bei der Pflanze der fertige Organismus immer embryonale Reserven zurück, die dann im Bedarfsfalle als Adventivsprosse ein neues Ganzindividuum erzeugen können. Diese Frage der Chimärenbildung bei den Pflanzen kann in Anlehnung an die vorliegenden entwicklungsmechanischen Experimente bei Amphibien allgemein auch nur in Form gestaffelter Vorgänge gegeben werden. Am Anfang der Reihe steht die vererbungsgemäß sich abspielende Chimärenbildung, dann folgt die Entstehung aus Regenerationsblastem, am Ende steht die grobmechanische Kombinationschimäre zusammengefügter älterer ausdifferenzierter Gewebe.

Für die erste Gruppe der Reihe liegen Versuche vor (Roth 1927, Noack 1924, 1925). Es gibt verschiedene weißgerandete Sippen bei der Pelargonie: 1. „Madame Sallery" mit niedrigem Wuchs, verzweigtem Stengel, kleinen Blattspreiten und schmalem weißen Rand des Blattes. Die Pflanze blüht nicht. 2. „Mädchen aus der Fremde", wüchsiger, kräftiger Stengel, breiter weißer Blattrand, der meist waagerecht absteht, die grünen Blattpartien sind immer leicht gekräuselt. 3. „Scarlet gem.", mehr buschartiger Wuchs, die Blattränder sind auffallend stark nach unten gekrümmt. 4. Die Weißrandpelargonie mit sehr breitem Blattrand.

Kreuzt man nun diese einzelnen Sorten, so sind die Ergebnisse der Kreuzung ein und derselben Weißrandpflanze mit verschiedenen grünen Pflanzen verschieden. Die Entstehung dieser Erscheinungen wird von den Botanikern nicht einheitlich gegeben. Vielleicht gibt es spezifische Eigenarten der jeweiligen Plastiden (Baur), die auf dem Wege der Befruchtung auf die Tochterzellen übertragen werden, bei den Periklinalchimären stecken dann die grünen Gewebsbestandteile unter den weißen, wie die Hand im weißen Handschuh. Vielleicht stammen aber sämtliche Gewebsschichten des späteren Blattes aus einer gemeinsamen Zellschicht des Vegetationspunktes, so daß alle Zellen die Anlage für beiderlei Farben besitzen, die dann in den späteren ontogenetischen Perioden

nach der einen oder nach der anderen Seite umschlägt (NOACK 1924, 1925).
NOACK spricht hier von einem reversiblen Krankheitszustand in den meriste-
matischen Zellen, dessen Weitergabe auf die Nachkommenschaft keine echte
Vererbungserscheinung darstellt. Das Zustandekommen der Sektorialchimären
ist nun durchaus nicht lediglich das Ergebnis künstlicher Versuchsanordnung.
Besondere Wachstumsrhythmen zweier verschiedener Zellterritorien, die an
einer bestimmten Stelle zu einem gemeinsamen Organ zusammentreten, können
je nach der besonderen Phase der Wachstumsgeschwindigkeit des einen der
beiden Territorien im normalen biologischen Geschehen Erscheinungsformen
einer Sektorialchimäre erzeugen. V. HAECKER hat z. B. die Entstehung der
eigenartigen Federn an der Rücken-Bauchgrenze, anschließend an die Versuche
von KRUIMEL auf diese oben erwähnten Zeitrhythmen zweier Wachstumszonen

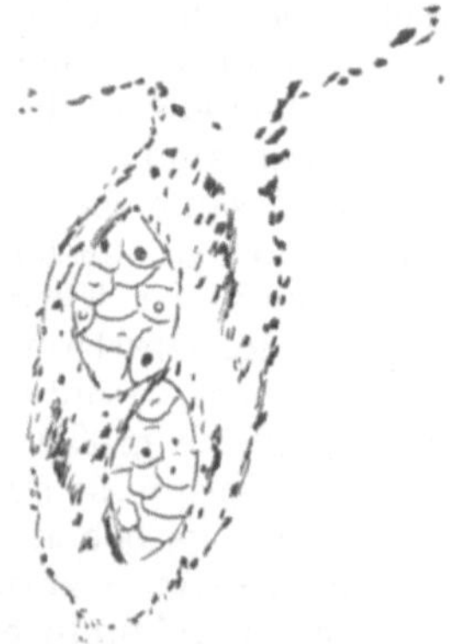

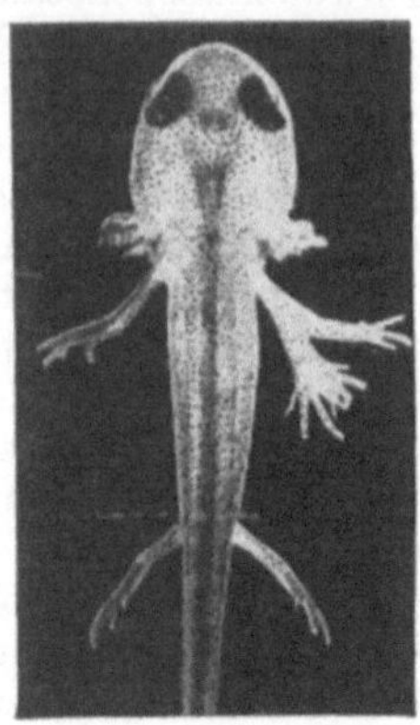

Abb. 64. Die Chimäre ist bei oberflächlicher Betrachtung einheitlich zusammengesetzt. Bei mikroskopischer Untersuchung zeigt sich aber, daß innerhalb der gemeinsamen Hautmanchette 2 Humeri stecken; einer von der normalen rechten Gliedmaße. der andere vom Implantat. [Beide Abbildungen nach BRANDT: Arch. Entw.mechan. 106, 200 (1925).]

Abb. 65. Eine rechte Gliedmaßenknospe wurde unmittelbar hinter die normale rechte implantiert. Beide Anlagen verschmolzen im Laufe der Entwicklung am basalen Abschnitt. 8 Wochen nach der Operation bildeten der Oberarm der normalen rechten Gliedmaße und des Implantates eine Chimäre; die Hand des Implantates polymerisierte darauf spiegelbildlich in sich selbst um den radialen Rand herum, der durch die Mitte hindurch geht.

Abb. 64 u. 65. Ein polymerisiertes Histomer auf einer Chimäre.

zurückgeführt. Wenn die einen Zellen der Federpapille von der Rückenhaut,
die anderen von der Bauchhaut einen bestimmten Wachstumsimpuls besitzen,
so nimmt die spätere Feder an dieser Grenze zum Teil die Zeichnung der Rücken-
feder, zum Teil die der Bauchfeder an, je nach der zufälligen Lage dieser Papille.

Weitere wesentliche Fortschritte in der Erkenntnis des Zustandekommens
der Chimärenbildung hat die experimentelle Gliedmaßenforschung gebracht.

Am deutlichsten kann man die Entwicklung an den orthotopisch, d. h. normal-
artig implantierten Gliedmaßenanlagen beobachten. *Es gelingt hier unschwer,
eine echte Duplikatur als Histosystem von einer Scheinduplikatur einer Chimäre
zu unterscheiden, die eben aus Implantat und Regenerat besteht* (BRANDT 1925).

Bei derartigen orthotopischen Kombinationen können sich natürlich Teile
der transplantierten Anlage teilweise in sich selbst wiederum spalten, z. B.
die Hand, so daß von den beiden verwachsenen Gliedmaßen die eine später
endogen sich weiter gespalten hat: ein polymerisiertes Histomer auf einer Chimäre
(Abb. 65). Ein Schnitt durch den scheinbar einheitlichen Humerus ergab in
einem derartigen Falle (Abb. 64) eine einheitliche Mesenchym- und Hautmanschette auf zwei getrennten Humeri. Das Wachstum der beiden Gewebs-
anteile der beiden Glieder verlief somit völlig synchron.

Verpflanzt man nun endlich eine wirtsseitenrichtige Knospe ein wenig hinter die normale Entstehungsstelle, so kann man experimentell Gliedmaßen von doppelter Dicke erzeugen. Abb. 66a zeigt das Ergebnis 10 Tage nach der

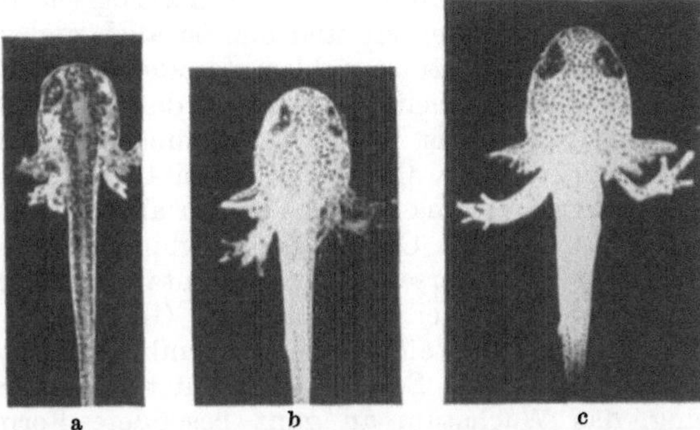

Abb. 66. Eine einheitliche Riesenextremität auf der linken Seite bei Triton taeniatus entstanden durch experimentelle Transplantation einer Gliedmaßenanlage unmittelbar neben die normale Anlage im Schwanzknospenstadium. a 10 Tage, b 13 Tage, c 25 Tage nach der Operation. [Nach BRANDT: Arch. Entw.mechan. 106 (1925).]

Operation, Abb. 66b 3 Tage später und endlich Abb. 66c nach weiteren 12 Tagen. Es war schließlich vollkommene Verschmelzung von Implantat und Regenerat zu einer einheitlichen Riesenextremität eingetreten, nur die mikroskopische

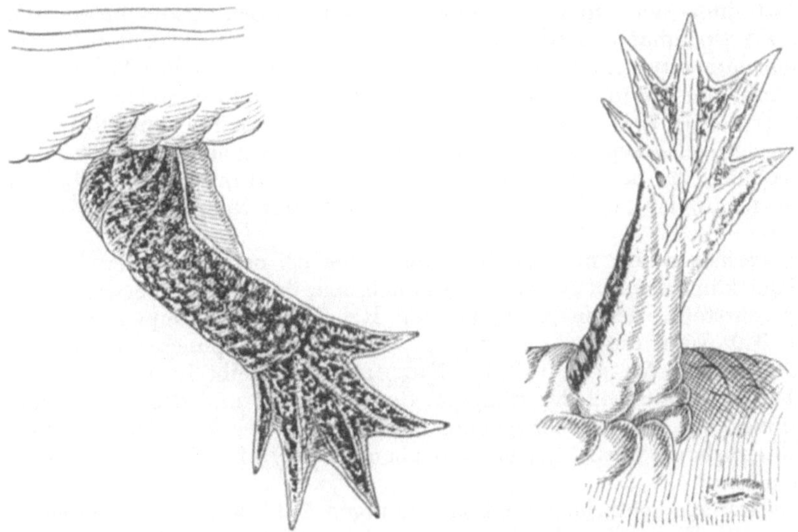

Abb. 67. Sektorialchimäre von Gliedmaßen bei Amblystoma, entstanden durch Aneinanderfügung einer halben Anlage der schwarzen und einer halben Anlage der weißen Rasse. [Nach SCHAXEL: Arch. Entw.mechan. 50.]

Abb. 64—67. Experimentell erzeugte Chimären.

Untersuchung dieser Gliedmaße zeigte noch im inneren die beiden unmittelbar nebeneinanderliegenden Humeri, die von einer einheitlichen Muskelbindegewebs- und Hautmanschette umgeben waren. Die in regelmäßigen Abständen auf- genommenen Photographien zeigen die Wachstumsvorgänge, welche allmählich zur Chimärenbildung führen, deutlich an. SCHAXEL erhielt Chimären durch Zusammenfügen halber Gliedmaßenblasteme der weißen und der schwarzen Axolotlrasse, die dann als Einheitsextremität, allerdings in schwarzweißer Abstufung, auswuchs (Abb. 67).

Die Fähigkeit der Chimärenbildung ist nun histologisch mit besonderer Schärfe am Schultergürtel zu beobachten, und hier ist auch zugleich das wesentliche für das vorliegende Konstitutionsproblem feststellbar, daß nämlich artliche und individuelle Verschiedenheiten vorliegen, daß bei den bisher untersuchten Amphibien, Triton taeniatus, Amblystoma punctatum und Bombinator spezifische Reaktionseigenheiten obwalten. Die Affinität der Blasteme zwischen Wirt und Spender ist bei Amblystoma ungleich größer als bei Triton, bei ersterer Art finden wir daher alle möglichen Grade der Verschmelzung zweier Schultergürtel, bei Triton entsteht nach derselben Transplantation in allen Fällen nur immer ein einziger Gürtel, der aber zugleich zwei Gliedmaßen tragen kann.

Da nun bei der Analyse der allgemeinen Formbildungswachstums- und ·Differenzierungsvorgänge bei der Schultergürtelentstehung, besonders aber der Chimärenbildung, das Wachstum an ganz besondere Formeinheiten der Gürtelblasteme anknüpft, welche das gegenseitige korrelative Verhalten der einzelnen Konstituenten des Systems bezeichnen, so sei hier im Rahmen dieses Abschnittes nochmals auf diese Einzelheiten eingegangen. Die verschiedene individuelle Geschwindigkeitskurve der Determination des Gliedmaßenblastems von Triton taeniatus und Amblystoma punctatum wird auch für die Herausbildung bestimmter morphologischer Bilder des Schultergürtels von Bedeutung sein. Im Schwanzknospenstadium von Triton taeniatus befindet sich die Determination der Seitlichkeit der Gliedmaße in der irreversiblen Phase, im Neurulastadium noch in der reversiblen, es ist daher anzunehmen, daß aus Schwanzknospenmaterial ein Schultergürtel mit der Seitlichkeit des Spenders, aus Neurulamaterial aber ein solcher von der Seitlichkeit des Wirtes entsteht. Diese Annahme kann durch mikroskopische Seriendurchmusterung bestätigt werden (BRANDT 1927). Es entwickelt sich somit im Schwanzknospenstadium linksseitiges Anlagenmaterial auf der rechten Seite gemäß der dorsoventralen Vertauschung, die beim Experiment vorgenommen worden war. Diese mikroskopisch nachweisbaren Unterschiede gegenüber der Neurula sind ganz charakteristisch.

Wie verhalten sich nun die Gürtelblasteme bei orthotopischer Transplantation. Hier könnte man ohne weiteres annehmen, daß hier immer eine Chimärenbildung entsteht, dessen Komponenten Regenerat und Implantat darstellen. In der Tat wird diese Annahme bei Amblystoma punctatum verwirklicht (HARRISON 1921, NICHOLAS 1924). NICHOLAS beschreibt im einzelnen die vorliegenden Vereinigungen der Skapula, des Coracoids und des Procoracoids der Wirtsanlage mit den diesbezüglichen Abschnitten des Spenders. Selbst wenn die Humerusköpfe meist getrennt blieben, so verschmolzen doch die beiden Gürtelanlagen.

In weiteren ausführlichen Untersuchungen hat dann weiter SWETT (1926) nochmals die Eigenarten der Verschmelzungen zweier orthotopischer Schultergürtel beschrieben. Es können weiter bei einer orthotopischen Transplantation einer linken Gliedmaße auf die rechte Seite zwei verschiedenseitige Schultergürtel sich bilden, die in der Pfannengegend miteinander verschmolzen sind.

Bei einer Dreifachbildung der äußeren Gliedmaßen fanden sich zwei miteinander verschmolzene Schultergürtel. Es können aber auch zwei Humeri von besonderer Dicke in einer einheitlichen verbreiterten Pfanne sitzen, ohne daß dabei der Schultergürtel verdoppelt wäre. Weiter kann der Schultergürtel ganz außerordentlich rückgebildet sein und nur aus Pfannenmaterial bestehen.

Sogar diese rudimentäre Pfanne als einziger Bestandteil des Schultergürtels kann eine Gliedmaße tragen, die in sich noch verdoppelt sein kann. Diese Ergebnisse von Swett ergeben somit bei Amblystoma punctatum ganze Reihenbilder, die von einem einfachen verkümmerten Gürtel über den Zustand teilweiser Verschmelzungen bis zur Ausbildung zweier vollkommener nebeneinanderliegender Schultergürtel führen.

Bereits schon 1909 hatte Braus bei Bombinator eine mehr oder weniger große Verdoppelung des Schultergürtels vorgefunden, die mit Gliedmaßenverdoppelung kombiniert war bei heterotopischer Transplantation. Im Rahmen unserer Vorstellung über die drei Möglichkeiten der Entstehung von Verdoppelungen stellen die erwähnten Befunde von Swett orthotopische Chimären dar, d. h. Verschmelzungen zweier verschiedener Systeme; der Befund von Braus aber ist im Sinne der Polymerisation des Histosystems „Gliedmaßenanlage" zu deuten, da es sich um ein einziges heterotopisch verpflanztes System handelt.

Ein Vergleich nun der Ergebnisse von Triton taeniatus, Bombinator pachypus und Amblystoma punctatum zeigt nun, daß bei Triton orthotopisch niemals zwei Schultergürtel sich bilden, nicht einmal in den Fällen, wo zwei bewegliche Gliedmaßen sich entwickelt haben. Bei Triton kann weiter eine einzige Gelenkpfanne zwei Gliedmaßen tragen, in einem solchen Falle hat dann der Schultergürtel am Coracoid eine zweite Pfanne gebildet, so gering ist die Neigung des Gürtelmaterials zur Polymerisation. Wichtig ist bei diesen sekundären Anlagerungsstellen des Humerus die Entfernung von der normalen Pfannengegend, je geringer diese ist, um so besser bildet sich die Gliedmaße aus und erst wenn sie in unmittelbarer Nachbarschaft der eigentlichen Pfanne des Schultergürtels des Wirtes liegt, ist mit einer aktiven Beweglichkeit der implantierten Extremität zu rechnen. Über die biologische Beziehung des Gürtelknorpels zum Knorpel des Primordialkraniums, über die Formentstehung des Gelenkes sollen hier keine Ausführungen gegeben werden, verwiesen sei auf Brandt, „Schultergürteluntersuchungen an transplantierten Gliedmaßen bei Triton, 1927".

Die Polymerisationen in experimenteller Auslösung oder in Form der erblich über Generationen hin fixierten Erscheinungen, die meist in der Literatur unter dem Sammelbegriff der „Mißbildung" rein kasuistisch mit Aufstellung von Stammbäumen vom Standpunkte der Vererbungswissenschaft beschrieben werden, reihen sich somit in ihrer entwicklungsmechanischen Erscheinungs- und Entstehungsmöglichkeit an die ständig im Laufe der Entwicklung während des normalen Wachstums sich vollziehenden Aufspaltungen der Histosysteme an. Die Polymerisation ist als Vermehrung einer gegebenen Form eine Wachstumserscheinung, somit im wahrsten Sinne des Wortes keine „Mißbildung", sie reiht sich eben an Vorgänge an, wie sie sich ganz allgemein bei der Synthese der Organe im lebendigen Naturgeschehen ergeben, nur daß eben die Potenz sich in dem einen Fall entfalten *muß,* um überhaupt eine Vermehrung möglich zu machen, im anderen Fall sich unter ganz bestimmten Bedingungen entfalten *kann* (Brandt 1924, Klin. Wschr. Nr. 37, S. 1697).

2. Einfaches Wachstum.

Das Wachstum als Bewegungsvorgang kommt, wie bereits erwähnt, zu den beiden gegebenen biologischen Gestaltungsphänomenen der Formbildung und der Differenzierung hinzu; der Typus einer Form und ihre spezielle histologische Ausbildung nimmt in den drei Dimensionen des Raumes zu. In derselben Weise wird auch bei allen drei Grundvorgängen der zeitlich umrissene rhythmische Charakter ihres Gestaltungsanteils sichtbar werden. *Das Wachstum ist daher ein in Rhythmen zerlegbarer Bewegungsvorgang in den drei Dimensionen des Raumes, der die verschiedenen Gewebe, Organe und Systeme der Organismen nicht allein in ihrer allgemeinen typischen Grundform, sondern zugleich in individuell eigenster Prägung integriert.*

Die verschiedenen Definitionen des Wachstumsbegriffs versuchen meist nur das isolierte Phänomen zu erfassen, obgleich dies nur in Kombination mit den beiden andern genannten biologischen Grundfaktoren wirksam sein kann. Da die Ursache des Wachstums als solches unbekannt ist, hält HARMS in seiner Abhandlung über die „Individualzyklen" 1924 überhaupt eine Definition für unmöglich und zahlreiche Autoren, unter anderen DRIESCH, ROUX, HESSE, CAMERER, FRIEDENTHAL haben ganz verschiedene Gesichtspunkte in den Vordergrund der Definition gestellt. Da der allgemeine Sprachgebrauch mit dem Begriff „wachsen" eine ganze Reihe verschiedener Vorgänge belegt, hat TANDLER 1922 den Begriff im medizinisch-biologischen Sinne abgegrenzt. Ein Kristall wächst rein appositionell, ganz anders wie ein lebender Organismus, bei letzterem finden gesetzmäßige Umdimensionierungen der einzelnen Achsen statt. Unter organischem Wachstum versteht TANDLER „alle jene Vorgänge, durch welche ein Lebewesen die Proportionen des reifen Individuums innerhalb der normalen Variationsbreite · unter gleichzeitiger Beibehaltung der funktionellen Beanspruchungsfähigkeit erlangt".

Dieser Bewegungsvorgang des organischen Wachstums in Richtung auf die einzelnen Achsen ist wohl als solcher kontinuierlich, aber nicht gleichmäßig. GODINS Gesetz der „alternierenden Wachstumsphasen" drückt wohl am besten die Bedeutung des Zeitfaktors für Wachstumsvorgänge aus. Hier ergeben sich die bereits erwähnten Parallelen zwischen den biologischen Erscheinungen der verschiedenen Geschwindigkeit der äußerlich sichtbaren Differenzierung und jenen durch vergleichend entwicklungsmechanische Untersuchungen aufgedeckten Determinationsvorgängen, welche ebenfalls durch einen ganz bestimmten Geschwindigkeitsablauf bei den einzelnen Individuen und Arten ausgezeichnet sind.

Eine Verkürzung oder eine Verlängerung von Wachstumsperioden, eine verschiedene Latenzzeit für bestimmte vorhandene Eigenschaften, schafft morphogenetisch embryonale oder kindliche oder erwachsene Formenwerte. Übertragen auf das große Mosaik der Körperbausteine ergibt sich somit die Möglichkeit einer außerordentlich vielseitigen quantitativen Zusammensetzung des Gesamtorganismus, dessen sichtbarliche Erscheinung hier im wesentlichen durch raumzeitlich abgestimmte Wachstumsvorgänge ermöglicht wird.

Nach TANDLER ist das Wachstum des Individuums „durch seine Zugehörigkeit zu einer species, zu einer Rasse bedingt, durch seine Zugehörigkeit zu einer Familie beeinflußt, konstitutionell festgelegt, innerhalb gewisser Grenzen von Milieueinflüssen abhängig und vielfach von dem harmonischen Zusammenwirken der Drüsen mit innerer Sekretion reguliert". All diese erwähnten vielseitigen Faktoren werfen ein helles Licht auf die komplizierten mannigfaltig bedingten Wachstumsvorgänge. Störungen, die in diesen Mechanismus eingreifen, bedingen Ausfalls- oder Steigerungsvorgänge, die ganze Organsysteme betreffen können, besonders das Skelettsystem und dann z. B. Zwergwuchs oder Riesenwuchs auslösen.

Die in bestimmten Zeitetappen sich wiederholenden, in ständiger Verlängerung und Verkürzung der betreffenden Spannen sich manifestierenden biologischen Vorgänge der Formbildung (reversible, kritische, irreversible Phase der Determination) und der Differenzierung (Epacme, Acme, Paracme) äußern sich in analoger Weise beim Wachstum und bedingen in wechselvoller Wiederholung die Erscheinungen der alternierenden Phasen.

Die vorliegenden Untersuchungen der Wachstumsvorgänge bei pflanzlichen und tierischen Organismen der verschiedenen Entwicklungsstadien sind außerordentlich umfangreich. Im allgemeinen kann gesagt werden, daß die Geschwindigkeit der progressiven Teilvorgänge der postembryonalen, larvalen und fetalen tierischen Entwicklung gemäß einer S-Kurve verläuft (W. Ostwald 1918). Während des Verlaufs des Wachstums tritt eine immer mehr zunehmende Beschleunigung ein. Hier zeigt sich dann auch, daß die Kinetik dieselbe ist bei den einzelnen Organen wie bei der Gesamtentwicklung des ganzen Organismus. Die Epacme, Acme und Paracme der Differenzierungsvorgänge finden also ihre Analogie in der S-Kurve der Wachstumsvorgänge.

Man hat hier versucht, den Fermenten eine ganz bestimmte wesentliche Rolle bei der Auslösung der Wachstumsvorgänge zuzuschreiben und z. B. im Alter als solchem ein Sinken der oxydativen Tätigkeit des Organismus gesehen, die der abbauenden Tätigkeit der Fermente ihre Entstehung verdanken (Mühlmann 1929). Derartige katalysatorische Wirkungen, welche die Enzymtheorie des Wachstums für die zeitlichen Rhythmen der Abläufe verantwortlich machen, würde aber nun weiter die Erforschung der Zeitstaffeln teils der erblich fixierten Fermenttätigkeit, teils der milieubedingten sekundären Umgestaltung der Stoffwechselvorgänge notwendig machen. Die Biochemie des Wachstums (s. nähere Angabe in den tabulae biologicae 3, S. 581) ist daher in ihrem Forschungsweg an die verschiedenen Entwicklungsstadien der betreffenden Organismen gebunden und hat hier ein weit ausgebautes umfassendes Gebiet der gegenseitigen Beziehungen von Wasser, organischer Substanz und anorganischen Bestandteilen im Organismus in den einzelnen Geweben und Organen in den verschiedenen Altersstadien erschlossen. Auf Einzelheiten kann hier nicht eingegangen werden.

Das Problem der verschiedenen Wachstumsquoten in den einzelnen Lebensaltern hat die Vorstellung über das „Alter" weitgehend beeinflußt (Minot 1907, Korschelt 1922). Nach Minot nimmt mit der Zunahme der Differenzierung des Protoplasmas der Zellen (Muskelzellen, Nervenzellen) die Wachstumsintensität immer mehr ab, deren höchstes Ausmaß in dem an das helle transparente überhaupt kaum differenzierte Protoplasma der jugendlichen Zellen und Kerne gebunden ist.

Der zyklische Ablauf der Lebenserscheinungen bedingt eine genau umrissene Zeitspanneneinteilung, innerhalb welcher ein ganz bestimmter Wachstumsgrad sichtbar wird. Diese „Individualzyklen" sind von Harms 1924 in den Vordergrund der Betrachtung gestellt worden und geben für eine genaue exakte Charakterisierung dieser wechselnden Erscheinungen eine exakt meßbare Grundlage. Wie nun wiederum die Zeitgesetze der Formbildung nur auf dem Forschungswege des Vergleiches durch die „Vergleichende Entwicklungsmechanik" erschlossen werden können, die Zeitgesetze der Differenzierung durch die Vergleichende Anatomie, so werden wir letzten Endes auch über die Wachstumsgesetze des menschlichen Körpers nur dann sicheren Aufschluß gewinnen, wenn eine umfassende *vergleichende Wachstumsforschung* ausgebaut ist. Die endogenen Heterochronien, die sich spezifisch auswirken bei den einzelnen Gattungen, Arten, Rassen und Individuen, die zahlreichen Milieufaktoren, die Konditionen, welche modifizierend die einzelnen Phasen treffen, werden zugleich wiederum ihre genetische Ursache am klarsten aufzeigen, wenn sie entwicklungsgeschichtlich im ersten Anbeginn ihres Entstehens zu erforschen versucht werden. Der gesamte Entstehungsbereich der Blasteme weist bereits in entwicklungsgeschichtlicher Frühzeit eine mikroskopische Staffelung ganz besonderer Art auf, welche rein quantitativ in verschiedenem Wachstumsausmaß die äußere Körpergestalt allmählich prägt.

Von den hier vorliegenden Forschungsergebnissen mögen jetzt einige wesentliche Daten herausgegriffen werden, welche an die bereits dargestellten Grundvorstellungen der mikroskopischen Systementstehung anknüpfen und somit das Wachstumsproblem bis auf die mikroskopischen Elementarteile zurückverfolgen.

Hier liegt noch eine wesentliche Aufgabe der mikroskopischen Konstitutionsforschung beschlossen, die verschiedenen Grade der Größenveränderung dieser Individualitäten und die Veränderung der Zahl und der Größe der Zellen, welche sie zusammensetzen, festzustellen und diese Werte in Beziehung zu setzen zur Zeitdauer und zur Geschwindigkeit des Wachstums, welche für ganz bestimmte konstitutionelle Formentypen charakteristisch ist.

Diese Untersuchungen über die proportionellen Beziehungen der Zahl mikroskopischer Elemente zur endgültigen Körpergröße sind bereits schon in den 60er Jahren des verflossenen Jahrhunderts durch ALEXANDER BRANDT ausgebaut worden. Es ergab sich z. B. bei der Untersuchung der Nervenstämme der größeren Tiere eine größere Zahl und eine größere Dicke der einzelnen Fasern gegenüber den kleineren Tieren, aber weder Dicke noch Zahl ist der Körpergröße streng proportional; so kommt es, daß die Fasern der Ratte gegenüber der Maus relativ weniger zahlreich sind. Zugleich sind die Fasern der Ratte dicker. Meist wird die verschiedene Größe der Mehrzahl der Organe der Tiere und Pflanzen und somit auch die gesamte Körpergröße durch eine verschiedene Zellzahl bedingt. Es kommt vor, daß die Tubuli und Alveoli vieler Drüsen dieselbe Größe haben bei großen und kleinen Tieren, ihre Polymerisation aber ist mit beendetem Wachstum des Tieres nicht erschöpft, so daß ihre Zahl, aber niemals ihre Größe ständig zunimmt. Das einfache Wachstum ist abgeschlossen, das polymerisierte Wachstum geht ständig weiter. Auf diesem Gebiete der quantitativ-mikroskopischen Konstitutionsforschung im Sinne von ALEXANDER BRANDT ist noch für die Zukunft viel Arbeit möglich.

Natürlich haben quantitative gegenseitige Beziehungen der Gesamtorgane, der Volumina und Größenproportionen des ganzen Individuums unter sich die Aufmerksamkeit der Forschung schon in relativ sehr früher Zeit auf sich gelenkt. GALILEI gab den ersten Anstoß zu derartigen Untersuchungen über mechanische Abhängigkeiten körperbaulicher Eigentümlichkeiten. Diese Massenrelationen würden z. B. bei einem sehr schweren riesengroßen Tier Knochen von übermäßiger Dicke und wesentlich festerer Substanz voraussetzen.

Anatomisch wurde der erste Anstoß zu derartigen quantitativ-morphologischen Untersuchungen zuerst von HALLER und den deutschen Gelehrten LEUCKART, WELCKER und ALEXANDER BRANDT gegeben. WELCKER hatte, ohne selbst sein Werk vor seinem Tode vollendet zu haben, folgende Einteilung gegeben: 1. Darstellung der Untersuchungsmethoden, der Art der Wägung und Berechnung. 2. Zusammensetzung des erwachsenen Tierkörpers. 3. Zusammensetzung des wachsenden Tierkörpers. 4. Die besonderen Verhältnisse je nach Geschlecht und Ernährung.

ALEXANDER BRANDT weist hier besonders auf das von ihm genannte „HALLERsche Gesetz" hin, welches besagt, daß das relative Hirngewicht mit der Größe des Tieres abnimmt.

Erst in jüngster Zeit sind diese massenanalytischen Untersuchungen besonders von amerikanischer und italienischer Seite in umfassenden vergleichenden Arbeiten niedergelegt worden, deren Einzelheiten hier unmöglich alle Erwähnung finden können. Wir kommen an anderer Stelle in den Kapiteln über die betreffenden Organe auf diese Tatsachen ausführlich zurück.

Die „morphologischen Individualitäten" von GIUSEPPE LEVI sind von der definitiven Größe des Tieres ganz unabhängig. Am deutlichsten spricht sich

diese Beziehung in der Frühzeit der Entwicklung aus, z. B. am Urwirbel, Neuralrohr, Gehörbläschen, an der Linse und an den Ganglien. Diese Selbständigkeit hält in den ersten Entwicklungsperioden so lange an, bis eine stärkere
morphologische Differenzierung einsetzt, dann findet ein allmählicher propor-
tionaler Wachstumsausgleich statt, der auf die endgültige Körpergröße hinzielt.
Die Größe der Zellen vieler Säugerarten, mit Ausnahme der nervösen Elemente,
der Muskelfasern und den Fasern der Augenlinse, variiert sehr wenig (LEVI 1906);
dagegen sind die Verhältnisse bezüglich der Zellzahl bei verschiedenen Tieren
komplizierter.

Mit diesen Wachstumsvorgängen und Altersveränderungen kombinieren
sich nun zugleich Differenzierungen. So hat z. B. ein Schüler LEVIS, DOGLIOTTI
1929, an genauen histologischen Untersuchungen der Veränderungen des Fett-
gewebes aufzeigen können, daß einmal zwei ganz verschiedene Zellformen
das Fettgewebe der Vögel zusammensetzen, monovakuoläre und plurivakuoläre,
wie sie auch CLARA 1923 gefunden hatte, und daß infolge des Hungers diese Fettzellen ebenso wie die der Säuger fetale Merkmale wiedergewinnen können.
Bestimmte Stadien der Entwicklung können also unter bestimmten Bedingungen
manifest werden. Die biologischen Entwicklungsperioden der Fettzellen wären
daher nach diesen Untersuchungen nicht allein in fließender gegenseitiger
Ablösung begriffen, sondern können auch unter bestimmten Einwirkungen
teilweise wieder rückläufig gemacht werden. Hier im einzelnen hat dann der
Nachweis der Intensität der mikrochemischen Speicherung von injiziertem
Trypanblau verschiedene Zellarten aufdecken können und ihren inneren Zusammenhang erwiesen.

In Einstellung auf den Zeitfaktor der Biologie für alle vorliegenden Probleme
muß die Tatsache der Zuwachsgeschwindigkeit berücksichtigt werden. Die
verschiedenen relativen Werte werden von einer anfänglich gemeinsamen Aus-
gangsgröße in ganz bestimmter Zeit zu ganz verschiedenen Endwerten geführt.
RUBNER hat hier bereits 1908 sehr interessante Angaben gemacht, welche die
Relativität der artlich begrenzten Wachstumsvorgänge scharf beleuchten:
Die tägliche Gewichtszunahme beim Schaf ist 31,5, beim Schwein 66,0, beim
Menschen aber nur 6,6. Da nun das neugeborene Kind gerade so schwer ist,
wie ein neugeborenes Schaf, so ergibt sich hieraus die wesentlich schnellere
Zunahme aller Körpermaße beim Schaf. Es kann aber auch die tägliche Zunahme
völlig gleich sein, z. B. beim Menschen und beim Kaninchen, die verschiedene
Endgröße der erwachsenen Organismen ist in solchen Fällen das Ergebnis
einer längeren Wachstumsperiode der einen Art.

Das Gesetz der alternierenden Phasen von GODIN, das für den Gesamtkörper
gilt, ist auch auf die mikroskopischen Systeme anzuwenden, auch deren Wachstum ist dissoziiert. Korrelative Vorgänge werfen ihren Reflex. So wird z. B.
das Wachstum der Urwirbel der Körpergröße erst dann proportional, wenn
alles indifferente Mesoderm zur Bildung neuer Einheiten am Schwanzende
aufgebraucht ist. Der Zeitpunkt der beginnenden Differenzierung ist wiederum
von Bedeutung für die Bildung neuer morphologischer Individualitäten überhaupt. Setzt die Differenzierung sehr spät ein, so können lange Zeit hindurch
neue Individualitäten gebildet werden, die große Zahl der Einheiten ist dann
das Charakteristikum des Gesamtkomplexes. Beginnt die Differenzierung aber
sehr früh, so bleibt den einzelnen vorhandenen Histosystemen nur die Volumenzunahme als Wachstumsfaktor.

Zu diesem Problem der gegenseitigen Beziehungen von Wachstum und
Differenzierung in mikroskopischer Einstellung hat BIZZOZERO 1893 wesent-
liche grundlegende Hinweise gegeben. Die „Tessuti labili" sind von kurzer
Lebensdauer zum Unterschied zu den „Tessuti stabili e perenni", die während

des ganzen Lebens unverändert bestehen bleiben. Die Dauergewebe beginnen sich schon sehr früh zu differenzieren, die übrigen aber vermehren sich in einem allmählich abnehmenden Rhythmus. Kompliziert werden diese Vorgänge nach LEVI dadurch, daß ein bestimmtes Gewebe bei einigen Tierarten aus labilen, bei anderen aus stabilen Zellen zusammengesetzt ist. Nach LEVI gibt es keine scharfe Grenze zwischen Wachstum und Alter, im Alter ist nur die Intensität des Wachstums vermindert und diese fließenden Übergänge lassen die Alterserscheinungen allmählich zunehmen und die Wachstumserscheinungen allmählich abnehmen. Jedes Gewebe hat hinsichtlich dieser Übergänge seine Eigenheiten, beim Nervengewebe z. B. findet man im Alter eine zunehmende Menge von Pigment. Auf Grund von Untersuchungen bei Orthagoriscus mola (LEVI 1919) konnte festgestellt werden, daß von dem perinukleären Plasmamantel die Vermehrung des Zellprotoplasmas ausgeht, daß dann allmählich mit dem Alter die peripheren Abschnitte immer stärker gefenstert werden, so daß gewissermaßen ein ständiger zentraler Zustrom von Plasma zu den peripheren Zellabschnitten stattfindet. Bei anderen histologischen Geweben, bei der Leber, Niere, gehen zahlreiche spezifische Zellelemente zugrunde und werden allmählich durch Bindegewebe ersetzt, andererseits gelingt es aber auch bei Coelenteraten, Würmern und Ascidien künstlich eine Verjüngung des ganzen Organismus hervorzurufen, z. B. bei Planarien durch Hunger und auf diese Weise eine Entdifferenzierung und Wucherung der Zellelemente zu erzeugen.

Die histologischen Grundlagen des Gewebewachstums haben in neuester Zeit von verschiedenen Seiten eine umfangreiche Bearbeitung erfahren. Verwiesen sei auf ÇASTALDI „Accrescimento corporeo e costituzioni dell' uomo" 1928, weiter auf die Arbeit von RÖSSLE 1926 „über Wachstum der Zellen und Organe" im „Handbuch der normalen und pathologischen Physiologie", endlich auf die Erörterung des Gesamtproblems der „lebendigen Masse" im Handbuch der mikroskopischen Anatomie, herausgegeben von v. MÖLLENDORFF. Auf die Angaben über Wachstum und Zellgröße in den tabulae biologicae, Bd. 4, auf die umfangreichen Studien über Wachstumsvorgänge in Gewebezüchtungen, die im „Archiv für experimentelle Zellforschung" und in dem zusammenfassenden Buche von ALBERT FISCHER „Tissue culture" niedergelegt sind; endlich auf die Arbeit über Gewebezüchtung von RHODA ERDMANN im Handbuch der normalen und pathologischen Physiologie, Bd. 14 wird an anderer Stelle hingewiesen werden, da eine Erörterung des gesamten Problems der histologischen Wachstumsvorgänge eine gesonderte Darstellung erforderlich machen würde.

Diese Gewebezüchtungen gestätten in feinster Spezifizierung zugleich auch die exogenen Faktoren zu analysieren, so wie z. B. eine verschiedene Zusammensetzung des Mediums, in welchem die betreffenden Zellkulturen gezüchtet werden, die Wachstumsquote beeinflußt. Es besteht eine bestimmte Beziehung zwischen dem Wachstumsgrad und der Beschaffenheit des Mediums (CARREL 1913). Veränderungen der osmotischen Spannung, der Alkaleszenz oder das Vorhandensein von bestimmten anorganischen Salzen im normalen Plasma lassen das Wachstumsausmaß der Gewebe zunehmen. Bindegewebsextrakte und solche von Blutzellen beschleunigen das Wachstum; Schilddrüsen- oder Muskelextrakt z. B. wirken fördernd auf das Wachstum des Periostes. Werden diese Extrakte filtriert durch BERKEFIELD oder CHAMBERLAND-Filter oder werden sie erhitzt auf 56°, so verlieren sie beträchtlich ihre Aktivität. Bringt man junges und altes Gewebe zusammen, so nimmt die Zahl der Zellen des jungen Gewebes sehr bald zu, die des alten schreitet nicht mehr voran. Andererseits wirkt Plasma von jungen Hühnchen als Kulturmedium wesentlich anregender als Plasma von alten Tieren, die Gewebe sterben in dem älteren Medium wesentlich früher ab. In hohem Maße fördert die Gegenwart der Leukozyten das Gewebewachstum, zumal das der Fibroblasten (CARREL 1924). Man nimmt hier besondere Substanzen an, die von den weißen Blutzellen produziert werden, „Trephone", deren Gegenwart einen wesentlichen Wachstumsimpuls darstellt. Dieser Impuls ist fast so groß wie derjenige des embryonalen Gewebssaftes. Bei derartigen Kulturen beobachtet man auch das interessante Phänomen, daß immer nach einer bestimmten Zeitspanne von hoher Teilungsintensität Zeiten von Teilungsstillstand folgen, und daß einzelne Zellen längst nicht in dem Maße sich teilen, wie zusammenhängende Zellgruppen, die gewissermaßen als Partialorganismen leben. Absolut synchron kann die Teilung vor sich gehen bei Synzytien (GURWITSCH 1922). Derartige synchrone Vorgänge treten auch in Form gleichzeitiger Pulsationen auf nach experimenteller Züchtung von zwei Herzstückchen, z. B. vom Hühnchen, wenn nach einiger Zeit durch synzytiale Verschmelzung der Elemente ein einheitliches Synzytium entstanden ist (D'OLIVO). Andererseits können die histologischen Muskelelemente der einen Art (Hühnchen) in einem heterologen Medium (Ente) unbeschränkt leben und sich teilen, werden aber niemals eine physiologische synzytiale Einheit mit den Elementen der anderen Art bilden. Wird Epithel und Bindegewebe zusammen gezüchtet, so behalten diese beiden histologischen Gruppen ihre Individualität, es entstehen dann drüsenähnliche Bildungen, welche das Epithel im Bindegewebe bildet. Es kommt also nicht zu einer Entdifferenzierung, sondern sogar zu einer organgemäßen Anordnung der Elemente der Gewebskultur. Dieses Wachstum, das auf eine bestimmte Gesetzmäßigkeit schließen läßt, nannte MAXIMOW „organoid". Versetzt man Darmkultur mit Bindegewebskultur, so umwächst das auswachsende Epithel allmählich die Fibroblastenkultur und je stärker die Fibroblasten wachsen, um so breiter werden auch die epithelialen Umhüllungsplatten (TÖRÖ 1930).

Die Gewebskultur ermöglicht weiter die Wachstumsgeschwindigkeit genau zu studieren, den mitotischen Koeffizienten zu ermitteln und in Beziehung zu setzen zu verschieden altem Gewebe und zu verschiedenen Medien. Der mitotische Koeffizient als wesentlicher Wachstumsmaßstab ist das Verhältnis zwischen den im Momente der Fixierung des Gewebes in Teilung befindlichen und den ruhenden Zellen, multipliziert mit 1000 (CHAMPY). Herausgegriffen sei aus der großen Zahl der Beobachtungen folgendes Experiment (OLIVO und SLAVICH 1930): Es wurden in 3 Serien Herzfragmente von 3,7 und 15tägigen Hühnerembryonen gezüchtet. Das Nährmedium bestand aus Hühnerplasma und Embryonalextrakt zu gleichen Teilen, das im Verhältnis 1 : 2 mit Ringerlösung verdünnt wurde. In den einzelnen Versuchsserien zeigten die mitotischen Koeffizienten ziemliche Abweichungen von den Mittelwerten, ohne daß diese Abweichungen irgendwie mit konstanter Regelmäßigkeit auftraten. Im allgemeinen besteht von Anfang an eine Verminderung des mitotischen Koeffizienten. Diese Verminderung steht in gewisser Abhängigkeit von der im Momente der ersten Überpflanzung vorhandenen mitotischen Aktivität, je größer diese letztere war, um so stärker ist auch die Verminderung. Bei den späteren Überpflanzungen nimmt der Koeffizient zu, erreicht sogar bei der 5. höhere Werte, als die des normalen Herzens gleichen Alters.

Diese Mitosenhäufigkeit könnte man nun in Beziehung setzen zu der Differenzierungsquote, da ja allgemein mit zunehmender Differenzierung das Wachstum und somit die Mitosenintensität abnimmt. Im einzelnen liegen aber doch die Verhältnisse komplizierter: Wohl beginnt in den Explantaten von 7 und 15tägigen Embryonen die mitotische Aktivität zuzunehmen, nachdem der histologische Entdifferenzierungsprozeß abgeklungen ist, andererseits aber beginnt bei den Explantaten 3tägiger Embryonen die mitotische Aktivität zu steigen, längst bevor der Entdifferenzierungsprozeß beendet ist. Es besteht demnach kein enger Zusammenhang zwischen den beiden Phänomenen. Wesentlich ist die Auflockerung des Gewebes, mit deren Zunahme auch die mitotische Aktivität zunimmt.

Eine weitere Methode, das Wachstum der histologischen Elemente zu studieren, ist das der embryonalen Transplantation auf die Allantoismembran (W. DANTSCHAKOFF 1924). So konnte z. B. die Entwicklung einer Metanephrosanlage eines 7tägigen Hühnerembryos bis zum normalen Aufbau auf der Allantois beobachtet werden. Wesentliche Wachstums- und Differenzierungsstudien können bei diesen Experimenten an den Blutzellen gemacht werden, so entstehen z. B. Erythrozyten und Granulozyten aus demselben Stammaterial, aber die Richtung der Differenzierung wird durch das Milieu bestimmt.

Gelingt es somit in der Gewebezüchtung die Wachstumsintensität der einzelnen histologischen Komponenten scharf zu analysieren, die Entwicklungsmöglichkeiten und Verschiedenheiten, so gewinnt die mikroskopisch-anatomische Struktur eines Organs hier seine konstitutiv-genetische Grundlage. Das Entstehen der Quantitäten der einzelnen Gewebselemente, ihrer Potenzbreiten, ihrer Korrelationsintensitäten während der Wachstumsvorgänge staffelt zu verschiedenen Zeiten der Entwicklung und des ganzen Lebens überhaupt die histologischen Strukturen der Organe und des Individuums.

Auf weitere Einzelheiten der Gewebekulturen, soweit sie für das Problem des Wachstums von Bedeutung sind, wird an anderer Stelle eingegangen werden. Aus der umfangreichen Literatur soll hier noch ein Beispiel der quantitativen Histologie herausgegriffen werden, das für konstitutionelle Gesichtspunkte von ganz besonderer Bedeutung ist. Die allgemeine Frage lautet: wie verhält sich quantitativ bei den Organen, die doppelt angelegt werden, das eine bei kongenitalem Fehlen des anderen. GLADSTONE beschrieb hier 1924 einen diesbezüglichen Fall bei der Niere. Das Organ war hier zu fast doppelter Größe herangewachsen; betroffen waren von dieser Volumenzunahme die Pyramiden, die MALPIGHIschen Körperchen und die Tubuli. Die Vergrößerung war eine reine Wachstumsvergrößerung; denn die Zahl der genannten Elemente hatte nicht zugenommen. Die ungeheure Wachstumsintensität läßt sich daran ermessen, daß das Gewicht der erwachsenen Niere etwa 14,4mal größer ist, als das der Niere bei der Geburt, und daß nun hier bei Wahrung der Zahl der Elemente ein noch weiteres korrelatives Wachstum eingstreten war. Beachtet werden muß, daß die Elementargröße der Glomeruli der fetalen Niere nun auch wiederum untereinander in den verschiedenen Zonen variiert, die Größe nimmt von außen nach innen zu und nicht vor Ende des zweiten Jahres erreichen die äußeren Glomeruli die Größe der inneren (KÜLTZ).

Beim Wachstum der Leber findet zugleich auch eine bedeutende Zunahme der Zahl der Zellen statt, auch ist das Wachstum z. B. der Schilddrüse von einer starken Wucherung der Epithelzellen begleitet. Bei diesen beiden Organen findet also nicht nur eine Volumzunahme der einzelnen Elemente, sondern zugleich auch eine Vermehrung statt. Es kann sich nun während der Entwicklung des Organismus in einer starken Vermehrung eines bestimmten Gewebes zugleich eine ganz bestimmte physiologische Reaktionseigenart des Gesamtorganismus wiederspiegeln. Bei dieser Gesamtreaktionsbereitschaft werden dann auch andere Gewebe bedeutsam, die mit den ersteren korrelativ zusammenarbeiten. *Von diesem Gesichtspunkte aus wird die histologisch erfaßbare Wachstumsgröße ein konstitutioneller Maßstab, ein Spiegelbild ganz bestimmter Reaktionseigenarten des betreffenden Organismus* (BRANDT 1929).

Wenn nun auch die Wachstumsvorgänge in den Gewebskulturen in besonderen Medien studiert werden können oder nach Transplantation auf die Allantois, so werden durch zweifellos natürliche Entwicklungsbedingungen am sichersten das biologische naturhafte Ausmaß des Wachstumsphänomens möglich machen. Derartige Entwicklungsmöglichkeiten werden z. B. durch Rückverpflanzung einer Gliedmaßenknospe an die normale Entwicklungsstelle eines neuen Wirtstieres oder auch an die Seitenwand eines Körpers gegeben, wobei die Wachstumsvorgänge dann in direktem Vergleich der danebenstehenden normalen Gliedmaße beobachtet werden können. Durch Messungen mit dem Okularmikrometer gelingt es von Tag zu Tag die Zunahme der Länge, Breite und Dicke der einzelnen Gliedmaßenabschnitte vom Anbeginn der Entwicklung als Knospe bis zur Herausdifferenzierung der fertigen beweglichen Abschnitte genau festzustellen. Mit diesen Wachstumsvorgängen laufen synchron zugleich auch die Differenzierungsvorgänge, so daß Vergleiche zwischen zwei verschiedenen Amphibienarten die charakteristischen Zeitunterschiede der Entwicklung klarstellen. Derartige Heterochronien des Wachstums und der Differenzierung der Gliedmaßen bei Amblystoma und Triton wurden bereits früher mitgeteilt (BRANDT 1924, 1925). Einige wesentliche Besonderheiten werden in dem Kapitel über die Differenzierung Erwähnung finden, auf das an dieser Stelle verwiesen sei.

Um nun das Wachstumsausmaß in seiner mikroskopisch-anatomischen Staffelung, in seiner quantitativ von Individuum zu Individuum, von Lebensalter zu Lebensalter zeitlich verschieden bemessenen Organmasse, d. h. in seiner Erscheinungsweise für den Gesamtorganismus als konstitutionellen Faktor werten zu können, mögen einige genauere Daten der Wachstumsvorgänge an Organen und Proportionen verschiedener Tierarten und Gattungen eingeschaltet werden in vergleichender Nebeneinanderstellung. Erst dann wird die allmähliche Herausentwicklung der Proportionen und Wuchseigenheiten des menschlichen Körpers in ihrer biologischen Erscheinungsmöglichkeit verstanden und gedeutet werden können, wenn sie auf breit ausgebauter vergleichender Basis ruht. In dem Lehrbuch der Anthropologie von MARTIN (1928) fehlt leider eine derartige umfassende Vergleichsbasis, es werden dort nur die Proportionen der einzelnen Menschenrassen und der anthropoiden Affen miteinander verglichen. Aus diesem Vergleich allein kann aber kein wirkliches Verständnis der wesentlichen biologischen Grundphänomene gewonnen werden.

Die jüngste Untersuchung, die auf größerem Vergleichsmaterial sich aufbaut, ist diejenige von SCHMALHAUSEN (1928). Einzelheiten wurden auch in dem Vortrag während der russischen Naturforscherwoche in Berlin 1927 erwähnt (erschienen 1929). SCHMALHAUSEN hat die Wachstumsvorgänge der verschiedensten Vertebraten miteinander verglichen, um sie einheitlich seinem Wachstumsgesetz zu unterstellen. Dieses Wachstumsgesetz hat folgenden Wortlaut: „das Produkt aus Wachstumsintensität und Zeit hat bei konstanten Bedingungen einen konstanten Wert". Diese Wachstumskonstante wird nun auf Grund der Literaturangaben zahlreicher Autoren berechnet mit genauen Angaben bei Fischen, Vögeln und Säugern. Wesentlich ist nach SCHMALHAUSEN die Möglichkeit, auf Grund des Wertes der Wachstumskonstanten bei den verschiedensten Lebewesen immer direkt vergleichbare Zahlen zu erhalten, weil eine jede Beeinflussung des Wachstums durch Änderung der Lebenslage sofort in Erscheinung tritt.

SCHMALHAUSENs Wachstumstheorie steht zu den Theorien des exponentialen Wachstums in scharfem Gegensatz. Während die exponentiale Wachstumstheorie einen ständig sich steigernden Widerstand annimmt analog der Vermehrung einer Population in einem beschränkten Raum, nimmt die parabolische Theorie eine ständig sich vermindernde Masse indifferenter Zellen an im differenzierten Organismus oder indifferentes Protoplasma in differenzierten Zellen, an welches das Wachstum gebunden ist. Diese Änderung der Wachstumsgeschwindigkeit ist ebenso wie diejenige der progressiven Differenzierung ein

Ausdruck der Altersveränderungen des Organismus. In diesem Sinne ist die Gesamtwachstumskurve des Organismus ein Resultat der Summe der parabolischen Wachstumskurve der einzelnen Organe und Gewebe und hat infolgedessen im allgemeinen ebenfalls einen parabolischen Charakter. Hierbei kann eine einheitliche Wachstumsformel wohl kaum die biologischen Schwankungen charakterisieren, die durch den Übergang des einen Intensitätsstadiums in ein anderes zustandekommen. SCHMALHAUSEN schlägt daher die graphische Analyse durch Wachstumskurven vor. Die Reihe der Logarithmen, z. B. der Gewichte der Embryonen des Haushuhnes ergibt eine stark konvexe Kurve, woraus die oben bereits erwähnte Ablehnung eines einfachen exponentialen Wachstums mit konstanter Geschwindigkeit folgt. Zum Unterschied von dieser ständig abnehmenden Wachstumsintensität zeigen die Kubikwurzeln z. B. aus den Gewichten der Organe des Hühnchens fast gerade Linien.

Im Rahmen unserer Vorstellungen, die besonderen Wert auf die zeitlich abgestuften Rhythmen legen, interessieren besonders die Definitionen SCHMALHAUSENs über die Wachstumsgeschwindigkeit. Diese wird durch den Zuwachs einer Volumeneinheit in einer Zeiteinheit dargestellt. Die Berechnung des prozentualen Zuwachses gibt keine genauen Resultate, da diese von der Größe der gewählten Zeiteinheit abhängt. Zur genaueren Berechnung wird hier eine besondere Formel angegeben. Die Änderungen der Wachstumsphasen beruhen auf Änderungen des Stoffwechsels des Embryos, Wachstumsdepressionen werden durch Ansammlung von Abbauprodukten verursacht. Hier ist nun sehr bemerkenswert, daß in den bereits erwähnten Gewebskulturen unter konstanten günstigen Bedingungen auch konstante Wachstumsgeschwindigkeiten zu verzeichnen sind, daß aber innerhalb des Organismus diese Geschwindigkeit stetig herabsinkt.

In seinem Vortrage über proportionales und nicht proportionales Wachstum kommt SCHMALHAUSEN zu der Schlußfolgerung, daß es ein streng proportionales Wachstum in allen Teilen niemals gibt und zwar deswegen nicht, weil die von ihm ermittelten „Wachstumskonstanten" für die verschiedenen Teile verschiedene Werte aufweisen, und weil vor allem die Zeit der Anlage der einzelnen Teile ebenfalls nicht übereinstimmt.

Wesentlich ist wiederum der Hinweis, der bereits bei den Wachstumsvorgängen in den Gewebskulturen gegeben wurde, daß indifferentes, d. h. nicht differenziertes Gewebe außerhalb des Organismus keinen Altersveränderungen unterliegt. Bei eintretender Differenzierung werden auch in den Gewebskulturen Wachstumshemmungen beobachtet. Die Altersveränderung und die Wachstumsverminderung hängt also mit der Differenzierung zusammen (MINOT). Wenn das Wachstum in den ersten Phasen schnell ansteigt, so beruht dieser Prozeß auf dem Vorhandensein von reichlich nichtdifferenziertem Protoplasma in den jugendlichen Zellen, infolge schneller Ansammlung von Abbauprodukten tritt dann allmählich eine Hemmung des Wachstums und eine stärkere Differenzierung ein mit gleichzeitig stärkerer Manifestation der einsetzenden Alterserscheinungen.

Bedeutsam wiederum für konstitutionelle Betrachtungen wird das Wachstum bei der allmählichen Herausmodellierung der Proportionen. Der Massenfaktor, der in der Größe der Anlage zum Ausdruck kommt, die Wachstumsintensität und die Zeit der Anlage greifen hier als gestaltende Faktoren ineinander. Wenn Auge und Hirn beim Embryo groß erscheinen, so rührt diese Massenentfaltung eben von der Größe der Anlage als solche her, später beim Erwachsenen erscheinen diese Organe relativ klein, eben weil sie eine geringere Wachstumsintensität haben. Die primäre Massenanlage steht nicht in Parallele zu der später einsetzenden Wachstumsintensität. Diese 3 Faktoren der Änderung des Massenfaktors, der Änderung des Intensitätfaktors und der Änderung der Zeitanlage können gleichzeitig zusammenfallen, können aber auch jeder für sich einen dementsprechend ganz bestimmten wesentlichen Anteil an der Entwicklung einer Proportion haben. Bei Faktor 1 behält die hierdurch hervorgerufene Variabilität ein und denselben relativen Wert in allen Stadien, der 2. Faktor bewirkt eine dauernde Abänderung der Größe des Organs. Die Abänderungen in der Zeit der Anlage bedingen wiederum embryologische Unterschiede, die sich erst allmählich ausgleichen; immerhin zeigen diese verschiedenen Faktoren, welche alle die Manifestation der proportionellen Größenunterschiede bedingen, die Verschiedenartigkeit eines biologischen Vorganges gegenüber den rein phasengemäß bedingten Formbildungsvorgängen der Determinationen und den Heterochronien der Differenzierung.

Die allgemeinen Schlußfolgerungen sind folgende: der Wachstumsprozeß ist streng gesetzmäßig, seine Geschwindigkeit sinkt ungefähr proportional der Zeit herab. Da der Wachstumsprozeß einen Teilprozeß der Lebensabläufe darstellt, kann er nicht durch eine einheitliche Formel von Anfang bis Ende ausgedrückt werden. Nach der Geburt sinkt der Wert der Wachstumskonstanten infolge der stärkeren Abnahme von freier Energie. Eine besondere Untersuchung hat Schmalhausen den Wachstumskonstanten der Haussäugetiere gewidmet und hier die Individualität dieser Kurven betont, die für das vorliegende Problem der Wachstumseinheiten dieser domestizierten Tiere im Vergleich mit denen des Menschen von besonderer Bedeutung ist. Es zeigte sich, daß besonders beim Schwein ein höherer Wert der Wachstumskonstanten besteht; doch sinkt diese Größe stufenweise während der Laktationszeit herab, während die Geschlechtsreife keinen deutlichen Einfluß auf den Wachstumsprozeß ausübt.

Für die Körpergröße sind folgende Faktoren wesentlich: Die artspezifische Größe der Anlage, die artspezifische Wachstumsintensität und die Dauer der einzelnen Wachstumsperioden (Embryonalperiode, Laktationsperiode, Jugendzeit, Abschluß des Wachstums), welch letztere alle artspezifisch sind. Die Geschwindigkeit des Ablaufs der erwähnten Perioden hängt hauptsächlich vom Tempo der Altersveränderungen im endokrinen System ab. Wesentlich ist endlich die Reaktionsnorm auf die verschiedenen alternierenden Einflüsse, welche in erster Linie die Wachstumsintensität der einzelnen Perioden bestimmt. Die Wachstumsintensität des Schweines übertrifft alles, was wir bisher über das Wachstum der Vertebraten wissen. Die Wachstumskonstante von 24,8 charakterisiert die ersten Wochen des Wachstums des Schweines, dann aber während der weiteren 4 Wochen sinkt der Wert im Mittel auf 4,1, ist somit immer noch außerordentlich hoch, während der letzten 3 Wochen der Laktationsperiode endlich verläuft das Wachstum mit derselben Intensität von 2,7 wie auch nach Beendigung der Laktation. Weibliche Tiere wachsen etwas intensiver als männliche. Die Geschlechtsreife, die im Alter von 5 Monaten eintritt, hat keinen Einfluß auf die Wachstumsrate.

Beim Rind ist die Laktationsperiode deutlich in 2 Abteilungen mit verschiedenem Wachstumstempo eingeteilt. Nach der Laktation bis zur Vollreife verläuft das Wachstum ziemlich gleichmäßig. Im Alter von 1—1$\frac{1}{2}$ Jahren tritt die Geschlechtsreife ein, die aber ebenso wie beim Schwein keinen Einfluß auf das Wachstum ausübt.

Beim Schaf beginnt das Wachstum wiederum mit einer sehr hohen Wachstumskonstante, sinkt dann während der Laktationsperiode ziemlich stark; dann mit Beginn des 5. Monats sinkt die Wachstumskonstante plötzlich auf die Hälfte. Die Geschlechtsreife am Ende des ersten Lebensjahres hat auch bei diesen Haustieren keinen Einfluß auf das Wachstumstempo.

Beginnen wir nun eine knappe vergleichende Betrachtung der Wachstumsvorgänge zu geben in systematischer Gruppierung, um für das Verständnis der biologischen Vorgänge beim Menschen eine Grundlage zu schaffen.

Bei niederen Tieren, Sepia officinalis (RANZI 1930) geschieht das Wachstum des Embryos im wesentlichen durch starke Wasseraufnahme, so daß im Momente des Ausschlüpfens der Wassergehalt das doppelte desjenigen des soeben abgelegten Eies beträgt. Auch mineralische Bestandteile werden aus der Umgebung aufgenommen, ist doch der Aschengehalt im Stadium des Ausschlüpfens etwa 4mal so groß wie bei dem eben abgelegten Ei. Das primäre embryonale Wachstum ist vergleichbar einer Quellung, die unter Hinzutreten von Salzen nur in dem wäßrigen Medium möglich ist.

Auch bei den niederen Vertebrateneiern ist die Wasseraufnahme in den Anfangsstadien der Entwicklung beträchtlich, so findet bei der Forelle (KRANFELD und CHEMINSKY 1926) kurz nach der Befruchtung eine Steigerung des Wassergehaltes von 36 auf 65% statt. Längen- und Gewichtswachstum haben in den nun folgenden Perioden ihre eigenen bestimmten zeitlich umrissenen Maxima, von denen dasjenige des Längenwachstums vorausgeht. Mit dem 40. Tage läßt die Wachstumsintensität nach, da der Dotter nicht mehr genügend zur Verfügung steht. Mit dem' Aufbrauch des Dottermaterials setzt vom 75. Tage etwa an eine allmähliche Nahrungsaufnahme per os ein.

Auch bei den Amphibien in den allererersten Entwicklungsstadien spielt die Volumenzunahme auf Kosten reiner Wasserimbibition eine wesentliche Rolle. In konstitutioneller Einstellung ist die Kenntnis der Verteilung der einzelnen Gewebsbestandteile, der anorganischen und organischen Substanz, insbesondere die quantitative Zunahme und Verminderung des Wassers von großer Bedeutung. Wie bereits erwähnt, vermehren die im Wasser lebenden Organismen ihr Volumen in ständiger Abhängigkeit von ihrem umgebenden Medium. Wasserzunahme ist eine Volumenaddition, die ihren Ausdruck im „Wachstums"prozeß findet, ohne daß hierbei durch Stoffwechselumsatz protoplasmatische Zellsubstanz vermehrt wird. Die zahlenmäßige Erfassung aber dieses Volumenanteils gibt erst eine biologische Beurteilungsmöglichkeit der Entwicklung. Bei der Pflanze z. B. kann eine sehr große Zelle lediglich durch ausgedehnte Safträume innerhalb des Protoplasmas ihr starkes Volumen entfalten. So können verschiedene Zellen an der Wurzel in mehr oder weniger großer Entfernung von der Wurzelspitze durch allmählich gesteigerte Zunahme der Zellsafträume ihre Größe bedeutend verändern (SACHS, Pflanzenphysiologie). Diese Wasseraufnahme spielt bei dem Wachstumsprozeß der Pflanzen ganz allgemein eine wesentliche Rolle, „große Wachstumsperiode" (PFEFFER 1881). So findet auch bei den im Wasser lebenden tierischen Organismen ständig eine beträchtliche Wasseraufnahme statt (DRIESCH, „passives Wachstum durch Imbibition mit Wasser" 1894, DAVENPORT 1897, SCHAPER 1902). Genauere Untersuchungen betreffen hier Froschembryonen. Schon während der allererersten Entwicklungsstadien der Blastulabildung setzt durch Ansammlung der Flüssigkeit in der Keimblasenhöhle eine Volumenzunahme, zugleich aber auch durch Auseinandertrennung der Zellen eine ganz bestimmte Organisation der aneinandergedrängten peripheren Zellen ein. Wachstum und Differenzierung greifen auch hier ineinander, selbst wenn dieses Wachstum als rein „passives" im Sinne von DRIESCH durch Imbibition von Flüssigkeit in der Keimblasenhöhle zum Ausdruck kommt.

Kurvenmäßige Darstellungen der Veränderungen der Wassermenge, der organischen und anorganischen Substanz zeigen, daß unmittelbar nach dem Ausschlüpfen zwischen dem 8. und 9. Tage die Wasserkurve sich steil erhebt und zugleich die Kurve der organischen Substanz und die der Asche absinkt. In quantitativer Hinsicht kommt somit bei den Amphibien dem Wasser für den

Wachstumsprozeß eine ähnliche Bedeutung zu wie bei den Pflanzen. Wenn auch bei den höheren Vertebraten die Entwicklungsprozesse wesentlich modifiziert sind, so besteht doch bei dem außerordentlich reichen Wassergehalt jüngster Embryonen auch bei diesen Tiergruppen ein wesentlicher Anteil des Wassers am Entwicklungsprozeß. Wenn dann beim Frosch mit dem 40. Entwicklungstage eine Abnahme des relativen Wassergehaltes eintritt, so steigen dementsprechend die an materielles Substrat gebundenen Differenzierungsprozesse und geben auf Querschnittsbildern bestimmte Massenkorrelationen. Besonders ausgesprochen ist dieser Prozeß während der Metamorphose.

Das Wachstum der Fische kann weiter in späteren Entwicklungsperioden geschlechtliche Unterschiede zeigen (z. B. Untersuchungen am Brachsen Abramis brama, MARKUN 1927). Wenn der Brachsen durchschnittlich im ersten Jahre 76 mm, im zweiten 196 mm, im dritten 277 mm erreicht, so fällt im allgemeinen das Maximum des Zuwachses auf das zweite Jahr, hierbei wächst aber das Weibchen schneller als das Männchen, wodurch die Weibchen zugleich größer und voluminöser werden. Es gibt bereits eine beträchtliche ichthyologische Literatur, die bei zahlreichen Fischarten Einzelheiten der Wachstumsvorgänge umfaßt. Genauere Untersuchungen liegen z. B. vor beim Karpfen, auf die hier genauer eingegangen werden möge wegen der Hinweise *auf das allumfassende biologische Grundgesetz der fluktuierenden Variationen, dem sämtliche Wachstums- und Differenzierungsvorgänge der gesamten lebendigen Organismenwelt unterliegen.* Ohne Berücksichtigung dieses Grundgesetzes ist zugleich ein Verständnis für konstitutionelle Besonderheiten nicht zu erlangen.

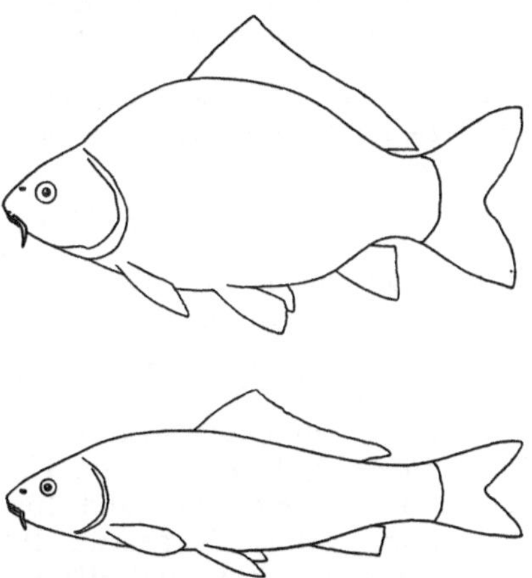

Abb. 68. Breiten- und Längentyp beim Karpfen. [Nach E. WALTER aus KNAUTHE: Karpfenzucht 1901.]

Es ist interessant, daß man bei der Beurteilung der Körperformen *zwei völligentgegengesetzte Typen unterscheiden kann:* hochrückige und breitrückige; die einen haben die Form eines hohen und schmäleren, die anderen die Form eines kürzeren und breiteren Ellipsoids. Da genügende Höhe ein Zeichen kräftiger Muskelmassen in der Rückengegend darstellt, liegt den Züchtern daran, diese Höhenentwicklung durch die Zucht möglichst zu beschleunigen.

Es ist für das Studium der vergleichenden Biologie des Wachstums des Menschen von Bedeutung, so viele Vergleichsreihen wie irgendmöglich aus den verschiedenen zoologischen Gruppen herbeizutragen, um ein wirkliches Verständnis für das Wesen dieses Gestaltungsphänomens zu gewinnen.

Beim Karpfen unterscheidet man 3 „Rassen": 2 Kulturrassen und eine Extensivrasse. Die beiden Kulturrassen sind der hochrückige Typ und der breitrückige Typ. Die Extensivrasse ist flachrückig. Unter diesen 3 „Rassen" gibt es wiederum zahlreiche „Schläge" als Standortmodifikationen. Es ist auch versucht worden, eine gesetzmäßige Einteilung der Karpfenrassen nach mathematischen Prinzipien vorzunehmen (WALTER 1901) (Abb. 68). Das Wertvolle dieser Untersuchungen ist die getrennte Erfassung der 3 Wachstumsschübe: Höhe, Breite, Länge. Setzt man die genannten Dimensionen auf Grund ihrer fluktuierenden Variation in Beziehung zueinander, so ergeben die beiden Extremformen ein Dimensionsverhältnis von 1:2, resp. von 1:3,6. Der

Beginn des gestreckten oder flachrückigen Typs könnte dann etwa bei 1 : 2,6 angesetzt werden.

Die Typeneinteilung nach WALTER beim Karpfen wäre demnach folgende:

I. Hochrückiger Typus:

Verhältnis der Höhe zur Länge = 1 : 2 bis 1 : 2,6.
A gedrungener Schlag, Verhältnis der Höhe zur Länge = 1 : 2 bis 1 : 2,5.
   a breite Form; b schmale Form.
B gestreckter Schlag, Übergangsform, Verhältnis der Höhe zur Länge = 1 : 2,5 bis 1 : 2,6.
   a breite Form; b schmale Form.

II. Flachrückiger Typus:

Verhältnis der Höhe zur Länge = 1 : 2,61 bis 1 : 3,6.
A gedrungener Schlag, Verhältnis der Höhe zur Länge = 1 : 2,61 bis 1 : 3,0.
   a breite Form; b schmale Form.
B gestreckter Schlag, Verhältnis der Höhe zur Länge = 1 : 3,01 bis 1 : 3,6.
   a breite Form; b schmale Form.

Es ist klar, daß die sog. „breite" Form innerhalb des flachrückigen Typs nur beziehungsweise Geltung hat, verglichen mit dem breitrückigen Typ ist sie selbstverständlich auch „schmal".

Innerhalb der deutschen Karpfenzucht sind nun besonders 5 Stämme weitverbreitet: 2 gehören der hochrückigen Rasse an: Galizier und Aischgründer, zur breitrückigen Rasse gehören: Franken, Böhmen, Lausitzer. Die Verhältniszahlen dieser 5 Stämme wären folgende (nach WALTER): I. Aischgründer 1 : 2,05; II. Galizier 1 : 2,3 bis 1 : 2,45; III. Franken 1 : 2,65; IV. Wittingauer Böhmen 1 : 2,8; V. alte Böhmen 1 : 3,0; VI. Quolsdorfer Lausitzer 1 : 2,8.

Man kann nun im Laufe des Wachstums die Korrelationen der einzelnen Maße: Gewicht, Höhe, Länge, Umfang, Abstand von der Kopfspitze bis zur größten Höhe berechnen und für die 2 Hauptgruppen getrennt feststellen, dann ergibt sich (E. NAUMANN 1927, basierend auf den Untersuchungen von FRÖLICH und WALTER), daß die Korrelation der Körpermaße bei den Galiziern vom ersten bis dritten Sommer fester ist als bei den Lausitzern, auch daß die Korrelationskoeffizienten bei den Galiziern untereinander eine größere Ausgeglichenheit zeigen. Bei beiden Rassen verringert sich mit zunehmendem Alter die Größe aller Korrelationskoeffizienten. Diese Abnahme erfolgt aber bei den Galiziern schneller als bei den Lausitzern; 2 sommrige Fische zeigen diese Besonderheit ganz besonders stark. Bei den Lausitzern ist die Variation der Körpermaße während der ersten 3 Jahre geringer als bei den Galiziern, bei den letzteren ist die Verringerung der Höhe des Variationskoeffizienten mit zunehmendem Alter 4 : 2 : 1, bei den Lausitzern 4 : 3 : 2. Endlich sind die Galizier durch starke Körperentwicklung im 1. und 2. Sommer ausgezeichnet.

Von allen Vertebraten sind wohl am genauesten Messungen und Wägungen des wachsenden Organismus beim Hühnchen angestellt.

Die Technik, Methodik und die erzielten Ergebnisse sind von großer Bedeutung für die Beurteilung der Wachstumsvorgänge homologer morphologischer Bestandteile der höheren Wirbeltiere und auch des Menschen.

SOUBA hat hier 1923 bei weißen Leghornhähnchen die Variationen und gegenseitigen Beziehungen der Organe studiert. Zugrunde lag der Untersuchung ein Material von 609 Hähnchen, von denen 200 gleichen Gewichtes und von gleichem Äußeren im Alter von 34 Tagen ausgewählt wurden. Hierbei wurden nur die Tiere für die Ergebnisse ausgewertet, die normales Wachstum bis zum Alter von 100—120 Tagen aufwiesen. Es wurden 2 Gruppen aufgestellt: die eine Gruppe erhielt regelmäßiges Hühnerfutter, die andere eine Mischung aus Stärke, Casein, Fett, Speck und Salz. Trotz der verschiedenen Ernährung war die körperliche Entwicklung der Tiere bezüglich der Mittelwerte nicht verschieden, auch nicht verschieden hinsichtlich der Standardabweichung oder des Variationskoeffizienten des Gewichtes. Verglichen mit dem Menschen zeigt der Knabe zwischen 12 und 16 Jahren, dem durchschnittlichen Pubertätsalter, einen Variationskoeffizienten von 10,8—17,8% beim Körpergewicht (PORTER). In dieser Lebensperiode zeigen die meisten Organismen die größte Wachstumsvariation. Die Leghornhähnchen im Alter von 100—120 Tagen hatten einen Variationskoeffizienten von 19,698 + 1,203. In diesem Alter tritt bei den Hähnchen das größte Wachstum ein (LATIMER). Verglichen mit diesbezüglichen Werten bei Säugern findet sich ein Variationskoeffizient für das Körpergewicht der weißen Ratte von 13,6 + 0,99 bei der Geburt, 28,4 + 3,00 im Alter von 20 Tagen und 18,5 + 2 im 5. Monat (JACKSON). Bei den Hähnchen der erwähnten Entwicklungsperiode zeigt der Hoden im Vergleich mit anderen Organen den größten Variationskoeffizienten, er beginnt um diese Zeit besonders schnell zu wachsen. Auch sind bei gleichaltrigen und zugleich gleichschweren Tieren kleine Hoden mit kleinen Kämmen und umgekehrt große Hoden mit großen Kämmen kombiniert.

Diese Untersuchungen SOUBAS geben wichtige Hinweise auf die erhöhte Variation in Zeiten erhöhter Wachstums- und Entwicklungsbeschleunigung zahlreicher Organe und der sich aus diesen ergebenden Korrelationen.

Weitere wertvolle Ergebnisse und Berechnungen verdanken wir LATIMER. Für den Variabilitätskoeffizienten ergab sich die größte Einförmigkeit bezüglich des Gewichtes der Leghornhähnchen kurz nach dem Ausschlüpfen, die stärkste Variabilität dagegen im Alter von 35 Tagen. Mathematisch berechnet ergibt sich ein Koeffizient für die weiblichen Tiere nach dem Ausschlüpfen von 8,09 + 0,18 und mit 35 Tagen 21,78 + 0,56; der Koeffizient ist somit zu dieser Zeit 2,69mal so groß als zur Zeit des Ausschlüpfens. Weitere Analysen von LATIMER (1924) im Anschluß an JACKSON und SCAMMON ergaben, daß die Kurve des postnatalen Wachstums des Gesamtkörpers 3 Phasen aufweist, die erste zeichnet sich durch einen relativ langsamen Verlauf aus und umfaßt zugleich eine kurze Periode der postnatalen Gewichtsabnahme. Die 2. Periode zeigt ein schnelleres puberales Wachstum mit gleichzeitiger geschlechtlicher Differenzierung bezüglich des Körpergewichts. Die 3. Periode endlich zeigt langsame Gewichtszunahme. Bestimmte Gewichtskorrelationen bestehen zwischen Gewicht der Haut und Gewicht des ganzen Körpers. Die Skeletmuskulatur, die nach dem Ausschlüpfen 21—22% des Körpergewichtes darstellt, nimmt bis auf 50% des Körpergewichtes beim Erwachsenen zu. Ungleich kräftiger ist das Skelet des männlichen Tieres gegenüber dem weiblichen, es bildet 11% des Körpergewichtes beim reifen männlichen und 8% beim reifen weiblichen Tier. Andererseits reift das weibliche Skelet früher als das der Hähnchen. Die Wachstumsintensität des Verdauungsapparates ist am Anfang größer und nimmt dann langsam bis zur Reife des Tieres ab. So fällt z. B. das Gewicht der Leber von ihrem frühen Maximum von 6,2% des Körpergewichtes auf 2,5% beim erwachsenen Tier. Sehr variabel ist das Lungengewicht. Das Herz, seiner erhöhten Beanspruchung entsprechend, wächst besonders in den späteren Jahren der Entwicklung. Erst nach der Geschlechtsreife tritt die Involution des Thymus ein, die Nieren haben eine anfängliche Zunahme von 0,6% bis zu 2% des Körpergewichts am 5. Tage, dann folgt wieder eine weitere allmähliche Abnahme auf den Anfangswert von 0,6% bei erwachsenen Hühnchen. Stark beschleunigt ist zur Zeit der Pubertät die Wachstumskurve der Keimdrüsen.

Alle diese Daten bilden eine wertvolle biologische Grundlage für analoge Wachstumsverhältnisse beim Menschen. Hier müssen die relativen Zeitspannen der Entwicklung derartigen vergleichenden Betrachtungen zugrunde gelegt werden. Vielleicht entspricht, wie LATIMER meint, die Zeitspanne der geringen Verlangsamung des Wachstums beim Hühnchen dem Stadium der „Middle childhood" beim Menschen. Sehr schwierig ist es aber, die präpuberale Wachstumsbeschleunigung des Menschen in der Entwicklung des Hühnchens nachzuweisen. Andererseits bestehen große Ähnlichkeiten der Wachstumskurven für Gehirn, Rückenmark und dem Augapfel.

Das Körpergewicht erhöht sich beim Hühnchen von der Geburt bis zum ausgewachsenen Tier um das 70fache (LATIMER). Sämtliche Organe haben ihre eigenen Wachstumsquoten und die Einsetzung dieser Werte ergibt die Möglichkeit einer exakten mathematischen quantitativen Analyse. So vergrößert sich das Zentralnervensystem, die Augäpfel, die Hypophyse nur auf das 7fache, die Eingeweide auf das 29fache, Schilddrüse, Muskulatur und Bauchspeicheldrüse auf das 70fache. Bringt man Muskulatur und Nierengewicht in zeitliche Beziehung zum Körpergewicht, so ergeben sich 2 Kurven, die sich scharf überschneiden; während die Muskulatur relativ immer mehr zunimmt, nehmen die Nieren immer mehr an Gewicht ab (Abb. 71). Als Beiträge zu dem Problem der zeitlichen Äquivalenz der Wachstumszunahme zwischen Hühnchen und Mensch seien folgende Daten hier erwähnt:

	Hühnchen	Mensch	Ratio
Embryonalzeit	21 Tage	280 Tage	1 : 13
Doppeltes Geburtsgewicht	14 „	180 „	1 : 13
Dreifaches Geburtsgewicht	23 „	365 „	1 : 16
Pubertät beim Weibchen	6 Monate	14 Jahre	1 : 30
Stillstand des Längenwachstums	8 „	20 „	1 : 30
Alter	7 „	90 „	1 : 13

Beim Vergleich zwischen Mensch und weißer Ratte berechnete DONALDSON eine Ratio von 1 : 30.

Sehr wesentlich sind aber beim Vergleich der Lebensabschnitte des Hühnchens und derjenigen des Menschen die verschiedenen Zyklen (LATIMER); das Hühnchen hat eine sehr schnelle anfängliche Entwicklung, aber eine relativ lange Reifeperiode, beim Menschen ist die letztere abgekürzt, da die Wachstumsperioden eine relativ ungleich längere Zeitspanne umfassen. Ganz ähnliche Durchschnittswerte ergeben gewichtsanalytische Untersuchungen der Organe der türkischen Hennen und der Küken. Für das postnatale Wachstum sind genaue Kurven und Berechnungen bekannt (LATIMER 1926 und 1927). Für das Skelet sei nochmals erwähnt, daß die beiden geschlechtlich verschiedenen Werte für die Gewichtszunahme auch nach Aufhören des Längenwachstums weitergehen. Diese Geschlechtsunterschiede lassen sich bis in die einzelnen Knochen hinein verfolgen, z. B. am Humerus, an der Tibia, am Tarsometatarsus. Zugleich sind Humerus und Tibia die schwersten Knochen der oberen bzw. der unteren Extremität. Alle langen Knochen bei beiden Geschlechtern weisen Verschiedenheiten der Wachstumsgeschwindigkeit auf. Bedeutende Geschlechtsunterschiede bestehen in den Längen der Flügel; die endgültige Länge der Flügelknochen wird bei den Hähnchen am 140. Tage, bei den Hühnchen am 110. Tage erreicht. Die relativ schnellere Reifung des weiblichen Skeletes bringt es auch mit sich, daß die Vereinigung der Epiphysen mit der Diaphyse bei sämtlichen langen Knochen bei den weiblichen Tieren früher erscheint als bei den männlichen. Sehr interessant sind Vergleiche der Indices zwischen Hühnchen und Mensch; der Intermembranalindex der erwachsenen Küken und derjenige der weißen Ratte ist dem des Menschen sehr ähnlich; dagegen ist der Humerofemoral-, Tibiofemoral- und Radiohumeralindex der Küken größer als der entsprechende des Mannes.

Vergleichsweise untersuchte LATIMER auch die diesbezüglichen Indizes bei türkischen Hennen und wies hier interessante Unterschiede nach. Die Intermembranal-, Humerofemoral- und Radiotibialindizes sind um 6—15% größer bei den türkischen Hennen als bei den Leghornhühnchen; die türkischen Hennen haben also dementsprechend längere Flügel, längeren Humerus und Radius. Im Humerofemoralindex läßt sich der größte Unterschied nachweisen; dieser beträgt 90% bei den Hähnchen und 105% bei den türkischen Hennen.

Das wesentliche dieser sehr wertvollen ausführlichen Korrelationsberechnungen LATIMERs liegt in der Tatsache, daß derartige massenanalytische Ergebnisse nicht nur zwischen Individuen verschiedener Rassen Vergleiche gestatten, sondern dementsprechend auch zwischen Individuen ein und derselben Rasse; *sie ergeben somit ein exaktes quantitatives Bild der relativen Gewebs- und Organzusammensetzung eines wachsenden Organismus in den verschiedenen Lebensaltern.*

Die Korrelationsuntersuchungen und die Berechnungen der rassenspezifischen Indizes haben zugleich auch ihre genetische Grundlage. Es gibt vollständig voneinander unabhängige Erbfaktoren, welche die Dimensionen einiger Körperteile separat bestimmen (WRIGHT und DAVENPORT). So ließen sich beim Haushuhn in der Vererbung einzelner Körperdimensionen teils bestimmte Unabhängigkeiten, teils bestimmte Zusammenhänge nachweisen. Manche Dimensionen und Indizes der F I-Generation zeigten die Dominanz der kleineren, andere diejenigen der großen Ausgangsrasse (KOPEČ 1927). In der F II-Generation waren die Variationskoeffizienten größer als in F I, es muß also eine Spaltung der Körper- und Gefiedergewichte, der Steuerfederlänge, der Körperdimensionen, der Körperformindizes erfolgt sein. Die grundlegenden und bedeutenden Untersuchungen von DAVENPORT und WRIGHT sind für die Kenntnis der biologischen Grundlagen der individuellen Wachstumsvariationen und Proportionskorrelationen von ganz besonderem Interesse, sie liefern zugleich die genetische Erklärung dieser Vorgänge.

Der relative Wert eines bestimmten Index kann nur unter Berücksichtigung einer bestimmten Norm begriffen werden. SCHNEIDER und DUNN unterzogen sich 1924 der Aufgabe, Normen für die Knochengröße der weißen Leghornhühner und der Variationsbreiten der Knochen aufzustellen. Es wurden gemessen die Länge und die Breite des Schädels, die Länge des Humerus, der Ulna, des Femur und der Tibia. Es konnte gezeigt werden, daß mit der Größenzunahme der Knochen zugleich eine Variabilitätszunahme einhergeht.

Von weiteren Untersuchungen über das embryonale Wachstum des Extremitätenskeletes des Hühnchens seien diejenigen von SCHMALHAUSEN und STEPANOWA (1926) erwähnt. Diese Untersuchungen betreffen Messungen, Wägungen und Zeitangaben über Wachstum und Differenzierung des Skeletes der beiden Gliedmaßen vom 4. Bebrütungstage an. Das biologische Grundphänomen der alternierenden Phasen in der Entwicklung zeigt sich auch hier im wechselvollen Ineinandergreifen von Wachstums- und Differenzierungsperioden. Die großen Skeletstücke werden von vornherein auch größer angelegt, sie differenzieren sich auch früher aus als die kleineren, wachsen aber langsamer. Auf diese Weise läßt sich genau der verschiedene Zeitfaktor für Wachstum und Differenzierung der in Frage stehenden Skeletabschnitte nachweisen. In einer besonderen Arbeit betonte dann STEPANOWA (1926), daß die miteinander abwechselnden Wachstums- und Differenzierungsperioden beim Skelet in gleicher Weise wie bei anderen Organen ihre Geltung haben. Sehr wesentlich ist, daß homologe Phalangen verschiedener Finger das gleiche Wachstum zeigen und dementsprechend die einzelnen Phalangen eines einzigen bestimmten Fingers verschiedene Wachstumsgeschwindigkeiten. Die Endphalangen wachsen schneller als die proximalen, mit der Abnahme des Wachstums setzt dann der Verknöcherungsprozeß ein. Auch über die allgemeinen Wachstumskurven von Hühnerembryonen hat SCHMALHAUSEN allgemeine Untersuchungen angestellt und gefunden, daß die Kurve zu Beginn der Entwicklung schnell ansteigt und dann plötzlich abfällt. Es sollen hier bestimmte Substanzen chemischer Natur hemmend wirken, und diese Substanzen entstehen durch Anhäufung von Produkten, die aus der Formumwandlung stammen; in späteren Arbeiten nimmt SCHMALHAUSEN als wesentliche Ursache Altersveränderungen der inneren Systeme selber an. Auf nähere Angaben kommen wir gleich noch genauer zurück.

Wird nun endlich durch das Wachstum der Hühner ein ganz bestimmtes Gewicht erreicht, so steht dies in positiver Korrelation zum Eigewicht. Hier eröffnen sich die praktisch wichtigen Beziehungen der Wachstumsfaktoren zur Leistung, eine Beziehung, die für die Landwirtschaft von allergrößter Bedeutung ist. Auf Einzelheiten kann hier nicht eingegangen werden. Kurz erwähnt seien die Angaben von HAUSCHILDT 1929. Es zeigte sich, daß für Körpergewicht und Eigewicht das höchste Gewicht im gleichen Zeitpunkte, März bis April, erreicht wird. Treten dann später Schwankungen des Körpergewichtes auf, so sind diese für die späteren Eigewichte von untergeordneter Bedeutung. Ähnliche Korrelationen betreffen z. B. das Körpergewicht und bestimmte Farben von Körperabschnitten (HAGEDOORN 1926—1929). Bezüglich der oben erwähnten Beziehungen zwischen Körpergewicht und Eigewicht wurden dieselben positiven Korrelationen festgestellt, aber in dem Maße, daß im Verhältnis zu ihrem Körpergewicht die schwersten Hennen kleinere Eier legten als die leichteren Hennen.

Erwähnen wir kurz noch einige quantitativ-anatomische Daten von der Taube. In den ersten 24 Stunden des Lebens steigt das Durchschnittsgewicht der Leber von 0,4 auf 1,3 g, nimmt also um $225^0/_0$ des Anfangsgewichtes zu (KAUFMANN 1924). Die entsprechende Prozentzahl bei der Bauchspeicheldrüse ist sogar 275. Diese enorme Gewichtsvermehrung ist eine rein wachstumsgemäße Zellvergrößerung, Mitosen finden sich nicht, erst am 5. Tage setzt die eigentliche Zellvermehrung ein. Das allgemeine Wachstum des Körpers und der Organe der Taube ist in den ersten Wochen des postembryonalen Lebens sehr groß, auch noch in den nächsten 3 Monaten; hier spielen äußere Faktoren wie Ernährung und Bewegung eine große Rolle. Während des Wachstums steigt die Gewichtskurve des ganzen Körpers, des Herzens, des Hirns und der Augen an, die Kurve des Darmkanals, der Leber, der Bauchspeicheldrüse, der Nieren und Nebennieren, der Milz zeigt zum Unterschied anfänglich einen Anstieg, der aber bald nach 21—27 Tagen wieder abfällt. Infolge vermehrter Inanspruchnahme der Muskulatur entwickeln sich gleichzeitig mit der Zurückbildung der Bauchorgane die Brustmuskeln sehr kräftig.

Geben wir nun im Anschluß an die erwähnten Grundvorgänge des Wachstums der Vögel weitere Beispiele aus der Entwicklung der Säuger. Betrachten wir kurz einige Wildformen, dann die Haustiere etwas gründlicher wegen der genauen vorliegenden Untersuchungsbefunde der Tierärzte und Landwirte und schließlich die Primaten, um das Wachstumsproblem des Menschen biogenetisch zu verstehen.

Grundlegende Untersuchungen liegen vor von JACKSON, sie geben eine Vorstellung des Variabilitätsgrades der wachsenden Organe bei verschiedenen Säugern. Bei der weißen Ratte findet sich der niedrigste Variabilitätskoeffizient bei der Geburt mit 12,3 + 0,64, das Maximum wird am 20. Lebenstage mit 28,4 + 2,1 erreicht (JACKSON und LOWREY 1912 und JACKSON 1914). Stets ist in allen Altersperioden der Variabilitätskoeffizient bei den männlichen

Tieren größer als bei den weiblichen, mit Ausnahme der Lebensetappe der
6. Woche. HATAI (1908) fand einen 2,1mal größeren Variabilitätskoeffizienten
für die männlichen Tiere im Vergleich mit den weiblichen.

KING (1923) verglich die Werte der norwegischen Ratte mit den diesbezüglichen der weißen Ratte. Bei der norwegischen Ratte fehlt die für die weiße
Ratte charakteristische besondere Beschleunigung des Körperwachstums während
des ersten postnatalen Lebens, bis in das Alter hin nimmt das Körpergewicht
allmählich zu. Sehr wesentlich ist die geschlechtliche Überschneidung der
Gewichtskurven zu besonderen Entwicklungszeiten. Meist ist das Weibchen
bis zum 60. Tage schwerer als das Männchen, dann überwiegt das Gewicht der
männlichen Tiere bis zum 2. Lebensjahr. Dieses relativ langsame, aber allmählich fortschreitende Wachstum in der Frühzeit der Entwicklung ist für die
norwegische Ratte, als einer Wildform, charakteristisch *und läßt den abgeänderten beschleunigten Rhythmus bei der weißen Ratte als Domestikationserscheinung auffassen.* Weiter ist das Körpergewicht der norwegischen Ratte,
besonders das der männlichen Tiere in allen Altersperioden variabler. Sehr auffallend sind die Ergebnisse über die Wirkungen der Inzucht auf Wachstum
und Körpervariabilität bei der weißen Ratte (KING 1918). Die Daten für das
Körpergewichtswachstum an 325 Individuen von der 7. bis 15. Generation
ergaben, daß der allgemeine Wachstumsverlauf für das Körpergewicht praktisch derselbe ist wie derjenige des Stammes, erst mit der 15. Generation zeigten
sich Unterschiede, die Ratten waren in allen Lebensabschnitten fetter als die
Stammtiere, obgleich sie unter denselben Lebensverhältnissen gehalten wurden.
Zugleich hatten diese *Inzuchtratten* eine geringere Variabilität des Körpergewichtes als die Stammtiere, *sie verhielten sich hier also biologisch ähnlich wie
die weiße Ratte als solche zur Wildform der norwegischen Ratte.* Das männliche
Geschlecht hat eine größere Variabilität als das weibliche. Mit weiter vorrückender Inzucht nimmt die Variabilität immer mehr ab, so daß sie in der
15. Generation dieselbe ist wie die Geschwistervariabilität der Stammtiere.
Weitere Beobachtungen an 600 weißen Inzuchtratten der 16. bis 25. Generation
(KING 1919) ergaben, daß eine Verschlechterung im Ausmaß des Wachstums
des Körpergewichts nicht eingetreten war. Auch hatten sich die normalen
Körpergewichtsrelationen der Geschlechter nicht geändert. In allen Altersperioden war die Variabilität des Körpergewichts im allgemeinen hoch, nahm
auch nicht mit dem Weiterfortsetzen der Inzucht ab; wenn Abänderungen
auftraten, so ließen sie sich ursächlich auf Milieu und Ernährung, nicht auf die
Inzucht selber zurückführen.

DONALDSON stellte weitere Untersuchungen an der weißen Ratte an, die
den Wechsel des relativen Gewichts der Eingeweide betrafen. Manche Organe
hatten bei der Geburt ihr Maximum im Gewichtsprozentsatz, andere später.
Je höher die Inanspruchnahme des betreffenden Organes ist, um so höher ist
zugleich dessen maximaler Gewichtswert. Wenn man die Eingeweide in ihrer
Gesamtheit auf den Körper als ganzes bezieht, so werden sie von 25 g Körpergewicht ab relativ leichter, bei 400 g Körpergewicht haben sie 50% des relativen
Maximums. Diese dauernden Abänderungen der inneren Organkorrelationen,
ihre ständigen quantitativen Verschiebungen gegeneinander, sind rein morphologisch ebenso bedeutsam, wie die mit ihnen verknüpften abgeänderten Reaktionsbereitschaften auf physiologische Anforderungen.

Weitere Untersuchungen über Gewichtsveränderungen des Gesamtorganismus und der Organe im Laufe der postuterinen Entwicklung sind von GOTT-
SCHALK 1926 angestellt worden. Es wurden jungen Hunde gut ernährter Muttertiere untersucht. Die einzelnen Würfe sind sehr verschieden und stehen in
Abhängigkeit von der Größe des Muttertieres. Die Leber und die Niere haben

ihr Höchstgewicht nach der Geburt, dann bald nach der ersten Nahrungsaufnahme nehmen beide Organe an Gewicht ab. Am Ende der 3. Woche erreicht
die Milz ihren höchsten Wert und schon mit der 8. Woche ist die Proportiona-
lität des Erwachsenen erreicht. Relativ niedrig ist das Gewicht der Bauchspeicheldrüse nach der Geburt, während die Schilddrüse von der Geburt bis
zum Alter von 4 Wochen ein relativ hohes Gewicht hat. Allgemein finden
in den ersten postnatalen Monaten starke Gewichtsschwankungen der Organe
statt, erst allmählich passen sich die Gewichtswerte den Durchschnittsverhält-
nissen der erwachsenen Tiere an.

Beim Meerschweinchen haben BESSESEN und KARLSON (1923) Untersuchungen
über das postnatale Gewichtswachstum des Körpers und der verschiedenen
Organe angestellt. 280 Tiere verschiedenen Lebensalters von der Geburt bis
zur Geschlechtsreife wurden analysiert. Als Vergleichsdaten sind die Gewichtsschwankungen und Wachstumseigenheiten für den Menschen deswegen besonders wichtig, weil hier die biologische Äquivalenz der zeitlichen Lebensabschnitte
des betreffenden Säugers mit denjenigen des Menschen feststellbar ist und die
Grundlage abgibt für die Beurteilung von Abweichungen nach der Plus- und
Minusseite. So findet sich z. B. beim Meerschweinchen ein geringer postnataler
Gewichtsverlust, der sich für gewöhnlich schon am 2. Tage ausgleicht. Dann
geht das weitere Wachstum bis zum 100. Tage ziemlich schnell voran und wird
dann bis zur Reife langsamer. Das Gewicht der weiblichen Tiere ist bis zum
52. Tage durchschnittlich größer als das der männlichen Tiere. Dann nimmt
in den späteren Entwicklungsstadien das relative Gewicht des Kopfes, des
Skeletes, der Muskulatur und der Haut beim männlichen Tier mehr zu, als
beim weiblichen. Zweifelhaft sind die Geschlechtsunterschiede für Körperlänge, Gehirngewicht, Milz, Magen und Darm. Die Gewichtskurven der einzelnen
Organe zeigen durchaus keine gleichmäßige Übereinstimmung, mehr gestreckt
ist die Linie der Gewichtszunahme für den Kopf, die Haut, das Skelet, die
Muskulatur, die Schilddrüse, das Herz, die Lunge, die Leber und die Nieren;
nach oben zu konvex ist die Linie für die Gewichtszunahme der Körperlänge,
des Gehirns, Rückenmarks, Magens, Darms und der Bauchspeicheldrüse. Zwei-
phasische Kurven haben die Augäpfel, die Hypophyse, Nebenniere, Milz, Harn-
blase und Nebenhoden. Unregelmäßig sind die Kurven bei den Keimdrüsen.
Besonders in den älteren Stadien sind die individuellen Variationen beträchtlich,
besonders für Magen, Darm, Milz, Schilddrüse, Hypophyse, Nebenniere und
Gehirn. Aber die Beurteilung dieser erwähnten Kurven ist deswegen nicht
leicht, weil die Befunde der einzelnen Autoren voneinander abweichen, Umwelt
und Rasseneigenheiten komplizieren hier das Bild außerordentlich stark.

Wenn auch Maus, Meerschweinchen und Hühnchen bezüglich der Geschwin-
digkeitskonstanten ähnlich sind, so weichen sie doch wiederum voneinander
ab. Ganz besonders hinsichtlich der Etappen der verschiedenen Länge des
postnatalen Lebens.

Über das pränatale Wachstum des Meerschweinchens hat DRAPER 1920
Untersuchungen angestellt. Die generell biologische Grunderscheinung, daß
die Variationen im Gewicht des Embryos im jüngeren Alter relativ größer
sind als zu einer späteren Zeit der Schwangerschaft, ließ sich auch hier bestätigen.
Vom 15. bis zum 25. Tage findet ein besonders beschleunigtes Wachstum statt;
Größen- und Gewichtszunahmen sind in der Zeit vom 15. bis zum 64. Tage
nicht miteinander korreliert.

Erwähnt sei weiter die jüngste Untersuchung über das pränatale Wachstum
des Meerschweinchens mit besonderer Berücksichtigung der Umweltfaktoren
von IBSEN (1928). Insgesamt wurden 410 Feten gewogen, die von 113 Meerschweinchen herstammten. Beginnend mit dem 20tägigen Stadium bis zum

65tägigen Stadium wurden diese Feten in 5tägigen Zwischenräumen entfernt. Gewogen wurden außer den Feten selber die Placenta, Decidua basalis, die fetalen Membranen, die Amnionflüssigkeit und der mütterliche Uterus. Das Wachstum der Feten, Placenten und fetalen Membranen ist verlangsamt nach dem 50 Tagestadium, wenn mehr als 3 Feten sich im Uterus befinden. Weiter wird das Wachstum des einen Fetus in einem Horn beeinflußt durch das Wachstum von einem anderen in dem anderen Horn. Auch das Körpergewicht der Mutter modifiziert das Gewichtswachstum, während die verschiedenen Jahreszeiten mit ihrem verschiedenen Futter keinen Einfluß auf das Gewicht der 65 Tage alten Feten ausüben. Im Sommer ist die durchschnittliche Zahl der Feten größer.

Diese von IBSEN genannten exogenen Faktoren zeigen die Bedeutung der Umwelt bereits schon zur Zeit der fetalen Entwicklung. Das Milieu wird daher auch in der menschlichen Entwicklung für die ersten Wachstumsperioden eine wesentliche Rolle spielen müssen.

Bereits schon in den 80er Jahren hatte der Amerikaner MINOT dann später in seinem Werke „Senescence and rejuvenation" (1891) die wesentlichen Grunderscheinungen des kurvenmäßigen Wachstumsverlaufes in exakten Tabellen zusammengestellt und den Menschen, das Meerschweinchen und zahlreiche andere Säuger bezüglich ihrer Wuchseigenheiten untersucht. Die Untersuchungen am Meerschweinchen beziehen sich auf zahlreiche Werte: die monatliche Geburtszahl, die monatlichen Gewichtsschwankungen, die Verteilung der Gewichtseigenheiten auf die beiden Geschlechter und die bestimmten Gewichtsverluste nach der Geburt (Abb. 70). Einem Durchschnittsgewicht der weiblichen Tiere von 70,1 steht ein solches von 70,8 beim Männchen gegenüber, aber bereits schon in den ersten 3 Tagen überschreitet das Gewicht der weiblichen Tiere das der männlichen um 3,7 g und hält sich übergewichtig bis zum 30. Tage. Von da ab wird die Kurve überschritten von der der männlichen Tiere, die am 205. bis 215. Tage 663,3 g einem weiblichen Werte von 595,8 g gegenübersteht. Diese Übergewichte erhalten sich auch in den folgenden Monaten. Bei den Untersuchungen der Individualwerte zeigen sich die charakteristischen alternierenden Phasen, welche in einer Abwechslung von Zeiten stärkeren mit solchen geringeren Wachstums bestehen. Diese Befunde am Meerschweinchen sind in ihrer Anwendung durch Vergleichsuntersuchungen am Menschen von besonderer Bedeutung, sie deuten auf besondere biologische Wuchsbesonderheiten der beiden Geschlechter hin. Sehr charakteristisch beim Meerschweinchen ist die Größenüberschneidung der beiden Geschlechter zwischen dem 12. und 13. Monat.

Verglichen mit den Kurven des Menschen ergeben sich folgende Besonderheiten. Es fehlt die Wachstumsfluktuation, die mit der Pubertät einhergeht, „Präpuberalacceleration and Postpuberalretardation" (BOWDITSCH). Man kann den Zeitpunkt der Pubertät beim Meerschweinchen wahrscheinlich im 4. Monat ansetzen, doch scheint er Schwankungen unterworfen zu sein. Zu dieser Zeit zeigt die Wachstumskurve bei beiden Geschlechtern eine Verminderung, die beim Weibchen stärker ist und zugleich länger dauert. Diese Retardation entspricht vielleicht der menschlichen postpuberalen Wachstumsverzögerung; eine eigentliche präpuberale Akzeleration fehlt. Bemerkenswert ist, daß eine Zeitspanne intensiven Wachstums immer von einer Spanne verlangsamten Wachstums gefolgt ist. Auch diese Eigenschaft findet sich beim Menschen, wie PALIANI bereits 1879 zeigen konnte. Kinder, die unter ungünstigen Lebensverhältnissen leben, holen das Verlorene bald ein, wenn sie unter günstige Verhältnisse gestellt werden.

Am Schluß seiner Arbeit kommt MINOT zu allgemeingültigen biologischen

Vorstellungen: Das Gewicht ist der Ausdruck von verschiedenen Faktoren, deren Summe in den verschiedenen Altersabschnitten durch ganz verschiedene Mengen gebildet wird. Es ist z. B. ein großer Unterschied, ob ein Gewicht bei Eiweißernährung oder bei Fetternährung gemessen wird, da die Ernährungsart eine Abänderung im Gesamtstoffwechsel hervorruft und somit eine geänderte Gewichtsverteilung schafft, „theory of physiologically equivalent weights".

SALLER hat 1927 in einer umfassenden Arbeit vergleichende Untersuchungen über den Wachstumsverlauf verschiedener Säuger angestellt und hier neben der genotypischen Bedingtheit des Phänomens, die mit artbestimmter Geschwindigkeit abläuft, auch die paratypischen Faktoren

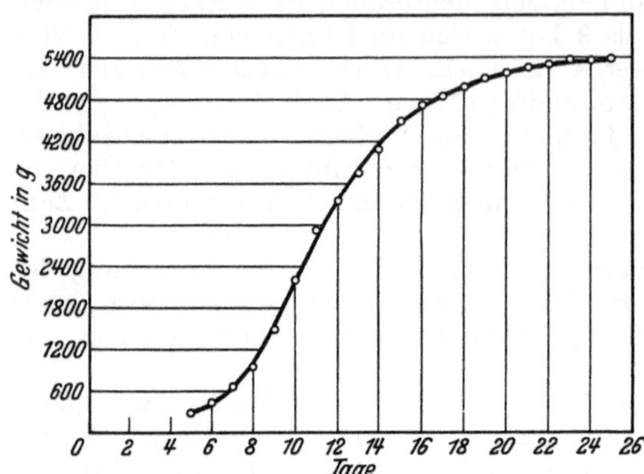

Abb. 69. Der allgemeine biologische Wachstumstypus als Gesamtmassenentfaltung. Wachstum des Kürbis nach ROBERTSON.

(Größe des Wurfes, Alter der Mutter, Ernährungsbedingungen, Zahl des Wurfes) berücksichtigt. Bei genotypischer Bedingtheit setzen sich Unterschiede im gesamten Wachstumsverlauf durch und führen so z. B. eine verschiedene

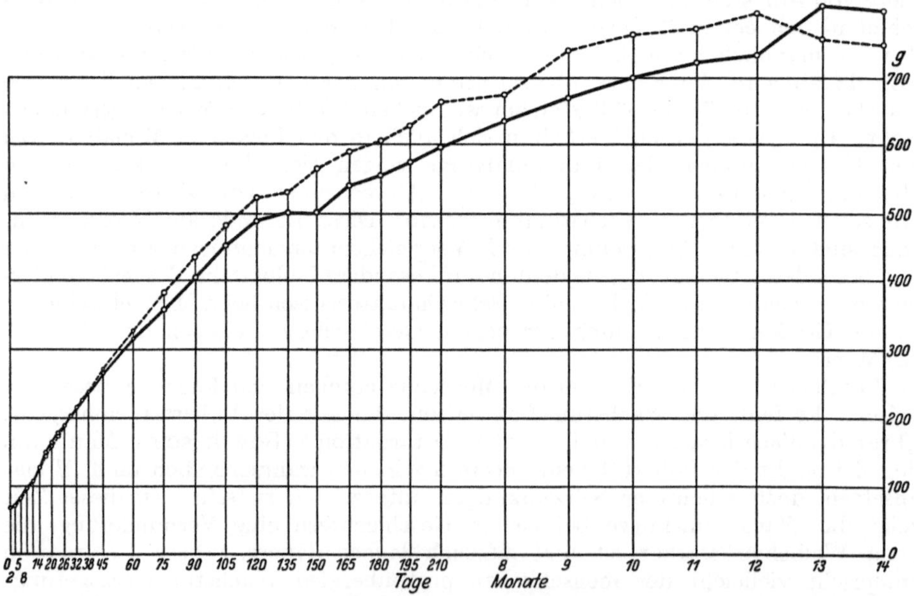

Abb. 70. Geschlechtlich verschiedenes Wachstum der weiblichen und männlichen Meerschweinchen. Die männliche Kurve liegt über der weiblichen. Im 13. Monat kommt es zu einer Überschneidung der beiden Kurven und zu einem Emporsteigen der weiblichen Kurve über die mannliche. [Nach MINOT: J. of Physiol. 12 (1891).]

Endgröße der Schlußgewichte bei den Vergleichstieren herbei. Umwelteinflüsse, z. B. Änderungen der Ernährungsverhältnisse, können eine Wachstumskurve nur in einer genotypisch festgelegten Reaktionsbreite abändern. SALLER konnte weiter die bereits erwähnten amerikanischen Untersuchungen bestätigen, daß die ausgewachsenen männlichen Tiere von Maus, Ratte und Meerschweinchen größer sind als die weiblichen und daß dieser Geschlechtsunterschied erst allmählich während des Wachstumsverlaufs sich einstellt. Aber auch in dieser biologischen Eigenart verhalten sich die einzelnen Säuger nicht gleichmäßig, z. B. sind die weiblichen Kaninchen größer als die männlichen. Vergleicht man nun die gesamte Lebensdauer mit der Wachstumsdauer, so ist die Gesamtlebensdauer bei der weißen Ratte, der Maus, dem Meerschweinchen und dem Kaninchen 3—6mal so groß als die Wachstumsdauer; die norwegische Ratte hat ein außerordentlich langes Wachstum, das fast $^2/_3$ der Lebensdauer ausmacht. Nicht in allen Fällen besteht eine Beziehung zwischen Wachstumsdauer und Endgröße. Es muß hier immer bedacht werden, daß der Geburtstermin die Tiere in einem artlich bestimmten, ganz verschiedenen Zeitpunkt ihrer Gesamtwachstumsperiode antrifft. Diese Berücksichtigung muß immer in den Fällen vorgenommen

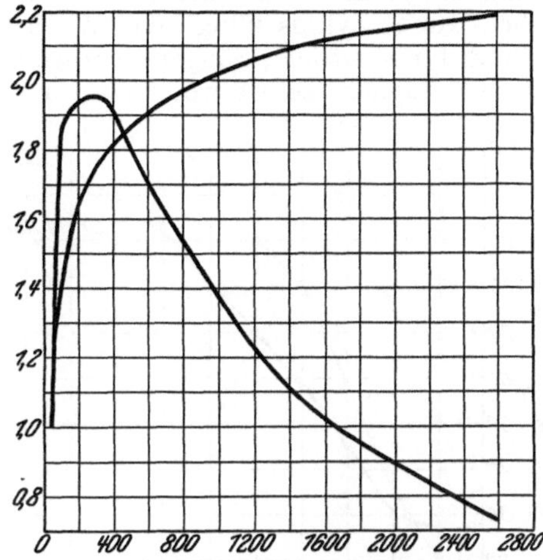

Abb. 71. Verschiedenes Wachstum zweier verschiedener Organe desselben Organismus. Wachstum von Muskulatur (Kurve steigt immer) und Niere (Kurve fällt später) im Vergleich zum Gesamtkörperwachstum. Abszisse: g Gewicht; Ordinate: Prozentgewicht zum Körpergewicht. [Nach LATIMER: Anat. Rec. 31.]

werden, wenn vergleichende Wachstumsuntersuchungen vom Zeitpunkte der Geburt aus gehen, und das tun fast alle Untersuchungen. *Der Markierungspunkt der Geburt bedeutet daher auf der Kurve eines Gesamtwachstumsverlaufes eines höheren Organismus eine heterochronistisch durchaus variable Größe.*

Der grundlegende biologische Zeitfaktor, der überhaupt das Wachstum als solches verständlich macht, muß notgedrungen zur Zykleneinteilung bestimmter Lebensetappen führen. Es lassen sich bei der Hausmaus und dem Kaninchen für den extrauterinen Wachstumsverlauf 3 Zyklen nachweisen (SALLER); diese sind rein zeitlich bedingt und in bestimm

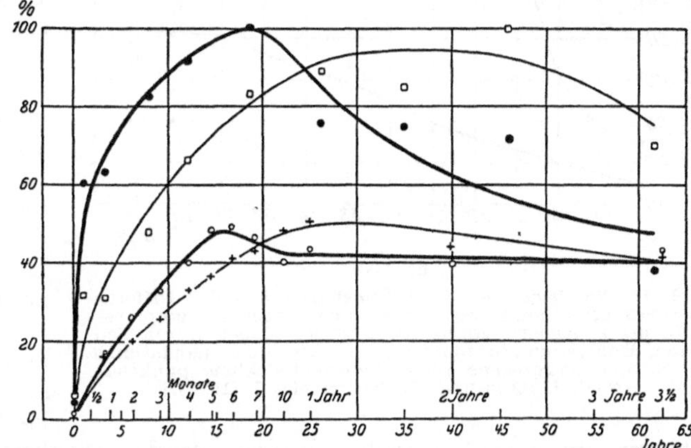

Abb. 72. Vergleichende Wachstumskurve der Milz und des lymphoiden Gewebes beim Menschen und Kaninchen. Obere Kurven Mensch, untere Kurven Kaninchen, Linie der Milz schwach, des lymphoiden Gewebes stark ausgezogen. [Nach HELLMAN: Z. Konstit.lehre 12 (1926).]

ten Grenzen völlig unabhängig vom Geburtsgewicht und der Wurfgröße. In den 2. extrauterinen Zyklus fällt bei der Hausmaus das Auftreten der Geschlechtsverschiedenheit. Der letzte extrauterine Zyklus umfaßt wohl den Pubertätseintritt. Verglichen mit der STRATZschen Einteilung der Lebenszyklen beim

Menschen, würde analog den diesbezüglichen Zeitverhältnissen bei Maus und Kaninchen auch eine Dreiteilung der Lebensetappen möglich sein: Erster Zyklus, Zeit der ersten Fülle und Streckung (neutrale Kindheit, 1. bis 7. Lebensjahr). 2. Zyklus, 2. Fülle und 2. Streckung (bisexuelle Kindheit, 8. bis 15. Lebensjahr). Im 3. Zyklus klingt das Wachstum allmählich ab. Ob nun diese Dreiteilung für sämtliche Säuger verallgemeinert werden darf (ROBERTSON 1908) ist sehr fraglich, selbst wenn man die relativen Größen der einzelnen Entwicklungsperioden der verschiedenen Arten, Geschlechter und Rassen berücksichtigt. Es muß auch weiter beachtet werden, daß z. B. Wachstumskurven derselben Arten, derselben Rassen und Geschlechter, z. B. der Hausmaus, verschieden aussehen nach den Untersuchungen verschiedener Autoren (z. B. die Untersuchung von ROBERTSON und diejenigen von STIEVE). Umwelteinflüsse werden hier modifizierend allerfeinste Varianten schaffen müssen und hier nur zu leicht den allgemeinen Wachstumsverlauf verschieden gestalten. Während des 2. der oben erwähnten 3 Zyklen bildet sich die Geschlechtsdifferenz zwischen männlichen und weiblichen Tieren aus, die Männchen werden schwerer. Nach dem 2. Zyklus, der die Zeit vom 35.—36. extrauterinen Lebenstage umfaßt, kann die Hausmaus geschlechtsreif und brünstig werden. Es kann auch in Analogie zu diesen generellen zyklischen Abläufen gezeigt werden (SALLER 1930), daß auch das Wachstum des Hodens in derartigen Zyklen

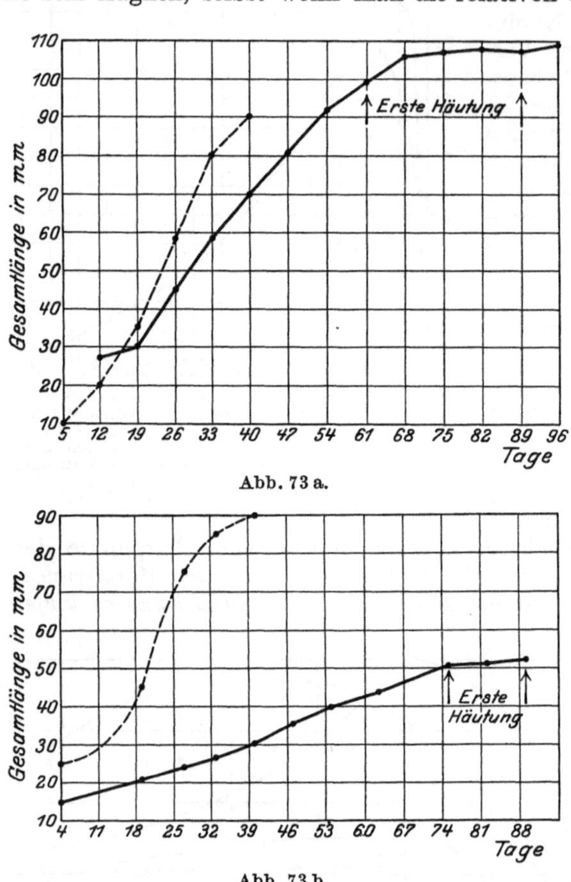

Abb. 73 a.

Abb. 73 b.

Abb. 73. Vergleich der Wachstumskurve mit der Differenzierungskurve eines bestimmten anatomischen Komplexes; z. B. der Zehenentwicklung bei 2 verschiedenen Amphibienarten, Amblystoma tigrinum a und Amblystoma maculatum b. Wachstum ausgezogene Linie, Zehenentwicklung punktiert. [Nach UHLENHUTH: Z. Zellforschg 7 (1928).]

abläuft, im ganzen jedoch schneller als das Wachstum des Gesamtkörpers. Während des 1. Zyklus finden sich in den Hodenkanälchen noch indifferente Hodenzellen, am Ende bereits Spermatogonien. Während des 2. Zyklus entstehen reife Spermatozoen, infolge der starken Querschnittserweiterung der Kanälchen wird das Zwischengewebe in enge Lücken zusammengedrängt, zugleich unterliegt das gesamte Körpergewicht einer geschlechtlichen Differenzierung und Wachstumsverschiebung, die in dem größeren Gewichte der männlichen Tiere zum Ausdruck kommt. Am intensivsten ist das Wachstum des Keimgewebes während des 2. Zyklus, im 3. überwiegt die Vermehrung der Zwischenzellen.

Auf Grund von genauen gewichtsanalytischen Untersuchungen an 38 Kaninchen aller Altersstufen hat PFUHL 1925 nicht allein rein zahlenmäßig die Gewichtsveränderungen der Organe des wachsenden Organismus geprüft, sondern zugleich wesentliche Proportionsgesetze aus dem gegenseitigen Verhältnis der Organe des Stoffwechsel seinerseits und des Bewegungsapparates andererseits abgeleitet. Zugleich werden die erhaltenen Tabellen mit den gewichtsanalytischen Untersuchungen an weißen Ratten von JACKSON und LOWREY verglichen. Zusammenfassend stimmen die Wachstumszahlen der beiden amerikanischen Autoren und diejenigen von PFUHL überein, zumal hinsichtlich des von PFUHL aufgestellten „energetischen Proportionsgesetzes", welches besagt, daß die Wachstumsintensität in jeder einzelnen Phase der Entwicklung von 2 Grundfaktoren abhängt, einmal von den Daseinsbedingungen überhaupt, dann von dem gegenseitigen Verhältnis der energieproduzierenden Stoffwechselorgane einerseits und den nur energieverbrauchenden Organen des Körpers, dem Bewegungsapparat andererseits. Bei Erörterung des menschlichen Wachstums an anderer Stelle sollen weitere Einzelheiten der Arbeiten von PFUHL Berücksichtigung finden.

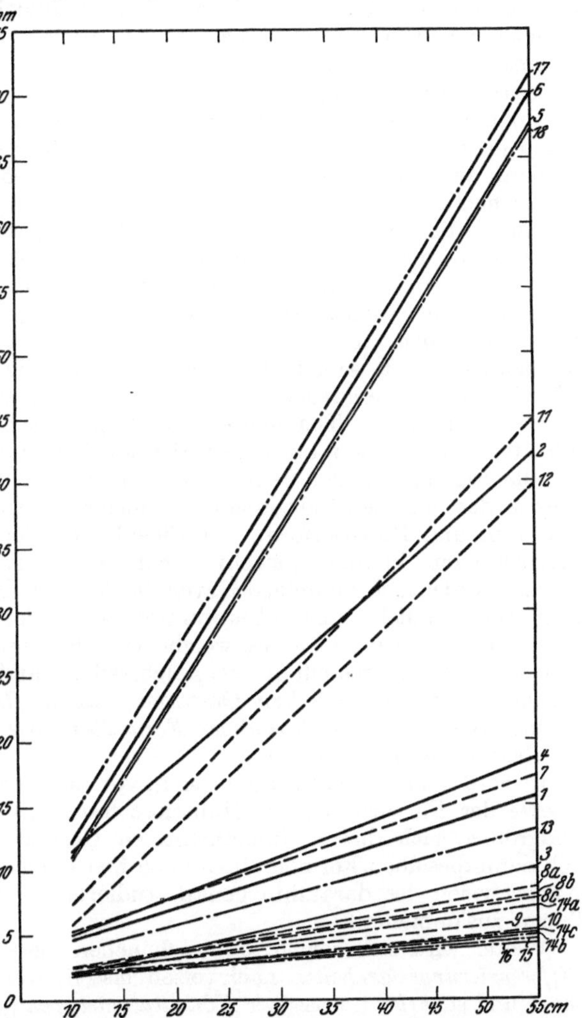

Abb. 74. Wachstumskurve einzelner anatomischer Bestandteile ein und desselben biologischen Apparates, des Respirationsapparates. Z. B. 17 vorn-hinten Durchmesser der rechten Lunge, 6 linke Lungenhöhle, 5 rechte Lungenhöhle, 18 vornhinten Durchmesser der linken Lunge, 11 rechte Lungenweite, 2 Luftröhrenlänge, 12 linke Lungenweite, 4 linke Bronchuslänge usw. [Nach NOBACK: Amer. J. Anat. 36 (1925/26).]

Abb. 69—74. Vergleichende Wachstumskurven.

In einer großen Arbeit über die Entwicklung der fetalen Lunge beim Schaf fanden FAURÉ - FREMIET und DRAGOIN eine durchaus nicht gleichförmige Gewichtskurve in den einzelnen Altersstufen. Für dasselbe Alter können beträchtliche Unterschiede bestehen; es wechselt auch weiter ständig die chemische Konstitution in den verschiedenen Altersstufen bezüglich des Wassers, des Glykogens und Cholesterins. Durch diese ständigen Abänderungen ist natürlich zugleich auch die reaktive Ansprechbarkeit abgeändert, wie sie bei erwachsenen Tieren, z. B. am Herzen des Frosches in verschiedenen Jahreszeiten nachgewiesen werden konnte (B. KISCH 1928). Es reagieren daher Gesamtorgane und auch Abschnitte des Organes auf ein und dieselbe Chemikalie, die der Ringerlösung zugesetzt wird, im Durchspülungsversuch in den einzelnen Jahreszeiten in ganz verschiedener, aber zugleich spezifischer Weise. Die Erforschung dieser chemischen Abänderungen bedeutet im einzelnen eine wesentliche physiologische Ergänzung der rein morphologischen vergleichenden Konstitutionsforschung.

Zur bildlichen Erläuterung der vergleichenden Wachstumsbiologie seien nun einige prägnante Kurven nebeneinandergestellt (Abb. 69—74).

Zum Verständnis der Konstitution des menschlichen Körpers wird die vergleichende Konstitutionsanatomie für die Auswertung ihrer Ergebnisse ganz besonders die Variablen der Primatenkonstitution und der höheren Säuger, insbesondere die domestizierten Haustiere berücksichtigen müssen. Zwar gibt MARTIN in seinem Lehrbuche der Anthropologie 1928 die wesentlichsten Hinweise auf die Wachstumsverhältnisse bei den Anthropoiden, es fehlen aber gerade Angaben über die so außerordentlich gründlich studierten Lebensbedingungen und Aufzuchtsverhältnisse der Haustiere, die milieubedingten zahlreichen Erscheinungen der . Domestikation, vor allem aber die von den Veterinäranatomen, Tierzüchtern und praktischen Landwirten längst ausgebauten Grundlinien einer konstitutionellen Betrachtung der Entwicklung.

Alle Eigenheiten der Sexualunterschiede, der Besonderheiten der einzelnen Organe, der einzelnen Individuen verschiedener Arten, der Unterschiede zwischen Wildform und Haustierform, die Eigenheiten der biologischen Rhythmen der alternierenden Phasen spiegeln neben den umweltbedingten Modifikationen die außerordentlich komplexe Natur des Wesens des Wachstums wieder. Dann aber, wenn endlich zu ganz bestimmten Zeiten der Entwicklung eine bestimmte Wachstumsgröße erreicht ist, welche eine bestimmte Form verkörpert, lassen sich alle danebengestellten Vergleichsreihen anderer Individuen nach ganz bestimmten mathematischen Gesetzen ordnen. *Diese generelle biologische Erscheinungsweise jeglicher lebendigen Form überhaupt vollzieht sich nach dem Gesetz der fluktuierenden Variation.*

Es wird daher unsere Aufgabe sein, vorerst die ganz allgemeinen Wachstumsgesetze der Entwicklung der Haustiere festzustellen, dann aber die gegebenen Endgrößen nach diesem fundamentalen Gesetz zu klassifizieren. Es werden sich dann dieselben Formenreihen auch hier ergeben müssen, die z. B. sämtliche Wuchsformen des daraufhin genau studierten Karpfens in 2 entgegengesetzte Typen zusammenfaßten.

Weiter wird sich zeigen, daß sich neben diesen Wuchsbesonderheiten auch *Differenzierungseigenheiten* nachweisen lassen, welche zur Aufstellung weiterer enger und schärfer umrissener *Konstitutionstypen* geführt haben. Da Wachstum das Primäre, Differenzierung das Sekundäre in der Entwicklung darstellt, so lösen sich beide Phänomene in der Entwicklung bis zu einem gewissen Grade ab; allerdings muß hinzugefügt werden, daß in teilweiser Ineinanderschachtelung das Wachstum noch längst nicht abgeschlossen ist, ehe bereits schon deutliche Differenzierungsbesonderheiten im Sinne einer Typisierung zu besonderen „Konstitutionsformen" sichtbar werden.

Die vorliegenden Untersuchungen über die Haustiere sind leider in der bisherigen menschlichen Anatomie und auch in der klinischen Medizin überhaupt nicht gewürdigt worden, wir werden zeigen, daß sie gerade berufen sind, den innersten Kern des Konstitutionsproblems aufzudecken.

Wir zeichnen daher vorerst einige generelle Grundlinien des allgemeinen Wachstums der Haustiere, zuerst für das Rind, dann für das Pferd, das Schwein und das Schaf, weisen auf die dualistische Typisierung der beiden entgegengesetzten Wuchsformen hin, die Breiten und die Längenform, zu der sich der dreidimensionalen Natur des Wachstums entsprechend natürlich eine Tiefenentwicklung hinzugesellt, und prüfen dann die fließenden Übergänge, die nach dem Gesetz der fluktuierenden Variation die Extreme miteinander verbinden. In dem Schlußkapitel über die Differenzierung werden die besonderen Konstitutionsformen Erwähnung finden, welche als Endstadien der Entwicklung den Wuchsformen aufgelagert sind.

Die Untersuchungen über die allgemeinen Wachstumsvorgänge bei den Haustieren sind außerordentlich umfangreich, es kann hier unmöglich auf genauere Einzelheiten eingegangen werden. Einige wenige prägnante wesentliche Eigenheiten seien herausgegriffen:

Zwischen dem Exterieur des Kalbes und der ausgewachsenen Kuh bestehen bei den einzelnen Rassen wesentliche Unterschiede (RUDOLF HAUGG), so daß wir über die Reihenfolge der Entstehung der einzelnen Körperteile und ihr gegenseitiges Verhalten während des Wachstums und über den Abschluß desselben bei den einzelnen Rinderrassen Schlußfolgerungen nur auf umfangreiche Vergleichsdaten stützen können. Bei seinen Untersuchungen über das einfarbige graubraune Gebirgsvieh ging HAUGG so vor, daß er 15 Altersgruppen bildete, von jeder einzelnen Gruppe für jedes Körpermaß den Mittelwert und die durchschnittlichen Schwankungen berechnete und die Zahlenwerte kurvenmäßig zusammenstellte. Berücksichtigt werden zugleich die für die Entwicklung maßgebenden Fütterungs-, Haltungs- und Aufzuchtsverhältnisse, deren Veränderungen die Entwicklung beeinflussen müssen. Kurvenmäßig verzeichnet sind die Werte für die Bildung der Rückenlinie, der Brustmaße, des Beckens, der Kopfmaße, der Hals- und Lendenlänge, der Rumpflänge, der Röhrenbeinumfänge. Bei den relativen Abwägungen einzelner Gruppen von Körpermaßen enthüllen sich die Eigenarten des spezifischen Wachstumsaufbaues. So wachsen z. B. die Höhenmaße im 1. Jahre besonders stark, im 2. Jahre schon weniger, im 3. Jahre findet fast keine Zunahme mehr statt. Dann aber geht das Wachstum der Breitenmaße im 3. Jahre immer noch beträchtlich weiter. Wenn man die Wachstumsmaße der 3 Dimensionen des Rinderkörpers zusammenstellt, so ergibt sich ein periodisches Wachstum. Die betreffenden Zahlen drücken die Prozentzunahmen der genannten Körpermaße nach einem Alter von 2 Monaten aus. Hierbei ist die Größe des Maßes gleich 100% gesetzt:

Körpermaße	1. Jahr		2. Jahr		3. Jahr	
	Zunahme in $\%$	Mittel in $\%$	Zunahme in $\%$	Mittel in $\%$	Zunahme in $\%$	Mittel in $\%$
Widerristhöhe	24,4	20,5	20,4	18,0	2,9	2,2
Kreuzhöhe	16,5		15,5		1,6	
Rumpfnackenlänge . . .	39,1	34,9	30,4	28,7	11,2	9,4
Rumpflänge	30,7		27,0		7,7	
Rippenbrustbreite	45,3	50,1	33,3	42,2	10,6	13,0
Hüftenbreite	55,0		51,1		15,4	

Es haben also die Höhenmaße um $20,5\%$, die Längenmaße um $34,9\%$, die Breitenmaße um $50,1\%$ ihrer mit 2 Monaten innegehabten Größe im ersten Jahre zugenommen. Es ist demnach das Wachstum der Widerristhöhe geringer als das der Breitenmaße. Diese charakteristischen Proportionsverschiebungen ergeben sich aus der spezifischen Konfiguration des Tieres bei der Geburt. Ähnlich wie das Pferd hat auch das neugeborene Kalb lange Beine; Rumpf-

länge und Rumpfbreite sind in ihrer Ausbildung weit zurück, müssen daher
durch erhöhte postnatale Wachstumsintensität aufholen.

Es ergibt sich allein schon aus diesen Untersuchungen das Vorhandensein
von bestimmten Entwicklungsphasen, welche eine durchaus zeitliche Zerlegung
der Wachstumsvorgänge in bestimmte Etappen notwendig machen. Das Rind
wächst im 1. Jahr der Entwicklung vorwiegend in die Höhe, zugleich aber
auch in die Länge und Breite. Bereits schon im 2. Jahr tritt das Höhenwachstum wesentlich zurück gegenüber Längen- und Breitenwachstum. Das 3. Lebensjahr mit ausgeprägter Breitenentwicklung wirkt sich anatomisch am meisten
am Bewegungsapparat aus.

Zur weiteren Bestätigung erwähnter Angaben seien einige Daten der Untersuchungen von GÄRTNER 1922 erwähnt: berücksichtigt wird hier bei der Beurteilung der Größenzunahmen die Art der Ernährung; Kälber, die an der Mutter
saugten und Kälber, die getränkt wurden. Im ganzen werden 40 Maße zur
analytischen Darstellung der Wachstumserscheinungen verwandt. Bemerkenswert ist wiederum, daß das Wachstum in ganz bestimmten, zeitlich abgestuften
Perioden an- und abschwillt. Am schnellsten verläuft es nach der Geburt in
den ersten 4 Monaten. Es besteht weiter ein Unterschied zwischen Weide-
und Stalltieren; das Wachstum der Weidetiere ist sprunghaft und unregel-
mäßiger.

Das wesentliche der Wachstumsprozesse ist die verschiedene Intensität zu
verschiedenen Zeiten und das Erfassen bestimmter Teile des Organismus, die
zu bestimmten Zeiten in der Entwicklung vorweggenommen werden. Diese
Rhythmen ändern sich bei den einzelnen Rassen etwas ab und auch bei den
beiden Geschlechtern innerhalb ein und derselben Rasse.

Nehmen wir beim Rinde 3 Wachstumsdimensionen, so schreitet die Entwicklung der Höhe z. B. beim Niederungsrind (REICHEL 1924, basierend auf
ZORN, zugleich in weiterer Ergänzung der bereits erwähnten Daten von HAUGG
und den grundlegenden Werken von NATHUSIUS, ADAMETZ und KRONACHER)
im 1. Lebensjahre am meisten voran, beträchtlich zugleich aber auch die Länge
und die Breite. Zu dieser Zeit ist auch das Wachstum der Lende und des
Beckens bei weiblichen Tieren bedeutender als bei den männlichen. Im 2. Lebensjahre überholen die Stiere in allen ihren Maßen die weiblichen Tiere. Bio-
metrisch ausgedrückt wäre die Wachstumsintensität der ersten beiden Lebensjahre bei den Bullenkälbern 3: 2, bei den Kuhkälbern 5: 3.

Wesentlich sind genaue Vergleichsmaße der einzelnen proportionellen Abschnitte mit genauer Berücksichtigung der Modifikationen bei beiden Geschlechtern.

Nimmt man das Anfangsmaß und beobachtet weiter mehrere Entwicklungsstufen in regelmäßigen ganz bestimmten Zeitabständen, so kann auf Kurven
und Tabellen die Entwicklung des männlichen und diejenige des weiblichen
Organismus charakterisiert werden. In dieser Weise wurde bei Bullen des
schwarzbunten Tieflandschlages und bei weiblichen schwarzbunten Ostfriesen
das Anfangsmaß mit 9 verschiedenen Entwicklungsstufen verglichen und zwar
die Maße der Jungtiere der 1. Woche mit denen der 4., 8., 12., 16., 20., 24.,
32., 40. und 48. Woche nach der Geburt (L. DALCHAN 1926, aufbauend auf den
Untersuchungen von FRÖLICH, LYOTIN und WERNER, SCHMALTZ, KRONACHER,
WAGNER, A. SCHMIDT, P. HANSEN und RUBNER). Leider hinderten häufig in
der genannten Untersuchung Krankheiten, Vergleichszahlen bei ein und demselben Individuum aufzunehmen, aber immerhin waren hier vor allem die
Lebensbedingungen der Aufzucht völlig einheitlich. Die Zahlen werden um so
festere Ergebnisse für die Wertung einer besonderen Durchschnittsform darstellen, wenn sie an einem möglichst umfangreichen Material vorgenommen

werden. Nimmt man die Widerristhöhe als Maß für die Höhenentwicklung, die Rumpflänge für die Längenentwicklung und die vordere Brustbreite für die Breitenentwicklung, so wird durch diese 3 Maße das allmählich vorwärtsrückende Wachstum in den 3 Dimensionen des Raumes erfaßt. Um hier einige genauere Daten herauszugreifen, sei gesagt, daß die ersten 16 Wochen für die Höhenentwicklung bei den Bullen 27%, für die Längenentwicklung 45% und die Breitenentwicklung 49% des Anfangsmaßes betreffen. Dieselben Maße ergeben für weibliche schwarzbunte Ostfriesen 25%, 52% und über 60%. Nimmt man für die Höhenentwicklung die Kreuzhöhe, für die Längenentwicklung die Rumpflänge und für die Breitenentwicklung die Beckenbreite, so ergeben sich für die männlichen Tiere in den ersten 16 Wochen 26%, 45% und 56%, für die weiblichen Tiere 25%, 52% und 55%. In derselben Weise können nun auch die Werte für die 16.—32. Woche und die 32.—48. Woche in Form von Säulen graphisch nebeneinander gestellt werden. Außer den genannten Hauptmaßen ergeben sich ganz bestimmte Geschlechtsunterschiede, teilweise aber auch fast genau übereinstimmende Werte hinsichtlich zahlreicher Proportionsmaße.

Die Wachstumsbesonderheiten einer Rinderrasse können nun z. B. auch in der Weise klarer gesichtet werden, daß ein und dieselbe Rasse in größerem Zeitabstand wieder gemessen wird und die Zahlen mit denen anderer Rassen verglichen werden. Auf diese Weise kommen Wuchsbesonderheiten bestimmter Proportionen oder anatomischer Systeme schärfer zum Ausdruck. Im Anschluß an eine Untersuchung von Gaude (1908) an 709 ostfriesischen Milchkühen hat Momsen 1925 im ganzen 499 Kühe desselben Zuchtgebietes untersucht und im Vergleich mit den älteren vorliegenden Angaben die Veränderungen erfassen können, welche in diesem 17jährigen Zeitraum sich entwickelt hatten. Diese Nachuntersuchungen nach größeren Zeitanständen sind besonders wertvoll, wir kommen auf einzelne Angaben der Literatur, die in ähnlicher Weise das Wachstumsproblem des Menschen behandelt haben, an besonderer Stelle noch genauer zurück. Es hatte sich hier die Widerristhöhe wesentlich verändert, der Verlauf der Rückenlinie war gerader geworden, das Kreuzbein verlief fast waagerecht im Gegensatz zu früher. Das Becken hatte im Hüftgelenk eine Drehung vollzogen in Form einer Senkung des Darmbeins. Zugenommen hatten die Brustmaße nach der Tiefe wie auch in der Breite, ein Ergebnis, auf das der ostfriesische Züchter im allgemeinen ganz besonderen Wert gelegt hatte. Wenig verändert waren die Beckenmaße, kürzer geworden war der Lendenabschnitt, kürzer geworden war auch der Schwanz, am Kopf hatte sich die Länge bedeutend vermindert, zugenommen hatten dagegen die Breitenmaße, Stirnbreite und Wangenhöckerbreite.

Bevorzugung gesunder kräftiger Tiere hat somit im Verein mit gesteigerter Frühreife in stärkerer Betonung der Fleischleistung und des Körpergewichtes eine wuchsmäßig besser konstituierte Zuchtrasse der ostfriesischen Milchkuh im Laufe von 17 Jahren geschaffen.

Beziehungen bestehen weiter zwischen Alter und Wachstum einerseits und Milchleistung andererseits, so daß die genaueren Altersfeststellungen der Kuh am Kalbungstage und das allmähliche Ansteigen der Milchleistungen einige Zeit später landwirtschaftlich bedeutsam wird und wissenschaftlich erst in der Beobachtung der biologischen Grundlagen eine exakte Analyse zuläßt.

Die Leistung eines Haustieres wird als Ausdruck eines konstitutionellen Gefüges einmal einen Differenzierungsgrad, das anderemal ein bestimmtes Wachstumsausmaß zahlreicher Konstituenten, Partialsysteme, voraussetzen. Zahlreiche tierärztliche Arbeiten sind hier erschienen, welche derartige Beziehungen für eine züchterisch-biologische Beurteilung eines bestimmten Tiere aufgedeckt haben. Erwähnt sei hier z. B. die grundlegende Arbeit von Götze

über die Blutausrüstung der landwirtschaftlichen Haustiere. Einzelheiten
werden in dem Kapitel über die Differenzierung des Pferdes Erwähnung finden.

Wie nun das Wachstum der einzelnen Gewebe in ganz bestimmter Weise
in gegenseitiger Abhängigkeit steht, so ist vor allem die Kenntnis der Wachstumsintensität der Jungtiere in den verschiedenen Altersperioden zu bestimmten
Entwicklungsetappen von großer Bedeutung. Innerhalb bestimmter Lebensabschnitte entwickeln sich beim Rind ganz bestimmte Gewebe und ganz
bestimmte anatomische Apparate und Proportionen stärker als andere und
geben einen wichtigen biologischen Hinweis auf die konstitutionelle Beurteilung
bestimmter Wachstumsetappen innerhalb der Entwicklung. Wiederholte vergleichende Messungen beim selben Tier geben in dieser Einstellung sichere
Ergebnisse (SZABO VON HANGAI 1929). Vergleicht man die Widerristhöhe mit der Kreuzhöhe, so zeigt sich, daß die beiden Höhenmaße
bis zum Alter von 9—12 Monaten in gleichem Maße wachsen und zwar
in der Weise, daß die Kreuzhöhe größer ist als die Widerristhöhe,
dann aber setzt eine geringere Wachstumsintensität der Kreuzhöhe ein, so
daß die Unterschiede der 2 Messungsgrößen sich allmählich immer mehr
verringern und die Rückenlinie immer mehr einer Geraden sich
nähert. Diese verschiedene Wachstumsintensität verschiedener Körperabschnitte wird in einer eventuellen biologischen Parallele beim Menschen
dementsprechend auch dessen Proportionen in ganz bestimmter Hinsicht allmählich wachstumsgemäß herausbilden (Abb. 75).

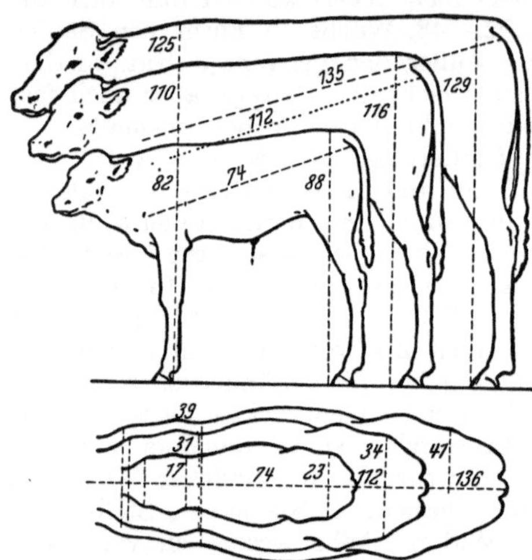

Abb. 75. Umrißbilder eines Bullen bei der Geburt,
im Alter von einem halben Jahr und einem Jahr.
[Nach VON HANGAI: Züchtungskunde 4 (1929).]

Vergleiche zwischen Kruppenbreite und Brustbreite ergaben weiter charakteristische Geschlechtsunterschiede: die Kruppenbreite der Färsen nimmt in
stärkerem Maße zu als die der Bullen; 90% gegenüber 79%. Auch nimmt die
Kruppenbreite bei den Färsen in stärkerem Maße zu als die Brustbreite. Am
Kopf ist die Zunahme der Maße insbesondere der Kopflänge wesentlich größer
als die der Breite.

Wertvoll sind Rassenvergleiche, weil auch hier verschiedene Wachstumsintensitäten in den einzelnen Lebensabschnitten auftreten. So ist das Wachstum der graubraunen Gebirgsrasse geringer als das der Simmentalerrasse, bei
letzterer nehmen unter Umständen die einzelnen Körperteile bis zu 120% im
ersten Jahre zu, während von der graubraunen Gebirgsrasse nur etwa 70%
erreicht werden. Trotzdem werden aber die Tiere der graubraunen Gebirgsrasse mit einem relativ größeren Körpermaß geboren, bleiben aber dann später
wegen der geringen Wachstumsintensität an Körpergröße zurück.

Mit dem Alter und dem vorrückenden Wachstum wechselt als physiologischer
Ausdruck der gleichzeitig veränderten Leistung bei den Kühen die Milchmenge;
sie steigt bis zu einem bestimmten Alter schnell an. Diese Zeitspanne ist aber
bei den einzelnen Rassen wiederum von verschiedener Dauer (meist 7—8 Jahre).
Vom 2. Lebensjahr nimmt die Leistung um etwa 50% der Anfangsleistung
zu, fällt dann langsam bis zum 12. Jahre um etwa 6% der Höchstleistung

(Cattle Breeding herausgegeben von FINLAY 1925). Hier muß jedoch darauf hingewiesen werden, daß die Vererbungsforschung von Wachstum, Form und Milchleistung bisher eher die großen Schwierigkeiten der gegenseitigen Verhältnisse aufgezeigt hat, als eine wirkliche Klärung des ganzen Fragekomplexes gebracht hätte, da hier scheinbar multiple Faktoren mitwirken (COLE). Das Maximum des Fettgehaltes der Milch wird vor allem in ganz verschiedenem Alter bei verschiedenen Rassen erreicht; ähnlichen Schwankungen unterliegt auch die Milchmenge (WHITE und DRAKELEY 1927). Es bestehen weiter ganz bestimmte Korrelationen zwischen Milchmenge und Fettgehalt. Allgemein nimmt mit steigendem Fettgehalt die Milchmenge ab, jedoch nimmt der Fettgehalt stärker zu, als die Milchmenge abnimmt (COPERLAND 1927). Auf weitere Einzelheiten der sehr großen vorliegenden Literatur kann hier nicht eingegangen werden.

Diese individuelle Beurteilung der Wachstumsgröße, der Alterserscheinung und der an das Individuum geknüpften Leistung z. B. der Milchmenge in den einzelnen Lebensetappen gibt aber keinen Hinweis, ob nun ein einzelnes Individuum für die Weiterzucht geeignet wäre; denn da jeder Herdbestand ein Gemisch von einzelnen Erblinien darstellt, ist es durchaus möglich, daß z. B. ein sehr hochgestelltes Leistungstier eine extreme Plusvariante einer minderwertigeren Linie darstellt und umgekehrt (FEIGE 1928).

Wenn von konstitutionellem Gesichtspunkte am meisten interessiert, wie Körperbau und Wachstumsgröße mit der Milchleistung zusammenhängen, so darf wohl bei der Annahme von Zusammenhängen immer nur eine mehr oder weniger große zufällige Kombination dieser verschiedenen Faktoren angenommen werden (FEIGE 1928).

Als letzte Arbeit der zahlreichen Untersuchungen über die Entwicklung des Rinderkörpers sei diejenige von WAGNER (1910) erwähnt aus den Arbeiten der deutschen Gesellschaft für Züchtungskunde. Unterschiedlich verhalten sich im Wachstumsausmaß innerhalb der Körperlänge die Halsrumpflänge und die Rumpflänge, die erstere bezieht sich auf die Entfernung von der Stirnbeinkante bis zum Schwanzansatz; die letztere auf die Entfernung von der Bugspitze bis zum Gesäßhöcker. Die Halsrumpflänge steigt sehr schnell bis zum Alter von 12 Monaten, dann im 2. Lebensjahr weist sie ein vermindertes Wachstum auf und nähert sich nach dem 24. Monat allmählich einer Geraden. Die Rumpflänge wächst im 1. Lebensjahr von 76 cm auf 117 cm, hat also eine Zunahme von 41 cm, im 2. Lebensjahr läßt die Wachstumsintensität nach, die Zunahme sinkt während dieser Zeit auf 20,5 cm, im 3. Lebensjahr sogar auf 4 cm. Im ganzen wächst die Rumpflänge um 73 cm, davon legt sie im 1. Lebensjahr 56%, im 2. 28% und im 3. 6% zurück. Die Rumpflänge verdoppelt sich somit im Laufe der Entwicklung, was bei der Halsrumpflänge nicht nachweisbar ist.

Das Entwöhnungsstadium läßt sich an der Kurve der Rumpflänge in Form einer Verflachung deutlich erkennen zum Unterschied von der Hals-Rumpflänge, an welcher keine derartige Wirkung in Erscheinung tritt.

Alle die Einzelheiten der charakteristischen Proportionsverschiebungen prägen nun ganz bestimmte Jugendformen während des Wachstums des Körpers. So ist auf der 1. Altersstufe die Rumpflänge um 1,5 cm kleiner als die Widerristhöhe.

Bereits schon im 3. Jahre sind die Proportionen des Erwachsenen fast erreicht und es lassen sich rein wachstumsgemäß 3 Körperformen nebeneinanderstellen, das Kalb, der Jährling und das erwachsene Tier. Bei seitlicher Betrachtung bemerken wir am Kalbe einen relativ großen Kopf, hohe Gliedmaßen, ein stark überbautes Becken, einen kurzen Schwanz, steil gestellte Schultern, wenig entwickelte Afterklauen. Die Rückansicht zeigt einen relativ kurzen Hals, eine enge und kurze Brust, kurze und schmale Lende und ein oval gebautes Becken. Der Jährling wächst nach allen 3 Dimensionen, besonders streckt er sich in die Länge, die Rückenlinie nähert sich mehr einer Horizontalen, die Beine sind kürzer, das Becken länger, die Schultern schräger, die Brust ist tiefer. Bei Aufsicht bemerkt man die starke Hals- und Rückenlängenzunahme, die Veränderung der Gestalt des Beckens und eine Hüftbreite, welche jener des Beckens gleichkommt. Das Becken hat eine rechteckige Gestalt. Beim erwachsenen Tier.endlich ist die Rückenlinie zur Horizontalen ausgezogen, kräftig sind die Schultern, die Gliedmaßen haben sich weiter verkürzt und sind charakteristisch gewinkelt, die Brust ist stark, der Bauch hängt tief herab, der Schwanz ist lang, die Afterklauen sind deutlich erkennbar. Das Becken hat eine Trapezform.

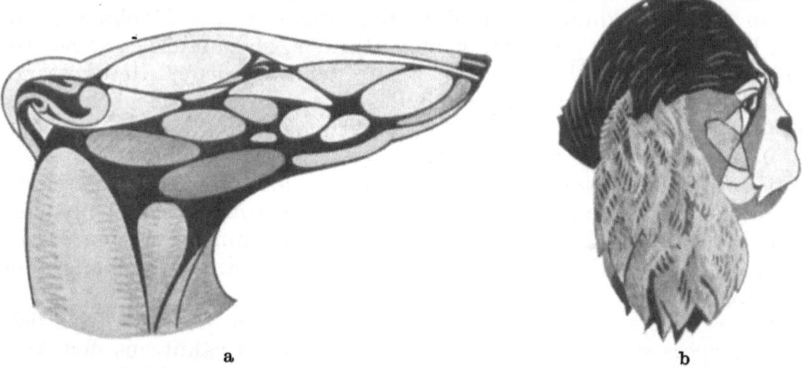

a   b

Abb. 76 a u. b. Stilisierte Hundeköpfe zur Darstellung der beiden extremen Konstitutionstypen des kurzlinigen, runden, digestiven „King Charles" und des langlinigen, schmalen, respiratorischen „Windhundes". [Nach THOORIS: La vie par le stade. Paris 1924.]

Zusammenfassend läßt sich sagen, daß das Rind im ersten Jahre vorwiegend in die Höhe wächst, aber auch in beträchtlichem Maße in die Länge und Breite. Im 2. Jahre wachsen Länge und Breite noch stärker, während das Höhenwachstum zurücktritt. Das 3. Jahr endlich ist durch starke Breitenentwicklung ausgezeichnet, Skelet und Muskulatur erreichen ihr Maßenmaximum. Wenn dann noch die Gestalt sich vorwiegend in die Tiefe und Breite weiter entwickelt, so ist diese Proportionsverschiebung nicht mehr auf das Skelet zurückzuführen.

In all diesen Wuchseigenheiten greift Ernährung und Umwelt modifizierend ein. Greifen wir hier mit wenigen Sätzen dem Kapitel über die Kondition des Wachstums voraus. Wird ein junges Tier einer großwüchsigen schweren und frühreifen Rasse ungenügend ernährt und zugleich wenig bewegt, so entsteht ein hochbeiniges, langrückiges und schmal gebautes Tier, unterentwickelt sind weiter die Breiten- und Tiefenproportionen, weiter die gesamte Gewebsbildung, so daß rückwirkend auf das Skelet, welches rein mechanisch diese Massen als solches zu tragen hat, schwächer sich ausbaut. Von vornherein sind für diese ungünstigen Aufzuchtsbedingungen kleinwüchsige und spätreife Rassen besser geeignet.

Wird nun umgekehrt eine frühreife und besonders mastfähige Rasse reichlich ernährt, so verschieben sich die 4 Entwicklungsphasen des Wachstums in der Weise, daß sich die beiden letzten Phasen der Breiten- und Tiefenentwicklung nach vorwärts verlagern gegenüber den beiden Phasen der Höhe und Länge. Infolge der guten Ernährung setzt eine reichliche Gewebsbildung ein,

die rückwirkend auf das Skelet dessen Entwicklung in die Breitenrichtung stark
befördert. Von den Ausführungen WAGNERS seien nun endlich noch die Sexual-
differenzen der Wachstumsvorgänge hervorgehoben: Das männliche Tier hat
weniger Neigung zu einer überbauten Hinterhand, so verläuft die Geasmt-
entwicklung fast umgekehrt wie beim weiblichen Tier von vorn nach hinten,
und das Kennzeichen des Kalbes verschwindet beim jungen Stier durch beschleunigte Entwicklung des Widerristes wesentlich schneller. Weiter endlich zeichnet
sich das männliche Tier in der Zeit vom 1. zum 2. Jahre durch besondere Zunahme
der Nacken- Kopf- und Rippenlänge aus, während beim weiblichen Tier die
Nackenlänge nahezu konstant bleibt und die Rückenlänge nur ein verringertes Wachstum zeigt.

Zeitfaktor, Entwicklungsstaffelung der einzelnen Proportionen (Raumfaktor), charakterisieren all diese biologischen Wachstumsvorgänge.

Soviel über ihre allgemeine Natur.

Beachten wir nunmehr bestimmte Gruppen der unzähligen Variationen der Staffelungen des Wachstums in den 3 Dimensionen des Raumes, so zeigt sich, daß all den erwähnten generellen Grundlinien ganz bestimmte Typen der Gestaltung aufgelagert sind, deren beide Extrembilder nach dem Gesetz der fluktuierenden Variationen miteinander verbunden sind. *Diese beiden Typen können als leptosom und eurysom bezeichnet werden.* Wir haben ihre Berechnungsmöglichkeiten beim Karpfen bereits aufgezeigt.

Diese beiden Typen sind das Fundament der gesamten konstitutionellen Wachstumsforschung, es ist biologisch beweisbar.

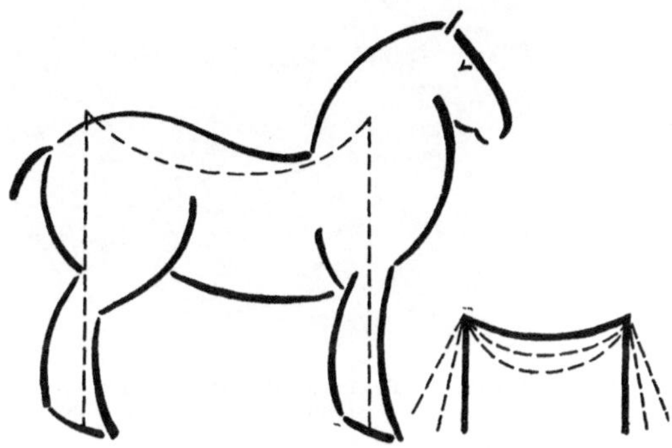

Abb. 77a. Stilisiertes belgisches Pferd. Dorischer Stil.
Langer Körper, kurze Glieder.

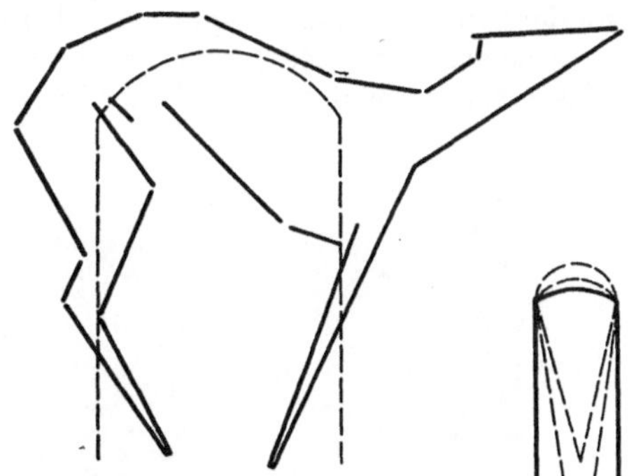

Abb. 77b. Stilisierter Windhund. Korinthischer Stil.
Kurzer Körper, lange Glieder.
[Aus Bulletin de la société d'étude des formes du corps
humain 1928 nach THOORIS VAN BORRE.]

MAC AULIFFE gibt in seinem
Werke „la vie humaine" eine breit angelegte chemisch-physikalische Grundlage
der kolloidalen Natur der Lebensvorgänge und vergleicht hier den lebenden
Menschen mit einem Gel. Diese Betrachtung ist außerordentlich interessant
und weist auf die ganz verschiedene Affinität der Gewebe bestimmter Gruppen
zum Wasser hin, von dessen Mengenverhältnis das Volumen zum großen Teil
bestimmt wird. Wie sehr das Wasser mitgestaltend am Wachstumsprozeß mitwirkt, wurde an Beispielen aus der Entwicklung der Pflanzen, der tierischen
Eier und Amphibienlarven bereits aufgezeigt. Größerer Wasserreichtum der
Gewebe, erhöhte Oberflächenspannung der Zellen bedingt hier im Vergleich
zum entgegengesetzten Extrem den „*Type rond*".

Alle jugendlichen Gewebe sind sehr hydrophil, mit zunehmenden Alter
nimmt diese Neigung immer mehr ab. Organismen mit geringer hydrophiler

Neigung bilden den entgegengesetzten Typus, den „*Type plat*". Das mit diesen
Abänderungen der kolloidalen Zustände auch Stoffwechselvorgänge abgeändert
sind, die Gewebsspeicherung, der Verbrennungsgrad, der Ausgleich der Sauer-
stoff- und Kohlensäurespannungen verschieden sein muß, ergibt sich ohne
weiteres, und verleiht diesen beiden Grundtypen der äußeren Gestaltung zugleich

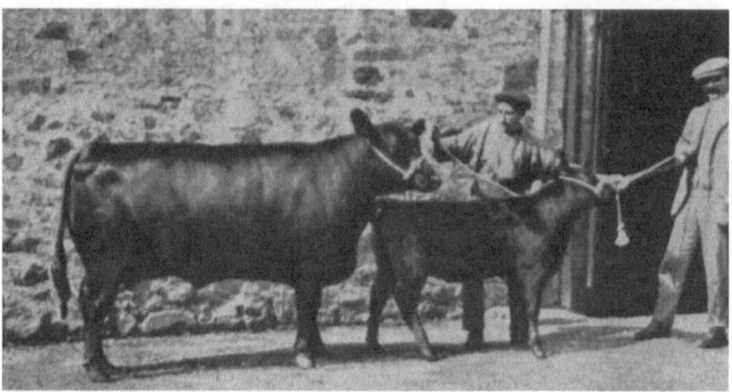

Abb. 78. Typische Mastrindformen (Aberdeen-Angus-Kuh mit Kalb).
[Nach KRONACHER: Züchtungslehre 1929.]

ein ganz bestimmtes physiologisches Attribut. Daß derartige Vorstellungen
zu Recht bestehen, haben die Einteilungen der Pferderassen durch die Züchter,
insbesondere die Untersuchungen von VON DER MALSBURGS, die Befunde von
GÖTZE gezeigt. Aus Züchtungsergebnissen geht hervor, daß Trockenheit
oder Wasserreichtum der Muskelfaser, Speicherungen verschiedenen Grades von

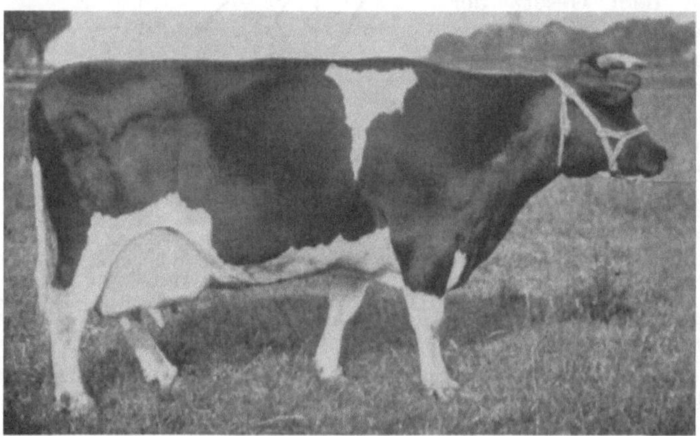

Abb. 79. Bester Milchleistungstyp. Ostfriesische Siegerleistungskuh, die bei 6jährigem Durchschnitt
6877 kg Milch leistete. [Aus KRONACHER: Züchtungslehre 1929.]

Wasser im Zellgewebe teils ein plethorisches, teils ein temperamentvolles Tier
mit hoher Muskelenergie bilden kann.

   Aus dem großen umfassenden Gesamtkomplex der Wachstumsmöglich-
keiten kann die Züchtung nur immer endogen bereits gegebenes steigern oder
zurückdämmen. Die beiden entgegengesetzten Wachstypen gestatten somit
beim Rinde auch 2 ganz entgegengesetzte Leistungstypen zu züchten: *1. die*

Mastrindform, der Aberdeenangustyp aus der biologischen Gruppe der eurysomen Tiere: Kurzer Kopf, tiefer Rumpf, weite Rippen, breiter Vorderteil, breiter Rücken und Becken, wohlgerundeter Bauch, weitgestellte, kurze, wenig gewinkelte Gliedmaßen, starke Muskulatur (Abb. 78). *2. der Milchtyp aus der biologischen Gruppe der leptosomen Tiere*: Großes Knochenwachstum, schlanke gestreckte Körperformen, besonders Hals, Kopf und Rumpf, schlanke Gliedmaßen, Gelenke und Sehnen, ausdrucksvolles Körperrelief, flacher Brustkorb, stark betontes Hinterteil, leicht abhebbare dünne elastische Haut, ein möglichst nach vorn und hinten gestelltes Euter (Abb. 79).

THOORIS VAN BORRE gibt in seinen Aufsätzen im „Bulletin de la société d'études des formes du corps humain" eine Darstellung der längst in Vergessenheit geratenen Vorstellungen von BARON, der in den 80iger Jahren des

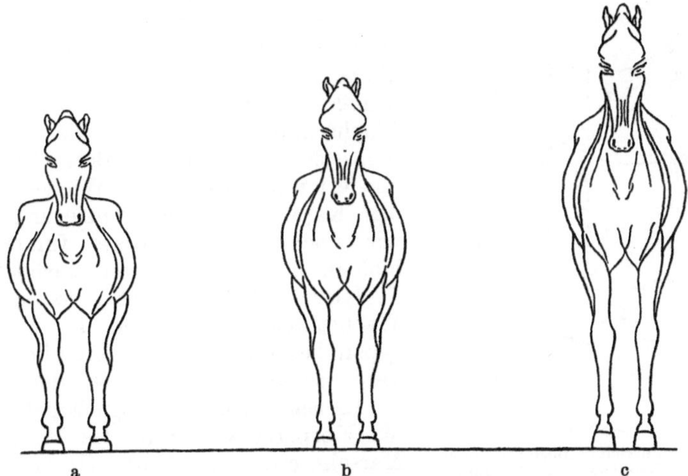

Abb. 80. a kurzliniger, b mittelliniger, c langliniger Pferdetyp nach BARON.
[Nach THOORIS VAN BORRE: Bulletin de la société d'étude. 1930.]

verflossenen Jahrhunderts einen metrisch-anatomischen und statischen Grundriß entworfen hat zur Beurteilung des morphologischen Aufrisses einer Gestalt. Zwei große Gegensätze können an der äußeren Gestalt wahrgenommen werden, die gegensätzlichen Beziehungen der Strahlenlängen der Beine und derjenigen des Rumpfes, es kann gepaart sein kurzer Rumpf mit langen Beinen und langer Rumpf mit kurzen Beinen. Hier prägen sich zugleich 2 Stilverschiedenheiten grundsätzlicher Art aus, die als dorisch und korinthisch auf architektonische Prinzipien hinweisen und die in ihrer grundsätzlichen Eigenart auch das Proportionsgesetz der Kopfform gestalten (Abb. 76 a u. b).

BARON nimmt eine Dreiteilung der statischen Morphologie vor und unterscheidet die Heterometrie, den Alloidismus und die Anamorphose. Diese metrischen Untersuchungen mögen hier eingeschaltet werden, weil sie zugleich Hinweise geben zum Verständnis des Aufbaues der tierischen Gestalt. Eine scharfe Präzisierung aller einschlägigen Methoden, die für die Anthropometrie von Bedeutung sind, wird an besonderer Stelle erfolgen.

Die Anamorphose betrifft im wesentlichen die linearen Dimensionen, deren unterschiedliche gestaltsbestimmende Prägung ganz besonders deutlich beim Vergleich sehr kurzbeiniger, langbeiniger und mittellangbeiniger Tierrassen klar wird. Hierher gehören die Bezeichnungen BARONs: „Bréviligne, médioligne und longiligne" (1885) (Abb. 80). Zu dieser lineären Konturbetrachtung

tritt nun die dreidimensionale Erfassung des Formates der in den Raum hinein-
gewachsenen plastischen Gestalt, die „Héterométrie". Die äußere Ausdifferenzierung nun dieser Form und ihre in Unterabteilungen zerlegbare Gesamtfläche,
die wellig, konkav, höckerig, buckelig, glatt sein kann; diese engere Betrachtungsweise umfaßt den „Alloidismus". Nimmt man nun hier eine bilaterale
Variation, so ergeben sich 2 entgegengesetzte Polaritäten, die bezogen auf die
dreifache Grundgruppierung mit den Vorzeichen $+ + +$ und $- - - -$ versehen
werden können.

Mit dieser Gruppierung BARONs hat die konstitutionelle Wachstumsforschung
zugleich den Anschluß gefunden an das QUETELET-GAUSSsche Binomialgesetz.
Die Berechnungsmöglichkeiten sind in klarer mathematischer Weise im Bino-
mialkoeffizienten gegeben. *Die gesetzmäßige Gruppierung der Wachstumsformen ist somit biologisch beweisbar.*

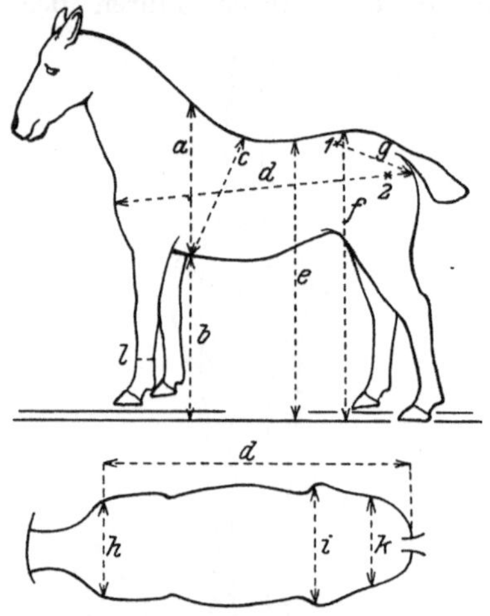

Wie bereits erwähnt, würden nunmehr die sekundären genaueren Differenzierungsformen dieser leptosomen und eurysomen Wachstumstypen, d. h. die eigentlichen
Konstitutionstypen der Betrachtung angegliedert werden müssen. Wir verweisen auf
das Kapitel der Differenzierung, in dem wir nochmals auf diese fundamentalen
biologischen Eigenheiten zurückkommen.

Hier sollen vorerst die allgemeinen Wachstumserscheinungen der Wachstumstypen beim Pferd und den übrigen Haustieren schärfer umrissen werden.

Es seien vorerst einige Ergebnisse über die Körperentwicklung des Holsteinischen
Marschpferdes genannt (IVERSEN 1926). Diese Untersuchungen wurden in regelmäßigen Zwischenräumen angestellt und an einem Material von 220 Einzeltieren über
einen Zeitraum von fast einem Jahr durchgeführt. Zur Festlegung der einzelnen Körperformen wurden 12 Maße verwandt. Ähnlich wie das Kalb im Vergleich zur
erwachsenen Kuh ist das neugeborene Fohlen gegenüber dem erwachsenen Pferd
hochbeinig, schmal und kurz. Es muß daher die Zunahme der Breitenmaße besonders stark sein. Besonders deutlich greifen die Aufzuchtsverhältnisse in die
normale Entwicklungskurve ein, in erster Linie das Einsetzen des Weideganges,
das die Breitenmaße sehr stark beeinflußt. Besonders stark ist das Wachstum der
Fohlen im ersten Lebensjahr, schon im 2. wachsen alle Körpermaße beträchtlich
langsamer. Wiederum wie beim Rinde tritt im 3. Lebensjahre die Breitenentwicklung des Rumpfes in den Vordergrund der proportionalen Gestaltung des Körpers,
dann endlich nimmt die Ausgestaltung der Rückenlinie, der Muskulatur und des
Skeletes ihre endgültige Form an, so wie sie dem Holsteiner Pferde eigen ist.
Bereits mit dem Abschluß des 4. Lebensjahres ist das Wachstum dieser Pferde-
rasse beendet. Vom Gesamtzuwachs der einzelnen Körpermaße ergibt das
Hüftbreitenmaß den stärksten Ausschlag, groß ist auch das Wachstum der Brusttiefe, des Brustumfanges und der Rumpflänge. Umgekehrt ist der prozentuelle
Wert der Beinlänge auf Grund der primären langen Gliedmaßen sehr klein.
Es sei hier die Tabelle des Gesamtzuwachses der einzelnen Körpermaße
nach Untersuchungen von WAGNER 1910 beigefügt, weil sie konstitutiv die

Abb. 81. Somatometrische Bezeichnungen
beim Pferd. a Brusttiefe, b Beinlänge,
a + b Widerristhöhe, c Brustumfang,
d Rumpflänge, e Rückenhöhe, f Kruppenhöhe, g Kruppenlänge, h Brustbreite,
i Hüftbreite, k Umdreherbreite, 1 Röhrbeinumfang, 1 Hüfthöcker, 2 gr. Umdreher.
[Nach IVERSEN: Züchtungskunde 1 (1926).]

relative Selbständigkeit der Entwicklung bestimmter Proportionen und Körpermaße angibt. Zugleich möge eine somatometrische Skizze die Meßpunkte am Pferdekörper illustrieren (Abb. 81).

Maße	1. Jahr		2. Jahr		3. Jahr	
	Zunahme in %	Mittel in %	Zunahme in %	Mittel in %	Zunahme in %	Mittel in %
Widerristhöhe	62		24		5	
Kreuzhöhe	66	81	24	18	4	4
Bugspitzenhöhe	82		20		—	
Höhe von Ferse	95		5		—	
Halsrumpflänge	65	56	22		9	
Rumpflänge	56	60	28	25	6	7
Rippenbrustbreite	57		30		9	8
Hüftenbreite	53	55	28	29	7	

STEGENs Untersuchungen der Wachstumseigenheiten des Hannoverschen Halbblutpferdes beziehen sich auf 364 Pferde, an denen insgesamt 1700 Einzelmessungen vorgenommen wurden. Ein starker Zuwachs findet bei den Fohlen in den ersten 6 Monaten statt, besonders hinsichtlich der Höhen- und Längenentwicklung, die Zunahmen betragen über die Hälfte des Gesamtzuwachses. Proportionell ist daher das Fohlen ähnlich wie bei der Geburt hoch, schmal und kurz; die Breitenmaße sind noch gering entwickelt. Kräftig wächst das Tier auch noch im 3. halben Jahre, dann neigt sich die Wachstumskurve allmählich bis zum 4. Jahre, im allgemeinen war die Zunahme im Sommer größer als im Winter. Bemerkenswert ist, daß die weiblichen Tiere im ersten Lebensjahr eine größere Wachstumsgeschwindigkeit aufweisen, im 2. Lebensjahr kehren sich dann die Verhältnisse um, und dann sind immer die Maße der Hengste größer als die der Stuten; besonders groß ist der Unterschied in der Höhen- und Rumpflänge ausgebildet. Im 3. und 4. Jahr entwickelt sich die Brusttiefe besonders gut bei den Stuten. Erst mit dem 1.—2. Jahr als Folge des freien Weideganges setzt eine Entwicklung in die Breite ein, die auch im 3. Jahre noch gut vorangeht, während die Höhenentwicklung allmählich immer mehr nachläßt, so daß auch mit 3 und 4 Jahren die Breitenentwicklung den Vorrang behält. Im Alter von 4 bis 5 Jahren erlischt das Höhenwachstum vollständig. Berechnet man den prozentualen Gesamtzuwachs, so hat den kleinsten Wert die Beinlänge, da die neugeborenen Tiere bereits schon gut entwickelt lange Extremitäten besitzen (Abb. 86).

Das wesentliche aus dieser kurzen Zusammenstellung ist der Rhythmus des Wachstums in alternierenden Phasen, weiter eine bestimmte Geschlechtsverschiedenheit; beide Eigenheiten werden in einer relativen Anwendungsmöglichkeit auf die äquivalenten Wachstumsbesonderheiten des Menschen von biologischer Bedeutung werden.

Untersuchungen von NATHUSIUS in Bestätigung durch SCHILKE 1922 ergaben, daß die Hengste eine deutliche Überlegenheit in der Ausladung der Brust, aber eine geringere Gurtentiefe und Breite des Beckens aufwiesen. Die proportionellen Einzelheiten zeigen aber im Laufe des Wachstums zu verschiedenen Zeiten in ganz verschiedener Weise bald Über- bald Unterwerte. So werden die einjährigen Trakehnerhengste mit Ausnahme der Rippenbrustbreiten in sehr vielen Maßen von den Stuten übertroffen.

Wesentlich ist die Weide der Boden; denn z. B. das belgische Pferd wird zwar nicht auf anderer Weide als derjenigen, die seiner Entwicklung am günstigsten ist, seinen Typ abändern, wohl aber seine gute Form, Haltung und Stellung der Gliedmaßen. An Messungen konnte nachgewiesen werden, daß Weidefohlen im Durchschnitt weniger gewachsen waren als Stallfohlen (Koch 1926), daß aber bei Bezug des Wachstums auf die Gewichtszunahme der Durchschnitt aller Weidefohlen 5,35%, derjenige der Stallfohlen 2,44% zugenommen hatte. Im Verhältnis zur Gewichtszunahme wachsen die Weidefohlen besser als die Stallfohlen.

Genauere Angaben über die Einzelheiten, deren Wiedergabe hier zu weit führen würde, finden sich in den Arbeiten „der deutschen Gesellschaft für Züchtungskunde.“

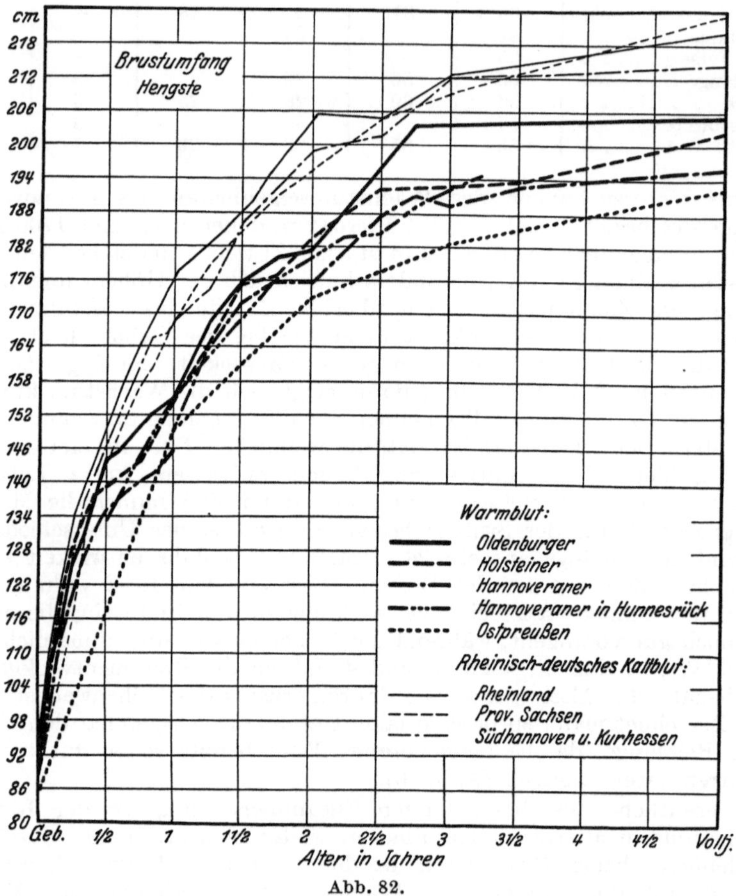

Abb. 82.

Die Wachstumsverschiedenheit und die verschiedenen Proportionsgestaltungen prägen beim Pferd ganz bestimmte Rassen, deren Ausdifferenzierung vom Züchter in ganz bestimmte Bahnen gelenkt wird. Nimmt man z. B. als Ausgangsmaterial ein leichtes Schrittpferd im „Ardennertyp“, so kann die Zuchtrichtung diesen leichten Typ zu erhalten suchen oder aber auch einen schwereren belgischen anstreben. Durch Verwendung gemeinsamer Väter oder durch Inzucht können derartige gleichmäßige Resultate erzielt werden.

Wenn man nun im Anschluß an die exakten Angaben Heinckes in seinem Werke „Naturgeschichte des Herings“ so vorgeht, daß für jede dieser beiden Zuchten durch Messungen der einzelnen morphologischen Charaktere die Mittelwerte bestimmt werden, so ergibt sich, daß die Summe der Quadrate der Abweichungen von den Mittelwerten der Charaktere einer Rasse für ein Individuum der gleichen Rasse kleiner ist, als bei einem einer anderen Rasse angehörigen Tier (KISLOVSKY 1927). Die beiden oben erwähnten Pferderassen haben demnach für zahlreiche Eigenschaften ganz bestimmte Mittelwerte, deren Exkursionen nach der Plus- oder nach der Minusseite für jede Rasse nur immer einen ganz bestimmten Grad besitzen. Wird die Abweichung nach der Plus- oder nach der Minusseite zu stark, so nähert sich auch das äußere Erscheinungsbild

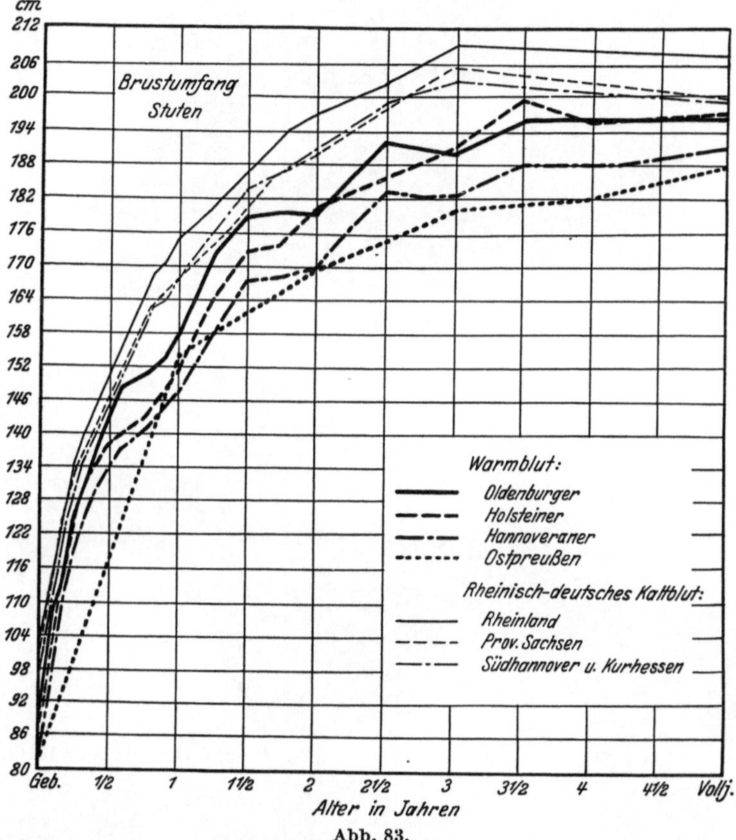

Abb. 83.

Abb. 82 u. 83. Vergleiche somatometrischer Werte des Brustumfanges von Hengsten mit denen der Stuten. [Beide Abbildungen nach SCHMIDT und LAMPRECHT: Züchtungskunde 3.]

dieses morphologischen Charakters demjenigen einer anderen Rasse. So lassen sich demnach die kleinen Formunterschiede der beiden Gestüte ein und derselben Ausgangsrasse konstitutionell unterscheiden und statistisch erfassen.

Weitere Untersuchungen beim Pferd, die wiederum als Vergleichsuntersuchungen für analoge Verhältnisse beim Menschen von Bedeutung sind, stellen die Befunde über die Zeitspannen der intrauterinen Wachstumsdauer dar, der Trächtigkeitsperioden gegenüber der extrauterinen Entwicklung bis zur Geschlechtsreife.

An 1200 Geburten (WELLMANN 1929 ungarisch, zitiert nach Züchtungskunde, Bd. 5) konnte beobachtet werden, daß die Trächtigkeitsdauer entsprechend den Jahreszeiten regelmäßige Schwankungen aufweist. Am kürzesten ist sie

im Juli mit 322,7 Tagen, von diesem Monat ab steigt sie bis Mai mit
341,4 Tagen. Die höchste Differenz beträgt demnach 18,7 Tage. Vielleicht wirkt

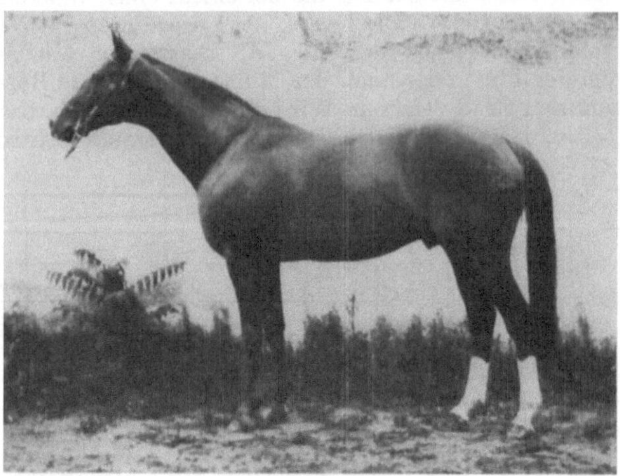

Abb 84a.

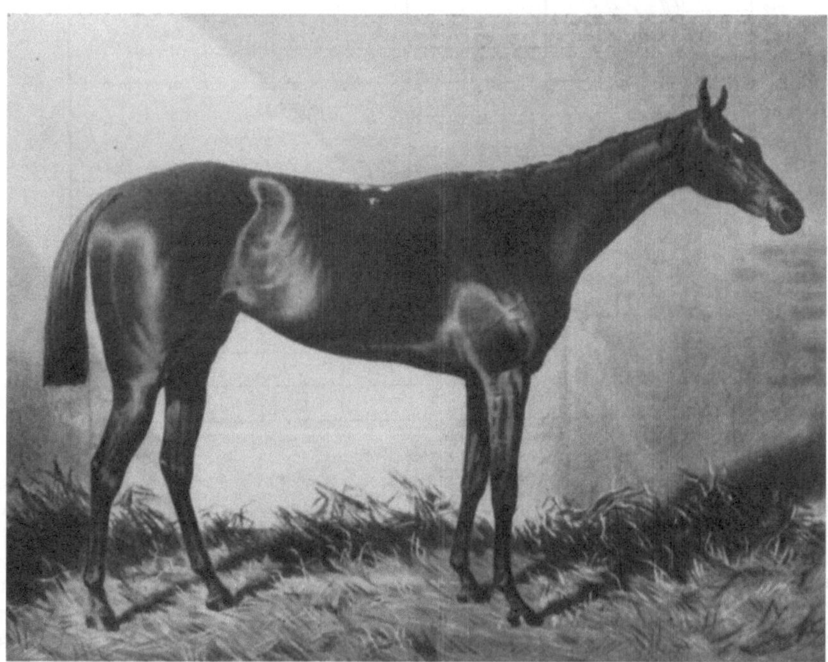

Abb. 84b.

Abb. 84a u. b. Längentyp, leptosome Konstitutionsform.   a Englischer Vollblutbengst mit ausgeprägt männlichen Formen; b englische Vollblutstute (1874/87).   Schnellstes und erfolgreichstes Pferd
seiner Zeit, das in 54 großen und kleinen Rennen niemals geschlagen wurde. Charakteristikum:
stark gewölbter Rücken und überbaut.
[Nach einem Bilde von A. ZAMPIS. Aus ADAMETZ: Lehrbuch der allgemeinen Tierzucht, 1926. S. 394.]

hier die Ernährung mit ausschlaggebend ein, insofern als die im Juli abfohlen-
den Stuten das nährstoffreiche und vitaminreiche Grünfutter erhalten können.

Von besonderer Bedeutung in typologischer Hinsicht ist nun die Tatsache, daß im Pferde „*Typen*" vorhanden sind, deren Herauszüchtung sich zu ganz bestimmten Leistungsformen steigern läßt (ADAMETZ). So gibt es Pferdetypen für große Schnelligkeit, das englische Vollblut; beim Hund ist es der Barsoi. Grundbedingung schnellsten Laufes ist geringe Massenentwicklung bei Ausbildung vorzüglicher muskulöser und langer Gliedmaßen, kurzer Rumpflänge, geringer Brusttiefe und Brustbreite; weiter ist Bedingung ein möglichst hohes und weit nach hinten reichendes Widerrist (ADAMETZ).

Interessant ist wiederum in seiner Anwendungsmöglichkeit auf den Menschen *die verschiedene proportionelle Gestaltung eines bestimmten Pferdekörpers, auf Grund derer ganz bestimmte Höchstleistungen vorausgesetzt werden können.* So

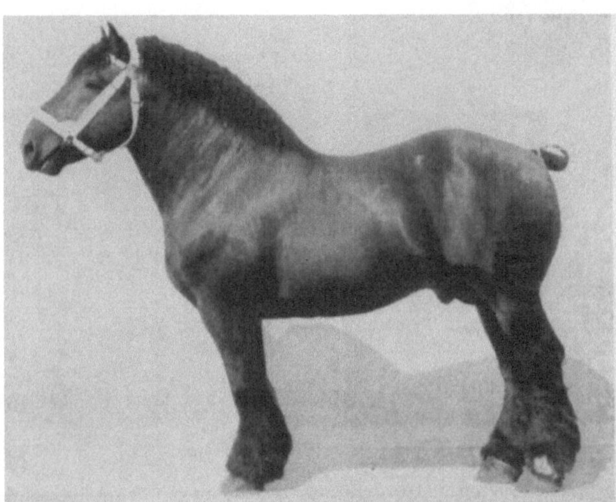

Abb. 85. Breitentyp, eurysome Konstitutionsform. [Nach KRONACHER: Züchtungskunde, S. 203.]

Abb. 84—85. Wachstums- und Konstitutionsformen beim Pferd.

sind auch die menschlichen Sportstypen jeweils für die Bewegungskinetik ihres sportlichen Spezialgebietes spezifisch gebaut. So gibt es Pferdetypen, bei denen Schnelligkeit mit Ausdauer gepaart ist; das englische Vollblutpferd. Trotz seiner außerordentlichen Veranlagung für Schnelligkeit ist dieses englische Vollblutpferd nicht in dem Maße für größere Dauerleistungen befähigt wie das arabische Pferd. Dieses arabische Pferd ist etwas gedrungener gebaut als das grazile Vollblut. Der Pferdetyp der Tragtiere besitzt einen kurzen Rumpf mit besonders ausgesprochener Wölbung der Wirbelsäule; Gelenke, Sehnen und Bandmaßen der Gliedmaßen, Rückenmuskulatur, müssen kräftiger entwickelt sein. Der Pferdetyp des großen Wagenschlages (Karrossier), hat eine große Gestalt und schön abgewogene kräftige Formen.

Die Wagenpferde mittelschwerer bis leichter Type bilden weiter den Übergang zum Traberpferd, Sportspferden amerikanischer oder russischer Zucht. Diese Tiere sind besonders überbaut, haben steil verlaufende hintere Extremitäten. Entstanden sind die russischen Traber aus Mischung arabischen und dänisch-holländischen Blutes.

Mächtige Muskel- und Knochenentwicklung muß das Zugpferd besitzen, das zugleich durch großes Gewicht ausgezeichnet ist, 700—800 kg bei den Belgiern. Der Umfang der Vorderröhre, des Metakarpus, stellt einen gut meßbaren Körperabschnitt dar, besonders zur Beurteilung der wesentlichen Knochenstärke.

Betrachtet man nun die Tabellen der Mittelwerte nach NATHUSIUS, welche in Übereinanderstellung vom englischen Vollblut bis zum schweren belgischen Pferde führt, so erkennt man, daß die Beinlänge immer mehr abnimmt, sämtliche Brustmaße aber immer mehr zunehmen; eine ganz bedeutende Zunahme weist das Gewicht auf, Röhrbeinumfang und Rumpflänge steigen ebenfalls.

Es kristallisieren sich somit 2 extreme Typen heraus, ein Längentyp, das englische Vollblutpferd (Abb. 84 a u. b), *und ein Breitentyp, das belgische, schwere englische und Pinsgauerpferd* (Abb. 85). Zwischen diesen beiden äußersten Formen liegen zahlreiche andere, deren hervorragende besondere morphologische und

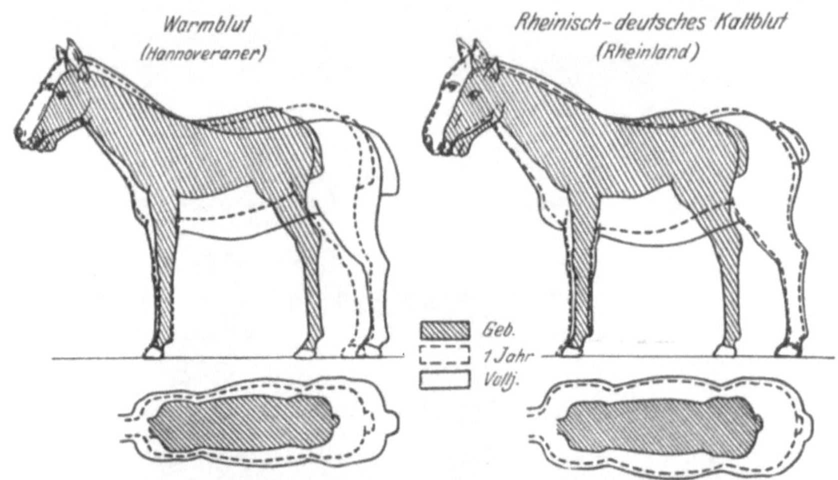

Abb. 86. Wachstumsbesonderheiten und Proportionsverschiebungen beim neugeborenen, einjährigen und volljährigen Warmblut und Kaltblut.
[Nach J. SCHMIDT u. E. LAMPRECHT: Züchtungskunde, Bd. 3. 1928.]

physiologische Eigenarten leistungsgemäß sich manifestieren. Alle diese Eigenarten, welche Rassenbilder darstellen, sind *Differenzierungsformen, die in besonderer Hinsicht den Wachstumsmaßen der beiden erwähnten Grundtypen aufgelagert sind.* Zwischen den beiden Extremen Wuchsformen mit den erwähnten charakteristischen Proportionsverschiebungen lassen sich metrisch alle Übergangsformen nachweisen. Wären diese beiden Grundtypen biologisch im Pferd nicht gegeben, so wäre auch jede Züchtung nach der einen oder nach der anderen Richtung unmöglich. Schon während der Entwicklung prägen sich allmählich die beiden Grundtypen des „Warmblutes" und des „Kaltblutes" in ihrem leptosomen und eurysomen Grundtyp aus (Abb. 86).

Im englischen Vollblutpferd liegt das Wachstumsausmaß auf der leptosomen Linie, im belgischen und Pinsgauerpferd auf der eurysomen Linie. Wie erwähnt, werden diese beiden Typen in ähnlicher Weise beim Rinde in dem schlankeren leptosomen Milchleistungstyp verwirklicht, gegenüber dem außerordentlich schweren eurysomen Mastrind der Aberdeen-Angus. Diese beiden Polaritäten finden sich endlich beim Karpfen in der breitrückigen und in der schmalen langen flachrückigen Form.

Diese generellen Manifestationsmöglichkeiten der somatischen polar entgegengesetzten Gruppierung bei ein und derselben Art der verschiedensten Vertebraten gibt uns die Erklärung für die beiden großen biologischen Typen, dem Längen- und dem Breitentyp des Menschen. Durch starkes Massenwachstum, oder im gegenteiligen Fall durch geringes Maßenwachstum, entsteht die eurysome, resp. leptosome Wachstumsform, deren sekundäre Gewebsdifferenzieruug die Konstitutionstypen darstellen. Diesen leicht meßbaren Wachstums- sowohl wie Differenzierungserscheinungen liegen jene Determinationsvorgänge zugrunde, welche a priori die Form als solche gestalten, ohne welche keine Formentstehung je denkbar wäre. Die Grundform eines Organismus mit seinen unzähligen proportionell abgewogenen Teilen würde aber, wenn einzig und allein die chromosomal bedingten, erheblich übertragenen Wachstums- und Differenzierungsvorgänge selbständig fluktuieren würden, eine generelle Variabilität sämtlicher Teile manifestieren, aber *niemals die Form als solche determinieren* können. Wachstum und Differenzierung können eben nur auf gegebener Basis, auf gegebener Grundform sekundär sich aufbauen.

Ordnet man allein nach den Gewichtswerten, nach dem massenmäßigen Wachstumsausmaß sämtliche Pferderassen, so werden all diese in eine einheitliche Reihe gestellt werden können, wie sie die besten Kenner der Pferderassen nicht besser gruppieren könnten. NATHUSIUS hat 1912 eine derartige Tabelle aufgestellt:

Schlagbezeichnung	Geschlecht	Zahl	Gewicht im Durchschnitt
Traber		25	508
Englisches Vollblut		14	540
Westpreußische Edelzucht		16	543
Ostpreußische Edelzucht		7	559
Hannoveraner		26	559
Brandenburger		21	571
Württemberger		16	575
Holsteiner Geestschlag		21	589
Holsteiner Marschschlag		43	603
Holsteiner Marschschlag		19	608
Württemberger Edelzucht		13	610
Schleswiger.		23	698
Andere deutsche Belgier		14	706
Englisches Schrittpferd		14	733
Rheinischer Belgier		20	762
Schleswiger.		10	765
Original Belgier.		17	784
Original Belgier.		12	824

Mit nochmaligem Hinweis auf das fundamentale Grundgesetz der fluktuierenden Variationen und in Anwendung der somatometrischen Gruppierung von BARON (breviligne, médioligne, longiligne), stellen wir somit 2 extreme Wuchstypen auf, die durch einen mittleren Wuchstypus durch fließende Übergänge miteinander verbunden sind:

	Leptosom	Eurysom
Karpfen	schmalrückig	breitrückig
Rind	Milchleistungstyp	Masttyp
Pferd	Warmblut (englisches Vollblut	Kaltblut (Belgier, Pinsgauer)
Mensch	leptosom	eurysom

Ähnliche Messungen und Wägungen liegen auch *beim Schwein* vor, z. B. beim deutschen veredelten Landschwein (WILKENS 1929). Das Ziel der Züchtung stellt dar ein gesundes, frohwüchsiges Schwein mit guter Freßlust und guter Futterverwertung. Bevorzugt werden lange, großwüchsige Tiere mit genügender Brusttiefe und kräftiger Muskulatur. Untersuchungen an 4 Jahre alten Ebern

und $3^1/_2$ Jahre alten Sauen ergaben in allen Dimensionen, Widerristhöhe, Kreuzbeinhöhe, Rumpflänge, Brustbreite, Brusttiefe, Beckenbreite, Röhrbeinumfang
für das männliche Tier die höheren Gewichtswerte. Der größte Unterschied
liegt in der Rumpflänge mit 11,14 cm. Der Eber ist durchschnittlich 105 kg
schwerer.

Hier liegen nun auch rassenmäßige Unterschiede vor in ganz ähnlicher
Weise wie beim Rind, Pferd und auch beim Menschen. Verglichen mit Zahlen
von Schweinerassen im Münsterlande und im Hannoverschen ergaben, daß
diese beiden genannten Rassen eine größere Brustbreite besitzen, während
die Lüneburger in den Höhenmaßen, der Längen- und der Brusttiefe überlegen sind.

Die Sau hat in der Brusttiefe und Beckenbreite im 4. Monat, bei der Brustbreite im 4. und 5. Monat höhere Werte als der gleichaltrige Eber. Dann aber
mit fortschreitendem Wachstum werden die Maße des Ebers immer größer;
die größte Ausdehnung hat die Körperlänge. Allgemein ist das Jungtier hoch-
beiniger, flachrückiger und stärker überbaut. Am schnellsten wächst die Widerristhöhe im 6. Monat, die Kreuzbeinhöhe im 6. bzw. im 4. Monat, die Rumpflänge im 7. bzw. im 4. Monat; im 7. Monat wachsen am schnellsten die Breitenmaße. Die Brusttiefe nimmt am meisten zu im 7. bzw. 12. Monat, der Röhrbeinumfang im 7. bzw. 4. Monat.

Diese Einstellung auf den Zeitfaktor des Wachstums der bestimmten anatomisch umrissenen Proportionen ist bedeutsam für die Beurteilung der augenblicklichen Konstitution eines Schweines bestimmten Alters. Verteilt man
die Wachstumsintensität auf die einzelnen Jahre, so zeigt sich folgendes Bild.
Beim Eber wachsen die Höhenmaße, Rumpflängen und Röhrbeinumfänge am
stärksten im 1. Jahr, Breiten- und Tiefenentwicklung treten zurück; umgekehrt
zeigt die Sau im 1. Jahre ein starkes Breitenwachstum, das im 2. Jahre weniger
zunimmt, erst wieder im 3. Jahre sich wieder mehr steigert. Im allgemeinen
werden die proportionellen Geschlechtsunterschiede nach dem 1. Vierteljahre
deutlicher, das weibliche Tier dehnt sich nach allen Seiten hin stark aus, während
der Eber vor allem in die Höhe und Länge wächst. Charakteristisch ist weiter
die stärkere allmähliche Zunahme des Gewichtes beim Eber, hier liegt die größte
Zunahme im 7. Monat. Die Entwicklung des Körpergewichtes verteilt sich beim
Eber zwischen dem 3. und 12. Monat zwischen 45 und $99^0/_0$, auf das 2. Jahr
zwischen 30 und $73^0/_0$; auf das 3. Jahr zwischen 19 und $98^0/_0$, auf den Rest
des Wachstums zwischen 3 und $21^0/_0$.

Die verschiedene Ausprägung der Wachstumsgröße und die dann weiter
hinzukommende besondere konstitutionelle Differenzierung der verschiedenen
Schweinerassen bedingt dementsprechend ganz besondere Leistungen, Wuchseigenheiten und eine besondere Mastfähigkeit, so daß hier die Züchter gerade
für diese körperbaulichen Besonderheiten einen besonders scharfen Blick haben.
Nach amerikanischem Urteil (PARKE T. BROWN 1927), lassen sich die kurzen,
niedrig gestellten, gedrungenen Schweine leicht mästen und werden früh schlachtreif. Die Sauen dieses Typs sind nicht sehr fruchtbar. Die langen, schmalen
Schweinetypen wachsen schnell, sind aber nicht früh genug schlachtreif, die
Sauen sind sehr fruchtbar.

Beim Schwein ist nun gerade die Kenntnis der Wachstumsvorgänge der
Muskulatur und des Fettes von großer landwirtschaftlicher Bedeutung, und
so sind denn auch von dieser Seite aus zahlreiche wissenschaftliche Arbeiten
erschienen, von denen hier nur einige wesentliche Grundlinien skizziert werden
mögen. Aufgabe der praktischen Fleischerzeugung ist, die Schnelligkeit, mit
der der Körper seine normalen Proportionen verschiebt, zu beschleunigen und
bei dieser Beschleunigung den Anteil der Gewichtszunahmen möglichst bald

eintreten zu lassen. Dieser Wechsel in den Körperproportionen ist die biologische Grundlage der Frühreife, und bedingt mehr die Qualität des Fleischtieres als die Zunahme an Lebendgewicht an sich.

Vergleicht man z. B. die Wachstumsveränderungen beim Schwein (Hamond 1929), so findet man hier besonders im Laufe der ersten Monate eine starke Abnahme der relativen Maßenanteile des Kopfes und eine relative Zunahme der Gesäßmuskulatur. Biologisch würde daher dasjenige Tier am besten qualifiziert werden, das diese Reife des Körpers möglichst schnell erreicht. Während nun die wilden und unveredelten Tiere beim Heranwachsen auch ihre Proportionen verschieben, so geschieht dies doch längst nicht in dem hohen Grade, wie bei den veredelten Zuchten.

Aus diesen Angaben erhellt die Bedeutung des Zeitfaktors der Entwicklung auch für die praktische Landwirtschaft; denn das Ziel des Züchters muß jetzt dahin gehen: *die reifen Proportionen, die beim Wildtyp sehr langsam und längst nicht in dem Ausmaße erreicht werden,, bei veredelten Zuchten möglichst schon in frühem Lebensalter zu erreichen.* Diese Entwicklungsbeschleunigung stellt als Domestikationserscheinung für die Beurteilung des Wachstums bestimmter sozialer Kindergruppen eine allgemeine biologische Grundlage dar.

Die besonderen Wachstumsetappen der einzelnen Konstituenten des Körpers der Zuchttiere bedingten, daß z. B. die einzelnen Knochen zu ganz verschiedenen Zeiten ihre relativ maximale Größe erreichen. Das Femur z. B. beim Schaf wiegt bei der Geburt 212, im 5. Monat 320, mit 4 Jahren 361. Später als die Skeletentwicklung setzt dann die Entwicklung und das Wachstum der Muskulatur ein, und noch später dasjenige des Fettes. Da nun im allgemeinen die Komponenten des Bewegungsapparates sich relativ spät entwickeln im Vergleich zum Gehirn, Herz und den Lungen, so wird Unterernährung bei erwachsenen Tieren hauptsächlich die Bestandteile des Bewegungsapparates und das Fett im Wachstum hemmen. Auf diese Weise gelingt es, durch einen bestimmten Ernährungsplan den Körperbau eines Zuchttieres abzuändern.

Beim Schwein nimmt während des Wachstums die Länge stark zu bis etwa zum 5. Monat, später setzt dann eine Breiten- und Maßenzunahme ein. Die praktische Landwirtschaft findet in den Entwicklungseigenheiten der ersten Periode die Erfordernisse für Spätzüchtung, in denen der späteren Entwicklung diejenigen der Fleischzüchtung. Da es nun Rassen gibt, welche Längen- und Breitenentwicklung in verschieden schnellem gegenseitigen Tempo durchlaufen, wird durch geeignete Auswahl der Rassen mit bestimmter Entwicklungs- und Wachstumsgeschwindigkeit ein bestimmter Nutzungseffekt erreicht. Bei dem sogenannten Frischfleischtyp des Schweines, dem „Berkshire" werden die Tiere in sehr frühem Alter bei kleinem Gewicht schlachtreif, die Änderungen der genannten Körperproportionen vollziehen sich hier sehr schnell. Die Tiere sind daher im Vergleich zu ihrer Länge schon zu dick und zu fett. Bei spätreifen Rassen „große weiße" wird dagegen geeignete Körperlänge mit geeigneter Breitenentwicklung und Fettansatz kombiniert. Man kann nun experimentell durch Kürzung der Nahrungszufuhr die Entwicklung der frühreifen „Frischfleischtypen" hemmen, und wird dadurch eine bessere Speckqualität erzielen, da die Tiere Zeit gewinnen, ihr nunmehr retardiertes Maßenwachstum mit der Längenentwicklung in Einklang zu setzen. Es ist leicht verständlich, daß ganz bestimmte örtliche Fütterungsbedingungen für die Herausbildung ganz bestimmter Haustierrassen günstig sein müssen.

All die zahlreichen Faktoren, welche für die Beurteilung der Schlachtreife, der Verteilung von Fett und Muskulatur, von Knochengröße und proportioneller Gestaltung von Bedeutung sind, werden immer unter Einbeziehung des Zeitfaktors der Entwicklung eine biologische Grundlage erhalten, welche züchterischen Experimenten zugänglich ist.

Die Kenntnis der Wachstumsbesonderheiten des Fettes und seiner topographischen und zugleich zeitlich abgestuften Anordnung ist bei der Züchtung des Schweines von großer praktischer Bedeutung. Biologisch lagert sich das Fett in den verschiedensten Organen des Körpers in einer ganz bestimmten Reihenfolge ab, die nicht beeinflußt wird, wenn durch steigenden Fettansatz mit zunehmenden Alter oder durch Rassenverbesserung oder durch Mast die Qualität zunimmt. Anfänglich wird das Fett am Gekröse und an denDärmen angesetzt, dann nach einigen Wochen erscheint es an der Oberfläche der Körpermuskeln und im Unterhautbindegewebe, rundet somit hier die allgemeinen Formen ab. Diese subkutane Ablagerung ist bei den einzelnen Haustieren räumlich ganz verschieden und erreicht an bestimmten Stellen einen sehr starken Grad, so beim Ochsen am Sitzbeinknochen, beim Schaf an den Lenden, beim Schwein an den Schultern. Zeitlich zuletzt erscheint dann das Fett zwischen den Muskeln und innerhalb der einzelnen Muskeln. Es zeigt sich weiter, daß die eben skizzierte Reihenfolge der Fettablagerung in ganz ähnlicher Weise auch mit fortschreitendem Alter des Tieres in Erscheinung tritt, man findet daher das marmorierte Fett beim alten Tier häufiger als beim jungen desselben Mastgrades. Dieselbe konstitutionelle Fettanhäufung findet man z. B. bei veredelten Schafrassen, während sie bei unveredelten „Sway" und „Shetland" im gleichen Alter viel weniger auftritt. „Milchrassen" setzen Fett mit Vorliebe im Unterleib an, frühreife Fleischtiere in großer Menge in den sich später entwickelnden und wertvollen Körperteilen.

Diese Untersuchungen HAMMONDs sind besonders für unseren *konstitutionellen Gesichtspunkt* beachtenswert, sie wurden daher etwas ausführlicher erwähnt.

Das Verhältnis der 3 Gewebsarten, Knochen, Muskeln, Fett, staffelt sich je nach der bestimmten Wachstumsquote der einzelnen der 3 genannten Teile. In großer Linie wechselt das Verhältnis der Muskelmaße zur Knochenmasse in dem Sinne, daß das Verhältnis Muskel zu Knochen immer größer wird, und das Fett die früher geschilderten topographischen und quantitativen Wuchseigenheiten einnimmt. Dies wechselnde Verhältnis von Muskelmasse zu Knochen wird durch folgende Tabelle HAMMONDs am übersichtlichsten dargestellt. Wenn das Gewicht des Mittelfußknochens gleich 100 gesetzt wird, so ist das Gewicht:

Alter	des Unterschenkelknochens	der Unterschenkelmuskulatur	des Oberschenkelknochens	der Oberschenkelmuskulatur	des Beckenknochens	Verhältnis Muskel zu Knochen
Geburt	197	305	217	981	142	100
5 Monate ..	245	689	289	3066	430	360
Ausgewachsen .	272	899	324	4197	569	511

Je schneller demnach die Wachstumsperioden bei bestimmten Rassen durchlaufen werden, um so schneller nähert sich das angegebene Verhältnis den hohen Werten, vermindert somit die Zeit der nötigen Fütterung und bringt praktisch für den Züchter den besten Nutzen.

Für das *Schaf* seien noch ganz kurz einige konstitutionelle Hinweise gegeben, weniger um das Gesamtproblem zu erschöpfen, als um anzudeuten, wie im Zusammenhang mit den bereits bei den übrigen Haustieren aufgeworfenen Fragen die Wachstumserscheinungen als solche sich auswirken. In weiterer Vertiefung der bereits schon angedeuteten Beziehungen zwischen Maßenverhältnis der Wachstumsgrößen, konstitutioneller Differenzierung und Blutzusammensetzung bringt GESKE 1927 Beiträge für das Schaf, und findet, daß einmal mit zunehmendem Alter Erythrozytenzahl und Hämoglobingehalt abnehmen, daß andererseits der Weidegang die Neigung zur Grobzelligkeit der Erythrozyten fördert, und zugleich die Zahl der Zellen steigert. Auf genauere Ergebnisse von GÖTZE, auf die Beziehungen zwischen Blutausrüstung und Leistungsfähigkeit wird im Kapitel über die Differenzierung genauer eingegangen werden.

Das Wachstum ist eine von Anbeginn der Entwicklung an variable Größe, und es müssen daher auch bei der Beurteilung der Wachstumsgeschwindigkeit nicht allein die allerersten Phasen der Eientwicklung, sondern auch die näheren Umstände bei der Geburt eines Tieres beachtet werden, um die später einsetzenden Phasen konstitutionell richtig einschätzen zu können. Gerade auch für die Beurteilung des menschlichen Wachstums sind Parallelen zu den adäquaten relativen Erscheinungen bei Tieren biologisch bedeutsam.

Untersuchungen an 28 Muttertieren des Schafes, die 5 verschiedenen Rassen angehörten, ergaben folgendes (STEINACKER 1929): Die Tiere befanden sich in der Untersuchungszeit vom Dezember bis April in der ersten Laktation. Es handelte sich um Merino-Fleischschafe (Hannover), Leineschafe, Oxfordshiredownschafe, Merinofleischschafe (Harz) und endlich Suffolkschafe. Sämtliche Lämmer wurden am 77. Lebenstage abgesetzt. Die Fütterung der Muttertiere erfolgte nach besonderen Normen (KELLNER). Es interessieren hier im wesentlichen die Gewichtsveränderungen und Wachstumsverhältnisse der Lämmer bei der ihnen zur Verfügung stehenden Ernährung. Im allgemeinen überschneiden sich die Laktationskurven der einzelnen Rassen verschiedentlich, und groß sind besonders die individuellen Variationen. Die Schwankungen sind innerhalb der einzelnen Rassen größer als die Schwankungen der Mittelwerte bei verschiedenen Rassen. Auch unterliegt die Zusammensetzung der Milch beträchtlichen Unterschieden. In den ersten Lebenstagen standen den Lämmern im Durchschnitt 1,43 kg Milch zur Verfügung, von der 5. Woche an erhielten die Lämmer weniger als 1 kg Milch, und bereits vom 8. Lebenstage an ein Beifutter ganz bestimmter Zusammensetzung (Erdnußkuchen, Haferschrot, Leinkuchenmehl, Futterkalk). Bei Einhaltung dieser geschilderten gleichen Haltungs- und Fütterungsverhältnisse können somit die Individuen der verschiedenen Rassen konditionell als einheitlich angesehen werden, und Vergleiche werden leichter möglich. Die Geburtsgewichte der Merinoschafe mit 4,90 kg für Bocklämmer und 4,20 für Mutterlämmer sind etwas niedriger, als die der Harzer Rassen mit 5,05 bzw. 4,40. Die Oxfordshiredownschafe hatten 4,07 kg Gewicht für die Bocklämmer und 4,50 kg Gewicht für die Mutterlämmer. Sehr unterschiedlich ist auch die Zeitdauer der Gewichtsverdoppelung. Hier kommen Schwankungen zwischen 2—3 Wochen vor (GÄRTNER, Schafzucht 1924), der Gesamtdurchschnitt für alle Rassen ist 22 Tage für Bocklämmer und 20 Tage für Mutterlämmer. Wesentlich ist nun, daß das Geburtsgewicht ein wichtiger Faktor ist für die spätere Entwicklung. Die bei der Geburt schwereren Lämmer nehmen früher Beifutter auf, wachsen auch schneller und entwickeln sich auch besser. Das Geburtsgewicht spielt also auch für die konstitutionelle Beurteilung des Mutterschafes eine wesentliche Rolle.

Wachstumsstudien am Karakulschaf (O. FRITZ 1927) aufbauend auf den Untersuchungen von FRÖHLICH, ADAMETZ, DISSELHORST, DUERST, KRONACHER) ergaben folgende Eigentümlichkeiten: das Karakulschaf gehört zur Fettschwanzschafrasse und stammt aus dem westlichen Teil von Buchara. Das neugeborene Lamm ist hochbeinig, verhältnismäßig kurz in der Rumpflänge, stark überbaut, die gesamte Gestalt könnte in ein Hochrechteckformat eingezeichnet werden. Die Höhenmaße sind schon bis zur Hälfte des Endmaßes entwickelt, die Gliedmaßen zu 60—64%. Am geringsten entwickelt sind die Breitenmaße, besonders die Hüftbreite mit nur 38%. Schon im ersten Vierteljahr werden von den Höhenmaßen über 50% des Gesamtzuwachses zurückgelegt, von den Breitenmaßen 40—45%. Wiederum sind es auch die Breitenmaße, die im Verhältnis zu den Anfangsmaßen am schnellsten wachsen, ihr Zuwachs beträgt $\frac{1}{3}$ des Geburtsmaßes. Wesentlich ist, daß das Wachstum der weiblichen Tiere einen anderen Verlauf nimmt als das der Böcke. Die Zibben wachsen schneller als die Böcke. Kreuzungen der Karakuls sind durch besonders schnelle Entwicklung ausgezeichnet, besonders in den ersten Lebensmonaten, diese beschleunigte Entwicklung dauert etwa 3—4 Monate, dann aber verlangsamt sich das Wachstum beträchtlich, so daß die Endmaße nicht höher sind, als bei den reinrassigen Tieren. Im 2. Vierteljahr läßt das Wachstum erheblich nach, in den Höhenmaßen ist nur noch der 5. — 6. Teil des ersten Vierteljahres vorhanden, auch ist der Wachstumsunterschied zwischen männlichem und weiblichem Tier nicht mehr so groß, demnach ist auch der Wachstumsrückgang bei den männlichen Tieren nicht so ausgesprochen wie bei den weiblichen. Die Überbauung der halbjährigen Schafe ist demnach geringer als bei der Geburt und mit einem Vierteljahr. Die Hinterhand läßt früher im Wachstum nach als die Vorderhand. Im 2. Vierteljahr nehmen die Böcke in den Höhenmaßen mehr zu als die weiblichen Tiere. Das Widerristhöhenwachstum ist bei den Böcken mit einem Jahre zu 71, bei den Zibben zu 77,5% des Gesamtzuwachses beendet, das der Kreuzhöhe zu 76 bzw. 82,5%. Während also in den Höhenmaßen die weiblichen Tiere weiter entwickelt sind als die männlichen, beträgt für die Rumpflänge der Zuwachs bei den Böcken 82%, bei den Zibben nur 76,4%. Die Breitenmaße sind im 2. Halbjahr noch lebhaft in Entwicklung begriffen. In der letzten Wachstumsperiode von einem Jahre bis zum Endmaß ist der Zuwachs der Widerristhöhe bei den Böcken 29%, bei den Mutterschafen 23%, derjenige der Kreuzhöhe 24 resp. 17, der Ellenbogenhöhe 19 bzw. 17,5%, der Kniehöhe 18 bzw. 4.

Bei den Merinoschafen geht im ersten Vierteljahr das Wachstum der Höhenmaße fast ebenso schnell voran wie beim Karakulschaf, dagegen wachsen die Rumpfbreitenmaße, Rippenwölbungen und Brustbreiten bedeutend schneller. So lößt auch beim Merinoschaf die Wachstumsenergie nur allmählich nach, auch sind die Merinoschafe frühreifer als die Karakuls; die Zeitspanne beträgt etwa $1\frac{1}{2}$ Jahr.

Genauere Untersuchungen über das Wachstum gestatten Röntgenaufnahmen, besonders solche der wachsenden Skeletteile. Derartige Untersuchungen an der vorderen Extremität und am Brustkorb liegen vor bei der *Ziege*, und zwar an ein und demselben Tier von der Geburt bis zum Alter von $1\frac{1}{2}$ Jahren (KRONACHER, HENKELS, KLIESCH 1929) in Zeitabständen von 14 Tagen später von 4 Wochen. Am Brustkorb zeigen sich durch Vergleiche der äußerlich mit Meßstock feststellbaren Maße mit den Verhältnissen der inneren wahren Brusttiefe, daß die stärkste Entwicklung in den ersten 8 Lebenswochen stattfindet. Die inneren wahren Brusttiefen scheinen während der ganzen Zeit in einem konstanten Verhältnis zu bleiben mit den äußeren Maßen und betragen immer 70% der ganzen Tiefe.

Das Längenwachstum des Metakarpus und Radius an der vorderen Extremität ist um so stärker, je jünger das Tier ist, schon im Alter von $1\frac{1}{2}$ Jahren scheint der Metakarpus bei beiden Geschlechtern sein Wachstum einzustellen; der Radius steht aber erst im 2. Jahre in der Entwicklung still. Die Epiphysenfugen sind bei den einzelnen Knochen verschieden groß, auch ist der Zeitpunkt des Epiphysenschlusses verschieden. Mit etwa $1\frac{1}{2}$—2 Jahren dürfte der Abschluß des Wachstums der Röhrenknochen beendet sein. Zuerst verknöchert die proximale Radiusepiphyse, dann die distale Metakarpusepiphyse, die proximale Ulnaepiphyse, die distale Radiusepiphyse und schließlich die distale Ulnaepiphyse. Diese Ossifikationsetappen sind für das menschliche Skelet ganz genau in den einzelnen Schüben ermittelt und ergeben in ihrer individuell verschiedenen zeitlichen Staffelung sehr wesentliche Anhaltspunkte für die Beurteilung der Reife eines betreffenden Skeletabschnittes oder der zeitlichen Überschneidungen verschieden schnell sich entwickelnder Knochen.

Weitere genauere Untersuchungen über das Wachstum der Ziege verdanken wir KRONACHER und KLIESCH (1928) (Abb. 87). Das intensivste Wachstum findet in den ersten 4 Wochen statt. Am geringsten ist das Höhenwachstum, am schnellsten nehmen zu die Breitenmaße.

In genau der gleichen Weise wie das Wachstum der Proportionen des Körpers der Haustiere zeitlich in ganz bestimmte Perioden zerfällt, so ist auch das Wachstum der Feten der Primaten in bestimmte Zeitabschnitte zerlegbar, die teils durch besondere Intensität, teils durch besondere Langsamkeit für bestimmte Körperteile charakterisiert sind, und deren zahlenmäßiger Vergleich mit dem menschlichen Fetus weiterhin das Problem des Wachstums des Menschen vertieft.

Wir geben daher am Abschluß dieses Kapitels noch einige kurze Hinweise über das *Primatenwachstum* und verweisen auf die ausführlichere Literatur in MARTINs Lehrbuch der Anthropologie 1928.

Bei derartigen Vergleichen hat sich gezeigt (SCHULTZ 1923/24 und 1926), daß ähnlich wie es FISCHEL und MEHNERT 1896 festgestellt haben, am Anfang der Entwicklung die Variabilität außerordentlich groß ist. Manche Proportionen sind beim Erwachsenen variabler als beim Fetus, im allgemeinen hat aber doch die weitaus größte Zahl der Proportionen eine wesentlich größere Variabilität vor als nach der Geburt. Neben diesen generellen Variabilitätserscheinungen haben nun alle körperlichen Eigenschaften zu jeder Zeit ihrer Entwicklung noch artlich besondere Variabilitätserscheinungen, so daß wiederum

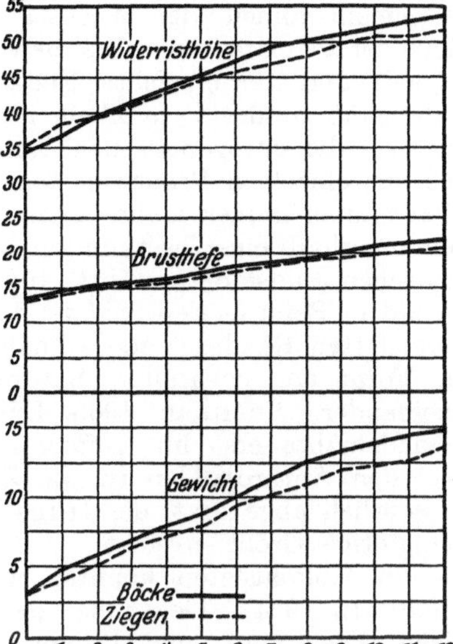

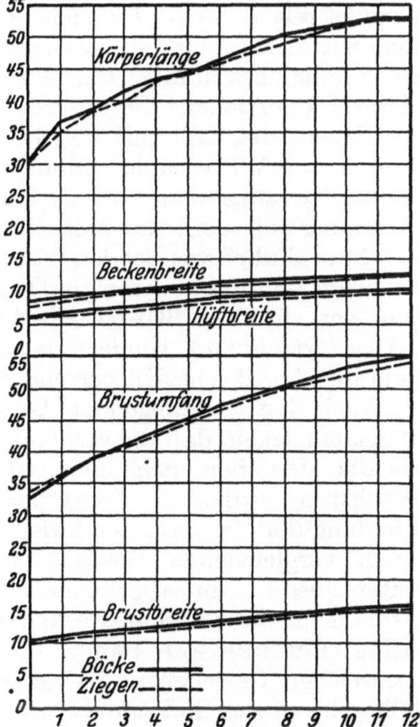

Abb. 87. Wachstumsbesonderheiten bestimmter somatometrischer Maße bei Böcken und Ziegen. [Nach KRONACHER und KLIESCH: Z. Tierzüchtg 11 (1928).]

die Primaten in ihren einzelnen Körperabschnitten untereinander abweichen in ähnlicher Weise, wie sich alle zusammen von Menschen unterscheiden.

SCHULTZ gibt ausführliche Tabellen der Maßzahlen der einzelnen Proportionen, die einen wesentlichen Beitrag darstellen zur Zeitstaffel aller Entwicklungen.

Allgemein ähnelt der Wechsel der Proportionen beim menschlichen Fetus
dem der Primaten, aber bei den verschiedenen Arten schwankt die Geschwindigkeit und der erreichte Endzustand dieser Veränderung häufig sehr. Die
Intensität in der Zeiteinheit ist eine verschiedene. Vor allem konvergieren
niemals die ontogenetischen Entwicklungsreihen weder beim Menschen, noch
bei den einzelnen Primatenarten, im Gegenteil entfernen sie sich im Laufe des
Wachstums immer mehr. Dieser Zeitfaktor der Entwicklungsgeschwindigkeit
der innerhalb einer bestimmten Zeitspanne zu einem ganz bestimmten morphologischen Endstadium führt, äußert sich in gestaltlicher Prägung deutlich am
Schädel. Beim fetalen Schädel des Menschen berühren sich die einzelnen Nähte
mit glatten Rändern, erst allmählich werden die Nähte ausgezackt und greifen
in Form der bekannten Suturae serratae an bestimmten Knochengrenzen
ineinander. FRÉDÉRIC 1906, LÖSCHKE und WEINOLDT 1922 zeigten, daß die
Schädelnähte erst im Anfang des 2. Dezenniums zu verknöchern beginnen.
Bei den Anthropoiden ist die Zeitspanne der Entwicklung des Hirnschädels
wesentlich abgekürzt, der Hirnschädel hat hier schon im 2. Lebensjahre seine
endgültige Größe erreicht.

An Kolobusfeten konnten weiter folgende Tatsachen festgestellt werden
(SCHULTZ 1924). Gegenüber dem menschlichen Fetus bestehen hier wesentliche Wachstums- und Proportionsunterschiede, bei Kolobus ist der Rumpf
relativ länger, die Extremitäten sind kürzer in bezug auf die Rumpflänge, der
Kopf ist relativ klein. Die meisten Proportionen von Kolobus und vom Menschen
sind natürlich mehr oder weniger verschieden voneinander, trotzdem bestehen
aber ganz bestimmte Beziehungen bei gewissen Wachstumsveränderungen
dieser Proportionen; die untere Gliedmaße z. B. wächst schneller als die obere,
der Nasenindex fällt mit vorrückendem Alter und die Zervikal- und Thorakalgegend der Wirbelsäule nimmt an relativer Länge ab, während die Lendenabschnitte zunehmen. Auch geht der Gang der Ossifikationen in Übereinstimmung mit dem des Menschen.

Ganz ähnlich wie bei den früher erwähnten Haustieren kann auch bei Embryonen von Macacus cynomolgus (TOLDT 1902) nachgewiesen werden, daß das Wachstum der einzelnen Körperteile in ihrem gegenseitigen Verhältnis nicht gleichmäßig fortschreitet, sondern daß in den verschiedenen Stadien der Entwicklung
bald diese bald jene Körperteile ein stärkeres, bzw. geringeres Wachstum zeigen.

Nach den grundlegenden Untersuchungen von A. SCHULTZ (1927) läßt sich
allgemein sagen, daß die afrikanischen Affen vor der Geburt langsamer wachsen
als die Menschen, nach der Geburt aber schneller, dann aber eher mit dem
Wachstum aufhören. Ganz besonders wertvoll sind die Vergleiche der Entwicklung der Proportionen zwischen Affe und Mensch im Laufe des Wachstums.
Auch vergleichende Gewichtskurven gestatten Hinweise auf Entwicklungsunterschiede. Im allgemeinen ähnelt die Gewichtskurve der anthropoiden
Affen mehr der Gewichtskurve des Menschen als der Gewichtskurve der niederen
Affen (FRIEDENTHAL 1909). Wachstumsverschiedenheiten finden sich bei den
zahlreichen Geweben und Organen, so schließt sich nach SELENKA die Pulpahöhle des oberen Eckzahnes, welcher bis dahin zu den dauerwachsenden Zähnen
gehört, etwa mit dem 30. Lebensjahr. Der Mensch hat weiter den Affen gegenüber ein beschleunigtes intrauterines Wachstum des Körpergewichts und ein
besonders lange dauerndes Wachstum.

Alle die erwähnten Primatenuntersuchungen können wegen der geringeren
Zahl der Untersuchungsobjekte nicht an Exaktheit und biologischer Tiefe mit
den großen umfassenden Untersuchungsergebnissen an den Haustieren konkurrieren. Es wurde daher den Wachstumsforschungen der Haustiere eine
wesentlich höhere Beachtung geschenkt.

3. Die Kondition des Wachstums.

α) *Umweltfaktoren.*

Die Zahl der Faktoren, die das normale Wachstum beeinflussen, welche die äußeren Bedingungen „Konditionen" darstellen, unter denen es abläuft, andererseits aber auch die Zahl der qualitativen und quantitativen abgestuften Faktoren, die ein bestimmtes Wachstumsausmaß, eine bestimmte Modifikation dieses biologischen Grundphänomens einleiten, ist außerordentlich groß. Eine Fülle von Literatur auf anatomischem, physiologischem, zoologischem und botanischem Gebiete umfaßt das gesamte vorliegende Problem. Hinzu kommt, daß der tierische Organismus zugleich in seinem Stoffwechselgetriebe sehr wesentliche endogene Faktoren birgt, von dessen Dosierung der Wachstumsausschlag weitgehend beeinflußt wird: Das Endokrinon oder das System der Drüsen mit innerer Sekretion. Dieses Endokrinon ist gewissermaßen auch eine „Bedingung", unter der das Wachstum abläuft; kann daher als ein ständiger vom Organismus selbst beherbergter „konditioneller" Faktor angesehen werden.

Aus diesen großen endogenen und exogenen konditionellen Faktorenkomplex mögen einige wesentliche Grundzüge herausgegriffen werden, welche für die Beurteilung des Wachstumsphänomens von besonderer Bedeutung sind.

In ungleich höherem Maße, als für den tierischen Organismus, ist für den pflanzlichen die Umwelt von Einfluß auf die Wachstumsgestaltung. Eine ungeheure Literatur auf botanischem Gebiete liegt hier vor. Wenn nun auch die Verhältnisse von der Pflanze natürlich nicht unmittelbar auf das Tier übertragen werden können, so gibt doch ein kurzer Hinweis auf einige ganz wesentliche Prinzipien eine ungemein anregende Vertiefung des hier vorliegenden Problems, zumal in Beachtung möglicher biologischer Äquivalenzen.

Derartige Hinweise fehlen auch wiederum fast vollkommen in der medizinischen Konstitutionsliteratur. NAEGELI weist in seinem Büchlein über die allgemeine Konstitutionslehre auf diesen Mangel hin und gibt einige sehr instruktive Beispiele besonders in dem Kapitel der „Modifikationen", d. h. der Umweltbedingten Abänderungen des Pflanzenkörpers.

In unserer Einstellung auf die *zeitbedingte Reaktionskinetik* sämtlichen biologischen Geschehens werten wir die Wachstumsvorgänge und ihre Bedingungen ganz generell, so daß aus dem ungeheuren wissenschaftlichen Tatsachenmaterial der umweltbedingten Gestaltung der Pflanzen hier nur diejenigen Ergebnisse herausgegriffen werden, welche das aufgezeichnete Problem in dieser Hinsicht vertiefen und durchaus relativ abgestufte Äquivalenzen beim tierischen und menschlichen Organismus besitzen müssen. Der βιος als solcher ist der Pflanze wie dem Menschen eigen.

Zum Unterschied nun von dem tierischen Organen, deren Wachstum im wesentlichen durch Zellvermehrung vonstatten geht, ist das pflanzliche Wachstum durch starke Wasseraufnahme charakterisiert. Hingewiesen sei aber nochmals auf die bereits erwähnten Wachstumszunahmen der im Wasser lebenden tierischen Organismen, z. B. auch der Amphibienembryonen, eine Wachstumserscheinung, bei dem eine starke Wasseraufnahme aus dem umgebenden Medium ebenfalls eine sehr große Rolle spielt (SCHAPER 1913). Diese Wasserimbibition in den pflanzlichen Zellen ist anfangs gleichmäßig, später, wenn die mit Salz gefüllten intraplasmatischen Vakuolen in den einzelnen Zellen gebildet sind, findet dann eine stärkere Flüssigkeitsaufnahme auf osmotischem Wege statt. Auf diese Weise kann sich das Volumen der Pflanzenzellen durch reine Wasseraufnahme ganz außerordentlich vergrößern. Bei diesem Wasserwachstum kann man nun bestimmte Zyklen, Rhythmen beobachten, da auch bei dieser Form des Wachstums keine gleichmäßigen, gleichförmigen Vorgänge beobachtet werden. Gleichaltrige Organe zeigen auf diese Weise zu bestimmten Zeiten „große Wachstumsperioden". Äußere Umweltfaktoren wie Licht und Temperatur können innerhalb dieser großen Periode störend eingreifen.

Das Wachstum der Pflanzenteile kann mittels des Auxanometers vergrößert sichtlich zur Darstellung gebracht werden durch Übertragung auf eine berußte, sich drehende Trommel. Auch durch Farbmarkierung der Wurzelspitze läßt sich zeigen, wie verschieden die einzelnen Zonen der Pflanzenwurzel wachsen, verschiedene Altersstadien der Zellen haben zu verschiedenen Zeiten ihr Wachstumsmaximum, mechanische Verhältnisse, Wärme, Trockenheit, Kälte können hier konditionelle Modifikationen schaffen.

Das Temperaturminimum für das Wachstum ist als Kondition von ganz verschiedener Höhe, je nachdem tropische Pflanzen oder polare, die Schneedecke durchbrechende Pflanzen untersucht werden. Wie erwähnt, weichen die einzelnen Pflanzenarten auch untereinander beträchtlich ab. Es gibt Algen und Bakterien in heißen Quellen, die noch bei Temperaturen von 80^0 wachsen können.

Während Wärme das Wachstum fördert, wird es durch Licht gehemmt. Längere, die physiologische Norm überschreitende Dunkelheit ruft die Erscheinungen des Vergeilens, Ethiolierens hervor, wobei bestimmte Zonen des Pflanzenkörpers stärker wachsen als andere. Die gesamte Gestalt bekommt auf diese Weise ein völlig verändertes Aussehen.

Lichtmangel, der Schatten des Waldes ruft die Entstehung von großen, aber zugleich dünneren Blättern hervor. Genauere Zahlen für Licht und Schattenblätter liegen in der Literatur vor. Diese Lichtwirkungen lassen durchaus die Vermutung zu, daß das stärkere Wachstum der Pflanzen nachts stattfinden muß, vorausgesetzt, daß die Temperatur nicht zu stark sinkt.

Mannigfaltig sind die morphologischen Bildungen, mit denen die Pflanze gegen zu starke Besonnung sich schützt: z. B. Anthozyanbildung in den Stengeln und Blättern von Epilobium. Dann wieder starke Kutikulabildung der Blätter zahlreicher mediterraner Pflanzen, Drüsen und Haarbildung usw.

Experimentell können die Wirkungen der α, β, γ-Strahlen auf den pflanzlichen Organismus studiert werden. Während die α-Strahlen bereits schon in den obersten Partien der Pflanze abgehalten werden, dringen die beiden anderen Strahlenformen bis etwa 1 cm in die Tiefe und sollen hier eine Wachstumsförderung der Massen hervorrufen können (STOKLASA 1928).

Vergleichende biologische Beobachtungen an niederen Organismen lehren, daß Röntgenstrahlen sowohl eine stimulierende als auch eine hemmende Wirkung auf vegetative Vermehrung und Regeneration ausüben können (WEIGAND 1923). Die Wirkungen sind proportional der angewandten Dosis. Andererseits besteht aber auch ein Unterschied, ob bei Hydra Herbst- oder Sommertiere zu Experimenten verwandt werden. Hauptsächlich betroffen werden Zellen im Vorgang der Mitose, und innerhalb dieses Zyklus ist die Prophase am empfindlichsten. Während die Zellvermehrung gehemmt wird, beruht die Beschleunigung einer Regeneration auf einer schnelleren Differenzierung der indifferenten interstitiellen Embryonalzellen.

Die Widerstandsfähigkeit der einzelnen Tiergruppen gegen Strahlungsdosen ist ganz verschieden, Protozoen vertragen mehr als Hydren, diese mehr als gewöhnliche Tiere (ZAWARZIN 1928). Wiederum ist hier nun der *Zeitfaktor der Entwicklungskinetik und Wachstumskinetik* auch gegenüber ein und denselben Strahlendosen hervorzuheben. Bestrahlt man nämlich erst nachdem bereits nach vorhergegangener Amputation des Schwanzes bei Triton Regenerationsknospen entstanden sind, so werden die Heilungsvorgänge kurze Zeit nach der Bestrahlung gehemmt, da das Regenerat bis zu dieser Zeit in lebhafter mitotischer Vermehrung sich befand; wird aber die Operation nach Beendigung der Bestrahlung ausgeführt, so erfolgt erst nach 6 bis 7 Tagen völliger Stillstand der Regeneration (SCHAPER 1904). Hieraus folgt ein zeitlich abgestimmter Empfindlichkeitsunterschied des Regenerats während seiner allmählichen Entwicklungsfolgen gegenüber der Strahlenwirkung (WEIGAND 1930).

Es darf schließlich nicht unerwähnt bleiben, daß für das Wachstum nach GURWITSCH (1926) besondere „mitogenetische Strahlen" elektromagnetischer Natur wirksam sein sollen, die von ganz bestimmten Geweben ausgesandt werden: Bakterien, Hefe, der animale Pol der Amphibieneier im Stadium der Furchung, Seeigeleier im Stadium der ersten Furchungen, der Eidotter des Hühnchens aus der Subgerminalhöhle, Wurzelspitzen, Kotyledorand, Brei aus der Zwiebelsohle, Brei der gelben Rübe, Brei aus dem Hirn junger Kaulquappen, Blut von Frosch und Ratte, Muskel in Kontraktion, Neoplasmen (zusammengestellt nach POLITZER 1929). Der Wellenbereich dieser mitogenetischen Wachstumsstrahlen liegt im ultravioletten Teile der Sonnenstrahlung (REITER und GABOR 1928). Reines Sonnenlicht hat an sich diese Wirkung nicht, da antagonistische Wirkungen innerhalb der Strahlengemische die mitogenetische Wirkung der ultravioletten Komponente aufheben. Dieses ultraviolette Licht ist es auch, bei dessen fehlender Einwirkung auf den mütterlichen Organismus, am Kinde dieser Mutter die Erscheinungen der Rachitis ausgelöst werden sollen. Die Dosierung ist es somit, die bei Unterwerten und bei Überwerten schädlich wirkt, bei mittlerer optimaler Stärke ein notwendiges „Lebensmittel" darstellt.

Der Einfluß des Lichtes ist bei den Arten ein und derselben Gattung durchaus nicht einheitlich. Bei Gentiana nivalis (HEGI: Illustr. Flora von Mitteleuropa Bd. 5, 3) kann schon eine augenblickliche Besonnung, der Schatten einer vorüberziehenden Wolke Öffnen und Schließen der Blüten hervorrufen und diesen Vorgang innerhalb einer Stunde mehrmals wiederholen lassen. Diese Enzianarten sind im allgemeinen gegenüber Temperaturschwankungen ganz außerordentlich empfindlich. Es gibt Arten, die schon auf einen Wärmeunterschied von $^1/_4$ Grad ansprechen. Das zur Auslösung des Blühens erforderliche Temperaturminimum schwankt bei den einzelnen Arten innerhalb ziemlicher Höhen, so genügen 8,5⁰, um Gentiana clusii, aber erst 20⁰, um Gentiana cruciata zum Blühen zu bringen. Diese Wärmekonstanten sind bei manchen Pflanzenarten so fest umrissen, daß man von einer „Blumenuhr" sprechen kann: Hepatica triloba z. B. blüht zwischen 9 und 10 Uhr im zeitigen Frühjahr, im Mai zwischen 8 und 9 Uhr, weil hier der Sonnenaufgang früher stattfindet, und somit die bereits zum Aufblühen erforderliche Wärmemenge zeitlich früher aufgefangen werden kann. Aber es gibt wieder andere Pflanzenarten, die sich bezüglich dieses Reaktionsradius schwankender verhalten können, die somit über eine große Reaktionsleiter verfügen. So blüht z. B. Solidago virgoaurea in Gießen 7 Wochen später als im Hochgebirge, diese Pflanze würde aber im Hochgebirge statt 3577⁰ nur etwa 2300⁰ Wärmemenge auffangen. Diese Zahlen werden so erhalten, daß ab 1. Januar täglich die höchsten Temperaturen gemessen werden (Fr. LUDWIG 1895).

Der konditionelle Wärmefaktor kann somit als solcher biologisch nur unter ganz bestimmten Voraussetzungen wirken, nur eine ganz bestimmte von Art zu Art schwankende Menge kann überhaupt erst einen bestimmten Reaktionsmechanismus zur Auslösung bringen.

Es ist bemerkenswert, daß die Anpassung an das Gebirgsklima bei den Enzianarten so weit geht, daß der Samen überhaupt nur nach sehr langer intensiver Belichtung bei gleichzeitiger Frosteinwirkung keimen kann. Experimentell kann man hier diese beiden Faktoren Frost und Licht verschieden dosieren und trennen, um einen mehr oder weniger deutlichen oder gar keinen Erfolg an der Keimung zu sehen. Andere Pflanzenarten haben hingegen sehr stark lichtempfindliche Samen, bei denen man die Entwicklung durch Belichtung experimentell aufheben kann, z. B. Pinguicula (KINZEL). Die Bodenbeschaffenheit, Kalziumreichtum, Humus, Moorboden wird von ganz bestimmten Arten ausgesucht, die nur auf einer besonderen, sonst keiner anderen Bodenzusammensetzung gedeihen. Man kann aus dem Vorkommen einer bestimmten Pflanzenart unter Umständen auf ganz bestimmte geologische Formationen schließen.

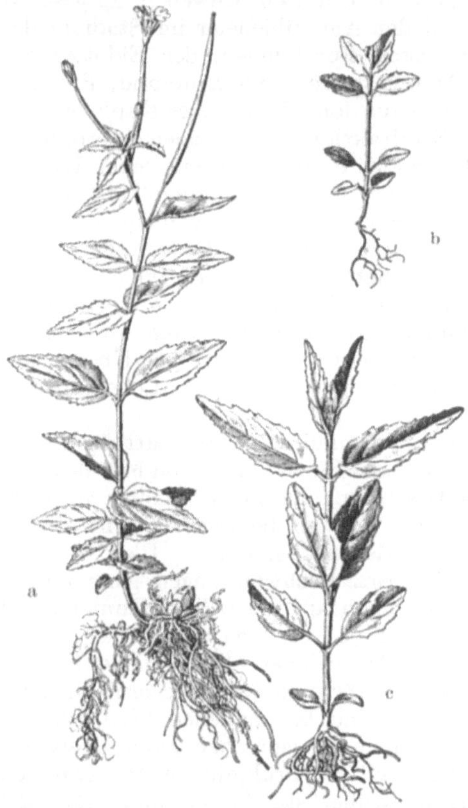

Erwähnt sei noch der klimatisch bedingte Saisondimorphismus, der beim Enzian z. B. ebenfalls vorkommt, allgemein ja auch bei Schmetterlingen bekannt ist und hier experimentell durch bestimmte Temperatureinflüsse während der Verpuppung auslösbar wird, z. B. bei Vanessa Levana und Vanessa prorsa. Beim Saisondimorphismus der Sektion Endotricha des Enzians hat z. B. die Sommerform mit der Blühzeit vom Mai bis Juli wenige gestreckte Stengelglieder, die sich erst in den Endteilen verästeln; die Laubblätter sind stumpf und kleiner als die Stengelglieder. Die Herbstform mit der Blühzeit vom August bis Oktober wirkt gedrungen, hat zahlreiche kurze Stengelglieder und spitze Laubblätter. Die Erklärung dieses Dimorphismus ist schwer, vielleicht ist die Ursache endogen (Mutation), vielleicht exogen unter dem Einfluß der regelmäßigen Heuernten und des Abmähens entstanden (WETTSTEIN 1896). Auf diese Schwierigkeiten der Deutung mag auch in anderer Hinsicht hingewiesen werden, so sind z. B. die erbbedingten Größenstufen des Handelssaatgutes vom Radieschen nicht zu trennen

Abb. 88. Verschiedenartige Entwicklung und Wachstumsgröße bei Frühjahrs- und Herbstkeimung derselben Samen bei Epilobium montanum L. a Samenpflanze mit Stockknospe, b aus einer Frühjahrskeimung, c aus einer Herbstkeimung stammende Pflanze (Entwicklungszustand bei b und c von Anfang Juni). [Nach HEGI: Illustrierte Flora von Mitteleuropa Bd. 5, 2, S. 811.]

von den Größenmodifikationen, welche den Umweltbedingungen bei der Samenentwicklung ihre Entstehung verdanken (GLEISBERG 1928).

Die Anpassung an klimatische Faktoren der Jahreszeit kann bei Epilobium, dem Weidenröschen, so weit gehen, daß neben der Verbreitung durch Samen zugleich auch noch vegetativ im Sommer oder Herbst am Wurzelhals „Innovationspflanzen" entstehen, die sich bald von der Stammpflanze völlig loslösen und selbständig werden. Diese Pflanzen besitzen natürlich gespeicherten Reservestoff, eine größere Assimilation ist hier vorerst weniger notwendig, da hier sich auch das Blatt in einer somit konditionell ausgelösten schmalen, linealen Wuchsform entwickelt. Zudem geht die Gesamtentwicklung und das Wachstum

schneller voran, und die Pflanzen kommen früher zum Blühen als die Samenpflanzen. Bei den Samenpflanzen tritt in Ermangelung bereits vorhandenen
Reservestoffes die physiologische Aufgabe der selbständigen Ernährung früher
heran, die Blätter werden daher in der Form größer, die Gesamtblütezeit verschiebt sich daher dementsprechend. Endlich kommt noch bei Epilobium als
weitere Abänderung hinzu, daß manche Samen schon im Herbst, andere erst
im Frühjahr keimen. Nimmt man nun hinzu, daß die Innovationspflanzen
des ersten Jahres gegenüber denen der früheren Jahre im Rückstand sind, so
ergibt sich eine in vierfacher Folge auslösbare Blütenreihe (K. RUBENER 1912,
zitiert nach HEGI: Illustr. Flora von Mitteleuropa 5, 2). Diese Eigenarten bei
Epilobium zeigen die außerordentlich verschiedenartige Entwicklung und
Wachstumsstaffeln bei ein und derselben Pflanze, hervorgerufen durch Einschaltung ganz bestimmter konditioneller Faktoren einmal der vorhandenen
oder nicht vorhandenen Nährstoffspeicherung, das andere mal durch frühzeitigen
Beginn der Entwicklung der schon im Herbst keimenden Samen (Abb. 88).

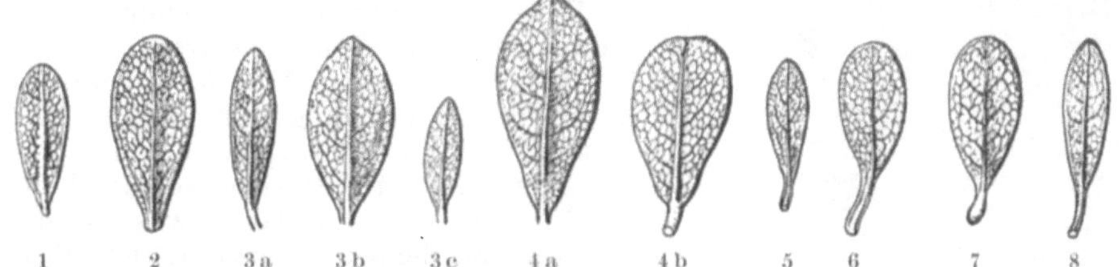

Abb. 89. Verschiedene Blattformen ein und derselben Art von Arctostaphylos Uva-ursi verschiedener
geographischer Herkunft: 1 aus Skandinavien, 2 aus den Südsevennen, 3 a, b, c aus den Schweizer
Alpen (etwa 2000 m), 4 a und 4 b aus Südspanien, 5 aus dem Gebiet östlich, 6 und 7 westlich der
Elbe, 8 aus Schleswig.
[Nach HEGI: Illustrierte Flora von Mitteleuropa Bd. 5, S. 1659. Fig. 2171]

Ein weiterer klimatischer Faktor ist das Hochgebirge. Die Luftdruck-
erniedrigung, die stärkere Sonnenbestrahlung mit ihrem ultravioletten Anteil,
die starken Temperatur- und Witterungsschwankungen bedingen eine eng
umrissene charakteristische Hochgebirgsflora. Allgemein variiert die Größe
der Blüten in verschiedenen Höhenlagen; nicht so stark wie es scheinen könnte
aber durch starke Verkleinerung der vegetativen Teile der Pflanze werden mit
zunehmender Höhenlage die relativen Verhältnisse zwischen Größe der Blumen-
krone und Größe des übrigen Pflanzenkörpers zugunsten der Blütendimensionen
verschoben. So ist z. B. der vegetative Teil von Silene inflata in 2000 m Höhe
3—5mal kleiner als in der Ebene. Weiter wird reduziert das Ausmaß der Infloreszenz: Eine vollblütige Infloreszenz einer Pflanze der Ebene wird in 2000 m Höhe
zu einer 3—4blütigen (LABORD 1922). Experimentell können auf diese Weise
in großen Höhenlagen einblütige Pflanzen aus den normal vierblütigen gezogen
werden (BONNIER). Das Haarkleid der Gebirgspflanzen ist im allgemeinen
dichter, die Kutikula wird kräftiger, ebenso das Pallisadenparenchym, die
Papillen der Blumenblätter stehen dichter und bedingen den allbekannten
schönen Glanz der Blumen.

Man spricht auch von einem verfrühenden Einfluß des Küstenklimas und
einem verspätenden des Kontinentalklimas.

Es ist nun, wie bereits schon erwähnt, häufig sehr schwer, einen endogenen
erbbedingten von einem exogenen konditionellen Gestaltungsfaktor zu unterscheiden, und nun z. B. bei einer Blattform die Anteilnahme dieser beiden
auseinanderzuhalten. Dieselben Schwierigkeiten ergeben sich sehr häufig bei
der Beurteilung eines Phänotypus eines Menschen, dessen konstitutionell

endogenes und konditionell exogener Gestaltungsanteil in zahlreichen Fällen
kaum zu diagnostizieren ist. Trotzdem ist natürlich wenn irgend möglich eine
Trennung dieser beiden Faktoren anzustreben, um das biologische Gesamtbild zu
klären. Wachstums- und Differenzierungsverschiedenheit greifen ineinander bei
Herausbildung der verschiedenen Blattformen, Blattlängen, Behaarungsarten
und Behaarungsstärken der Blüten und Blätter zahlreicher Pflanzen. Exogen
klimatisch bedingt ist z. B. die Blattform der Varietäten von Arktostaphylos
uva ursi (Abb. 89). Daß hier wohl mehr die Umwelt modifizierend einwirkt,
kann wohl daraus geschlossen werden, daß Größe, Breite und Länge der

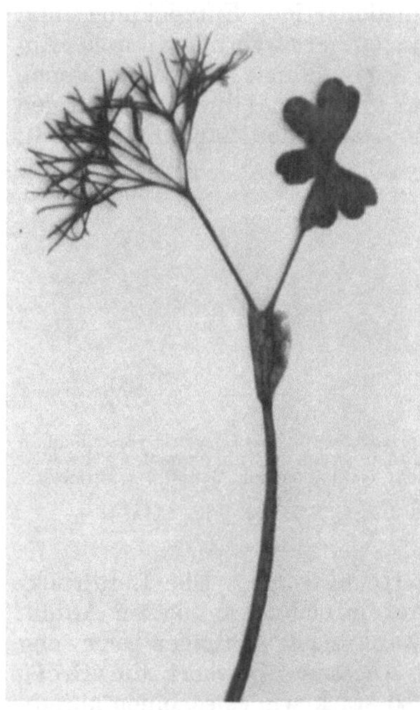

Abb. 90. Ranunculus aquatilis. Die Blätter
setzen sich im Wasser aus dünnen Fäden
zusammen, die in der Strömung flottieren;
über dem Wasser, in der Luft, wird die
Blattform der gewöhnlichen Hahnenfuß-
arten manifest. (Original.)

Blätter in verschiedenen geographischen
Lagen sich ändert. Derb und sehr dick-
blättrig infolge Zunahme der Blattkutikula
sind die Pflanzen der spanischen Sierra,
wesentlich dünner sind die Blätter der
Alpenpflanzen, der aus Mitteleuropa und
Nordamerika.

Einer der wesentlichsten konditionellen
Faktoren ist die *Ernährungsart*.

Der konditionelle Faktor der Ernährung,
in Form der Düngung von größter Einwirkung auf die Kulturpflanzen, in Form
der abgestimmten Fütterung wesentlich für
die Entwicklung und das Wachstum der
landwirtschaftlichen Haustiere, ist überhaupt ein derart genereller Faktor, daß er
experimentell in seiner Wirkungsintensität
von den Paramäzien an (JENNINGS) über
die Wirbellosen, z. B. dem Seeigel (VERNON
und PETER) über die Arthropoden z. B.
Lymantria dispar (LENZ), bis zu den Säugern
z. B. der Ratte (ARON) und dem Menschen
studiert werden kann.

Der Einfluß stärkerer Feuchtigkeit auf
das Vegetationsbild wird am besten klar
durch Vergleich der Flora der Ränder der
Wiesenbäche einerseits und derjenigen der
trockenen dürren Kieferwälder andererseits.
Wenn auch immer gerade ganz bestimmte
Pflanzenarten die beiden Umweltextreme
bevorzugen, so zeigen doch wiederum bestimmte Standortvariätäten die Wuchsbesonderheiten der feuchten Standorte im Gegensatz zu denen der trockenen.
Sind meist die Pflanzen feuchten und etwas schattigeren Standortes größer, so
zeigen die sog. „amphibischen" Pflanzen, die sowohl im Wasser wie außerhalb
des Wassers leben können, unter dem Einfluß dieser verschiedenen Konditionen
zugleich auch ganz verschiedene Blattformen. Am klarsten werden diese
genannten Unterschiede z. B. beim Wasserhahnenfuß, Ranunculus aquatilis,
der feine nadeldünne zerschlitzte Blättchen besitzt, die unter Wasser flottieren,
besonders im strömenden Wasser, und der andererseits wieder laubige breitere
Blättchen entwickelt, die auf der Oberfläche schwimmen und nicht untertauchen
(Abb. 90).

Bekannt ist auch das außerordentlich lange Wachstum der untergetauchten
Blattstiele von der Seerose oder von Hippuris, die bei tiefem Wasser sehr lang,
bei niedrigem Wasserspiegel kurz werden.

Interessant ist, daß stärkerer Klimawechsel z. B. der Einfluß des Tropenklimas auf mitteleuropäische Obstbäume häufig den Rhythmus des Wachstums (Hauptwachstumszeit während des Sommers, Ruhezeit während des Winters) abändert. Diese Obstbäume blühen und fruchten dann das ganze Jahr; manche Obstbäume aber behalten den alten festvererbten Wechsel von Wachstum und Ruhe auch im gleichmäßigen Tropenklima bei; andere blühen überhaupt nicht mehr.

GÖBEL (1913) warf die Frage auf, welche zugleich das Grundproblem seiner Organographie darstellt und die wir hier an das Ende der kurzen botanischen Betrachtung stellen wollen: *Ist die Mannigfaltigkeit der Organbildung größer als die Mannigfaltigkeit der Lebensbedingungen?*

Wenn nämlich manche Pflanzen keine Wurzeln entwickeln, statt dessen Schlauchblätter mit Kesseln für den Insektenfang, z. B. die der Utricularia verwandte Genlisea, so ist die Beantwortung der Frage sehr schwer, warum die Pflanze in diesem Falle auf die Entwicklung der Wurzel verzichtet hat und zu dieser Ernährungsart übergegangen ist. Andere fleischfressende Pflanzen, wie Nepenthes und Drosera rotundifolia haben außer der Möglichkeit einer gewissen Ernährung durch verdaute Insekten auch noch den gewöhnlichen Modus der Ernährung durch Wurzeln beibehalten. Die äußeren Lebensbedingungen als solche, die *Ernährungskonditionen können also auch hier nur endogen bereits Angelegtes bei dieser oder jener Pflanzenart auslösen, wecken.* Es ist gewissermaßen eine „funktionelle Anpassung", vergleichbar der Anpassung an das Tropenklima durch die verschiedenen europäischen Obstbäume, von denen jeder in verschiedener Weise anspricht, und von denen der Pfirsich auf Ceylon das Maximum der Anpassungsfähigkeit offenbart, der das ganze Jahr hindurch blüht und fruchtet.

Immer aber müssen wir betonen, daß alle sog. exogenen, gestaltenden, konditionellen Umwelteinflüsse nur auslösend auf einen bereits im Organismus vorhandenen Reaktionsmechanismus einwirken können, daß daher der Begriff „Vererbung erworbener Eigenschaften" ein Widerspruch in sich selbst ist. Die sog. „Erworbenen Eigenschaften" waren schon längst erblich endogen in dem betreffenden Organismus vorhanden, ehe sie überhaupt durch einen bestimmten Umwelteinfluß zufällig zur Manifestation gelangten. Auf die „sensiblen Perioden", die Entstehungsmöglichkeiten wurde in den früheren Abschnitten über Formbildung bereits hingewiesen. Weitere Einzelheiten folgen in dem Kapitel „Differenzierung".

Die endogene Reaktionskinetik in ihrer zeitlich gestaffelten Modifizierbarkeit durch das Milieu trifft nun den tierischen Organismus zum ersten Mal im wachsenden Ei. Die außerordentlich große Reversibilität der Formbildungsvorgänge in der ersten Phase der Determination durch äußere Eingriffe hat die vergleichende Entwicklungsmechanik aufgezeigt; hier interessieren die Abänderungen der reinen Massenentfaltungen, der Wachstumsvorgänge als solche, durch das Milieu.

Wir geben wiederum einige wenige Beispiele der Wachstumsbedingtheit des tierischen Eies und betrachten dann kurz die Einwirkungen der Ernährung, der Temperatur, des Lichtes, der Domestikation und verwandter konditioneller Faktoren auf den erwachsenen Organismus. Im Gegensatz zu der erschöpfenden Darstellung der Handbücher geschieht die Aufzählung aller Einzelheiten hier nur unter dem einen fest umrissenen Gesichtspunkt konstitutioneller Auswertungsmöglichkeit für den Menschen.

Jede tierische Entwicklung überhaupt beginnt mit der Entwicklung des Eies. Aber nicht die determinativen Formbildungsprozesse, die zur Herauskristallisierung genereller Formtypen führen (1. biologisches Gestaltungs-

phänomen) oder die sekundären Differenzierungen, die histologischen Auf-
lagerungen auf diese Grundform (2. biologisches Gestaltungsphänomen) stehen
hier im Vordergrund der Betrachtung, sondern einzig und allein die Massen-
aufnahme, die Nahrungsverarbeitung, die Regelung der Wachstumsvorgänge
in physiologischer Verteilung von Wasser- und Trockensubstanz.

Der Gehalt der Eier an Wasser ist sehr verschieden. Beim Seeigel stehen
sich 77,4$^0/_0$ Wasser und 22,6$^0/_0$ Trockensubstanz gegenüber (G. WETZEL 1907);
beim Frosch 57,6 und 42,4. Das Verhältnis kann sich aber auch quantitativ
umkehren, so daß wir z. B. beim Hühnchen nur 47$^0/_0$ Wasser gegenüber 53$^0/_0$
Trockensubstanz vorfinden. Neben dem Eiweißgehalt ist wesentlich Fett und
Lipoid maßgebend. Auch hier ist das gegenseitige Verhältnis sehr schwankend
bei den einzelnen Arten, ebenso auch die Zusammensetzung aus anorganischen Salzen.

Diese Stoffe würden demnach die chemischen Bedingungen darstellen, unter
denen überhaupt Eiwachstum denkbar wird.

Die Kernplasmarelation greift weiter in das Gestaltungsgetriebe der weiteren
Wachstumsvorgänge ein, bis dann allmählich mit der Herausbildung der gewöhnlichen Differenzierungsformen, z. B. bei den Amphibien die Morula, Blastula,
Gastrula, Neurula, Schwanzknospenstadium bestimmte Wachstumszonen einsetzen, *deren Zentren zur Zeit des Höhepunktes dieser Wachstumsenergie konditionellen Faktoren gegenüber am stärksten ansprechen.*

Diese Wachstumsregionen üben nun wiederum einen ganz bestimmten
physiologischen und gestaltenden (BRACHET) Einfluß aus auf Nachbarzonen,
so daß das Wachstum immer mehr in bestimmt geregelte Bahnen gewiesen wird.
Die Stoffwechselvorgänge, die sich hierbei abspielen, leiten zugleich in morphologischer Hinsicht zu einem bestimmten konstruktiven Aufbau des Organismus
hin, an dessen besonderer Eigenart wiederum die Umwelt einen wesentlichen
Anteil nimmt (LILLIE 1924). Die Vielseitigkeit des Wirkungsausmaßes ist
außerordentlich groß, wenn man die Linie der Umweltgestaltenden konditionellen
Faktoren vom Ei bis hinauf zum Menschen mit seinen verschiedenartigen
sozialen Berufsschichten auszieht. Für das Verständnis des individuellen durch
Umweltfaktoren verschieden gestalteten Körperbaues des Menschen mögen
daher hier die biologischen Grundlagen ausgebaut werden.

Der Einfluß der Wärme auf die Entwicklung und auf das Wachstum der
Amphibieneier ist genauer bekannt. Jedes Tier braucht für seine Entwicklung
ein bestimmtes Temperaturoptimum, das bei einer anderen Tierart wiederum
verschieden ist. Bemerkenswert ist hier, daß die endogene Wachstumsquote
derselben Anlage zweier Tierarten trotz gleicher Temperatur in verschiedener
Weise sich durchsetzt, so daß ganz andere relative Proportionen bestimmter
Körperabschnitte entstehen. Werden z. B. Amphibienlarven im Hinblick auf
den Zeitpunkt der Herausdifferenzierung ihrer Gliedmaßen miteinander verglichen, so kommen hier ganz wesentliche Unterschiede vor. Zur Zeit der Entwicklung der ersten beiden Finger bei Triton taeniatus am 8.—9. Tage besteht
das proportionelle Verhältnis der Extremitätenlänge zur Körpergesamtlänge
1,050 zu 9,15 bei Amblystoma mexicanum am 33. Tage 1,125 zu 15,0. *Die
Differenzierung setzt also trotz der gleichen Wassertemperatur bei beiden Urodelen
in ganz verschiedenen Zeiten ein,* die relative Länge derselben zweifingerigen
Extremität steht daher zur Gesamtlänge des Körpers in einem anderen proportionellen Verhältnis (BRANDT).

Wie auf das Amphibienei direkt, so wirkt z. B. auf das Vogelei im mütterlichen Organismus die Umwelt über dem Umwege über das Muttertier ein.
Erwähnt sei hier die Arbeit von HART und STEENBOCK 1925: Hennen, die dauernd
im Dunkeln gehalten wurden, legten wohl Eier, aber die Kücken schlüpften

nicht aus; die Embryonen starben während der Bebrütung und zeigten rachitis-
ähnliche Erscheinungen. Obgleich die Eier genügend Kalzium erhielten, fehlte
doch dieses Element in beträchtlichem Maße bei den abnormen Embryonen.
Die beiden Autoren schlossen daher auf einen katalysatorischen Einfluß des
ultravioletten Lichtes auf den Kalziumstoffwechsel des Embryos. Am meisten
leidet die Verknöcherung des Skeletes. DUNN wies 1927 darauf hin, daß die
Erscheinungen der Chondrodystrophie wohl auf ein ähnlich chemisch abnormes
Ei zurückzuführen sei, das von der Mutter gerade zu der Zeit gebildet wird, zu
welcher sie sich in einer bestimmten ungünstigen biologischen Stoffwechsel-
tätigkeit befindet.

Aus diesen Ergebnissen kann geschlossen werden, daß das gesamte chemische
Gefüge des Eies durch Umwelteinflüsse, welche die Mutter treffen, so stark
beeinflußt werden kann, daß die typische Wachstumsform des Embryos später

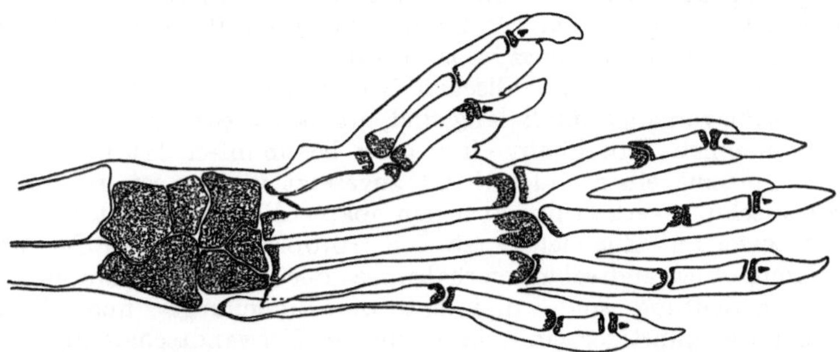

Abb. 91. Experimentell durch Bestrahlung der trächtigen Maus mit Röntgenstrahlen bei deren
Jungen ausgelöste Fußverdoppelung. [Nach ACHSA MABEL BEAN: Amer. J. J. Anat. 43, 236 (1929).]

überhaupt nicht mehr in Erscheinung tritt. Da sich nun während dieser allerersten Entwicklungszeit die Determinations- und Induktionsvorgänge der
Formbildung abspielen, so müssen wir uns vorstellen, daß auch beim Menschen
die typische Form einer Anlage, eines Organs, eines Histosystems und des Gesamtorganismus zu dieser Zeit beeinflußt werden kann. Dynamisch können wir
eine Anlage, z. B. eine Gliedmaßenknospe durchaus neben ein Ei stellen; denn
beide sind als Histosysteme durch die Eigenschaft der Polymerisation ausgezeichnet: Bei der ersteren führt diese zur Doppelbildung, beim letzteren
zum Zwilling (BRANDT 1925).

Eine weitere Strahlenart von ganz bestimmter biologischer Wirkung stellen
die Röntgenstrahlen dar. Es gelingt experimentell durch Bestrahlung der
trächtigen Maus, bei den Jungen Fußverdoppelungen zu erzielen (Abb. 91).
Die Reizwirkung erfaßt hier am embryonalen Körper eine bestimmte Anlage,
in welcher sie eine Polymerisation auslöst.

Auf eine neuere Arbeit sei hier hingewiesen, die für das vorliegende
Wachstumsproblem von Bedeutung ist und besonders auf die verschiedene
Empfindlichkeit eines wachsenden Organismus zu verschiedenen Zeiten hinweist, die Arbeit von WOSKRESSENSKY. Es wurden Eier von Amblystoma
mit Röntgenstrahlen bestrahlt, und es stellte sich mit fortschreitendem
Wachstum der Eier eine Änderung der relativen Empfindlichkeit gegen verschiedene Strahlendosen heraus. Im allgemeinen beginnt das Wachstum am
7. Lebenstage, dann wird es gegen den 12. hin langsamer, ist dann zur Zeit des
Ausschlüpfens wieder schneller, um dann allmählich abzunehmen. Von besonderer Bedeutung ist auch die Geschwindigkeit der Zellteilungen und die Entstehung von Geweben. „Die Furchung, dann die Organogenese und der Beginn

der Differenzierung ergeben zusammen mit dem wechselnden Wachstumstempo ein kompliziertes und progressierendes System, das den wechselnden
Zustand des Organismus bedingt und die biologischen Komponenten der Dosis
ausmacht." Die Röntgenempfindlichkeit nimmt mit dem Ablauf des Wachstums in Form einer Hyperbelähnlichen Kurve immer mehr ab. Wie ganz allgemein bei allen Entwicklungsperioden überhaupt, denen der Formbildung,
der Differenzierung und des Wachstums, so gibt es auch den Röntgenstrahlen
gegenüber *ganz besonders kritische Zeitperioden*, die durch *erhöhte Reaktionsbereitschaft* ausgezeichnet sind, das ist der Beginn des Wachstums und der
Organogenese gegen den 8.—11. Lebenstag und die Periode des Ausschlüpfens
gegen den 13.—15. Tag. Erinnert sei in diesem Zusammenhang nochmals an
den Nachweis der verschiedenen Empfindlichkeit gegen Chemikalien, welche
ganz bestimmte Körperregionen zu Zeiten besonders gesteigerter embryonaler
Entwicklungsvorgänge aufweisen (CHILD und BELLAMY); ferner an ältere Untersuchungen mit Röntgenstrahlen bei Drosophila durch MARVOR 1923, die auch
verschiedene Stadien des Lebenszyklus erfassen.

Wie sehr die chemisch-physikalischen Bedingungen der Umwelt überhaupt
für die Wachstumsvorgänge für Belang sind, ergeben wiederum die Zellkulturen.
Züchtet man nämlich Froschhaut einer ganz bestimmten Art in Nährlösung,
welcher Froschplasma einer anderen Art zugesetzt worden ist, in einem ganz
bestimmten Mischungsverhältnis, so heilen später die Transplantate bei dieser
anderen Art besser an. Zugleich ergab sich (RHODA ERDMANN 1924), daß hier
ganz bestimmte Verwandtschaftsverhältnisse der einzelnen Amphibienarten
von größter Bedeutung sind, und daß die Einheilungs- und Züchtungs-
bedingungen umso günstiger sind, in je engerer Verwandtschaft die betreffenden Arten zueinander stehen.

Es ist beachtenswert, daß bei Transplantation von Gliedmaßenknospen
einer Art auf einen Wirt einer anderen Art ganz besonders eigenartige Wachstumsintensitäten in Erscheinung treten können (HARRISON 1924). Verpflanzt
man nämlich Gliedmaßenknospen von Amblystoma punctatum auf tigrinum
und umgekehrt von tigrinum auf punctatum, so erhält man in beiden Fällen
ein ganz verschiedenes Resultat, insofern, als die Wachstumsintensitäten verschieden gestaffelt sind und die Größendimensionen der Implantate von denen
des eigenen Spendertieres abweichen. Amblystoma punctatum ist an sich
kleiner als tigrinum; die transplantierte Extremität wird nun noch kleiner als
beim eigenen Spendertier (Abb. 92). Andererseits ist tigrinum an sich größer
als punctatum, die transplantierte Extremität wird nun noch größer als am
eigenen Spendertier. Merkwürdig ist, daß diese endgültigen Wachstumsverschiedenheiten mit entgegengesetzten Erscheinungen eingeleitet werden: Das
Tigrinumtransplantat wächst auf punctatum anfänglich sehr langsam, erreicht
aber schließlich durch quantitative Staffelung Riesendimensionen. *So bedingen
hier Korrelationen zwischen Wirt- und Spenderorganismus Verlängerungen oder
Verkürzungen der Radien der Reaktionskreise der Wachstumsenergie.*

Vergleichsexperimente zwischen verschiedenen Gattungen: Amblystoma
punctatum und Pleurodeles Waltlii (BRANDT 1927) ergaben hier keine Besonderheiten. Die Größenproportionen der sich später entwickelnden Gliedmaße
von Pleurodeles auf Amblystoma als Wirt blieben in den für Pleurodeles charakteristischen Größenverhältnissen (Abb. 22).

Zur Erklärung dieser Wachstumsverschiedenheiten, die zu ganz besonderen
Größenunterschieden der Gliedmaßen führen, ziehen TWITTY und SCHWIND
1928 Ernährungsverhältnisse heran. Es besteht an und für sich ein größerer
Wachstumsunterschied zwischen den beiden Amblystomaarten. Bei maximaler
Fütterung erreicht tigrinum 5 Wochen nach der Operation eine doppelte Länge

wie punctatum, bedarf aber zugleich einer größeren Futtermenge. Wenn man nun das größere Freßbedürfnis von tigrinum nicht stillt, verlangsamt sich auch die Wachstumsintensität, so daß sowohl das normale Auge wie die normale Gliedmaße von tigrinum kleiner werden als dieselben Organe, die auf punctatum transplantiert sind.

Andererseits muß doch betont werden, daß die Herztransplantationen ganz verschiedene Ergebnisse der entstehenden Wachstumsgrößen zeigten, je nachdem orthotopisch oder heterotopisch transplantiert wurde. Ein in eine fremde Umgebung hinein verpflanztes Herz von Bombinator (STÖHR) vergrößert sich um das zwei- bis dreifache und kann dann auch den gesamten Blutstrom des

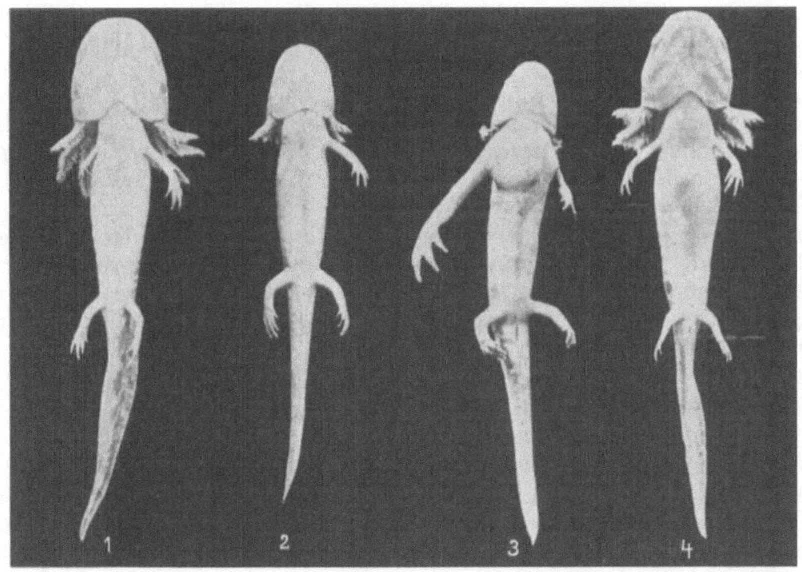

Abb. 92. Wachstumsverschiedenheiten von Gliedmaßen von Amblystoma tigrinum (2 und 3) und punctatum (1 und 4), die je auf die andere Art verpflanzt wurden. Die absolut kleinere Gliedmaße von tigrinum wird noch kleiner auf punctatum, die absolut größere von punctatum wächst zu einer noch größeren auf tigrinum als Wirt (Abb. 3 rechte Seite) heran. [Nach HARRISON: Proc. nat. Acad. Sci. U.S.A. 10, Nr 2, 71.]

normalen Wirtstieres an sich ziehen und dessen Herz leer pumpen; wird aber die Transplantation einfach in Form eines Austausches vorgenommen, so daß also das verpflanzte Herz an die Stelle des fortgenommenen Herzens des Wirtstieres tritt, so entwickelt sich dieses zu normaler Form, Größe und Funktion.

Die Wachstumsunterschiede sind somit hier sehr beträchtlich, ohne daß für die verschiedenen Größen reine Ernährungsverschiedenheiten der Organe angenommen werden könnten.

Wie bei den Pflanzen, so finden wir auch bei den niederen Tieren einen ganz bestimmten Wirkungsgrad irgend eines Umweltfaktors auf Entwicklung und Wachstum, der bei *nahe verwandten Arten durchaus verschieden* sein kann. So verändern z. B. die Larven von Strongylozentrotus und Echinus ihre Körpergröße bei verschiedener Temperatur; die Sphärechinuslarven bleiben aber ganz unverändert (VERNON). *Die endogen verschiedene Reaktionskinetik dieser verschiedenen Seeigelgattungen spricht daher auf ein und denselben Umweltsfaktor ganz verschieden an.*

Die Auslösung der größeren Schwankungsbreite äußert sich z. B. bei Paramaecien (Jennings) unter dem Einfluß des Hungers und der Anwendung frischen oder alten Heuinfuses in dem Sinne, daß der Variationskoeffizient für die Körperlängen zwischen den Werten 7,003 und 14,795 liegt, für die Körperbreiten zwischen 11,421 und 28,879.

In der mehr oder weniger großen Reaktionsbreite liegt überhaupt jegliche Anpassungsfähigkeit beschlossen. So zeigen z. B. auch die Zugvögel (Mongomery) eine größere Variabilität in den einzelnen Dimensionen ihrer Körperabschnitte als die seßhaften Vögel.

Diese Tatsachen der individuellen Reaktionsbereitschaft sind von ganz besonderer Bedeutung für das Konstitutionsproblem in Anwendung auf den Menschen; jeder Einzelne muß hier für sich als Persönlichkeit gewertet werden, muß seine eigene somatische Ansprechbarkeit aufweisen *von Anbeginn der Entwicklung an.*

Im Anschluß an die Wachstumsgeschichte des Eies geben wir nun einige Tatsachen, welche die allerjüngsten Larven der Amphibien betreffen, die ja gewissermaßen auf dem Übergangsstadium zwischen Ei und fertigem Organismus, dem chemisch-physikalischen Milieu des Wassers gegenüber noch fast wie das Ei selber eingestellt sind.

Zur Prüfung der Frage der Abhängigkeit der Variabilität der Körpergröße von dem Grade der Assimilationsintensität konnten Kaulquappen unter verschiedenen Aufzuchtsbedingungen untersucht werden (Krizenecki und Cetl 1923). Die Kaulquappen wurden in folgenden Lösungen gehalten und außerdem noch gefüttert:

a) 1000 ccm H_2O + 0,4 g Pepton + 0,6 g Sacharose
b) 1000 ccm H_2O + 0,4 g Pepton + 0,6 g Glukose
c) 1000 ccm H_2O + 1 ccm Glyzerin
d) 1000 ccm H_2O + 1 ccm Glyzerin + 0,5 Pepton.

Bei all diesen 4 Versuchsanordnungen zeigte sich eine Steigerung des Wachstums gegenüber Kontrolltieren, die nicht in diesen Lösungen gehalten wurden. Die im Wasser lebenden Kaulquappen können somit Nahrungsstoffe in gelöster Form aus dem Wasser aufnehmen.

Die Steigerung der Wachstumsintensität war bei a) 6,05 mm = 18,20%, nach 36tägiger Versuchsführung; bei b) 5,10 mm = 15,34%; bei c) 4,93 mm = 14,83%; bei d) 3,58 mm = 10,77%.

Parallel mit dieser Wachstumssteigerung ging eine Depression der Variabilität einher. Das Wachstum, das somit infolge günstiger Ernährungsbedingungen gesteigert war, kombinierte sich mit einer Hemmung des Variabilitätsausmaßes. Aus diesen Versuchen erhellt, daß sowohl Steigerung wie Herabsetzung der Assimilitationsvorgänge die Entstehung der Variabilität der Körperdimensionen hemmt.

Wenn nach Verbrauch des Dotters die Amphibienlarven auf äußere Nahrungsaufnahme eingestellt sind, die ihnen aber experimentell nicht zugeführt wird, so können diese Hungertiere trotzdem noch 30 Tage ohne jede Nahrungsaufnahme leben und hierbei äußerlich eine sehr geringe Abnahme des Körpervolumens aufweisen. Bei mikroskopischen Untersuchungen aber zeigt sich, daß das innerkonstitutive Gefüge der Organentwicklung ganz wesentlich abgeändert ist, besonders Leber, Darm und Thymus bilden sich in ihrer Größenentwicklung stark zurück. Derartige Messungen an Hungertieren ergaben für die Thymus (G. Hertwig 1924) am 14. Tage 100 Einheiten, am 25. Tage 28 Einheiten, am 50. Tage 80 Einheiten. Die Vergleichszahlen der gefütterten Kontrolltiere sind 280, 1900 und 7800. Am wenigsten verändern sich Zentralnervensystem und die Sinnesorgane, die in ihrer Größenentwicklung während der ganzen Hungerperiode bestehen bleiben, während z. B. außer den erwähnten Organen die Muskulatur ebenfalls stark abgebaut wird.

Weitere Untersuchungen über die Einzelwirkung der Nährlösung auf das Wachstum der Wassertiere zeigten (KRIZENECKI und PODHRADSKY 1924), daß die in Lösung von Sacharose und Glukose gezüchteten Tiere ein herabgesetztes Längenwachstum gegenüber den Tieren aufwiesen, die in Peptonlösung aufwuchsen. Von geringer Bedeutung ist für die erste Wachstumsphase das Eiweiß. Wurde der Sacharose- oder Glukoselösung noch Harnstoff hinzugefügt, so nahm die Trockensubstanz bei den Tieren zu, bei älteren Tieren ist die Wirkung wieder etwas anders und kann sogar schädigend wirken. *Der relative Stoffwechsel der einzelnen Lebensalter, der Zeitfaktor der abgestuften Wachstums- und Entwicklungsenergien spiegelt sich in diesen Stoffwechseluntersuchungen wieder.* Stickstoff braucht nicht da zu sein, die organische Lösung wirkt auch ohne Stickstoff wachstumssteigernd.

Im allgemeinen wirkt Nahrungsentzug nicht ohne weiteres hemmend oder vermehrte Nahrungszufuhr fördernd auf den Organismus; denn es kann im ersteren Falle die verminderte Nahrung besser verdaut, im letzteren Falle das vermehrte Nahrungsvolumen weniger resorbiert werden. Aber nicht allein die Menge, vor allem die Qualität der Nahrung spielt, wie die oben erwähnten Versuche gezeigt haben, eine ganz wesentliche Rolle. Erwähnt werden müssen hier die bekannten Fütterungsversuche an Kaulquappen, welche bei Fleischnahrung schneller wachsen, als bei einseitiger Pflanzennahrung. Für die im Wasser lebenden Organismen ist somit das umgebende Medium in seiner qualitativen Zusammensetzung für die Ernährung von großer Bedeutung. Genauere Untersuchungen verdanken wir besonders HERBST, der nachweisen konnte, daß die zum Aufbau des Embryos von Echinus notwendigen Baustoffe im Ei nicht in solchen Quantitäten vorhanden sind, daß sie bis zu den Entwicklungsstadien reichen, in welchen Nahrungsaufnahme möglich ist, sie müssen daher dem Seewasser entzogen werden; zum Teil hängt also auch die normale Entwicklung von der chemischen Zusammensetzung des umgebenden Milieus ab.

In dieser Richtung bewegt sich auch die Arbeit von ESAKI 1926, der die Ernährung der Amphibienlarven durch verschiedene im Wasser gelöste Nahrungsstoffe prüfte. Diese Aufnahme der in Wasser gelösten Stoffe (PÜTTERsche Theorie) ist ja auch schon allgemein bekannt und wird praktisch bei der Züchtung von Aquariumtieren vielfach angewendet.

Hier liegen auch bereits Untersuchungen vor, welche den Einfluß verschiedenartiger Nahrungszusammenstellung auf das Wachstum beweisen. Z. B. gedeiht die Ohrschlammschnecke (FRÖMMING 1929) bei gemischter Nahrung, die sowohl pflanzliche wie tierische Stoffe enthält, sowohl bezüglich der Höhenentwicklung wie bezüglich der Breitenwachstumskurve am besten.

Um die Wirkungen der verschiedenen im Wasser gelösten Nährstoffe auf Körperlänge, Körpergewicht und Metamorphose zu prüfen, verwandte ESAKI 7 verschiedene Lösungen: 1. Wittepepton und Glukose in Wasser, je 0,25 g auf 1000 g Wasser; 2. Wittepepton und Glukose je 0,1 g auf 1000 g Wasser (Pepton 2 Tiere); 3. zur ersten Peptonlösung hinzugesetzt ein japanisches Vitamin-B-Präparat „Spelzon internes" 1,0 (Vitamin B 1 Tier); 4. zur 2. Peptonlösung hinzugesetzt 0,25 ccm „Spelzon internes" (Vitamin B 2 Tiere); 5. 1% Alkoholwasser (Alkohol 1 Tier); 6. 0,25% Alkoholwasser (Alkohol 2 Tiere); 7. Leitungswasser (Hungertiere); 8. Kontrolltiere, die reichlich günstige Nahrung erhielten: Wasserpflanzen, gekochten Reis, Eigelb, Fischfleisch. Das Ergebnis dieser verschieden ernährten Tiere bezüglich des Wachstums ergab, daß das Wachstum der einzelnen Kontrollserien in ganz verschiedener Weise vonstatten ging, daß somit von den einzelnen Larven aus dem Wasser Nahrungsstoffe im gelösten Zustand aufgenommen werden mußten. Überhaupt kein Wachstum zeigten die Hungertiere und die Peptontiere. Sehr ungünstig wirkte die Peptonglukoselösung ohne Vitamin, etwas besser die mit Vitaminzusatz. Der Hungertod der Alkoholtiere war etwas geringer als der der dünnen Peptonglukoselösung. Am günstigsten wirkte die Peptonglukoselösung mit Vitamin B.

Für das allgemeine Wachstumsproblem sind diese Tatsachen deswegen von großer Bedeutung, weil nicht nur der Gesamtorganismus, sondern auch das Zelleben als solches von den chemisch-physikalischen Vorgängen in der Umgebung abhängig ist. Ein Zellkern kann sich z. B. nur dann teilen, wenn ihm genügend Nukleoproteide zur Verfügung stehen. In grundlegenden Arbeiten zeigte CARREL die Bedeutung der Zusammensetzung des Embryonalsaftes für lebende Zellkulturen, die über Jahre hin lebend erhalten werden sollen. Je nach der Zusammensetzung dieses biochemischen Milieus im lebenden Organismus oder in der künstlichen Zellkultur gestaltet sich Wachstum und Lebensdauer.

Fördernd auf das Wachstum niederer pflanzlicher Organismen wirken in geringsten Mengen die Alkaloide. Aber nur geringste Mengen stellen Reizwirkungen dar, von anderen Giften z. B. vom Alkohol liegen Untersuchungen vor von PEARL, welche beweisen, daß das Ergebnis höherer Dosen von Alkohol auf Wachstum und Entwicklung biologisch von ganz anderer Einstellung gesehen werden muß. PEARL zeigte hier zuerst und später DANFORTH und STOCKARD, daß dem Äthylalkohol eine ganz bestimmte Selektionswirkung zukommt: Läßt man trockenen Samen der Wassermelone 3 Stunden lang sich in 2—16%igem Alkohol vollsaugen und dann keimen und in destilliertem Wasser im Dunkeln wachsen, so erreicht das Gesamtwachstum ein größeres Ausmaß entsprechend 9—35% gegenüber dem Wachstum der Keimlinge ohne Alkoholbehandlung. Nach PEARL beruht diese Erscheinung auf einer Selektionswirkung, in dem einfach nur durch den Alkohol die konstitutionell schwächeren Samen ausgeschaltet werden, und die relativ kräftig potenzierten übrigbleibenden ein verstärktes Gesamtwachstum manifestieren.

Von weiteren Untersuchungen, deren Ergebnisse eine Bestätigung der erwähnten Erklärungsmöglichkeiten geben, seien diejenigen von STOCKARD 1925/26 erwähnt. Reine Veränderungen des chemischen Milieus können auf Fischeier einwirken, so daß unter dem Einfluß von Magnesium, Salzen, Äther, Alkohol, Chlorethon und Chloroform Augenmißbildungen und Doppelbildungen auftreten. STOCKARD prüfte nun im einzelnen genau, bis zu welchem Grade Umweltschädigungen die Nachkommenschaft beeinflussen. Diese Experimente sind von grundlegender Bedeutung auch in ihrer Auswertung für den Menschen, sie seien deswegen hier genauer erörtert. Es wurden während 14 Jahren mehr als 100 Meerschweinchen behandelt, und zwar wurden normale Männchen mit normalen Weibchen gepaart und andererseits mit solchen Weibchen gepaart, die durch Einatmen von Alkoholdämpfen geschädigt waren. Eine innerliche Verabreichung von Alkohol bewährte sich nicht, weil die Tiere mit Magenerkrankungen sofort reagierten. Von 196 Jungen der normalen Kombination starben während der ersten 3 Monate nur 23%. Von 185 Tieren der Kombination mit alkoholisierten Weibchen starben bereits 56,6%. Verkümmerte Tiere wurden von den normalen Paaren keine geworfen, von den alkoholisierten 6%. Die Ergebnisse mit alkoholisierten männlichen Tieren waren ganz ähnlich. Wenn nun derartige Züchtungen weiterhin über mehrere Generationen beobachtet werden, so ergibt sich, daß nur die erste Generation minderwertiger

ist als diejenige der Kontrolltiere, später wird die 4. Generation der Kontroll-
generation sogar überlegen und hat eine geringere Sterblichkeit als diese. In
Angleichung an die Erklärungsmöglichkeit von PEARL kann nun auch hier
angenommen werden, daß infolge des Alkohols die minderwertigen Keimzellen
zerstört werden und nur besonders widerstandsfähige übrig bleiben, welche
diese hochwertige Generation hervorbringt.

Anwendung verschieden konzentrierter Lösungen von Chlorethon auf
Amblystomaembryonen des Schwanzknospenstadiums über 3—8 Tage hin läßt
die Art der Einwirkung dieses Narkosestoffes auf die Bewegungsmöglichkeiten
studieren (MATTHEWS und DETWILER 1926). Die Konzentrationen betrugen
in diesen Experimenten 1:2000; 1:2500 und 1:3000. Das wesentliche Ergebnis
dieser Experimente war, daß nach Beendigung der Narkose die eine zeitlang
völlig gelähmten Tiere, die ihrem neuen Entwicklungsstadium entsprechenden
Bewegungstypen zeigten, obgleich der diesem Typ normalerweise vorhergehende
Bewegungstyp überhaupt niemals realisiert worden war. Der normale Ablauf
der Funktionen ist daher durchaus nicht notwendig für die Ausgestaltung
eines bestimmten morphologischen Reflexapparates. *Das Ergebnis ist von
besonderer Wichtigkeit deswegen, weil eine primäre gegebene morphologische
Grundlage durch Wachstum und Differenzierung sekundär die spezifische Be-
wegungsart möglich macht, ohne daß diese durch funktionelle Anpassung, durch
Tätigkeit überhaupt während ihrer gesamten Herausentwicklung je beeinflußt
worden wäre.*

Ähnlich wie die chemische Zusammensetzung des Eies ständig schwankt,
aber immer doch ganz bestimmte Grundstoffe benötigt, so finden wir diese
fließenden Abwandlungen der chemischen Konstitution wiederum beim Vergleich des neugeborenen Tieres mit dem ausgewachsenen Tier. Ausführliche
Daten sind erarbeitet worden durch H. GERHARTZ (1910), (siehe auch tabulae
biologicae 3, 1926 S. 581, Biochemie des Wachstums). Um nur einige wenige
Beispiele herauszugreifen, ist beim Hund am 6. Lebenstag und am 15. Lebenstag vorhanden:

Wasser	80,3%	77,0%
Trockensubstanz	19,7%	23,0%
Organische Substanz . .	17,3%	20,3%
Eiweiß	12,4%	10,9%
Asche	2,4%	2,6%

Betont sei, daß in der selbstverständlichen Voraussetzung der Verschiedenheit der absoluten Zahl das relative Verhältnis der größeren zur kleineren Zahl
für die ersten genannten 4 Rubriken, z. B. auch beim Schaf gilt, und zwar für
die Entwicklungszeit des 6. Monates und des 1. Vierteljahres.

Bekannt sind weiter die Beziehungen zwischen Nahrungsaufnahme und
chemischer Zusammensetzung des Körpers bei verschiedenen Säugern und
beim Menschen, das spezifische Wachstum verschiedener Organismen, die Entwicklung bis zur Verdoppelung des Geburtsgewichtes, die genaue chemische
Zusammensetzung verschieden alter Tiere, der Mineralstoffgehalt menschlicher Feten und Neugeborenen, der Eiweißgehalt von Mensch und Hund in
den verschiedenen Altersstufen, das Organwachstum, die Energiebilanz, der
Bedarf an Energie in den einzelnen biologischen Perioden der Entwicklung.
All diese zahlreichen biochemischen Daten bilden die Grundlage überhaupt
der exogenen Variabilitätsmöglichkeit.

Interessant sind hier die verschiedenen Werte für Nahrungsaufnahme und
für den Anwuchs verschiedener Säuger im Vergleich mit dem Menschen. Wir
geben hier eine kleine Tabelle nach GERHARTZ (1910) wieder.

13*

	Mensch	Schwein	Hund
Tägliche Gewichtszunahme pro 100 g Körpergewicht	0,48 g	6,53 g	10,01 g
Tägliche Milchaufnahme pro 100 g Körpergewicht	15,1 g	24,4 g	17,5 g
Tägliche Stickstoffaufnahme pro 100 g Körpergewicht	0,04 g	0,28 g	0,29 g
Tägliche Aschenaufnahme pro 100 g Körpergewicht	0,04 g	0,28 g	0,23 g
Tägliche Energiezufuhr pro 100 g Körpergewicht	11,5 Cal.	43,53 Cal.	28,16 Cal.

	Mensch	Schwein	Hund
Auf 1 g Gewichtszunahme kommt Aufnahme N	0,08	0,04	0,02
Auf 1 g Gewichtszunahme kommt Aufnahme Asche	0,08	0,04	0,02
Auf 1 g Gewichtszunahme kommt Aufnahme Cal.	24,07	6,67	2,81

Man erkennt unschwer aus dieser Zusammenstellung, daß die Kondition in ganz bestimmtem verschiedenem Verhältnis stehen muß zu der Konstitution der wachsenden verschiedenen Organismen. Diese Relativität spiegelt sich z. B. auch im Kalorienwert wieder, der zur konstanten Wertung des Körpergewichtes in den einzelnen biologischen Perioden notwendig ist: es sind nötig beim Hühnchen nach GERHARTZ (1914):

Periode	Nettokalorien pro Tag und Kilogramm Körpergewicht	1000 qcm Körperoberfläche
Ruheperiode	85,10	102,06
Mauserperiode	98,06	107,37
Brutperiode, 1. Periode	53,37	71,78
Brutperiode, 2. Periode	74,00	97,03
Legeperiode	146,65	178,63
Übergangsperiode zur Legeperiode	109,20	135,07

Zum Abschluß und als wesentlichsten Teil geben wir nunmehr Hinweise auf die Umweltfaktoren, die bei den Säugern am Anbeginn der ersten extrauterinen Entwicklung stehen und hier mit dem ersten Tage einsetzen: *Das erste extrauterine Milieu.* Dann bringen wir wichtige Daten wiederum aus dem Forschungsgebiet der Haustierentwicklung, weil keine Vergleichende Anatomie der übrigen Vertebraten so sehr das Wachstumsproblem des Menschen vertiefen und klären kann, wie gerade das von der praktischen Humanmedizin bisher völlig übersehene, wissenschaftlich aufs allergründlichste durchgearbeitete Gebiet der Haustierkunde. Immer liegt die Anwendungsmöglichkeit auf den Menschen im Relativen, in der Feststellung biologischer Äquivalenzen.

Als erste erwähnen wir die große Arbeit von BLUM (1929), die 17 656 Individuen an 3017 Würfen der weißen Maus betrifft.

Untersucht wurden Einfluß der Wurfgröße, des mütterlichen Körpergewichtes, der Säugung des vorangehenden Wurfes, des mütterlichen Alters, der Wurfsumme, der Geburtspause und der Jahreszeit auf das Gewicht der Neugeborenen. Es besteht eine negative Korrelation zwischen Wurfgröße und Geburtsgewicht, mit wachsender Individuenzahl fällt die Kurve. MINOT meinte, daß dieser Einfluß auf einer mit steigender Wurfgröße abnehmenden Trächtigkeitsdauer beruhe. Unterschiede der Wurfgeschwister können auf Unterschiede in der Plazentarentwicklung beruhen. Im wesentlichen kommt die zu Baumaterial für die Embryonen umgewandelte Nahrungsmenge in Betracht. Wichtig ist das Körpergewicht der Mutter, das nun wiederum von der Ernährung abhängt, weiter ist wesentlich, wie bereits erwähnt, ob der vorangehende Wurf gesäugt wurde oder nicht. Wurde vorher nicht gesäugt, so hatte der nachfolgende Wurf ein höheres Durchschnittsgewicht als derjenige, der einem gesäugten Wurfe folgte. Eine rein umweltlich bedingte Gewichtsänderung der Mutter hatte eine gleichsinnige und jener fast gleich kommende Änderung des Geburtsgewichtes zur Folge. Gering ist der Einfluß des mütterlichen Alters und der Wurfnummer; dagegen ist die Jahreszeit wieder von größerer Bedeutung, die Winterwürfe sind durchschnittlich 4% schwerer als die Sommerwürfe; hierbei soll aber die wechselnde Ernährung nicht den ausschlaggebenden Faktor darstellen. BLUM stellt in der Betrachtung der wesentlichen Faktoren den Anteil der genetischen Faktoren hinter die Einflüsse der Umwelt. Im Vordergrund steht die Ernährung und diese beeinflußt die Wachstumsgröße, das Wachstumstempo des Neugeborenen innerhalb der ihm rassenmäßig zukommenden Variationsbreite.

JOHANNSSON (1929) rechnet für die Länge der Tragezeit der Schweine im Mittel 114,3 Tage, doch bestehen hier erhebliche Variationen bei ein und derselben Sau. Es ist auch kein Zusammenhang zwischen dem Alter der Sau und der Länge der Tragezeit nachweisbar. Allgemein nimmt die Anzahl der Ferkel in einem Wurfe durchschnittlich bis zum 4. Wurfe zu und ihre Sterblichkeit ist bei durchschnittlich kurzen Tragzeiten etwas größer als bei längeren. Gering endlich ist der durchschnittliche Zusammenhang zwischen der Fruchtbarkeit des Mutter- und des Tochtertieres.

Untersuchungen über die Zuchtbenutzung sehr junger Sauen (MUMPART und Mc. KENZIE 1927) und der aus diesen Erstlingswürfen hervorgegangenen Nachkommenschaft zeigten, daß die schon im Alter von 6 bis 10 Monaten gedeckten Tiere mehr Ferkel brachten, die ebenso schnell heranwuchsen, wie die von älteren Sauen. Es zeigt sich aber hier ein langsameres Wachstum der zu frühzeitiger Zucht benutzten Tiere selbst bei stärkster Fütterung. Kalkarme Futterrationen schädigen die Entwicklung der Jungen sehr. Diese Experimente zeigen wiederum ein Überwiegen des endogenen Faktors der Jugendlichkeit der betreffenden Muttertiere über den Ernährungsfaktor.

All diese Einzelheiten müssen besonders gewertet werden, um in ihrer relativen äquivalenten Anwendung für den Menschen eine biologische Grundlage zu bilden.

Nirgends aber sind die Einflüsse der Ernährung auf das Wachstum aber genauer studiert worden und praktisch mehr verwendet worden, wie in der Landwirtschaft bei der Züchtung und Mästung der Haustiere. Man wundert sich, daß die exakten und sehr gründlichen Untersuchungen über die Entwicklung und das normale Wachstum und ihre konditionellen Beeinflussungsmöglichkeiten, die sehr zahlreichen Experimente und Studien bisher in der medizinischen Literatur überhaupt nicht zur kritisch vergleichenden Beurteilung des Wachstumsphänomens des Menschen herangezogen worden sind. Die Entwicklung der Konstitutionsform der verschiedenen Haustierrassen wird in dem Kapitel über Differenzierung besprochen werden, wesentliche Einzelheiten des Wachstumsphänomens wurden bereits schon in dem vorhergegangenen Kapitel erwähnt. An dieser Stelle mögen die wesentlichen konditionellen Faktoren genannt werden, welche modifizierend, spezifisch auslösend wirken.

Die zahlreichen Zuchtrassen der Haustiere besitzen in ihrem Formenbild bestimmte Merkmalskomplexe, deren Erzeugung durch künstliche Zuchtwahl gestaffelt worden ist. SETTEGAST (zitiert nach ADAMETZ 1926) unterscheidet bei den Haustieren primitive Rassen, Züchtungsrassen und Übergangsrassen. Die primitiven Rassen (Naturrassen NATHUSIUS) sind solche Rassen, bei denen

die morphologischen und physiologischen Besonderheiten seit sehr langen
Zeitspannen bereits schon vorhanden waren, und zu deren Manifestation die
Züchtung durch den Menschen weniger bedeutsam ist. Bei den wirklichen
Züchtungsrassen aber wurde durch bestimmte Haltung, Pflege und Ernährung,
durch geeignete Zuchtwahl eine ganz bestimmte somatische Eigenheit von
Generation zu Generation gestaffelt. Die „Übergangsrassen" befinden sich
noch unter ziemlich primitiven Verhältnissen und zeigen gewisse züchterische
Verbesserungen erst in den Anfängen.

Beim Pferd kann auf absolute Schnelligkeit, relative Schnelligkeit und auf
große Zugkraft gezüchtet werden. Zur ersten Gruppe gehört das englische
Vollblut und der amerikanische und russische Traber. Zur 2. Gruppe, bei welcher
sich Schnelligkeit mit Ausdauer kombiniert, das Arabische Pferd. Die 3. Gruppe
endlich bildet die Glydesdale und Shirehorserasse.

Beim Rind wiederum spielt die Milchleistung, der Fettgehalt der Milch,
die Frühreife und Mastfähigkeit eine wesentliche Rolle; ähnlich beim Schaf
Milchleistung, Frühreife, Mastfähigkeit, dann vor allem Wolle, Pelz, Fleisch;
beim Schwein vor allem Mastfähigkeit.

Diese Zuchterfolge sind nun überhaupt nur dann realisierbar, wenn ein
genügend großer endogener Reaktionsradius auf neues Klima, Haltung und
Ernährung vorhanden ist, wenn die Anpassungsfähigkeit genügend groß ist.
Bestimmte Arten sind überhaupt nicht anpassungsfähig (Bison, südafrikanischer
Büffel), andere in sehr starkem Maße.

Eben das Ausmaß der endogenen Variablen spielt wie bereits erwähnt, die
wesentlichste Rolle. *Die Variabilität, Veränderlichkeit der morphologischen
Norm, kann entweder nur auf erblicher Basis beruhen: Neukombination von Erbeinheiten oder Mutation; sie kann aber auch als Modifikation nicht erblicher Natur
sein und dann lediglich durch äußere Einflüsse ausgelöst werden.*

Diese Modifikationen, zumal hinsichtlich des Wachstumsphänomens, bilden
den eigentlichen Inhalt vorliegenden Kapitels.

Unter den Umweltfaktoren, welche das Wachstum der Haustiere beeinflussen, gehören in erster Linie das Klima (Temperatur, Wassergehalt der Luft,
Bewegung der Luft, Luftdruck, Sonnenlicht, Luftelektrizität). ADAMETZ gibt
in seinem Buche zahlreiche Beispiele und Hinweise. Die Ernährung als solche
ist von ganz verschiedener Wirkung, je nach dem Entwicklungsstadium, in
welchem sie während des Wachstums des Tieres gegeben wird. Eiweißreich
ernährte Jungtiere sind durch besondere Förderung des Breitenwachstums
der Rumpfmaße und des Schädels ausgezeichnet, die Entwicklung wird zudem
beschleunigt. Umgekehrt bewirkt eiweißarme Jugendentwicklung eine Verzögerung der Körperentwicklung in Begleitung schmaler Form des Rumpfes
und des Schädels.

Es sei hier eingeschaltet, daß der Begriff der Kondition in der Sprache der
praktischen Züchter eine bestimmte Körperbeschaffenheit charakterisiert, die
bestimmten wirtschaftlichen Zwecken entspricht: so spricht man hier von
Zuchtkondition, Rennkondition, Ausstellungskondition, Mastkondition, Hunger-
kondition.

Ernährungsphysiologisch ist für die Zuchtkondition eine konzentrierte,
eiweißreiche Ernährung und geeignete Bewegung notwendig (Abb. 93 a u. b).
Bei der Mastkondition spielt aber zugleich das Vorhandensein einer endogenen
Mastbereitschaft in Form einer bestimmten abgestimmten Hypophysentätig-
keit eine wesentliche Rolle, wie überhaupt die Außenfaktoren in ihrer Gesamtheit nur Bedingungen sind, unter denen die verschiedenartigen inneren Entwicklungsmöglichkeiten abgestuft werden.

Eine wesentliche Eigenschaft vieler Haustierrassen ist der beschleunigte Ablauf des Wachstums, die Frühreife. Diese Frühreife kann als geschlechtliche Frühreife bei bestimmten Rassen erblich fest fixiert sein, z. B. zeigen sie beim

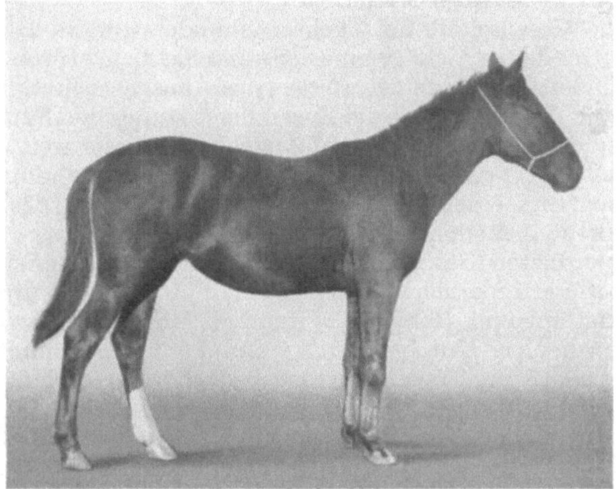

Abb. 93 a.

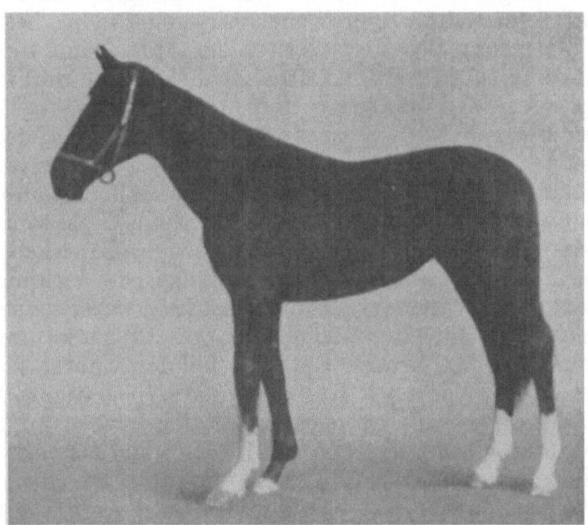

Abb. 93 b.

Abb. 93 a u. b. Umwelt- und Ernährungseinflüsse auf den Körperbau. a gut entwickeltes Weidefohlen. oldenburgisch-hannoverscher Kreuzung, anderthalb Jahre alt, weiblich, 315 kg schwer, tief und gut genährt. b im Stall, bei kärglichem Futter aufgewachsenes Fohlen, oldenburgisch-ostpreußischer Kreuzung, anderthalb Jahre alt, weiblich 201 kg schwer, mäßig genährt, schwache Konstitution, [Beide Bilder nach GÖTZE: Z. Konstit.lehre 9 (1924).]

Pferd die Belgier und Percherons, beim Rinde die Jerseys, beim Schwein die englische Rasse, beim Schaf bestimmte Alpenrassen, die körperlich gerade umgekehrt spätreif werden. Hier findet also eine *Überschneidung der Geschwindigkeit der körperlichen Wachstumsintensität mit derjenigen der geschlechtlichen Entwicklung statt,* so daß z. B. bei den genannten Schafen frühzeitige Trächtigkeit eine Verzögerung der Körperentwicklung mit sich bringen kann. Andererseits kann aber hier die Ernährung als äußerer gestaltender Faktor einwirken und z. B. in Form einer sehr üppigen Ernährung bei Ziegen den Beginn der Brunstzeit vom 5. bis 7. Monat auf den 3. Monat verkürzen. In ganz ähnlicher Weise beschleunigend wirkt warmes Klima.

Die „deutsche Gesellschaft für Züchtungskunde" gibt in Heftform „Anleitungen" heraus, in denen sich genaue, wissenschaftlich erprobte Ernährungsvorschriften befinden. Es bestehen weiter genau ausgearbeitete landwirtschaftliche Kalender und Tabellen über die Zusammensetzung der Futtermittel, ihren Gehalt an verdaulichem Sauerstoff. Auf Angaben all dieser weit ausgearbeiteten Einzelheiten muß hier verzichtet werden. Nur einige Grundlinien sollen aufgezeichnet werden, um eine Vorstellung von dem Ausmaß des konditionellen Ernährungsfaktor zu bekommen.

Für einen geordneten Stoffwechsel der Milchtiere (LAMPRECHT 1929) sind folgende Nährstoffe erforderlich: Eiweißkörper, Fett, Kohlehydrate, d. h. stickstoffreie Extraktstoffe und Rohfaser, Vitamine, Minerale, Wasser. Die Nährstoffmengen, die von einer Kuh benötigt werden, können bestimmt werden durch den Erhaltungsbedarf und dem Leistungsbedarf. Der Erhaltungsbedarf ist vom Körpergewicht abhängig. Der Leistungsbedarf berechnet sich aus der erzeugten Milchmenge, ihrer Zusammensetzung, dem Bedarf des Kalbes während der Trächtigkeit und der Eigengewichtszunahme der Kuh. Beachtet werden muß die Verdaulichleit und Nährstoffausnützung. Ein Teil der Ration muß aus safthaltigem Futter bestehen, das Futter muß schmackhaft sein, einen bestimmten Ausfüllungsgrad für den großen Kuhmagen besitzen, es muß vielseitig zusammengesetzt sein. Spezifische Wirkungen von bestimmten Nährstoffen auf die Steigerung des Fettgehaltes der Milch sind nicht exakt nachweisbar. Immerhin bestehen sog. „Kraftfuttermittel", die praktisch verabreicht werden. Es wirken (nach HANSEN) auf 1. Erhöhung der Milchmenge mit Erniedrigung des Fettgehaltes: Sojaschrot, Maisschrot, Haferschrot, Maizena. 2. Gleichbleibende Milchmenge, Erhöhung des Fettgehaltes: Leinkuchen, trockene Maisschlempe, Kokoskuchen, Palmkuchen. 3. Gleichbleibende Milchmenge, Erniedrigung des Fettgehaltes: Sesamkuchen, Mohnkuchen, Reisfuttermehl, Leindotterkuchen. Gute Gewichtszunahme bewirken Trockentreber und Weizenkleie. Ein gutes Mastfutter mit ungünstiger Wirkung auf die Milchleistung stellt dar: Reisfuttermehl, Mohn- und Leindotterkuchen.

Wesentlich ist für die Höhe der Milchleistung die Pflege während der Trockenzeit und der ersten Zeit nach dem Kalben. Ist der Nährstoffverbrauch einer Kuh während der Zeit zwischen 2 Kalbungen in den ersten 4 Monaten größer als die Nährstoffaufnahme, so ist umgekehrt in den letzten 4 Monaten die Aufnahme größer als der Verbrauch (WILSON). Es muß also die Kuh in ihrem Organismus in Form von Fetten und Mineralstoffen im Knochen Vorratsmengen speichern, damit sie nach der Geburt über Stoffe verfügt, die zur Produktion der erforderlichen Milchmenge nötig sind, zumal dann nicht alles in genügender Weise mit dem Futter aufgenommen werden kann. Die Nahrung wird häufig so fein dosiert, daß z. B. im Winter folgendes Kraftfutter gegeben werden kann: 3 Teile Haferschrot, 3 Teile Kleie, 3 Teile Gerste, Mais und Roggen, 1 Teil Leinkuchen. Vor dem Kalben läßt man etwa 8—10 Tage den mästenden Teil der Kraftfuttermittel fort und sorgt für leichtverdauliche abführende Mischungen (Kleie, Haferschrot, Leinkuchen).

Die Berechnungen des Erhaltungsbedarfs und des Leistungsfutters gestatten praktisch eine Beurteilung der Rentabilität der landwirtschaftlichen Produktion und sind zugleich biologisch von großer Bedeutung für die Wertung der Nahrungszufuhr. Man kann eine „Grundfutter"mischung herstellen für den Erhaltungsbedarf und eine „Kraftfutter"mischung hinzugeben für den Leistungsbedarf. Auf diese Weise kommt man zu folgenden Berechnungsformeln: Erhaltungsbedarf je Tag in kg.

$$\frac{\text{Stärkewertgewicht der Kuh in kg}}{200}$$

$$\frac{\text{Verdautes Eiweißgewicht der Kuh in kg}}{2000}$$

Leistungsbedarf je Tag in kg:

$$\text{Stärkewert} = \frac{\text{tägliche Milchmenge in kg} \times 250}{1000}$$

$$\text{Verdautes Eiweiß} = \frac{\text{tägliche Milchmenge in kg} \times 45}{1000}$$

Die täglichen Mindestnährstoffmengen sind beim Vergleich einer 450 kg und einer 500 kg schweren Kuh:

Tägliche Milchmenge	450 kg		500 kg	
	Verdautes Eiweiß	Stärkewert	Verdautes Eiweiß	Stärkewert
5 kg	0,450	3,50	0,475	3,75
10 „	0,675	4,75	0,700	5,00
15 „	0,900	6,00	0,925	6,25
20 „	1,125	7,25	1,150	7,50

Hingewiesen sei auf besonders ausgearbeitete Ernährungsnormen (O. KELLNER, NILS HANSSON, siehe bei KRONACHER), auf die hier nicht näher eingegangen werden kann. Ganz ähnliche, genau ausgearbeitete Fütterungstabellen und Berechnungen liegen bei den meisten übrigen Haustieren vor. Steht z. B. die Ziege (MACHENS 1920) trocken, so gilt genau wie für die Kuh die Notwendigkeit einer Ernährung, die nicht nur Erhaltungsnahrung darstellt, sondern zugleich auch für die sich entwickelnden Jungen bereit stehen muß. Kalk und Phosphorsäure muß zu dieser Zeit reichlich zur Verfügung stehen und gutes Heu genügend verfüttert werden. Hinzu kommt, daß hochtragende Ziegen, die noch nicht 3 Jahre alt sind, selbst noch nicht ausgewachsen sind und daher außerdem noch Nährstoffe zum Aufbau des eigenen Körpers benötigen. Durch Eiweißentzug kann der Milchertrag bald stark verringert werden. Genaue Vorschriften bestehen für die Ernährung der hochtragenden Ziegen, der frischmelkenden Ziege, für die Stallfütterung im Sommer, die Ernährung auf der Weide, die Stallfütterung im Winter. Endlich gibt es genaue Vorschriften über die Beschaffenheit des Stalles. Hier werden die Raumgrößen nach Quadratmetern berechnet, die jedem Tier zustehen, Temperaturregulierung, Luftzutritt muß beachtet werden.

Bei diesen Ernährungsstudien ist beachtenswert, daß der „Ausnutzungsquotient" für die Trockensubstanz zu Wachstumszwecken im 1. Entwicklungsjahre bei allen Tiergattungen sinkt (KRONACHER). Es wird also ein gut Teil der Nahrung, vor allem des Eiweißes nicht für Wachstumsvorgänge nutzbar. Da das Wachstum nicht regelmäßig, sondern in Zyklen verläuft, kommt es periodenweise zum Beispiel zur Zeit der Geschlechtsreife zu *besonderen Zeitspannen, innerhalb welcher die Regelmäßigkeit der Futterausnutzung für den Kraftwechsel und das Wachstum gestört wird.* Hinzu kommt bei all diesen Wirkungsmöglichkeiten auch der konditionelle Einfluß des geographischen und klimatischen Milieus, der z. B. dahin gehen kann, daß importierte Zuchtrassen sich in ganz bestimmter Weise verändern können. So konnte festgestellt werden,

daß das im Voigtlande gezogene schwarzbunte Niederungsvieh von Generation
zu Generation kleiner wurde; auch die ursprüngliche Frühreife, durch welche
die Rasse charakterisiert ist, machte einer Spätreife Platz (MEYER-ULEX 1927).
Ob nun hier gerade der Ernährungsfaktor als einziger umgestaltender Faktor
wirksam gewesen ist, mag zweifelhaft sein, jedenfalls muß man bei der Prüfung
irgend eines konditionellen Faktors, wie z. B. der Ernährung sehr sorgfältig
sichten.

Schwedische Untersuchungen (HANSSON und MÜLLER 1929) zeigten, daß
z. B. die bisher allgemein gereichte, aus Gras gemischtem Kleinheu und Hafer
mit etwas Strohhecksel bestehende Futterration für Jungpferde im 1. Lebens-
winter ungenügend war, daß aber bei Darreichung großer Eiweißmengen wiederum
die Gefahr der Rachitis oder der Gelenkerkrankungen zunimmt, daß endlich
die Beschaffenheit der Weide, welche dem Tier im Sommer zur Verfügung stand,
in hohem Maße den Nahrungsbedarf im Winterhalbjahre staffeln kann.

Die Kondition „Ernährung" ist eben ein derartig komplexer Faktor, daß
zu seiner exakten Analyse eine sehr vielseitige Sichtung notwendig ist. Wird
weiter das Jungpferd einem bestimmten Training ausgesetzt, so wird Wachstum
und Entwicklung beeinflußt, *bei hartem Training staffelt das Wachstum mehr
Breite und Tiefe der Tiere, weniger die Höhe.*

Bei all diesen Konstitutionsprüfungen und Beurteilungen darf nun nicht
schematisch eine ganze Gruppe von zahlreichen Tieren als biologische Einheit
genommen werden; *jedes Individuum hat zugleich auch seine eigene individuelle
Entwicklungs- und Wachstumsbesonderheit, und innerhalb ein und derselben
Rasse, ein und derselben Herde stehen sich die verschiedensten Wachstums- und
Entwicklungsintensitäten gegenüber.*

Aus genaueren Untersuchungen über die Schweineleistungsprüfung
(J. SCHMIDT und VOGEL 1930) geht hervor, daß die einzelnen Schweine bis zur
Erreichung eines 1000 kg-Gewichtes eine *ganz verschiedene Zeit* beanspruchen
und dementsprechend in den einzelnen Mastwochen *eine ganz verschiedene
Zuwachszahl* aufweisen. Einzelne Tiere erreichten das genannte Gewicht schon
in der 12. Woche, andere erst in der 24. Bei Feststellung der Entwicklungsgeschwindigkeit innerhalb des Gewichtsabschnittes 30—50 kg, 50—70 kg und
70—100 kg zeigten sich wiederum bei beiden Geschlechtern (die männlichen
Ferkel waren kastriert), sehr große zeitliche Schwankungen. Der Zeitfaktor
der Wachstumsintensität ist somit individuell derart verschieden, daß jeglicher konditionelle Gesichtspunkt eigentlich nur in der Zwillingsforschung
scharf erfaßt werden kann. Einige Daten geben wir hier wieder:

Durchschnittliche Mastdauer in Tagen.

Mastperiode	Männchen	Weibchen
Gesamtmast (vollendete 12. Lebenswoche bis		
100 kg Lebendgewicht	113,5	119,4
Mastperiode von 30—50 kg	32,5	33,7
„ „ 50—70 „	30,4	32,4
„ „ 70—100 kg	47,6	50,7
„ „ 30—100 „	110,5	116,8

Weiter muß erwähnt werden, daß das Futterverwertungsvermögen im
Verlaufe der Mast sich allmählich immer mehr verschlechtert. Es wird also
zur Erzielung einer bestimmten Zuwachsmenge eine immer größere Futtermenge erforderlich. *Was auch immer züchterische Pflege erreichen mag, immer
werden die Spitzenleistungen der besten Tiere durch endogene konstitutionelle
Faktoren erzielt, welche in einer größtmöglichsten Entwicklungsfreudigkeit liegen
bei bester Futterverwertung und ausgesprochenem Fleischbildungsvermögen.*

Dem fördernden Einfluß der Nahrungsmenge und Qualität steht gegenüber ein ganz bestimmter Grad von Wachstumshemmung unter dem Einfluß des Hungers. Die Experimente und Beobachtungen, die sich auf den Einfluß des Hungers auf das Wachstum beziehen, sind ausführlich und sehr exakt. Hier liegt das fundamentale Werk von JACKSON vor, welches alle Einzelheiten enthält und auf 100 enggedruckten Seiten die Weltliteratur erfaßt. Nur einige wenige wesentliche Punkte mögen hier hervorgehoben werden. Der Einfluß des Hungers äußert sich in ganz verschiedener Form je nach den näheren Umständen, unter denen er einen bestimmten Organismus befällt. Tierart, Alter und Geschlecht, Länge der Hungerperiode spielen eine Rolle. Die verschiedensten Komplikationen können die Bilder bis in die mikroskopischen Organstrukturen hinein verwischen; Zelldegenerationen, Gefäßexsudate, Rundzelleninfiltrationen, Zellproliferationen, Eingeweidehyperämie, Parenchymatrophie kommen vor. Ganz verschieden sind die Wirkungen an Pflanzen und Tieren, Protozoen, Metazoen, Wirbellosen, Wirbeltieren. Im allgemeinen sind die Wirbeltiere widerstandsfähiger als die Wirbellosen, doch kommen auch unter diesen große Unterschiede vor nach Alter, Geschlecht und bei den einzelnen Individuen. Von den Protozoen nimmt Paramaezium um die Hälfte ab, Stentor um $^1/_5$ und Dilephus um $^1/_{10}$ der ursprünglichen Größe ab. Es kann also im äußersten Falle die Größe zu $1^0/_0$ der ursprünglichen reduziert werden. Bei den höheren Tieren kommt komplizierend hinzu, daß die einzelnen Teile des Organismus verschieden reagieren. Sehr widerstandsfähig sind das Nervensystem; meistens unterliegen das Skelet, Fett und Lymphgewebe einer Atrophie. Im allgemeinen sind die Derivate des Ektoderms widerstandsfähiger als die des Entoderms, am wenigsten resistent sind die Mesodermabkömmlinge. Beachtet werden muß aber weiter, daß selbst in ein und demselben Gewebe Unterschiede in den einzelnen Zellen oder in umschriebenen Zellgruppen bestehen können. Glykogen und Fett verschwinden gewöhnlich innerhalb der Zellen sehr bald, während die Mitochondria relativ widerstandsfähig ist. Der Kern ist resistenter als das Zytoplasma. Gewöhnlich unterbleibt die Kernteilung, nur im Bindegewebsstroma kann sie stattfinden. Die allgemeine Einwirkung des Hungers auf die Zellen besteht zuerst in der Auslösung einer Atrophie des Zytoplasmas, wodurch die Zelle einen scheinbar embryonalen Zustand gewinnt, der schließlich in den degenerativen übergeht. Der Kern hält länger aus. Eine Wiederherstellung derartiger Zellen kann nur noch vom atrophischen Zustand her erfolgen.

Für die verschiedenen Organe gibt es kritische Perioden, während welcher sie für Hungereinwirkungen am meisten empfänglich sind. So ist auch das Alter eines hungernden Individuums zur Beurteilung des Wirkungsausmaßes von grundlegender Bedeutung.

Bei Tieren sowohl wie bei Pflanzen äußert sich der Hunger während der Entwicklungsperiode weniger in Form einer Verzögerung oder eines Nachlassens des Wachstums, als in Form eines abnorm disproportionierten Wachstums. Der Grad dieses Wachstums variiert bei den verschiedenen Spezies. Bei hungernden erwachsenen Tieren geht z. B. eine Wundheilung weiter, wenn auch im verzögerten Maße, es kann auch noch kompensatorische Hypertrophie nach Entfernung eines Teiles der Leber erfolgen, aber nicht einseitige Nierenhypertrophie nach Entfernung der anderen Niere.

LIEBIG hat das Gesetz des „Minimum oder Grenzfaktors" aufgestellt, nach welchem ein Wachstumsstillstand erfolgen soll, wenn ein Ernährungsfaktor fehlt, der für das normale Wachstum notwendig ist. Gegen dieses Gesetz wendet sich JACKSON. Es sind weiter verschiedene Theorien aufgestellt worden, die erklären sollen, warum diese oder jene Zellgruppe widerstandsfähiger ist als eine andere, aber alle befriedigen nicht.

JACKSON erörtert im einzelnen genau die Hungereinwirkung an Pflanzen, niederen Tieren und an Wirbeltieren; der weitaus größte Teil seines Buches ist den Veränderungen sämtlicher Organe und Gewebe des Wirbeltierkörpers gewidmet. So nimmt z. B. bei Tauben das Gewicht des Gesamtorganismus um $40^0/_0$ ab, die Nebennieren nehmen dagegen merkwürdigerweise an Gewicht zu, Gehirn und Hypophyse zeigen kaum Veränderungen, sämtliche übrigen Organe aber erleiden Gewichtsverluste in mehr oder weniger großem Maße.

Die besonderen Verhältnisse bei zahlreichen Versuchstieren sind genau studiert worden, es würde zu weit führen, hier Einzelangaben herausgreifen, genauer studiert sind auch die Einflüsse von Hungerepidemien beim Menschen, auf die an anderer Stelle genauer eingegangen werden wird.

Im wesentlichen zeigen die mannigfaltigen Veränderungen an den einzelnen Organen, welche die zahlreichen Tierversuche aufgedeckt haben, daß der Hunger nicht nur den Organismus als Ganzes, sondern überhaupt das gesamte konstitutive Bild der Vielheit der Organe in spezifisch abgestufter Weise beeinflußt und diese einzelnen Organe oder Gewebekomplexe wiederum ganz verschieden in bestimmten zeitlichen Epochen, so daß bei größerem Ausmaß der Hungerwirkung sehr wesentliche Proportionsverschiebungen und ein wesentlicher Umbau des anatomischen und physiologischen Organmosaïks erfolgt.

Der Winterschlaf hat bei Amphibien Wirkungen, die teilweise denen des Hungers ähneln, teilweise aber wiederum etwas verschieden sind (OTT 1924). Das Körpergewicht bleibt sogar konstant und kann durch Ansammlung von Wasser in den Lymphsäcken etwas zunehmen. Es nehmen an Gewicht zu: Rumpf, Lungen, Bindegewebe und Blutgefäße, es nehmen an Gewicht ab die Muskulatur, Milz, Magen, Darm, Fettkörper und Nieren. Wird die Nahrungszufuhr sehr lange unterbrochen, so tritt ein im Vergleich mit dem Gewicht des Körpers als Ganzes relativ geringer Gewichtsverlust ein beim Kopf, Skelet, Gehirn, Rückenmark, Zunge, Herz, Magen, Darm, Bindegewebe, Milz; die Lungen und Augäpfel nehmen sogar zu.

Im Tierexperiment lassen sich auch leicht die Einzelfaktoren isolieren, welche die Verschiedenheiten des Geburtsgewichtes bedingen, so läßt sich Unterernährung und wirklicher Hunger experimentell trennen. Bei weißen Ratten konnte gezeigt werden (BARRY 1920), daß unter dem Einfluß von Hunger kurz nach der Kopulation eine Schwangerschaft verhindert wird. Wenig beeinflußt wird die Zeitdauer der Gravidität, diese beträgt durchschnittlich 23 Tage; bei Tieren, die während der letzten Hälfte der Schwangerschaft gehungert hatten, schwankt die Dauer von 21—26 Tagen. Abort und Frühgeburt wurden nicht beobachtet, dagegen waren von 120 neugeborenen Tieren 41 tot. Vermindert wird die Wurfzahl. Diese beträgt im Durchschnitt 7 Tiere, bei Hungertieren 5,9. Herabgesetzt ist das durchschnittliche Gewicht: normal 5 g, bei Hungertieren 3 g. Wesentlich ist, daß ein konstantes Verhältnis zwischen dem Gewichtsverlust der Mutter während der Schwangerschaft und dem des Neugeborenen nicht besteht. Eigenartig ist die Anregung des Schwanzwachstums, so daß sämtliche Individuen relativ langschwänzig waren. Die erwähnte charakteristische Proportionsverschiebung äußert sich in einem relativ starkem Übergewicht des Kopfes und der Gliedmaßen, Bindegewebe und Blutgefäße sind sogar $25^0/_0$ größer als bei den Kontrolltieren. Die Gewichtsabnahme von Muskulatur und Knochen beträgt $5—7^0/_0$, getrocknet sind die Knochen aber um $12^0/_0$ übernormal. Untergewichtig sind die Eingeweide, Lunge, Leber, Pankreas, Rückenmark, Darm, Thymus, Schilddrüse, Nebenniere. Eigenartig ist, daß Milz, Augäpfel, Nebenhoden, Hoden und Hirn eine starke Wachstumstendenz während der pränatalen Hungerperiode aufweisen, während diese Tendenz beim Herzen, Nieren, Magen, und Ovarien gering ist. Auf diese Weise würde gewissermaßen das Tier in den Hungerperioden anfänglich immer noch über ein genügend funktionierendes Zentralnervensystem, die Sinneswahrnehmungen der Augen verfügen, ihm also von der Natur noch die Möglichkeit der Nahrungssuche und dem männlichen Geschlecht die Fortpflanzungsmöglichkeit gegeben sein.

Vergleicht man diese Hungerwirkungen mit den Wirkungen des Durstes, so findet man hier bis zu einem gewissen Grade Ähnlichkeiten. Hält man einen Monat alte weiße Ratten einige Wochen unter sehr gekürzter Flüssigkeitsverabreichung (KUDO 1921) bei adäquater Fütterung, so werden die Schwänze merkwürdigerweise länger, das Skelet nimmt an Gewicht zu, und ein wenig auch die Eingeweide. Allgemein nehmen weiter an Gewicht zu: Hypophyse, Augäpfel, Nieren, Nebennieren, Rückenmark, Skelet, Pankreas, Magen, Darm, Leber, Uterus. Allgemein nehmen an Gewicht ab: Thymus, Ovarium, Parotis, Submandibulardrüsen, Milz, Hoden, Nebenhoden, Schilddrüse.

Diese Angaben von JACKSON, OTT, BARRY und KUDO mögen genügen für den Hinweis *der variablen Organreaktionen auf Hunger und Durst; das Ausmaß des Wirkungseffektes läßt sich raumzeitlich zerlegen und somit ein konstitutives Bild des hungernden Organismus anbahnen.*

In ganz besonders auffälliger Form äußert sich die künstliche, vom Züchter hergestellte Umwelt auf das Haustier in der Erscheinungsform der sog. „Domestikation". Hierher gehört eine Veränderung des Kopfes, die sich in einer Verkürzung des Gesichtsschädels bei starkem Hervortreten des Hirnschädels zu erkennen gibt „Mopskopf" (NATHUSIUS). Diese Erscheinung tritt auch bei echten Wildformen auf, die längere Zeit in Gefangenschaft gehalten werden, die Veränderungen zeigen sich dann bei den in der Gefangenschaft geborenen Jungen; der Schädel wird kurz, breit und hoch (WOLFGRAMM 1894). Es verschiebt sich also im Verlauf des Wachstums das Längenwachstum zugunsten des Breitenwachstums; dadurch wird gewissermaßen eine Annäherung, ein scheinbares Bestehenbleiben der charakteristischen fetalen Breitenformen des Schädels erreicht. Es liegen hier Unterschiede vor z. B. bei der Mopsköpfigkeit der Schweine und derjenigen der Zwerghunde; bei der ersteren Tierform sind die Proportionsverhältnisse zwischen Hirn und Gesichtsschädel auch im domestizierten Zustand fast die gleichen wie bei der Wildform, während beim Hund die charakteristischen jugendlichen Proportionen zur Entwicklung gelangen (WEIDENREICH 1925, HILZHEIMER 1928).

Bereits schon NATHUSIUS konnte nachweisen, von welch ausschlaggebender Bedeutung hier wiederum die Ernährungsweise ist, Hunger und Mast sollen nach seinen Untersuchungen zahlenmäßig in den Längen- oder Breitenmaßen des Schädels ihren morphologischen Ausdruck finden. Als Wachstumsabändernde domestizierende Wirkungen kämen im wesentlichen in Betracht die geringere Lichtbestrahlung, die überreichliche künstliche Ernährung, die Umwelt des Stalles, die nicht mehr naturhafte Bewegungsweise.

β) *Das Endokrinon und die Zeitphasen der Erfolgsorgane.*

Der erwähnten großen Zahl der Umweltsfaktoren, welche alle in bestimmtem Ausmaß das Wachstum beeinflussen kann, steht nun endlich noch ein weiterer endogener Faktor gegenüber, der gewissermaßen einen Reiz darstellt, den der betreffende Organismus in sich selber auslöst, der aber auch als solcher in Form isolierter wirksamer Stoffe experimentell von außen her gesetzt werden kann, um dann die gleichen spezifischen Reaktionen auszulösen.

Dieser endogene Faktor ist der große Komplex der Sekrete der Drüsen innerer Sekretion, das Endokrinon.

Wachstum und Differenzierung sind eng miteinander gekoppelt. Es ist aber die Analyse dieser beiden Teilfaktoren um so wichtiger, als sie für das Konstitutionsproblem im einzelnen besonders gewertet werden müssen. Wenn wir hier das Endokrinon unter den Begriff der Kondition setzen, so sagen wir hier dasselbe aus, wie z. B. bei der „Induktion" der Determinationsvorgänge, nämlich, daß die Formbildungsvorgänge dort genau in derselben Weise völlig selbständig aus sich heraus sich vollziehen, wie Wachstum und Differenzierung auch, *daß das Endokrinon aber nur „induzierend", d. h. auslösend, modifizierend, staffelnd, hemmend usw. wirken kann.*

Das Endokrinon kann vor allem auch raumspezifisch ganz besondere Abschnitte des Körpers, bestimmte Organe in ihrem Entwicklungstempo und im Differenzierungsgrad der einzelnen histologischen Elemente fördern. Hierin wurde aber häufig der innersekretorische Wirkungsanteil in der Literatur weit überschätzt. Eine Zusammenfassung der vorliegenden Weltliteratur würde ein Handbuch für sich bilden. Derartige ausführliche Zusammenfassungen bestehen bereits. Verwiesen sei auf Appleton, endocrinology; auf das Handbuch der Drüsen innerer Sekretion herausgegeben von HIRSCH; auf das Werk von BIEDL; von JULIUS BAUER, von GUILLAUME; vor allem auch auf TRENDELENBURG, die Hormone, 1929. Eine derartige Zusammenfassung liegt ganz außerhalb unserer Absichten. Hier können nur die wesentlichen Eigenheiten Erwähnung finden, die von konstitutioneller Hinsicht von Bedeutung sind und im Sinne des Zeitfaktors, der spezifischen Geschwindigkeitskurve ihrer Wirkungstätigkeit eine ganz besondere konstitutive Prägung auslösen helfen durch Erfassung eines ganz bestimmten morphologischen Substrates.

GUDERNATSCH, ROMEIS, GIACOMINI, KAHN, JARISCH haben gezeigt, daß Schilddrüsenfütterung sehr bald zu einem Stillstand des allgemeinen Wachstums führt, während im Gegensatz hierzu die Anlage der Extremität ein beträchtlicheres Wachstum zeigt, derart, daß diese nicht nur relativ, sondern auch absolut viel größer wird, als die der Kontrolltiere. Die normalen Kontrolltiere sind also größer und haben kleinere Extremitäten. Diesbezügliche Versuche an höheren Wirbeltieren in Form von Pfropfung von Schilddrüsengewebe auf die Eihäute von Hühnchenembryonen zeigten, daß hier der gesamte Organismus an Größe zurückbleibt einschließlich der Flügel und hinteren Gliedmaßen (VILLIER).

Dieses Beispiel von den Größenverhältnissen der Extremitäten bezogen auf den Gesamtorganismus, beleuchtet schon das Problem der quantitativen, korrelativen Beziehungen der einzelnen Organe untereinander. SOUBA konnte, wie früher bereits erwähnt, ganz bestimmte Beziehungen der Hodengrößen zur Größe der Kämme der White-Leghornhühnerrasse feststellen, und zwar waren bei Tieren desselben Alters und desselben Gewichtes kleine Hoden mit kleinen Kämmen und umgekehrt große Hoden mit großen Kämmen verknüpft. Es ist ohne weiteres klar, daß derartige korrelative Beziehungen in ganz bestimmter Art auch zwischen anderen Organen bestehen werden. So sind Herz, Leber, Nieren, Pankreas und Nebennieren in den physiologischen Grenzen ihrer Organgewichte gegeneinander abgestimmt, so daß Nebennierengewichte, die aus dieser Gewichtskorrelation heraustreten, pathologisch sind (SCHILF). Wesentlich ist bei den erwähnten Beziehungen der Organe zueinander, daß ein innerer gegebener Regulator, *das Endokrinon, modifizierend auf das Gesamtgefüge des Organismus einwirken kann* und zwar in weit höherem Ausmaße, als wie irgend ein anderer Umweltsfaktor. Hierin liegt die große Bedeutung des Systemes der Drüsen innerer Sekretion für die Konstitutionsforschung.

Der Zyklus, die einzelnen Phasen der Determinationskurven, die Phasen der progressiven, statischen und regressiven Differenzierung, die alternierenden Phasen des Wachstums sind in ihrer Aneinanderreihung der Ausdruck der biologischen Erscheinung, welche Typus und Konstitution einer Form, einer Gestalt entstehen lassen. Greift hier in dieses Getriebe das Endokrinon ein, so kann *seine Wirkungstätigkeit auch wiederum nur in Etappen, in bestimmten Zeitspannen* einen relativen Wirkungseffekt erzielen. Bemerkenswert ist, daß innerhalb des ersten Gestaltungsphänomens, des rein typologischen Formbildungsphänomens der Vergleichenden Entwicklungsmechanik, innerhalb der einzelnen Phasen der Determinationskurven, jegliche endokrine Beeinflussungsmöglichkeit *fehlt*. Der Wirkungskreis ist somit auf die späteren ontogenetischen Perioden eingeschränkt und auch hier erst dann, wenn z. B. bei den Amphibien der Dotter völlig resorbiert worden ist, und zugleich die nervösen Funktionen in Wirksamkeit treten (COTRONEI 1927).

Hervorgehoben muß weiter werden, daß die Entwicklungszyklen der einzelnen Tiere, zumal der Amphibien, an denen sehr viel experimentiert worden ist, durchaus von Art zu Art verschieden sind, und daß hier verallgemeinerte Schlußfolgerungen ohne Betrachtung der individuell verschiedenen Lebensabläufe wissenschaftlich als nicht einwandfrei beanstandet werden müssen, in derselben Weise, wie die verallgemeinerten Schlußfolgerungen der Entwicklungsmechaniker, die von den Ergebnissen eines Experimentes bei einer einzigen Amphibienart sofort auf die Determinations- und Entwicklungsvorgänge der Gesamtheit aller übrigen Amphibien, ja sogar aller übrigen Vertebraten geschlossen haben. Wir geben hier an dieser Stelle für das polyglanduläre System die Mahnung von HARMS 1924 wieder „daß erst wirklich einwandfreie Resultate erzielt werden können, wenn der Individualzyklus in seiner Beziehung zum inkretorischen System genau bei den Tieren erforscht sein wird, mit denen wir experimentieren wollen". Bis heute steht eine genaue Kenntnis der „korrelativen Wirkungsweisen der einzelnen Phasen" noch aus.

In Wechselwirkung mit dem Klima kann bei bestimmten Tierarten z. B. dem Murmeltier der gesamte Organismus verschieden ansprechen, seinerseits umgestellt durch eine abgeänderte morphologische und physiologische Beschaffenheit des Endokrinon. Fast ganz abgebaut wird während des Winters bei diesem Tier die Thymus, und der freiwerdende Raum wird ausgefüllt durch einen Teil der jetzt stark wachsenden „Winterschlafdrüse", eine Ansammlung von besonderem braunem Fettgewebe. Verändert ist wieder das innere Gefüge der Hypophyse, die Zellen liegen sehr weit zerstreut, die Schilddrüse ändert ihren Kolloidgehalt. Diese Umstellung der Konstituenten ist somit konditionell auf Klimafaktoren zurückzuführen über dem Umweg des inkretorischen Systems. Es ist wesentlich, daß beim Gesamtorganismus wie bei den Einzelorganen diese erhöhte Reaktionsbereitschaft auf den Winterschlaf überhaupt auslösbar ist.

Experimente bei anderen Säugern, z. B. der Hausmaus (HART 1922), konnten hier ganz bestimmte Reaktionseigenheiten aufzeigen: abnorm warme Temperaturen von 32—40° setzen die Funktion der Schilddrüse herab, diese Herabsetzung steigert sich immer mehr mit der Verlängerung des Versuches bis zur Atrophie des Organs. Bei andauernder Kältewirkung von 4—7° zeigen sich im histologischen Bilde Zeichen gesteigerter Funktion, deren Auswirkung auf den Gesamtorganismus eine Stoffwechselsteigerung bedeutet, um der Anforderung an erhöhte Wärmebildung gerecht zu werden. Es würde demnach hier gerade das umgekehrte eintreten, was beim Murmeltier zu Beginn des Winters die Entwicklung der Winterschlafdrüse einleitet, mit deren Ausbildung schließlich der gesamte Stoffwechsel auf ein Minimum reduziert wird.

Eine weitere Veränderung, welche die Hitzewirkung hervorruft, ist die fast völlige Zerstörung der samenbildenden Zellen. Einige Spermatogonien bleiben unverändert, die dann beim Zurückbringen des Versuchstieres in normale

Temperaturen die Regeneration des Samenepithels übernehmen. Umgekehrt ist die Spermatogenese bei den Kältemäusen gesteigert.

In Einstellung auf den Zeitfaktor wurde bereits angedeutet, daß nur von einer ganz bestimmten Zeit an das Endokrinon wirksam wird, und somit der konstitutive Aufbau der tierischen Organismen in den allerersten ontogenetischen Phasen ohne diesen Drüsenreiz vor sich gehen muß. Genauere Untersuchungen liegen hier vor, die histochemisch den Beginn der Sekretion der in Frage kommenden Drüsen aufgedeckt haben. So ist (KEENE und HEWER 1924) die Hypophyse beim menschlichen Fetus in der 11. Woche ausdifferenziert, das wirksame Sekret konnte bereits schon in der 8. Woche nachgewiesen werden, der vordere Teil der Drüse ist besonders gefäßreich, ganz ähnlich wie die Schilddrüse, bei der ebenfalls um die 11. Woche herum wohl Kolloid aber noch keine wirksame Substanz in den Follikeln nachweisbar wird. Die Nebenschilddrüse ist erst in der 20. Woche gut ausgebildet. Bei der Briesel sind in der 8. Woche Rinde und Mark gut unterscheidbar, mit 12 Wochen kommen bereits die ersten HASSALschen Körperchen hervor. Die Wochenangaben über den Beginn der Nebennierensekretion schwanken, wenige Zellen geben in der 25. Woche Chromaffinreaktion, Adrenalinreaktion konnte mit 16—18 Wochen nachgewiesen werden, vielleicht tritt es aber schon früher auf.

Zum Unterschied nun von den niederen tierischen Organismen wird beim Säuger während der gesamten intrauterinen Entwicklung dauernd der hormonale Einfluß von Seiten des mütterlichen Blutes stattfinden, so daß hier zu bestimmten Zeiten eine ganz bestimmte abgemessene Addition hinzukommen kann. Nach THOMAS 1926 würde aber diese Addition durch den Fetus nicht stattfinden. Diese Angaben der Autoren schwanken. LEIDENIUS 1925 nimmt eine bestimmte Einwirkung des elterlichen Endokrinon auf die intrauterine Entwicklung der Jungen an. Rein konstitutionell ist wesentlich, daß mit dem Wachstum des Fetus dementsprechend in relativ abgewogenem Maße auch der ganze Komplex wächst und hier folgende Werte beim menschlichen Fetus erreicht (LUCIEN ET GEORGE 1927):

Hypophyse.

Alter	Absolutes Gewicht	Relatives Gewicht
2. Monat	2	$^1/_{2800}$
3. ,, ...	5	$^1/_{6600}$
4. ,, ...	15	$^1/_{10\,500}$
5. ,, ...	26	$^1/_{15\,300}$
6. ,, ...	44	$^1/_{16\,600}$
7. ,, ...	57	$^1/_{22\,000}$
8. ,, ...	80	$^1/_{25\,500}$
9. ,, ...	95	$^1/_{31\,500}$

Interessant ist hier, daß das absolute Gewicht der Hypophyse zwar während des ganzen Lebens zunimmt, ihr relatives Gewicht aber sein Maximum im 2. Fetalmonat besitzt.

Nehmen wir hier nur noch die Werte für die Schilddrüse und die Nebenniere zum Vergleich hinzu:

Schilddrüse.

Alter	Absolutes Gewicht	Relatives Gewicht
3. Monat	0,002	$^1/_{9000}$
4. ,, ...	0,025	$^1/_{4000}$
5. ,, ...	0,250	$^1/_{1500}$
6. ,, ...	0,600	$^1/_{1300}$
7. ,, ...	1,00	$^1/_{1500}$
8. ,, ...	1,700	$^1/_{1400}$
9. ,, ...	2,0	$^1/_{1700}$

Die relativen Werte für Erwachsene liegen zwischen $^1/_{1800}$—$^1/_{3200}$.

Beide Nebennieren.

Alter	Absolutes Gewicht	Relatives Gewicht
3. Monat	0,08	$1/_{270}$
4. „	0,53	$1/_{150}$
5. „	1,50	$1/_{300}$
6. „	2,30	$1/_{390}$
7. „	3,0	$1/_{400}$
8. „	5,40	$1/_{430}$
9. „	7,50	$1/_{450}$

Die relativen Werte für den Erwachsenen sind ungefähr $1/_{1100}$. Ähnliche Berechnungen lassen sich für sämtliche Drüsen anstellen. Diese morphologischen Daten bedürfen aber der physiologischen Ergänzung durch Injektionsmethoden, um über die Wirkungsstärke der betreffenden Mengen genaueres aussagen zu können. Wir kommen auf Einzelheiten später noch zurück.

Endlich bedürfen diese Gewichtsangaben noch weiterer Korrektur, wenn sie konstitutionell gewertet werden sollen. Nicht Durchschnittsmaße sind hier erwünscht, die z. B. aus 200 Individuen gewonnen sind, sondern diese 200 Individuen müssen *vorher in ganz bestimmte morphologische Körperbautypen gesondert werden, und dann der relative Gewichtsanteil bestimmt werden.* Untersuchungen in dieser konstitutionellen Einstellung liegen vor von CASTALDI 1923 in Anwendung auf den Menschen. Alter, Körpergewicht, Statur, Geschlecht, Konstitutionstyp werden in Relation gesetzt und die Variationskoeffizienten im einzelnen errechnet. Auf Einzelheiten wird an anderer Stelle bei Besprechung der menschlichen Konstitution eingegangen werden.

Bei tierischen Feten sind derartige Berechnungen sehr schwer. Die Einteilung in Gewichtsgruppen gibt hier keine genügenden konstitutionellen Gesichtspunkte. Bezüglich der Gewichtsgruppeneinteilung (Gaifami) nimmt bei menschlichen Feten im allgemeinen mit dem Körpergewicht auch das Gewicht der innersekretorischen Organe zu, aber in verschiedenem Maße bei den einzelnen Drüsen, am größten ist die Zunahme bei der Thymus.

Es wird wohl kaum möglich sein, ein genaues zeitlich abgestimmtes Mosaik der konstitutiven Komponenten der einzelnen Drüsenkörper während des Gesamtablaufs der einzelnen Entwicklungsphasen und Wachstumsvorgänge zu entwerfen. Die modifizierenden Faktoren sind zu groß, und eine geringe Überfunktion der einen Drüse kann kompensatorisch das gesamte polyglanduläre System beeinflussen, von dessen relativ abgestimmtem Wirkungsausmaß auf die verschiedenen Erfolgsorgane des Organismus das reaktive Bild in mannigfaltiger Weise abhängt. Allein schon die Frage nach dem Beginn der Wirkungstätigkeit, die hier wiederholt skizziert wurde, ist schwierig zu beantworten und der Grad der Addition durch die Hormone des mütterlichen Organismus. Bei den Säugern vor allem hat sich die Zahl der als Drüsen innerer Sekretion gewerteter Organe in den letzten Jahrzehnten so gesteigert, daß es fraglich wird, ob nicht jedem Organ durch sein Stoffwechselgetriebe überhaupt eine bestimmte Wirkungsstärke auf andere Organe zukommt. Manche früher als rudimentäre Organe angesehene Organe haben sich bis zu einem bestimmten Grad als Drüsen entpuppt. So vielleicht auch der Dottersack. Dieser Dottersack besteht aus 3 Schichten (LAMBERTINI 1929), einem Endothel, das mit dem Endothel des Dotterganges und Darmes zusammenängt, den mittleren Bindegewebsschichten, die reich sind an Drüsenbläschen und dem Oberflächenepithel der Splanchnopleura. Die Drüsenbildungen, Knospen, Säckchen und Zysten, welche die mittleren Zonen der Wand einnehmen, sind häufig mit der Oberfläche nicht mehr verbunden. Der Epithelsaum, der dem abgeschlossenem Lumen zugekehrt ist, sieht flockig aus und läßt auf Sekretvorgänge schließen. Das Epithel des Ductus ist zylindrisch. Die Drüsen entwickeln sich als Epithelperlen von der Oberfläche her; anfänglich ist ihr Epithel hoch, später flacht es sich mehr ab. Im interstitiellen Bindegewebe liegen sehr große Zellen, die durch ihre zytoplasmatische Struktur den Drüsenzellen völlig gleichen und durch synzytiale Zusammenhänge mit ihnen noch verbunden sind. Diese Zellen liegen mit besonderer Vorliebe um Blutgefäße herum. Nach älteren Untersuchungen funktioniert der Dottersack in der ersten Phase seiner Entwicklung als hämatopoetisches Organ, in der 2. Entwicklungsperiode resorbiert er wie der Darm, in der 3. Periode tritt er in die regressive Phase ein. Diese Phasen sind bei den einzelnen Säugern und beim Menschen sehr verschieden lang. Während der 2. Periode, welche durch besonderen Sekretreichtum der allseitig geschlossenen Drüsen charakterisiert ist, funktioniert der Dottersack nach Ansicht LAMBERTINIs wahrscheinlich als Drüse mit innerer Sekretion. Beim Meerschweinchen bleibt ein derartiges Drüsenstadium bis zum Ende des Fetallebens bestehen.

So muß von Anbeginn der Entwicklung an das morphologische und funktionelle Bild des gesamten Drüsenkomplexes in all seinen vielseitigen gegenseitigen Abstimmungen schwanken. Immer aber ist das Wirkungsausmaß der Hormone kein an sich gestaltendes; denn diesen Bildungsprozeß hat nur die Determination typischer Formenwerte; sondern dieses Wirkungsausmaß ist nur im Sinne einer Konstellation faßbar, einer Bedingung, unter die der betreffende ausdifferenzierte Organismus mit seinen ansprechenden Organen zu ganz bestimmten Zeiten gestellt wird.

„Wir haben in der Wirkung der Schilddrüse auf den Organismus keine formative Reizwirkung in unserem Sinne vor uns, sondern wir erblicken in dem Einfluß der Schilddrüse nur eine der zahlreichen Bedingungen, von denen die normale Reaktionsfähigkeit der Gewebe auf die eigentlichen gestaltauslösenden Reize abhängt." (HERBST 1901.) Was hier von der Schilddrüse gesagt ist, gilt übertragen für das gesamte Endokrinon.

In weiterer Ergänzung und Bestätigung der zeitlich abgemessenen Wirkungszyklen innerhalb der verschiedenen Altersgruppen mag weiter genannt sein, daß bestimmte Mengen der Hypophyse eines *jungen* Meerschweinchens eine ganz andere Wirkung auf das Ovarium haben, als das Hypophysenhormon eines *erwachsenen* Tieres (LIPSCHÜTZ und KALLAS 1928).

Andererseits ist der Wachstums- und Differenzierungsgrad z. B. der Federn der einzelnen Hühnerrassen nur bis zu einem bestimmten Alter hormonal beeinflußbar; von einem bestimmten Zeitpunkt an bleibt hormonales Sekret unwirksam.

Wir geben nunmehr im einzelnen noch eine gesonderte Betrachtung der einzelnen Komponenten des Endokrinons in ihrer Einbeziehung auf die Zeitphasen der Erfolgsorgane.

I. Die Schilddrüse.

Das räumliche Differenzierungsgefälle, das polar in kranio-kaudaler Achse den Organismus staffelt, verfrüht die relative Ansprechbarkeit der kranialen und verspätet diejenige der kaudalen Zone. Innerhalb dieses allgemeinen chronologischen Intensitätsgefälles fügt sich nun das Mosaik der Elementarteile ein, deren Reaktionsbreiten zeitliche Verschiedenheiten aufweisen auf Reize chemischer oder physikalischer Art. Wir können uns vorstellen, daß z. B. ein spezifisches Antiserum auf ein „Organfeld" ein „Erfolgsorgan", in statu nascendi ungleich schädigender wirkt als in statu fixo. GUYER injizierte Kaninchen-Linsenbrei in die Blutbahn von Hühnern, erhielt auf diese Weise ein Antilinsenserum, das er trächtigen Kaninchen einspritzte. Die Linse des Muttertieres (irreversibel ausdifferenziert) blieb gesund, unter den Nachkommen aber hatten manche getrübte oder flüssige Linsen. Durch Inzucht hielten sich diese geschädigten Linsen über Generationen hin. Mit diesem Experimente, dessen Nachprüfung und Erweiterung auf andere Organe sehr notwendig wäre, müßte man eine Schädigung, d. h. spezifische serologische Beeinflussungen der linsenbildenden Faktoren in allerfrühester ontogenetischer Periode annehmen.

In dieser Weise raumspezifisch, spezifisch für ein bestimmtes Erfolgsorgan oder für einen größeren Komplex, wirken auch die Hormone; sie wirken weiter wie bereits angedeutet spezifisch je nach der Reaktionsbreite des betreffenden Feldes im Augenblick des hormonalen Reizes schlechthin. Raum- und Zeitfaktor greifen hier wiederum ineinander.

Hierbei muß beachtet werden, daß diese Wirkungen zugleich auch korrelativ sein können, nicht allein von der Drüse auf das entfernte Erfolgsorgan sich erstrecken, sondern daß wahrscheinlich auch umgekehrt bestimmte Reize von diesem Endgebiet auf die zentrale Stätte hormonaler Drüsen ausgehen. Versuche von GOLDNER scheinen zu zeigen, daß unter dem Einfluß peripherer Knochenbrüche eine Evolution der Thymozyten und eine reaktive Bildung von HASSALschen Körperchen einsetzt. Das mannigfaltige Bild wird um so lebendiger, weil beim wachsenden Organismus die hormonale Sekretion der verschiedenen Drüsen auch wiederum in chronologischem Rhythmus abläuft, und ähnlich auch der räumliche Ausdehnungsbereich der Drüse selber artlich und individuell gestaffelt ist. Wir geben somit zuerst ein morphogenetisches Bild in zeitlicher Einbezogenheit auf den ersten Anbeginn hormonaler Funktion.

Ursprünglich als Hypobranchialrinne bei den Tunicaten, beim Amphioxus und den Cyklostomenlarven angelegt ist die Schilddrüse bei den niederen Vertebraten, Myxine und auch den Knochenfischen durchaus nicht in der Form einheitlich kompakt wie beim Menschen. COWDRY deckte bei dem Selachier Mustelus canis wesentliche Verhältnisse auf: die Epithelgrube in der ventralen Pharynxwand wird begrenzt von einer Längsreihe von Zellen, die Zilien tragen, und auch von Schleimzellen. Es ist nicht sicher, eine genetische Beziehung zwischen der Schleimsekretion der Endostyle und der Kolloidabsonderung der Mammalia anzunehmen, weil die Sekretionsprodukte chemisch so verschieden sind, aber immerhin kann die Flagellation phylogenetische Bedeutung haben. Man kann schließen, daß die Anwesenheit von Geißeln an den Zellen des Follikelhohlraumes beweist, daß dieser Hohlraum ursprünglich mit dem Pharynx kommuniziert hat. COWDRY hat nun diese Geißeln am Schilddrüsenepithel der genannten Selachierart mit Hilfe von DA FANOS Modifikation der CAJALschen Silbermethode nachgewiesen. Jede einzelne Follikelzelle ist mit einer einzigen breiten Geißel besetzt, die in die Kolloidsubstanz hineinragt. Als Zeichen verschiedener physiologischer Tätigkeit wechselt ihre Gestalt vom gestreckten bis spiralig gedrehtem Aussehen. Die Geißel sitzt im Zentrum des follikulären Randes der Zelle und endet im Protoplasma mit einem typischen Blepharoblasten. Diese Blepharoblasten schwärzen sich auch mit Silber, wie man ihrer zentrosomalen Natur nach erwarten kann. Sie sind weiter sehr eng der Retikularsubstanz angegliedert, die sie vom Zellkern trennt. Diese Retikularsubstanz ist zwischen Zellkern und Follikellumen gelagert und kann auch aktiv zum entgegengesetzten Pol der Zelle wandern, wie COWDRY wiederum beim Meerschweinchen zeigen konnte. Es hat also eine physiologische Umkehr der sekretorischen Polarität der Zelle stattgefunden (BENSLEY), so daß schließlich bei den Säugern das Zellsekret statt in das Lumen in das perizelluläre Gefäßkapillarnetz eintreten kann, und somit die „innere Sekretion" möglich wird.

Typisch paarig wird die Schilddrüse erst bei den Amphibien und liegt hier am Halse in etwas schwankender Topographie bei den einzelnen Arten. Bei den Säugern ist die 2-Lappigkeit charakteristisch, aber das Fehlen und Vorhandensein des Isthmus, dessen bindegewebige oder parenchyme Natur, endlich Form und Größe der Gesamtdrüse selber schwanken wiederum bei Arten, Gattungen und Individuen, endlich noch bei ein und demselben Individuum im Laufe des Lebens unter dem Einflusse endogener oder exogener Faktoren. Je nach der Morphologie der sich entwickelnden Drüse unterscheidet dann NORRIS 1918 8 Stadien: die Voranlage, Frühanlage, frühes Wachstumsstadium, Stadium der beginnenden Trennung, völlige Trennung, Hohlraumbildung und Follikularstadium. Bei Embryonen von ungefähr 7 mm Länge erscheinen in dem anfänglich noch völlig soliden Material ringsum geschlossene Hohlräume. Diese intraglandulären Hohlräume öffnen sich schließlich nach außen und geben einwachsendem vaskulärem Mesenchym eine Eingangspforte. Hierdurch wird das ursprünglich einheitliche Zellblastem in ein netzförmiges gegliedert, und chronologisch später entstehen dann in diesem zelligen Netzwerk die echten „Follikel". Hier knüpfen nun die außerordentlich interessanten Untersuchungen von HEIDENHAIN an, der zeigen konnte, daß aus jeder Zelle dieser Stränge ein Follikel hervorgeht. Jede Zelle ist also eine Urmutterzelle der monophyletischen Zellfamilie. Dieses für unser vorliegendes Konstitutionsproblem so sehr wesentliche synthetische Prinzip HEIDENHAINs leitet aus primärem Gestaltungsbeginn die höheren Formen ab. Teilt sich eine Urmutterzelle, so erscheint zwischen den beiden Tochterzellen ein kleines mit Kolloid gefülltes Lumen, ein „2-Zellfollikel". Die Wandschicht wächst durch ständige Teilung der den ersten Hohlraum umsäumenden beiden Mutterzellen. Jeder Follikel ist also eine Einheit für sich. Die einzelnen Follikel können nun teils durch dazwischen gelagerte Zellen in kontinuierlichem Zusammenhang bleiben (Katze, Hund), oder sich dissoziativ völlig trennen und ringsum frei werden (Rind, Mensch). Diese Dissoziation tritt nun niemals im ganzen Drüsenbereich ein, es bleiben stets gewisse Partien der Drüse auf dem embryonal jüngeren Entwicklungsstadium stehen. Die assoziierten Zellstränge dieser genetisch als Embryonalrelikte aufzufassenden Bildungen können nun Knospen vortäuschen, sogenannte „Blastoden". Die Erwähnung weiterer histologischer Einzelheiten liegt außerhalb des Rahmens unseres vorliegenden Konstitutionsproblems. Für dieses interessieren im wesentlichen quantitative Abstufungen der Gewebsbestandteile und die typischen Eigenheiten der einzelnen Lebensalter.

Das entworfene histologische Bild der Schilddrüse ändert sich im Laufe des Lebens ständig. An Volumen ist die Drüsenmasse relativ sehr groß zur Zeit der Geschlechtsreife, wie Untersuchungen von M. MEISSNER beim Hund ergeben haben; allmählich vermindert sich dann ihr Gewicht, bis endlich beim Erlöschen der Geschlechtsfunktion im Alter von 8—10 Jahren eine Gewichtszunahme zu verzeichnen ist, die aber lediglich eine Folge bindegewebiger Induration darstellt. Allgemein also in groben Zügen: Histologische Abnahme des typischen Parenchyms im Senium.

Der Schwankungsbereich der makroskopischen Dimensionen kann nach der Minusseite so weit heruntergehen, daß wie HAMMAR und HELLMAN nachweisen konnten, an „normaler Stelle" überhaupt keine Drüsenreste mehr gefunden werden. Ganz geringe Mengen typischen Gewebes fanden sich in derartigen Fällen regional verlagert am Foramen caecum des Zungengrundes. Hier am Zungengrund lagen in unmittelbarer Nachbarschaft vier verschiedene Drüsenkategorien: typische Schleimdrüsen außerhalb des eigentlichen Drüsenfeldes, sekretleere Schleimdrüsen, die im wesentlichen aus platten epithelialen Strängen bestanden, erweiterte Schleimdrüsen mit Sekretstauung und typische Schilddrüsenfollikel in minimalen Quanten. Außerordentlich interessant das Mosaik der vier verschiedenen nebeneinander gelagerten Drüsentypen, nirgends direkte Übergänge, nur fixierte Abstufungen bestimmter Stadien des Typus „Drüse".

Neben diesen minimalen mikroskopischen Mengen stehen die maximalen makroskopischen Gewebsmassen der Strumen der Bewohner der Alpen und der Flußniederungen.

Es liegen Versuche vor, welche die Beeinflußbarkeit frühester Entwicklungsstufen von Amphibien durch Organsubstanzen prüfen wollten (DEUTSCH). Die zerstäubten Pulver von Thymus, Thyreoidea, Hoden und Ovarium hatten verschiedene Wirkungsstärke, die sich in Form einer Entwicklungshemmung auf den Laich von Rana temporaria vom 1. bis 5. Tage nach der Befruchtung äußerte. Betont sei, daß ROMEIS feststellen konnte, daß die Wirkung umso stärker ist, je näher der Embryo dem Urmund und dem Medullarrinnenstadium liegt, und daß dann wieder die Empfindlichkeit abnimmt. Wir können wohl sagen, daß die Amphibiengastrula ein Stadium der maximalen Entfaltung aller entwicklungskinetischen Dynamik darstellt und als solche auf chemische Schädigungen ganz besonders stark reagiert. Die angewandten Hormone können nur im Sinne allgemeiner chemischer Wirkung die Entwicklung hemmen wie irgendeine beliebige Säure oder Lauge oder Gift schlechthin. Die Giftigkeitsskala der Hormone, abgelesen am Grad der Entwicklungshemmung einer Gastrula, lautet demnach 1. Schilddrüse und Ovarium, 2. Thymus und Nebenniere, 3. Testis. Schilddrüse und Eierstock schädigen fast gar nicht, Hoden am meisten.

ROMEIS verlegt also den primären Anbeginn irgendeiner hormonalen Wirksamkeit auf das Gastrulastadium eines Amphibieneies. Die Wirkung ist nicht spezifisch auf irgendein präsumptives Feld eingestellt, deren Summen sich ja erst in diesem Entwicklungsstadium anzulegen beginnen; insofern ist sie auch nicht vergleichbar der Wirkung eines spezifischen Hormons auf ein spezifisches Endorgan des erwachsenen Organismus. Man kann hier nur von einer Schädigung der im Augenblick vorhandenen maximalen kinetischen Entwicklungsenergie sprechen. Verwiesen sei hier nochmals auf die Polaritätsexperimente von CHILD und BELLAMY.

Bezüglich der Frage *nach dem Anbeginn hormonaler Produktion* und Wirksamkeit hat HAMMAR auf Grund von Untersuchungen der umfangreichen Schnittseriensammlung von 8,6—73,4 mm langen Embryonen des anatomischen Institutes in Upsala folgende Daten aufzeigen können:

Organ	Auftreten der aktiven Zellen	Anfang der endokrinen Tätigkeit
Hypophysenvorderlappen. .	22—27 m	51 mm
Schilddrüse	27—28 ,,	27—28 mm
Parathyreoidea	10—11 ,,	10—11 ,,
Thymus	41—45 ,,	51—53 ,,
Nebennierenrinde	15—16 ,,	17—18 ,,
Nebennierenmark	22—23 ,,	90 mm
Bauchspeicheldrüse . . .	39—51 ,,	53—58 mm
Hoden, interstitielle Zellen .	27—28 ,,	27—35 ,,
Eierstock	Ende des fetalen Lebens	Ende des fetalen Lebens

Das Auftreten der Schilddrüsentätigkeit kann nach der Auffassung von HAMMAR mit dem Auftreten der Ossifikation in Zusammenhang gebracht werden. HOGBEN hat den Beginn der Hypophysensekretion beim 4monatlichen menschlichen Fötus exakt nachgewiesen. Wir kommen später auf diese Angaben noch ausführlich zurück. Weiter sei erwähnt, daß KEENE und HEWER die Hypophyse in der 11. Woche wohl differenziert fanden, der Vorderlappen war bereits sehr gefäßreich, und die meisten basophilen Zellen in Bläschenform angeordnet. Die wirksame Substanz konnte mittels der Melanophorenreaktion in der 8. Woche nachgewiesen werden. Zur selben Zeit der 11. Woche fanden sich in der bereits stark vaskularisierten Schilddrüse kleine Bläschen kolloidähnlicher Substanz, ohne daß der physiologische Nachweis wirksamer Substanz gelungen wäre. Die Parathyreoidea ist mit der 20. Woche gut ausgebaut, während bei der Thymus bereits schon in der 8. Woche des fetalen Lebens Rinde und Mark gut unterscheidbar sind und schon mit der 12. Woche typische HASSALsche Körperchen auftreten. In der Nebenniere geben erst in der 25. Woche nur wenige Zellen Chromaffinreaktionen, Lipoid ist von der 16. Woche ab im Mark mit Sudan III darstellbar, mit 32 Wochen tritt Sudanfärbung der Lipoide in der Innen- und Außenzone auf. Adrenalin wird physiologisch nachweisbar beim 16—18 Wochen alten Fetus.

Die physiologische Prüfung der wirksamen Substanz ergibt also deutliche zeitliche Unterschiede des sekretorischen Anbeginns. Wenn auch diese Zeiten nur um Wochen differieren, so sind diese relativ geringen Zeitverschiebungen aber gerade in der frühesten Entwicklungsperiode eines Organismus von ausschlaggebender Wirkung, *weil die Phase der augenblicklichen Reaktionsbreite der Gewebe in der ersten Entwicklungszeit sich chronologisch sehr schnell abändert.* Betont sei, daß die Untersuchungen HAMMARs sich lediglich auf ein bestimmtes morphologisches Bild der Zellen beziehen, daß aber natürlich der biologisch experimentelle Nachweis der hormonalen Wirkung auf Grund von Injektionen der Organsubstanz in lebende Amphibienlarven nicht in den Bereich dieser reinen morphologischen Analyse fällt. Die Untersuchungen von HOBGEN, KEENE und HEWER geben aber zugleich den physiologischen Beweis des Beginns der hormonalen Wirkung.

Weitere sehr wesentliche Tatsachen zur Frage des Anbeginns hormonaler Tätigkeit verdanken wir den exakten Experimenten von WILLIER. Die Angaben folgen später bei der Endokrinologie der Vögel.

Sehr exakte und ausgedehnte Untersuchungen über den spezifischen Einfluß der Hormone der Schilddrüse auf Wachstum und Entwicklung von Amphibien verdanken wir E. GIACOMINI, der sich über zehn Jahre lang mit diesbezüglichen Experimenten beschäftigt hat. Bezüglich des Wirkungsgrades ist das Hormon der Schilddrüse sämtlicher Vertebraten einander völlig gleichwertig und übt in derselben Weise Beschleunigung der Metamorphose bei Amphibienlarven aus. Nur ist das der Fische und Reptilien ein wenig schwächer, als das von Rana und das der Säuger. Besonders sind es nach GUDERNATSCH (1917) die Nucleoproteide der Schilddrüse, die wirksam sind. Dieser Forscher hatte bereits schon 1910 Versuche an Fischeiern angestellt, ohne hier entscheidende Resultate zu erhalten. 1915 und 1916 experimentierte dann GIACOMINI mit Jodothyrin und trockenem Schilddrüsenextrakt (Tabletten von WELLCOME, MERCK, CORONEDI; Jod, Jodnatrium, Jodkalium hatten nicht dieselbe Wirkungsstärke). Bestimmte Eiportionen derselben Ablage wurden in getrennten Gläsern unter verschiedenen Versuchsbedingungen gehalten. *Die ersten Anzeichen wirksamen Gestaltungseinflusses* zeigen nun erst Larven von Rana temporaria und Rana esculenta mit einer Gesamtlänge von 9—10 mm. Zu diesem Zeitpunkt stellt sich eine erhöhte Sterblichkeit der behandelten Individuen ein, diejenigen aber, welche diese kritischen Perioden überleben, metamorphosieren dann frühzeitiger als die Kontrolltiere. Bemerkenswerte Eigentümlichkeiten der Reaktionen der Formteile stellen sich ein: Die kleinen Larven verlieren ihre Hornzähne, das Auswachsen des Darmes steht still, der Magen nimmt Miniaturformen an, lagert sich quer mit der großen Kurvatur nach ventral und der kleinen nach dorsal. Die Spiralanordnungen des Darmes sind stark abgeändert, und an Stelle eines 12 mm langen Darmes der Kontrolltiere ist der des Hormontieres nur etwa 5 mm lang. Die dreilappige Leber ist sehr groß. Die Lageveränderungen des Pankreas und der Kloake sind feststellbar. Beschleunigt wird die Entwicklung der hinteren Gliedmaßen, die bald schon als weißliche Höcker prominieren. Der Kopf plattet sich in dorsoventraler Richtung ab, der Rumpf nimmt dreieckige Gestalt an mit rostraler Basis, bedingt wiederum durch die quantitativen Darmveränderungen. Die Bauchmuskulatur endlich ist weiter entwickelt. Das Epithel der Branchialhöhle (Operkularräume) ist an Dicke reduziert, das Mesonephros ist weiter entwickelt, die Malpighischen Körperchen sind voluminöser, besonders in den hinteren Abschnitten der Anlage. Die Riechlappen des Hirnes, das Dienzephalon und die Hemisphären gleichen mehr späteren Entwicklungsstadien.

Das bis aufs feinste ausbalanzierte Gleichgewicht der gegenseitigen Organquantitäten wird in korrelativer Verankerung verschoben, ohne die physiologische Reaktionsbreite zu überschreiten. In beschleunigtem Tempo erscheint eine neue aber typische Alterskonstituion der Summe der Teile des Organismus. Nur ein System bleibt konservativ und geht im alten Gang: die Gonaden und Keimzellen. SWINGLE konnte 1918 zeigen, daß dieser Teil des Organismus weder makroskopisch noch mikroskopisch mit den übrigen Entwicklungsbeschleunigungen Schritt hält. Bezüglich der reinen Jodfütterung gibt SWINGLE 1923 im Gegensatz zu GIACOMINI positive Wirkung an im Sinne der erwähnten Entwicklungsbeschleunigung, die sogar intensiver sein soll als die nach Schilddrüsenextrakt. Weniger wirksam ist Jodoform, keine Wirkung hat Jodkali. 1920 hat dann GIACOMINI bezüglich dieser Jodfrage die außerordentlich interessante Beobachtung machen können, daß fast alle Organe und frischen Gewebe, die künstlich jodiert worden waren und dann verfüttert wurden, eine mehr oder weniger ausgesprochene Wirkung auf die Beschleunigung der Metamorphose besitzen, daß also die Hormonwirkung der Schilddrüse nicht spezifisch ist. Sogar jodierte Thymus wirkt beschleunigend, obgleich man dem normalen nicht jodierten Organ einen hormonalen Einfluß bezüglich Wachstumsbeschleunigung, aber Metamorphosenverlangsamung zuschreibt. Merkwürdig ist wiederum, daß jodiertes Fett keine Wirkung hat. ABELIN konnte 1922 diese Angaben bestätigen, insofern er die Wirkung abhängig sein läßt von der chemischen Konstitution der jodhaltigen Verbindungen. ROMEIS führte dann 1923 den Nachweis, daß minimale Spuren von 1 : 5 000 000 000 Thyroxin bereits schon genügen, Wachstum und Differenzierung in förderndem Sinne zu beeinflussen. Das Thyroxin scheint demnach alle übrigen Substanzen an Wirksamkeit zu übertreffen.

Vergleichen wir die Wirkungen entgegengesetzter Experimente auf Metamorphose und Wachstum, nehmen wir dem Organismus die normale Quelle des metamorphotischen Impulses, die Schilddrüse, so ist es möglich, die Metamorphose um $1^{1}/_{3}$ Jahr zu verzögern, wie Versuche von HOSKINS 1919 gezeigt haben. Schilddrüsenlose Larven wachsen zugleich viel schneller als normale und werden 2—3 mal so groß. HOSKINS zeigte, daß der Stoffwechsel beeinflußt wird, der Kalziumumsatz muß verlangsamt sein; denn das Skelet dieser Larven kalzifiziert und ossifiziert weniger vollständig als das normale. Weiter sehr wesentlich ist die erhöhte Regenerationsfähigkeit schilddrüsenloser Tiere; wesentlich weiter eine neuartige Konstituion der Elementarteile in neuartiger gegenseitiger Massenverschiebung: Das Hirn wächst langsam, die Leber, die Nieren werden relativ groß, die Hypophyse wird hypoplastisch, die Thymus besteht weiter, die inneren Kiemen bleiben bestehen, während zu gleicher Zeit die Lungenfunktion beginnt, der Darm behält seinen larvalen Charakter; in den Ovarien entwickeln sich große Oozyten, die aber nicht reifen, die Hoden produzieren Spermatozoen.

So haben wir eine typische Konstitution der schilddrüsenlosen Larven, eine solche der mit Jodeiweiß gefütterten Larven und endlich eine solche der normalen Larven (ALLEN 1919), die zur Zeit der Metamorphose eine relativ kleine Drüse besitzen mit relativ wenig Kolloid, während in der Zeitspanne vorher die Drüse größer ist, massenhaft Kolloid in den Follikeln angesammelt hat und zugleich mit dem Übertritt ihres Sekrets ins Blut eine positive Wachstumsquote für die Gliedmaßen und eine negative für den Schwanz verursacht.

Bezüglich der Einwirkung auf die Regeneration, die nach HOSKINS ohne Schilddrüse besser vor sich gehen soll, bezüglich der Regenerationsbeschleunigung, des Ausmaßes des endgültig regenerierten Gliedes hat nun GIACOMINI 1922 gefunden, daß Verfütterung von jodiertem Eiweiß die Regeneration amputierter hinterer Gliedmaßen beschleunigt, aber die endgültige Ausdifferenzierung nicht zu Ende gehen läßt, so daß die Gliedmaße kürzer bleibt als die der Kontrolltiere, umgekehrt wächst eine amputierte Extremität bei Kontrolltieren zur vollen Größe aus, so daß man später das regenerierte Glied vom normalen nicht mehr unterscheiden kann.

Die erwähnten Einflüsse der Hormone auf die Metamorphose der Amphibien hat nun STOCKARD in Parallele gesetzt mit der Metamorphose des Menschen und das frühe Larvenstadium eines Amphibs mit dem Stadium eines menschlichen Kretins verglichen, der eben ohne Schilddrüse bis zu diesem Entwicklungsgrad auswächst. Der menschliche Kretin metamorphosiert nicht, und es gibt tatsächlich Zwergtypen des Menschen, z. B. die afrikanischen Pygmäen, die große Ähnlichkeit mit dem Kretin haben: Mund, Nase, Vorderkopf gleichen sich fast in Form und Proportion. So faßt STOCKARD einen Pygmäen als einen nicht metamorphosierten Neger auf. Auch KEITH hat der Schilddrüse einen wesentlichen rassengestaltenden Einfluß zugeschrieben, aber auch andere Drüsen innerer Sekretion hinzugenommen: so soll die Gestalt des Europäers im wesentlichen durch Hypophysenhormon bedingt sein, die des Mongolen durch Schilddrüse, des Negers durch Nebennierensekret. Unter den Anthropoiden soll der Orang Schilddrüsentier sein, der Gorilla akromegale Erscheinungen aufweisen. Wir müssen hier in diesem Zusammenhang LENZ zustimmen wenn er sagt, daß die Hormone nicht eigentliche Ursache der Rassenunterschiede sind, diese sind vielmehr selbst Rasseneigentümlichkeiten. Neben dieser als Zwergrasse vorkommenden Pygmäengruppe sei hier eine andere Zwergform genannt, die spezifisch thyreogen zu sein scheint: die achondroplastische. Ein solcher Zwerg hat einen breiten Kopf und Stamm, die Extremitäten sind kurz und etwas gedreht auf Grund besonderer Knochenentwicklung; die Muskeln sind kurz und dick; die Schädelbasis ist kurz, weil die Ossifikation und damit Wachstumsstillstand des basalen Knorpels zwischen Hinterhaupt und Keilbein oft vor der Geburt eintritt, daher erscheint der Kopf sehr breit, brachyzephal und der Nasenrücken tief eingesunken. Der Terminationspunkt der Genese eines typisch konstituionierten menschlichen Organismus wie der eines Pygmäen oder eines achondroplastischen Zwerges liegt also zum mindesten in einer außerordentlich frühen fetalen Periode und weist auf die Notwendigkeit der Berücksichtigung des Zeitfaktors hin für die Beurteilung der Genese: *die Unterwertigkeit der Reaktionsfähigkeit der Schilddrüse, endogen bedingt, wirkt sich in der Fixierung fötaler Phänotypen aus.* Es ist bedeutsam, daß die erwähnte Zwergwuchsart erblich ist, aber nur in heterozygotem Zustand lebensfähige Individuen erzeugt, bei homozygoter Übertragung sterben die Kinder frühzeitig. Andererseits können aber auch ganz gesunde Eltern unter gesunden Kindern einen achondroplastischen Zwerg erzeugen.

Unter den Hunderassen ist die kleine französische Bulldogge ein achondroplastischer Zwerg. Merkwürdig ist bei dieser Zwergform, daß manchmal nur ein Humerus kurz und gedreht ist und alle anderen langen Knochen nicht betroffen sind. So haben z. B. die Dachshunde ausgesprochen achondroplastische Beine, aber die Köpfe sind in Form und Größe nicht besonders klein. Wiederum hier die Bedeutung des Raumfaktors, d. h. der Reaktionsbreite eines ganz bestimmten Organfeldes, z. B. nur des Humerus, das mit dem Hormon korrelierte.

Die erwähnten GIACOMINIschen Experimente sind erweitert worden durch EDWARD UHLENHUTH, der als Versuchstier Amblystoma maculatum wählte. Auch bei diesem Urodel Beschleunigung der Metamorphose, wenn 0,1 g Jodothyrin in 1 ccm Wasser, in dem sich die Larven befanden, zugefügt wurde. Die Differenz zwischen der normalen Metamorphosenzeit und der Zeit der Metamorphose der Experimentierlarven betrug 67%, bei 0,01 g Jodothyrin 28%. Wachstum und Entwicklung sind abhängig von der Quantität der Schilddrüsensubstanz. Pfropft man Eier alter Salamanderlarven auf junge Larven, so kann die Metamorphose des Eies 7 Monate verzögert werden und geht nicht früher vor sich wie die Metamorphose der Eier des Wirtes. Dieser Prozeß ist auch umkehrbar im Sinne der großen oder geringen Geschwindigkeit des Ablaufs der bereits festgelegten Entwicklung. Wenn man Eier junger Larven auf alte pfropft, entwickeln sich diese schneller als unter normalen Bedingungen. Neue Charaktere bringt die Schilddrüsensubstanz nicht hervor, sondern beschleunigt eben nur die Entwicklung, die durch die Vererbung determiniert ist.

Typhlomolge rathbuni, ein Molch aus Texas, hat keine Schilddrüse, dieses Tier kommt auch niemals über das Larvenstadium heraus. UHLENHUTH 1923 konnte hier zeigen, daß manche Individuen ganz winzige Spuren von Schilddrüse besitzen, während sie bei anderen Individuen vollständig fehlt. Vom übrigen Endokrinon sind hier Thymus und postbranchiale Körper wie bei anderen Amphibien angelegt, die Hypophyse ist durch einen ganz besonders großen Abschnitt charakterisiert, so daß Typhlomolge besonders räumlich gestaffelte Konstituenten des innersekretorischen Systems besitzt. Sehr wesentlich ist nun hier im Rahmen unserer Betrachtung der endogen bedingte erblich fixierte Mangel einer Schilddrüse, der dann sekundär als Phänotypus eine Amphibie erzeugt, die auf dem Larvenstadium geschlechtsreif wird, die also bezüglich ganz bestimmter Organe spezifisch konstituiert ist, deren Raumeinheiten in zeitlicher Bedingtheit beim erwachsenen Tier sich anders staffeln als bei den übrigen nahe verwandten Amphibien.

VERSLUYS konnte zeigen, daß der Grad des Schilddrüsenmangels parallel geht mit den verschiedenen Typen der Neotenie: Necturus, Proteus und Typhlomolge stellen fixierte Stadien der Metamorphose dar, Megalobatrachus, Cryptobranchus, Amphiuma, Siren und Pseudobranchus sind gewissermaßen während der Metamorphose in der Entwicklung stehengeblieben, es sind zeitlich fixierte Entwicklungsstufen. *In diesen Typen offenbart sich das Phänomen der Vererbung als Fixierung eines bestimmten Entwicklungstempos* (BRANDT 1923). Kausal bedingt ist der Phänotyp im Rahmen hormonaler Prinzipien durch die erblich fixierte Geschwindigkeit des Reaktionseintrittes der Sekretion der Schilddrüse. Es kann vorkommen, daß diese im normalen Entwicklungsgeschehen erst nach 1—2 Jahren den Schwellenwert der Erfolgsorgane durch ihre Sekretionsstärke überstaffelt und nun nach relativ so langer Zeit die Metamorphose auslöst. So bleibt Rana catesbeiana über 2 Jahre lang Larve und wird bis 160 mm lang, ähnlich lange Larvenzeiten von über einem Jahre hat Rana clamata. Es gelang SWINGLE 1923 in homoplastischer Transplantation beider Schilddrüsen von eben metamorphosierter Rana clamata intraperitoneal in ausgewachsene Larven nach 15—20 Tagen volle Metamorphose zu erzielen. Sehr eigenartig, in Anklang an die sehr wirksamen heteroplastischen Transplantationen von Embryonalanlagen, welche induktiv Wirtsgewebe ihrem eigenem dynamischen Felde einordnen und adäquat organisieren, ist die Beobachtung, daß artfremde Schilddrüse von Triton viridescens schon nach 10 Tagen Metamorphose auslöst. Die artfremde Schilddrüse eines erwachsenen Tieres ist physiologisch wirksamer als die arteigene kurz nach der Metamorphose. Hier äußert sich also das Hormon als Induktor einer Entwicklungsrichtung. Die an und für sich im normalen Entwicklungsgeschehen sehr verzögerte Metamorphose wird binnen kürzester Frist plötzlich manifest; die Erfolgsorgane sprechen sensibel an und können mit großem Reaktionsradius begabt sich qualitativ weiter abändern. Anders nun Necturus: Hier gelang es SWINGLE 1922 weder nach Verfütterung noch nach Injektion, noch nach Implantation von physiologisch wirksamer Schilddrüse spezifische Reaktion zu erzielen. Eine Jodothyroxinlösung von 1:50 000 vermag Axolotl zur Verwandlung zu bringen, aber 20 mmg hat bei Necturus nicht den geringsten Erfolg. Necturus hat also die Fähigkeit überhaupt auf Schilddrüsenhormon zu reagieren völlig verloren, obgleich seine eigene Schilddrüse eine große physiologische Aktivität besitzt wie aus heteroplastischen Transplantationsversuchen auf junge Larven von Rana clamata hervorgeht.

Stillstand des Wachstums und stabiles Larvenstadium ohne Metamorphose charakterisieren nun aber nicht allein die Wirkung reiner Schilddrüsenfütterung; denn dieselben Erscheinungen beobachten wir auch bei Verfütterung des Hinterlappens der Hypophyse und der Thymus.

Während nun die Angaben von ROMEIS gezeigt haben, daß die allererste hormonale Einwirkung an der Entwicklung der Gastrula nachweisbar ist, ergeben Experimente an Anuren, daß nach Entfernung der Schilddrüse im Larvenstadium die vordere und hintere Extremität sich nicht entwickeln können. Aber auch hier wiederum zeigen die einzelnen Arten durchaus nicht immer dieselben biologischen Beziehungen, so scheint bei Salamandern die Larvenentwicklung unabhängig von der Schilddrüsenfunktion zu sein und auch bei Typhlomolge entwickeln sich die Beine trotz völligen Fehlens dieser Drüse. Der Zeitfaktor ist maßgebend bei der Beurteilung der Wirksamkeit der Schilddrüse: die Entwicklung der Salamander durchläuft 2 Perioden, die erste dauert 63 Wochen, innerhalb dieser wird das Thyreoidin sensibilisiert, in der 2. Periode verliert sich diese Sensibilität. Hur in der 1. Periode der Schilddrüse ist Metamorphose möglich, und nur bei warmer Temperatur kann das Sensibilitätsstadium der Schilddrüse eintreten.

Den bereits erwähnten Untersuchungen von UHLENHUTH über den Einfluß der Schilddrüse auf Metamorphose und Wachstum hat dieser Autor 1928 weitere Neuergebnisse angereiht. Die neuen Untersuchungen bezeichnen vor allem die feinsten histologischen Veränderungen an Follikeln, die in Vergleich gestellt werden können mit bestimmten Differenzierungs- und Wachstumsvorgängen an den Gliedmaßen. Hierbei zeigen sich wesentliche Unterschiede zwischen den beiden Arten Amblystoma maculatum und tigrinum. Während bei den Anuren die Beinentwicklung durch Verabreichung von Schilddrüsenhormon oder metallischem Jod gefördert wird, ist bei den Salamandern ein Einfluß auf die Beinentwicklung nicht nachweisbar. Weiter ist der Zeitfaktor des Wachstums und Differenzierungsphänomens bei beiden Arten durchaus verschieden gestaffelt; die Entwicklung aller neun Zehen beansprucht bei Amblystoma tigrinum ungefähr die Hälfte der ganzen Larvenperiode, bei Amblystoma maculatum nur etwas mehr als ein Drittel. Wachstum und Zehenentwicklung geben daher kurvenmäßig dargestellt ganz verschiedene Bilder (Abb. 73). Die Beinentwicklung von tigrinum ist verzögert. Histophysiologische Vergleichsuntersuchungen zeigten, daß die Dotterresorption bei tigrinum viel früher beendet ist als bei maculatum, daß aber die feineren histologischen Strukturen der Schilddrüse keine funktionellen Beziehungen zur Beinentwicklung besitzen. Die intrazellulären Sekretvacuolen, „ANDERSSON-Vacuolen", erscheinen nach beendeter Zehenentwicklung und spielen erst nach der ersten Häutung eine Rolle. Auch tritt das Kolloid im Vergleich zur Beindifferenzierung bei tigrinum früher auf als bei maculatum. Sämtliche funktionellen Einheiten der Schilddrüse sind noch unvollständig entwickelt, während die Differenzierung schon vorangeht. Der wesentliche Schluß, den

Uhlenhuth aus diesen Ergebnissen zieht, ist, daß die Schilddrüse weder auf die Beinentwicklung noch auf das larvale Wachstum einen Einfluß hat; beschleunigend aber wirkt sie auf die Metamorphose, und zwar beträgt hier der Prozentunterschied der Beschleunigung bei Amblystoma maculatum bei Verabreichung von 0,1 g Jodothyrin auf 1000 ccm Wasser 67%, bei 0,01 g 28%. Jod allein per os hat keinen Einfluß. Wenn man aber (Blacher, Belki, Uhlenhuth 1929) je einen Jodkristall von 0,3 bis 0,7 mmg in die Peritonealhöhle der Larven des Tigersalamanders implantiert, so verwandeln sich kurze Zeit darauf, frühestens nach 9 Tagen, diese Larven, obwohl sie nur halb so groß sind wie normale Larven zur Zeit der Metamorphose zu sein pflegen. Das Jod wird aus der Peritonealhöhle schnell absorbiert, so daß sehr große Mengen plötzlich ins Blut gelangen, die Schilddrüse energisch geschädigt wird und schon am 10. Tage der Degeneration anheimfällt. Die Schilddrüse sinkt daher von dem *Bereiter eines spezifischen Hormons zu dem eines bloßen Kondensators und Regulators des Jod herab.* Wenn daher von einem „wachstumsfördernden Einfluß des Schilddrüsenhormons" gesprochen wird (genauere Angaben: Tabulae biologicae 1927, B. 4, S. 337), so möge dieser indirekte Weg bedacht werden. Ähnliche Untersuchungen (Uhlenhuth 1924) betreffen Vergleiche der Wachstumsintensität mit dem Gewichte der Schilddrüse. Die Ergebnisse wurden auf Grund von Wachsrekonstruktionen nach der Methode von Born gewonnen. Es zeigte sich, daß die Gewichtskurve der Schilddrüse im allgemeinen der allgemeinen Wachstumskurve ähnlich ist, daß dagegen während der Metamorphose das Wachstum der Schilddrüse nicht am Stillstand des Wachstums teilnimmt. In entgegengesetzter Richtung wie das Wachstum der Schilddrüse bewegt sich jenes der postbranchialen Körper. Derartige Vergleiche der Wachstumsbesonderheiten lassen allein schon kurvenmäßig die ständige Abänderung der konstitutiven Komplexe eines Organismus im Laufe seiner Entwicklung erkennen.

Der Auslösefaktor für die Metamorphose der Amphibien ist in umweltbedingter Einstellung das geophysische Substrat. Wasser läßt Kiemenentwicklung zu, trockenes Land macht Lungenatmung erforderlich. Einige Angaben in dieser Hinsicht mögen daher hier eingeschaltet werden: Die Heimat des Amblystoma mexicanum ist der Xochimilkosee (Lavrentz 1920), der etwa in einer Höhe von 2300 m gelegen ist und etwa 35 qkm groß ist. Hier in diesem See bleiben die Tiere wahrscheinlich zeitlebens kiementragende Larven und verwandeln sich nicht. Nach Einspritzung eines flüssigen Schilddrüsenpräparates (Extrait thyroidien 1 ccm auf 0,10 g Extrakt in Form von subkutanen Injektionen einen um den anderen Tag 4 mal hintereinander jeweils $^1/_3$, $^1/_4$, $^1/_4$ und $^1/_4$ ccm) begannen bei diesen an Ort und Stelle gefangenen Tieren die ersten Zeichen der Metamorphose aufzutreten mit Erniedrigung des Flossensaumes, Schwund der Kiemen und schlanker werdender Körperform. Nach etwa 32 Tagen war bei einigen Tieren die Verwandlung beendet, bei einem älteren Tier sprach die Injektion überhaupt nicht an, ein anderes auch älteres Tier verwandelte sich nicht, kroch aber an Land und ging dann ein. Bei in Gefangenschaft geborenen Tieren tritt merkwürdigerweise die Metamorphose auch ohne direkt ersichtliche Ursache ein.

Es ist nun sehr merkwürdig, daß Molche verschiedener Seen, die gar nicht weit voneinander liegen, sich verschieden verhalten. Amblystoma altamiranii, der im kalten Bergwasser lebt, verwandelt sich regelmäßig. Das Wasser des Xochimilkosees ist gesund und wird von den Bewohnern getrunken, ohne daß Kropf in diesem Gebiete vorkommt. Setzt man aber die Molche in das Wasser anderer Seen, z. B. des Texcoco- und Zumpangosees, so verwandeln sie sich darin fast plötzlich. Dieser Texcocosee trocknet im Sommer aus und ist stark salzhaltig. Zu den regelmäßig metamorphosierenden Amblystomaarten gehört

auch Amblystoma tigrinum velascoi (WOLTERSTORFF). Immer spielt sich die
Verwandlung im Wasser ab. Nach Angaben der Indianer können die Tiere dann
an Land gehen, unter Steinplatten auch im größeren Haufen beisammen liegen
und sich auch in den Bodenschlamm eingraben, besonders im Dezember und
Januar, wenn alles Wasser aus dem See verschwunden ist. Bemerkenswert ist,
daß Gefangenschaft den Zeitpunkt der einsetzenden Metamorphose verkürzt.
Die nordamerikanische Tigrinumart ist in der Körperform wesentlich variabler,
auch in der Zeichnung zum Unterschied von der hier in Frage kommenden
mexikanischen. Amblystoma dumerili aus dem Patzcuarosee pflanzt sich unter
Beibehaltung der Larventracht fort. Wesentlich ist weiter, daß im verwandeltem
Zustand Amblystoma tigrinum subspecies velascoi und mexicanum so große
Ähnlichkeit besitzen, daß sie als Unterarten einer Art betrachtet werden können,
die Verschiedenheit der Larventracht ist aber so groß, daß man sie als 2 Arten
ansehen muß (WOLTERSTORFF 1930). Bei diesen beiden Arten sind also die
Jugendformen verschiedener als die erwachsenen Tiere.

Die eben erwähnten Daten geben Beispiele wertvoller Naturbeobachtung
und wesentlicher Beobachtungsergebnisse der natürlichen Umweltverhältnisse,
deren Einwirkungen auf den Organismus bisher längst nicht genügend studiert
worden sind. Wir müssen immer bedenken, daß die Milieueinwirkungen der
Laboratorien, der Gefangenschaft, die Tiere unter völlig andersartige Konditionen stellen und gewisse Modifikationen schaffen müssen, deren Analyse in
der freien Natur in der Heimat der Tiere, in Beachtung der gesamten Ökologie
eine ganz andere biologische Grundlage erhält.

Es gibt Forscher, die meinen, daß überhaupt die Gesamtheit der Umwelt,
Ernährung, Klima erst über dem Umwege des polyglandulären Systems in Wirksamkeit treten kann (HART 1922). Es würde gewissermaßen eine Transformation
der Kräfte eintreten. Diese Transformation würde aber zugleich im inneren
Getriebe auch wiederum neue Umstellungen erfahren, da jede Drüse des Komplexes mit der anderen in ganz bestimmter korrelativer Verankerung steht. So
ist bei der Transformation bestimmter klimatischer Faktoren, z. B. beim Ein-
trocknen eines Sees die Auslösung der Metamorphose bestimmter Urodelen-
arten gewiß an die Funktion der Schilddrüse geknüpft. Wir wissen aber zugleich, daß auch der Vorderlappen der Hypophyse entwicklungsbeschleunigend
wirkt. Diese Beschleunigung fällt aber bei schilddrüsenlosen Kaulquappen fort,
so daß also auch hier der Weg des wirkungstätigen Hypophysenhormons nur über
die lebendige Dynamik der Schilddrüse führt (ALLEN 1920/21). Wenn fehlende
Hypophyse bei Larven von Pleurodeles und Molge cristata das Erscheinen der
Metamorphose verhindert, so tritt nach Darreichung von Schilddrüse und Jodpräparaten trotz Hypophysektomie die Metamorphose wieder ein (BLACHER
1921). Diese Korrelation tritt auch morphologisch in Erscheinung insofern, als
bei Bufo americanus der Vorderlappen und die pars intermedia nach Thyreoidektomie größer sind als die entsprechenden Hypophysenteile des Normaltieres
(LARSON 1927).

In Ergänzung der oben erwähnten Angaben von UHLENHUTH über den Mangel
der Einwirkung der Schilddrüse auf die Beinentwicklung bei Amblystoma
tigrinum und maculatum mag nochmals die große Verschiedenheit der Reaktionsbreite der einzelnen Amphibienarten in der Ansprechbarkeit des Extremitätenwachstums auf thyreoiden Reiz hin Erwähnung finden. Wie Vergleichende
Entwicklungsmechanik überhaupt erst die Typologie der Formbildung klären
kann, so kann Vergleichende Endokrinologie in weit höherem Maße als das
bisher geschehen ist, das ungeheuer komplizierte Phänomen der Hormonwirkung beleuchten. SWINGLE und ALLEN konnten zeigen, daß Jodfütterung bei
Kaulquappen, denen Schilddrüse und Hypophysenvorderlappen entfernt war,

die Hemmung des Extremitätenwachstums aufhob. Diese Reaktion ist nun wiederum nicht gleichförmig bei sämtlichen Anuren. Vergleichende Experimente zeigten, daß bei Bufo americanus die hinteren Gliedmaßen sich trotz Entfernung der beiden genannten Drüsen weiter entwickeln im Gegensatz zu Rana pipiens, die bezüglich dieser Anlage wesentlich mehr gehemmt wird. *Wie die Vergleichende Entwicklungsmechanik der Gliedmaßenforschung gezeigt hat, kommt es beim biologischen Vergleich auf äquivalente Entwicklungsstadien an.* Bei dem individuell durchaus verschiedenen Tempo der einzelnen Entwicklungskurven dürfte der endokrinen Forschung hier in Zukunft sicherlich eine sehr fruchtbare Aufgabe erwachsen, zu prüfen, in welcher Weise die korrelative Verankerung des Endokrinons mit dem Erfolgsorgane abhängig ist von dem Phasencharakter der Entwicklung, von dem Zeitpunkt der Reaktion beider Komponenten, deren Dynamik einen ganz verschiedenen Radius zu verschiedenen Zeiten haben muß. *Vielleicht gibt es hier auch in der Wachstums- und Differenzierungsgeschwindigkeit des Endokrinons und des Erfolgsorgans isodrome und anisodrome Arten in analoger Weise wie bei den typologischen Formbildungsprozessen, so daß die verschiedenen Ergebnisse bei den verschiedenen Arten und Individuen nur den Ausdruck der verschiedenen Zeitstaffeln der Entwicklung darstellen.* Bei Alytes obstetricans z. B. metamorphosierte von ein und demselben Laich bei ganz gleicher Haltung und Pflege ein Teil der Tiere bereits schon im Herbst, ein anderer Teil blieb larval im Aquarium, das bei Zimmertemperatur gehalten war, nahm während des ganzen Winters Nahrung zu sich und metamorphosierte erst im nächsten Frühjahr (BRANDT). Die Jungkröten der Frühjahrsgruppe waren wesentlich größer als die der frühzeitiger metamorphosierten Herbstgruppe.

Während der Metamorphose der Anuren spielen sich weiter korrelative Vorgänge ab, die harmonisch ineinandergreifen, als wenn sie auf einer vorgezeichneten Entwicklungsbahn liegen würden: die Perforation des Operculums vor Durchtritt der vorderen Gliedmaßen. BRAUS hatte zuerst gezeigt, daß dieses Opercularloch auch dann auftritt, wenn die vordere Gliedmaße amputiert wird, ein späterer wirklicher Durchbruch der Gliedmaße also gar nicht mehr realisiert wird. In derselben Weise verhalten sich Rana esculenta (SCHULZE 1924), Rana pipiens und sylvatica (HELFF 1926). An der Perforationsstelle werden die Gewebe abgebaut durch Lymphozyten. Bemerkenswert ist nun, daß HELFF nach Vertauschung dieser Opercularhaut gegen Bauchhaut der Hinterbeinnähe oder gegen Rückenhaut bei Larven von Rana clamitans ebenfalls Perforationsöffnungen entstehen sah, daß aber dann umgekehrt heterotopisch diese Opercularhaut keine Lochbildung zeigte. Die Fähigkeit, ein Loch zu bilden, ist also orthotopisch an die Stelle der Kiemenregion geknüpft, nicht aber an eine bestimmte Epidermiszone. Verpflanzt man nun die Gliedmaße unter die Rückenhaut, so bildet sich hier heterotopisch ebenfalls keine Perforationsöffnung, dagegen haben diese Wirkung die atrophierenden Kiemen. Wahrscheinlich haben also atrophierende Gewebe nach HELFF diesen histolytischen Einfluß auf die Epidermis, und der Vorgang der mit der Metamorphose verknüpften Kiemenrückbildung würde die lokale Perforationsöffnung auslösen.

Bei diesen hormonalen zeitlich abgestuften Einwirkungen spielt nun auch die quantitative Dosierung eine gewisse Rolle. Die Grenzdosis von Thyreoidin liegt beim Tier bei 0,000 001 g (ZAVADOVSKY 1926). Bestimmte Zeiten von 25—40 Tagen sollen das Minimum darstellen, innerhalb welcher ein Tier zur Metamorphose gebracht werden kann, und bei physiologisch unterwertigen Dosen nützt auch die Dauer der Verabreichung nichts.

Es liegen hier eine ganze Reihe von Untersuchungen vor, welche die biologische Wertigkeit der endokrinen Drüsen verschiedener Amphibien nach Implantation in andere Arten geprüft haben (ROLIC 1927). Daß die Altersunterschiede der verwendeten Schilddrüse von Bedeutung sind, wurde bereits erwähnt, man kann hier eine inaktive und eine aktive Phase unterscheiden, erstere findet sich im Larvenstadium der Kaulquappe, die zweite im Stadium der Metamorphose. So sind dementsprechend die Transplantationsergebnisse der Schilddrüse der verschieden alten Entwicklungsstadien verschieden in ihrem Wirkungsausmaße. Wird daher die Schilddrüse junger Kaulquappen einer anderen jungen Kaulquappe implantiert, so wird deren Metamorphose nicht beschleunigt, sie stört auch nicht die Entwicklung der eigenen Schilddrüse, da sie sich physiologisch in einem inaktiven Zustand befindet. Nimmt man dagegen eine Schilddrüse einer in lebhafter Metamorphose begriffenen Kaulquappe und pflanzt sie einer anderen Larve ein, so wird die Metamorphose sehr beschleunigt und die Entwicklung der eigenen Schilddrüse zugleich gehemmt. Beschleunigend wirkt weiter auch die Schilddrüse erwachsener Frösche auf Larven (SLOWIKOWSKA 1925).

Alters-, Rassen-, Individual-Unterschiede bezüglich der Reaktionsfähigkeit charakterisieren den Ausfall jeglicher hormonaler Wirkung. Wenn dies schon bei Amphibien ausgesprochen ist, um *wieviel mehr wird bei der starken individuellen Verschiedenheit der einzelnen Menschen der endokrine Komplex das Konstitutionsproblem komplizieren.*

HUXLEY (1925) hielt Froschlarven bis zu 10 Tagen unter Uretannarkose, trotzdem kann nach Schilddrüsenbehandlung die Metamorphose erfolgen. Bemerkenswert ist, daß infolge der Narkose der Sauerstoffverbrauch auf etwa $40^0/_0$ herabsinkt. Reiner Sauerstoff verlangsamt eine durch Jod und Schilddrüsenpräparate eingeleitete Verwandlung, KCN hemmt Wachstum und die metamorphotischen Veränderungen.

Die Angaben in der Literatur über die Wirksamkeit sind häufig widersprechend; REMY hat hier 1924 eine genauere Zusammenfassung der Einzelheiten gegeben; weitere biochemische Angaben finden sich in den Tabulae biologicae, 1927, B. 4, S. 337.

Hier gibt es auch eine neurohormonale Theorie, welche besagt, daß es gewisse Stoffe gibt, die durch Reizung des Parasympathicus die Abgabe schilddrüsenantagonistischer Hormone hemmen zum Unterschied vom Atropin, welches lähmend auf den Parasympathicus wirkt (GESSNER 1928). Pathologische Veränderungen des Organs mit Herabsetzung oder Steigerung der Sekretion werden mit ihrer qualitativ und quantitativ veränderten Wirkung zugleich Hinweise auf den normalen Ablauf der Wirkungsstärke abgeben. So kommen auch in der freien Natur manchmal derartig pathologisch metamorphosierte Tiere vor, z. B. bei Rana fusca abnorm große Larven, die noch keine Metamorphose zeigen zum Unterschied von allen anderen Larven desselben Laiches. Während die meisten inneren Organe den larvalen Entwicklungsgrad beibehalten, haben sich Lunge und die Geschlechtsorgane weiter entwickelt. Genauere Untersuchungen der Schilddrüse zeigen hier eine Hypertrophie und Entartung (BOLTEN 1926).

Immer wieder wird die biologische Erscheinung der Zeitphasen der Entwicklung manifest, des Zeitfaktors der Reaktionskinetik des Schilddrüsenhormons und des Zeitfaktors der Staffelung der Konstituenten der Erfolgsorgane. Auf diese Weise gelingt es, die Entwicklungslinien bestimmter Organe gegeneinander zu verschieben. Beobachtet man z. B. die Entwicklung des Skleralknorpels innerhalb der Metamorphose, so gelingt es wohl, die Metamorphose durch Verfütterung von Schilddrüse zu beschleunigen, nicht aber zugleich auch die Entwicklung des Skleralknorpels (ONOZAWA 1928). In Betracht kommen hier Bufo vulgaris japonicus und Rhacophorus Schlegelii, bei denen eine derartige Sprengung der Entwicklungsharmonie experimentell bis zu einem gewissen Grade gelingt. Der umgekehrte Versuch, die Metamorphose und die Skleralknorpelentwicklung zu verlangsamen, gelingt nicht.

Wenn das distale Ende des Schwanzes einer Kaulquappe abgeschnitten wird, und nun Regeneration eintritt, so besteht der Schwanz aus zwei ganz verschiedenen Abschnitten, einem proximalen älteren Gewebsbestandteil und einem jüngeren distalen Teil. Diese beiden Abschnitte reagieren ihrem Altersunterschied gemäß in verschiedener Weise auch auf Schilddrüsenverabreichung. Es kommen hier drei verschiedene Modifikationen vor (SPEIDEL 1923): Einmal kann die ältere Region sofortiger Resorption unterliegen und die neue längere Zeit der Einwirkung widerstehen, ja sogar Zellproliferationen-, Wachstums- und Differenzierungserscheinungen aufweisen, bevor eine Resorption eintritt; dann können wiederum beide Abschnitte resorbiert werden und hierbei die distale Partie schneller als die ältere; endlich können beide Abschnitte in gleicher Weise und in gleichem Tempo der Aufsaugung anheimfallen. *Alle diese Verschiedenheiten können nur auf Grund des Phasencharakters der Entwicklungsvorgänge, auf Grund zeitlich abgestimmter Reaktionskinetik endokrinologischer Vorgänge* verstanden werden. Während der ersten Zeit nach der Amputation setzt Zellwanderung und Zellreorganisation ein, dann folgt eine Phase der Zellwucherung und des Wachstums an Größe, und dann eine Phase der Gewebsdifferenzierung. Die erste regulative Phase dauert ungefähr 2 Tage, die zweite proliferative erreicht ihr Maximum nach ungefähr 8 Tagen, und die letzte nach 2 Wochen. Je nach dem Einsetzen der Schilddrüsenbehandlung wird die betreffende Phase beschleunigt und zugleich abgekürzt. Die individuelle Geschwindigkeitskurve der Entwicklungskinetik der Gewebe spiegelt sich in analoger Weise wieder beim Gesamtvorgang der Metamorphose der einzelnen Arten. Beim Ochsenfrosch z. B. verlaufen 2—3 Jahre bis zur Metamorphose, hier wären also die Potenzbreiten der unterschiedlichen Gewebe zwischen dem alten Schwanz und dem jungen Regenerationsgewebe ganz besonders groß.

Eine Überschneidung der zeitlichen Entwicklungskurven findet auch bei der bekannten Erscheinung der Neotenie statt, einer biologischen Form der Geschlechtsreife bei gewahrtem Larvencharakter der kiemenatmenden Amphibien. In genaueren Studien fand DE FREMEREY (1928), daß die eintretende Geschlechtsreife ein Entwicklungsstadium des Individuums unterbricht. Keine Neotenie liegt vor, wenn das Tier nur einzelne larvale Kennzeichen beibehält. Selbst wenn ein neotenes Exemplar z. B. von Triton taeniatus künstlich durch Umweltänderung zur Metamorphose gebracht wurde, verlief diese niemals vollständig. Bei diesen neotenen Tritonen besitzt die Schilddrüse eine abnorm geringe Anzahl Follikel, das Epithel ist meist atrophisch. Die Abkömmlinge dieser Tiere zeigen bestimmte Zeichen der Erblichkeit dieser konstituionell unterwertigen Schilddrüse. Es fehlt endlich bei den neotenen Tieren die der stärkeren Sekretion der Schilddrüse bei der Brunst vorausgehende kräftige Durchblutung dieser Drüse. Kommen brünstige neotene Tiere ins Aquarium, so tritt jetzt hier eine stärkere Durchblutung der Drüse ein, und es kommt zur Manifestation einer unvollständigen Metamorphose in Form eines „Demitriton". Ganz dieselben Erscheinungen der Umwandlung neotenischer Formen des Teichmolches aus der freien Natur im Aquarium beobachteten ALEXANDER BRANDT, BOETTGER und SCHWARZ. Aus den Eiern dieser neotenischen Formen entwickeln sich aber normale nicht neotenische Tiere, die fast alle weiblich sind.

Unabhängig vom Schilddrüsenhormon geht die Entwicklung der Geschlechtsorgane: Es kann auch bei thyreoidektomierten Kaulquappen zur Entwicklung reifer Spermatozoen kommen; *die Korrelation Schilddrüse zur Hypophyse ist bezüglich eines larvalen und eines erwachsenen Organismus andersartig, weil die spezifischen Einwirkungsfelder in sich anders konstituiert sind.* Man kann die

bekannten Erscheinungen der Neotenie bei Larven von Rana fusca nach Schild-
drüsenherausnahme experimentell erzeugen (W. Schulze 1922). Die Larven
wachsen zu Riesentieren aus, die bis in den Herbst hinein ihren Ruderschwanz
behalten (Abb. 94). Füttert man nun ein solches in seiner Weiterentwicklung zur
Metamorphose völlig gehemmtes Tier mit Schilddrüsensubstanz, so treten Erscheinungen auf, die den Anbeginn der Metamorphose darstellen. Die Proportionen
des Rumpfes und der Extremitäten sind harmonisch, doch ist die Gesamtkonstitution durch den großen und breiten Ruderschwanz um eine Komponente
vermehrt. Dieser hat bezüglich der jetzt so sehr verspätet einsetzenden Hormonwirkung seine Reaktionsbereitschaft verloren, sein Differenzierungsgrad ist wie
derjenige der oralen Kopfzone für eine bestimmte Dosis hormonalen Sekretes
unbeeinflußbar geworden, bleibt daher bestehen, kombiniert sich mit progressiven neuen Merkmalen des „erwachsenen Tieres". Der Schwanz, in der Sprache
der Klinik ein „infantiles Kennzeichen", beweist in Hinblick auf die Genese der
vorliegenden Formwerte in diesem Falle durchaus nicht einen universellen

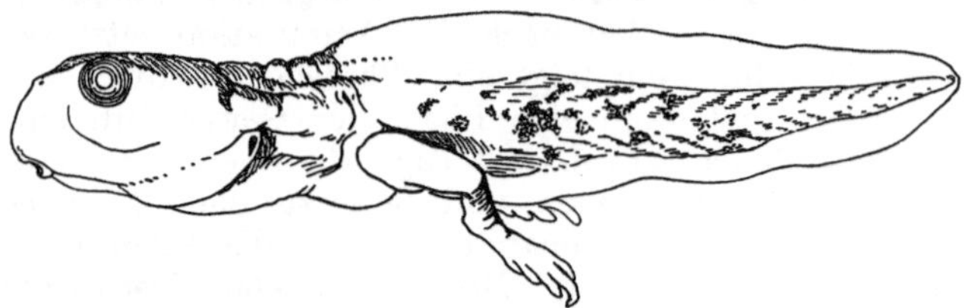

Abb. 94. Thyreoprives Versuchstier. Maul- Kopf- und Körperform larval. Langer Ruderschwanz
mit breiten Flossensäumen. Große und weit entwickelte hintere Gliedmaßen.
[Nach Werner Schultze: Arch. Entw.mechan. 101.]

„Infantilismus" der übrigen Elementarteile, beweist eben nur die *Eigengesetz-
lichkeit der Entwicklung eines Konstituenten.*

Die Konstituente, die in ihrer polar abgestimmten maximalen Entwicklungsenergie im larvalen Entwicklungsgang voraus eilt, ist der Kopf. Erhalten normale Larven, denen die Schilddrüse gelassen wird, übermäßig viel Schilddrüsensekret zum Stoffwechsel durch Fütterung hinzu, so entstehen Tiere mit Riesenkopf und breiter Schnauze. Die maximale Entwicklungsquote des Kopfes an
sich summiert sich zur übernormalen Größe, zur Riesenbildung.

So staffelt Jodalbumin die Konstitution eines Organismus je nach der spezifischen augenblicklichen Reaktionsbreite der Elementarteile; erzeugt einmal
eine Anure mit Schwanz, das andere Mal Larven mit Riesenkopf je nach spezifischer Zeitlage der einsetzenden Wirkung. Werner Schulze hat genaue Angaben über diesen raumzeitlich verschiedenen Entwicklungsgang der Organe
und Organismenteile gegeben. Manche Organe sprechen durchaus früher an
als andere; diejenigen besonders sprechen frühzeitig an, welche eine große prospektive Bedeutung haben (larvale Gliedmaßen, Haut, Darmkanal); diejenigen
aber, die normaliter baldiger Rückbildung anheimfallen, dementsprechend
geringen Potenzgrad in Reserve haben, sprechen weniger an. Zugleich ist die
Quantität der Hormonmenge durchaus mitwirkend am Ausfall der Reaktion.
Größere Mengen sind überschwellige Reizwerte für die Gewebsgruppen der
großen prospektiven Bedeutung, zugleich aber auch starke Anreger für eine
vorzeitige Rückbildung der spezifischen Rückbildungsorgane, so daß es jetzt
zu einer Gleichgewichtsstörung im morphologischen Wechselspiel der Konstituenten kommen muß, die über die mögliche Reaktionsbreite des Gesamtindividuums hinausgeht und dessen Tod verursacht.

Bezüglich der oben erwähnten Anlagen mit reicher prospektiver Bedeutung
seien besonders die Gliedmaßenanlagen hervorgehoben, über deren Entwicklungs-

gang wir Romeis 1924 genauere mikroskopische Untersuchungen verdanken. Romeis hat auf die ganz neuartigen Gewebskombinationen hingewiesen, die im Rahmen unserer Auffassung von der Eigenpotenz der Elementarteile von ganz besonderer Bedeutung sind. Als erstes Differenzierungszentrum ballt sich die Zellgruppe des Humerusblastems zusammen, die Zellteilungstätigkeit ist stark gesteigert, die Anlage der Skapula und Supraskapula, die Form des Azetabulums

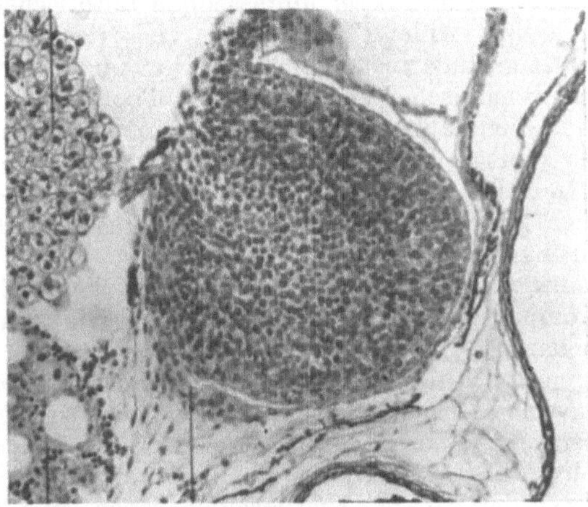

Abb. 95a.

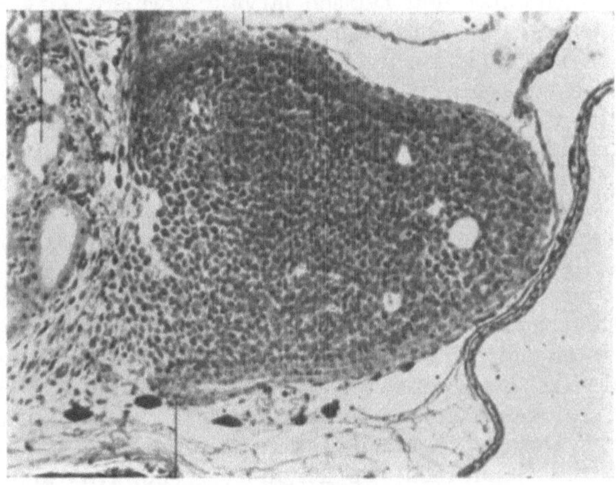

Abb. 95b.

Abb. 95. Wirkung des Schilddrüsenhormons auf das Extremitätenblastem, die Gliedmaßenanlage b des Schilddrüsentieres ist größer und weiter differenziert als diejenige des Kontrolltieres. [Nach Romeis: Arch. Entw.mechan. 101 (1924).]

lassen sich im schnellen Entstehungstempo verfolgen, so daß die Masse der prominenten Anlagen zu einem bestimmten Zeitpunkte nicht nur relativ, sondern auch absolut beträchtlich größer ist als die der Kontrolltiere (Abb. 95a u. b), obwohl die Körpergröße der Kontrolltiere die der Thyreoidealarven um das mehrfache übertrifft. Romeis führt die geringere Körpergröße der Schilddrüsentiere auf eine gesteigerte Wasserabgabe zurück. Das Wachstum räumlich begrenzter Anlagen und Zellterritorien basiert auf intensiver Mitose, die Champy

auch im Blute, in der Darmschleimhaut, im Bindegewebe, in den glatten und
quergestreiften Muskeln, in der Leber, Bauchspeicheldrüse, dem Hirn, in der
Ora serrata der Netzhaut, in den Nasendrüsen als Wirkung des Schilddrüsenextraktes nachweisen konnte. Besonders intensiv befallen sind die genetischen
Zentren bestimmter Blutzellen (SPEIDEL 1926), und da beim Frosch die Thymusdrüse fast ganz aus einer Lymphozytenansammlung besteht mit breitem Blutsinus dazwischen, so erzeugt Hyperthyreoidismus zugleich auch eine Lympho-
zytose beim Frosch. Auf Grund dieser umfassenden mitotischen Proliferationen
formt sich denn auch eine „Anlage" als Summe vielartiger Gewebsbestandteile
harmonisch aus; Skeletmuskulatur, Mesenchym, Blut und Lymphgefäße, Nerven
bauen in korrelativer dynamischer Verkettung das lebensfähige Bewegungsorgan
des Organismus, die Gliedmaße, in beschleunigtem Tempo. Hier können im
schnellen Ablauf der biologischen Erscheinungen Stockungen eintreten, so daß
momentane Stagnationen der Entwicklung sichtbar werden und die gleichmäßige, gleichförmige Staffelung der Zeiten des Kontrolltieres doch noch den
anfänglichen Vorsprung des Versuchstieres annulliert. Auch andere Anlagen
können nach begonnener schneller Entwicklung plötzlich stillestehen, larvale
und postlarvale Komponenten wirbeln kaleidoskopartig durcheinander und
bauen eine ganz neuartige Konstitution.

Abb. 96 u. 97 zeigen eine Drüsenanlage aus der Rumpfhaut, bei welcher die Verlagerung unter das Epithel ausgeblieben war. Die Drüse schlug primär ein sehr
schnelles Differenzierungstempo ein, dann hörte der kinetische Anreiz des Hormons plötzlich auf und die Drüse blieb trotz ihres vorgerückten Entwicklungsgrades in loco zwischen den übrigen Epithelzellen liegen, eine larvale und postlarvale Gewebsmischung. Weiter auch in ein und demselben Organismus eine
weit entwickelte Extremität und typisch larvale Vorniere, larvales Epithel als
Überzug über die Gliedmaße. Dieselben Kombinationen larvaler und postlarvaler
Eigenheiten zeigen auch Tiere entgegengesetzter Versuchsbedingungen, denen
also die Schilddrüse vollkommen entfernt wurde. Hier können Individuen entstehen, die monströs wirken. Aus rein mechanischen Gründen ist die Lebensdauer
dieser Individuen relativ kurz, da die Freßwerkzeuge der Kaulquappen im normalen Zustande nicht länger als 3—4 Monate gebraucht werden, die Abnützung
nach wesentlich längerer Zeit aber von z. B. 13 Monaten so stark ist, daß eine
Nahrungsaufnahme unmöglich wird. Wir haben hier also Larvenkopf, Larven-
schwanz, aber fertig ausdifferenzierte hintere Gliedmaßen eines Landfrosches
kombiniert bei einer über 13 Monate alten im Wasser schwimmenden „Kaulquappe". Diese *Dissoziation der Entwicklung* wurde nun von W. SCHULTZE mikroskopisch genau untersucht, und hier eine gewisse Korrelation der scheinbaren
Zufälligkeiten entwirrt. Es zeigte sich, daß die epithelialen Organe: Epidermis
des Tieres, Hirn, Rückenmark, Epithelien des Darmkanals, ferner die großen
Anhangsdrüsen des Darmes, Kiemen, Lungen, Zunge und Freßapparat larval
blieben, und daß die Keimdrüse, die Thymus, Hypophyse und Epiphyse die
gesamten Bindegewebsabschnitte der Haut, die Extremitäten sich weiter ausdifferenziert hatten, desgleichen war auch am Harnapparat die Vorniere zurück-
gebildet und die Urniere weiter entwickelt. Der verschiedenartige Wachstumsimpuls für Epidermis und ihre Derivate einerseits, für das Corium andererseits
erzeugt typische Konstitutionsbilder der Haut, deren Reihenfolgen Abb. 96 u. 97
wiedergeben mögen. Es ergibt sich also intensive Mitose- und Potenzentfaltung
der Epidermis auf hormonalen Reiz hin, dementsprechend Entwicklungsstillstand; andererseits beträchtliche Unabhängigkeit des Coriums vom spezifischen
Hormon.

In weiterer Analyse der mikroskopischen Befunde kommt dann W. SCHULTZE
zu der Schlußfolgerung, daß hier Keimblattderivate in formaler Gestaltung ein-

heitliche Reaktionsbreiten besitzen, die Abkömmlinge des äußeren und des inneren Keimblattes bedürfen zur Weiterentwicklung hormonaler Sensibilisierung, die des mittleren sind selbständiger und unabhängig.

Hier sei zurückgegriffen auf die großzügigen Untersuchungen von ALLEN und seiner Schüler SWINGLE, TERRY und ROGERS, die bereits schon 1915 und 1918 an makroskopischen und mikroskopischen Untersuchungen bei Rana pipiens die völlige Selbständigkeit der Keimdrüse, Hypophyse und des Thymus erwiesen haben, die weiter zeigen konnten, daß der Mangel einer Schilddrüse die Differenzierung hemmt, aber nicht das Wachstum, daß die frühzeitige Organogenese

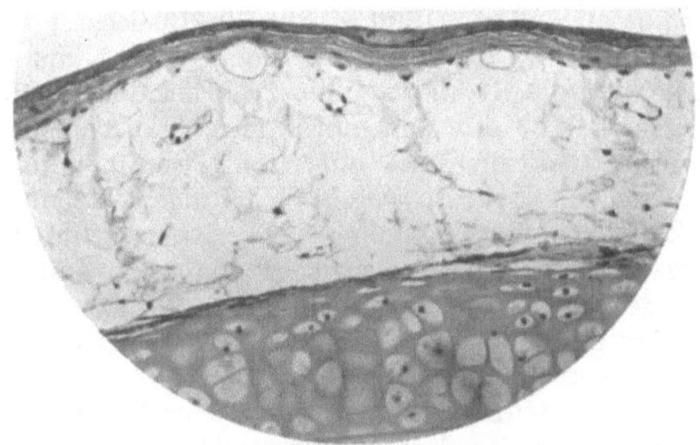

Abb. 96. Kombinationen einer larvalen dünnen Epidermis mit dickem vielschichtigem Corium bei einer schilddrüsenlosen Larve. [Nach WERNER SCHULTZE: Arch. Entw.mechan. 101 (1924).]

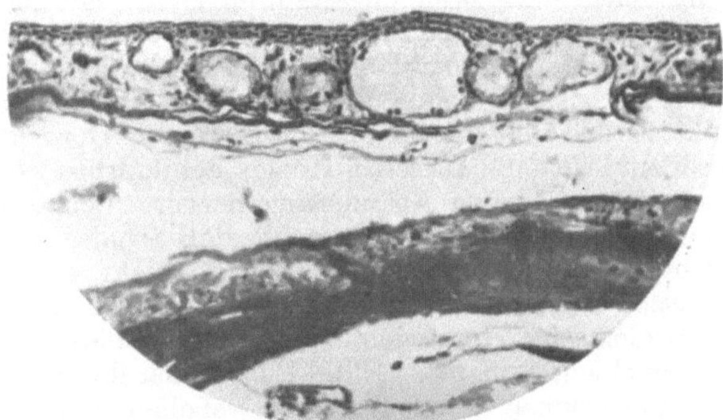

Abb. 97. Kombination einer weiter ausdifferenzierten Epidermis in Form einer vielschichtigen Lage mit eingelagerten Drüsen und ausdifferenziertem Corium bei einem schilddrüsenlosen Tier mit Schilddrüsennachfütterung. [Nach WERNER SCHULTZE: Arch. Entw.mechan. 101 (1924).]

schlechthin weitergeht, besonders die frühe Entwicklung der hinteren Gliedmaßen, die zu ossifizieren beginnen. Für die frühen Phasen der Entwicklung ist das Schilddrüsenhormon in keiner Weise notwendig aber „the further developpment of the soma is dependent upon it" (ALLEN). Dieses „Soma" ist aber die Summe sämtlicher Konstituenten, es sind die korrelativ verankerten Derivate sämtlicher Keimblätter.

In derselben Weise wie der Zeitfaktor spezifische Wirkungs- und Reaktionszeiten innerhalb der Entwicklung einer Drüse innerer Sekretion charakterisiert, so schafft er auch im Wirkungsfeld, im Erfolgsorgan selber, auf welches das Sekret einwirkt, zeitlich verschiedene Affinitäten. Die biologischen Reaktionseigenarten z. B. von Nekturus liegen auf dieser Linie. Zur Ergänzung sei erwähnt, daß Romeis hier die Wirkungsweise frischer Thymus auf Froschlarven analysieren konnte und gezeigt hat, daß wenn die Larven vor der Fütterung schon ein bestimmtes Stadium der Entwicklung überschritten haben, keine Hemmung der Entwicklung mehr zu erzielen ist. Diese kritische Zeit liegt bezüglich der Hinterbeine in dem Stadium, in welchem sich diese in Ober- und Unterschenkel gegliedert haben.

Bezüglich der Einwirkungsweise der Hormone auf ganz junge Entwicklungsstadien ergeben die Versuche von Romeis nun noch weiter folgende Besonderheiten: Es wird zwar nach reiner Ernährung mit frischer Thymusdrüse das Wachstum und die Differenzierung gehemmt, erhalten aber die Larven außerdem noch andere Substanzen, so erfolgt Entwicklungsbeschleunigung. Wiederum sind es die Extremitäten, die bezüglich ihres Wachstums sofort reagieren. Es ergibt sich hieraus, daß die Hormone nur bei Vorhandensein anderer vorläufig noch unbekannter „Vitamine" ihre dem normalen Wachstum und der normalen Entwicklung adäquate Reaktionsweise entfalten. Somit kompliziert sich das physiologische Bild der innersekretorischen Wirkungsweise und setzt sich aus drei verschiedenen Zeitfaktoren zusammen: 1. Der Entwicklungsgrad oder Sensibilitätsgrad der Drüse selber. 2. Die spezifische adäquate Affinität eines besonderen Endorganes oder des Gesamtorganismus. 3. Die zu bestimmten Zeiten vorhandenen qualitativ und quantitativ verschiedenen Vitaminmengen, die mit der Nahrung aufgenommen werden.

Die Entdeckungen von Gudernatsch, der als erster die spezifischen Wirkungen der Schilddrüse auf die Metamorphose der Amphibien erkannt hat, und die Versuche von Deutsch, Romeis und den genannten amerikanischen Forschern beziehen sich auf Amphibien. Es interessiert nun im wesentlichen auch zu wissen, in welchem Entwicklungsstadium zuerst eine hormonale Einwirkung bei den höheren Vertebraten, den Reptilien, Vögeln und Säugern nachweisbar ist. Die englischen Forscher Hogben und Crew konnten zeigen, daß eine einzige Fütterung frischer Schilddrüse von einem vollreifen Rinderfetus genügte, ein paar halbgroße ein Jahr alte Axolotl mit einem Gewicht von 20—25 g zur Metamorphose zu bringen. Dieselbe Menge Schilddrüse von einem zwei Monate alten Fetus brachte keine Abänderung hervor. Beim Verfüttern von Schilddrüse verschieden alter Feten zeigte es sich, daß Schafschilddrüse vor dem 3. Fetalmonat nicht wirksam ist, Rinderschilddrüse nicht vor dem 4. Monat. Neben diesem physiologischen Wirkungsgrad steht der morphologische Entwicklungsgrad: Histologische Untersuchungen der Schilddrüse ergaben, daß beim Rinderfetus von einem Monat die Schilddrüse weder ihre charakteristischen makroskopischen Dimensionen noch ihren Gewebebau angenommen hatte. Im 2. Monat ist sie in ihrem äußeren Erscheinungsbilde völlig normal, dagegen mikroskopisch noch nicht. Mit 3 Monaten beginnen die Follikel sich zu differenzieren, kleine Kolloidmassen sind hier und da zu sehen. Mit 4 Monaten sind typische Follikel mit großen Mengen von Kolloidmassen vorhanden. *Somit haben wir die chronologische Reihe des Beginns der hormonalen Einwirkung: Amphibienlarven vor der Metamorphose, Säugerfetus nach dem 4. Monat. Daß auch hormonale Sekretion beim menschlichen Fetus vom 4. Monat ab eintritt,* beweist das Experiment von Hogben, der mittels Hypophysenextrakt eines 4 Monate alten menschlichen Fetus positive Melanophorenreaktion in der Haut beim Axolotl erzielen konnte. Der Anbeginn sekretorischer Wirksamkeit der Hypophyse scheint somit synchron zu sein mit derjenigen der Schilddrüse. Die Angaben in der Literatur schwanken jedoch etwas, zumal die Sekrete der verschiedenen Lappen nicht gleichwertig sind, vor allem aber die Herstellung der Extrakte technisch durchaus nicht leicht ist. Bezüglich der hormonalen Wirkung haben nun die Untersuchungen der letzten zwölf Jahre, insbesondere die von E. Giacomini, auf die wir noch bei Besprechung der Ergebnisse bei den Vögeln genauer zurückkommen werden, ergeben, daß dem Jod eine deutlich entwicklungsfördernde Eigenschaft zukommt. Jod in anorganischen und organischen Verbindungen hat durchaus spezifische Wirkung, es gelingt die Larvenentwicklung

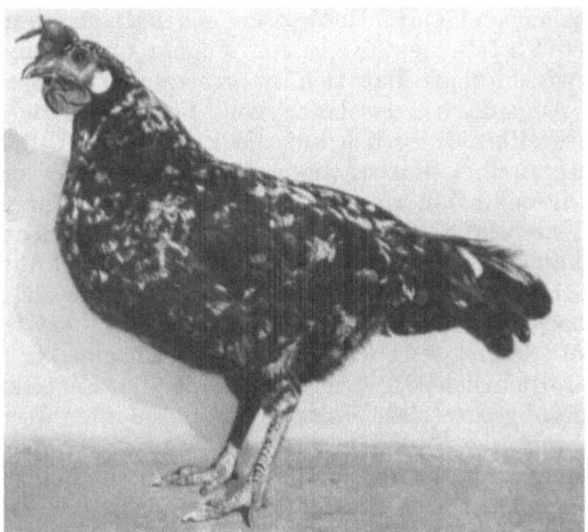

Abb. 98a.

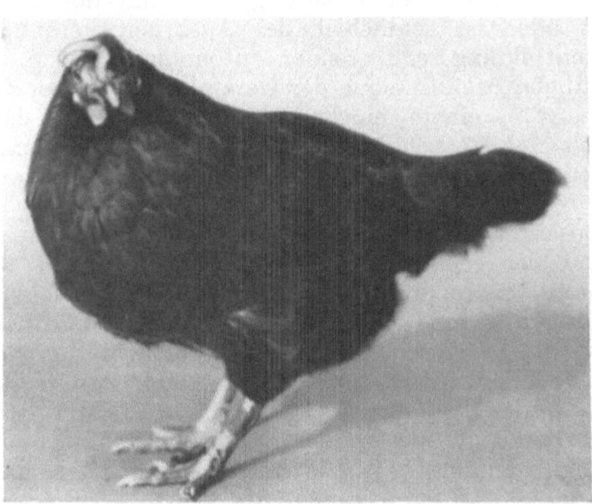

Abb. 98b.

Abb. 98a u. b. Der Einfluß des Schilddrüsensekretes auf Farbe und Form des Gefieders beim Huhn. a Henne, die vor Ausführung des Experimentes ganz schwarzes Gefieder hatte, wie die Kontrollhenne (b). Nach Verabreichung von frischer Rinderschilddrüse wurde das Gefieder weiß gesprenkelt. Die Henne war ungefähr 4 Monate alt, die Abbildung zeigt sie nach etwa zweieinhalb Monaten nach Beginn des Experimentes. b Schwarze Kontrollhenne derselben Rasse und desselben Alters. [Nach ERCOLE GIACOMINI: Bolletino delle Scienze mediche anno 96, serie 10, volum 2. 1924.]

einiger Anuren auf 5 Tage zu beschränken und auf diese Weise experimentell Zwergformen zu erzielen. Amblystomalarven, welche bereits 10 Jahre in Larvenstadium gelebt hatten, können innerhalb weniger Tage zur Metamorphose gebracht werden. Andererseits ist die Jodwirkung der Thyreoidinwirkung nicht äquivalent, wenn Riesenformen von thyreoidektomierten Larven Jod erhalten;

in diesem Falle bleibt Jod unwirksam, Schilddrüsensubstanz selber aber bewirkt Weiterentwicklung.

Die erwähnten Ergebnisse der Endokrinologie der Amphibien ergeben ein breites biologisches Fundament, das vom konstitutionellen Gesichtspunkte aus das Verständnis analoger Beziehungen beim Menschen anbahnen kann. Wir erweitern diese vergleichend endokrinologische Grundlage nunmehr durch Ergebnisse bei höheren Vertebraten, Reptilien, Vögeln und Säugern.

Die Vererbungswissenschaft hat sich in großzügigen Untersuchungen mit der Vererbung der Augenfarbe, der Haar- und Federfarbe der höheren Vertebraten befaßt. Sie greift hier zurück auf die klassischen Untersuchungen von MENDEL und CORRENS über Farbenvererbung der Blüten von Mirabilis und Antirrhinum. Die Pigmentation als solche spricht nun auch als Teilkonstituente eines Haares, einer Feder auf Schilddrüsenhormon an, wie wiederum E. GIACOMINI 1924 am Federkleid der Hühner experimentell nachweisen konnte. Verfütterung von Rinderschilddrüse ruft bei Hühnern schwarzer Rassen (Abb. 98 a u. b) in etwa $2^1/_2$ Monaten eine Depigmentation der Federn hervor und das nachwachsende neue Gefieder ist teils weiß, teil grau. Zu gleicher Zeit magern die Versuchstiere außerordentlich ab, wie überhaupt die Fettsekretion auch für die Federn stark herabgesetzt ist. Diese „Atrofia pigmentaria" klingt wieder ab nach Verabreichung gewöhnlichen Futters. Vor allem werden die Hühner gehindert, die mit der Nahrung aufgenommenen Kohlehydrate genügend auszunutzen (E. GIACOMINI 1923). Mit der Reduktion der Pürzeldrüse hängt auch die bereits erwähnte Rauhigkeit und Dürrheit der Federn zusammen. Die Störung der Pigmentbildung ist vielleicht mit der sekundären Beeinflussung der Nebenniere (Adrenalinbildung) oder mit der übermäßigen Oxydation verknüpft oder ist schließlich der Ausdruck veränderten Einflusses auf die die Pigmentbildung regulierenden autonomen Nerven. Bemerkenswert ist hier die wesentliche Beeinflussung der Gesamtanlage „Feder" im Augenblick des Hervorsprossens in einem möglichst jungen Stadium der Entwicklung. Hier vollzieht sich eine Farbenabstimmung, die reaktiv experimentell bedingt ist. Weißes Gefieder wird aber auch genetisch bei bestimmten Rassen dauernd beobachtet.

In diesem Zusammenhange, da sich die beiden Erscheinungstypen des Experimentes und der erblichen Dauerform berühren, sei betont, daß die Amerikaner TORREY, BEAL und HORNING zugleich nachweisen konnten, daß Schilddrüsenverfütterung eine Beschleunigung der Federdifferenzierung und Beschleunigung des Auswachsens - hervoruft, verursacht durch Beschleunigung der Mitosen des Federkeims. Diese Beschleunigung, Summierung eines biologischen Vorganges in der Zeiteinheit, ist bereits von CHAMPY 1922 nachgewiesen worden, EBELING bestätigte sie weiter an Fibroblastenkulturen in vitro nach Zusatz von Schilddrüsensekret. Wir können uns vorstellen, daß infolge dieser Beschleunigung der Ausdifferenzierung die optimale Reaktionsbereitschaft, die sensible Phase für den Pigmentfaktor übersprungen wird und sich nicht mehr auswirken kann, phänotypisch mithin Pigmentmangel sichtbar wird: Zeitliche Bedingtheit an einem spezifischen Raumkomplex, dem Haarkeim.

Physiologisch-chemische Untersuchungen scheinen Folgendes zu beweisen: Nach der BLOCHschen Theorie ist die Dopareaktion positiv bei Anwesenheit, negativ beim Fehlen des aktiven Pigmentbildenden Fermentes der Haut. Es können nun bei Paarung zweier weißer Kaninchenrassen farbige Filialgenerationen entstehen. Die „Fermente", im chemisch-physiologischen Denken die Kausalfaktoren, sind nun aber in Analogie zu den vorliegenden morphologischen Tatsachen höchstwahrscheinlich durchaus wiederum individuell, artlich, gattungsmäßig, generationsmäßig in ihrer Erscheinungsgeschwindigkeit und Menge

durchaus verschieden, sie unterliegen in ihrem Einsetzen, in ihrer Aktivitäts-
fähigkeit, im mannigfaltigen Spiel des ständigen hin und her erblich bedingten
Gesetzen, deren Ausmaß die Vergleichende Anatomie, Vergleichende Entwicklungsgeschichte und Vergleichende Entwicklungsmechanik, umrissen hat.
Es liegt im einheitlichen Naturgeschehen begründet, daß die bereits entdeckten
morphologischen Grundgesetze einmal ihre physiologisch-chemische Parallele
erhalten werden.

WALTER SCHULTZ (Allenstein) hat nun über diese Frage der Erscheinungsart
der Dopareaktion sehr exakte Untersuchungen angestellt, deren Wesen in
individuell spezifischer Beleuchtung hier betont sein mag: Die nach Kahlzupfung am weißen Rücken und am schwarzen Ohr des Russenkaninchens
befindliche Haut, die nach Kältereiz schwarzes Haar liefert, zeigt positive
Dopareaktion, während andererseits die unter Wärmeschutz stehende Haut,
welche weißes Haar liefert, negative Dopareaktion aufweist. Temperatur kann
somit wie überhaupt jeden chemischen Prozeß, so auch die Fermentaktivität
beeinflussen. Gipfelschwärze kann durch Kälte verursacht werden. Die Haut
vom Havanna-Gelbsilber-Kaninchen ist durch Kahlzupfung nicht in schwarz
modifizierbar. Dominantes und rezessives Weiß oder Gelb kann die Dopareaktion
nicht analysieren, andererseits gibt sie bestimmte Mengenverhältnisse an, sie
ist beim schwarzen oder künstlich kältegeschütztem Haar intensiver als beim
schokoladenbraunen, bei diesem wiederum intensiver als beim gelben; dann
wiederum zeigen weiße Stellen in der neugeborenen Haut von englichen Schecken
außer negativer Dopareaktion auch keine Phenolaseschwärzung der Leukozyten, dagegen schwarze Stellen in derselben Haut beide Reaktionen.

All diese erblich fixierten Reaktionsnormen der Gewebe, die zeitlich-rassisch-
individuell verschieden abgestuften Reizschwellen unterliegen den Temperaturschwankungen des Milieus, die als Auslösefaktoren Pigment sensibilisieren
können. Pigment kann entstehen und verschwinden je nach Reizstärke; somit
stellt die Pigmentbildung einen reversiblen Prozeß dar (ILJIN 1926).

Wir führen die Skizze der Pigmentbildung nicht näher aus, vervollständigen
mehr das hormonale Bild.

Im Experiment wirkt hormonaler Reiz auf möglichst junge Organteile und
Anlagen am nachhaltigsten ein, der quantitative Ausschlag der Reaktion ist
zeitlich verschieden: WILLIER verpflanzte kleine Stückchen der Schilddrüse
vom Hühnchen im Alter von 2 Monaten bis 2 Jahren auf die Eihäute des sich
entwickelnden Hühnchens des 9. oder 10. Bebrütungstages. Die gepfropften
Teile wuchsen weiter und beeinflußten den Wirtsembryo, der Körper sah aus-
gezehrt aus und war beträchtlich schmäler bis zu $^1/_3$ der Größe des Kontrolltieres. Die Flügel und die Beinsegmente waren gedreht und schmächtig. Verschiedene innere Organe wie Schilddrüse, Keimdrüse wiesen Größenreduktion
auf, ebenso die Masse des Depotfettes. Diese Versuche WILLIERS am Hühnchen
sind gleichzusetzen denen der Fütterungsversuche ganz junger Kaulquappen.
In beiden Fällen greift die hormonale Sensibilisierung sehr nachhaltig in das
korrelative Gefüge des heranwachsenden Organismus ein, weil die Reaktionsbreite der betreffenden Felder eine ungleich größere ist, als beim ausgewachsenen
Organismus.

Injektion von 1 : 40 000 mg Thyroxin in den Luftsack des Henneneies am
8. Bebrütungstage ruft eine beträchtliche Zunahme der Kohlensäurepro-
duktion hervor über eine Periode von 3 Tagen, dann folgt ein Stadium der
beträchtlichen Abnahme der Produktion (HANAN 1928). In Ergänzung der
bereits erwähnten Versuche von GIACOMINI (1923/24) fanden dann einige
tschechische und russische Forscher in genaueren Einzeluntersuchungen folgende
Besonderheiten: Die von GIACOMINI, ZAWADOVSKY, PODHRADSKY bekannten

Folgen der Hyperthyreoidisation in Form beschleunigten Mauserns, Gefiederwachstums und Depigmentierung bleiben unbeeinflußt, wenn nebenher eine Hyperthymisation gesetzt wird. Weiter zeigt sich, daß ein Ersatz ausgerupften Gefieders durch ein neues weder durch eine Hyperthyreoidisation noch durch eine Hyperthymisation irgendwie beeinflußt wird (KRIZENECKY, NEVALONNYJ und PETROV 1927). Die entwicklungsbeschleunigende Wirkung des Schilddrüsenhormons auf das Gefieder ist nun wiederum nicht gleich bei allen Rassen. Nach den früher erwähnten verschiedenen Versuchsergebnissen bei einzelnen Tierarten und Individuen ist diese gestaffelte Wirkung des Endokrinons auf ein anderes als bisher erwähntes Erfolgsorgan, die Feder, nun auch bei den Vögeln ein weiterer Baustein zur Auffassung der individuellen Sonderwirkung der Hormone. Bei den rebhuhnfarbigen Italienern fehlt nämlich die Beschleunigung der Gefiederbildung, diese Rasse ist von Natur aus durch eine besonders schnelle Befiederung charakterisiert. Viel hängt von dem Stadium ab, in dem der Hyperthyreoidismus einsetzt; die albinisierende Wirkung äußert sich an erster Stelle an den daunenartigen Basalabschnitten der Federn, welche dann entfärbt sind, wenn die Fahne noch normal pigmentiert bleibt. Strukturell, proportional staffelnd äußert sich das Schilddrüsenhormon auf die Feder in der Form, daß die basale, daunenartige Partie vergrößert und die übrige Fahne dünner wird. Zugleich bewirkt Überfunktion der Schilddrüse bei Hähnen im Gefieder intersexuelle Differenzierungs-, Wachstums- und Pigmentationsstufen; die bei Hennen und Hähnen unterschiedliche Federform wird in der Richtung zum Hennentyp umgewandelt.

Hier werden dann weiter Beziehungen zum gesamten polyglandulären Komplex sichtbar und vielleicht die Bilder des sexuellen Dimorphismus erklärbar. Dieser Dimorphismus entsteht wahrscheinlich durch eine hemmende Wirkung der Ovarien auf die sogenannten männlichen Charakteren (GOODALE, PÉZARD, SAND, CARIDROIT, ZAWADOWSKY). Die männlichen Charakteren stellen in Wirklichkeit einen asexuellen Typus dar und werden vom Hoden nicht beeinflußt. In ganz ähnlicher Weise wie das Ovarium wirkt nun hemmend wenn auch in schwächerem Grade der Hyperthyreoidismus. In diesem Zusammenhange haben CREW 1925 und KRIZENECKY 1926/27 den Gedanken ausgesprochen, *ob der Hennentyp vielleicht gar kein Produkt der Ovarien darstellt, sondern auf einen konstitutionellen Hyperthyreoidismus beruht.*

Die hier vorliegenden Fragen haben die Forscher schon vor über 40 Jahren beschäftigt, aber die Angaben, die damals gemacht wurden, werden leider in der modernen Literatur kaum noch berücksichtigt, obgleich damals schon wesentliche grundlegende Beobachtungen gemacht wurden. Erinnert sei in diesem Zusammenhang an die Untersuchungen von ALEXANDER BRANDT (1889) über die Hahnenfedrigkeit der Vögel. Bemerkungswert ist die Betonung des verschiedenen Zeitfaktors der Differenzierung, der bei jeglicher hormonaler Wirkung und somit auch bei der Auslösung der sekundären Geschlechtscharaktere berücksichtigt werden muß. Nach ALEXANDER BRANDT ist beim weiblichen Individuum der ontogenetisch zurückzulegende Weg kürzer, so daß auch die definitive Tracht rascher erreicht wird. Das junge männliche Tier durchläuft dieselben Stufen in der Ausbildung der Tracht wie das weibliche Tier, geht jedoch über dieselbe mehr oder weniger hinaus. Es ist bemerkenswert, daß für die Tracht dasselbe gilt wie für die übrigen Komplexionen und den Wuchs. *Zugleich muß ein erhöhtes männliches Differenzierungsbestreben angenommen werden, das schon in der Eizelle angelegt wird und sich dann später in verschiedenem Grade und mit verschiedener Geschwindigkeit auf alle näheren und ferneren Deszendenten im ganzen Körper verbreitet.* Es wäre somit verfehlt, die Keimdrüse als einzigen Zentralmotor oder Regulator bei der Differenzierung der übrigen namentlich auch der sogenannten sekundären Geschlechtsmerkmale zu betrachten, wenn natürlich auch der Keimdrüse eine hervorragende Rolle bei der korrelativen Verankerung aller Organe zukommt.

Diese Auffassungen von ALEXANDER BRANDT haben durch die erwähnten modernen experimentellen Ergebnisse bei Amphibien und bei Vögeln ihre Bestätigung gefunden und sie stehen wegen der hervorragenden Betonung der Bedeutung des Raum- und Zeitfaktors in der tierischen Entwicklung auch im Vordergrund des Interesses für die Lösung des endokrinologischen Problems.

Gleichzeitig nun mit den erwähnten Untersuchungen von KRIZENECKY (1926/27) erschienen diejenigen von ZAWADOWSKY und ROCHLIN, die zu ähnlichen Ergebnissen führten. Rebhuhnfarbige Italienerhühner zeigen bei Fütterung mit kleinen Schilddrüsenmengen eine Anreicherung mit schwarzem Pigment. Bei diesem Vorgang wird das rotgelbe Pigment durch das schwarze ersetzt. Andererseits erzielte ZAWADOWSKY und TITAJEW nach Injektion von 5 mmg Thyroxin in alkalischer Dosis bei Hühnern im Gewicht von 2 kg Mauser- und Depigmentierungserscheinungen. Interessant ist, daß die Dosen für diese Wirkung im Frühjahr stärker sein müssen als im Herbst, die Stabilität der Federn nimmt im Frühjahr immer mehr zu. Der Aktivitätskoeffizient von Jod hinsichtlich seiner depigmentierenden Eigenschaften auf das Hühnergefieder würde im Vergleich mit Thyroxin etwa sein 0,5 mg Jod $= 0,01 — 0,003$ mmg Thyroxin.

Alle diese physiologischen Einzelheiten würden hier nicht die Erwähnung gefunden haben, wenn sie nicht konstitutionell ganz besonders ausgewertet werden können, nämlich gerade wieder wegen ihrer *individuell und artlich durchaus verschieden abgestaffelten Reaktionskinetik.* Wenn nun allein hier schon bei dem Gefieder der Vögel verschiedene artlich abgestufte Reaktionsbreiten gefunden werden, *um wieviel mehr muß auch bei anderem morphologischen Substrat und Erfolgsorgan der endokrine Anreiz individuell, familiär, artlich und gattungsgemäß verschieden wirksam sein.* Es ist daher für unsere Gesichtspunkte von ganz besonderer Bedeutung, daß bei der Untersuchung verschiedener Vogelgattungen beträchtliche Reaktionsunterschiede der einzelnen Arten nachgewiesen werden konnten. Bei Hyperthyreoidisierung steht nach dem Mauserungsgrade an erster Stelle das Rebhuhn, dann folgen Taube, Huhn und Pfau, dann Turmfalke, Waldkauz, Dompfaff und Eichelhäher. Im Gegensatz zu diesen Vögeln verträgt die Krähenfamilie sehr große Dosen Schilddrüse, ohne daß irgendeine merkliche Reaktion auf das Gefieder ersichtlich wird. Diese Vögel müssen lange Zeit hindurch täglich $2 — 5$ g getrocknete Drüsen erhalten, um positive Befunde aufzuweisen. Mauser und Depigmentierungserscheinungen laufen völlig selbständig nebeneinander her, so daß unter Umständen die Manifestation oder das Ausbleiben des einen Phänomens nicht parallel gleichzeitig von dem Erscheinen oder dem Ausbleiben des Anderen begleitet ist.

Eingeschaltet sei noch, daß die Federn der Hähne widerstandsfähiger sind, als die der Hennen, daß weiter die Geschlechtsdrüsen in bestimmtem Abhängigkeitsverhältnis stehen von der Schilddrüse, die Hyperthyreoidisierung übt eine depressive Wirkung aus, bei Hähnen werden die Hoden kleiner, bei Hennen kommt es zu einer Mißbildung der zu Versuchsbeginn gereiften Follikel und zu einem $9 — 12$ Monate dauernden Stillstand der Eiablage.

Wir geben nunmehr weitere Beispiele der wachstumsbeeinflussenden Wirkung der Schilddrüse bei Säugetieren.

Hier liegen sehr exakte Untersuchungen vor, welche die Abänderungen des konstitutiven Bildes im Gesamtgefüge des Organismus quantitativ erfassen konnten. Wenn zahlreiche Organe und Systeme wachsen, dann wird Beschleunigung oder Verlangsamung des Wachstums des einen Organs rückwirken auf zahlreiche Nachbarorgane; das konstitutive Bild der Raumeinheiten wird in ständigem Wechsel begriffen sein, und gerade in der Dosierung der Stärke des Wachstumsausmaßes, in der individuell verschiedenen Reizstärke des Endokrinon, der individuell verschiedenen Reizempfindlichkeit der einzelnen Erfolgsorgane liegt hier die konstitutionelle Seite des eigentlichen Wachstumsproblems beschlossen. Nur genaue Messungen und Wägungen der quantitativ gestaffelten Konstituenten, Berechnungen und Vergleichswerte können das außerordentlich verwickelte korrelative Bild raumzeitlicher Vorgänge am hormonalen Systemkomplex klären. Hier verdanken wir FREDERICK S. HAMMETT gründliche Untersuchungen, die in über 40 Arbeiten zusammengestellt sind. Diese Arbeiten geben zugleich Aufschlüsse über die Beziehung der Organe untereinander im Laufe der Entwicklung bei verschieden alten Tieren und sind daher für das reine Wachstums- wie auch das angewandte Konstitutions-Problem von großer Bedeutung. HAMMETT wählte als Untersuchungsobjekt die Ratte. Seine 28. Untersuchung über den Schilddrüsenapparat befaßt sich mit Tieren der postpuberalen Altersperioden von 75—100 Tagen. Es zeigte sich, daß z. B. die Wachstumskapazität bei männlichen Tieren größer ist, als bei weiblichen mit Ausnahme der Milz, des Rückenmarkes, der Gonaden und der Nebennieren. Diese Geschlechtsverschiedenheit ist nun auch nach Thyreoidectomie sichtbar, und zwar kommt es allgemein zu einer Verlangsamung des Wachstums gegenüber den Kontrolltieren gleichen Alters und gleichen Wurfes, aber durchaus wiederum sind alle Organe gleichmäßig beeinflußt. Unterschiede bestehen z. B. zwischen Hirn und Rückenmark, Unterschiede auch zwischen der Reaktionsart des Ovariums einerseits, des Hodens andererseits. Das Ovar wird stärker sensibilisiert, hier scheinen also bestimmte modifizierte Reaktionsbreiten zu bestehen bezüglich der Korrelation Schilddrüse, Ovar Rana pipiens (ALLEN) und Schilddrüse Ovar, Ratte (HAMMETT). Der Wachstumsgrad von Ovarium und Nebenniere ist größer als der der Hoden und Nebennieren während dieser Periode der postpuberalen Entwicklung. Als Ausdruck einer „sex-conditioned-gonad-adrenal inter-relationship" geben wir die Ergebnisse von HAMMETT etwas genauer wieder, weil sie einen wesentlichen Tatsachenbestandteil bilden zu den Forderungen individual-anatomischer Forschung. Es ist außerordentlich interessant, daß die quantitativen Verschiebungen von Organkomplexen durchaus auch sexuell abgestimmt sind. Die Abnahme der Wachstumskapazität der Ovarien für die Wachstumsperiode von 100 — 150 Tagen ist im Vergleich mit der Periode von 75 — 100 Tagen viel größer als diejenige für den Hoden. Die Wachstumskapazität der Organe während der Periode von 100 — 150 Tagen ist größer bei den männlichen als bei den weiblichen Tieren mit Ausnahme der Nebenniere und der Hypophyse. Sehr wesentlich ist nun folgender Punkt: *Die verschiedenen Organe differieren untereinander in einem gegebenen Alter bezüglich des Wachstumsgrades; und weiter differiert ein und dasselbe Organ bezüglich seiner eigenen Wachstumsquote in den verschiedenen Lebensabschnitten.* Es ist klar, daß diese proportionellen Verschiebungen der Organe in den verschiedenen Altersperioden durchaus verschiedene rein morphologische konstitutionelle Alterstypen erzeugen müssen, die zugleich auch bei beiden Geschlechtern voneinander abweichen.

Das rein räumliche morphologische Ausmaß der Größenverschiebungen der Organe ist wesentlich abhängig von dem Zeitfaktor. Wesentlich ist die Zeit der Entwicklung, innerhalb welcher hormonale Sensibilisierung auf diese endogenen Wachstumsquoten einwirkt. Je jünger das Individuum ist, um so größer ist die kinetische Entfaltungsenergie des Wachstums, so daß dementsprechend der Ausfall der Schilddrüsensekretion nach Entfernung der Schilddrüse bei Ratten von 75 Tagen einen viel weniger sichtbaren Ausfall der Organentfaltung bedingt, als im Alter von 150 Tagen; die Wachstumskapazität der Organe setzt sich trotz Schilddrüsenentfernung durch. Umgekehrt aber bewirkt Entfernung der Parathyreoidea bei männlichen Tieren eine intensivere Hemmung des Wachstums einiger Organe im Alter von 75 Tagen, als bei derselben Operation an 100 Tage alten Tieren.

Um den regulatorischen Einfluß auf das Wachstum sämtlicher Organe zu studieren, hat HAMMETT dann den Prozentanteil der Organgewichte in Bezug gesetzt zum gesamten Körpergewicht beim männlichen und weiblichen Tier, hat weiter die Grammgewichte berechnet in Bezug auf 100 mm Körperlänge und den Prozentanteil der Schwanz-Humerus- und Femurlänge bezogen auf die Gesamtkörperlänge. Berechnungen des Variabilitätskoeffizienten ergaben die außerordentlich interessante Tatsache, daß die Variabilität der verschiedenen Organe bedeutend größer ist bei Tieren ohne Schilddrüse und Nebenschilddrüse, als bei den Kontrolltieren (Abb. 99). Vor allen Punkten sei aber der eine betont, daß manche Organe nach Fortfall des Schilddrüsenhormons sehr wenig beeinflußt werden, ja in bezug auf die Wachstumsquoten des Kontrolltieres überwertig werden, während andere wiederum gewissermaßen des sensibilisierenden Wachstumsimpulses der Schilddrüse dringend bedürftig sind und bei dessen Fortfall stille stehen. Ist die intensive Ansprechbarkeit der Ovarien 236,3, bei den Hoden 51,2, der Milz 121,1 (weibliche Tiere), 38,1 (männliche Tiere), so fällt weiter auf der Wert des Pankreas bei weiblichen Tieren 124,5, bei männlichen 42,0, bei

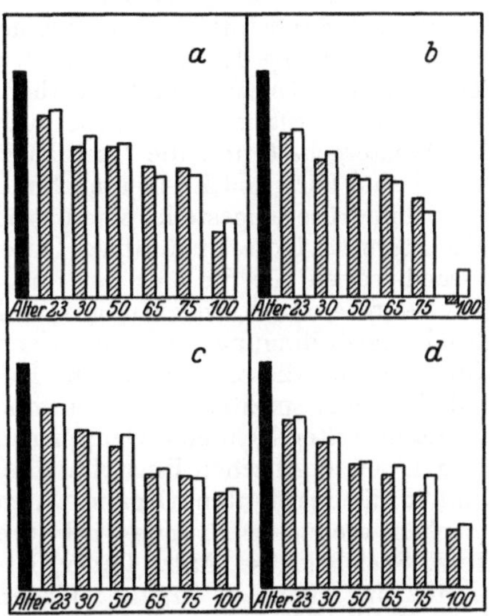

Abb. 99. Vergleiche der Wachstumsintensität des Humerus und des Femur bei Schilddrüsenentfernung. a und b bezüglich des Gewichtes, c und d bezüglich der Länge. Kontrollzeichen schwarze Säule, Humerus liniierte Säule, Femur weiße Säule. [Nach HAMMETT: J. exper. Zool. 47.]

der Thymus 556,2 (weibliche Tiere) 157,2 (männliche Tiere). Im allgemeinen ist also quantitativ die Störung des Wachstums bei den weiblichen Tieren größer als bei den männlichen. Besonders betroffen werden Organe des vegetativem Lebens, weniger die anderen Abschnitte des Organismus. Die Nebenschilddrüse ist viel weniger von Einfluß. Diese Beeinflussung der vegetativen Organe der weiblichen Ratte äußert sich dementsprechend in Gewichtsabnahme; denn abgesehen davon, daß das absolute Gewicht des Körpers und seiner Teile bei den männlichen Tieren größer ist als bei den weiblichen mit Ausnahme der Hypophyse und der Nebenniere, sind beim weiblichen Organismus alle vegetativen Organe mit Ausnahme der Leber in höherem proportionellen Verhältnis am Gesamtkörpergewicht beteiligt als beim männlichen Tier. Bemerkenswert ist die verschiedene Reaktion des männlichen und weiblichen Organismus der Ratte nach operativer Entfernung der Schilddrüse und Nebenschilddrüse (HAMMETT 1923). Beim Männchen tritt eine reziproke Wachstumsbeschleunigung der Hypophyse auf, beim weiblichen umgekehrt eine Wachstumshemmung. Hier greifen die Geschlechtsdrüsen spezifisch abändernd in den biologischen Rhytmus des hormonalen Gleich-

gewichtes ein. Bei beiden Geschlechtern andererseits stehen nach Schilddrüsenentfernung im Wachstum still: Nebenniere, Pankreas, Thymus, Herz, Lunge,
Leber, Nieren und Milz; am empfindlichsten reagiert die Thymusdrüse, doch
sei hier eingeschaltet, daß in der Frühreife beim Menschen eine negative Gewichtskorrelation zwischen diesen beiden Organen besteht, die beim Neugeborenen mehr positiv zu sein scheint (SCAMMON 1921), immerhin wohl kaum auf
ein funktionelles Ineinandergreifen dieser beiden Körper direkt hindeutet,
sondern nurmehr den Ausdruck einer allgemeinen Organbeeinflussung schlechthin
darstellt, der sich an der Thymusdrüse durch Schilddrüsensekretmangel genau
in derselben Form bemerkbar macht wie an den anderen genannten Organen,
für den Bestand der Thymusdrüse aber ganz besonders verhängnisvoll wird,
weil diese Drüse a priori im normalen Entwicklungsgeschehen zur Rückbildung
neigt. Entfernung der Nebenschilddrüsen bedingt ebenfalls Wachstumsstillstand
der genannten Organe, zugleich aber auch Beschleunigung des Milzwachstums.
Das Knochensystem steht nicht außer Reaktion, die Schilddrüse scheint hier
den Wassergehalt und die Ossifikation als solche zu regeln (HAMMETT 1924).
Weiter sind Hirn und Rückenmark nicht gleichmäßig auf das spezifische Hormon
der Schilddrüse eingestellt, einen stärkeren Anreiz für das normale quantitative
Wachstum und die qualitative Differenzierung bedarf das Hirn. Zusammenfassend weisen alle die hier nur kurz gestreiften ausführlichen Untersuchungen
HAMMETTs auf die Bedeutung von Alter, Geschlecht, Entwicklungsgrad und
Ernährungsbedingung des betreffenden Individuums hin, das je nach der
Konstellation dieser genannten Faktoren durchaus individuell verschieden
und durchaus spezifisch auf hormonal abgestuften Reiz antwortet. HAMMETT
hat dann weiter 1929 eine Gruppierung der Organe in 3 Gruppen vorgenommen
je nach der spezifischen Einstellung und Wachstumsquantität. Die erste Gruppe
umfaßt die resistenten Organe: Auge, Zentralnervensystem und Langröhren-
knochen; die zweite Gruppe wird durch die sensiblen Organe dargestellt: Lunge,
Herz, Speicheldrüse, Milz, Leber, Nieren, Nebennieren; die 3. Gruppe endlich
betrifft die speziellen Organe: Hoden, Nebenhoden, Thymus und Hypophyse.
Je nach der Gruppierung bleiben *also bestimmte Organe im Wachstum mehr
zurück als andere, woraus eine ganz wesentliche Umproportionierung des Raum-
mosaikes der inneren Organe resultiert. Diese Umgruppierung ist konstitutionell
von großer Bedeutung.*
Die genannten Abstimmungen wirken sich nun auch an der Schilddrüse
selber aus. Die Drüse kann einen ganz verschiedenen Bau zeigen bei Kunstrassen
und Landrassen ein und derselben Art, z. B. der Mäuseart Peromyscus maniculatus rubidus und maniculatus tonoriensis (JOCUM und HUESTIS 1928). Die
erstere Subspezies lebt an der Küste und besitzt zum Unterschied von der
zweiten in der Schilddrüse zahlreiche große Follikel mit relativ dünner Wandschicht. Diese Verschiedenheiten des morphologischen Bildes stehen auf der
einen Seite, auf der anderen stehen die Verschiedenheiten des physiologischen
Bildes, wie die Fütterungsversuche an verschiedenen Vogelarten gezeigt haben.
Aber nicht allein die wägbaren Massenverhältnisse der ganzen Organe
gegeneinander werden abgeändert, auch die histologischen Feinheiten innerhalb
ein und desselben Elementes z. B. der Muskelfasern werden modifiziert (SIMPSON
1927). Der Kretinenmuskel gleicht mehr dem eines jungen Individuums als
dem eines gleichaltrigen.
Die korrelative Regelung der Größenausmaße der Gesamtorgane des Fetus
kann auch über dem Wege der mütterlichen Blutbahn geschehen. AVENPORT
hat trächtigen Mäusen die Schilddrüse entfernt, und zwar einmal in der Zeit
vom 18. — 60. Tag vor dem Wurfe T. 1, das andere Mal in der Zeit zwischen
dem 61. und 169. Tag vor dem Wurfe T. 2. Die jungoperierten Muttertiere

entwickeln sich untergewichtig, Wachstum und Gewichtsrhythmus an sich bleiben in den normal vorgezeichneten Wegen, nur ist das quantitative Ausmaß niederer als das der Kontrolltiere. Die in bestimmter Zeitdauer ausbleibende Hormonisierung des heranwachsenden Fetus wirkt sich also lange Zeit nach der Geburt aus, die kurze einwöchige unregelmäßige Überschneidung beider Kurven weicht dann vom 8. bis zum 52. Tage einer gesamten Gewichtsunterwertigkeit, die sich erst nach dem 52. Tage mit dem Normalgewicht fast ausgleicht. Ungemein fein ist die Nuancierung zeitlich abgestimmter hormonaler Reaktion. Weiter sei in Ergänzung der Befunde bei Peromyscus erwähnt, daß bei zahlreichen Haustieren und auch beim Menschen festgestellt werden konnte, daß die Schilddrüse der Rassentiere der norddeutschen Tiefebene ein durchschnittlich kleineres Gewicht aufwies, als die Drüse der Tiere aus gebirgiger Gegend. Auch findet sich bei den Gebirgstieren ein Zeichen erhöhter Tätigkeit in Form der Bildung von jungen Follikeln, während die Drüse der Ebene sich in einem Ruhezustand zu befinden scheint (BÜDEL 1923). Immerhin sind diese Unterschiede nicht absolut trennende und häufig nicht immer ausgesprochen, geben aber doch einen gewissen Hinweis auf die mögliche sekundäre Umgestaltung des ganzen thyreoiden Komplexes durch geographische Faktoren.

Diese geographische Verteilung verschiedener Gewichtsquoten der Schilddrüse wurde beim Menschen bereits 1922 durch CASTALDI in Italien in genauen Untersuchungen festgestellt. CASTALDI gab hier einen „Schilddrüsenindex" an:

$$100 \text{ mal } \sqrt[3]{\frac{\text{Schilddrüsengewicht}}{\text{Körperlänge}}}.$$ Dieser Index ist beim Weibe größer als beim Manne, er sinkt beim Menschen zunächst von der Geburt bis ins 2. Dezennium; während des größten Streckenwachstums vor der Pubertät erreicht die Schilddrüse ihr relativ kleinstes Gewicht. Eine starke Gewichtszunahme tritt dann während der Pubertät auf, besonders beim Weibe, und mit dem Erlöschen der Ovulation folgt zugleich auch eine Abnahme des Gewichts der Schilddrüse. Weitere Einzelheiten mögen hier nicht folgen; die ausführliche Arbeit wird an anderer Stelle berücksichtigt werden.

Im ganzen ist aber bei neugeborenen Tieren, der Maus, des Meerschweinchens, Kaninchens und der Katze das Bild physiologisch nicht einheitlich (BENAZZI 1927), so daß auch hier wieder individuelle Unterschiede berücksichtigt werden müssen. Quantitativ ist sie bei der Maus, mus decumanus albinus während der letzten Woche des intrauterinen Lebens größer als nach dem Wurf (BENAZZI 1927). Die Größenverhältnisse der Schilddrüse sind einer genauen biometrischen Analyse unterzogen worden durch STOCKS P., STOCKS V. und KARN 1927. Empfohlen wird Messung der größten Breite der Schilddrüse als zuverlässigster Index ihrer wahren Größe.

Gestreift werden möge hier die Tatsache, daß auch die pathologische Veränderung des Kropfes an einen bestimmten Zeitfaktor ihrer Manifestation geknüpft ist und hier zu bestimmten Entwicklungsabschnitten der beiden Geschlechter Beziehungen zu haben scheint; bei Knaben kommt am häufigsten mit 13 und 14 Jahren, bei Mädchen mit 17 und 18 Jahren Kropf vor. Die Beziehung zum Geschlechtszyklus des Ovariums zeigen sich wiederum in der starken Entwicklung der Drüse im Alter von $13^1/_2 - 15$ bei den Mädchen. Diese meßbare Größe der Drüse scheint bei Knaben keine Beziehung zu haben zur Größe der allgemeinen physiologischen Entwicklung: Körpergröße, Körpergewicht, Wachstumszuwachs.

Auch hier werden weitere Einzelheiten an anderer Stelle bei Besprechung der Konstitution des Menschen genannt werden, und die Methoden der Messung und Wägung Berücksichtigung finden.

II. Hypophyse.

Bei der Betrachtung des wechselnden Konstitutionsbildes der Hypophyse selber und seines Auswirkens auf den Gesamtorganismus und seine Teile gruppieren wir die einzelnen Forschungsergebnisse, soweit sie für unsere Gesichtspunkte in Betracht kommen, wiederum in bestimmten biologischen Abschnitten. Einmal besteht ein korrelativer Zusammenhang im gesamten Endokrinon, der sich auch für die Hypophyse raumzeitlich staffelnd äußert. Innerhalb der einzelnen Entwicklungsetappen, chronologisch abgestuft, wandelt sich weiter ständig das anatomische Bild der histologischen Gewebseinheiten, wandelt sich weiter ständig die Wirkungsweise auf den Gesamtorganismus gerade bezüglich seiner die Wachstums- und Differenzierungsgröße regelnden Tätigkeit. Im Rahmen des Konstitutionsproblems müssen daher all diese Besonderheiten biologisch klargestellt sein.

Geben wir zuerst einige Beispiele zur Erläuterung des physiologischen Zusammenspiels zwischen Hypophyse und dem übrigen polyglandulären System. Die Wirkungstätigkeit der Hypophyse entfaltet sich synchron mit derjenigen der Schilddrüse. Diese gegenseitige korrelative Verankerung ist um so inniger, als sie sich in bestimmten Formgrößen und bestimmten biologischen Werten auslebt.

Wird bei Kaulquappen die Hypophyse entfernt (ADLER 1914, ALLEN 1920, SMITH PH. E. und J. P. 1922), so bleibt die Schilddrüse sehr klein. Wenn daher bei Hypophysenlosen Froschlarven die Metamorphose ausbleibt, so ist für diese Entwicklungshemmung nur insofern die Hypophyse schuld, als sie rückwirkend auf die Schilddrüse deren anatomisch-physiologische Entwicklung so stark hemmt, daß die Schilddrüse nicht mehr imstande ist, die zur Auslösung der Metamorphose notwendigen hormonalen Mengen zu produzieren. Verfüttert man nämlich bei derart operierten Larven Schilddrüse, so geht die Entwicklung zur Metamorphose weiter. Wesentlich wirksam ist hier der Vorderlappenabschnitt, der sich aus der RATHKEschen Tasche entwickelt hat (ALLEN 1924). Diese Ergebnisse sind aber wahrscheinlich nur für den Frosch beweisend, beim Axolotl bleibt eine derartige Wirkung des Vorderlappenhormons auf die Schilddrüse aus (SMITH PH. S. 1926). Intraperitoneale Injektion von Hypophysenvorderlappenextrakt verzögert bei diesem Urodel die durch die Umgebung bewirkte Metamorphose (Amblystoma tigrinum), verzögert aber auch den durch Thyreoideagaben bewirkten Metamorphosereiz (Abb. 100). Erwähnt werden muß aber, daß diese Ergebnisse nun wiederum von HOGBEN 1923 nicht bestätigt werden konnten. Wahrscheinlich liegen hier Unterschiede der verwandten chemisch nicht einheitlichen Präparate zugrunde. Eine allgemein biologische Grundlage zum Verständnis des korrelativen Zusammenhangs dieser beiden Drüsen für den Entwicklungsfortgang der Amphibien kann daher erst nach Abschluß weiterer umfassender vergleichend biologischer Experimente gewonnen werden.

Jede Korrelation ist wechselseitig, und so beeinflußt auch wiederum die Schilddrüse die Ausbildung der Hypophyse. Nimmt man bei Kaulquappen die Schilddrüse heraus, so wird die Hypophyse größer, verfüttert man Schilddrüse, um den Versuch biologisch zu Ende zu führen, so bleibt die Hypophyse kleiner (HOSKINS 1919, KAHN 1926). Dieser korrelative Zusammenhang, morphologisch faßbar, unterliegt in seinem Wirkungsbeginn dem Zeitfaktor der Entwicklungsgeschwindigkeit. Die beiden Drüsen beginnen mit ihrer endokrinologischen Funktion nicht gleichzeitig. Histologisch findet man nach Angabe der zahlreichen Autoren (bei WEGELIN 1926), daß bei Schilddrüsenentfernung im Vorderlappen der Hypophyse hauptsächlich die Hauptzellen sich vermehren und vergrößern, und daß die gesamte Drüse ödematös wird. RUMPF und SMITH (1926) zeigten, daß intraperitoneale Schilddrüseninjektionen von Schweinefeten von

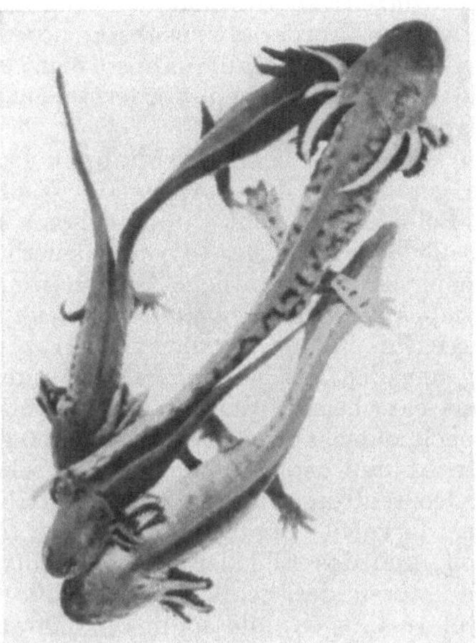

Abb. 100a.

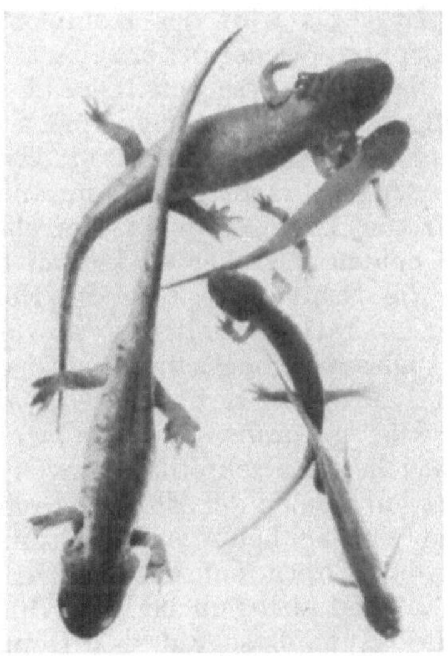

Abb. 100b.

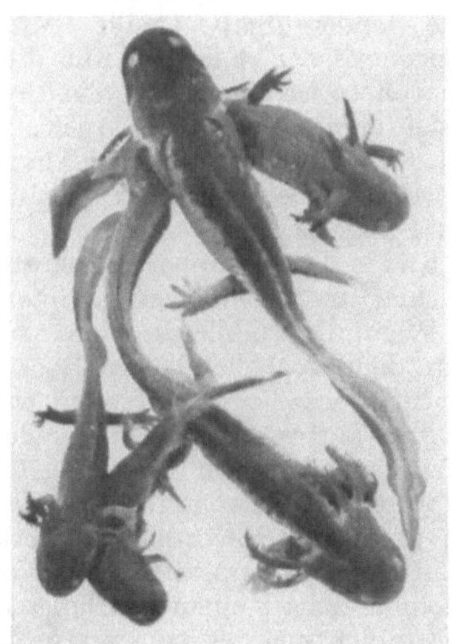

Abb. 100c.

Abb. 100 a—c. Einleitung der Metamorphose beim Axolotl durch Injektion von Schilddrüsenextrakt. a Kontrolltier, b eingeleitete Metamorphose durch Schilddrüsenwirkung, c Neutralisation dieser Schilddrüsenwirkung durch gleichzeitige Injektion vom Vorderlappensekret der Hypophyse. [Nach PH. E. SMITH: Brit. J. exper. Biol. 1925, 26.]

7 cm Scheitel-Steißlänge keinen Reiz darstellen für die Metamorphose hypophysektomierter Kaulquappen, während bereits bei 9 cm langen Feten die Wirkung

gleichzusetzen ist derjenigen der Drüsen erwachsener Tiere. Mit dieser physiologischen Wirkung hängt zusammen die anatomische Struktur, die in einer Follikelkolloidbildung der Drüsen dieses Alters manifest wird. Zum Unterschied von dieser relativ frühzeitigen Hormonalwirkung der Schilddrüse spricht intraperitoneale Injektion von Vorderlappensubstanz von 14 — 16 cm langen Schweinen bei Hypophysektomierten Kaulquappen nicht an. Erst vom 26 cm-Stadium an werden die charakteristischen Vorderlappenzellen der Hypophyse mikroskopisch erkennbar.

Am allerwichtigsten wird nun dieser erwähnte biologische Wirkungskreis Schilddrüse-Hypophyse gerade für das vorliegende Wachstumsproblem. Das Wachstum kann ohne Schilddrüse nicht voran gehen. Wiederum kann hier rückwirkend nach Fehlen der Schilddrüse die darniederliegende Funktion des Vorderlappens der Hypophyse die eigentliche Ursache sein. *Das Schilddrüsenhormon als solches ist nämlich nicht wachstumsleitend; denn beim hypophysenlosen Tier wirkt es nicht* (Smith Ph. E. und Graeser 1924). Anknüpfend an bereits entworfene Daten kann hier das Erscheinungsbild erweitert werden: Swingle fand 1923, daß bei Rana catesbeiana und bei Rana clamata der Schilddrüsenapparat sehr wenig voneinander abweicht, für eine lange Zeit physiologisch inaktiv ist, so daß diese Anuren dementsprechend ein sehr langes Larvenleben führen, ähnlich wie der Ochsenfrosch, der ein bis zwei Jahre larval bleibt. Das Entwicklungstempo der larvalen Organe wird durch die schnellerlaufende Geschlechtsreife überholt, und das Bild der Neotenie entwickelt. Hier können nun Aktivatoren, Stimulatoren der Schilddrüse spezifische Reize bilden, die Schilddrüsensekretion sofort anregen, und somit die charakteristischen Formenbilder der ausgewachsenen Tiere frühzeitiger in Erscheinung treten lassen.

Ein solcher Aktivator für die Schilddrüse ist der Vorderlappen der Hypophyse, welcher demnach als Transplantat auf junge Rana clamata-Larven seine biologische Sonderaufgabe erfüllt. Mit diesem Ergebnis wird der Komplex der morphogenetischen Faktoren für die Metamorphose wiederum erweitert. Die Metamorphose ist also nicht rein thyreogen, die Hypophyse beteiligt sich oder kann sich zumindest an der Auslösung beteiligen. Ganz allgemein findet man ja auch wie bereits erwähnt bei Thyreoidektomie eine kompensatorische Hypertrophie des Vorderlappens. Seitz und Leibenius erbrachten in ganz andersartigen Experimenten eine weitere Stütze für die Annahme einer Korrelation dieser beiden Drüsen innerer Sekretion. Die beiden Forscher entfernten beim männlichen und weiblichen Kaninchen teils die Schilddrüse teils die Nebenniere. Wenn die weiblichen Tiere sich von der Operation erholt hatten, wurden sie von dem vorbehandelten Bock belegt. Diese Versuchsanordnung sollte eine Insuffizienz der betreffenden endokrinen Drüse, wie sie in der Gravidität normaliter auftreten könnte, nachahmen. Die geborenen Jungen wurden 10 — 54 Tage nach der Geburt getötet, sämtliche innersekretorischen Organe herauspräpariert, gewogen und vergleichsweise mit denen der Elterntiere histologisch untersucht. Korrelative Verkettungen würden bei Ausfall bestimmter Abschnitte des innersekretorischen Systems der Eltern auf das System der Nachkommenschaft einen Einfluß ausüben. Es fand sich nun bei dem Jungen eines Kaninchenpaares eine Vergrößerung der Hypophyse auf das Doppelte bis Dreifache. Der biologische Zusammenhang der beiden Teilkomponenten des Endokrinon, Schilddrüse und Hypophyse kann sich also über dem Blutwege der Mutter auf das fötale Organ durchsetzen. In quantitativer Hinsicht entspricht die Beziehung der Hypophyse zur Schilddrüse einer Beziehung dieser Drüse zur Nebennierenrinde. Nach Entfernung der Hypophyse bleibt auch diese Rinde bei Kaulquappen abnorm klein (Ascoli, Legnani 1912).

Ungleich wichtiger in konstitutiver Hinsicht für die Prägung körperlicher

Merkmale ist der Zusammenhang mit den Keimdrüsen. Auf diese übt der Vorderlappen einen mächtigen Impuls endokriner Leistungssteigerung aus. Extrakte des Hypophysenvorderlappens regen das Wachstum der Eier und die Entwicklung der Follikel an (ALLEN 1928). Implantiert man einer 6 — 8 g schweren infantilen Maus ein kleines Stückchen Hypophysenvorderlappen vom Menschen oder Tier, so wird die Maus nach 80 — 100 Stunden brünstig (ZONDECK und ASCHHEIM 1927). Die ruhende Ovarialfunktion kommt in Tätigkeit, der gesamte Genitalkomplex vergrößert sich (Abb. 101). Bei infantilen Mäusen kann sexuelle Frühreife, bei alten sexuell degenerierten Mäusen die Sexualfunktion wieder hervorgerufen werden. Die Ovarien erleiden unter dem hormonalen Einfluß des Vorderlappensekretes eine starke Durchblutung, die zugleich mit einer Vergrößerung der Follikelhöhle einhergeht. Meist kommt aber der Follikel nicht zum bersten, und die Granulosazellen wandeln sich in

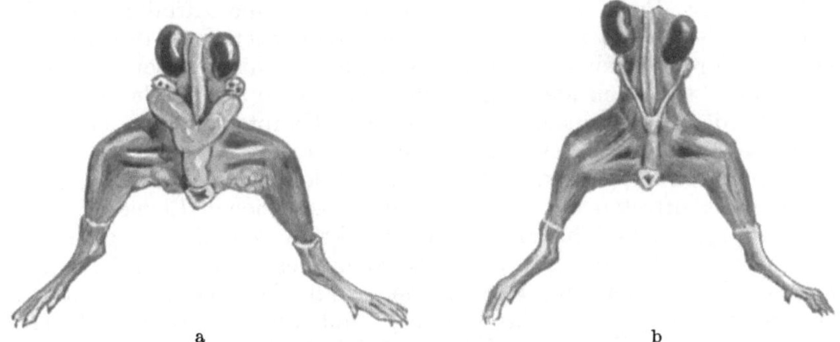

a   b

Abb. 101. a Genitalien einer infantilen 8 g schweren Maus. b Genitalien einer 8 g schweren Maus. 100 Stunden nach Implantation eines Stückchens Hypophysenvorderlappens. [Nach ZONDEK und ASCHHEIM: Arch. Gynäk. 130 (1927).]

Luteinzellen um. Durch die Entstehung zahlreicher corpora lutea werden die Ovarien sehr groß, obgleich reife Follikel in ihnen nicht nachweisbar sind.

Durch diese experimentell auslösbare Pubertät mit all ihren anatomischen Organveränderungen und Proportionsverschiebungen wird die Hypophyse ein wesentlicher konditioneller Faktor am Erscheinungsbild der Wachstumsbesonderheiten. Daß diese Pubertät im normalen Entwicklungsgeschehen zu ganz bestimmten Zeiten auftritt, immerhin aber doch gewissen individuellen und rassemäßigen Schwankungen unterworfen ist, gibt weitere Hinweise auf den Zeitfaktor hormonaler Dynamik und der Entwicklungskinetik der Erfolgsorgane.

Diese Korrelation ist nun auch wiederum rückwirkend, wie z. B. die Vergrößerung des Vorderlappens bei der Schwangerschaft zeigt (ERDHEIM und STUMME 1909, KRAUS 1926). Kastration wirkt weiter vergrößernd auf den Vorderlappen ein, Wägungen an kastrierten Haustieren haben hier genauere Zahlenwerte ergeben. Da diese Vorderlappenfunktion wachstumssteigernd wirkt, ist auf sie die Förderung des Wachstums besonders bei jugendlichen Kastraten zurückzuführen (TRENDELENBURG 1929).

Korrelativ mit dem Geschlechtsapparat verknüpft, löst Fehlen des Vorderlappens bei Säugern eine Atrophie des Genitalsystems aus (SMITH 1926). Der Hinterlappen ist physiologisch nicht in den Wirkungskreis mit einbegriffen. Das Körpergewicht in Bezug auf die Körperlänge ist größer bei den hypophysenbehandelten kastrierten Ratten als bei Kontrolltieren (VAN WAGENEN 1927). Die Körperlänge bleibt sich demnach bei normalen und behandelten Tieren ungefähr gleich, die Schwanzlänge nimmt dagegen bei den kastrierten Tieren besonders zu, die hormonale Ansprechbarkeit der Wachstumsgröße in die Länge ist zum Gesamtkörper und Schwanz nicht die gleiche.

Eine Schwangerschaft prägt das gesamte histologische Bild der Hypophyse um. Das innere konstitutive Gefüge der Drüse selber ändert sich als Ausdruck der großen Stoffwechselvorgänge des Gesamtorganismus, der zugleich morphologisch ein ganz bestimmtes Gepräge seiner Form erhält. SEITZ konnte zeigen, daß die Hauptzellen sich in die sogenannten Schwangerschaftszellen umwandeln, die nun ihrerseits auf bestimmte Erfolgsorgane, die Beckenknochen, wachstumsfördernd einwirken. Die Vermehrung der Hauptzellen ist so stark, daß sie die übrigen Zellformen des Vorderlappens die eosinophilen und basophilen weit an Zahl übertreffen. Sie machen bis zu 80% aller Zellen aus (ERDHEIM und STUMME 1909, KOLDE 1912). Konstruktiv erfolgt Zusammenballung der vorher isoliert liegenden Zellen zu Zellhaufen. Der Chemismus ändert sich, die Zellen werden größer und heller, Eosin spricht an, das vorher keine Affinität zum Protoplasma besaß. So ändert sich im Laufe der Schwangerschaft das konstitutive Zellbild des Vorderlappens im Sinne spezifischer histologischer Massenverschiebung. Bei der weißen Maus (URASOV 1927) gehen azidophile und basophile Zellen des Vorderlappens ineinander über. Die Hauptzellen sind chromophob. Die bekannte Massenzunahme der Hypophyse während der Schwangerschaft kommt auch durch Hypersekretion der basophilen Zellen zustande, zum Teil auch durch das Auftreten neuer Zellgruppen. Diese neuen Elemente entstehen aus den Hauptzellen und haben dieselbe Funktion wie die basophilen Zellen. Eine Vermehrung der Hauptzellen tritt auch bei kastrierten Tieren durch Plazentarextraktinjektion ein, ein Beweis, daß der endokrine Faktor der Schwangerschaft biologisch sehr vielseitig und kompliziert ist. Interessant ist weiter, daß männliche und weibliche kastrierte Tiere ganz verschieden auf Plazentarhormon ansprechen. Bei den weiblichen Tieren können die Kastrationsfolgen vollkommen ausgeglichen werden, bei den männlichen Tieren nur zum Teil. Es muß daher in der Plazenta ein Eierstockshormon vorhanden sein, das (ZEHMANN 1928) im Vorderlappen der Hypophyse die basophilen und eosinophilen Epithelzellen zum Schwinden bringt.

Allmählich nach der Geburt gleicht sich das proportionelle Massenverhältnis wieder aus, die Schwangerschaftszellen werden Hauptzellen, doch bleiben sie lange Zeit noch die zahlreichsten, so daß noch nach Jahren zahlenmäßig am histologischen konstitutiven Bild eine vorausgegangene Schwangerschaft erkannt werden kann. Im Senium endlich tritt diese Zellform, die einstig tätigste Zelle der physiologisch bedeutsamsten Lebensepoche, ganz in den Hintergrund. Die Vergrößerung des Vorderlappens der Hypophyse in der Schwangerschaft gleicht äußerlich derjenigen nach der Kastration, mikroskopisch aber ist die Massenvermehrung im ersten Falle durch die Hauptzellen, im zweiten durch die basophilen Zellen hervorgerufen (ADDISON W. H. F. 1917). Im Laufe der Monate nach vollkommener Operation vollziehen sich Abänderungen an den typischen Zellbildern: die basophilen vakuolisieren teilweise mehr und mehr, und die eosinophilen nehmen an Zahl ab. ADDISON konnte hier Umwandlung der einen Zellform in die andere beobachten. BAUDOT und COLLIN 1922/24 lieferten hier ergänzende Untersuchungen, die ebenfalls ein positives Ergebnis hatten. Wir kommen auf diese Fragen später ausführlicher zurück.

Diese histologischen Verschiebungen der wesentlichsten Zellgruppen innerhalb der Hypophyse zu einer ganz bestimmten physiologischen Zeitspanne der Schwangerschaft sind der Ausdruck der Ansprechbarkeit der Drüse selber auf einen bestimmten Reiz hin. Das konstitutive Bild, das hier vorübergehend weitgehend abgeändert wird, bedarf daher genau derselben Berücksichtigung wie das

Wirkungsausmaß am Gesamtorganismus, der Wachstumsgröße; das eine ist ohne das andere unverständlich. Zugleich geben diese erwähnten korrelativen Zusammenhänge einen Hinweis, daß auch zu anderen bestimmten Zeitetappen das morphologische gegenseitige Proportionsverhältnis der einzelnen Teile der Drüse verschieden sein muß. Das ständig variable Bild der Konstituenten der Hypophyse mit ihrem großen entwicklungsgeschichtlich ganz verschiedenartigen Hauptabschnitt unterliegt während des normalen Lebensablaufes in der phylogenetischen und in der individuellen Reihe so großen Verschiebungen, daß nur wieder innerhalb des Rahmens der beiden biologischen Grundfaktoren, des Raum- und Zeitfaktors, ein Verständnis der konditionellen Staffelung und Abänderung des Wachstumsphänomens angebahnt werden kann.

Wir geben daher kurze Hinweise auf diese morphologischen Proportionsverschiebungen der Hauptabschnitte der Drüse selber, betrachten sie in ihrer zeitlichen Bedingtheit, und erläutern das jeweils verschiedene aber ganz spezifische biologische Bild der Wirkungseigenheit dieser zeitlich und individuell verschieden wirksamen Drüse auf den wachsenden Organismus der Tiere.

Die Entwicklung der Hypophyse ist in anatomischen Arbeiten ausführlich niedergelegt (WOERDEMAN 1914, ATWELL 1918, DE BEER 1926, KRAUS 1926, hier Literaturangaben). Wir umreißen nur die Grundlinien, soweit sie für unsere konstitutionelle Betrachtung notwendig sind. 4 Teile setzen das Organ zusammen: die pars anterior, intermedia, neuralis und tuberalis (ATWELL). In verschiedenem gegenseitig abgewogenem Verhältnis zueinander baut sich die phylogenetische Reihe auf. Die pars tuberalis entsteht durch Seitenwucherung aus dem Vorderteil; die dünne Grenzschicht der RATHKESCHEN Tasche, die von der Mundbucht kommt, und den aus dem Hirn vorwachsenden Neuralteil berührt, liefert die pars intermedia. Dieser Kontakt ist bei der weißen Ratte nur vorübergehend, schon nach einer Zeit von 15 Tagen und 20 Stunden schiebt sich ein Lager von Mesenchymzellen zwischen diese beiden Teile (SCHWIND 1928). Man kann auf Serienschnitten, die auf Stunden und Tage bemessene Fortentwicklung der einzelnen Drüsenabschnitte genau verfolgen (SCHWIND 1928). Der Zwischenteil fehlt ganz bei Vögeln; bei Menschen kaum ausgeprägt, erreicht er hinwiederum bei Amphibien und Reptilien eine beträchtliche Größe. Manchen Reptilien fehlt der Tuberalabschnitt, den Zyklostomen der Neuralteil. Bei Hypogeophys (MARCUS 1925) ist im ersten Stadium die RATHKESCHE Tasche als ein länglicher Schlauch vor der Rachenhaut gelegen, im zweiten Stadium teilt sich dieser Schlauch distal in 2 Abschnitte, zudem kommen noch 2 seitliche Ausstülpungen aus dem Mundhöhlendach hinzu, die sich an den primären anlegen und teilweise mit ihm verschmelzen. Im dritten Stadium ist die erwähnte Aufteilung verschwunden, und im 4. endlich hat sich der Vorderlappen vom Mutterboden gelöst, ist histologisch differenziert und umschließt schalenförmig die Neurohypophyse.

Die typische Gestalt des Gesamtorgans unterliegt den mannigfaltigsten Verteilungsformen der Raumeinheiten im Wirbeltierstamm, und da der Typus der Hypophyse als absoluter Formbegriff über die phylogenetischen Differenzierungsstaffeln dominiert, finden wir „Fischtypen" unter bestimmten „Amphibienarten": So den relativ großen sackförmigen Neurallappen, der charakteristisch ist für die Fische bei Necturus und Amphiuma (ATWELL 1921). Andererseits nun wiederum können bestimmte Zeitrhythmen universell dem Entwicklungsgang ein wesentliches Gepräge geben, so erfolgt die Herausdifferenzierung der pars tuberalis bei Anuren, beim Hühnchen und beim Kaninchen frühzeitiger als die der pars intermedia (ATWELL).

Das biologisch wesentlichste ist der Vorder- und Hinterlappen; der erstere aus der Mundbucht entstanden, der letztere aus dem Diencephalon. Das

16*

gegenseitige Verhältnis dieser beiden ist beim Menschen $^7/_{10}:^3/_{10}$. Hormonal hat jeder dieser beiden Hauptteile seine besonderen Eigenheiten. Manche Abschnitte erreichen zu bestimmten Zeiten der Entwicklung ihre größte Ausdehnung, so z. B. der Tuberalteil bei geschwänzten Amphibien bis zur Metamorphose, nach dieser Zeit geht seine Entwicklung zurück (SUMI 1924, RYOGEN 1927). Die konstitutionsanatomischen rein quantitativen Analysen sind wiederum durch ATWELL (1926) an genauen mikroskopischen Wägungen nach HAMMARs Methode vorgenommen worden. Untersucht wurden 10 Urodelen, Rana pipiens, die Katze und 4 menschliche Neugeborene. Wesentlich ist nun auch hier wiederum die starke Schwankung der Massenverhältnisse der pars tuberalis und der pars media. Bei Urodelen ist die pars tuberalis größer als bei Anuren (Rana pipiens), bei 2 Plethodonarten ist dieser Abschnitt $1^1/_2$—5 mal größer als die Intermedia. Bei Rana pipiens beträgt die Größe der pars tuberalis weniger als $^1/_{20}$ des Volumens der pars intermedia. Bei der Katze nimmt der Vorderlappen $74{,}87^0/_0$ der gesamten epithelialen Hypophyse ein; hier scheinen Beziehungen zum Körpergewicht zu bestehen, insofern als mit Zunahme des Körpergewichtes das Volumen der pars anterior und der pars tuberalis abnimmt, dasjenige der Intermedia zunimmt. Bei den untersuchten kindlichen Hypophysen war der Anteil des Vorderlappens am Gesamtgewicht noch höher als bei der Katze und betrug über $94^0/_0$.

Bei diesen konstitutions-anatomischen Problemen wäre noch die Frage zu erörtern, wieweit die realive Selbständigkeit der einzelnen Teile geht in dem Sinne, daß sich bestimmte Abschnitte in freier Transplantation auch ohne Zusammenhang mit den übrigen entwickeln können. Auskunft geben hier Experimente mit Verpflanzung von Vorderlappen oder Hinterlappen mit Hirnabschnitt oder in noch früheren Stadien der Embryonalentwicklung Verpflanzungen der allerersten Epithelialanlagen der Drüsen auf die Chorio allantois beim Hühnchen (STEIN 1929). Die Hypophyse erscheint ontogenetisch und phylogenetisch früher als das Infundibulum des Gehirns. Wahrscheinlich ist die Ausdifferenzierung des Neurallappens abhängig von der epithelialen Ausstülpung der RATHKEschen Tasche, doch ist dieses Problem noch nicht spruchreif.

STEIN verpflanzte die Hypophysenanlage im Stadium der allerersten Entwicklung bis zum 5. Bebrütungstage; es zeigte sich, daß sowohl das präsumptive Ektoderm als auch die Hypophysenanlage selber auf der Chorio allantois-Membran sich in eine kompakte und regelmäßige Maße von verästelten und anastomosierenden Epithelsträngen differenziert. Hierbei glich die Differenzierung ganz dem normalen Befunde im selben Alter; bei Transplantationen im Entwicklungsstadium bis 16 Somiten war aber die Ausdifferenzierung nur mangelhaft; die betreffenden Zellen besaßen also noch kein Selbstdifferenzierungsvermögen. Differenzierte sich keine Hypophyse in den Transplantaten aus, so war auch keine Infundibularbildung an den verpflanzten Hirnabschnitten nachweisbar. Anatomische gegenseitige Abhängigkeiten der Entwicklung und Differenzierung der beiden Hauptdrüsenabschnitte scheinen nach diesem Ergebnis vorhanden zu sein; andere Ergebnisse scheinen für eine relative Selbständigkeit zu sprechen (HOLT 1921). Physiologisch, endokrinologisch funktionieren die beiden Lappen jedenfalls ganz selbständig und unabhängig voneinander.

Nicht allein phylogenetische, zeitlich bedingte ontogenetische, sondern auch reine Geschlechtsfaktoren sind für die Beurteilung der Raumgröße der Drüsenteile zu beachten. So hat die pars anterior bei der weiblichen weißen Ratte durchschnittlich das doppelte Gewicht als beim männlichen Tier (ADDISON und ADAMS 1926). Die pars anterior beteiligt sich mit $95^0/_0$ am ganzen Gewicht, die pars intermedia und nervosa nur mit $5^0/_0$; auch sind hier die beiden genannten Abschnitte schwerer als beim Männchen. Dieser wesentlich größere und schwerere

Vorderlappen beim weiblichen Tier ist verständlich auf Grund der bereits erwähnten korrelativen Zusammenhänge zwischen Vorderlappen und Ovar, der Vorbereitung des weiblichen Organismus auf den großen biologischen Vorgang der Schwangerschaft.

In klarer übersichtlicher Zusammenstellung hat SHARPEY-SCHAFER (1926) in seinem Werke „The endokrine organs" wesentliche anatomische, physiologische und klinische Daten zusammengestellt. Die unter den angegebenen besonderen biologischen Verhältnissen auftretenden Formgrößen weisen auf das außerordentlich labile Bild der Dimension der Hypophyse im Lauf des Lebens hin; setzen doch hier im normalen Ablauf der verschiedensten Funktionen normale Sonderreize, normale Sonderbeziehungen stets wechselnder Art ein. Während der Schwangerschaft verbreitert sich das Organ und ist im ganzen größer bei Frauen, die geboren haben; weiter ist sein Gewicht größer bei großen Menschen, größer wird es stets mit dem Alter bis zum 45. Lebensjahre, um dann allmählich abzunehmen. Mannigfach ist weiterhin unter den einzelnen Arten der verschiedenen Säuger die Gliederung in die wesentlichen Unterteile des Gesamtorgans: Bei der Katze hängt das Lumen des 3. Ventrikels in weiter Kommunikation mit der pars nervosa zusammen, beim Affen und beim Menschen reicht diese Aushöhlung nicht weiter als bis zur Stelle des Ansatzes des Infundibulum, beim Hund endlich liegen diesbezügliche mittlere Werte vor.

Sehr früh schon, beim menschlichen Embryo vor der 4. Woche, erscheint die RATHKESCHE Tasche (FRAZER 1912), von deren Epithel aus durch intensive Vermehrung die pars glandularis entsteht. Die Zellen, in Balken angeordnet, umflossen von zahlreichen Blutgefäßen, sondern schon in der 11. Woche beim menschlichen Embryo oxyphiles Kolloid ab, die Zellbasophilie wandelt sich dann bald in Oxyphilie um, die für den Erwachsenen charakteristisch ist (KEENE und HEWER 1924). Auf verschieden färberisches Verhalten der Zellen des Vorderlappens im intra- resp. extrauterinen Zustand beim Menschen weist auch PORTELLA (1924) hin. Der hintere Abschnitt dieses bukkalen Drüsenteils, die Pars intermedia, hängt mit der Pars nervosa zusammen, einem Gliakomplex, dem eigentlichen „Hirnanhang".

Wie in ihrem Hauptabschnitt bei verschiedenen Tierarten, so wandelt sich nun wiederum in einem einzigen Abschnitt, dem glandulären Vorderlappen, das konstitutive Bild des Zellgefüges und seiner übrigen histologischen Bestandteile.

Die Gefäßkonstituente während des fötalen Lebens setzt einen größeren Massenwert an die Peripherie des Vorderlappens als in das Innere. Reichlicher noch ist die Blutversorgung nach der Geburt, und ihre höchsten Werte erreicht sie während der Pubertät. Ganz anders ist die Gefäßversorgung der pars intermedia, dieser Abschnitt ist fast völlig gefäßlos, die pars nervosa endlich, gleichförmig zusammengesetzt aus denselben histologischen Bestandteilen im Laufe des Lebens, ändert auch in der Schwangerschaft nicht wesentlich ihr Zellgefüge und ihre Vaskularisation. Nur insofern als Zellkomponenten der pars intermedia in diesen Abschnitt hineingewachsen sind, und diese hinwiederum aktiv infolge der Gravidität sich vermehren, wird auch dieser fast rein gliöse Hinterlappen etwas größer an Volumen und Zellzahl.

Diese konstitutionsanatomische Betrachtung führt weiter zur Analyse der quantitativen Verteilung der einzelnen Zellgruppen in den verschiedenen Lebensaltern. Embryonal bis zur 8. Woche findet man im Vorderlappen nur die undifferenzierte Epithelzelle, einen wahrscheinlich reversiblen äußerst potenzreichen Kernplasmakomplex, dessen Protoplasma sich anfänglich äußerst schwer färbt zum Unterschied von dem scharf unterscheidbaren Plasma der kleinen runden Bindegewebszellen. Die dreistrahlige, 2 bis 3schichtige Zellsäule ist der Bautyp. Allmählich mit vorrückendem Alter treten granulierte Zellen auf, es finden sich undifferenzierte Zellen in allen Altersstadien zwischen den anderen Zellformen, so daß ständig eine reversible Reserve neuen Anforderungen gewachsen ist. Im 3. Monat erscheinen an der Peripherie des Vorderlappens die ersten eosinophilen oder oxyphilen Zellen, deren maximale Zahlenstufe in der Pubertät mit $50^0/_0$ aller Formen erreicht wird. Zeitlich etwas später erscheinen die basophilen Zellformen im Alter von $3^1/_2$—4 Monaten. Obgleich nun im Alter ihre Zunahme weiter fortschreitet, erreichen sie doch nicht die Zahlenhöhe der eosinophilen. In engem Anschluß an die Gefäße ist ihre topographische Lage im Vorderlappen auch an deren Bereich, d. h. die peripheren Randabschnitte geknüpft.

Weniger lokal umschrieben, ist nun endlich die Ansiedlungsstelle der neutrophilen Zellen überall zerstreut; in größerer Zahl mit vorrückender Zeit liegen sie in allen Abschnitten des Vorderlappens auch in den hinteren Teilen, welche von den basophilen infolge relativen Mangels an Blutgefäßen nicht bevorzugt werden. EUGENIA COOPER hat über diese relativen Zahlen der verschiedenen Zelltypen des Vorderlappens genauere Angaben gemacht. Die erwähnten Daten mögen als Hinweis auf das raumzeitlich verschiedene konstitutive Formenbild genügen, nicht nur bezüglich der quantitativen, als besonders auch der qualitativen Werte, welch letztere in der reversiblen undifferenzierten Grundzelle beschlossen sind. Der Charakter der Reversibilität wird hier zum erstenmal unter dem einheitlichen Gesichtspunkt der Determination theoretisch gefordert. Ursprünglich nun in den frühesten Monaten des Fetallebens ist diese Zellform einzige Wandschicht der Vesikeln, nach der Geburt schon beteiligen sich mehr granulierte Formen an deren Zusammensetzung, deren mannigfaltigste Komposition durch alle 3 genannten Zellformen erreicht wird. Einen ähnlichen Wechsel der Zellformen zeigt die pars intermedia. Dieser Abschnitt des Gesamtorgans ist in den frühesten Monaten des Fetallebens vom vorderen Abschnitt durch einen Spalt getrennt, der allmählich immer enger wird, beim Erwachsenen fast ganz geschwunden ist und erst im späteren Alter wieder erscheint. Wie in der pars anterior sind die reversiblen Zellen die primären, zu welchen allmählich nach der Geburt neutrophile und endlich mit vorrückendem Alter basophile hinzukommen. Die Oxyphilen aber fehlen völlig. Vom 20. Lebensjahr an beginnt die Invasion neutrophiler und basophiler Zellen auch in die pars nervosa. Genauere Angaben verdanken wir hier in sehr vielen wie anderen grundlegenden Fragen den Untersuchungen von HERRING, auf welche SHARPEY-SCHAFER in seinem Buche hinweist. Sehr instruktiv ist das histologische Bild der jungen Zellbilder, der pars intermedia, gegenüber den verästelten Gliazellen der pars nervosa. Ein weiterer Abschnitt der Hypophyse, von E. COOPER nicht erwähnt, ist die pars tuberalis „the tongue-like proceß" (HERRING 1908). Dieser meist aus basophilen Zellen bestehende zungenförmige Drüsenabschnitt umscheidet das Infundibulum bis zum tuber cinereum.

Eine weitere Ergänzung zu diesen Untersuchungen von ERDHEIM, STUMME, KOLDE, SEITZ und COOPER brachten die Untersuchungen von GSCHWIND. ADDISON und ADAMS konnten zeigen, daß die pars anterior der weiblichen Rattenhypophyse $95^0/_0$ des Gesamtgewichtes des Organs ausmacht, so sind auch im Kindesalter die Größenverhältnisse stark zugunsten des Vorderlappens verschoben. Maße und Gewicht zeigen im 4. Dezennium den geringsten Durchschnittswert. Auffallend sind beim Fetus und Neugeborenen die kleinen blassen Hauptzellen mit chromatinreichem Kern. Die chromophilen Zellen (eosinophilen und basophilen) treten im 1. Lebensjahre auf. Die Vermehrungszunahme der eosinophilen ist im Laufe des ersten Lebensjahres stärker als die der anderen Zellen, so daß sie die erste Stelle im konstitutiven Zellbild einnehmen. So bleibt es das ganze Leben hindurch beim Männchen. An zweiter Stelle stehen in der Blütezeit des

Lebens in $^3/_5$ der untersuchten Fälle die Basophilen, in $^2/_5$ die Hauptzellen; Form, Größe und Beschaffenheit der Zellen stimmen im allgemeinen mit dem Befund im Kindesalter überein. RASMUSSEN (1925) untersuchte 30 menschliche Hypophysen von Erwachsenen, zählte die Chromophoben (Hauptzellen), azido- und basophilen Zellen aus, und fand von den ersteren 37—65%, von den zweiten 23—42%, und von den letzten 5—27%. Es ergibt sich aus diesen Zahlen ein sehr beträchtliches Schwanken der einzelnen Gruppen um das 2—5fache des Wertes, ein Schwanken, das mit 45—50 Jahren nicht mehr so intensiv zu sein scheint. Es wird an anderer Stelle gezeigt werden, daß beim Menschen gerade diese schwankenden Werte in Beziehung zu besonderen konstitutionellen Körperbauformen gesetzt worden sind. Dort wird auch der besondere konstitutionsanatomische Aufbau der menschlichen Hypophyse genauer geschildert werden.

Die Nulliparen zeigen natürlich mikroskopisch ähnliche Bilder. Während der Schwangerschaft konnte nun auch GSCHWIND die Auffassungen und Untersuchungsergebnisse von ERDHEIM vollauf bestätigen. Das große Mißverhältnis zwischen Vorder- und Hinterlappen, an und für sich charakteristisch schon für das Weib, wird unter den erwähnten physiologischen neuen Bedingungen noch prägnanter im wesentlichen durch das numerische Übergewicht der zu Schwangerschaftszellen umgewandelten Hauptzellen. So steigert ein bestimmter Lebensvorgang die ihm adäquate Reaktionsquote spezifischer Zellen. Es gibt aber Fälle, bei welchen die 2. Zellgruppe der eosinophilen der Masse nach auch bei Multiparen die Zahl der Hauptzellen erreicht, wo anders ausgedrückt die Vermehrung der Schwangerschaftszellen keine so intensive wie im Durchschnitt zu sein scheint. Sehr schwankend ist endlich der Zeitpunkt der Involution, d. h. des Eintrittes des gleichen Mengenverhältnisses zwischen Hauptzellen und Eosinophilen. Meist liegt dieser Termin $1^1/_2$ Monate nach erfolgter Geburt, kann sich aber schon 20 Tage oder früher oder später nach Monaten erst geltend machen. WATRIN (1922) bestätigte ebenfalls die erwähnten Tatsachen auf Grund von Untersuchungen an Meerschweinchen. Er nimmt als Maß der Mehrarbeit der Hypophyse während der Schwangerschaft 2 Stadien an, eines der mittelstarken Sekretion unter dem Formenbild der Kolloidbläschen und das der stärksten Sekretion mit Einschmelzung ganzer Zellkomplexe für den Weitertransport in Blutkapillaren.

Der fortlaufende Rhythmus, den reversibles Zellmaterial einzig ermöglichen kann, bedingt Formenreichtum und neue Bilder verschiedenartig differenzierter Zellen. Wie weit nun die 3 Hauptgruppen der Hypophysenzellen genetisch zusammenhängen in dem Sinne, daß ihre biologische Affinität im Rahmen der Determinationsphase liegt, ist eine Frage von besonderer Bedeutung. Wir verdanken hier BAUDOT und COLLIN wesentliche Untersuchungsergebnisse, die durchaus die innere Zusammengehörigkeit aller Vorderlappenzellen beweisen. COLLIN hat 1922 und 1924 im Anschluß an BAUDOT einen interessanten „Cycle sécrétoire" aufgestellt, welcher die Zellarten genetisch umfaßt. BAUDOT klassifiziert die Hypophysenzellen auf Grund ihres Gehaltes einer besonderen Mitochondria. Die chromophoben Zellen stellen das Endstadium dar. Diese Zellen sollen sich nach Entleerung ihres Inhaltes „verjüngen" und einen neues Zyklus beginnen können. Nochmals sei hier betont, daß eine Verjüngung irreversibler Zellen zu neuartiger Produktion anders konstituierter Zellen unmöglich ist, eine dazwischen geschaltete Mitose muß da sein, um hier in der Bildung neuen reversibeln ganz jugendlichen Protoplasmas größere Potenzentfaltung zu ermöglichen. In diesem Sinne seien hier zwei beachtenswerte Beobachtungen COLLINs notiert, welche diese Forderung erfüllen: Zellregeneration von „freien Kernen" aus, daher Entstehen einer kernreichen Symplasmamasse, und weiter Regeneration durch „Endocytogenese", d. h. direkte Kernteilung einer chromophilen Zelle mit nachfolgendem Untergang eines Kernes und eines Teils des Protoplasmas zur Bildung junger Hauptzellen. Die chromophilen Zellen selber sind durch ein Zytoplasma gekennzeichnet, dessen Mitochondria staubartig oder granuliert oder überhaupt kaum noch nachweisbar ist und hier bei dieser letzteren Gruppe in Form farbloser Tröpfchen sich angehäuft hat. Da weiter die zyanophilen Zellen sich von den eosinophilen ableiten, erhalten wir folgende Zyklen:

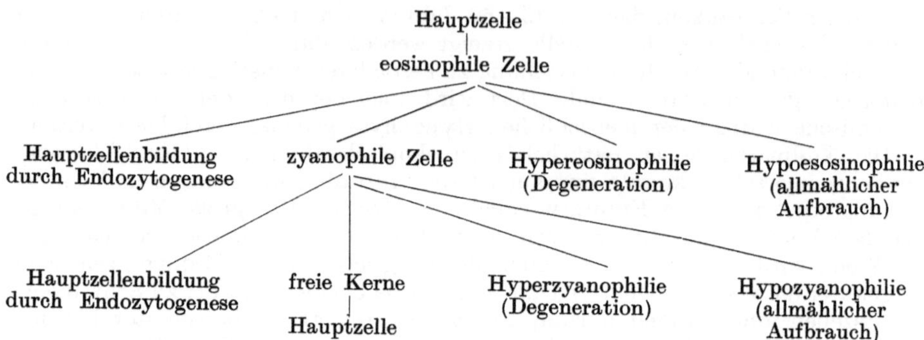

Vorübergehende besondere Leistungsforderungen können nun in diesen Zellmechanismus eingreifen. SEDLEZKY zeigte 1924, daß unter dem Einfluß chronischen Hungerns das konstitutive Zellbild sich verschieben kann in Form einer Reduktion der eosinophilen Zellen und dementsprechend relativer Zunahme der basophilen. Da Ab- und Anschwellen gleicher Massenwerte keine Gewichtsänderungen bedingt, bleibt das Gesamtorgan gleichgewichtig. Die COLLINschen Auffassungen bringen uns dem biologischen Verständnis dieser Vorgänge näher.

Diese konstitutive Analyse des Organes ergibt einen Aufschluß über das Bausteinmosaik der einzelnen histologischen Bestandteile während des Ablaufs der Entwicklung. *Alle anatomischen und physiologischen Umgruppierungen zu bestimmten Zeiten unter besonderen Umständen sind hier wichtig für das Auswirken auf ein bestimmtes Erfolgsorgan und den Gesamtorganismus. Hier liegt der Kern des endokrinen Konstitutionsproblems.*

Wie sprechen nun die einzelnen Erfolgsorgane der Organismen an?

Das korrelativ verankerte Endokrinon ergibt einen Gesamtausschlag einer Reaktion, an welcher man die Beteiligung irgendeiner speziellen Drüse nicht ohne weiteres ablesen kann. Hier können experimentelle Transplantationen und Exstirpation der einzelnen Elemente Klarheit bringen. Bezüglich der pars buccalis der Hypophyse sind wir nun durch die Untersuchungen von PHILIP EDWARD SMITH (1920) wesentlich in der Erkenntnis gefördert worden, und wiederum sind es Experimente an Amphibien, welche auf diese biologischen Fragen Antwort geben. Es zeigte sich eine ganz merkwürdige Beziehung dieses Drüsenabschnittes zum Pigmentationsgrad der Haut, zur Wachstumsquote des Gesamtorganismus und zur Gewichtsquote des übrigen polyglandulären Systems. Die Quoten werden unterwertig. Die merkwürdige Erscheinung des Abblassens der Haut gibt einen sicheren Hinweis auf die Bedingungen, unter welchen die normale Hautpigmentation zustande kommt. Die hypophysektomierten 3—4 mm langen Anurenlarven werden albinotisch infolge Verminderung der Zahl und des Melaningehaltes der Melanophoren, die sich mit einer Zusammenziehung dieser Zellen kombiniert. Die Wirkung der Pigmentverarmung der Haut nach Entfernung des Vorderlappens wird parallelisiert durch die Wirkung der Pigmentanreicherung nach Transplantation der pars intermedia. So eng verknüpft sind die beiden regulativen Prinzipien. SWINGLE zeigte 1921, daß intraperitoneale Transplantation des erwähnten Drüsenabschnittes vom erwachsenen Tier der species Rana catesbeiana, Rana clamitans und Rana pipiens auf Kaulquappen vom Ochsenfrosch verschiedenen Alters innerhalb 24 Stunden tiefe Pigmentation des Wirtstieres hervorruft. Die Melanophoren breiten sich sehr -stark aus, solange noch Teilchen der transplantierten pars intermedia im Organismus vorhanden sind; nach deren Resorption kehrt das normale Kolorit der Haut zurück. Der Engländer HOGBEN wiederholte 1924 dieses Experiment und konnte bereits schon 2—4 Stunden nach der intraperitonealen Injektion von Hypophysenextrakt maximale Ausdehnung der Melanophoren beobachten. Es gelang ferner nach Exstirpation der Hypophyse, aus der schwarzen Varietät des Axolotl die weiße zu erzeugen. Erwähnt sei weiter ATWELL, der auch schon 1921 die silbrige Hautverfärbung von Froschkaulquappen „the silvery tadpole" auf Hypophyseneinfluß zurückführen konnte. Bei dieser Spielart sind die tiefliegenden Melanophoren kontrahiert, die Epidermismelanophoren sind reduziert, andererseits überwiegen die weitausgedehnten Xantholeukophoren. Hinterlappenextrakt bringt die tiefen Melanophoren zur Expansion. ATWELL konnte auch zeigen, daß die Zirbeldrüse nicht die Wirkung der Hypophyse hat, die Hauptkonstituente, die Pigmentzelle als Erfolgsorgan des Hypophysenhormons legt den Gedanken nach weiterer Reaktionskinetik zwischen Hautbestandteilen und Hirnanhang nahe. OLIVET (1924) nimmt diesen Zusammenhang an bezüglich des sexuellen Behaarungstyp, der Formeigenheiten der Körperbehaarung der Frau während und nach der Geschlechtsreife aufweist. Die Staffelung des Haarkleides beim Manne in Form erhöhter Wachstumsenergie der Haare der Oberlippe, der Wange und des Halses, endlich der lokalen zum Nabel gerichteten Schambehaarung wäre demnach geschlechtsspezifisch durch akzessorische Einflüsse des Hodenhormons zum universellen Hypophysenhormon erklärbar. Aber auch in all diesen Fragen nach dem Einfluß der Wirkung des Hypophysenhormons auf die Pigmentation kann nur umfassende vergleichend biologische Forschung klare Antwort geben. Das sehr empfindliche Pigmentsystem von Fundulus nämlich steht nicht unter dem Einfluß der Hypophyse. Weder bei Fortnahme noch bei Implantation von Drüsenmaterial ist eine Abänderung in der Pigmentation feststellbar. (DESMOND 1924).

Sehr wesentlich ist die Frage nach der Staffelung der Proportionen, der Wachstumsförderung oder Hemmung, des allgemeinen oder eng umschriebenen lokal begrenzten Wachstums, der rhythmischen Wachstumsfolge. ATWELL (1928) fand hier bei Rana sylvatica nach Hypophysektomie und Injektion einer Suspension des Vorderlappens ein sehr schnelles Wachstum der hinteren und vorderen Gliedmaßen und Zeichen der Metamorphose. Wurden aber 3 mal pro Woche parenteral 0,01 der 20%igen Suspension der pars tuberalis der Rinderhypophyse eingespritzt, so erfolgte eine nur unbedeutende Reizung des Wachstums der Hinterbeine. Wir können wohl annehmen, daß nach dem früher Gesagten die Schilddrüse nicht auf das Hormon der pars tuberalis anspricht. Jodhaltiges Wasser wirkt nicht so intensiv auf die Beschleunigung der Metamorphose wie eine Injektion von Vorderlappenextrakt (SPAUL 1924). Beim Koloradoaxolotl kann man nach 2 Injektionen von $1/_4$ ccm Schilddrüsenextrakt (PH. E. SMITH 1925/26) Metarmorphose hervorrufen mit Schwund der Kiemen. Diese bleibt aber aus, wenn zugleich mit der Schilddrüseninjektion Vorderlappensekret eingespritzt wird 3 mal die Woche, je $1/_4$ ccm Extrakt. Hier hat demnach Vorderlappensekret auf Schilddrüsensekret bezüglich des Wirkungsausmaßes eine neutralisierende Wirkung (Abb. 100). Bei all diesen Experimenten scheint die gleichzeitig genommene Nahrung nicht gleichgültig für die hormonale Wirkung zu sein. Werden Kaulquappen von Rana temporaria mit der pars glandularis resp. pars infundibularis der Pferdehypophyse gefüttert mit oder ohne Zugabe getrockneter Algen, so ergeben sich nur bei Zugabe der vegetabilischen Kost zuverlässige Resultate, rein animalische Nahrung ruft Unregelmäßigkeiten im Wachstum hervor (KRIZENECKY und PODRADSKY 1926). Diese Autoren fanden auch, daß beide Teile der Hypophyse wachstumssteigernd wirken sollen, aber die pars infundibularis mehr für das Längenwachstum, die pars glandularis für die Gewichtszunahme. Die erzeugte Metamorphosenbeschleunigung wird nur als das Endergebnis des beschleunigten Wachstums angesehen.

Riesen- und Zwergrassen derselben Art haben bezüglich der Größendimensionen der Hypophyse kein reziprokes Verhältnis. Bei erwachsenen Tieren der Zwergrasse ist die Masse der Hypophyse relativ etwa doppelt so groß als bei der Riesenform (ROBB 1928). Riesen- und Zwergwuchs, auch Akromegalie sind Wachstumsformen, deren hypophysäre Auslösung schon seit langem beim Menschen bekannt ist. Auch die Erscheinungen der hypophysären Kachexie, der Dystrophia adiposo genitalis werden an anderer Stelle genauer besprochen werden. Experimentell kann beim Axolotl durch Vorderlappenfütterung das Wachstum bis zum Gigantismus getrieben werden (UHLENHUTH 1920/24). Genauere Untersuchungen über die Wachstumsregelung unter Hypophyseneinfluß liegen schon seit längerer Zeit vor (CASELLI, GEMELLI 1908, ASCHNER 1912, 1924, 1927). Je früher eine Hypophysenentfernung bei jungen Hunden vorgenommen wird, um so stärker ist die Wirkung für die Wachstumshemmung. Bei einer Operation im Alter von 6—8 Wochen bleibt das Wachstum fast vollständig stehen, die Lanugohaare werden nicht durch die straffen Haare des erwachsenen Tieres ersetzt, das Milchgebiß bleibt erhalten, die Epiphysenfugen der langen Röhrenknochen bleiben offen. *Diese starke Wachstumshemmung ist im wesentlichen auf die Tätigkeit des Vorderlappens zu beziehen, da Entfernung des Hinterlappens das Wachstum nicht hemmt.* In konstitutioneller Hinsicht besonders bemerkenswert ist der Einfluß der Hypophyse auf das Fettgewebe. Nach Hypophysenentfernung beim Hunde bildet sich eine starke subkutane Fettschicht aus, und die inneren Organe werden in dichte Fettkapseln gehüllt (CUSHING). Auf physiologische Einflüsse wie die Erscheinung der Polyurie, der Glykosurie, der Verminderung des Grundumsatzes, der Temperatursenkung nach Entfernung der Drüse soll hier nicht eingegangen werden; ebensowenig auf die Chemie und Pharmakologie der Hormone. Verwiesen sei hier auf TRENDELENBURG. Erwähnt sei nur, daß wahrscheinlich die wachstumsfördernde Substanz in den basophilen Zellen enthalten ist, während die Metamorphose von den Stoffen der eosinophilen Zellen ausgelöst wird.

III. Keimdrüse.

Das dritte endokrine Organ, das im Rahmen des Konstitutionsproblems eine ganz besondere Stellung einnimmt, ist die Keimdrüse. Es ist das Verdienst des deutschen Physiologen BERTHOLD, im Jahre 1849 zum erstenmal in Versuchen an Hähnen die hormonale Beeinflussung des Körpers und des instinktmäßigen Verhaltens durch die Keimdrüsen nachgewiesen zu haben. Die Regelung der sekundären Geschlechtscharaktere und die mit diesen verbundene *geschlechtsverschiedene proportionelle Staffelung des Körperbaus, die eine ganz verschiedene geschlechtsspezifische Massenverteilung und Wuchsform innerhalb ein und derselben konstitutionellen Differenzierungsgruppe hervorruft*, räumt der Keimdrüse eine besondere Stelle im endokrinen System ein.

Während in Rückbeziehung der hormonalen Funktion auf histologische Bausteine bei der Schilddrüse und Hypophyse morphologische Zellbilder in gegenseitiger Massenverteilung zahlenmäßig festgelegt werden können, ist bei der

Eigenart der Keimdrüse, ihrer Zerlegung in zwei antagonistische Pole, der männlichen und weiblichen Ausdifferenzierung, der außerordentlich interessante Gabelpunkt der Herauskristallisation dieser beiden Differenzierungsformen aus einer einheitlichen typischen Grundform experimentell durchführbar.

Es ergeben sich auf diese Weise bei der Keimdrüse entwicklungsmechanische Gesichtspunkte, von denen aus eine Deutung dieser biologischen Umschlagsvorgänge aus indifferentem Blastem heraus versucht werden kann. Wir können annehmen, daß in der Anlage der Keimdrüse als eines biologisch abgeschlossenen Systems dieselben Determinationsvorgänge ablaufen, dieselben Phasen, die bei der Gliedmaßenanlage genau erforscht werden konnten. So können wir eine „reversible Phase" der Determination annehmen bei völliger Indifferenz des genitalen Blastems, das sich jenseits der „kritischen Phase" einseitig männlich oder einseitig weiblich sichtbarlich ausdifferenziert. Ob nun zugleich von diesem Zeitpunkte an ein spezifisch männliches oder ein spezifisch weibliches Hormon abgegeben wird, wie groß diese Menge ist, wie weit sie mit dem im mütterlichen Blute kreisenden Hormon reaktionskinetisch zusammentritt, all das sind für die Herausmodellierung der speziellen körperlichen Konstitutionsformen des Fetus wichtige Fragen. Da nun weiter die Frage hinzukommt, welcher Zellkomplex im Eierstock oder Hoden denn überhaupt als konditioneller Faktor für die Herausmodellierung einer bestimmten Differenzierungs- oder Wachstumsgröße oder Konstitutionsform in Betracht kommt, ist ohne Vorkenntnis des konstitutionsanatomischen Aufbaues des Hodens und Eierstocks zu verschiedenen Zeiten der Entwicklung ein Verständnis körperbaulicher Besonderheiten des männlichen und des weiblichen Organismus nicht möglich.

A priori kann angenommen werden, daß reversibles Blastem unspezifisch hormonal sich äußern muß wie jede andere Anlage überhaupt, daß erst mit der eindeutigen Ausdifferenzierung das differente Hormon gebildet wird. Somit steht wiederum am Beginn dieser kurzen Betrachtung das Problem des „Zeitfaktors", der Phasengeschwindigkeit der Determination, und das Problem des „Raumfaktors" der morphologisch variablen Konstitution der Keimdrüse. Beim Menschen werden die ersten sichtbaren histologischen Unterschiede im Zellaufbau und im konstitutiven Gefüge der Gesamtanlage schon bei Keimlingen von 12 mm Länge manifest (STIEVE 1927). Die weibliche Anlage ist zu dieser Zeit besonders durch zahlreiche große bis 17 mm messende Zellen, die „Sexualzellen" und deren Ausgangsformen aus dem Keimepithel, charakterisiert (NAGEL 1889). Mit zunehmendem Alter nimmt die Zahl dieser größeren Zellen in den oberflächlichen Schichten zu, die Differenzierung der Anlage wird immer mehr eindeutig, in der Hodenanlage fehlen diese Zellen zu dieser Entwicklungsperiode fast vollkommen, vereinzelt nur liegen ganz wenige dicht unterhalb des Keimepithels, dagegen sind die einzelnen Keimstränge als solche durch einwucherndes Bindegewebe scharf abgesetzt. Herkunft und Schicksal dieser primordialen Geschlechtszellen, „Sexualzellen", „entodermale Wanderzellen" ist noch nicht klargelegt. Zukünftige Untersuchungen sind hier bezüglich dieses hochinteressanten und sehr wesentlichen Problems nötig, da die Ansichten der verschiedenen Untersucher weit auseinander gehen. Erwähnt sei SWIFT (1914), der im Anschluß an DANTSCHAKOFF die „Urgeschlechtszellen" als entodermale Wanderzellen bezeichnet, die auf Grund ihrer amöboiden Beweglichkeit in die jungen Blutgefäße eindringen und mit dem Blutstrom in die Gegend der Keimdrüse transportiert werden. Hier wandern sie wieder aus und gelangen in die Gegend des Keimepithels. VON EHRENBERG-GOSSLER und STIEVE lehnen die Beteiligung dieser Zellen an der Keimbahn ab, da sie sich später in gewöhnliche Mesodermzellen umwandeln sollen. Als Keimzellenblastem gilt nach NAGEL und STIEVE nur das Keimepithel.

An spezifische Differenzierung wird sich ein spezifischer Sekretionsmechanismus anreihen müssen. Wir verdanken WILLIER (1925) das außerordentlich interessante Ergebnis, daß mit der Entstehung der spezifischen Geschlechtshormone zugleich auch die Lateralität der Anlage festgelegt wird. WILLIER transplantierte beim Hühchen verschieden alter Bebrütungszeit den WOLFFschen Körper zusammen mit der Geschlechtsdrüse und der Nebenniere auf das Chorio allantois-Häutchen des Wirtsembryos und zwar rechte oder linke Gonade auf männliche oder weibliche Individuen. Es zeigte sich, daß im indifferenten Stadium der Entwicklung, unserer „reversiblen Phase der Determination", die rechte Gonade sich entweder in einen Hoden oder in ein rechtes Ovarium, die linke Gonade sich entweder in einen Hoden oder ein linkes Ovarium ausdifferenzierte und zwar unabhängig vom Geschlecht des Wirtsembryos. Die Ausprägung der Entwicklungstendenz hinsichtlich einer bestimmten Lateralität entsteht dementsprechend ähnlich wie bei den Gliedmaßenanlagen erst zu einer ganz bestimmten Zeit und kann durch Milieueinflüsse vor dieser Zeit abgeändert werden, und weiter, *das Blastem ist nur als Gonade an sich determiniert, bezüglich der beiden möglichen Differenzierungsrichtungen aber durchaus noch reversibel*; mit anderen Worten in Anwendung der Terminologie der experimentellen Gliedmaßenforschung: *Seitlichkeit und spezifische Geschlechtlichkeit der Gonaden sind in allerfrühester Determinationsperiode „isodrom"*. Erst mit dem 7. Bebrütungstage werden die Anlagen bezüglich ihrer Geschlechtlichkeit eindeutig irreversibel determiniert. RIDDLE (1925) nimmt noch feinere Staffelungen zwischen rechtem und linkem Ovarium an: Das ovarielle Gewebe im rechten Eierstock soll weniger weit differenziert sein als im linken, daher mehr imstande sein, seine Differenzierung in einer anderen Richtung zu vollenden. Immerhin ergeben aber die WILLIERschen Experimente gleichsinnige Umschlagsmöglichkeiten beider Ovarien. Es verstreichen somit relativ lange Zeitspannen von 7 Tagen, innerhalb welcher die verschiedensten Milieueinflüsse auf das reversible Gonadenblastem einwirken können und hier grundlegende prospektive Entwicklungsmöglichkeiten einleiten, die wir TANDLERs Definition gemäß als konditionelle den rein endogenen, erblichen, konstitutionellen gegenüberstellen. Im normalen Entwicklungsgeschehen können die verschiedensten chemisch-physikalischen Vorgänge wirkungstätig werden, besonders der Cholesterin-Phosphatid-Stoffwechsel, wie LEUPOLD (1924) in umfangreichen Versuchsreihen zeigen konnte. Sinkt der Cholesteringehalt des Blutes zu stark, so kommt es zu einer dem Senkungsgrad entsprechenden Degeneration der Keimzellen. Das wesentliche ist nun aber, daß eine Genitalzelle nur dann weiblich sich ausdifferenziert, wenn Lezithin in genügender Menge im Blutserum vorhanden ist, umgekehrt aber eine männliche Richtung einschlägt, wenn eine starke Senkung des Cholesterin-Lezithinspiegels eintritt. Auf diese Weise wäre dann die Verschiebung der Sexualproportion nutritiv experimentell erreichbar. LEUPOLD gibt als Zeitpunkt dieser auch für den Menschen höchst bedeutsamen reversiblen Phase der Eientwicklung die ersten Tage des Säugerovozyten vor der Kohabitation an. Unmittelbar also nach dem Austritt aus dem Ovar kann mit dem Schwankungsgrad der genannten chemischen Stoffe das Geschlecht wechseln. Wesentlich ist auch die Bemerkung LEUPOLDs, daß, wenn einmal diese Zeitspanne abgelaufen ist, selbst Verschiebungen des Lipoidstoffwechsels nach der heterologen Seite die einmal erreichte Geschlechtsdifferenzierung nicht mehr abändern kann. Diese Auffassungen geben eine Parallele zu den im Laufe unserer Betrachtung wiederholt genannten entwicklungsmechanischen Tatsachen des Phasenumschlags des Determinationsablaufs. *Das Säugerei hat also bereits nach mehreren Tagen seine irreversible Geschlechtsphase erreicht.* Morphologisch zeichnet sich der Nukleolus der Eizelle durch besondere Speicherungsfähigkeit aus gegenüber dem Lezithin, so daß an diesem „Geschlechtskörperchen", dem Nukleolus, der histochemische Nachweis der prospektiven Bedeutung geliefert werden kann. Hier sei nur betont, daß die auf breiter Basis angelegten Untersuchungen aus dem SENCKENBERGschen Pathologischen Institut einen an und für sich hohen Speicherungsgrad der Lipoide der Keimdrüsen erwiesen haben. Während der vier Entwicklungsstadien des Corpus luteum, dem Proliferations-, Vaskularisations-, Blüte- und Rückbildungsstadium (RUGE 1913), findet man nach den Untersuchungen von YAMAUCHI bei der gesunden Frau im geschlechtsfähigen Alter reichlich Lipoide, im Follikelapparat Cholesterinfettsäuregemische und Cholesterin-Esther. Bezüglich dieser letzten Komponenten bestehen nun wiederum Altersunterschiede, insofern als bei der erwachsenen Frau nur während der kurzen Zeit der letzten Stadien der Reifung und der ersten Stadien der Atresie diese Stoffe gefunden werden, und auch nur in verhältnismäßig geringer Menge. BERBERICH, JAFFÉ und LANG zeigten weiter, daß sich sowohl im Ovarium des Menschen als auch des Rindes während des ganzen Lebens die gleichen Lipoidarten finden, und zwar während der Jugendzeit in den Follikeln und im geschlechtsreifen Alter im Corpus luteum. Die Verhältnisse liegen so, daß sowohl die Thecazellen wie auch die Granulosazellen ein höheres Speicherungsvermögen für Lipoide besitzen, und daß dann, wenn letztere besonders zahlreich sind, wie z. B. im Corpus luteum, das vorhandene Lipoid gänzlich von diesen Zellen an sich gerissen wird. Diese Speicherungen sind nun lediglich als Stoffwechselerscheinungen aufzufassen insofern, als die Cholesterinesther „funktionelles Fett" darstellen zum Unterschied von den Fettsäuren und Seifen als „degenerativem Fett"; ihnen kommt also hier eine ganz andere Bedeutung zu als im Nukleolus der Eizelle, wenngleich ja ein „hormonaler Einfluß" auf die spezifische Differenzierungsrichtung vom Corpus luteum ausgeht, insofern als gleichzeitig mit dessen Proliferationsstadium die Drüsen der Mamma zu sprossen beginnen. Diese Veränderungen treten somit in rhythmischer Regelmäßigkeit immer wieder auf, erreichen ihren Höhepunkt zur Zeit des Eintritts der Uterusblutung; dann verschwindet die Läppchenzeichnung der Brustdrüse, die letzte Rundzelleninfiltration hört auf und die Drüsenepithelien der Sprossen gehen zugrunde. SORG zeigte weiter, daß Samenzellen und Zwischenzellen ebenfalls Lipoide speichern, daß endlich Beziehungen bestehen zu der Speicherungsfähigkeit der Nebennierenrinde (BÄR-JAFFÉ). Die Erscheinungen der Lipoidanreicherung der Samenzellen wird aber erst mit dem Eintritt der Geschlechtsreife sinnfällig in dem Augenblick, wo das Epithel der Samenkanälchen mehrreihig geworden ist, wo also auch ein erhöhter Stoffumsatz herrscht, der seinerseits spezifische Lipoide verbraucht, so daß letztere in den Zwischenzellen der bisher untersuchten Rinderhoden und des menschlichen Hodens wiederum verschieden sind. JAFFÉ, LOTZ und OPPERMANN fanden in den Zwischenzellen des menschlichen Hodens Cholesterinesther und Cholesterinfettsäuregemische und nur in den Samenzellen Phosphatide und Zerebroside; SORG fand beim Rinde in den beiden Zellarten nur Phosphatide und Zerebroside. Erhellt nun aus den Arbeiten von LEUPOLD und denen der Frankfurter Schule die Bedeutung eines chemischen Innenfaktors für die spätere sexuelle Differenzierung, so greifen in den Gang der allerersten Entwicklung der Keimzellen auch bestimmte Außenfaktoren ein, z. B. die Temperatur. MOORE (1926) zeigte, daß die Temperatur in der Umgebung des Skrotums der Ratte um 2º niedriger ist als im Abdomen und führt das völlige Ausbleiben einer Spermogenese an intraabdominal verpflanzten Hoden auf diese Temperaturunterschiede zurück, während herkunftsmäßige Einpflanzung im Transplantat Entwicklung normaler Spermien ermöglicht. Das Ovarium soll sich dementsprechend gegen derartige Temperaturunterschiede nicht empfindlich erweisen. Diese MOOREschen Untersuchungen bedürfen noch weiterer Nachprüfung, desgleichen die Angaben verschiedener Autoren über die Wirkung des

Alkohols in bezug auf Erzeugung des Vorwiegens der Männchenzifffer bei der Nachkommenschaft. BLUHM (1926) hatte dieses Ergebnis erzielt nach Injektion von Alkohol in männliche weiße Mäuse, weiter DANFORTH durch Inhalierung von Alkoholdämpfen ebenfalls bei männlichen weißen Mäusen. Man darf sich derartige Wirkungen wohl nur indirekt vorstellen über dem Umweg anderer veränderter Stoffwechselvorgänge. Wesentlich ist aber die Tatsache der möglichen Beeinflussung jüngster Keimzellen der Säuger. Es fragt sich in diesem Zusammenhang: Haben außer den erwähnten Lipoiden und dem Cholesterin noch andere chemische Stoffe, z. B. die Hormone, auf die Gonaden eine differenzierungsauslösende Wirkung. SPEIDEL konnte 1925 nachweisen, daß das Schilddrüsensekret einen selektiven Einfluß hat, nicht nur auf die undifferenzierten Zellen des Körpers allgemein, sondern im besonderen auch einen beschleunigten Grad von Mitose auslöst bei den nichtdifferenzierten Zellen der Keimdrüse, und hier am meisten bei den interstitiellen Zellen. Die Wirkung wird manifest zuerst etwa eine Woche nach Verabreichung des Schilddrüsenextraktes. Höher differenzierte Zellen der Gonaden wie z. B. die Ovozyten selber und die Follikelzellen werden nicht berührt. Somit stehen also die Keimdrüsen nicht außerhalb der allgemeinen Schilddrüsenwirkung auf den Gesamtkörper, sondern miteingesetzt in den gemeinsamen Rhythmus unterliegen sie dem spezifischen Einfluß der Mitosenauslösung. Je nach der Einstellung, die man zu der Funktion der interstitiellen Zellen einnimmt, sie entweder auffaßt als trophische Hilfsorgane (KYRLE, LEUPOLD, STIEVE) oder als erregende Faktoren für die sekundären Geschlechtsmerkmale (LIPSCHÜTZ, STEINACH), werden somit wiederum andere sekundäre Stoffwechselvorgänge einsetzen.

Somit wäre das Schilddrüsenhormon ein rein quantitativ staffelnder Faktor, der die Summe der vorhandenen indifferenten Zellen rein zahlenmäßig steigert, ohne ihre Qualität zu ändern.

Im normalen Entwicklungsgeschehen müssen sich diese Wirkungen immer zeigen und besonders während der Zeit der Geschlechtsreife einsetzen. Die Zeitschwankungen, die hier hinsichtlich des Menschen beobachtet werden, sind bezogen auf seine absolute Lebensdauer relativ gering, während wir z. B. nach Beobachtungen an Amphibien (Rana fusca, Rana arvalis) durch KOPSCH wissen, daß hier weit größere relative Zeitspannen eine biologisch bedeutsame Lebensphase umfaßt. Allgemein nimmt man an, daß der Grasfrosch am Beginn des 4. Lebensjahr geschlechtsreif wird. Hier bestehen nun ganz außerordentliche Unterschiede bei den einzelnen Individuen, die sich auch in der verschiedenen Körperlänge gleichaltriger Tiere desselben Laiches äußern. So fand KOPSCH unter den 5 Monate alten Fröschen einer Zucht ein Individuum von 39 mm Körperlänge, eine Größe, die nach PFLÜGER erst am Ende des 2. oder am Beginn des 3. Lebensjahres erreicht wird, und weiter bei einem 7 Monate alten 41 mm langen Weibchen zahlreiche 1,5 mm große stark pigmentierte Eier, andererseits bei einem 5 Monate alten und erst 36 mm langen Männchen einen 6 mm langen Hoden. Nach PFLÜGER soll Rana fusca im ersten Lebensjahre 15 mm, im zweiten 30 mm, im dritten 50 mm lang sein. Die erwähnten Beobachtungen SPEIDELs lassen somit die Möglichkeit der Zurückführung all dieser sehr großen Schwankungen in letzter Hinsicht auf eine chronologische Zeitstaffel hormonaler Regsamkeit zu. Daß eine solche Zeitstaffel artlich tatsächlich vorhanden ist, wurde bereits erwähnt; diesbezügliche Experimente liegen vor. Wie nun die Beobachtungen von KOPSCH die zeitlich so sehr verschiedene Ausreifung eines Gesamtorganismus gezeigt haben, so ist bei der relativen Selbständigkeit der Partialsysteme, der Modifizierbarkeit jedes Teils für sich (GOETHE) die Differenzierungsstaffel dieser Teile chronologisch durchaus verschieden. Dieser Zeitfaktor der individuellen Entwicklung muß auch hier bei der Analyse der histologischen

Konstituenten der Keimdrüse berücksichtigt werden. KRAUS beschreibt 1928 bei einem erwachsenen Individuum im Hoden einmal eine Persistenz der für das unreife Stadium charakteristischen Spermatogonien, andererseits einen Entwicklungsrhythmus, der nur bis zum Stadium des Spermatiden sich auswirkte und vor der Umwandlung dieser Zellformen in die eigentlichen Spermien im mikroskopischen Bild Halt gemacht hatte. Das Entwicklungsstadium, das also normaliter nur durchlaufen wird, war hier Endstadium der Entwicklung überhaupt geworden.

Dieser Zeitfaktor drückt sich quantitativ im konstitutions-anatomischen Bilde in der Weise aus, daß die Gewichtsverteilung der Schilddrüse und der Keimdrüse in den einzelnen Jahreszeiten verschieden ist (RIDDL 1925). Die Jahreszeiten Herbst und Winter sind charakteristisch für eine Zunahme der Schilddrüse und für eine Abnahme der Größe von Hoden und Ovar. Diese Abnahme ist für den Hoden größer als für das Ovar. Umgekehrt sind Frühjahr und Sommer charakteristisch für Abnahme der Schilddrüsengröße und Zunahme von Hoden und Ovar. Eine Taubenart z. B., die zu allen Jahreszeiten einen gewöhnlichen Grad von Schilddrüsengewebe besitzt im Vergleich mit Ovargewebe, hat eine merklich geringere Ovulation oder Eiproduktionsfähigkeit als andere Arten mit kleinen Schilddrüsen und breiten Ovarien. Hier werden wiederum einmal bestimmte Artselbständigkeiten ersichtlich gegenüber den erwähnten Saisonabläufen, andererseits bestimmte konstitutionsanatomische Korrelationen. Über diese jahreszeitlichen Schwankungen liegen genauere Untersuchungen vor bei der Amsel (Turdus merula) von NESPOR (1928). Am lebhaftesten ist bei diesem Vogel die Samenbildung im März. Von diesem Monat ab bis zur Ruhe im Winter erfolgen mehrere Nachschübe, die durch Brutperioden unterbrochen sind. Am Anfang der Geschlechtsperiode ist besonders gut das interstitielle Gewebe entwickelt, charakterisiert durch 2 Zelltypen: Der eine ähnelt gewöhnlichen Bindegewebszellen, der andere Zelltyp ist zahlreicher und besitzt einen großen, schwach färbbaren Kern. Erreicht dann die geschlechtliche Tätigkeit ihren Höhepunkt, so bildet sich das interstitielle Gewebe sehr zurück, besonders hinsichtlich der eigentlichen LEYDIGschen Zellen, es bleiben nur gewöhnliche Bindegewebszellen übrig. Dann endlich erfolgt während der Periode der sexuellen Ruhe eine erneute Zunahme des interstitiellen Gewebes. Histochemisch findet man im März zur Zeit des Höhepunktes der Spermiogenese in den interstitiellen Zellen keine Lipoide, diese nehmen erst im Ruhezustand zu. Auf die große Streitfrage, ob nun diese interstitiellen Zellen nur Nährzellen darstellen, oder aktiv hormonal die sekundären Geschlechtscharaktere bedingen, wird gleich eingegangen werden. Vorerst noch Hinweise auf den konstitutionsanatomischen Aufbau der Keimdrüse. BENOIT (1923) versuchte auf rechnerischem Wege Auskunft über die quantitative Gewebsverteilung der einzelnen Zellgruppen zu erhalten. Bei Vögeln liegt das Verhältnis der Zwischensubstanz zum Körpergewicht in der Zeit der geschlechtlichen Tätigkeit bei den Werten 1:9800. Der Wert ist höher als bei den Säugern. Diese Zunahme ist in erster Linie auf die vergrößerten drüsigen interstitiellen Zellen zurückzuführen. Diese konstitutionsanatomischen Untersuchungen der quantitativ verschiedenen Hodenzusammensetzungen bei den verschiedenen Wirbeltieren zu verschiedenen Zeiten der Brunst sind zumeist deswegen unternommen worden, um zu der heute noch nicht restlos geklärten Frage Stellung nehmen zu können, welcher Gewebsanteil das brunstauslösende Hormon liefert.

Je nach dem Grade der korrelativen Verankerung wird die Entwicklungsbahn der endokrinen Drüse und ihres Erfolgsorgans verschieden verlaufen können. Ist dieser Zusammenhang nur locker, so wird z. B. bei Verfütterung von Schilddrüsensubstanz die Gonade nicht wesentlich in ihrem quantitativen

Ausmaß gestaffelt oder reduziert werden (Abb. 102); ist der Zusammenhang aber vorhanden, dann ist z. B. beim Hahn kleiner Hoden mit kleinem Kamm, großer mit großem Kamm korreliert (Abb. 103). Die Kenntnis all dieser hier nur angedeuteten, gegenseitig quantitativ abhängigen Proportionen und Organgrößen ist eine der Forschungsaufgaben der Konstitutionsanatomie.

Bezüglich der Frage nach der für ein gegebenes Lebensalter typischen Differenzierungshöhe der Samenkanäle, der Zellen und des interstitiellen Gewebes sind Untersuchungen unternommen worden, hier einen *„Normaltypus“, einen Durchschnittstypus für die Entwicklung des Hodens in den einzelnen Lebensabschnitten des Menschen zu geben.* KYRLE (1910) hat hier den Anstoß gegeben. Es sei

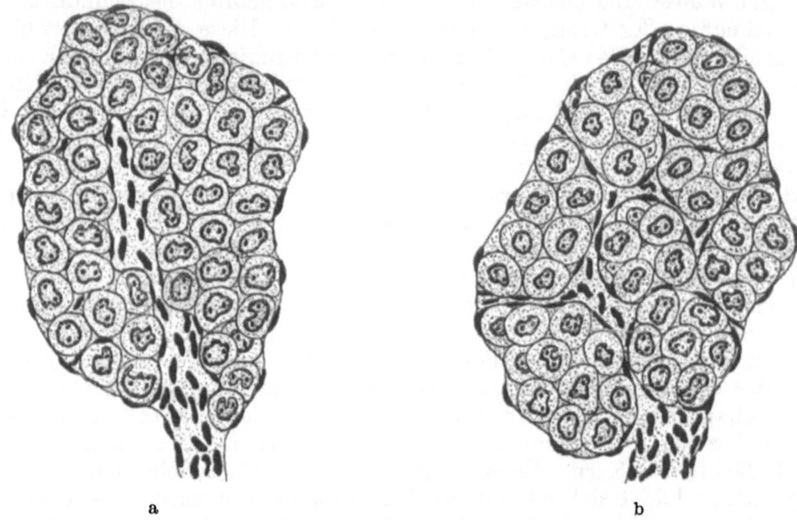

a   b

Abb. 102. Gonadenentwicklung und Schilddrüse. a Gonade einer mit Schilddrüse gefütterten und b einer normalen Kontrollarve. Die Selbständigkeit der Entwicklung ist auf den Schnitten sichtbar. [Nach HAMMETT: J. exper. Zool. 24 (1917/18).]

hier im Rahmen unserer Einstellung betont, daß das Verständnis für das eine Individuum in irgendeiner morphologischen und funktionellen Bedeutung nur in der Berücksichtigung der *Einmaligkeit der Person möglich ist, die ihrerseits nur in einer bestimmten Gruppe konstitutionsanatomisch ähnlicher Individuen begriffen werden kann.* Durchschnittsmaße haben nur einen statistischen Wert; wertvoll nur insofern, als sie die universell geltenden Zufallsgesetze illustrieren, die in ständiger Wiederkehr im Grunde genommen alle kosmischen Vorgänge regeln. Jedes Histosystem des Organismus hat seinen Entwicklungsablauf und bleibt „zufällig“ auf irgendeiner zeitlichen Entwicklungshöhe stehen, die für irgendein Lebensalter charakteristisch ist, durchaus aber nicht für das vorliegende Lebensalter des Individuums. Die individuelle Gesamtkonstitution ist somit eine zufällige Kombination räumlich und zeitlich durchaus verschiedener Faktoren. Allgemeine Richtlinien über die zeitlichen Differenzierungsphasen der histologischen Bestandteile der Keimdrüse, welche durchlaufen werden, geben die Untersuchungen von DIAMANTOPOULOS. Schon im 8., 9. und 10. Fetalmonat sind die Hodenkanälchen ziemlich breit und stoßen bereits aneinander, so daß ein Interstitium nur an den Knotenstellen anzutreffen ist. Die Entwicklungshöhe ist also der Höhe und Breite der Hodenkanälchen direkt proportional. Andererseits bestehen keine direkten proportionellen Beziehungen zu dem Entwicklungszustand der Kanälchen und dem Verhalten des Zwischengewebes, ja es gibt Hoden, bei denen herdweise Zonen gut entwickelter Kanälchen mit wenig Zwischengewebe mit solchen früherer Entwicklungsstufen abwechseln. Die individuellen Schwankungen sind so groß, daß es immer wieder Untersucher geben wird, die von „unterentwickelten" und „normalen" Organen sprechen werden. Die Angaben von DIAMANTOPOULOS, der unter 99 untersuchten Fällen 60 mit „unterentwickelten" Testikeln feststellen konnte, deutet hier den Kern des Problems an.

Wechselnd ist weiter das Tempo der Geschlechtszellenreifung. So gibt es Hoden, bei denen nach der Geburt keine oder sehr wenige Genitalzellen, meist nur indifferente Zellen gefunden werden (MITA). FELIX und KYRLE fanden andererseits bei gut erhaltenen Hoden eines ausgetragenen Kindes und bei älteren

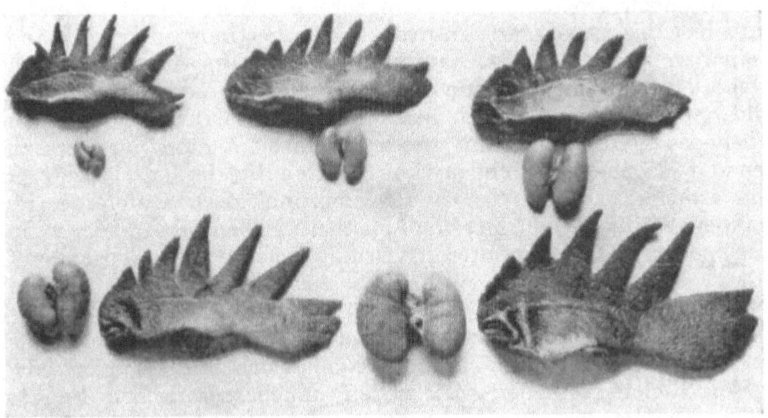

Abb. 103. Endokrine Größenkorrelationen. Hodengröße und Kammgröße sind bei Leghornhähnchen desselben Alters und desselben Gewichtes direkt proportional. [Nach SOUBA: Anat. Rec. 26, 4.]

Feten auffallend viel Genitalzellen. Schwankend sind weiter die Angaben über die Massen des Interstitiums beim ausgetragenen Kind, das bald reicher (TANDLER, GROSS), bald sehr gering (SPANGARO, DIAMANTOPOULOS) angelegt ist.

Die individuelle ontogenetische Heterochronie charakterisiert hier die „Typendifferenzkarte", auf welcher die Summe der Konstituenten kurvenmäßig aufgezeichnet werden muß, um überhaupt zur Organsynthese schlechthin, d. h. zum Verständnis des Gesamtorganismus des betreffenden Individuums zu gelangen.

Hinzukommt weiter, daß die Masse der interstitiellen Zellen bei den einzelnen Säugetieren ganz verschieden groß ist; beim Menschen, Schwein, Schaf und Hund sind nur wenig Zwischenzellen vorhanden, die Vögel haben diese Zellen im Eierstock, den Amphibien fehlen sie. Während der Pubertät und Schwangerschaft tritt eine Vermehrung der Masse ein, während des Winterschlafes bei manchen Tieren eine Verminderung. Diese Fragen bedürfen alle noch weiterer Klärung, da die Angaben der einzelnen Autoren häufig auseinandergehen. Mit diesen Gewebsschwankungen gehen natürlich im Lebenslaufe Gewichtszunahmen einher, und auch diese sind äußerst variabel je nach der Wachstumsintensität; immerhin geben hier relative Zahlen eine gewisse Vorstellung von der durchschnittlichen Massenverteilung bestimmter korrelierter Organe. WEHEFRITZ (1924) wog 730 Ovarien, 655 Uteri, 529 Schilddrüsen, 301 Thymen und 701 Nebennieren und erhielt unter Berücksichtigung bestimmter Lebensabschnitte folgende Werte:

Brandt, Konstitutions-Anatomie. 17

Lebensalter	Ovarien	Uterus	Schilddrüse	Nebennieren
1. Stunde bis 1. Monat	2,96	1,88	2,08	3,91
2.—12. Monat	0,53	1,36	2,09	2,85
1.—5. Lebensjahr	1,01	1,86	4,30	3,99
6.—10. ,,	1,91	2,35	7,68	5,92
11.—20. ,,	6,63	16,17	18,62	9,77
21.—30. ,,	19,97	46,43	27,00	12,15
31.—40. ,,	9,30	50,7	28.11	12,51
41.—50. ,,	6,63	57,01	29,06	11,92
51.—60. ,,	4,96	49,18	30,28	12,14
61.—70. ,,	3,97	39,51	31,64	12,31
71.—90. ,,	4,23	37,55	27,22	11,62

Setzt man hier nun noch die verschiedenen Werte bei Schwangeren und nicht Schwangeren ein, so ergibt sich zur Beurteilung lediglich der allgemeinen Gewichte eine noch größere Schwankungsbreite. Wertvoll ist besonders, daß WEHEFRITZ hier das Lebensalter ausdrücklich in bestimmten Zeitabständen der Gewichtsanalyse zugrunde gelegt hat, raumzeitliches in seiner universellen Zusammengehörigkeit verglich, gerade durch Einsetzen dieser Faktoren das korrelative Bild der Organkomplexe zu beleuchten. Auf Grund dieser allgemeinen raumzeitlichen Daten kann dann unter Berücksichtigung der verschiedenen endogenen und exogenen Faktoren das konstitutive Bild der individuellen Größenproportion ermöglicht werden. Das rein morphologisch Differente, räumlich nebeneinander geordnete, gibt hier den konstitutionellen „Raumfaktor" in seiner Bedeutung wieder. Das Lebensalter der Grundelemente der vorliegenden Organe verleiht dann als dynamischer „Zeitfaktor" dem räumlich gegebenen seine qualitative Note.

Seit vielen Jahren sind zahlreiche Forscher bemüht, die eigentlichen anatomischen Grundlagen der Hormonproduktion zu suchen, diejenigen Zellsysteme nachzuweisen, welche mit der spezifischen innersekretorischen Funktion im konstitutiven Gefüge der Gonaden betraut sind. Die Untersuchungen haben bisher noch zu keinem eindeutigen Ergebnis geführt, zwei Ansichten stehen sich hier diametral gegenüber. Die eine Gruppe der Untersucher verlegt den Sitz des Endokrinons in das Interstitium und knüpft hier an die alten Auffassungen von ANCEL und BOUIN an. ANCEL und BOUIN (1926) zerstörten im impuberalen Hoden durch Röntgenstrahlen alle großen Samenzellen und fanden, daß trotz der einsetzenden Entwicklungshemmung die sekundären Geschlechtscharaktere sich herausdifferenzierten wie unter normalen Bedingungen. Erwähnt seien hier weiter BENOIT (1923), ARON (1924), MILLIE, BASCOM und vor allem LIPSCHÜTZ. BENOIT leitet diese „interstitiellen Zellen" beim Hühnchen des 10. Bebrütungstages von Epithelzellen des Geschlechtsstranges ab, die von hier auswandern und schließlich völlig frei im Bindegewebe liegen. Mit dieser Genese wären Geschlechtszellen und interstitielle Zellen Derivate desselben Blastems, und als solche zu einer bestimmten Entwicklungszeit als reversible äquipotentielle Reaktionssysteme aufzufassen; die Ansichten der Histologen gehen aber in diesem Punkte noch auseinander, wir wollen an dieser Stelle nicht näher auf diese Frage eingehen. Beim männlichen Rinderembryo sollen diese Zellen nach LILLIE und BASCOM im Alter von 2,7—3 cm Länge erscheinen, bei weiblichen Tieren aber erst zur Zeit der Geburt.

Die Gruppe der entgegengesetzt eingestellten Untersucher teilt den interstitiellen Zellen nur eine nutritive Funktion zu, welche sie auf die Keimzellen ausüben. FRANKENBERGER fand hier Fettspeicherung in den Zwischenzellen bei Lazerta und beobachtete Abgabe von Fettkügelchen an die Hodenkanälchen. Wohl am intensivsten hat sich mit dieser Frage STIEVE befaßt und in mehreren Arbeiten die Grundlage des rein generativen Funktionsmechanismus entwickelt.

Infolge der Mast bildet sich im Hoden des Gänserich reichlich Zwischengewebe, phänotypisch zeigten diese überfütterten Tiere keine Ausbildung der sekundären Geschlechtscharaktere bei völlig fehlender Brunst. Das anatomische Substrat für das Endokrinon soll daher in den Keimzellen, in den sich entwickelnden Samenbildungszellen selber liegen. Den Zwischenzellen kommt nur eine nutritive Funktion zu, eine Speicherungsfähigkeit für Fettkörnchen, die auch für das Bindegewebe der Interstitien charakteristisch ist, aus denen sich diese Zellen entwickeln. LIPSCHÜTZ bekämpft diese Auffassung mit derselben Lebhaftigkeit mit welcher sie STIEVE zu begründen sucht. In einer groß angelegten Arbeit hat dann STIEVE weiter 1923 im Roux-Archiv über die Wechselbeziehungen zwischen Gesamtkörper und Keimdrüse bei männlichen Feldmäusen berichtet. Es wurden im ganzen mehr als 500 männliche Mäuse untersucht, und bei über der Hälfte von ihnen der Hoden histologisch durchmustert. Wir verweilen bei diesen Untersuchungen etwas länger, zumal auch allgemein biologische Fragen der Zeitlichkeit der Entwicklung, des Unterschiedes nahestehender Tierarten und der Reaktionseigenarten des Gesamtkörpers berührt werden. Bei der Hausmaus beginnen die Keimzellen sich unmittelbar nach der Geburt zu teilen, die Vermehrung hält das ganze Leben an. Im Alter hört die Samenbildung nicht vollkommen auf, nur sind die Entwicklungsvorgänge etwas weniger heftig. Unmittelbar nach der Geburt sind im Bindegewebe fettgefüllte LEYDIGsche Zellen vorhanden, die während der ersten Vermehrung der Samenzellen ihr Fett abgeben und sich zu Bindegewebszellen umwandeln. Mit der höchsten Entwicklung der Samenbildung haben auch diese Zwischenzellen ihre höchste Entwicklungsstufe erreicht. Diese LEYDIGschen Zellen entstehen aus spindligen Bindegewebszellen. Im Gegensatz zu der Auffassung von BENOIT spielt sich also der reversible Zellmechanismus im Interstitium selber ab. Bei der Feldmaus ist die Entwicklung gegenüber der Hausmaus eine zweifache: die im Frühjahr geworfenen Tiere verhalten sich ähnlich wie die Hausmaus, bei denen aber, die im Herbst geworfen werden, bleibt der Hoden hinter dem Körperwachstum zurück und entwickelt sich erst im nächsten Frühjahr weiter. Ein Vergleich des proportionalen Verhältnisses zwischen Keimzellen und Zwischenzellen bei diesen beiden Formen zeigt nur, daß bei den Herbstweibchen mehr Zwischenzellen vorhanden sind als im Hoden des geschlechtsreifen Männchens, und trotzdem sind bei diesen Herbsttieren Samenblase, Penis und Prostata noch ganz klein. Aus diesen Beobachtungen schließt STIEVE auf die negative Bedeutung der Zwischenzellen für die Ausbildung der Geschlechtscharaktere. Um einen weiteren Einblick in die Wechselbeziehungen zwischen Keimdrüsen und Gesamtkörper zu gewinnen, wurden an Hausmäusen Mastversuche, Hungerversuche, Alkoholversuche und Wärmeversuche angestellt. In der Regel lassen sich die geschlechtsreifen männlichen Mäuse nicht mästen, auch wird die Samenbildung nicht erheblich beschränkt, dagegen erfolgt eine Vermehrung der Zwischenzellen; während des Hungerns verliert der Körper der Maus an Gewicht, die Keimdrüsen verändern sich aber nicht, und die Samenbildung geht in unverminderter Stärke weiter, das Zwischengewebe nimmt an Masse ab infolge Fettabnahme. Im Gegensatz zur Hausmaus ist die Feldmaus periodisch brünstig: wenn die Samenbildung im Frühwinter eintritt, so vergrößern sich die Hoden, während der Körper an Gesamtgewicht einbüßt. Die Herbsttiere hingegen haben ein präpuberales Wachstum und die Samenbildung beginnt erst, nachdem der Gesamtkörper schon längst eine erhebliche Größe erreicht hat. Starke Schädigung infolge dauernder Erhöhung der Außenwärme auf 32° oder durch mittelstarken Alkohol verändern den Gesamtkörper nicht in erkennbarer Weise, dagegen wird die Samenbildung gehemmt, die Zwischenzellen werden viel weniger geschädigt. Wenn die Schädigung noch weiter getrieben wird, so erkrankt die Maus, und das Keimgewebe bildet sich zurück. Wenn sich die

Tiere dann nach den Versuchen erholen, so steigt das Körpergewicht und die Samenbildung beginnt von neuem; allerdings findet in einzelnen Kanälchenabschnitten Rückbildung von Keimzellen statt. In solchen Fällen erweist sich häufig ein Tier vollkommen steril trotz stärksten Geschlechtstriebes. Eine histologische Untersuchung des Hodens, die in einzelnen Abschnitten noch normalen Samen nachweisen kann, genügt nicht, um über die Geschlechtsfähigkeit des Tieres Auskunft zu geben. Die Zwischenzellen stellen nur das ernährende Hilfsorgan des Hodens dar als besondere Form des Bindegewebes, sie speichern Lipoide und Fett, das sie in der Zeit der Geschlechtsreife abgeben. LEUPOLD hat drei verschiedene Gruppen von Hoden beim ausgewachsenen Menschen aufgestellt; STIEVE vergleicht die Form mit dem zarten Bau der Kanälchenwand mit Stadien, wie sie bei hungernden Mäusen auftreten, eine andere menschliche Form LEUPOLDS mit gewucherten Zwischenzellen wird verglichen mit normalem Mäusehoden. Es ist interessant, daß bei neugeborenen Knaben die Hoden enge Kanälchen haben, die durch große Zwischengewebsmassen voneinander getrennt sind. Dieser Zustand ist für die Weiterentwicklung wichtig, weil die Zwischenzellen große Mengen von Nährstoffen aufgespeichert haben, die dann bei der Spermatogenese aufgebraucht werden. Wird aber dann durch äußere Schädigungen die Keimzellenentwicklung für längere Zeit gehemmt, dann vermehrt sich das Zwischengewebe außerordentlich stark, und wir erhalten beim Menschen wie bei den Mäusen das Bild des unterentwickelten Hodens.

Bestätigungen dieser STIEVEschen Auffassungen bei der Maus lieferten die Untersuchungen von VAN OORDT (1924) beim Stichling: Beginn der Spermatogenese fällt mit Abnahme der Menge der interstitiellen Zellen zusammen, da die gespeicherten Nährstoffe von den Samenzellen sofort verbraucht werden. Am Ende dieses Bildungsvorganges wird die Masse des Interstitiums dementsprechend größer. Ähnlich fand NESPOR bei der Amsel zur Zeit des Höhepunktes der Samenbildung im März keine Lipoide, erst in der sexuellen Ruhezeit reichern sich die Zellen wieder mehr an. Weiter zeigte VAN OORDT, daß beim Männchen des Fisches Xiphophorus das interstitielle Gewebe gerade zu einer Zeit sehr spärlich ist, wo sich die sekundären Geschlechtsmerkmale entwickeln, ebenso spärlich bei erwachsenen Tieren, bei denen diese Charaktere voll ausgebildet sind. Gasterosteus besitzt sehr zahlreiche interstitielle Zellen während einer bestimmten Zeit im Jahr. Dieser Fisch hat eine Brunstzeit; außerhalb dieser Zeit werden die nicht durch Spermiogenese verbrauchten Stoffe in den interstitiellen Zellen abgelagert. Da Xiphophorus das ganze Jahr über laicht, können sich bei dieser Art Nährstoffe gar nicht erst aufspeichern, und die Zahl derartiger Speicherzellen ist daher sehr gering.

Untersuchungen von H. E. V. Voss (1926) zeigten, daß bei Transplantationen hormonal positiven Ovarialgewebes dieses durch das Vorhandensein von Tertiärfollikeln gekennzeichnet war, die in den hormonal negativen Ovarien fehlten. Dieses ovarielle Drüsengewebe ist ein wesentlicher auslösender Faktor.

Es ist interessant, daß bei Ovariotestis, d. h. bei experimenteller Verpflanzung von Eierstock in den Hoden bei Meerschweinchen die follikuläre Entwicklung gehemmt wird und auf dem Stadium des Sekundärfollikels stehen bleibt. Sollte einmal ausnahmsweise die Follikelentwicklung doch bis zum Tertiärstadium weiter gehen, so bleibt die spezifische hormonalovarielle Wirkung trotzdem aus. Keimdrüsen.

Erwähnt sei weiter, daß zwischen dem Auftreten der Brunst bei Rana temporaria (CHAMPY 1922) und dem interstitiellen Gewebe durchaus keine Beziehungen bestehen. Das Auftreten dieser Zellen ist abhängig von dem Vorhandensein reifer Spermien.

Wie bereits erwähnt, ist LIPSCHÜTZ mit diesen Vorstellungen von STIEVE durchaus nicht einverstanden, er meint, daß der Eunuchoidismus der Mastgänse durch den Infantilismus des Hodens als eines Ganzen bedingt ist, die Ergebnisse dürften daher nicht in dem Sinne ausgewertet werden, daß aus ihnen gegen eine innersekretorische Funktion der Zwischenzellen ausgeschlossen werden könnte.

Wie beschaffen das konstitutionsanatomische Bild nun auch sein mag, ob von den LEYDIGschen Zwischenzellen oder von den Keimzellen selber der Anstoß zur geschlechtsspezifischen Gestaltung der Erfolgsorgane ausgeht, das Erfolgsorgan selber muß eine bestimmte Ansprechbarkeit, einen bestimmten Aktionsradius, eine bestimmte Differenzierungsmöglichkeit nach verschiedenen Richtungen hin besitzen. Dies Ineinandergreifen von Reiz- und Wirkungsfeld, von Induktion und Determination ist immer wieder bei allen biologischen Geschehnissen das eigentliche phänotypische Gestaltungsgesetz. Es ist ja nicht nur so, daß männliche Keimdrüse männliche sekundäre Geschlechscharaktere, weibliche Keimdrüse weibliche sekundäre Geschlechtscharaktere auslöst, *das Erfolgsorgan spricht auch reaktiv auf ganz andere Reize hin sexualspezifisch an. In diesem biologischen Verhalten liegen außerordentlich interessante Parallelen der Formbildungsvorgänge, die wir in dem „Gesetz der spezifischen Induktion" genauer formuliert haben.* ROMEIS (1922) fand nach einfacher Transplantation von Leberstückchen auf senile Ratten ganz ähnliche „Verjüngungserscheinungen", wie sie durch die Keimdrüsentransplantation selber hervorgerufen werden. Bestimmte Abbauprodukte eines Transplantates spielen also zumindest eine sehr wesentliche Rolle im Auslösemechanismus. HALBAN stellte 1925 in seiner Arbeit über Tumor und Geschlechtscharakter zahlreiche Fälle zusammen, die einen Hinweis auf die Beziehungen dieser beiden Komponenten des Reaktionskreises ergeben sollen. Er meint, daß unter dem „protektiven" resp. „hyperprotektiven" genotropen Einfluß von Tumoren alle jene Sexualcharaktere, die in der Anlage vorhanden und entwicklungsfähig sind, sich entwickeln. Unter „Anlage" versteht HALBAN eine besondere Entwicklungsfähigkeit, eine besondere Wachstumstendenz. Die Tumoren sollen die Anlagen der „3 Eiarten" männlich, weiblich, hermaphrodit in protektivem Sinne ähnlich fördern, wie es im normalen biologischen Ablauf die Pubertät und in erhöhtem Maße die Schwangerschaft tut. Wenn wir von dieser Definition der dreifachen Eisorten und der dreifachen Anlagen absehen und nur den Kern der wesentlichen Vorstellungen HALBANs herauszuschälen versuchen, so liegt seinen Vorstellungen eine richtige Schlußfolgerung zugrunde, daß *ein Tumor ähnlich wie in der Pubertät das Ovarium oder wie in der Schwangerschaft die Plazenta, bestimmte „primäre" Wachstumsenergien protektiv beeinflußt.*

Im Rahmen unserer Vorstellungen können wir sagen, daß das Erfolgsorgan je nach der Reaktionsbreite seiner augenblicklichen Ansprechbarkeit einen bestimmten phänotypischen Ausschlag geben muß.

In derselben Weise wie entwicklungsmechanisch aus allerjüngstem embryonalen Ektoderm immer nur diejenigen Organe sich herausentwickeln können, die im Potenzbereich des äußeren Keimblattes liegen, und wie ein induzierender Einfluß z. B. vom Augenbecher her je nach der augenblicklichen Phase der Determination der betreffenden Ektodermzone Linsenbildung in der reversiblen Phase auslösen kann oder in der irreversiblen Phase überhaupt nicht anspricht, so wird ein biologisch adäquater Reiz auf die Anlagen der Sexualorgane denjenigen phänotypischen Ausschlag bewirken, welcher der augenblicklichen Potenzbreite entspricht. *Auch die Potenzbreiten differenzierter Gewebe sind zeitlich verschieden in ähnlicher Weise, wenn auch in unendlich geringerem Grade wie die Potenzbreiten indifferenter Blasteme.* Nehmen wir die einzelnen Ektodermzonen mit ihren Haaranlagen als Erfolgsorgane und die Brustdrüse, so werden adäquate Reize vom Ovarium, von der Plazenta, und auch von besonderen Geschwülsten der

Nebenniere oder der Keimdrüse (Karzinome, Sarkome, Endotheliome, Karzino-sarkome, Teratome, Chorionepitheliome, Cystome, Dermoidzysten, Follikel-zysten), in den Reaktionsmechanismus der Entwicklungsphase dieser Erfolgs-organe eingreifen und nun das phänotypisch manifest werden lassen, das „indu-zieren" können, um einen entwicklungsmechanischen Ausdruck zu gebrauchen, was der endogenen Radiusgröße dieser Phase entspricht. Wie nach dem „Gesetz der spezifischen Sinnesenergien" von JOHANNES MÜLLER die Retina nur Licht-eindrücke, das CORTISCHE Organ nur Schallwellen perzipiert auf verschieden-artige Reize hin, die ganz allgemein als Schwingungen den betreffenden Sinnes-organen adäquat sind, so perzipiert ein Erfolgsorgan irgendeine hormonale In-duktion. *Vergleichende Entwicklungsmechanik und Vergleichende Endokrinologie greifen hier auf dieselben biologischen Grundgesetze zurück.* Ein derartig adäquater Reiz kann z. B. bezüglich der Geschwülste für die Uterusschleimhaut ein extra-genitales Chorion-Epitheliom sein, die mit Bildung einer Dezidua anspricht (BOORES), als wäre der Reiz vom Chorion einer befruchteten Eizelle ausgegangen. Die Induktion geht in beiden Fällen von Derivaten des äußeren und mittleren Keimblattes aus. HALBAN selbst beobachtete einen Fall, bei welchem nach Exstirpation eines derartigen Tumors die Brustdrüse anschwoll und reichlich Milch gab. Tumor oder Plazenta stellt hier einen adäquaten Reiz dar, welcher die Drüsenalveolen der Mamma zur spezifischen Zellreaktion induziert. Daß der potentielle Entfaltungsradius eines Erfolgsorgans größer ist, als wie die normale Entwicklung ihn enthüllt, zeigen die Fälle von Mammavergrößerung und Kol-lostrumbildung bei Chorionepitheliom beim Manne (HARTMANN und GEYRON).

Mit diesem Hinweis ist bereits die Bedeutung des ansprechenden Erfolgs-organs selber gegeben.

Das reaktive Maß der späteren morphologischen Manifestation hängt in den allerersten Entwicklungsphasen überhaupt von der Determinationsphase ab. Hier steht das große Forschungsgebiet der Vergleichenden Entwicklungsmechanik offen, deren Grundprobleme früher ausführlich erörtert worden sind. Wenn sämtliche Anlagen, Histosysteme, die einen entstehenden Organismus konsti-tuieren, isodrom wären, würde jede Variation unmöglich sein und die mannig-faltige Formenwelt der Organismen nicht bestehen. Kleinste Zeitunterschiede im Zusammenspiel der vielfachen Faktoren sprechen auf induzierenden Einfluß in sichtbar andersartiger, neuartiger morphologischer Kombination an. Wenn die Abschnitte des Flügelkleides der Schmetterlinge und die verschiedensten Systeme ihrer Körper synchrone Determinationsphasen besäßen, würde es nur einen einzigen männlichen, einen einzigen weiblichen und einen einzigen inter-sexen Flügel geben, die Erscheinungen der Spielarten, der Standortvariationen, der Übergangsformen würden nicht auslösbar sein.

Das Intersexualitätsproblem ist bisher in seiner genetischen Bedingtheit fast ausschließlich von Vererbungsforschern an grundlegenden Forschungen klar-gestellt, theoretisch sind aber die Beziehungen zur Vergleichenden Entwicklungs-mechanik längst nicht genügend ausgewertet worden. Daß hier bei dem Umschlag der Reaktionen vom männlichen in den weiblichen Charakter oder umgekehrt im Sinne der Determinationsvorgänge reversibles Blastem vorhanden sein muß, das zu einem bestimmten Zeitpunkt in den irreversiblen männlichen oder irre-versiblen weiblichen Charakter umschlägt und nun spezifisch hormonal beein-flußbar wird, deutet doch auf biologische Zusammenhänge hin, auf die hier nur hingewiesen werden soll. Erst die spätere histologische Ausdifferenzierung der Zellgruppen bahnt sämtliche Entstehungsmöglichkeiten an. Jegliche Auswirkung auf die konstitutionelle Körperbauprägung eines männlichen oder weiblichen Organismus mit all seinen anatomischen Eigenheiten setzt in diesem Augenblicke ein, kann daher in diesem Zusammenhange überhaupt erst begriffen werden.

Der konstitutionsanatomischen Staffelung und sichtbaren Ausdifferenzierung der Keimdrüse steht daher als physiologisch ansprechendes Erfolgsorgan der Organismus mit seinen Elementarteilen, Systemen und dem großen Mosaik der Erfolgsfelder gegenüber. Deren Umprägung setzt das große empirische Tatsachenmaterial der Klinker zusammen. Auf zoologischem und vererbungsgeschichtlichem Gebiete sind hier die Grundlagen für das Verständnis der menschlichen sexuell differenzierten Gestalt gelegt worden.

Wenn wir nun im folgenden auf bestimmte entwicklungsmechanische Umdeutungen der GOLDSCHMIDTschen Theorie hinweisen, so soll dies geschehen, um die große Bedeutung dieser Theorie für die Gesamtbiologie noch mehr hervorzuheben. Auseinanderhalten müssen wir biologisch: 1. Determinationsvorgänge, 2. Induktionsvorgänge, 3. Differenzierungsvorgänge. GOLDSCHMIDT ist hier bei der Erforschung des äußerlich sichtbaren Erbganges zu Vorstellungen gekommen, die in seiner „Theorie der abgestimmten Reaktionsgeschwindigkeiten" den Zeitfaktor der Differenzierung zu erfassen suchen. Da nun aber jeglicher Differenzierung eine Determination vorangeht, schloß GOLDSCHMIDT a priori, daß beide im direkten proportionellen Verhältnisse stehen. Dieser Schlußfolgerung des gleichen Rhythmus, des gleichschnellen Geschwindigkeitsablaufs von Determination und Differenzierung der „Farbenphotographie des Determinationsstroms" kann nun aber auf Grund vergleichend entwicklungsmechanischer Experimente der erwähnten Gliedmaßentransplantationen bei verschiedenen Amphibienarten nicht immer zugestimmt werden, es kommen Übereinstimmungen, aber auch Unterschiede vor; die ontogenetische Heterochronie ist kerngebunden, chromosomal bedingt, sie kann gleiches Entwicklungstempo, sie kann aber auch ungleiches Entwicklungstempo haben in bezug auf die Geschwindigkeitskurve der Determination. Man kann auf Grund einer schnellen oder einer langsam ablaufenden sichtbaren Differenzierung nicht auf eine schnelle oder langsame vorangehende Determination schließen. Es kann eine Differenzierung z. B. sehr spät einsetzen, aber die Determination, welche das Blastem zu dieser späteren sichtbaren Differenzierung festgelegt hat, kann schon außerordentlich früh erfolgt sein, und das Blastem verharrt längere Zeit mit dieser latenten Entwicklungsmöglichkeit. Die Differenzierung und ihre Geschwindigkeit ist chromosomal bedingt, artspezifisch; die Determination ist ein ihr übergeordneter Faktor, der vielleicht an das Plasma gebunden ist, jedenfalls nicht unbedingt auch im Kern lokalisiert ist. Erläutern wir diese Eigenheiten noch des genaueren, weil sie grundlegend sind für Morphe und Dynamis der Keimdrüse.

Das Schuppenbild der Flügel der Schmetterlinge tritt in einem ganz bestimmten Stadium der Entwicklung auf. Die Geschwindigkeit, mit der ganz bestimmte Farbflecke an den Flügeln auftreten, soll nach GOLDSCHMIDTs Ansicht von bestimmten Quanten, von „Genen" abhängen, die als Katalysatoren, d. h. als auslösende Faktoren wirken. Wenn z. B. beim Schmetterlingsflügel schwarze, gelbe und rote Farbflecke in ganz bestimmter Reihenfolge auftreten, so sollen drei mit verschiedener Geschwindigkeit verlaufende Reaktionen angenommen werden, welche die Ablagerung der Farbstoffe im Epithel ermöglichen. Da im Auftreten der Farbflecke zeitliche Unterschiede bestehen, die einzelnen Schuppenbezirke sich also zeitlich verschieden differenzieren, so wird eine zu einer ganz bestimmten Zeit vorhandene maximale Reaktionsbereitschaft irgendeines bestimmten Bezirks angenommen, der dann die Farbe bekommt, die im Augenblick dieser maximalen Reaktionsbereitschaft mit dem Höhepunkt der katalysatorischen Wirkung zusammenfällt. Würden also diese katalysatorischen Wirkungen ihr Maximum in einer bestimmten Reihenfolge entfalten, so würde der Flügel die sichtbaren Farbflecke schwarz, gelb, rot in genau derselben Reihenfolge aufweisen (Abb. 104). GOLDSCHMIDT nimmt ein Zusammenfallen von

„maximaler Reaktionsbereitschaft" und katalysatorischer Wirkung eines auslösenden Faktors an, der für den Zeitpunkt des Erscheinens des Farbfleckens in
Betracht kommt. Im Sinne der Entwicklungsmechanik würde aber die reversible
Phase der Determination, mag sie noch so lange dauern, auf die hier ange-
nommene katalysatorische Wirkung ansprechen. Wenn aber während der Zeitdauer der reversiblen Determinationsphase eines Flügelbezirkes z. B. die Farbe
schwarz katalysatorisch induziert worden wäre, so würde, rückschließend auf die
Beobachtungen der Vergleichenden Entwicklungsmechanik der Gliedmaßenforschung, die Manifestation dieser Ausdifferenzierung zum schwarzen Flügelmuster
zu ganz beliebiger Zeit erfolgen können. Bei den Amphibien wird die Seitlichkeit
der Gliedmaße zu einer ganz bestimmten Zeit determiniert, den das Experiment

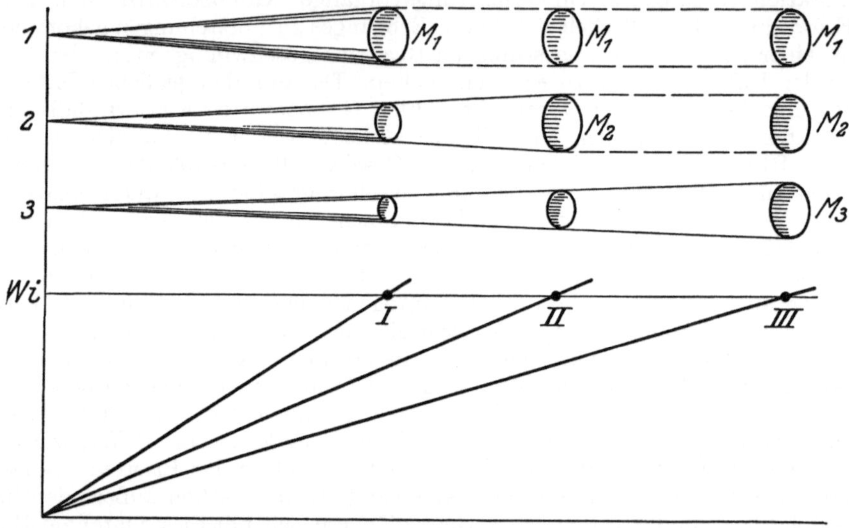

Abb. 104. Schema für das Zusammenspiel der Reaktionen bei der Entstehung des Flügelmusters. Die
Kreise stellen die Eigenreaktionsbereitschaft der einzelnen Zonen des Flügels dar, die ausgezogenen
Linien I, II, III die „Induktionen" des zeitlich abgestuften Katalysators.
[Nach GOLDSCHMIDT: Physiologische Theorie der Vererbung. Berlin 1927. S. 169.]

genau feststellen kann; aber aus dem frühen oder späten Zeitpunkt der nach
Tagen oder Wochen erfolgenden äußerlich sichtbaren Ausdifferenzierung zu einer
rechten oder linken Gliedmaße, können wir durchaus nicht auf die Geschwindigkeit der vorher erfolgten Determination zu einer rechten oder linken Gliedmaße
schließen. Gerade die früher erwähnte biologische Äquivalenz der äußerlich
überhaupt nicht angedeuteten Gliedmaßenanlage des Neurulastadiums von
Triton mit der prominenten Extremitätenknospe des Schwanzknospenstadiums
von Amblystoma weist mit Nachdruck darauf hin, daß wir an der äußerlich
sichtbaren Differenzierung die Phase der augenblicklichen Determination nicht
ablesen können. Aber gerade von dieser spezifischen Phase hängt das Reaktions-
ergebnis ab. Immerhin zeigen bezüglich der beiden erwähnten Amphibien Triton
taeniatus und Amblystoma punctatum die Geschwindigkeiten der späteren endgültigen Herausdifferenzierung der fertigen Gliedmaße direkte proportionale
Beziehungen zu der Geschwindigkeit des Determinationsvorganges an. Aber
Beobachtungen über Determination und Differenzierungsgeschwindigkeit von
Triton taeniatus und alpestris (BRANDT 1928) erwiesen keine proportionellen
Beziehungen. *Der Determinationsvorgang ist absolut selbständig und hängt mit der
erst viel später einsetzenden Differenzierung biologisch überhaupt nicht zusammen.*

Ein Gewebsfeld kann sehr früh irreversibel determiniert sein, kann sich sehr früh differenzieren, kann sich aber auch sehr spät erst differenzieren, oder ein Gewebsfeld kann sehr spät erst irreversibel determiniert werden und kann sich dementsprechend entweder sehr spät oder trotzdem relativ früh ausdifferenzieren. Dies sind Übertragungen der bei Gliedmaßentransplantationen gewonnenen tatsächlichen Beobachtungen. Hier bei der Keimdrüse interessieren nun im besonderen die Fragen der Geschlechtsumwandlungen, die in den Rahmen des soeben skizzierten Problems hineingehören.

Die experimentellen Ergebnisse von GOLDSCHMIDT über die Geschlechtsumwandlung bei Paarung verschiedener Schmetterlingsrassen sind wichtige Hinweise auf die Bedeutung des Zeitfaktors für die Genese sexualspezifischer Differenzierung. Es gibt unter den Schmetterlingen verschiedene Rassen, „starke" und „schwache" Rassen und innerhalb dieser wiederum verschiedene Grade der Stärke und Schwäche. In Kombination verschieden abgestufter Rassen kann man nun die außerordentlich interessante Beobachtung der allmählichen Geschlechtsumwandlung machen. Auch hier werden bestimmte quantitative Relationen der Männlichkeits- und Weiblichkeits-„Gene" angenommen, die in der Produktion geschlechtsdeterminierender Stoffe diesen wiederum eine geringere oder größere Wirkungsgeschwindigkeit zuerteilen, von denen die sichtbare Differenzierung des Geschlechts abhängen soll. Die Erscheinungen der Intersexualität, die chronologisch die kritische Phase der Determination berühren, sind von GOLDSCHMIDT rein „quantitativ" erklärt worden als quantitative Relationen der Männlichkeits- und Weiblichkeits-Gene. Zur Anschaulichkeit nahm GOLDSCHMIDT ganz bestimmte Mengenwerte für den Weiblichkeitsfaktor F und den Männlichkeitsfaktor M an. Z. B. 80 für Weiblichkeit F, 60 für Männlichkeit M und bezeichnet die Differenz 20 als „epistatisches Minimum". Reine Weibchen würden also entstehen, wenn F—M mehr als 20, reine Männchen, wenn M—F mehr als 20 beträgt, und die Differenz von weniger als 20 ergibt die merkwürdige Erscheinung der Intersexe, d. h. von Schmetterlingen, deren Flügelmuster oder deren Tastfühler eine Zwischenstufe einnehmen zwischen der charakteristischen männlichen und der charakteristischen weiblichen Zeichnung und Formung. Da nun die Quantitäten in Beziehung stehen sollen zum Geschwindigkeitsablauf der Reaktion, ist das epistatische Minimum ein Maß der zeitlichen Lage des Schnittpunktes der geschlechtsdeterminierenden Faktoren. Rein zeitlich erfaßt beobachten wir, daß ein Individuum seine Entwicklung durchaus als Männchen beginnt, daß all die Organe, die sich sehr früh entwicklungsgeschichtlich herausdifferenzieren, ein typisch männliches Gepräge tragen. Von einem ganz bestimmten Zeitpunkt an, dem Drehpunkt, der kritischen Phase, wo das „epistatische Minimum" in quantitativer Auffassung von der Reaktionskurve des anderen Geschlechts erdrückt wird, setzt dann die Differenzierung der folgenden Organe in weiblicher Richtung ein. Genauer gesprochen wird das, was längst determiniert ist nun auch differenziert sichtbar. Die umfangreichen exakten Untersuchungen GOLDSCHMIDTs an seinen Lymantria-dispar-Rassen sind ein wesentlicher Fortschritt in der Erkenntnis der Zusammenhänge der geschlechtlichen Erscheinungsform eines Individuums mit der Rasse der zur Paarung verwandten Schmetterlingsart. Die einzelnen Flügelbezirke staffeln ihr Mosaik je nach dem Grade der Intersexualität; männliche und weibliche Flügelzeichnungen summieren sich mit dem Vorwalten der Flügelzeichnung des anderen Geschlechtes bei steigendem Grad der Intersexualität (Abb. 105). So zeigt dann ein intersexuelles Männchen in seinem Farbenmosaik zugleich eine größere Geschwindigkeit der Differenzierung charakteristischer weiblicher Flügelabschnitte. Manifest werden hier weiter Erscheinungen der Vorausentwicklung und der nachhinkenden Entwicklung bei ein- und demselben Individuum. So kann

bei Raupen der Verpuppungszustand gehemmt werden und trotzdem die Entwicklung bestimmter Körperanhänge z. B. der Antennen weitergehen, ganz unabhängig von der Gesamtdifferenzierung. Die Zusammenordnung zur einheitlichen
Gonade, wie sie beim Schwammspinner die Regel ist, kann bei Bastardraupen

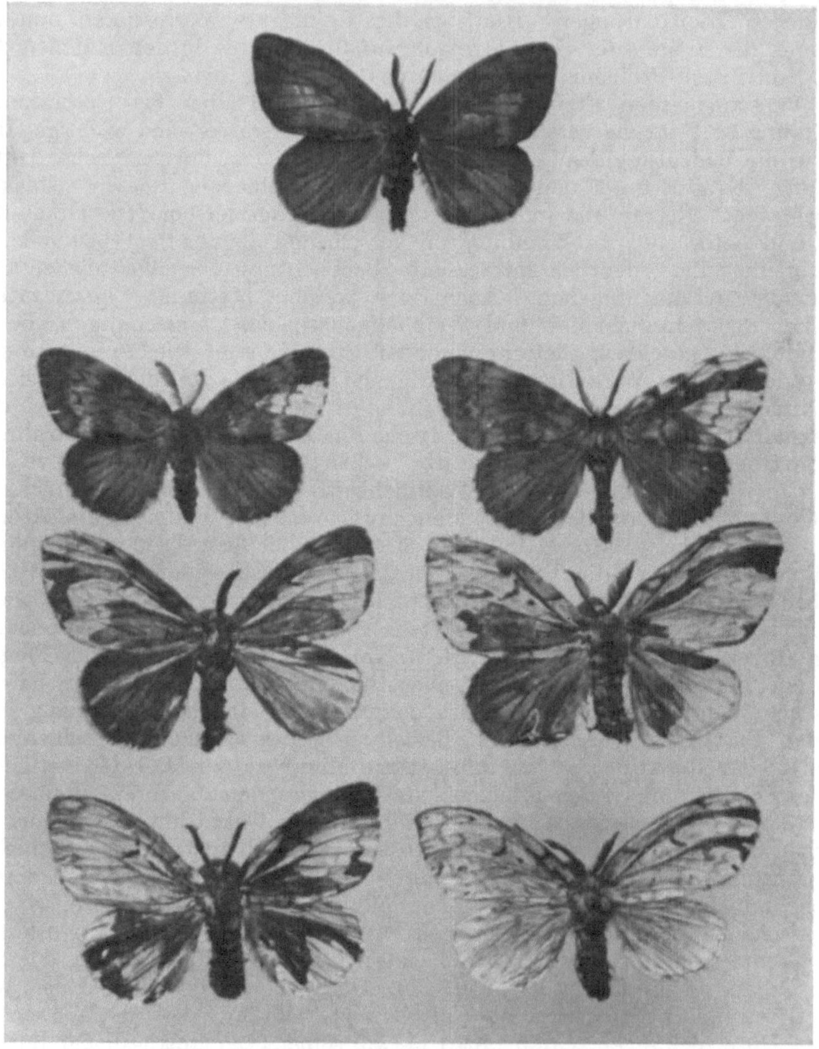

Abb. 105. Normales Männchen (oben) des Schwammspinners mit den dazu gehörenden verschiedenen
Intersexualitätsstufen. [Nach GOLDSCHMIDT: Einführung, 5. Aufl.]

unterbleiben, so daß die primäre segmentale Anordnung manifest bleibt. Die
seit KARL ERNST VON BAER bekannte „ontogenetische Heterochronie" wirkt
sich hier beim Einzelindividuum unter bestimmten Voraussetzungen aus und
kann hier phylogenetischen Deutungen einen weiten Spielraum lassen. Ein und
derselbe Entwicklungsvorgang, der sich bei ein und demselben Individuum in
der Regel auf beiden Körperseiten bilateral symmetrisch und synchron äußert,
kann eine heterochrone Differenzierung einschlagen, besonders bei bestimmten

geographischen Rassen und bei Bastarden, so daß z. B. die zeitlich allmählich sich im Laufe verschiedener Häutungen herausbildenden dunkleren Pigmentierungen auf der einen Körperseite erreicht werden, auf der anderen aber sich so verspäten, daß hier immer noch die chronologisch früheren hellen Zeichnungen bestehen bleiben: Verschiedene Reaktionsgeschwindigkeit also zwischen rechts und links bei ein und demselben Individuum.

Weitere Untersuchungen GOLDSCHMIDTs (1927) betreffen die Gonaden selber, die allmähliche Umwandlung eines männlichen in einen weiblichen Kopulationsapparat bei Lymantria. Wir geben hier die schematischen Abbildungen wieder. Der Hoden (Abb. 106) ist in 4 Fächer geteilt, in denen von links nach rechts die Umwandlungsvorgänge einsetzen. 1. Blasenförmiges Einwachsen des Ausführungsganges in das noch ganz mit Spermien gefüllte Fach. 2. Der Ausführungsgang hat sich in einen äußeren stark gefalteten Abschnitt mit niedrigem Epithel differenziert und in einen inneren mit hohem. Dieser letztere Abschnitt hat peripher kein Lumen und stellt in dieser Ausbildungsart einen Strang dar, wie er auch in der normalen Eierstocksentwicklung gebildet wird. 3. Das Fach streckt sich in der Richtung auf die Bildung einer Eiröhre; Eizellen und Follikelzellen haben sich aus Spermatogonien gebildet. 4. Das Fach streckt sich zur Eiröhre, zentral liegen bereits typische Eizellen.

Erwähnt sei, daß bei derartigen Umwandlungen der Geschlechtsdrüsen manchmal die Gonaden auf der rechten und linken Seite sich durchaus nicht gleichsinnig verhalten. Auch in dem vorliegenden Falle GOLDSCHMIDTs war die andere Gonade des gleichen Tieres ein vollständiger Hoden.

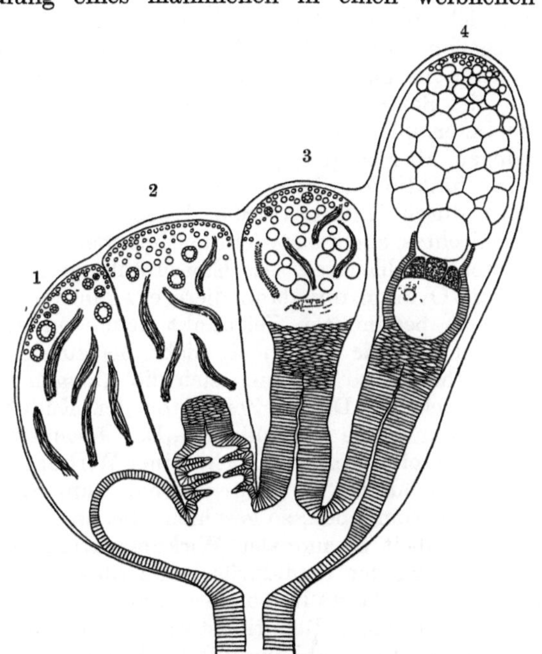

Abb. 106. Schema der Umwandlung des Hodens in einen Eierstock bei Lymantria dispar. Hoden mit 4 Fächern. Das erste Fach links ist mit Spermien gefüllt, der Ausführungsgang wächst ein. Fach 2 zeigt diesen Ausführungsgang teils gefaltet, teils als kompakten Strang in derselben Anlage, wie später im Eierstock als Follikelepithel liefernden Bestandteil. Im Fach 3 bilden sich bereits Eizellen aus Spermatogonien, das Fach streckt sich zur Eiröhre. Fach 4 ist typisch ovariell transformiert.
[Nach GOLDSCHMIDT: Z. Morph. u. Ökol. Tiere 8 (1927).]

Derartige Beobachtungen liegen seit langer Zeit in der Literatur vor. HERBST hat in seinem Buche: „Formative Reize in der tierischen Ontogenese" Beobachtungen älterer Autoren zusammengestellt, die auch bereits diese merkwürdige relative Selbstständigkeit der beiderseitigen Gonaden mit Rückwirkung auf die sekundären Geschlechtcharaktere beschrieben haben.

Hier in der älteren Literatur sind die Umwandlungen und Umschläge der sekundären Geschlechtscharaktere häufig in bezug gesetzt worden zu phylogenetischer Systematik. Wir erwähnen diese Denkrichtung, ohne sie hier nochmals näher auszuführen, da ihre Ergebnisse heute zu einseitig erscheinen. Dagegen sei besonders hervorgehoben, daß bestimmte Ergebnisse der modernen Forschung durchaus schon von zahlreichen älteren Autoren festgestellt worden sind und richtig gedeutet wurden, ohne daß diese Autoren heute überhaupt mehr genannt werden. Verwiesen sei wegen literarischer Einzelheiten auf HERBST: „Formative Reize in der tierischen Ontogenese". In diesem Buche hat HERBST vor nunmehr 30 Jahren auf Grund vorliegender Literatur einige sehr beachtenswerte Vorstellungen über die ursächlichen Beziehungen zwischen Geschlechtsdrüse und sekundärem Sexualcharakter niedergelegt. Hier finden wir auch schon den Satz, daß die sekundären Sexualcharaktere sich auch ohne das Vorhandensein der entsprechenden Geschlechtsdrüsen entwickeln können oder sich zu entwickeln beginnen. Der Beginn liegt demnach viel mehr in der endogenen prospektiven Entwicklungsbahn, während die Ausdifferenzierung bis zum normalen Endstadium allerdings nicht statt hat. Nochmals sei hier auf die Beziehungen zu entwicklungsmechanischen Vorgängen hingewiesen. Die Determination zu einem prospektiven Formenwert ist durchaus selbständig endogen, aber bei der späteren Ausdifferenzierung zum sichtbaren Organ wirken Reize, funktionelle Begleitumstände gestaltend, modifizierend mit. Bekannt ist ferner durch KARELLA 1896, KASSOWITZ 1899, daß die Keimdrüse des einen Geschlechtes einen entwicklungshemmenden Einfluß ausübt auf diejenige des anderen Geschlechtes. Als Einschränkung zu dieser Regel hebt HERBST hervor, daß die Ovarien nur dann diese erwähnte Wirkung ausüben können, wenn sie in einem bestimmten Zeitpunkt hemmend eingreifen; können sie dies nicht, dadurch daß sie sich noch nicht bis zu dem wirkungsfähigen Stadium entwickelt haben, so beginnen sich die Anlagen zu dem männlichen Typus weiter zu entwickeln. Diesen Zeitfaktor der Endokrinologie hat HERBST in einem besonderen Satze formuliert: „Der formative Einfluß der Geschlechtsdrüse auf die Geschlechtsgänge ist in seiner Wirkung an ein bestimmtes Entwicklungsstadium gebunden". Wenn wir hier zum Schlusse noch eine Bemerkung von HERBST wiedergeben, so geschieht dies in der Erkenntnis, daß diese Bemerkung die Wesenheit hormonaler Wirkungstätigkeit überhaupt erfaßt. Er sagt von der Wirkung der Schilddrüse, daß diese Wirkung keine eigentliche formative Reizwirkung darstellt, sondern nur „eine der zahlreichen Bedingungen, von denen die normale Reaktionstätigkeit der Gewebe auf die eigentlichen Gestaltauslösenden Reize abhängig ist". Wir können wohl sagen, daß die hormonalen Komplexe aller Drüsen innerer Sekretion in diesem Sinne verstanden werden müssen.

Geben wir also den experimentell faßbaren Histosystemen oder Anlagen ihre von Gattung zu Gattung, von Art zu Art, von Individuum zu Individuum spezifisch abgestufte *ontogenetische Heterochronie, ihre zeitlich verschiedene Ansprechbarkeit auf hormonale Reize, so erklärt dieses biologische Mosaik allein schon die ungeheure Reaktionsmöglichkeit der Organismen.*

Eine wesentlich neue Entdeckung von GOLDSCHMIDT ist die Kombination erblichen Gynandromorphismus mit somatischer Mosaikbildung bei Bombyx mori. Somit kann also diese Zwittrigkeit nicht nur bei Bastarden auftreten als Abnormität, sondern auch erblich fixiert werden. Bei dieser erwähnten Kombination sei aber beachtet, daß sich wiederum aus Mosaikraupen normale oder gynandromorphe Falter entwickeln können. GOLDSCHMIDT und KATSUKI führen somatisches und sexuelles Mosaik auf dieselbe Ursache der zweikernigen Eier zurück. Die in Frage kommenden charakteristischen öligen Hautstellen der Raupen werden erblich fixiert auf Grund eines einfach mendelnden autosomalen allelomorphen Paares. Exakte Berechnungen und Chromosomen Untersuchungen gestatten hier morphologische Schlußfolgerungen zu machen. Es fragt sich nur, worauf die Neigung der Vererbung zweikerniger Eier beruht. Immerhin können wir auch hier ohne einen spezifischen Zeitfaktor der Determination kausal nicht weiter kommen, beruht doch die Vererbung in letzter Hinsicht im wesentlichen auch auf einer Fixierung einer bestimmten Determinationsgeschwindigkeit, die durchaus nicht nur im chromosomen Bestand der Kerne morphologisch substituiert zu sein braucht. In der rein zeitlichen Fassung nähern wir uns dem typischen Lebensprinzip, die räumliche Fassung d. h. Chromosom, Kern, System, Anlage, Organ, Individuum ist nur Wirkungsfeld in verschiedener Dimension. Die räumliche Fassung wird sekundär in zeitliche Sukzessionen umgesetzt, die sich in der Vererbung im Zusammenhang der Kerne, in der Deszendenztheorie im Zusammenhang der Arten wiederspiegelt; die zeitliche Fassung sieht hinter all diesen „Erscheinungen" nur das eine immer wieder neueinsetzende, bei jedem lebendigen Organismus immer wieder im gleichen Typ ablaufende Grundprinzip.

Die vergleichende Biologie muß die Grundlage des Verständnisses für die Entstehungsmöglichkeit der menschlichen Konstitution ausbauen. Wie der Vergleich in der Vergleichenden Anatomie, in der Vergleichenden Entwicklungsmechanik das Wesen eines morphologischen Erscheinungsbildes zu deuten vermag, so kann auch bei dem vorliegendem Problem der hormonalen Genese bestimmter anatomischer Erscheinungsbilder nur umfassende vergleichende Betrachtung Sicherheit geben in der Beantwortung aller einschlägigen Fragen. Wir gruppieren nach Ordnungen und reihen an die GOLDSCHMIDTschen Beobachtungen an Schmetterlingen weitere Beobachtungen bei anderen Avertebraten an, gelangen dann über die Amphibien und Vögel zu den Säugern und beleuchten in dieser systematischen Reihenfolge das immer gleiche, immer wiederkehrende Prinzip des Zeitfaktors.

GOULD zeigte bei der hermaphroditen Molluske Crepidula plana 3 Phasen der Geschlechtsdifferenzierung, die durchlaufen werden während des Lebens: Ein männliches Stadium, ein Übergangs- und ein weibliches Stadium. Die männliche Phase ist unbeständig und entsteht lediglich auf Grund eines Reizes, der vom Körper einer großen Crepidula ausgeht, durch das Seewasser hindurch diffundiert und das kleinere Individuum induziert. Völlige Isolation kleiner, sexuell unentwickelter Individuen über längere Zeit hin läßt niemals reine Männchencharaktere in Erscheinung treten. In entwicklungsmechanischer Einstellung müssen wir annehmen, daß sich hier innerhalb der reversiblen Phase der Geschlechtsdetermination eine „Katalyse", eine Induktion vollzieht, analog der Induktion charakteristischer männlicher oder weiblicher Flügelmuster der Schmetterlinge unter dem Einfluß spezifischen Geschlechtshormons; nur betrifft bei Crepidula die Induktion den Gesamtorganismus, bei Lymantria nur ein Partialsystem, den Flügel; das Wirkungsfeld ist in beiden Fällen außerordentlich verschieden; der induzierende Vorgang aber derselbe. Wir wissen nicht, von welcher Art die Vorgänge der Induktion selber sind; das Hormon der Keimdrüse induziert spezifische Keimbezirke, das „Hormon" der großen Crepidula induziert die kleinen Artindividuen. Larven der Bonellia, die am mütterlichen Organismus sich festsaugen, werden zu Männchen, hält man sie von der Mutter fern, so entwickeln sie sich zu Weibchen. Wir können hier nur vorerst die Tatsachen beschreiben, die alle dasselbe typische Phänomen auf derselben Reaktionsbasis durchschimmern lassen. HARMS beschreibt ebenfalls eine derartige in der freien Natur regelmäßig vorkommende Geschlechtsumkehr bei denselben Individuen von Asterina gibbosa. Der Zyklus schlägt hier bei einer Radiuslänge von 6—7 mm vom rein männlichen Zustand regelmäßig in den rein weiblichen um.

Weitere Parallelen liegen in den Transplantationsversuchen von GOETSCH 1928 bei Hydra. Pfropft man bei Hydra attenuata männliche Oberteile auf die weiblichen Unterteile oder umgekehrt, trennt dann oberhalb oder unterhalb der Vereinigungsstelle wiederum die Individuen, so beobachtet man einen

Umschlag der Geschlechtlichkeit. Diese neuen experimentell erzeugten Geschlechter bleiben bei den Tieren und bei ihren Nachkommen konstant. Die Reversibilität erhält sich mithin bei Hydra relativ lange und wird manifest bei Induktion von großen und kleineren Individualteilen. Die Geschlechtlichkeit ist bei Hydra attenuata nicht in bestimmter Richtung festgelegt, sondern nur so abgestimmt, daß das männliche oder das weibliche Element die Oberhand hat und dauernd behält. In dieser geschlechtlichen Einstellung kann aber sehr leicht eine Umstellung nach der anderen Seite hin erfolgen. Dieser Geschlechtsumschlag geschieht in der Weise, daß Zellen von Keimdrüsen ins Entoderm verlagert und dort resorbiert werden. Der Umschlag wäre demnach bedingt durch Inaktivierung von Elementen der einen Geschlechtlichkeit. Merkwürdig ist auch die Auslösung der Geschlechtsperiode überhaupt, die durch ganz geringe Abänderungen des Milieus erfolgen kann. Wahrscheinlich werden die Interstitialzellen beeinflußt, sich in Sexualzellen umzuwandeln, die damit die Geschlechtsperiode auslösen. Überaus merkwürdig, milieubedingt sind die bereits erwähnten Geschlechtsumwandlungen bei Bonellia (BALTZER 1928). Hier muß im Rüssel des Bonellia-Weibchens ein Stoff vorhanden sein, der die Ausdifferenzierung der Larven in männlicher Richtung bestimmt. BALTZER hat hier genauere Konzentrationsmessungen der wirksamen Substanz vorgenommen. Dieser vermännlichende Stoff ist wasserlöslich, alkalisch, ist aber kein Enzym oder Eiweißkörper. Vielleicht spielt die hier augenblicklich im Mittelpunkt des Interesses stehende Wasserstoffionenkonzentration eine wesentliche Rolle. Diese „Rüsselstoffe" dringen von vorn nach hinten ein, und in derselben Richtung erfolgt auch der Umschlag der in den Bereich dieser Stoffe liegenden Organe in männliche Organe. Verkürzt man experimentell diese Zeit des Rüsselparasitismus, so kann man auf diese Weise Intersexe züchten, deren Entwicklung anfänglich noch männlich weiter geht, solange eben der Rüsselstoff nachwirkt, dann aber weiblich beendet wird.

Das Wesentliche dieser Ergebnisse ist die Tatsache, daß die indifferente Larve die Potenzen für beide Geschlechter besitzt, und daß 8stündiger Rüsselparasitismus genügt, diese Larve zu einer männlichen zu gestalten.

Ähnliche milieubedingte Umstimmungen wie bei Bonellia, Hydra liegen auch beim Aal vor (ANCONA 1924). Selbst bei 13 — 24 cm langen Tieren konnten beim größten Teil noch keine Geschlechtsdifferenzierungen nachgewiesen werden. Diese endgültige Differenzierung kann auf sehr verschiedener Entwicklungsstufe eintreten, aber niemals bei weniger als 20 cm langen Individuen, wiederum ein Beweis der relativen Selbständigkeit des Zeitfaktors der Entwicklung eines organischen Systems gegenüber anderen. Auf Grund dieses sehr langen Indifferenzzustandes der Gonade (GRASSI) kann die endgültige, klare einheitliche Ausdifferenzierung des Geschlechtes in relativ später Zeit durch verschiedene neue Umweltfaktoren wesentlich verdeutlicht werden. Zur endgültigen Klärung dieser interessanten, biologisch sehr schwer analysierbaren Vorgänge bedarf es noch weiterer vergleichender Forschung.

Die Reversibilität der Puppen des Weidenspinners äußert sich in differenter Entwicklung der späteren Antennen und der Kopulationsorgane bei 30 Tage anhaltender Temperatureinwirkung von 3° (KOSMINSKY 1924). Eine derartig vorbehandelte Puppe differenziert sich entweder zu einem männlichen Imago mit Anklänge an weibliche Fühler und weiblichen Kopulationsorgan oder umgekehrt zu einem weiblichen Imago mit männlichem Fühler und Anklänge an männliche Kopulationsorgane. KOSMINSKY sagt, daß jedes Organ sein kritisches Alter hat, in dem es äußeren Einflüssen besonders zugänglich ist. In weiteren Versuchen nun bei Lymantria dispar, deren Raupen unter hohen Temperaturen von 30 — 35° und Aprikosenblatt-Diät gehalten wurden, entstanden kleinere

Imagines, von denen nur 2 Weibchen fruchtbar waren, unter deren Nachkommen mehrere gynandromorphe Männchen sich befanden. Zytologische Untersuchungen der Gonaden der Hitzeraupen ergaben in den Spermatozyten statt der gewöhnlichen 31 Chromosomen eine höhere Zahl von 46 — 58, niemals aber eine diploide Zahl. Wenn nun aber KOSMINSKY unter Einbeziehung der Untersuchungen von BRIDGE und GOLDSCHMIDT das Auftreten der Gynandromorphen auf die abnorm hohen Chromosomenzahlen zurückführt, so müssen wir vom entwicklungsmechanischen Standpunkte aus diese Auffassung der genannten Vererbungsforscher ablehnen, weil der befruchtende Spermatozyt mit dieser hohen Chromosomenzahl das Gesamtindividuum erzeugt, die Reaktion der Partialsysteme: Fühler, Flügel, Kopulationsorgane usw. aber durchaus selbständig ist und je nach der Phasengeschwindigkeit ihrer Determination eine spezifische Reaktion manifest werden läßt. „Jeder Teil für sich ist modificabel" (GOETHE), und der Inbegriff eines derartigen biologischen „Teils" kann z. B. das Histosystem im Sinne HEIDENHAIN: sein oder die „Anlage" schlechthin, deren Reaktionsmechanismus nicht von einer Zelle, nicht von einem Kern, nicht von den Chromosomen beherrscht wird. FICK 1924 geht in der Ablehnung des absoluten Chromosomenmechanismus so weit, daß er sagt, daß die verwickelten Vererbungsvorgänge sich nicht mikroskopisch erfassen lassen, weil sie von ganz anderer Größenordnung sind. Der Chromosomenmendelismus ist nach seiner Vorstellung biologisch unzulässig und bezeichnet einen Irrweg in der Erklärung der Vererbungstatsache.

Diese Gegensätze in der Auffassung zwischen GOLDSCHMIDT und FICK beruhen letzten Endes auf der tatsächlichen biologischen Gegensätzlichkeit der Determinations- und Differenzierungsvorgänge. Zukünftige Forschung wird hier in der klaren Trennung der Dynamik der nicht chromosomal gebundenen Determinationsvorgänge der Vergleichenden Entwicklungsmechanik und der Dynamik der kerngebundenen Differenzierungsvorgänge der Vererbungswissenschaft die Brücke schlagen zum Verständnis der Konstitution des Phänotypus.

Wenn sich bei den meisten Tieren und Pflanzen 2 x - Chromosomen im weiblichen und 1 x - Chromosom im männlichen Geschlecht vorfinden, wenn also trotz chromosomal angelegter männlicher oder weiblicher Geschlechtsrichtung bei unveränderter genetischer Beschaffenheit die Entwicklung von einem ganz bestimmten Drehpunkt ab trotzdem in geschlechtlich anderer Richtung weiter verläuft, so beweist diese Tatsache die Bedeutung eines von außerhalb her einsetzenden Induktionsvorgangs auf reversible Potenzen im Sinne der früher entwickelten Ergebnisse der Vergleichenden Entwicklungsmechanik. GOLDSCHMIDT verlegt diesen Induktionsfaktor auch tatsächlich außerhalb des Geschlechtsgens in andere „Gene" F. M., von deren Quantität die Umstimmung abhängen soll. Entwicklungsmechanisch braucht nun diese induktiv bedingte Umstimmung garnicht an eine bestimmte Quantität von F und M geknüpft zu sein, wenn nur die Determinationsphase männlich oder die Determinationsphase weiblich sich noch in der reversiblen Phase befindet; ist sie irreversibel, dann würde nach den Ergebnissen der Vergleichenden Entwicklungsmechanik der Gliedmaßenforschungen selbst die stärkste Quantität nicht den geringsten umstimmenden Einfluß besitzen.

Um die Zahl der Beispiele bei Wirbellosen noch mit einem letzten abzuschließen, so sei kurz die Beobachtung von GERVALD 1925 über Halbseitenzwitter bei Colias Eurytheme var. alba erwähnt. Allgemein sind die Gynandromorphen unter den Pieridae selten. Das vorliegende Exemplar hatte auf der linken Seite männliche Flügel, Hoden und äußere Genitalien; das rechte Auge und die rechte Hälfte des Abdomens war Weibchenähnlich, obgleich hier ein

Ovarium fehlte. Der rechte Vorderflügel zeigte eine sonderbare Mischung mit männlicher Koloratur, die über die weibliche sich hinübergelagert hatte, die Hauptpartie war weibchenähnlich, ein Mosaik von weißem weiblichen Grundton kombiniert mit männlichem orangefarbenen. Wiederum ist auch bei dieser Schmetterlingsart die Geschwindigkeit der Differenzierung des einen Geschlechtes der des anderen voraus; die ersten Raupen von Colias sind männlich, somit erreicht auch die männliche Differenzierung schneller ihren Endgrad, die weibliche erstreckt sich über längere Zeit hin und ist extensiver in der Fläche. Treffen Zonen beider Wuchsintensitäten zusammen, so erscheinen Überschneidungen, die hier am Flügel sichtbar werden und infolge größerer dimensionaler Ausdehnung des weiblichen Anteils die Randpartien des intersexuellen Flügels mit rein weiblichem Kolorit versehen. *Wiederum beweist die Erscheinung der Halbzwittrigkeit die Selbständigkeit die Partialsysteme in idiokinetischer Reaktionsbereitschaft.*

Wir betrachten weiter die systematischen Reihen der Amphibien, Vögel, und der Säuger, um an wenigen Beispielen dasselbe Wirken desselben Faktors aufzuzeigen.

Der experimentellen Forschung über das Problem der kritischen Phase der Determination der Geschlechtsorgane sind ganz besonders die formenreichen Gruppen der Amphibien zugänglich, und wir können von diesen Organismen wesentliche Aufschlüsse im allgemeinen und im speziellen zur Genese des Genitalsystems erwarten. Es wären hier vorerst die Untersuchungen von K. PONSE zu erwähnen: Es ist bis jetzt bei 11 Krötenarten ein BIDDERsches Organ nachgewiesen. Dieses Organ entwickelt sich sehr frühzeitig zu einer Zeit, wo die wahre Keimdrüse kaum angelegt ist und erscheint als Ergebnis einer ersten Differenzierung der Vorderpartie des Genitaltraktes der in beiden Geschlechtern nach der weiblichen Seite hinneigt. So ist auch die Keimdrüse der Frösche chronologisch zuerst weiblich, während bei den Kröten nur der erwähnte vordere Abschnitt des Genitaltraktes betroffen ist. Normaliter bleibt das BIDDERsche Organ rudimentär, doch kann es unter bestimmten Bedingungen eine Entwicklung in ovarieller Richtung hinnehmen Man kann es daher als rudimentäre Progonade auffassen, die sich zur Metagonade verhält, wie das Pronephros zur bleibenden Niere. KITTY PONSE ist nun das außerordentlich interessante Experiment geglückt, bei männlichen kastrierten Tieren nach 2 Jahren eine mehr oder weniger vollständige Umwandlung des BIDDERschen Organs in ein Ovarium mit Hypertrophie der MÜLLERschen Gänge zu erzielen. Wir müssen annehmen, daß sich das BIDDERsche Organ durchaus in einer reversiblen Phase der Determination befindet, daß nur die Hormone des Hodens seine Ausdifferenzierung nach der weiblichen Seite hin unterdrücken, daß aber sofort mit der Entfernung des Hodens die Reaktion der Progonade in eine ausdifferenzierte weibliche Gonade, Ovarium, umschlägt. HARMS zeigte 1923, daß bei Bufo vulgaris, einer Amphibie, die zeitlebens ein BIDDERsches Organ besitzt, besondere Einflüsse auf die Lebensverrichtungen nicht nachweisbar sind. Diese Einflüsse werden de norma bei anderen Anuren wohl von den Ovarien ausgehen. Das BIDDERsche Organ ist auch nicht imstande, Kastrationserscheinungen zu unterdrücken, wenn die Ovarien herausgenommen werden, obgleich es sich dann in Richtung auf ein Ovar nicht umdifferenziert. Es gelang nach Herausnahme der Hoden durch nährstoffreiche Fütterung das BIDDERsche Organ völlig in ein Ovar umzustimmen. Die eindeutige sexuelle Differenzierung gelang also hier nach Beseitigung des Hodens, dessen Hormon eine Entwicklungshemmung für das BIDDERsche Organ in weiblicher Richtung hin bedeutet. *Ein Hormon ist also hier kein anregender (ὁρμάω ich rege an) Faktor, sondern gerade im Gegenteil ein die Differenzierung in bestimmter Richtung hemmender*

Faktor. Wir dürfen diese Spätwirkungen wiederum nicht verwechseln mit der Eigendetermination der Anlage. Die Determination zum Ovar muß im BIDDERschen Organ längst irreversibel gegeben sein; wenn aber eine wirkliche Differenzierung zu dieser Keimdrüse nicht erfolgt, so liegt die Ursache in der die Ausdifferenzierung hemmenden Wirkung eines Hodenhormons.

Beim Ochsenfrosch, Rana Catesbeiana (SWINGLE 1925) können sogar in ein und demselben Tümpel 2 Rassengruppen unterschieden werden; bei der einen setzt die geschlechtliche Differenzierung außerordentlich frühzeitig ein, bei der anderen ist das Geschlecht oft nach Jahren erst an der Larvengonade feststellbar. Diese Beobachtung spricht zugleich für eine selbständige onto-genetische Heterochronie des ganzen Keimdrüsenkomplexes innerhalb ein und derselben Art. Auch bei Rana esculenta konnte RICHARD HERTWIG 1925 2 ganz ähnliche Rassen unterscheiden. Bei der einen differenzieren sich die Geschlechtsorgane so frühzeitig, daß Larven mit eben angelegten Hinterbeinen bereits Hoden und Ovarien besitzen, bei anderen wiederum kann selbst nach $1^1/_2$ Jahren trotz vollständiger Metamorphose das Geschlecht noch nicht bestimmt werden.

In Erweiterung der Abwehrfront gegen den absoluten Chromosomenmechanismus seien nun weiter wesentliche Beobachtungen von WITSCHI 1925 erwähnt, die zugleich auch auf diejenigen von K. PONSE zurückgehen: in Hodenstückchen, die bei Rana autoplastisch oder homoplastisch wiederum auf Männchen über-tragen wurden, entstanden neben zahlreichen Spermatogonien auch Eizellen. Diese Ovogenese erreicht ihren Höhepunkt nach 8 — 12 Monaten. Wir schließen uns hier der Auffassung von WITSCHI durchaus an, *daß nicht die germinale sondern die somatische Komponente der Keimdrüse den primären entwicklungs-physiologischen Faktor darstellt und betonen, daß die Chromosomen vor und nach der Geschlechtsumkehr in typischer Zahl und Form vorhanden sind.* Wir geben hier zugleich die Erklärungen von WITSCHI wieder: „Nicht die Erschöpfung von genotypisch in ihrer Quantität bedingten weiblichen Hormonen und nicht das Überschneiden der Kurve der männlichen Hormonproduktion veranlaßt die Geschlechtsumkehr, vielmehr hat sich bei stets gleichbleibender geno-typischer Bedingung die Lebenslage der Genitalregion unvorteilhaft verändert und dadurch den Geschlechtswechsel ausgelöst". Mit dieser Einstellung tritt der lokalisierte prospektive Differenzierungsfaktor in den Vordergrund bio-logischer Gestaltung, und das Hormon wirkt hier weniger direkt auslösend als vielmehr fördernd oder hemmend für eine vorhandene Entwicklungstendenz. Diese lokalen Entwicklungsrichtungen zeigen sich z. B. auch nach doppelseitiger Kastration bei Triton cristatus (DU BOIS, DE BEAUMONT 1927). Im regenerierten Hoden fanden diese Autoren lokal eine Ovogenese. CHAMPY 1922 beobachtete bei einigen Weibchen von Triton alpestris nach der Eiablage rein männliche Merkmale wie Zunahme der schwarzen Punkte auf den Flanken und Ausbildung eines niedrigen Kammes von 1 mm Höhe. Diese Erscheinung bildete sich nach 15 — 18 Tagen wieder zurück. Die großen Ovozyten, die zu diesen Zeiten der Umschlagsreaktion im Ovar fehlten, sollten die Ursache dieser Erscheinung sein. Auch hier würde demnach eine bestimmte lokale Entwicklungstendenz der Haut zum Vorschein gelangen können, wenn bestimmte hemmende Faktoren fehlen.

„Die Reaktionsbreite auf Außenfaktoren liegt innerhalb eines zeitlich ver-schieden großen Aktionsradius" (BRANDT 1927). Primäre und sekundäre Geschlechtsmerkmale werden daher auch nur insoweit in hormonale Korrelation treten können, als das Erfolgsorgan noch einen genügend großen Aktionsradius besitzt, um überhaupt ansprechen zu können.

Bezüglich dieser Fragen liegen ausgedehnte Beobachtungen und Experimente bei Vögeln und Säugern vor. Nur weniges Instruktives sei herausgegriffen, genauere Einzelheiten finden sich im Handbuch der normalen und pathologischen Physiologie 1926 in den Abhandlungen von KNUD SAND. LIPSCHÜTZ zeigte, daß unter 17 Meerschweinchenmännchen, denen bis zu 2 Ovarien intraperitoneal eingepflanzt waren, und die Hodenmenge stark verringert wurde, 16 eine maximale Entwicklung weiblicher Charaktere nach kurzer Latenzzeit aufwiesen. Erhalten blieben aber häufig die akzessorischen Penischaraktere, so daß nach Ansicht von LIPSCHÜTZ und VOSS die endokrine Funktion eines Hodenfragmentes sich selbst in Gegenwart zweier volltätiger Ovarien durchsetzt. Wir fügen hier hinzu, daß bezüglich der akzessorischen Penischaraktere überhaupt jeglicher hormonale Einfluß bei den betreffenden Individuen unwirksam sein kann, wenn diese Gewebekomplexe bereits ausdifferenziert sind oder zu einer Zeit der möglichen Reaktionsbereitschaft die spezifischen Hormone das Erfolgsorgan nicht erreichen können. Immer werden bei all diesen Versuchen die zahlreichen „Ausnahmen" und „Abweichungen" von der Regel berücksichtigt werden müssen. Das Alter der Versuchstiere, die Geschlechtlichkeit des Somas an sich, die Einmaligkeit sämtlicher Reaktionsbedingungen, die Korrelationen spielen eine wesentliche Rolle für die Zeitläufe der Manifestationen. So beträgt die Latenzzeit bis zum Manifestwerden eines weiblichen hormonalen Effektes nach intraperitonealer Transplantation von Ovarialsubstanz in kastrierte Meerschweinchenmännchen beim sehr jungen Tier von 100 g Gewicht etwa 6 Wochen, beim älteren Kastrat von 250 g 2 bis 3 Wochen. Aber auch bei intakten Hoden nach ovarieller Transplantation spielt sich der Reaktionsmechanismus innerhalb weiter Zeitintervalle von 2—35 Wochen ab. Korrelativ ist das Geschlecht des Somas kastrierter Meerschweinchen wiederum von Einfluß auf die weitere Ausdifferenzierung ovarieller Transplantate selber. Im männlichen Kastrat bilden sich niemals Corpora lutea, die persistierenden reifen Follikel erzeugen hier eine Dauerbrunst, während andererseits im weiblichen Kastrat gelbe Körper gebildet werden mit rhythmischer Auslösung der Brunsterscheinung. Die experimentellen Zwitter von PÉZARD, SAND und CARIDROIT beim Haushuhn zeigen wiederum die lokale Begrenzung hormonaler Einwirkung: Eine fast total kastrierte Leghorngoldhenne erhielt ein Hodenfragment eines Hahnes gleichen Alters und gleicher Brut. Die Autopsie nach 2 Jahren ergab 2 Organe entgegengesetzten Geschlechtes: Ein Ovar mit reifen Eiern und einen Hoden mit mehreren Kanälchen in voller Spermiogenese. Phänotypisch besaß das Tier einen kräftigen Kamm und Hennengefieder. Die beiden Partialsysteme des Ektoderms hatten also ihren eigenen Reaktionsradius. Die Frage nach dem gegenseitigen Massenwirkungsverhältnis, d. h. der Beziehung der Hormonmenge zur Größe des Wirkungsausschlages auf das Erfolgsorgan wird von PÉZARD 1922 im Sinne eines „alles oder nichts-Gesetz" beantwortet. Von einer bestimmten Grenze an muß ja die morphogenetische Wirkung gleich Null sein, wird dann experimentell eine minimale Menge Keimdrüsengewebe verabreicht, so genügt diese winzige Menge, um sofort die sekundären Geschlechtsmerkmale zur vollen Entfaltung zu bringen. Es würde also Schwellenwert und Maximalwert zusammenfallen. Da jedes Erfolgsorgan, jeder morphologische Charakter immerhin seinen eigenen Aktionsradius bestimmten Ausmaßes besitzt, so muß das wirksame hormonale Minimum jeweils für die einzelnen Charaktere einen bestimmten abgemessenen Schwellenwert besitzen.

Von allgemeiner biologischer Bedeutung sind weiter folgende Bedingungen PÉZARDS (1926): Die Kastration zeigt, daß Gefieder und Sporn ganz unabhängig vom Hoden auch nach der Kastration sich differenzieren, daß sie somit keine wirklichen männlichen Geschlechtsmerkmale darstellen. Die eigentlichen männlichen Geschlechtsmerkmale sind Kamm, Sexual- und Kampfinstinkte und die

Krähstimme. $^1/_{50}$ der normalen Hodenmenge genügt, um bei einem Kapaun alle männlichen Eigenschaften wieder erscheinen zu lassen. Die Eigenheit eines Hormons, unter bestimmten Umständen gar nicht als anregender, sondern als hemmender Faktor zu wirken, wird auch bei Experimenten am Vogelkörper ersichtlich. Da nämlich bei Vogelweibchen mit zerstörten Ovarien männliches Gefieder auftritt, so muß diese Differenzierungsentfaltung potentiell latent zwar vorhanden sein, de norma aber vom Eierstockhormon unterdrückt werden. Derartig kastrierte Hühner bekommen demnach auch Sporne und spezifisches Hahnengefieder. Eine maskulinisierte Henne ist in allen Merkmalen ein Hahn mit Kamm, Gefieder, Sporn, Stimme und Instinkten, der feminisierte Hahn stellt das Sporenwachstum ein, bekommt niedrigen Kamm und weibliches Gefieder. Wenn bei manchen Rassen wie den Sebright (PÉZARD und CARIDROIT 1927) ein deutlicher Geschlechtsdimorphismus nicht vorhanden ist, so darf aus dessen Fehlen nicht etwa auf die Bedeutungslosigkeit der Geschlechtshormone geschlossen werden, bei diesen Rassen ist eben die neutrale Speziesform gleich weit von beiden Geschlechtern verschieden. Der Reaktionsradius des Gefieders als Erfolgsorgan konnte weiter in folgenden Experimenten von PÉZARD (1928) klargestellt werden: Einem Dorkinghahn wurde unter die Haut ein Ovarium vom Dorkinghuhn implantiert, nach Entfiederung am Rücken entstand · hier ein weibliches Gefieder. Das Tier vermännlichte nach der Mauser wieder infolge Resorption des implantierten Ovars und erhielt im folgenden Jahr einen Hoden von einem Sebrighthahn implantiert, der hennenfiedrig war. Nach nochmaliger Rupfung entstand an der betreffenden Stelle eine neue Verweiblichung, die aber diesmal einförmig grau war. „Deux conditions féminisantes succesives ont provoqué la formation de deux plumages, fémelles quant aux sexe mais différents quant à la race".

Weitere Versuche von PÉZARD, SAND und CARIDROIT (1926) gestatten, den Radius der Differenzierungsmöglichkeiten an den Umschlagsreaktionen des Gefieders direkt abzulesen und hier auch Schwellenwerte für Rassenmerkmale festzulegen: Kreuzt man Faverollesmännchen mit Goldleghornweibchen, so reihen sich bei den Bastarden der ovarektomierten Hennen folgende Befiederungstypen an. Zuerst Befiederungsart der Faverollemännchen, dann eine braune Befiederung, welche der der Leghornrasse gleicht, endlich nach Regeneration des Eierstocksgewebes wiederum Gefieder der Faverolleweibchen. Diese Reihenfolge Faverollemännchen, Leghorn, Faverolleweibchen tritt in derselben analogen Weise ein bei Kreuzung von Silberdorkingmännchen mit Goldleghornweibchen: Dorkingmännchen, Leghorn, Dorkingweibchen.

In weiteren Versuchen beschreiben die genannten Autoren die völlig identische äquipotentielle „Neutralform" kastrierter Individuen beider Geschlechter, auf welcher sich auf Grund eines noch nicht genügend geklärten Chemismus der definitive Organismus aufbauen soll. Diese „spezifische Form S" (Neutralform) soll lediglich einen genetischen Begriff darstellen, der vom Funktionskomplex der Keimdrüsen völlig abstrahiert werden soll. Ein Parallelbegriff dieser „spezifischen Form" ist die „asexuelle Embryonalform" mancher Autoren. Hier sei eingeschaltet, daß vom entwickelungsmechanischen Standpunkte Reversibilität nur im frühesten Jugendstadium von Zellen, Geweben, Anlagen vorhanden sein kann. Die Reaktionserscheinungen ausgewachsener Tiere zeigen nun aber, daß die evolutiven Prozesse immer wieder von neuem einsetzen. Folglich wird in diesem ständigen biologischen Rhythmus des Verjüngens und Alterns ein induktiver Einfluß auf prämitotische Zellen stattfinden können, der prospektive Potenzen aktiviert.

Partialreaktionen erwähnen PÉZARD und CARIDROIT weiter bei einer Fasanenhenne mit teilweise maskulinisiertem Gefieder bei reduziertem Ovar; weiter

bei einer Henne mit rein weiblichem Gefieder aber mit Sporen und einem in
Rückbildung begriffenem Kamme. Daß die hormonale Einwirkung gerade auf
die allerjüngsten im Entstehen begriffenen Zellen sich auswirkt, die überhaupt
ansprechen können, erhellen weitere Versuche der genannten französischen
Untersucher: Ein Huhn F aus Leghorngold- mal Dorkingkreuzung wird im
Alter von einem halben Jahr kastriert und erhält als Implantat ein Leghorn-
ovar. Nach künstlicher teilweiser Entfiederung auf der linken Seite tritt im Verlaufe eines Monats reine Feminisierung des neu nachwachsenden Gefieders ein
und nach der Mauser, einer biologischen Etappe, die das Gesamtfederkleid das
wesentliche früheste embryonale Entwicklungsstadium nochmals durchlaufen
läßt, erfolgt totale weibliche Umstimmung des Gefieders. Die Ansprechbarkeit
der einzelnen Determinationsphasen ist der feinste Titer auf die Qualität der
Sexualhormone. Bei einem halbjährigen Huhn bildete sich nach fast völliger
Entfernung der Ovarien ein im wesentlichen männliches Gefieder aus; nach einem
Jahr hatte sich der Ovarrest soweit vergrößert, daß jetzt wieder weibliche Federn
auswuchsen, zugleich aber auch eine Anzahl transversal und longitudinal gynan-
dromorpher Federn. Die Reaktionen laufen hier also phasengemäß wie im entwicklungsmechanischen Experiment an transplantierten Gliedmaßen, und wir
können sagen, daß der Zeitpunkt, an welchem auf Grund der Regeneration der
Ovarien das spezifische Hormon gerade eben wieder im Blut zirkuliert, in den
reversiblen Federkeimzellen die Qualität der späteren Differenzierung induziert.
Pézard, Sand und Caridroit sprechen hier von einer Schwellentheorie und
meinen, daß überschwellige Hormonmengen weibliche, unterschwellige männliche
Charaktere erzeugen. Diese Auffassung ist durch wiederholte Beobachtungen
gestützt: Kastrierte Hähne verändern ihr Gefieder nicht, dagegen erscheint bei
ovarektomierten Hennen nach der nächsten Mauser das Gefieder in der männlichen Form wieder. Erst nach erneuter Implantation eines Ovars schlägt die
Reaktion wieder zur ursprünglichen weiblichen um. Würde das männliche
Gefieder sich ohne Einwirkung von Hodenhormon entwickeln können, so
könnten wir diese biologische Reaktion nur als Endogendetermination auffassen.
Zawadowsky hat 1926 dies vorliegende Problem in Angriff genommen und
hinsichtlich der Bedeutung der Erfolgsorgane für die manifeste hormonale
Reaktion eine ungewöhnliche Verteilung der x-Chromosomen bei den frühesten
Entwicklungsstadien angenommen. Diese Annahme, die wiederum dem Chromosomenmechanismus das auslösende Moment zuteilt, bedarf aber genauer vergleichend biologischer Grundlage.

Eine weitere Vertiefung des vorliegenden Problems brachten folgende Untersuchungen von Zawadowsky (1926): Das männliche Gefieder tritt sowohl bei
kastrierten Männchen als auch bei kastrierten Weibchen auf, andererseits aber
bekommen kastrierte Männchen, denen ein Ovar implantiert wurde, weibliches
Gefieder. Der Eierstock muß daher Hormone abgeben, welche die normalen zur
Bildung des männlichen Gefieders führenden Prozesse verändern, so daß ein
weibliches erscheint. In der Jugend ähnelt das Gefieder beider Geschlechter
dem weiblichen. Hier könnte vielleicht angenommen werden, daß dieses Hormon
vom weiblichen Typ sowohl vom jugendlichen Hoden als auch vom jugendlichen
Eierstock ausgeschieden wird. Nach dieser Annahme müßte nach der Kastration
jugendlicher Tiere das Gefieder männlichen Typ zeigen. Da nun aber trotz frühzeitiger Kastration bei jungen Tieren kein männliches Gefieder erzielt wird,
sondern immer das dem weiblichen Phänotyp ähnliche charakteristische Jugend-
kleid, so muß dieses jugendliche Gefieder in seiner Prägung von jeglichem Keim-
drüsenhormon unabhängig bleiben.

Weitere sehr wesentliche Ergebnisse Zawadowskys (1927) sind folgende:
Nach Fortnahme des linken Eierstockes bei der Henne wandelt sich der normaliter

unentwickelte rechte Eierstock in ein hodenähnliches Organ um. Man findet Samenkanälchen mit beginnender Spermiogenese. In der äußeren Erscheinung wird nun ein solches Tier bezüglich des Kammes, der Bartlappen, der Stimme und des Verhaltens männlich, das Gefieder aber bekommt den Hennentyp. Man kann daher wohl von einer „bisexuellen Potentialität der rechten Keimdrüse der Henne" sprechen. Eigenartig ist weiter, daß wenn einer kastrierten Henne autoplastisch das linke Ovar an anderer Stelle wieder eingepflanzt wird, dieses Implantat den Charakter des hodenähnlichen rechten Eierstockes annimmt. ZAWADOWSKY meint auch, daß die Unterentwicklung des rechten Eierstocks bedingt ist von einer hormonalen Hemmung des spezifisch ausgebildeten linken. Weitere Beobachtungen zeigten, daß volltätiges Ovar und Hoden gleichzeitig im selben Individuum bestehen können. Beim Studium der Arbeiten von ZAWADOWSKY gewinnt man immer mehr den Eindruck der außerordentlichen Kompliziertheit und Vielseitigkeit der hormonalen Dynamik. Die Erfolgsorgane scheinen in ganz verschiedener Weise anzusprechen, wie dies auch PÉZARD angibt. *Manche sekundären Geschlechtsmerkmale sind bei beiden Geschlechtern potential gegenwärtig, ohne daß sie zu ihrer Ausdifferenzierung. ein spezifisches Hormon brauchen. Bei mancher Eigenschaft wiederum ist dauernder Einfluß des Hormons notwendig, um die Differenzierung auf der spezifischen Höhe zu halten, andere wiederum brauchen nur einen Anstoß und können sich dann auch ohne Weiterwirkung des Hormons zu Ende entwickeln.* Das „Alles-oder-nichts-Gesetz" PÉZARDS scheint auch nur für bestimmte Merkmale zu gelten, bei anderen besteht ein direkter quantitativer Zusammenhang zwischen Hormonmenge und ausgelöstem Entwicklungsgrad. Auf diese Weise gelingt die Aufstellung einer Tabelle, die von den leichter ansprechbaren Geweben zu den schwer reizbaren hinüberführt: 1. Gewebe, welche das Pigment der Brustfedern bedingen. 2. Gewebe, welche das Gewebe der Schwanzfedern bedingen. 3. solche, welche die Form der Bürzelfedern, 4. solche, welche die Form der Steuerfedern bedingen. 5. Gewebe, die Sporen entwickeln. 6. die den Kamm, 7. die den Geschlechtsinstinkt, 8. die den Brutinstinkt beherrschen. Es ist bedeutsam, daß diese genannten Merkmale in der genannten Reihenfolge auftreten, wenn nach Kastration plötzlich wieder hormonale Wirkung experimentell einsetzt. *Diese stufenweise Differenzierung des Somas ist wiederum ein Beweis für den Zeitfaktor der Eigenentwicklung der einzelnen Anlagen.* Berücksichtigt werden muß also der eigene Reaktionsradius des Gewebes, die zeitlich spezifische Reaktionsbreite, die Größe des ansprechbaren Erfolgsorgans, die Dauer der Einwirkung des Hormons, Menge des Hormons, Zusammensetzung des Hormons aus verschiedenen Komponenten, das Alter der reagierenden Gewebe.

Das wesentliche Ergebnis der letzt erwähnten Experimente ist der durchaus verschiedene Reaktionsradius der Gewebe bei Hähnen und Hennen; die verschiedene Reaktionsbreite der einzelnen Erfolgsorgane auf ein und dasselbe Hormon. *Diese verschiedene Differenzierungspotenz der einzelnen Merkmale und ihre verschiedene Ansprechbarkeit hat ihr entwicklungsmechanisches Spiegelbild in der Eigendetermination der Einzelanlage, die in ihrer verschiedenen Ansprechbarkeit auf Induktionsreize zum Ausdruck kommt.* Die asexuelle Form, die „spezifische Form S", würde also einen autonomen Komplex darstellen, bei dessen Weiterentwicklung zwei verschieden qualifizierte Hormone phasengemäße Reaktion auslösen. Bedeutsam ist, daß wir eine autonome Geschlechtsumkehr beim Hahn im Vergleich zur Henne nicht kennen (KUHN 1927), daß weiter bezüglich der Partialsysteme der Kamm und die Kehllappen sich unter dem Einfluß des männlichen Hormons nach der männlichen, unter dem Einfluß des weiblichen Hormons nach der weiblichen Seite ausdifferenzieren, daß aber das Gefieder vom männlichen Hormon zum Unterschied vom weiblichen nicht direkt beeinflußt wird. Die Größe mancher Skeletteile endlich wandelt sich nach einmaliger

Ausbildung bei einem veränderten Hormoneinfluß nicht mehr um. Rassengemäß ist der Geschlechtsdimorphismus bei einfarbigen Zuchtrassen und bei Rassen mit besonderer Federzeichnung wie Hamburger Gold- und Silberlack, Wyandotten, Plymouth Rocks sehr wenig ausgesprochen, während andererseits alle der Wildform nahestehenden Rassen z. B. braune Italiener, Faverolles, Brahmas in beiden Geschlechtern stark differieren.

All diese angedeuteten Ergebnisse stellen Beiträge zu einem wesentlichen biologischen Problem dar, zu dessen Klärung in Zukunft noch manche Untersuchung notwendig wird; die Faktoren, die hier in den aufgeworfenen Fragenkomplex eingreifen, sind zur Zeit nur teilweise übersehbar, so daß ein abschließendes Urteil nur mit Vorbehalt gefällt werden kann. Daß aber der Zeitfaktor der Determination in erster Linie überhaupt jegliche spätere Manifestation ermöglicht, diese Tatsache sollte doch bei all diesen Forschungen berücksichtigt werden. Experimente, welche diesem Gesichtspunkt unterstellt werden, bringen sichere eindeutige Ergebnisse. Möge auch hier einmal in Form entwicklungsmechanischer Experimente durch Transplantation und Beobachtung des Blastems einwandfrei der Phasencharakter der Determination ermittelt werden.

Die Vielseitigkeit des Problems erhellt auch aus der Tatsache, daß die Verwirklichung der Pigmentierung des Gefieders bei Hühnerbastarden und im Jugend- und Altersstadium der Feder auf verschiedene Weise vor sich geht. Der Umschlag in der Pigmentierung kann nämlich für jeden Follikel an eine bestimmte Stelle der Federindividualität gebunden sein oder kann ganz unabhängig vom Bildungsabschnitt der Feder als reiner Ausdruck eines bestimmten Zeitfaktors auftreten (KUHN 1928). Tritt bei einer „Ausnahmefeder", d. h. einer Feder von besonderem Färbungstyp, die zwischen der Durchschnittspigmentierung des ganzen Körpers sitzt und die an Stelle einer ausgerupften nachwächst, die Pigmentierung an einer anderen Stelle auf, als an der Stelle, an welcher die vorherige Feder sie besaß, so ist der Umschlag unabhängig von der Federindividualität; trägt aber die nachwachsende Feder den Farbenumschlag genau an derselben Stelle, so ist der Umschlag an die Federindividualität gebunden. Es zeigte sich nun, daß im Gefieder von Bastardhähnen der Umschlag der Pigmentierung an die Federindividualität gebunden ist und immer nur einen ganz bestimmten Pigmentierungstyp darstellt. Im Gegensatz hierzu steht der Übergang von der Bildung eines Jugendgefieders zur Bildung des Altersgefieders. Normaliter erfolgt hier bei der Mauser auf die Bildung einer Jugendfeder die erste Altersfeder. Hierbei ist der Umschlag der Pigmentation nicht sichtbar. Nach experimentellem Rupfen entstehen jedoch hintereinander mehrere Federgenerationen, die alle noch den Umschlag zur Pigmentation der Jugendfeder erkennen lassen, bis schließlich der Umschlag zur Alterspigmentation nach der 2. bis 5. Federgeneration erfolgt. Dieser erfolgt immer nur zu einer ganz bestimmten Zeit, tritt daher bei nachwachsender Feder an ganz beliebiger Stelle auf.

Dieses Experiment hat die beiden wesentlichen biologischen Vorgänge der Eigendetermination (Pigmentierung einer Ausnahmefeder) und der hormonal auslösbaren Induktion (Alters- und Jugendpigmentierung) voneinander trennen können.

Es ist wiederum ein Verdienst von KUHN, die Erscheinungsformen des dimorphen Gefieders in Größe, Gestalt und Pigmentation nicht ohne weiteres in direkte kausale Beziehungen zu den Gonaden gesetzt zu haben. Gewiß sprechen die erwähnten Versuche für Aktivierung von Potenzen im Organismus nach Einverleibung spezifischer Drüsengewebe. Der Weg aber, den die Reaktion einschlägt, ehe sie zum Erfolgsorgan gelangt, ist völlig in Dunkel gehüllt. Diese Frage der Endokrinologie knüpft übrigens an die analoge Frage der Entwicklungsmechanik an, wie nämlich die Induktion einer embryonalen Anlage auf ein reversibles

Zellmaterial vor sich geht. Merkwürdig ist, daß Schilddrüsenhormon eine Mauserreaktion bei Hähnen und Hühnern hervorruft und bei den neuwachsenden Federn der Hähne eine Verschiebung nach der weiblichen Seite einleitet, während das weibliche Gefieder diesbezüglicher Hennen gar nicht verändert wird. Es kombinieren sich somit zwei Tatsachen: Ovarhormon und Schilddrüsenhormon können typisches weibliches Gefieder erzeugen; dem Hodenhormon kommt kein entscheidender Einfluß zu (KUHN 1928). Wir verweisen an dieser Stelle nochmals auf die bereits früher erwähnten Untersuchungen von GIACOMINI. Bei dem artlich, rassial und individuell aufs feinste abgestuften Schwellenwerten sämtlicher auslösender Hormone des Endokrinons ergibt sich a priori, daß es normale Rassenformen geben wird, bei denen gewisse Erscheinungen, die bei anderen im Experiment erst hervorgerufen werden, dauernd vorhanden sind. Es sei in dieser Hinsicht die Hühnerrasse der Sebrights erwähnt, eine Rasse, bei welcher die Hähne hennenfedrig sind. ROXAS gibt an, daß nach Kastration der Sebrighthähne das Gefieder sich vermännlicht und den Charakter von männlichem Kapaungefieder annimmt. MORGAN schloß aus diesem merkwürdigen aber eindeutigen Ergebnis, daß in dem Sebrighthuhn dieselben Lutealzellen vorhanden sind, wie bei anderen Rassen in den Eierstöcken. Transplantationen von Sebrighthoden auf Leghornkapaun machen aber deren Hahnenfedrigkeit nicht rückgängig. Dieser Reaktionsmechanismus sei hier angedeutet zur Anregung von klärenden histogenetischen Untersuchungen der Epidermis und der Federkeime der Sebrightrasse als dem biologischen Erfolgsorgan.

Eine sehr zurückhaltende Einstellung der Bedeutung der hormonalen Wirkung transplantierter Keimdrüsen gegenüber nimmt WILLIER (1928) ein: Verpflanzt wurden bei insgesamt 942 Embryonen teils Gonaden, teils ganz andersartige Gewebe wie Schilddrüse, Thymus, Hypophyse, Leber, Milz, Muskel und Niere; eine bestimmte Anzahl von Embryonen endlich wurde scheinoperiert. Bebrütet wurden die Tiere 16—19 Tage lang. Es fanden sich typische und atypische Genitalsysteme bei allen obenerwähnten Operationsformen. Bei den typisch weiblichen Tieren war der rechte Eileiter verschwunden mit Ausnahme eines stummelähnlichen Endes an der Kloake, bei den atypischen weiblichen Individuen war der rechte Eileiter erhalten, das rechte Ovar war immer da. Bei den typisch männlichen Tieren fehlten die Eileiter, während diese bei den atypischen Männchen bestehen blieben. Die atypischen Veränderungen des Geschlechtsapparates waren demnach völlig unabhängig von Hormoneinwirkungen der Transplantate; denn sie fanden sich sowohl bei Vorhandensein wie beim Fehlen verpflanzter Keimdrüsen. Dagegen scheint niedrige Temperatur, die ja im allgemeinen auf alle Entwicklungsprozesse verlangsamend wirkt, die Rückbildung beider MÜLLERschen Gänge beim Männchen zu hemmen und des rechten MÜLLERschen Ganges beim Weibchen. Setzt man am 8. Bebrütungstage, der Zeit, zu welcher die Rückbildung beginnt, die Eier kalter Temperatur aus, so entstehen zahlreiche Embryonen mit atypischen Eileitern. Interessant ist auch das entgegengesetzte Experiment: Werden noch undifferenzierte in die Allantois implantierte Anlagen der Geschlechtsorgane von Hühnerembryonen vom Wirtshormon beeinflußt? CORINALDESI (1927) zeigte, daß sich in derartigen Fällen die Urkeimzellen ihrer Potenz gemäß entwickeln entweder in Oogonien oder in Spermatogonien auch bei entgegengesetzt geschlechtlichem Wirt. Die geschlechtliche Ausdifferenzierung transplantierter noch undifferenzierter Keimdrüsen ist demnach unabhängig von irgendeinem Hormoneinfluß. Diese selbständige Entwicklungspotenz betrifft auch das rechte Ovar, das sich im Transplantat in derselben Weise wie de norma zurückbildet.

Zum Schluß unserer Betrachtung über die Endokrinologie der sekundären Geschlechtscharaktere noch einige wesentliche Ergebnisse von DOMM (1924/27/29).

Das Vorhandensein bestimmter Männlichkeitspotenzen bei braunen Leghorn-
hennen wird durch Ovarektomie erwiesen; denn dann werden diese bisher
latenten Entwicklungsmöglichkeiten manifest. Nach vollständiger Ovariektomie
entwickelt sich die rechte Gonade, die für gewöhnlich sehr klein ist, zu einem
Organ von hodenähnlicher Form und Struktur, hierbei kann auch zugleich links

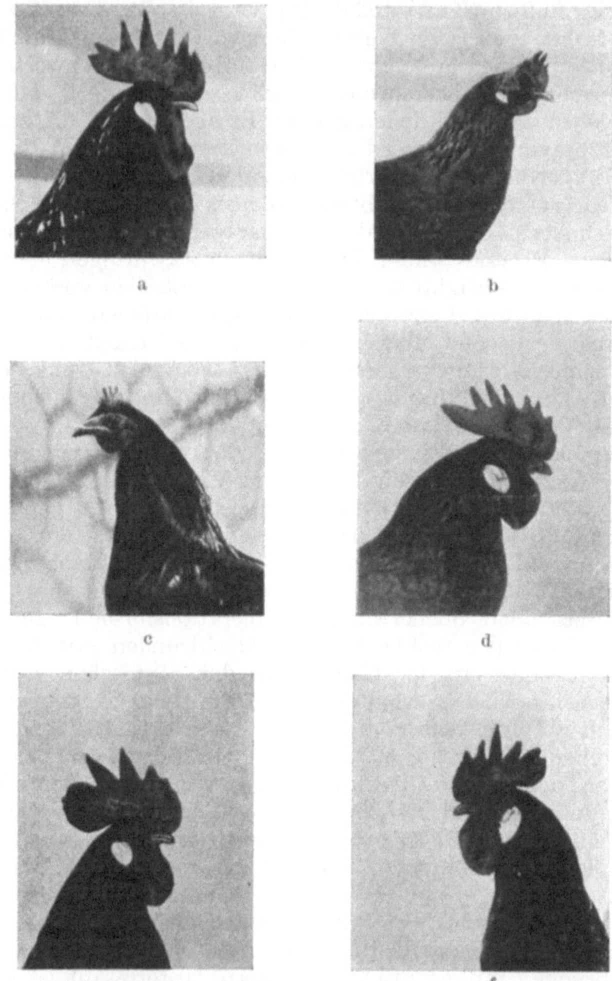

Abb. 107. a normaler erwachsener Hahn; ein Jahr alt, b normales erwachsenes Huhn, ein Jahr
alt; c normaler Kapaun; d Poularde, dreieinhalb Monate nach der Operation; e Poularde, 12 Monate
nach der Operation; f Poularde, 11 Monate nach der Operation.

Abb. 107—110. Geschlechtsumschläge bei ovariotomierten Hennen. [Nach DOMM.]

ein hodenähnliches Organ auftreten, es kann aber auch ein Ovar rechts regenerieren
mit rudimentärem Ovidukt und zugleich links ein Ovidukt, aber ohne Ovar;
endlich kann ein Ovotestis auf beiden Seiten auftreten (Abb. 107—110). Die
Reaktion der Erfolgsfelder ist nun ganz verschieden, die Sexualmerkmale des
Kopfes nehmen rein männliche Gestalt an bei ziemlich großer Variationsbreite,
während das Gefieder eine ganz merkwürdige Entwicklung einschlägt. Sofort nach

der Operation wird es rein männlich, dann aber, wenn die hodenähnliche kompensatorische Gonade genügend Wirksamkeit erreicht hat, wird das männliche Gefieder wieder weiblich. Manchmal bleibt aber dieser erneute Umschlag aus oder tritt sehr spät erst auf und zwar häufig in Verbindung mit anderen Geschlechtsmerkmalen und mit der Wachstumsgröße dieses hodenähnlichen Organs. Es entwickeln sich ferner auch Sporen, gewöhnlich von der Größe derer des Hahnes; das Benehmen der Tiere ist männlich. Bei den Experimenten mit unvollständiger Ovariektomie zeigte es sich, daß die rechte, normalerweise kleine Gonade unter

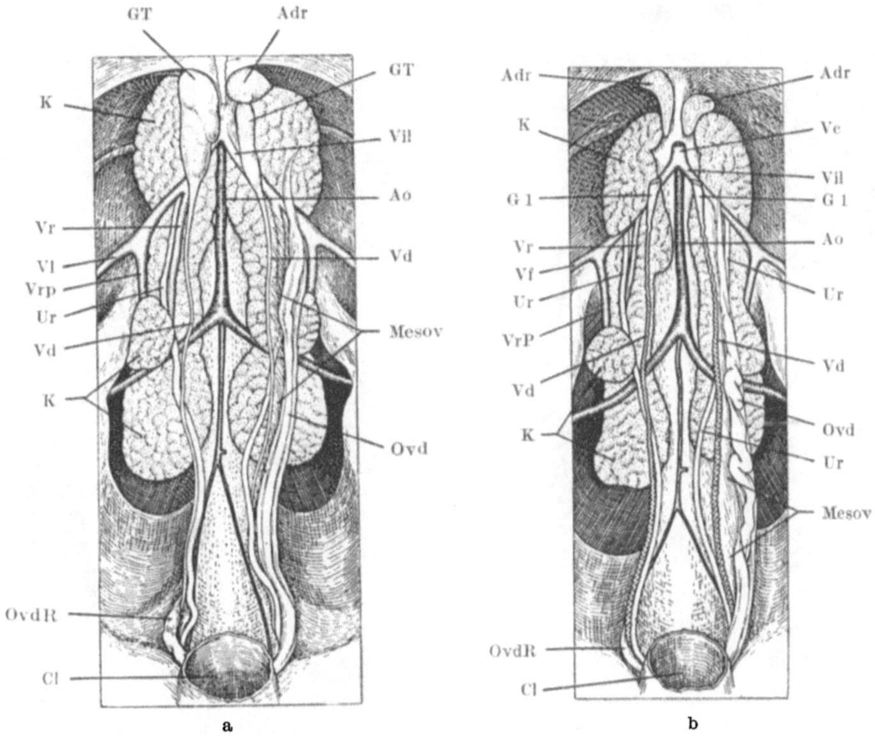

Abb. 108. Keimdrüsen von Poularden mit hodenähnlichen kompensatorischen Gonaden. a rechte kompensatorische Gonade und linke hodenähnliche Gonade und ihre Ausführungsgänge; Adr linke Nebenniere; Ao Aorta; Cl Cloake; GT rechte und linke Gonade; K Niere; Mesov Mesotubarium; OvdR Rudiment des rechten Oviduktes; Ovd linker Eileiter; Ur Ureter; Vd Vas deferens (ohne Krümmungen); Vf Vena femoralis; Vil linke Vena iliaca; Vr Nierenvene; Vrp renale Portalvene. b aufgewickelte Vasa defentia und stark reduzierter Eileiter. Rechte und linke Gonaden sind entfernt (G 1). Vc Vena cava.

dem Einfluß der linken steht; wenn das linke Ovar mit großer Geschwindigkeit regeneriert, unterbleibt das Wachstum der rechten fast vollständig. Zur Verdeutlichung der Einzelheiten sei auf die Abbildungen verwiesen. Derartige entwicklungshemmende endokrinologische Einwirkungen des einen Ovariums auf das andere sind in ihrer Wesenheit zu trennen von den einfachen kompensatorischen Reaktionen, wie sie z. B. in der Hypertrophie des einen Hodens zum Ausdruck kommen nach Entfernung des anderen bei braunen Leghornhähnchen im Alter von 16, 24 und 32—40 Wochen (DOMM und JUHN 1927). Entfernt man den rechten oder den linken Hoden im Alter von einer Woche, so entsteht eine kompensatorische Hypertrophie der zurückbleibenden Gonade erst nach einer Zeit von 31 Wochen. Bei den erwähnten Experimenten wurden im wesentlichen verhältnismäßig alte Tiere gewählt zwischen 3 und 9 Monaten. Niemals konnte bei diesen in der hodenähnlichen Keimdrüse eine Spermatogenese nachgewiesen werden, wie sie ZAWADOWSKY und BENOIT gefunden hatten. Da nun nach dem 3. Monat wohl alle primordialen Keimzellen aus dem Marke der Keimdrüsen verschwunden sind (BRODE 1928), deren eventuelle Umwandlung in Spermatogonien in der rechten rudimentären Keimdrüse nach Ovarektomie eintreten könnte, wählte DOMM (1929) junge Versuchstiere im Alter von 1—50 Tagen. Es entwickelten sich nach vollständiger Ovariotomie die sekundären Geschlechtsmerkmale des männlichen Tieres; histologisch fand sich in 7 von 90 hodenähnlichen

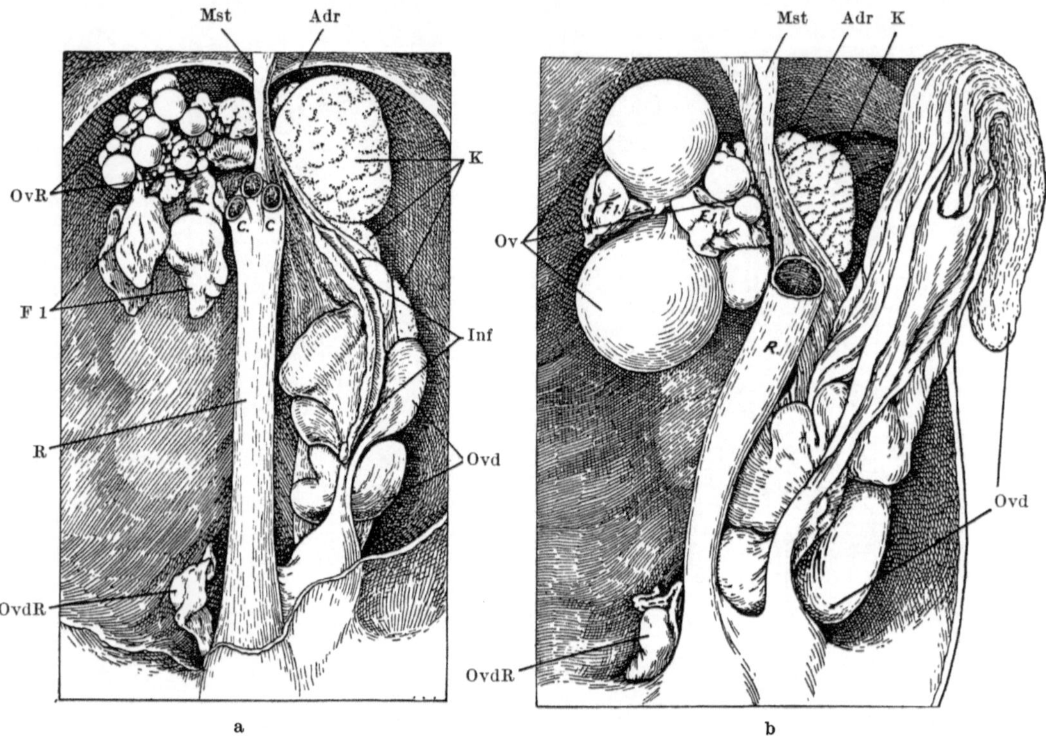

Abb. 109. Regeneration von Ovarien auf der rechten Seite bei Poularden. a normales rechtes Ovar bei einem ovariotomierten Huhn. Follikel in Entwicklung und in Ovulation, breiter linker Eileiter und rechter rudimentärer Eileiter. Adr Nebenniere; F 1 Follikel mit Ei; Inf Infundibulum; K linke Niere; Mst Mesenterium; Ovl Eileiter links; Ovd Rudiment des rechten Eileiters; Ov rechtes Ovarium; R Rectum. b normales rechtes Ovarium bei einem ovariotomierten Huhn. Reife und ovulierende Follikel, breiter linker Eileiter und rudimentärer rechter Eileiter. Adr linke Nebenniere; F 1 ovulierender Follikel; K Vorderlappen der linken Niere; Mst Mesenterium; Ov breite, fast reife Eier; Ovd Eileiter links; OvdR Rudiment des rechten Eileiters.

Keimdrüsen Spermatogenese. DOMM kommt daher zu der Arbeitshypothese, die zugleich mit der von WITSCHI bei Amphibien gefundenen übereinstimmt, daß *je nach der lokalen Einordnung der Primordialzellen bald Oogonien in der Rinde der Gonade, bald Spermiogonien im Mark der Gonade aus ihnen entstehen können.* Dies außerordentlich interessante Ergebnis der lokalen Umstimmbarkeit junger Embryonalzellen erinnert an die Ergebnisse der Entwicklungsmechanik, nach denen das Schicksal reversiblen Blastems von seiner topographischen Lage zum Ganzen abhängt (DRIESCH). Hier liegen Grenzgebiete zwischen Geschlechtsdifferenzierung und Geschlechtsdetermination vor, deren Zusammenhänge noch durch weitere Studien geklärt werden müssen.

Die bisher aufgezeigten endokrinologischen Beziehungen bei den niederen

Vertebraten sind als solche in ihrer allgemeinen Bedeutung zugleich die Grundlage homologer anatomischer und physiologischer Eigenheiten der Säuger. Es mögen daher hier nur einige wenige Parallelen gezogen werden, um die Wegstrecke zum Menschen anzudeuten. Die Ovulationsvorgänge sind Forschungsobjekt der deskriptiven Entwicklungsgeschichte, der Anatomie und Gynäkologie. Hier interessieren im wesentlichen die biologischen wachstumsfördernden Antriebe des Ovars auf Uterus und Scheide, die anregenden Einflüsse auf ganz bestimmte Wachstumsvorgänge am Skelet die Regelungen des Geschlechtslebens, des Haar- und Bartwuchses, des Pigmentstoffwechsels, des Gefäßtonus, des Gesamtstoffwechsels und der seelischen und nervösen Verfassung.

Von besonderem Interesse für das Konstitutionsproblem sind wiederum in diesem Zusammenhange die Einwirkungen auf das Wachstum. Zahlreiche Eiweißstoffe, Histamine, wirken in diesem Sinne fördernd auf den Uterus, und eine genauere Kenntnis der chemischen Beschaffenheit des Ovarialhormons würde beim Menschen therapeutische Richtlinien geben können. Wachstumsfördernd wirken sehr zahlreiche Stoffe aus Zellen und Geweben, die durchaus nicht keimdrüsenspezifisch sind, erst die besonderen Einwirkungen auf die Brustdrüse und die Auslösung einer Brunst bei kastriertem Tier können auf ein Hormon des Eierstocks im engeren Sinne bezogen werden. Als Test für wirksames Ovarialhormon wird

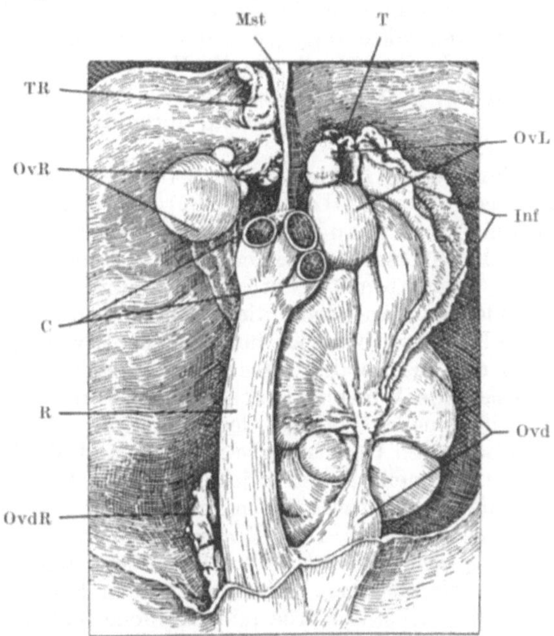

Abb. 110. Poularde mit Ovotestis auf beiden Seiten. Ovotestis rechts und links auf Ovariotomie folgend. Breiter linker Eileiter und schmales Rudiment des rechten Eileiters. C Cäcum; Inf Infundibulum; Mst Mesenterium; OvR Ovar rechts; OvL linkes Ovar; OvdR Rudiment des rechten Eileiters; R Rectum; T Hoden links; TR Hoden rechts. [Nach Domm: J. exper. Zool. 48 (1927).]

nach den Angaben von Allen-Doisy das Scheidensekret der weißen Maus gewählt. In diesem finden sich zur Zeit der Brunst kernlose verhornte Epithelien, in den übrigen Zeiten nur Schleim und Leukozyten. Diese spezifische Scheidenreaktion bei Maus und Ratte ist für Testversuche sehr wichtig geworden, man kann aus ihrem biologischen Verhalten die Wirkungsgröße einer bestimmten Hormonmenge bemessen. Das normale physiologische Verhalten ist derart, daß sich im Beginn der Brunstperiode, die etwa 12 Stunden dauert, die Scheidenschleimhaut um mehrere Zellschichten verdickt, die Vulva zu schwellen und der Uterus zu wachsen beginnt. Im Scheidensekret finden sich Epithelzellen, die sehr bald zu verhornen anfangen und im Scheidenabstrich in großen Mengen nachgewiesen werden könne. Diese Phase bezeichnet die 2. Phase der Brunstperiode. Der Uterus hat nun seine maximale Ausdehnung erreicht und wird durch Abgabe von Sekret in die Scheide etwas dünner. Die 3. Phase ist durch das Auftreten von Leukozyten im Scheidensekret charakterisiert mit allmählicher Abnahme der verhornten Epithelzellen bei gleichzeitigem Einsetzen der Ovulation. In der letzten Phase sind die ausgetretenen Eier bereits im Eileiter, die Scheidenschleimhaut wird dünner, das degenerierte Uterusepithel beginnt sich zu regenerieren und im Ovar entstehen die Corpora lutea. Diese zyklischen Veränderungen bei Maus und Ratte scheinen bei anderen Säugern zu fehlen.

Die Beantwortung nach der Bildungsstätte des Hormons beim Säuger wird in derselben Weise kompliziert wie bei den übrigen Vertebraten. ZONDEK und ASCHHEIM nehmen hier vor allem die Theka interna des Follikels als Bildungsorgan des Eierstockhormons an, physiologisch wirken aber brunstauslösend der Follikelsaft sprungreifer Follikel, die Follikelwandung, das Corpus luteum zur Zeit seiner stärksten Entwicklung, das Corpus luteum graviditatis und endlich Plazentarextrakte; dagegen sind unwirksam die kleineren Follikel und die Primordialfollikel. Genauer liegen die Verhältnisse so, daß die Theka bereits Hormon produziert, bevor die Granulosa in Funktion tritt. Thekazellen werden dann später nach dem Follikelsprung durch die Granulosaluteinzellen abgelöst (ASCHHEIM 1926).

Eine weitere Hormonwirkung für die sekundären Geschlechtsorgane geht von der Plazenta aus. HALBAN (1905) lieferte hier die ersten grundlegenden Untersuchungen. Es kann die Plazenta vikariierend das Ovarium in der zweiten Hälfte der Schwangerschaft ersetzen. Während nämlich in der ersten Schwangerschaftshälfte Ovarektomie Abort bewirkt und Kastrationsatrophie der sekundären Geschlechtsorgane, fehlt diese Wirkung in der zweiten Schwangerschaftshälfte. Diese Einflüsse sind auch bei Blasenmole vorhanden, d. h. im Fetus selber liegen nicht die auslösenden Ursachen. Plazentarauszüge haben weiter eine hyperaemisierende Wirkung (ASCHNER 1913) und vor allem für die Umprägung des konstitutionellen Habitus des Gesamtorganismus einen mächtigen Wachstumsimpuls für den Uterus, Tube, Scheide und Milchdrüse. Die Masse dieser Organe kann experimentell nach Injektion um das Vielfache vergrößert werden. Zugleich wird der Uterus wesentlich empfindlicher gegen erregende Gifte. *Neben der konstitutionsanatomischen Umprägung läuft somit zugleich eine konstitutionsphysiologische Parallele.* Es scheint demnach, daß der Follikelapparat reich ist an epithelwirksamen brunstauslösenden Hormonen, der gelbe Körper und die Plazenta wachstumsfördernde Hormone bilden (TRENDELENBURG 1929).

Zu diesem Fragenkomplex der Massenrelation des Interstitiums und des Keimdrüsenparenchyms zum Erfolgsorgan in den verschiedenen Lebensaltern bei den einzelnen Säugerarten ist noch viel zukünftige Forschung nötig, um auf vergleichend biologischer Grundlage gültige Schlußfolgerungen für den Menschen zu ziehen. Bei all diesen endokrinologischen Vorgängen muß neben der Gruppierung in bestimmte Tierarten eine weitere Gruppierung in Rassen- und Konstitutionsgruppen vorgenommen werden. Auch hier liegen erst die allerersten Ansätze vor. So ist z. B. auch die Trächtigkeitsdauer verschieden bemessen bei bestimmten Pferdestuten, die einer besonderen allgemeinen somatischen Konstitutionsgruppe angehören (BILEK 1928). In diesen Komplex hinein gehört auch das Symptom der Früh- und Spätreife. Die Trächtigkeitsdauer ist eine erbliche Eigenschaft und bei pigmentierten Stuten kürzer als bei nicht pigmentierten. Es gelingt durch Ausbau bestimmter Zuchttiere, z. B. von großen Hengsten von guter Form die im Laufe von über 100 Jahren in einer bestimmten Zuchtrasse verwandt wurden, die Trächtigkeitsdauer der Stuten allmählich zu verlängern. Das Alter der zur Beschälung verwandten Hengste, das Alter der Stuten, die Jahreszeit des Abfohlens greift weiter hinein in diesen biologischen Fragekomplex. Die Reaktionsdynamik der männlichen und weiblichen Keimdrüse kann nun in ähnlicher Weise wie bei Wirbellosen und Vögeln in gegenseitiger Potenzüberschneidung das Bild der Intersexualität auch bei den Säugern hervorrufen. Der Grundstein zur Erkenntnis der hier obwaltenden inneren biologischen Zusammenhänge ist gelegt worden durch die Untersuchungen GOLDSCHMIDTs bei Lymantria dispar und durch die erwähnten umfassenden Untersuchungen an Hühnern. Hier können wir uns daher auf kurze Hinweise, auf Parallelerscheinungen beschränken.

Durch Verschmelzung der embryonalen Membran bei der Katze (LILLIE) kommt es allmählich zu einer Anastomose der Blutgefäße der etwa 30 mm langen Embryonen in utero. Ist das eine Individuum männlich, das andere weiblich, so schlägt beim letzteren die Reaktion bestimmter Systeme in männlicher Richtung hin um. Es entstehen die in der amerikanischen Literatur beschriebenen „Free-Martins". Die Gonade ist hodenähnlich in Form und Strukturteilen, die Rinde des Ovars ist gar nicht ausgebildet und dementsprechend die Homologa, die Tubuli seminiferi, hypertrophiert. Die beiden geschlechtsspezifischen Gänge, MÜLLERscher und WOLFFscher Gang, beteiligen sich an der neu einsetzenden Reaktion. Der erstere degeneriert gewöhnlich, der letztere wandelt sich in ein typisches Vas deferens um. Anders determinierte Reaktionsfelder sind die äußeren Reproduktionsorgane und die Brustdrüse; sie behalten ihren weiblichen Charakter. Es ist wesentlich für die Deutung der Ursächlichkeit dieser Zwitter, daß beim Fehlen einer Gefäßanastomose der weibliche Partner normal weiblich sich ausdifferenziert; wesentlich weiter, daß dieser gegenseitige Blutaustausch den männlichen Organismus überhaupt nicht beeinflußt. Es kommt auch beim Schwein vor, daß die eine Gonade ein Ovotestis ist (BRAMBELL 1929), die andere eine normale männliche Gonade. In diesem Falle haben beide Gonaden ein Mark aus Hodengewebe, das ovarielle Gewebe liegt in einem schmalen Abschnitt der Rinde der rechten Gonade. Die Gegend der Rinde zwischen männlichem und weiblichem Anteil hat Zwischencharakter, in welchem manche Tubuli echte Oozyten enthalten. KOPSCH und SZYMONOWICZ haben bereits 1896 einen Fall von Hermaphroditismus verus bilateralis beim Schwein beschrieben. Es kommt beim Rinde vor, daß die Ausbildung der Geschlechtsorgane eines weiblichen Zwillingstiers beeinflußt wird durch die Gegenwart eines männlichen Partners. Bei diesen „Zwicken" hat nach Ansicht zahlreicher Autoren in allerfrühester Embryonalzeit eine Einwirkung spezifisch männlichen Hormons auf dem Blutwege auf die noch labile indifferente Keimdrüse des anderen Geschlechtes in Form einer geschlechtlichen Umstimmung stattgefunden. Die Geschlechtsorgane der weiblichen Zwicke haben somit männlichen und weiblichen Charakter. Nähere Angaben finden sich bei HARMS (1926) und THOMAS (1926).

Vergleichend biologisch können wir nun im Anschluß an die gegebenen Beispiele bei Mollusken, Insekten, Amphibien, Vögeln auch die Fälle der medizinischen Literatur beim Menschen begreifen. SELLHEIM beschreibt einen derartigen Fall von Vermännlichung und Wiederverweiblichung eines ursprünglich rein weiblichen Organismus, dessen Umschlagsreaktion eine histologisch nicht genau analysierbare Eierstocksgeschwulst ausgelöst hatte. Die Umschlagsreaktion bestand hier bei der 43jährigen Frau im wesentlichen im Einsetzen eines Bartwuchses, starker Behaarung am Körper, männlicher Stimme, Vermännlichung der Gesichtszüge und einer „vierschrötigen Gestalt". Die Schädigung des Ovariums hat sich hier in einer stark abgeänderten Hormonproduktion geäußert, die das spezifische Eierstocksekret zurückgedämmt hat; infolgedessen wird die bekannte Wirkung auf das Ektoderm und seine Derivate manifest, wie wir sie analog bei den PÉZARDschen Versuchen kennengelernt haben. Der einsetzende Bartwuchs, die starke Behaarung am Körper, die Stimmbandverlängerung mit männlichem Sprachklang sind gleichzusetzen den geschilderten endogen Abänderungen bei den Vögeln. Genauere Einzelheiten der sehr umfangreichen Literatur der Menschen werden in einem besonderen Werke über die Konstitution des Menschen Erwähnung finden. Verwiesen sei auch im besonderen auf das Buch von TANDLER und GROSS (1913): „Die biologischen Grundlagen der sekundären Geschlechtscharaktere".

Die Entfernung der Keimdrüse oder ihre Unterentwicklung beeinträchtigt allgemeine biologische Vorgänge des Organismus, wie sie im normalen Fortgang der Entwicklung zum Ausdruck kommen, verzögert wird pathologische Frühreife. Von den Organen sprechen stark an die Röhrenknochen des Skeletsystems, sie zeigen eine Verzögerung des Verschlusses der Epiphysenfugen, auch die Epiphysenfugen der Beckenknochen bleiben länger als normal offen, und das ganze Becken nimmt eine asexuelle Speziesform an. Es ist gleichgültig, ob die männliche oder die weibliche Keimdrüse ausfällt. Der Besitz der Hörner z. B. ist eine Spezieseigenschaft, die Form der Hörner aber ist ein heterologes Geschlechtsmerkmal, durch welches Stier und Kuh voneinander unterscheidbar sind. Nach der Frühkastration erhalten Stier und Kuh dieselbe Hodenform. TANDLER und KELLER zeigten, daß dieses Horn dem des ursprünglichen Ahnen der heutigen Rinder, dem Bos primigenius, auffällig gleicht, und in dieser Auffassung nimmt er auch an, daß die Kastration die Speziesform zum Vorschein bringt. Wie dies in späteren Untersuchungen ZAWADOWSKY (1926) bei Hühnern gezeigt hatte, so wiesen TANDLER und GROSS (1913) bereits darauf hin, daß die Wandelbarkeit der einzelnen Geschlechtsmerkmale ganz verschieden ist. *Bestimmte Merkmale fallen nach der Kastration vollkommen aus, andere bleiben auf einem nicht bis zu Ende geführten Differenzierungsstadium stehen, andere endlich werden kaum beeinflußt.* Hier offenbart sich wiederum die Eigenkinetik der Erfolgsorgane, auf welche wiederholt hingewiesen wurde. Dieser geringere oder größere Grad von Wandelbarkeit soll umgekehrt proportional dem phylogenetischen Alter sein. Wir wissen aber zugleich, daß ganz unabhängig von deszendenztheoretischer Kausalität ganz allgemein jeglichem biologischen System sein eigener, nur ihm adäquater, Reaktionsradius auf Außeneinflüsse zukommt, und dies gilt sowohl für die allerersten Determinationsphasen der Blasteme wie für die einzelnen Differenzierungsstufen der Entwicklung. Im Sinne von TANDLER ist ein Geschlechtsmerkmal ein umgewandeltes Systemmerkmal. So können Vornierengang, Bauchflosse der Roggen zu Kopulationsorganen, umgewandelte hintere Gliedmaßen zu Geschlechtsmerkmalen werden.

Die bereits erwähnten *Einflüsse der Kastration auf ein vermehrtes Längenwachstum der Röhrenknochen* geben Hinweise auf bestimmte proportionelle Gliederungen des Gesamtskelets, die für die Beurteilung einer bestimmten konstituionellen Körperbauprägung von Bedeutung werden (eunuchoider Hochwuchs). Von vorliegenden Untersuchungen sei erwähnt, daß z. B. beim Rinde der Epiphysenknorpel im 4. Lebensjahr verknöchert; vor dieser Zeit bis zum 3. Jahre zeigen daher Ochsen, Stiere und Kalbinnen gleichen Alters keine Verschiedenheiten. Bei älteren Tieren ist nun beim Ochsen die Epiphysenfuge noch im 7. Jahre offen und mit diesem Offenbleiben kann auf ungleich längere Zeit hin als normal ein Längenwachstum vorangehen (FIGDOR 1927). Wie sich nun unter dem fördernden Einfluß der Geschlechtshormone allmählich die sexualspezifischen Proportionen des männlichen und weiblichen Körpers und all seiner Teile herausentwickeln, all dies ist in dem Kapitel über das Wachstum ausführlich dargelegt. Bei diesen Wachstumsveränderungen der Proportionen und der verschiedenen Massenzunahmen des männlichen und weiblichen Organismus der Säuger muß nun weiter beachtet werden, daß Kastration eine ganz verschiedene Wirkung hat; bei der kastrierten Kuh ist das Körperwachstum vermehrt, beim kastrierten Meerschweinchen etwas vermindert, bei anderen Säugern, z. B. Ratten und Kaninchen, ist Ovarektomie fast ohne Einfluß auf die Gewichtszunahmen (TANDLER und KELLER 1911). Diese Abänderungen der proportionalen Gestaltung äußern sich aber nicht allein in den grob anatomischen Proportionsverhältnissen der Teile zueinander: in weit ausgedehnterem Maße, als wie dies bisher angenommen wurde, werden diese gegenseitigen geweblichen Massenverschiebungen auch innerhalb zahlreicher Organe des Gesamtorganismus sichtbar, wenn auch hier der sichtbare Ausdruck der Veränderung nicht so auffällig ist, wie gerade an den langen Röhrenknochen des Skelets. Wiederum ist der einzige Forschungsweg der hier zum Ziele führt *die exakte konstitutionsanatomische Massenanalyse des betreffenden Organs im Sinne* HAMMARs. BLOTEVOGEL (1928) hat nachgewiesen, daß die sympathischen und die chrombraunen Zellen in ihrem Entwicklungsausmaß weitgehend vom Sexualzyklus abhängig sind. Das Ganglion cervicale uteri ist wie ein echtes Ganglion des Bauchsympathikus sowohl aus sympathischen Ganglienzellen als auch aus chrombraunen Elementen zusammengesetzt. Die Kastration ruft bei der Maus in allen Teilen dieses Ganglions ganz gesetzmäßige Umwandlungen hervor, die zyklisch in 2 Phasen ablaufen. Die 1. Phase dauert etwa bis zur 3. Woche. Innerhalb dieser Zeit sinken die einzelnen Werte für Größendimensionen der Zellen und Kerne der sympathischen Ganglienzellen und der Zahl der chromaffinen Elemente allmählich ab. Die 2. Phase ist charakterisiert durch Einstellung auf konstante Werte. Infolge der Kastration gehen sympathische Ganglienzellen nicht zugrunde, dagegen sinkt die absolute Zahl der chrombraunen Zellen, ebenso die Chromrate, die sich von der 3. Woche ab auf einen Kastrationswert von $0{,}91{-}0{,}023^0/_0$ einstellt. Diese Chromrate ist der konstitutionsanatomisch meßbare Ausdruck einer bestimmten Zeitphase der Kastration. Werden die Tiere vor der Geschlechtsreife kastriert, so sind die Werte für Kern- und Zelldurchmesser und für die Chromate in der 2. Phase um fast die Hälfte niedriger als die niedrigsten Werte der Spätkastrate. Interessant ist, daß das gesamte Variationspolygon der absoluten Zahlen der Ganglienzellen von 150 Mäusen mit einem Klassenspielraum von 200 Elementen sich auf 4 variierende GAUSSsche Verteilungen berechnen läßt. BLOTEVOGEL konnte auf diese Weise 4 Bautypen am Ganglion konstruieren.

Diese Ergebnisse sind in biologischer und technischer Hinsicht von grundlegender Bedeutung für weitere Untersuchungen an anderen Organen. Die gefundenen Überschneidungen der Kurven für verschiedene histologische Systeme, hier Ganglienzellen und Chrombraunzellen, sind nicht nur morphologisch, sondern auch endokrinologisch der konstitutionsanatomische Ausdruck der durch eine Kastration bewirkten Umstimmung eines Organs. Im Anschluß an BLOTEVOGEL fand DOHRN 1926, daß am 7. Tage der Schwangerschaft die Zahl der chrombraunen Zellen auf das doppelte, am 14. Tage auf das dreifache, am 19. auf das fünffache und unmittelbar nach der Geburt auf das neunfache steigt. Dieser Vermehrungsimpuls kann auch experimentell durch Injektion von Sexualhormon hervorgerufen werden, wenn nämlich wie BLOTEVOGEL gezeigt hatte, infolge der Kastration die Zahl der chrombraunen Elemente abgenommen hatte. Derartige Tiere haben dann eine Zellzahl, die etwa der der normalen Maus entspricht. Ähnliche konstitutionsanatomische Untersuchungen ließen sich bei all den Organen maßanalytisch durchführen, die in den aktivierenden Bereich des Geschlechtshormons einbezogen sind: die Uterusschleimhaut, die Milchdrüse, die Bindegewebsgruppe, die übrigen Drüsen des Endokrinons, soweit sie korrelativ mit der Keimdrüse verankert sind. Eine ausführliche Darstellung dieser quantitativen Histologie wird an anderer Stelle erfolgen.

IV. Nebenniere.

Die Schilddrüse, die Hypophyse und die Keimdrüse sind diejenigen Drüsen innerer Sekretion, die in ihrem Wirkungsausmaß auf die äußeren Erfolgsorgane des Organismus, auf sein gesamtes proportionelles Gefüge, auf Art und Größe seines Wachstums am meisten von Bedeutung sind. Diese 3 Drüsen bilden den eigentlichen Bestandteil der endokrin bedingten Prägung der morphologischen Konstitution. Viel weniger bedeutsam sind die Nebennieren, der Inselkomplex des Pankreas, Thymus und die Zirbeldrüse. Zwar ist ohne diesen Komplex der Lebensablauf nicht denkbar, physiologisch liegen daher hier weit ausgebaute Ergebnisse vor, und eine Konstitutionsphysiologie müßte gerade dieses System berücksichtigen, aber Ergebnisse, welche für unser vorliegendes morphologisches Problem der Kondition des Wachstums gerade auf diesen Komplex zurückgreifen, sind doch längst nicht in dem Maße wesentlich, wie die Ergebnisse der Schilddrüsen-, Hypophysen- und Keimdrüsenforschung.

Wir begnügen uns daher am Ende unserer Betrachtungen mit wenigen kurzen Hinweisen.

Am sichersten ist noch für die Nebenniere ein korrelativer Zusammenhang mit den drei Hauptdrüsen erwiesen. So hat z. B. zur Legezeit der Vögel die Rinde der Nebenniere ihre maximale Ausbildung erreicht. Weiter zeigt sich, daß die weibliche Ratte erheblich mehr Rinde besitzt als die männliche. Entfernung der Nebenniere hat wiederum auf den Sexualzyklus einen großen Einfluß. Diese Operation hemmt bei Ratten, Mäusen und Hündinnen die Brunstzyklen, die Eizellen degenerieren, die Ovalutionen können aufhören. Ein Hypernephrom kann mit einer stark verfrühten Geschlechtsreife verbunden sein, und bei dieser Pubertas praecox sind häufig die sekundären Geschlechtsmerkmale nach der weiblichen Richtung umgestimmt.

Konstitutionsanatomisch interessiert nun vorerst die im Laufe der Zeit morphologisch wechselnde Zusammensetzung· aus spezifischen Zellgruppen und die Massenproportionen von Mark und Rinde; weiter die allmählich zu bestimmten Zeiten wechselnde Sekretionsmenge und die mit diesen beiden Faktoren zusammenhängende Ansprechbarkeit besonderer Erfolgsorgane.

Die für die mikroskopische Konstitutionsanatomie von HAMMAR (1914) grundlegende Forschungsmethode hat dieser Forscher auch zur Analyse der Massenverteilung der geweblichen Bestandteile der Nebenniere in den einzelnen Lebensaltern angewandt (1924). KOLLINER (1924) verglich die Zellgröße und Kerngröße der Rindenschicht der menschlichen Nebenniere und fand, daß in der Glomerulosa die Kernquerschnitte relativ zu den Zellquerschnitten am größten, in der Retikularis am kleinsten sind. Diese quantitativen Untersuchungen sind nun auch gerade deswegen von Bedeutung, weil aus dem gegenseitigen Massenverhältnis zugleich die zeitliche Entwicklungsrichtung abgelesen werden kann. Mit dem Alter der Zellen nimmt die Kerngröße gegenüber der Zellgröße ab, der Kern wird relativ immer kleiner. Da nun beim Vergleich der äußersten Schicht der Glomerulosa mit der innersten der Retikularis die Kerngröße außen relativ am größten, innen am kleinsten ist, so ergibt sich die Annahme einer jungen Keimschicht für die Glomerulosa, eine Annahme, die somit konstitutionsanatomisch erwiesen werden kann. Hinzugefügt aber sei, daß die erwähnten Unterschiede nur für Jugendstadien der Nebenniere Geltung haben, im vorgerückten Alter verwischen sie sich immer mehr, es kann somit von einer relativ großen Zunahme des Kerns der inneren Schicht gesprochen werden. Diese Eigenheit hängt vielleicht damit zusammen, daß im Alter der Nachschub aus der Keimzone aufhört, und die Zellen allmählich in ihrer Vitalität immer mehr abnehmen, protoplasmatisch verarmen. Zu dieser quantitativ wechselnden Relation zwischen Kern und Zelle in den einzelnen Lebensaltern gesellt sich weiter konstitutionsanatomisch eine biologisch sehr wesentliche verschiedene Massenproportion der Rinde zum Mark bei den beiden Geschlechtern. Beim Weibchen der weißen Maus von 3—13 g Körpergewicht ist die Rindenmenge größer als beim Männchen (HETT 1928). Vor allem ist die innere Zone der Rinde verbreitert und dringt in Form von Sprossen in die Marksubstanz ein. Die Grenzlinie zwischen Mark und Rinde verläuft daher beim Weibchen unregelmäßig zackig, beim Männchen in Form einer scharf gezogenen geraden Linie. Diese Geschlechtsunterschiede werden schon lange vor der Geschlechtsreife bei 5—6 g schweren Tieren mikroskopisch nachweisbar.

Weitere Untersuchungen über das verschiedene Verhalten von Mark und Rinde (HETT 1926) ergaben, daß mit dem Wachstum diese beiden Zonen in verschiedenem Grade mitgehen (Abb. 111). Während das Mark ganz allmählich an Masse zunimmt, zeigt bei kurvenmäßiger Darstellung die Rindenkurve sehr unregelmäßige und steil ansteigende Zacken. Weiter setzen äußere Einwirkungen, z. B. Hunger, bei Mäusen neue Änderungen im Zellgefüge; es treten in diesem Falle an der Mark-Rindengrenze in der Zona reticularis besondere Zellformen auf, die de norma fehlen. Das Protoplasma ist vakuolisiert, es bildet sich durch Zusammenfluß ein Synzytium mit zahlreichen Kernen; häufig lassen sich auch Pigmentkörnchen in dem Synzytium nachweisen. Auch im Alter kommen derartige Degenerationserscheinungen vor. All diese konstitutionsanatomischen Probleme gewinnen nun wiederum erst dann ihren biologischen Wert, wenn sie genetisch erfaßt werden. Ausführliche Hinweise verdanken wir wiederum HETT (1924). Bei einem 4,7 mm langen menschlichen Embryo ist die Rindenanlage noch nicht deutlich entwickelt, doch läßt sich bereits eine Verdickung derjenigen Epithelbezirke der Pleuroperitonealhöhle nachweisen, die später das Ursprungsfeld für die Rinde abgeben.

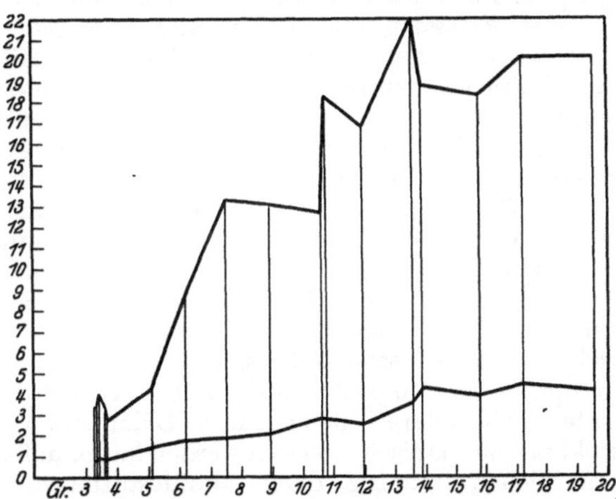

Abb. 111. Allmähliche konstitutionsanatomische Umprägung der Nebenniere im Laufe des Wachstums. Die untere Kurve für das Mark, die obere für die Rinde.
[Nach HETT: Verh. anat. Ges. 1926.]

Eine wesentliche Umgestaltung erfährt die Nebenniere durch das Einwandern sympathischer Elemente in die mediale Seite der Rindenanlage, vor allem auch durch die nun einsetzende schärfere Ausdifferenzierung der einzelnen Zellen. Dies Einwandern von Nervenzellen hält bis zu einer Gesamtlänge des Embryos von 200 mm Steiß-Scheitellänge an und ist in allen seinen Einzelheiten genau von HETT beschrieben worden, ebenso die weitere Entwicklungsgeschichte der allmählich einsetzenden Gliederung in die bekannten Zellager der deskriptiven Histologie. Nach IWANOW (1927) finden sich die ersten Chromaffinoblasten beim menschlichen Embryo zwischen 11,5 und 20 mm Länge. Von den uns interessierenden Umwandlungsvorgängen sei erwähnt, daß nach den Vorstellungen von IWANOW die Marksubstanz sich sowohl aus dem kranialen Abschnitt des Paraganglions aorticolumbale als auch aus Sympathogonien des Nervus sympathicus entwickelt. Erst beim Embryo von 30 mm Länge erfolgt eine Annäherung der später topographisch zusammenliegenden Organe Nebenniere und Niere, eine Annäherung, die auf der linken Seite schneller verläuft als rechts. Weitere Angaben machen KEENE und HEWER (1917), CELESTINO DA COSTA (1926); die Einzelheiten gehören in das Gebiet der deskripten Entwicklungsgeschichte, es würde zu weit führen, sie hier zu erwähnen.

Vergleichend biologisch und konstitutionsanatomisch wesentlich sind hier Hinweise auf den determinativen Potenzbereich der Zellen des Markes, auf deren

Grundlage überhaupt eine spätere differenzierte Sichtung in chrombraune und sympathische Zellen möglich wird. In Einsetzung des Determinationsfaktors in die allerjüngsten Vorgänge der Markbildung, muß im Potenzschatz des Blastemes die Möglichkeit gegeben sein, sich später entweder in die Sympathicoblasten oder in die Chromaffinoblasten auszudifferenzieren. Ist einmal die Reaktion in Richtung auf diese beiden Zellformen endgültig in die irreversible Phase umgeschlagen, so entstehen sympathische Ganglienzellen oder chrombraune Zellen. Ein derartiger Potenzschatz kann reaktiv nur im entwicklungsmechanischen Experimente abgelesen werden. Histologisch sichtbar fällt auf, daß das Differenzierungstempo dieser beiden Elemente nicht gleich schnell vorangeht, die Entwicklung des chromaffinen Gewebes eilt derjenigen des Sympathikus voraus. Diese entwicklungsmechanischen Gesichtspunkte können für eine Erfassung histogenetischer Vorgänge nicht mehr entbehrt werden. WILLIER (1930) gab hier sehr bemerkenswerte Hinweise. Der WOLFFsche Körper vom Hühnchen wurde auf die Chorion-Allantois-Membran eines 9 Tage lang bebrüteten Hühnchens verpflanzt. Dort blieb er 8 bis 9 Tage. Da nun das rechte Organ normaliter häufiger kleiner ist als das linke, so kann aus dem Ergebnis der experimentellen Verpflanzung erschlossen werden, ob die Seitlichkeit zur Zeit der Verpflanzung bereits schon determiniert war. Es zeigte sich nun, daß zu der Zeit, da die beiden sympathischen Nervenstämme vorhanden sind, die Seitlichkeit der Nebenniere schon determiniert ist. Aber auch für die Histogenese selbst sind diese Ergebnisse bedeutsam, da nämlich bei Transplantationen vom 4. Bebrütungstage, 2 Tage bevor die sekundären sympathischen Nerven sich entwickeln, sympathische Zellen bereits im Marke vorkommen, so können diese nur vom primären Sympathikus stammen. Trotzdem können die sekundären Fasern später noch weitere Zellen auf ihrer Bahn zum Marke hin abgeben. Wie nun entwicklungsmechanisch erwiesen werden kann, daß die Auslösung einer bestimmten gestaltlichen Prägung, deren Manifestationsmöglichkeit im Potenzschatz ansprechendem Blastems gelegen ist, unter Mitwirken eines Nachbarmilieus vor sich geht, so erfolgt die Differenzierung der sympathischen Zellen in Markzellen nur in Abhängigkeit von einem Einfluß des Nebennierenkörpers selber; denn Zellen, die nicht in Berührung mit der Nebenniere treten, differenzieren sich nicht in Markzellen.

Wir schalten ein, um diese vergleichend biologische Betrachtung zu vervollständigen, daß das Nebennierenmark als solches keine Sonderheit darstellt als Organ sui generis, sondern daß es im wesentlichen ein sympathisches Ganglion ist. Auch dieses besitzt sehr häufig chromaffine Körper. Diese chromaffinen Zellen nehmen für gewöhnlich die dorsale Ganglienhälfte ein, können aber auch außerhalb des Ganglions selber völlig isoliert liegen. Wird diese Isolation topographisch im Erbgange fixiert, vergrößert sich also dynamisch der Winkel der beiden Determinationsfelder sympathisch-chromaffin, so werden die selbständigen Suprarenalkörper der Selachier manifest. Beim Säuger hat das chromaffine Gewebe in den ersten Stadien der Entwicklung räumlich eine ganz andere Ausdehnung wie in den späteren Entwicklungsperioden, anfänglich ist es ein Begleitgewebe des Sympathikus und erstreckt sich als solches von der Hals- bis zur Kreuzbeingegend. Bei Amphibien sind chrombraune Zellen immer längs der sympathischen Nerven nachweisbar. Bei Säugern ist noch unmittelbar vor der Geburt die chrombraune Konstituente anders verteilt als später, die Hauptmenge liegt zu dieser Zeit im ZUCKERKANDLschen Organ (Ganglion paraorticum), das Mark enthält noch sehr wenig chromaffine Substanz. Die quantitative Umprägung zugunsten des Nebennierenmarkes wird im Laufe der postuterinen Wachstumsperiode erreicht. Nach ELLIOT (1913) enthält beim neugeborenen Menschen das ZUCKERKANDLsche Organ 24 mal mehr Adrenalin als das 25 mal schwerere Gewebe der beiden Nebennieren, während beim Erwachsenen das ZUCKERKANDLsche Organ überhaupt kein Adrenalin mehr enthält. Man ersieht aus diesen Angaben von ELLIOTT, daß bei der Frage nach der anatomischen Grundlage dieser physiologisch wirksamen Substanz erst die konstitutions-anatomische Analyse dieses Organs erfolgen muß, bevor Schlußfolgerungen der Beziehungen von Wirkungsgröße und Organ gemacht werden können. Bedeutsam sind die relativen Größenproportionen der chromaffinen Aortenkörper des menschlichen Embryos zu den Nachbarorganen Wirbel, Nebenniere und Aorta selber im Vergleich mit denen des Erwachsenen. Diese sehr starke räumliche Reduktion ist aber dynamisch durch das starke Vorkommen mikroskopischer Elemente auch beim Erwachsenen ausgeglichen.

Wenn wir die nur rein zufällig topographisch als „Rinde" der Nebenniere hinzukommende Konstituente dieses Organs auf die chronologische Staffel stellen, so würden wir folgende Reihen erhalten: 1. Rinde, 2. chromaffines Gewebe, 3. sympathisches Gewebe. Das Zölomepithel entäußert sich dementsprechend relativ frühzeitig dieser speziellen Bildungsform, dessen Blastem a priori dynamische Parallelen setzt zu den Keimdrüsen. Rein topographisch gleicht demnach das früheste Entwicklungsstadium des völlig isolierten Rindenkörpers des menschlichen Embryos von 8 mm dem Interrenalkörper der Selachier. Erst beim 15—16 mm Embryo wandern von der medialen Seite die Zellstränge des sympatho-chromaffinen Gewebes in dieses primäre Organ ein und konstituieren im Laufe der Zeit den charakteristischen Komplex der Nebenniere des Erwachsenen. Genauere Einzelheiten der fortschreitenden embryonalen Staffelung verdanken wir HETT (1925) und CELESTINO DA COSTA (1923). Nach Untersuchungen dieses zuletzt genannten Forschers sind bei Säugern die Zellen der Spinalganglien bereits in ihrer histologischen Eigenart ausdifferenziert, während die sympathischen Ganglien noch embryonalen Charakter haben. Zu dieser Zeit sind die chromaffinen Zellen die größten von allen Zellen des Organismus. Die sympathischen Zellen erreichen erst gegen Ende der Embryonalzeit ihren höheren Differenzierungsgrad. An der medialen Seite des Interrenalkörpers findet man manchmal beim Menschen bereits schon fertig ausdifferenziertes (irreversibles) Gewebe, während die gegen das Innere der „Rinde" vorwandernden sympatho-chromaffinen Komplexe zeitlich sich zumeist erst in der kritischen Phase der Determination befinden und räumlich erst im Zentrum der Anlage die beiden Differenzierungsrichtungen einschlagen.

Die Rindendifferenzierung zu den bekannten 3 Zonen des Erwachsenen vollzieht sich chronologisch am allerspätesten; die Zona glomerulosa erreicht da erst im späteren Kindesalter die charakteristische Struktur; im 36—43 mm langen menschlichen Fetus ist es überhaupt nicht möglich, diese einzelnen Zonen zu unterscheiden. HETT spricht hier nur von einer Außen- und einer Innenzone der Rinde. Vergleicht man nun die absoluten Werte des Massenanteils der einzelnen Gewebszonen, vergleicht sie rechts und links, vergleicht sie bei beiden Geschlechtern, setzt sie in Parallele zu den relativen Konstituenten des Gesamtorgans, vergleicht Rinde und Mark miteinander, analysiert die Menge der Lipoide, der Pigmente, dem Grad der Vaskularisation, die Zahl der Zellen der einzelnen Abschnitte, setzt all diese Werte wiederum in ganz bestimmte Altersreihen ein, welche Monate oder eine bestimmte Zahl von Jahren umfassen, greift bestimmte Lebensabschnitte heraus, in denen physiologische Sonderfunktionen vom Organismus zu leisten sind, wie in der Pubertät, in der Schwangerschaft, im Klimakterium, bedenkt die absolute biologische Korrelation mit dem übrigen Endokrinon und mit dem Gesamtorganismus, bedenkt weiter die relative Korrelation je nach dem Grade der Entwicklung der Partialsysteme des Einzelindividuums, berücksichtigt den außerordentlich verschiedenen Faktor der konditionellen

Einflüsse: Klima, Umwelt, soziales Milieu, Beruf, so ergibt sich hier notgedrungen, *daß statistische Variationsreihen nur immer wie überall für die Summe aller Untersuchten richtig sein können, niemals aber für die Einzelperson im Augenblick der Beurteilung.* EUGENIA COOPER (1925) stellte die Sondererscheinungen zusammen, die sich in den einzelnen Zonen der Rinde, im Marke selber, bei der Nebenniere des Menschen im Laufe des Lebens abspielen, z. B. Wechsel des Pigmentgehaltes, des Lipoidgehaltes und verschiedener anderer Zellveränderungen. Unterschieden wird zeitlich das intrauterine Leben, die Kindheit und das spätere Alter. Auf die relativen Größenproportionen zwischen Nebenniere und Nachbarorganen, die im embryonalen Alter und beim Erwachsenen in entgegengesetzter Richtung sich bewegen, wurde schon hingewiesen. Wir erwähnen noch kurz den höheren Lipoidgehalt der Zona fasciculata während des späteren intrauterinen Lebens und der frühen Kindheit besonders aber in der Pubertät im Vergleich mit späteren Lebensperioden, und die Zunahme der Gefäßversorgung dieser Schicht mit vorrückendem Alter. Bezüglich der Stoffwechselvorgänge in den Zellen der Nebenniere zeigte wie bereits erwähnt HETT, daß bereits nach 6 Tagen eine beginnende Degeneration von Rindenzellen in der Zona reticularis einsetzt, insbesondere in Gebieten, die an das Mark angrenzen. Hier erscheint nach Hämatoxylinfärbung das Protoplasma der Zellen bläulich grob vakuolisiert. Nach längerem Hunger von 10—27 Tagen entstehen an der Mark-Rindengrenze synzytiale Verbände, zuweilen mit gelbbraunen Pigmentkörnchen: Absterbezeichen hochempfindlicher und zugleich relativ alter Zellen, wenn wir der Ansicht sind, daß die Rindenzellen von der Glomerulosa über die Faszikulata zur Retikularis nachgeschoben werden. Eingeschaltet sei aber, daß JACKSON (1919) bei der weißen Ratte keine besonderen Abänderungen der Rinde unter dem Einfluß des Hungers nachweisen konnte. Wie sich morphologisch das verschiedene Zeitbild äußert, so zeigt physiologisch eine Gewebekultur die besonderen Eigenheiten verschieden alter Zellen. BULLIARD legt 1923 Kulturen der Nebennierenrinde an vom Kaninchenembryo, von erwachsenen Kaninchen und von der neugeborenen Katze. Es zeigte sich, daß je jünger das Gewebe ist, es umso leichter im Kulturmedium gezüchtet werden kann. Die auch von HETT beobachtete Speicherung der Zellen zeigt sich auch in der Kultur, hier aber noch im erhöhten Maße mit dem Älterwerden der Zellen, ein Vorgang, der einer Verminderung einer Zellvermehrung parallel geht.

Während die erwähnten konstitutionsanatomischen Untersuchungen und biologischen Analysen einen wesentlich genaueren Einblick geben in die Eigenart der Funktion, sind reine Wägungen des Gesamtorgans nicht in dem Maße charakteristisch. SCHILF hat hier 1922 ein größeres Material von 1227 Fällen gewichtsanalytisch geprüft. Es zeigte sich, daß das allgemeine Durchschnittsgewicht durch die Gesamtheit der Lebensbedingungen beeinflußt wird, also dem ungeheuren Faktorenkomplex unterliegt, auf welchen oben kurz hingewiesen wurde. Beträgt das Durchschnittsgewicht des sogenannten Friedensmaterials für beide Geschlechter 11,1 (10 g nach LEUPOLD), so ist es beim Soldatenmaterial 14,0. Die normale biologische Funktion der Pubertät (LEUPOLD) und diejenige der geschlechtsverschiedenen Wachstumsintensitäten greifen auch in den Entwicklungsmechanismus der Nebenniere ein: Das absolute Gewicht ist beim weiblichen Geschlecht bis zur Pubertät niedriger als beim männlichen, dann erhebt es sich aber zwischen dem 16. und 20. Jahr über das des Mannes, um vom 30. Jahre an unter die männlichen Werte zu sinken. In dieser zahlenmäßigen Erfassung können aber erst dann innere Gesetzmäßigkeiten erkannt werden, wenn Vergleiche mit sämtlichen übrigen Organen übereinstimmende oder abweichende Zahlenreihen aufzeigen. Einen gewissen Einblick gestatten daher die SCHILFschen Untersuchungen insofern, als Hoden, Thymus und Nebenniere derart gewichtsanalytisch korreliert sind, daß jede Gewichtsveränderung der Nebenniere sich in den Werten der beiden übrigen Organe zugleich ausdrückt; daß aber Herz, Leber, Nieren, Pankreas und auch die Nebennieren sich quantitativ in den großen Schwankungsbreiten der physiologischen Grenzen bewegen.

Derartige Untersuchungen der Gewichte der Organe sind in ihrem Verhältnis zu den übrigen Organen des Gesamtkörpers bereits schon in den achtziger Jahren des verflossenen Jahrhunderts von dem deutschen Pathologen und Balneologen BENECKE unternommen und in Beziehungen zum Konstitutionsproblem gebracht worden. Wir werden auf all diese Befunde an anderer Stelle bei der Erörterung der Konstitutionsanatomie der einzelnen Organe zurückkommen. In neuester Zeit gibt CASTALDI in seinem Buche über Wachstum und Konstitution des Menschen zahlreiche Hinweise. Dieser Forscher hat auch die Nebenniere einer besonderen ausführlichen quantitativen Analyse beim Meerschweinchen unterzogen. Bei diesem Säuger ist die Nebenniere verhältnismäßig groß, sie legt sich beim 7 mm langen Embryo als Verdickung des Zölomepithels an. In der Entwicklungsperiode zwischen 18 und 32 mm vollzieht sich die Einwanderung der Markelemente, und bei der Geburt hat das Mark als Masse $^1/_5$ der Rinde. In Ergänzung der diesbezüglichen Befunde bei der weißen Maus sei erwähnt, daß beim Meerschweinchen das Gesamtvolumen bei den Männchen absolut größer ist als bei den Weibchen, im Verhältnis zum Körpergewicht aber bei den Weibchen größer ist; noch größer sind die weiblichen Werte bei der Pubertät. Unterschiede bestehen weiter intra- und extrauterin. Beim Fetus bleibt das Nebennierenwachstum im Verhältnis zum Körperwachstum zurück, postfetal steigt der Nebennierengesamtindex dauernd an von 0,8126 auf 0,9320; nur bei 49% der Feten soll Mark vorkommen. Der Markanteil beider Nebennieren übertrifft sowohl relativ wie absolut den der Rinde besonders beim Weibchen; nur in den ersten Monaten bleibt das Mark im Wachstum etwas zurück. Im fortgeschrittenen Alter nimmt die Rinde relativ und absolut sehr stark zu. Diese Angaben dürften eine Parallele finden in den Untersuchungen von HETT bei der Maus; das gegenseitige Verhältnis von Rinde zu Mark beträgt dann 9:1.

Wiederum spiegeln sich Pubertät und Schwangerschaft auch im quantitativen Bilde wieder, die Rinde nimmt beträchtlich zu, das Schwangerschaftsverhältnis von Rinde zu Mark wird 12,56:1, und gerade diese Tatsache reiht die Nebenniere in den endokrinen Komplex der Konstitutionsforschung. MASUI und TAMUMA (1926) führen das größere Gewicht der Nebenniere bei den weiblichen weißen Mäusen auf die bessere Entwicklung der Zona reticularis zurück. Auch in der Brunstzeit der weiblichen Maus spielen quantitative Zonenverschiebungen eine Rolle; zumal durch Degeneration der Zellen der Zona reticularis. Eine quantitativ nachweisbare Beziehung besteht auch zu den männlichen Keimdrüsen, insofern als die Nebenniere der kastrierten Männchen größer wird als bei normalen durch Zunahme der Zona reticularis. Bei weiblichen Mäusen soll diese Größenzunahme ausbleiben.

Bei einem derartig in den relativen und in den absoluten Maßen schwankenden endokrinen Organ wie der Nebenniere können auch wiederum nur sehr umfassende vergleichende konstitutionsanatomische Untersuchungen Klarheit bringen. Das vorliegende Material ist zur Zeit noch zu gering, um allgemeine Schlüsse ziehen zu können. So lehnt z. B. DONALDSON (1928) während der Schwangerschaft einen Wechsel in den relativen Volumina von Rinde und Mark bei der weißen Ratte ab. Erwähnt sei endlich noch, daß beim menschlichen Fetus eine Zunahme aller Maße während der ersten Monate stattfinden soll, ein Stillstand im 7., 8. und 9., und endlich eine raschere Zunahme gegen das Ende der Schwangerschaft (JONSON und ADERMAN 1926). Wenn LEUPOLD zur Pubertätszeit eine größere Entwicklung der Nebenniere nachweisen konnte, so verstehen wir den einheitlichen Reaktionsmechanismus auf Grund des gemeinsamen Mutterbodens, des Zöloms für Keimdrüse und Nebennierenrinde; wir sehen in der Degeneration des Samenepithels nach Entfernung der Nebenniere dasselbe biologische Zusammenspiel wie in der Gewichtszunahme dieses Organs nach Kastration (SJERD-JUKOFF 1922). Nach Entfernung der Ovarien bei Katzen wird nach 2—3 Wochen eine Vergrößerung der Zellen der Zona glomerulosa nachweisbar, die im Gegenexperiment nach Ausschaltung der Nebenniere auf die interstitiellen Zellen des Ovars sich auswirkt, zugleich aber auch die Corpora lutea in diesen korrelativen Mechanismus hineinbezieht. Hier reihen sich auch die Angaben von STILLING an, der beim Kaninchen während der Brunst vergrößerte Nebennieren nachweisen konnte, eine Parallele zu der LEUPOLDschen korrelativen Gewichtsanalyse zwischen Nebenniere und Hoden. Daß endlich ein Nebennierentumor von sich aus die sekundären Geschlechtsmerkmale beeinflußt (H. SCHMIDT 1924), wurde früher bereits an anderen Beispielen gezeigt und erklärt sich vielleicht wiederum aus den angedeuteten genetischen und biologischen Zusammenhängen der Blasteme. Von Korrelationen zu anderen Drüsen des Endokrinon sei erwähnt, daß bei Froschlarven nach Entfernung des Vorderlappens der Hypophyse die Nebennierenrinde unterentwickelt bleibt, daß die Inselzellen des Pankreas antagonistisch dem Adrenalin des Markes gegenüberstehen; Insulin bewirkt eine Adrenalinausschüttung. Umgekehrt bewirkt Adrenalin oder genauer der Anstieg des Blutzuckers (POLL 1931) eine Insulinausschüttung. Endlich sei der Zusammenhang mit der Schilddrüse erwähnt; Verfütterung von Schilddrüsenpulver begünstigt bei einigen Nagern die Ausbildung der Nebenniere und eine Gewichtszunahme bei der Ratte von 15,1 mmg auf 26,9 mmg (HERRING 1917, HOSKINS 1916).

Neben der außerordentlichen Variabilität der Morphe der Nebenniere im Laufe der individuellen Entwicklung steht die völlig differente und bis heute durchaus noch nicht scharf faßbare allgemeine hormonale Wirkung des Interrenal- und Suprarenalkörpers. Auch hier skizzieren wir nur mit wenigen Linien. Der erste Anbeginn irgendeiner sekretorischen Funktion überhaupt ist von WEYMANN (1922) beim Schweineembryo in das Entwicklungsstadium von 40—45 mm hineinverlegt worden auf Grund der mikrochemischen Chromaffinreaktion. Bringt man Epinephrin zusammen mit Kaliumbichromat, so tritt ein braunes Präzipitat auf, das sich zuerst in dem bezeichneten Entwicklungsstadium zeigt. Die Reaktion nimmt zu bis zum 142-mm-Stadium, betrifft aber nicht gleichzeitig sämtliche Zellen. LUTZ und CASE benutzten eine rein physiologische Methode, die an die mydriatische Wirkung des Extraktes auf das Auge anknüpft. Geprüft wurden 42 Nebennierenextrakte in RINGERscher Lösung von Hühnchenembryonen verschiedenen Alters (7.—20. Tag), bezüglich des Beginns der nervösen Reaktion auf das Froschauge: 27 Fälle waren positiv, 10 negativ und 5 zweifelhaft; die letzteren Fälle betrafen aber nur den 7.—10. Tag der Bebrütung. Somit ergab sich, *daß vom 8. Tage frühestens ein bestimmter Sekretionsmechanismus in der Nebenniere beim Hühnchen einsetzen muß.*

Man wird hier einwenden müssen, daß die beiden völlig verschiedenen Anteile des Gesamtorgans in ihrer biologischen Einstellung auf das Gesamtleben des Organismus doch auch Sonderfunktionen besitzen müssen. Der induzierende Reiz des Interrenalorgans wird ja a priori ein anderer sein müssen als der des Suprarenalorgans, das eine wird auf Grund seiner Genese zu den Keimdrüsen, das andere zum autonomen Nervensystem Beziehungen haben. Die Selbständigkeit beider Funktionskomplexe darf im phänotypisch einheitlichen topographischen Gefüge niemals vergessen werden.

Zur Klärung der Wirkung der Nebenniere auf die Erfolgsorgane werden wiederum Fütterungsversuche bei Amphibien nach dem klassischen Vorbild von

GUDERNATSCH Antwort geben können. Eine ganz andere Wirkung ist hier auslösbar im Vergleich mit der Schilddrüse oder der Hypophyse. So wird vor allem der normale Zusammenhang zwischen Wachstum und Metamorphose nicht gestört, dessen Modifikationen ja ein wesentliches Charakteristikum der Schilddrüsenwirkung darstellt. Das Studium der Funktion der Nebenniere ist von Physiologen und Pharmakologen weit ausgebaut worden. Hingewiesen sei wegen aller Einzelheiten auf TRENDELENBURGs Buch „Die Hormone". Hier in konstitutioneller Einstellung mögen nur ganz wenige Hinweise genügen, soweit sie für unser vorliegendes Problem in Betracht kommen. Die Erkenntnis, daß die Nebenniere ein lebenswichtiges Organ ist, ohne daß der Lebensablauf nicht denkbar ist, wurde zuerst durch die klassischen Experimente von BROWN SÉQUARD (1856/57) erwiesen. Entfernung des Interrenalorgans bei Selachiern (KISCH 1928) ruft langdauernde Ballung des Pigments der Hautchromatophoren hervor, die Farbe der Tiere wird dadurch schmutzig grau, die Atmung verändert sich, die Bewegungsintensität nimmt ab, die Muskulatur nimmt eine Dauerverkürzung an. Nach dieser intensiven Muskeltätigkeit kann bei Säugern der Tod eintreten. Diese Wirkungsstufen würden demnach auch bei Säugern auf die Rinde und nicht auf das Mark des Organs zurückzuführen sein. KISCH stellt auf Grund seiner Untersuchungen die Arbeitshypothese auf, daß die Nebennierenrinde im Sinne der Drüsen innerer Sekretion an die Blutbahn einen Stoff abgibt, der den oxydativen Abbau bestimmter Stoffwechselprodukte fördert.

Untersuchungen über die Förderung des Wachstums die von italienischer Seite vorliegen, bedürfen noch weiterer genauerer Ausarbeitungen. CASTALDI (1925/1928) zeigte hier, daß Meerschweinchen nach Verfütterung von Rinde des Ochsen ein größeres Gewicht erreichen als die Kontrolltiere. Besonders zeigen die Knochen der Extremitäten und des Rumpfes eine stärkere Förderung des Wachstums. Vermehrt wird auch das Hämoglobin. In Ergänzung der erwähnten Untersuchungen von KISCH fand CIABATTI 1929 bei einem Fisch, Cyprinodon, eine Depigmentation des Hautkolorits infolge Kontraktion der Chromatophoren. Bei all diesen Versuchen spielt aber die Konzentration des umgebenden Seewassers eine Rolle, die das Wirkungsausmaß beeinflußt. Auf diese Frage nach der Einwirkung der Nebenniere auf das Wachstum läßt sich zur Zeit nur mit Vorbehalt eine Antwort geben. Es stehen sich hier noch entgegengesetzte Angaben in der Literatur gegenüber; so soll nach ABDERHALDEN (1919) und GUDERNATSCH (1913) Verfütterung von Nebennierenrinde das Wachstum von Kaulquappen hemmen, während ADLER gerade den gegenteiligen Erfolg sah, eine Metamorphosenbeschleunigung und hochgradige Wachstumsförderung. Auch bei niederen Tieren werden von den einzelnen Autoren ganz verschiedenartige Wirkungen angegeben.

Bei der Beurteilung der Wirkung der Nebennierenentfernung bei Säugern muß beachtet werden, daß manche Säugerarten auch außerhalb der eigentlichen Nebenniere Rindengewebe besitzen (STILLING). Man kann beobachten, daß nach einer derartigen Operation diese besonderen Organe hypertrophieren und somit durch ihre gesteigerte Funktion die Versuchsergebnisse verschleiern. Diese akzessorischen Interenalkörper liegen teils in der Nähe der Niere und Nebenniere, teils hinter dem Peritoneum, auch im Ligamentum rotundum, im Samenstrang, zwischen Hoden und Nebenhoden. Schon eine Masse von $^1/_{11}$—$^1/_4$ der gewöhnlichen Durchschnittsmaße an Rindengewebe kann das Leben des Versuchstieres dauernd erhalten. Bemerkenswert ist auch, daß für Rinde und Mark besondere Arterienäste nachweisbar sind, und daß das Hormon der Rindenzellen hauptsächlich in die Zentralvene abfließt, ein Teil aber aurch Kapselvenen in die Pfortader gelangt.

Man muß sich bei vergleichend biologischen Betrachtungen auch darüber klar sein, daß der Nebenniere eine ganz andere endokrinologische Bedeutung zukommt, wie zahlreichen anderen Drüsen innerer Sekretion, insofern als z. B. das Adrenalin auch von wirbellosen Tieren gebildet wird. Dieser Zusammenhang erklärt sich zweifellos aus der bei Avertebraten im Anbeginn der phylogenetischen Reihe stark überwiegenden Maße des sympathischen Gewebeanteils gegenüber dem parasympathischen im autonomen Nervensystem; denn Adrenalinwirkung und Sympathikuswirkung liegen auf einer Linie. Erwähnt sei nur, daß Adrenalin z. B. auf den tätigen quergestreiften ermüdenden Skeletmuskel einen begünstigenden Einfluß ausübt in derselben Weise wie ein elektrischer Sympathikusreiz.

Wenn wir nun endlich den noch übrigbleibenden restlichen Bestand des Endokrinon in seiner Bedeutung als konditionellen Faktor für unser Konstitutionsproblem heranziehen, so kommt ihm eine noch geringere Bedeutung zu als der Nebenniere. Für die Zirbeldrüse und die Thymus gehen die Ansichten der Autoren bezüglich seines Anteils am Wachstum wiederum auseinander.

Dem Inselgewebe des Pankreas endlich kommt eine vorzügliche endokrine Bedeutung im Zuckerstoffwechsel zu, wir werden diesen Anteil des Systems an anderer Stelle berücksichtigen. Diese Zusammenhänge des endokrinologischen Komplexes Bauchspeicheldrüse, Nebenniere und Eierstock werden in letzter Zeit im Hamburger Anatomischen Institut (POLL, BLOTEVOGEL) besonders bearbeitet. Daß schließlich überhaupt jedes Gewebe, jedes Organ durch seine spezifischen Stoffwechselprodukte bis zu einem bestimmten Grade auch als „Drüse innerer Sekretion" bezeichnet werden kann, wurde bereits erwähnt.

c) Differenzierung.

Jede Tier- oder Pflanzengattung, jede Familie oder Art, jedes Individuum, jedes Organ und Gewebe wird erst im Vergleich mit anderen biologisch verständlich. Wie die Induktions- und Determinationsvorgänge in ihrem induktiven und artspezifischen Ablauf erst typische Formenwerte schaffen, deren Wesen auch nur im Vergleich mit anderen verstanden werden kann, so wird die morphologische Konstitutionsforschung, die Lehre von der Differenzierung des Individuums, der Person, das einzelne auch nur im Vergleich mit anderem zu verstehen lehren. Wie bei den Determinationsvorgängen der individuelle Zeitfaktor ein größeres Ausmaß der biologischen Gestaltung überhaupt darstellt, so wird derselbe Faktor sowohl bei den Wachstums- wie bei den Differenzierungsvorgängen individualspezifische proportionelle Gestaltung entstehen lassen. *Individuen gleicher Wachstums- und Differenzierungsintensität werden daher biologisch äquivalent sein und in ihrer Erscheinung einen identischen konstitutionellen Körperbau aufweisen müssen* (BRANDT 1925).

Die Entwicklungsgeschichte analysiert die werdende Form eines Organs, den Grad und die Abänderung der Stufenhöhe der Entwicklung im Vergleich mit demselben Organ einer anderen Tierform; die menschliche Konstitutionsforschung bedarf in derselben entwicklungsgeschichtlichen Fassung der Synthese, die aus zahlreichen Vergleichsanalysen der besonderen Entwicklungsstufen einzelner Individuen und derselben Organe bei verschiedenen Individuen gewonnen ist.

Wenn ein Vergleich der Körperbeschaffenheit der einzelnen menschlichen Individuen charakteristische Unterschiede aufweist, die in Staffeln oder Gruppen zusammengefügt werden können, so haben wie erwähnt ontogenetische Zeitunterschiede in der Entwicklungsgeschwindigkeit bestimmter Systeme eine spezifische Raumverteilung und Größenanordnung dieser Systeme geschaffen, welche zwar die durchschnittliche Korrelation nicht stören, aber doch eine ganz besondere Körperbauvariante allmählich entstehen lassen (BRANDT 1925).

Der Inhalt der folgenden Ausführungen bezieht sich somit auf die *genbedingten zellulären chromosomalen Differenzierungsvorgänge, welche von den eigentlichen typologischen Formbildungsvorgängen scharf gesondert werden müssen.*

Die allererste Staffel sichtbarer ontogenetischer Vorgänge an Zellen ist die allmähliche Herausdifferenzierung bestimmter Formen, bestimmter Strukturen. Mit der Differenzierung beginnt die Verschiedenheit und damit die Möglichkeit, dieselben Zonen embryonaler Körper bei verschiedenen Individuen zu vergleichen. V. DANTSCHAKOFF (1924) zeigte, daß manche isolierte embryonale Zellen auf der Allantois sich allmählich mitotisch in eine höhere Differenzierung hinein entwickeln, daß nur die Geschwulstzellen immer wieder dieselbe identische Zellform aus sich entstehen lassen in grenzenloser Sukzession. Der Hämoblast wird von Mitose zu Mitose immer mehr einem Megaloblasten ähnlich, dieser wiederum wuchert in das Stadium des Normoblasten ein in ganz derselben Weise, wie er ursprünglich aus dem Hämoblasten hervorgegangen ist. Der Normoblast hinwiederum „differenziert" sich zum Erythrozyten. So stellen die Mitosen der embryonalen Zellen zugleich heteroplastische Vorgänge dar und schließen die allmähliche Herausdifferenzierung der Gewebe in sich ein, mit deren Erscheinen zugleich die Vermehrungsfähigkeit selber sich erschöpft. Lokal umschriebene Mitosen treten häufig phasengemäß auf und charakterisieren in dieser Eigenart Wachstumsformen im Tier- und Pflanzenreich (LAUCHE 1925). Dieser Elementarablauf, immer wieder durch die Gesamtheit sämtlicher lebenden Zellen und Systeme durchgeführt, muß notgedrungen über die Differenzierung hinüberführen, über sämtliche einzelnen Stufen bis zur Abnutzung der physiologisch möglichen Ansprechbarkeit. Als ein derartig dynamischer Ablauf gedacht, im Sinne eines Gefälles jeweils sich vorausbestimmender Ablaufstufen, wäre der Lebensvorgang als solcher irreversibel, wie ihn EHRENBERGs biorrheutisches Prinzip erfaßt. Nehmen wir nun bei bestimmten Zellen, Gewebskomplexen, Systemen, Organen ein mehr oder weniger großes Gefälle an, das zu bestimmten Zeiten Schwankungen unterworfen ist, so wird immer der Strom des Assimilierbaren den Weg des großen Gefälles gehen und das individuelle Wachstum, die lokale Reaktionsbreite, die Differenzierungsgeschwindigkeit in Erscheinung treten lassen. Dieser elementare Ablauf biologischen Geschehens ist als solcher einesteils chromosomal bedingt und besitzt somit erblich fixierte qualitative und quantitative Eigenheiten; andererseits aber treten während der Ontogenese die mannigfaltigsten Beziehungen zwischen den einzelnen embryonalen Zellen und Abschnitten des entstehenden Organismus auf, und in korrelativer Verkettung dieser bei den verschiedenen Individuen wiederum ein wenig abweichenden chemisch-physikalischen Reaktion bildet sich im Verlauf der Entwicklung die individualspezifische Merkmalsgrundlage.

Konstitutionell ist somit dieser ganze Ablauf räumlich zonal gegliedert und zeitlich schwankend bezüglich der Intensität; in der äußeren Erscheinung des Organismus muß er daher in ganz verschiedener Weise zum Ausdruck kommen (Raum-Zeitfaktor). Diese räumliche zonale Gliederung, durchgeführt für die Topographie derselben histologischen Elemente zeigt zugleich, daß an bestimmten Zonen des Körpers die Entwicklungsvorgänge Schwankungen, Modifikationen unterliegen. Für das Fettgewebe z. B. gibt es zwei Arten der Entstehung (DOGLIOTTI 1928). Die eine Art entwickelt sich aus einer besonderen Anlage an ganz bestimmter Stelle, z. B. um die Niere herum, im Gewebe um den Schlund, im BICHATschen Fettkörper. Diese Anlagen sind konstant und durch besondere Massenausdehnung charakterisiert. Die Zeit, zu welcher sich diese Anlagen in Fettgewebe umbilden, ist sehr wechselnd. Neben dieser Anlagenbildung gibt es nun eine zweite Form der Entstehung im subkutanen Gewebe, in der Fossa ischiorectalis, im Fett der Augenhöhle, in der Brustdrüse, in der Haut des Hoden-

sackes. Hier bildet sich das Fett einfach aus Fibroblasten, die in einem vaskularisierten Gewebe liegen. WASSERMANN hat hier grundlegende Untersuchungen
angestellt. Biologisch besonders interessant ist, daß der Zyklenablauf der Differenzierungsstadien beim Fettgewebe auch teilweise wieder rückgängig gemacht
werden kann, insofern als bei kachektischen Zuständen und im Hunger das
perirenale Fett zum Charakter der embryonalen Fettanlage zurückkehren kann,
dadurch, daß das Protoplasma quantitativ wieder zunimmt. Aber ob nun gerade
diese Rückkehr die Zellen zu wirklich embryonalen Zellen umgestaltet im dynamisch pluripotenten Sinne, oder ob diese Zellen im Sinne des irreversiblen
Lebensablaufes EHRENBERGS nur durch Protoplasma reichlich ersetzen, was sie
an Fett verlieren, ob demnach hier doch nur eine weitere endliche Differenzierungsstufe sich anreiht, diese Frage ist weiterer wissenschaftlicher Nachprüfung wert.

Natürlich bewegt sich das mannigfaltige Bild der Rhythmen auch auf einer
allgemeinen Grundkurve, einer Kurve, die mit hoher Geschwindigkeit beginnt
und allmählich abklingt, mit anderen Worten: ganz allgemein jedem jugendlichen
und jedem alternden Organismus eigen ist. Diese Erscheinung ist sowohl physiologisch wie rein morphologisch beweisbar. Auf ersterem Wege in Form eines
Intensitätsgefälles von Stoffwechselvorgängen. VON MÖLLENDORF zeigte diesbezügliche Unterschiede bei wachsenden Organismen im Auge auf. Der Stoffwechsel ist im jugendlichen Auge wesentlich gesteigert, starke Unterschiede bestehen im jugendlichen und im erwachsenen Auge bezüglich der vitalen Farbstoffspeicherung, die sowohl ekto- wie mesodermale Gewebe betrifft. So ist auch die
Intensität z. B. des Fibroblastenwachstums im jugendlichen Plasma ungleich
stärker als im Plasma älterer Tiere, wie CARREL (1921) und SVEN KIAER (1925)
ausgeführt haben. Hier spielen wahrscheinlich fördernde und hemmende Faktoren im Blute eine Rolle.

Die Formprägung, das Wachstum, die Differenzierung, diese drei biologischen
Gestaltungsphänomene lassen in entwicklungsgeschichtlicher Fassung allmählich
die individuelle Spezifität der Gewebe entstehen. Individualspezifisch sind diese
histologischen Vorgänge insofern, als sie bei den einzelnen Individuen zeitlich
verschieden und räumlich zonal verschieden gestaffelt sind. In der Betonung
dieser Individualität liegt die Einstellung auf die Person und nicht auf die Art
als Ganzheit, deren Eigenheiten somit bis in die elementaren Grundformen
zurückgeführt werden können. Hier eröffnet sich das Forschungsgebiet der
histogenetischen Konstitution.

Das Studium dieser zeitlich und räumlich verschieden gestaffelten Differenzierungsvorgänge an Zellen und Geweben ist bisher noch längst nicht genügend
betrieben worden. Die experimentelle Zellforschung und Gewebezüchtung (verwiesen sei auf das grundlegende „Archiv für experimentelle Zellforschung“,
herausgegeben von R. ERDMANN) hat hier den ersten Weg einer systematischen
Erforschung der Differenzierungs- und Umwandlungsvorgänge lebender Zellen
bewiesen. Heterotopische Transplantationen endlich, d. h. Verpflanzungen von
Gewebs- und Zellbestandteilen an einen anderen Ort als an denjenigen, an welchen
sich de norma diese Gewebe entwickeln, bringen weitere Aufschlüsse für die
endogenen Entwicklungsmöglichkeiten und ihre möglichen Abänderungen durch
das neue Milieu. Um hier einige Beispiele herauszugreifen sei folgendes gesagt:
Verpflanzt man Chorda dorsalis aus der Schwanzregion einer Kaulquappe von
Bufo vulgaris oder Rana esculenta in die Augenhöhle oder in den Ruderschwanz
einer anderen Kaulquappe, so wächst sie hier weiter und regt auch das umgebende
Gewebe zur Mitproliferation an (MARCUCCI 1926). Diese heterotopischen Differenzierungsstadien sind am wertvollsten bei ganz jungem embryonalen Material,
weil sie hier den Anschluß bilden an die dynamischen Formbildungsvorgänge
der Vergleichenden Entwicklungsmechanik. Es gelingt, die ältere Blastula und

frühere Gastrula verschiedener Amphibienarten in eine lückenlose Reihe kleiner Fragmente aufzuteilen, die dann in der Leibeshöhle oder in den Lymphräumen im Mesenchym älterer Amphibienlarven weitergezüchtet werden (HOLTFRETER 1929). Erwiesen wurde mit diesem Experiment, daß die präsumptive Epidermis der frühen Gastrula und auch schon der älteren Blastula in Selbstdifferenzierung alle Zellelemente hervorzubringen vermag, die das Integument charakterisieren. Sehr merkwürdig ist nun, daß diese rein epithelialen Elemente zugleich auch echtes Corium bilden sollen als dicke faserige Lamellen. Es würden demnach ohne Mitwirkung eines mesodermalen Kutisblattes Bindegewebselemente allein vom Ektoderm gebildet werden können. Diese Befunde bedürfen der Nachprüfung; sie seien hier erwähnt, um zu zeigen, daß die Differenzierung einen bestimmten Aktionsradius, eine bestimmte milieubedingte Wandlungsfähigkeit besitzt. Ähnliche Versuche lassen sich natürlich für sämtliche Organanlagen und Zellzonen anstellen. Wie bereits erwähnt, können diese Versuche nur dann eine einwandfreie Beurteilung zulassen, wenn sie die artlich verschiedene „individuelle Geschwindigkeitskurve der Determination" der einzelnen Keimzonen (Zeitfaktor der Vergleichenden Entwicklungsmechanik) und die Art der Einfügung in das neue Milieu (Raumfaktor) berücksichtigen, da diese beiden Faktoren über eine eventuell mögliche Induktion des Milieus entscheiden. Aber auch bei bestimmt irreversibler Phase der Determination des vorliegenden Blastems wäre reine Selbstdifferenzierung im Naturgeschehen überhaupt undenkbar, da jede Differenzierung beziehungsgemäß ist.

Das Autonome in der Differenzierung ist nicht die Selbstdifferenzierung als solche, sondern der zeitliche Rhythmus der einzelnen Phasen der Differenzierung.

Die Ausdifferenzierung nämlich der verschiedenen Organe eines komplexen Implantates erfolgt in einem Zeitmaß, welches dem der normalen Entwicklung entspricht; diese Zeitfolgen sind für die einzelnen Organe ganz charakteristisch, so daß selbst kleinst versprengte Fragmente, die zu einem bestimmten Organ gehören, denselben Zeitrhythmus beibehalten, wie die Muttersubstanz des Organs. *Jedes Gewebe hat sein eigenes Zeitmaß der Differenzierung und seine für die einzelnen Zeitetappen der Entwicklung spezifisch graduierte Ansprechbarkeit auf Außenfaktoren.* BRANDT (1925): „Bedeutung des Raum- und Zeitfaktors für die Beurteilung der Konstitution eines Organismus."

Zum Studium der Differenzierungsvorgänge der Zellen und Gewebe eignen sich weiter neben diesen Züchtungen „in vivo" Züchtungen „in vitro", d. h. in künstlich angelegten Gewebekulturen. Man kann z. B. um nur ein Beispiel herauszugreifen, welches das vorliegende Problem beleuchten mag, das Nervengewebe verschiedener Hühnerembryonen von 3—14tägiger Bebrütung züchten und alle 2—3 Tage in neues Nährmedium setzen (OLIVO 1928). Die frisch ausgewachsenen Nervenfasern, die bei jeder Umpflanzung abgeschnitten werden, wachsen jedesmal von neuem in das Plasma hinein, und zwar auf etwa 2 bis 3 Wochen. Es besteht somit eine ganz bestimmte Zeitspanne für die Wachstumsenergie. Ein weiterer Unterschied liegt in dem Grad der Wachstumsintensität, welcher mit dem Alter des Embryos schwankt; ein weiterer Unterschied endlich wird rein konditionell durch den Embryonalextrakt selber hervorgerufen, von dessen prozentualer Verdünnung die Lebensdauer der Nervenfasern abhängt.

All die verschiedenen Stufen der Differenzierung und des Wachstums, alle variablen Erscheinungsformen der Organismen schlechthin, die auf ganz bestimmt abgestuften Reaktionsabläufen beruhen, werden nun nach ganz bestimmten Gesetzen vererbt.

Wenn wir die „Erbanlagen", d. h. die „Gene" als embryodynamische, eine bestimmte Reaktionsmöglichkeit auslösende Faktoren rein „räumlich" in die Chromosomen hineinlokalisieren, ihre topographische Anordnung studieren, so greift der Zeitfaktor wiederum auch in diesen allerersten Entstehungsmechanismus einer Eigenschaft in maßgebender Weise ein. Wir erläutern dies an einigen Beispielen: Das „MOEBIUSsche Band" der Chromosomen (JACOBY 1929) besteht aus geometrisch faßbaren Modifikationen einer Torsion der sich aneinanderlagernden Erbmassen. Der Zeitpunkt der Durchführung der Chromosomenlängsspaltung, die Verklebungsdauer bei der Chromosomenkonjugation, die Abhängigkeit von physikalischen Einflüssen (Temperatur, Röntgenbestrahlung) kann hier für den Faktorenaustausch und bestimmte Vererbungsbefunde von ausschlaggebender Bedeutung werden.

Der Heterochronismus der Differenzierungsvorgänge umfaßt in dieser erblichen Einstellung das familien-, gattung-, art- und individualspezifische, der Heterochronismus der Determination das typologisch-spezifische (typologisches Grundprinzip, BRANDT 1928*).* Wachstum und Differenzierung sind ontogenetische Vorgänge mit spezifischem Entwicklungstempo. GOLDSCHMIDT hat ihre Analyse in seiner „Theorie der abgestimmten Reaktionsgeschwindigkeiten" versucht und an zwei Beispielen seine Theorie am schärfsten bewiesen, einmal an der Entstehung des Schuppenbildes der Flügel der Schmetterlinge, das andere Mal an dem Vorgang der Vererbung des Geschlechtes (Abb. 104 u. 105). Ganz bestimmte Mengen von katalysatorisch wirkenden Genen sollen für die Geschwindigkeit verantwortlich sein, mit welcher ganz bestimmte Farbflecke an den Flügeln der Schmetterlinge sichtbar werden. Treten z. B. auf einem Flügel schwarze, gelbe und rote Farbflecke in ganz bestimmter Reihenfolge auf, so ermöglichen drei mit verschiedener Geschwindigkeit verlaufende Reaktionen die Ablagerung der Farbstoffe im Epithel. Es bestehen nun im Auftreten der Farbflecken zeitliche Unterschiede, die einzelnen Schuppenbezirke differenzieren sich zu ganz verschiedenen Zeiten aus, und dieses Manifestwerden beruht auf einer zu einer ganz bestimmten Zeit vorhandenen maximalen Reaktionsbereitschaft irgend eines bestimmten Bezirkes, der dann die Farbe annimmt, die im Augenblick dieser maximalen Reaktionsbereitschaft mit dem Höhepunkt der katalysatorischen Wirkung zusammenfällt.

Dieses Gen bedingte verschiedene Differenzierungstempo ist in ganz ähnlicher Weise auslösend für die beiden Geschlechtsformen. Auch hier ist die relative Quantität der männlichen und weiblichen Gene proportional der Geschwindigkeit der Reaktion und löst entweder das Entstehen männlicher oder weiblicher Differenzierung aus.

Die Bedeutung dieser grundlegenden Experimente von GOLDSCHMIDT für die Konstitutionsforschung liegt in der Vorstellung, daß nicht allein die Geschlechtsanlage, sondern überhaupt sämtliche Anlagen ihr eigenes Entwicklungstempo haben müssen, und daß je nach der Geschwindigkeit ganz bestimmte Differenzierungen entstehen, deren Ausdruck am Ende der Gesamtentwicklung das Individuum ist. Beachtet werden muß hier ganz besonders die relative primäre Selbständigkeit der Differenzierung der Anlagen und sogar deren Teilabschnitte.

Nochmals sei hier betont, daß sich im Vergleich mit diesen genetischen Differenzierungsvorgängen bei den entwicklungsmechanischen Determinationsvorgängen ganz analoge Phänomene abspielen. In Etappen schleicht sich schrittweise die Determination für ganz bestimmte Charaktere irgendeiner Anlage ein, und dieser zeitliche Rhythmus bedingt verschiedene Reaktionen zu verschiedenen Zeiten. Die relative Selbständigkeit der Teile zeigt sich z. B. in den verschiedenen Zeitpunkten der Determination der einzelnen Polaritäten einer einheitlichen Gliedmaßenknospe, sie zeigt sich z. B. bei der Ausdifferenzierung der einzelnen Unterbezirke eines einheitlichen Schmetterlingsflügels. Bestimmte Abschnitte des Flügels sind anderen im Entwicklungstempo voraus und ergeben somit die für diese Zeit optimale Reaktion einer sichtbar werdenden Farbe. Süffert erbrachte auf Grund von Studien der Schmetterlingsentwicklung weitere Beiträge zu diesem vorliegenden Problem gestaffelter biologischer Vorgänge: In der Puppenschale sind mosaikartig Flügel, Fühler, Beine und Rüssel gesondert voneinander entstanden, ohne sich zu berühren. Jeder dieser Teile ist selbständig mit einer Chitinhülle umgeben, aber ein Streifen innerhalb dieser Hülle wird verdickt angelegt, und zwar derjenige, der später ein Teil der Oberfläche wird. Wenn nun am Ende des Raupenlebens die einzelnen Teile die Anordnung der Puppe annehmen, dann passen diese Streifen ineinander, „als wäre es ein Bild in Holzeinlegearbeit". Auf diese Weise werden dann später z. B. Vorder- und Hinterflügel mit einer durchgehenden Linie verbunden, obgleich die beiden Anlagen der Flügel sich völlig selbständig angelegt haben. Wiederum beweisen diese Tatsachen, daß die Anlagen in statu nascendi völlig selbständig sind. Zugleich aber muß hinzugefügt werden, daß alle primäre Autonomie in lokal umschriebener Determination und Differenzierung die spätere sekundäre Korrelation im Entwicklungsgang anbahnt; das gegebene Mosaik wird dann zum eigentlichen Organon bei den höheren Tierformen im wesentlichen durch nervöse und endokrine Funktionen. Auf die allerersten Korrelationen im Anbeginn allererster Differenzierung wurde bei den diesbezüglichen entwicklungsmechanischen Experimenten hingewiesen.

Den erwähnten Goldschmidtschen Vorstellungen über die Vererbung des Geschlechtes, Vererbung des Farbmusters und somit auch zahlloser anderer Differenzierungscharaktere, endlich den Erklärungen der Zusammenarbeit von „Gen" und „Außencharakter" können wir uns nur soweit anschließen, als sie eben die sichtbaren äußeren Differenzierungen im Zusammenhang bringen mit den Genreaktionen, die in den Chromosomen lokalisiert sind. *Die gleichzeitige Lokalisation aber der von der Entwicklungsmechanik aufgedeckten formbestimmenden d. h. typologischen Determinationsvorgänge auch innerhalb der differenzierungsbestimmenden Chromosomen muß jedoch bei der Tatsache der Isodromie und Anisodromie d. h. der Selbständigkeit der Geschwindigkeit der Entwicklung der Form und der Selbständigkeit der Entwicklung ihrer Differenzierung in Frage gestellt werden* (Brandt 1928).

Die Goldschmidtschen Erklärungen sind sicherlich zur Zeit die besten, die über die Genese der Differenzierungsvorgänge angegeben worden sind, wir heben sie hier nochmals hervor, weil auch sie das Ineinanderspielen von Raum- und Zeitfaktor in der Entwicklung als Grundlage haben. Es gelingt z. B. mit Hilfe dieser Theorie, die Genetik geographischer Variationen genauer zu untersuchen (Goldschmidt, Seiler, Poppelbaum 1924 und Goldschmidt 1929). Die europäischen Rassen von Lymantria dispar sind im ganzen dunkel, die japanischen sind alle im jungen Stadium hell. Diese helle Fleckenzeichnung ist aber ein Erbbesitz der gesamten Art, kommt also auch den dunklen Rassen genetisch zu. Nun kommt zu dieser gemeinsamen Grundlage ein weiterer Pigmentierungsfaktor hinzu, der in das helle Muster mit bestimmter Geschwindigkeit eindringt und es somit verdunkelt. Bei den dauernd hellen Rassen ist die Geschwindigkeit der Reaktion des Pigmentierungsfaktors so gering, daß eine Einengung der Zeichnung während der Entwicklung nicht erfolgen kann, bei den dauernd dunklen Rassen aber wird die helle Zeichnung so schnell eingeengt, daß sie bereits mit der ersten Häutung verschwunden ist. Bei Bastarden zwischen hellen und dunklen Rassen wird man erst helle, dann dunkle Formen nachweisen können, d. h. einen sogenannten Dominanzwechsel.

Neben diesen Differenzierungsgesetzlichkeiten laufen nun die typologischen Gesetzlichkeiten der reinen Formbildung, d. h. die Gesetzlichkeiten der orthotopischen Potentiale in ihrer determinativen und induktiven raumzeitlichen

Bedingtheit; die Gesetzlichkeiten, ob ein morphologisches Zellsubstrat Flügel oder Leib, Kopf oder Gliedmaße, Auge oder Fühler wird.

Lange vor der vererbungsgeschichtlichen Ära hat die Vergleichende Anatomie gerade bezüglich dieser Entwicklungsgeschwindigkeiten Ergebnisse gesichtet, deren Auswertung für das Konstitutionsproblem von größter Bedeutung ist. Vergleiche der Ontogenie der Organsysteme der verschiedenen Arten und Gattungen weisen bezüglich ihrer Differenzierungsgeschwindigkeit zeitliche Unterschiede auf, die nicht nur ein phylogenetisches Interesse bieten, weil sie sich in analoger Heterochronie auch beim Individuum selber abspielen: *Das vergleichend anatomische phylogenetische Problem hat seine Parallelen im vergleichend entwicklungsgeschichtlichen konstitutionellen Problem des Individuums.*

ERNST HAECKEL hat in seiner Gasträatheorie und in der Anthropogenie (1874) die phylogenetische Bedeutung der ontogenetischen Sukzession der Organsysteme betont und auf die gesetzmäßige Reihenfolge hingewiesen, in welcher bei den verschiedenen Tierstämmen ein Organsystem zur Entwicklung gelangt. Die ontogenetische Reihenfolge Haut- und Darmsystem, Nerven- und Muskelsystem, Nierensystem, Blutgefäßsystem, Genitalsystem, lehrt in großen Zügen das phylogenetische Auftreten dieser Systeme in der Tierreihe. Diese rein phylogenetischen Gedankengänge, welche überhaupt die gesamte wissenschaftliche Einstellung der Anatomie und Zoologie des 19. Jahrhunderts charakterisieren, sind von HAECKEL in seiner „Generellen Morphologie der Organismen" 1866 ausführlich zusammengestellt worden. Obgleich vieles, was für das vorliegende Problem der abgestuften Entwicklungsgeschwindigkeiten von Bedeutung ist, was unmittelbar bezug hat auf den Zeitfaktor der Entwicklung in diesem grundlegenden Werke bereits vorliegt, hat die gegenwärtige Literatur diese Tatsachen kaum mehr gewürdigt. Ganz besonders sind es Gedanken der Promorphologie und der Tektologie, sind es die Einteilungen der einzelnen Entwicklungsphasen, welche als bekannt vorausgesetzt werden müssen, um das vorliegende Konstitutionsproblem in seiner Stellung zur Phylogenie beurteilen zu können.

Die Promorphologie stellt das Äquivalent einer organischen Kristallographie dar. Die polare Anordnung der Struktur auf stereometrischer Grundform würde jene Grundformlehre darstellen, welche organische Körper einer mathematischen Analyse zugänglich macht. Versuche der Zurückführung der tierischen Formen auf geometrische Grundformen sind nun bereits schon vor fast hundert Jahren zum erstenmal durch BRONN 1841 unternommen, später von JOHANNES MÜLLER, BURMEISTER 1856 und G. JÄGER 1857 erweitert worden. Verwiesen sei auf JAVELOT (1918), der die Kugel als geometrischen Prototyp annimmt, zu dem die Form der wirklichen Gegenstände unaufhörlich hinstrebt, ohne sie jemals zu erreichen.

Neben der Promorphologie steht als 2. Forschungsdisziplin nach HAECKEL die Tektologie oder Strukturlehre, die Lehre von der inneren Zusammensetzung der Organismen. Die Körper sind aus gleichartigen oder ungleichartigen Teilen oder Organen zusammengesetzt, „partes similares et dissimilares" der Alten, die sich im deszendenztheoretischen Sinne allmählich aufeinanderstaffeln. Auf diese Weise kann man eine Tektologie der Plastiden, Zellen, Organe, der Antimeren, Metameren und schließlich der Personen aufbauen. In ähnlicher Weise ist auch die Promorphe oder die stereometrische Grundform gestaffelt und bedingt jeweilig durch ihre Zahl und Größe die Lagerung und Verbindung, die Gleichheit oder Ungleichheit der konstituierenden Formbestandteile. Diese Formbestandteile sind bei den Plastiden die Moleküle, bei den zusammengesetzten Organismen sind es die Individuen der nächstniederen Individualitätsordnung, bei den Organen sind es Plastidengruppen, die als Parameren um eine gemeinsame Mitte herumliegen, bei den Antimeren sind es die Organe, bei den Metameren hinwiederum die Antimeren, bei den Personen die Metameren und endlich bei den Stücken oder den Formindividuen 6. Ordnung die konstituierenden Sprosse oder Personen. Man erkennt aus diesen Ausführungen, daß die HAECKELsche Promorphologie und Tektologie eine bedeutsame Grundlage für die Einteilung der Differenzierungsphänome enthält in rein phylogenetischer Staffel, wie es ja auch den erbbedingten Differenzierungsvorgängen entspricht.

Wenn nun im zeitlichen Ablauf der Entwicklung eines Individuums die ontogenetischen Vorgänge sichtbar werden, ergeben sich hier im HAECKELschen Sinne Kausalbeziehungen der Ontogenie zur Phylogenie, der Zeitstaffeln der ontogenetischen Vorgänge als solche bedingt durch jene der Stammesgeschichte. Es ist wertvoll, daß bei dieser Stadiengruppierung Wachstum und Differenzierung getrennt genannt werden, und als erstes Stadium die Zeugung, als letztes die Degeneration angesehen wird. Die Zeugung als solche fällt aber zugleich mit in den Bereich des Wachstums hinein und wird als „zusammengesetztes Wachstum" betrachtet. Das Wachstum selbst stellt eine Vergrößerung durch Aufnahme neuer Moleküle dar, die Differenzierung ist die Bildung „ungleichartiger Teile aus gleichartiger Grundlage, welche durch Anpassung derselben an ungleiche Existenzbedingungen bewirkt wird." Hier sei eingeschaltet, daß es natürlich auch einen endogenen Differenzierungsanteil geben muß, daß nicht die Außenwelt dieses Phänomen bedingt, sondern eben nur als Reiz auslöst, in derselben Weise wie eine Induktion nicht eine Formbildung bewirkt, sondern nur ihre Manifestation hervorrufen kann. Die Bedeutung des Zeitfaktors der Entwicklung, allerdings immer in phylogenetischer Kausalverbindung, wird in den „Thesen von den ontogenetischen Stadien" zusammengestellt. Diese Zeitdauer der individuellen Entwicklung wird durch die Gesetze der Vererbung und Anpassung bestimmt und ist lediglich das Resultat der Wechselwirkung dieser beiden physiologischen Faktoren. Drei Stadien der biontischen Entwicklung werden angenommen: Das 1. Stadium, das Jugendalter oder die Aufbildungszeit, Anaplasis, charakterisiert durch das Wachstum des Individuums; das 2. Stadium, das reife Alter oder die Umbildungszeit, Metaplasis, charakterisiert durch die Differenzierung des Individuums; das 3. Stadium, das Greisenalter oder die Rückbildungszeit, Kataplasis, bezeichnet die Degeneration des Individuums. Eine Parallele zwischen Ontogenie und Phylogenie wird nun wiederum auch im Spiegelbild dieser drei Stadien innerhalb der phylogenetischen Entwicklung gesehen. Im Lichte der Deszendenztheorie lassen alle Arten, Gattungen und Klassen, überhaupt alle verschiedenen Kategorien des Systems „individuell ebenso verschiedene Stadien ihrer Entwicklung unterscheiden, wie die einzelnen Individuen während der Zeit ihrer individuellen Entwicklung". HAECKEL prägt dann weiter noch besondere Ausdrücke für diese drei Parallelstadien: 1. Stadium Epakme (Phylogenie) = Anaplasis (Ontogenie). 2. Stadium Blütezeit Akme (Phylogenie) = Metaplasis (Ontogenie). 3. Stadium Verblühzeit Parakme (Phylogenie) = Kataplasis (Ontogenie). Die Entstehung einer Art bis zu der Blütezeit entspricht somit dem Jugendalter (Juventus, Aduleszentia). Das Wachstum ist in dieser Einstellung zugleich ein charakteristischer Prozeß der phylogenetischen Epakme; Ausdehnung und Größenzunahme bezeichnen dieses Entwicklungsstadium. Die Arten wachsen an Anzahl, und die Stämme an Zahl der subordinierten Kategorien. Die Blütezeit der Phylogenese entspricht dem Reifealter (Maturitas, Adultas) oder der Umbildungszeit. In diese Zeit hinein fällt die Differenzierung oder Divergenz der Formen, ihre qualitative Vervollkommnung mehr als ihre quantitative Zunahme. Es entsteht ein „reiches und vielstrahliges Varietätenbüschel". Die Verblühzeit endlich reicht bis zum Ende der Existenz der Arten und Stämme, ist daher ein Äquivalent des Greisenalters.

Die divergente Entwicklung der verschiedenen Zweige und Äste eines und desselben Stammes verläuft äußerst ungleichmäßig in bezug auf Grad und Schnelligkeit. Einige Äste haben sich seit dem Silur bis heute fast unverändert erhalten, andere haben sich in bestimmter Weise verändert, noch andere haben eine sehr starke Abweichung von ihrer ursprünglichen Differenzierungsform vollzogen. Die einzelnen Formenbüschel der Arten und Familien entwickeln sich somit äußerst ungleichmäßig an Schnelligkeit, Qualität und Quantität der Veränderung.

Übertragen wir nun diese phylogenetischen Entwicklungsreihen auf die individuellen, so kommen wir doch zu Ergebnissen, daß der Rhythmus der aufeinanderfolgenden Entwicklungsreihen der Organsysteme eines Individuums durchaus nicht immer der phylogenetischen Reihenfolge entspricht. Auf diese Besonderheiten hat HAECKEL selbst bereits schon hingewiesen und gezeigt, daß manche Organsysteme, die phylogenetisch die jüngsten sind, z. B. das Skeletsystem der Wirbeltiere, ein Organsystem, das also relativ spät erst erworben ist, ontogenetisch relativ früh auftritt; früher noch als ein System, dessen Anlage phylogenetisch älter ist. So tritt z. B. vom Skeletsystem die phylogenetisch sehr spät erworbene Chorda ontogenetisch sehr früh auf. Bei den Säugern entwickelt sich, wie bereits GEGENBAUR betont hat, die Lunge früher als die Zähne, obgleich die Zähne phylogenetisch älter sind. Bei den Tritonen erscheinen die Zähne früher als bei den Anuren.

Diese zeitlichen Verschiebungen, Heterochronien, sind nun aber durchaus nicht Stützen des biogenetischen Grundgesetzes, daß nämlich die „Ontogenie eine Rekapitulation der Phylogenie" darstellt, sondern weisen mit Bestimmtheit auf Abänderung dieses Zeitrhythmus hin, die vielleicht durch embryonale Anpassung, vielleicht aber auch rein endogen bedingt ist. Wenn aber die Ontogenie als solche sich ihre Entwicklungsbahnen neu schafft und den phylogenetischen Rhythmus aus eigenen Bedingungen heraus abändern kann, dann ist die Parallele zu den analogen Erscheinungen der zeitlichen Verschiebungen der Organdifferenzierung bei den Arten keine phylogenetisch kausale, sondern nur eine Parallele des entwicklungscharakterisierenden *Zeitfaktors an sich, mag dieser Zeitfaktor der Entwicklung in der Phylogenie sichtbar werden, mag er die individuelle Entwicklung prägen, in beiden Fällen wirkt er sich absolut selbständig ohne beziehungsgemäße Bedingtheit aus. In dieser abstrakten Form können wir von einer biologischen Äquivalenz des bedingenden „Zeitfaktors" sowohl für die artlich phylogenetische als auch für die individuelle Konstitution sprechen* (BRANDT, biologische Grundlagen der Konstitution 1928).

Bezüglich der ontogenetischen Heterochronie muß erwähnt werden, daß bereits vor über hundert Jahren, im Jahre 1828, KARL ERNST VON BAER auf den verschiedenen Entwicklungsgrad der Organe verschiedener Individuen derselben Spezies hingewiesen hat, auf die Unterschiede in der Differenzierung gleichaltriger Embryonen. Weiter hat dann KEIBEL (1896) auf Grund von Untersuchungen an Schweineembryonen und an Vögeln derartige Durcheinanderschiebungen des Entwicklungsgrades der Organe vorgefunden, daß eine Einteilung in der phylogenetischen Fassung nicht möglich ist und von einer allgemeinen Geltung des biogenetischen Grundgesetzes nicht die Rede sein kann. Desgleichen wies MEHNERT (1895) auf die individuellen zeitlichen Unterschiede in der Differenzierung des gleichen Organes innerhalb derselben Spezies hin, Hinweise, die FISCHEL 1896 durch Untersuchungen der Wachstumsveränderungen der Entenembryonen erweitern konnte. Somit bestehen eben keine konstanten Wechselbeziehungen der Organentwicklung bei gleichen Embryonen, so daß MEHNERT mit Recht erwähnt, daß jeder Entwicklungsgang eines Organs gewissermaßen ein selbständiger Prozeß ist. In diesem Mosaik fehlen anfänglich noch jegliche Zusammenhänge, die Differenzierung ist im wesentlichen Selbstdifferenzierung, ein korrelativer Einfluß der Nachbarschaft wie des Ganzen läßt sich nirgends erkennen; weder negativ noch positiv (BORN 1897). Doch sei hier eingeschaltet, daß sich dieser BORNsche Satz nur auf die allerersten Differenzierungsstadien beziehen kann, da mit dem Älterwerden des Keimes korrelative und funktionelle Faktoren sehr bald mitgestaltend wirken, wie die neuesten entwicklungsmechanischen Experimente einwandfrei bewiesen haben. Da aber die individuelle Konstitution jedes Organismus eine andere ist, so wechselt der Grad der Korrelation, wechselt auch der funktionelle Anteil am Gestaltungsgeschehen, zumal jedwedes Organ seine eigene, zeitlich durchaus verschiedene Reaktionsbreite besitzt, innerhalb welcher ein Reiz ansprechen kann.

Zur Erläuterung des Gesagten seien nun Beispiele einerseits für die Heterochronie der Organentwicklung verschiedener *Arten*, andererseits der Organentwicklung verschiedener *Individuen* ein und derselben Art genannt, um die *biologische Äquivalenz dieses rein konstitutionellen Phänomens schärfer herauszuarbeiten.*

Wenn wir innerhalb der Säuger verschiedene Arten bezüglich des zeitlichen Auftretens der Urnierenentwicklung betrachten (KEIBEL 1906), so finden wir hier beträchtliche Unterschiede. Bei den Mäusen ist die Urniere außerordentlich rudimentär, es finden sich bei 4—6 mm langen Embryonen keine Glomeruli. Beim Meerschweinchen, Maulwurf und auch beim Menschen treten lange vor Ausbildung der bleibenden Nachniere an der Urniere Rückbildungserscheinungen auf, die bei 22 mm langen Embryonen beginnen, während die Nachniere erst bei einer embryonalen Körperlänge von 30 mm gut entwickelte Glomeruli aufweist. Ganz anders sind die gegenseitigen Beziehungen der Urniere und Nachniere beim Schwein, bei dessen 25 mm langen Embryonen bereits schon Glomeruli in der Nachniere auftreten, längst bevor die Rückbildung der mächtigen Urniere einsetzt. Während wir also bei den zwei vorerst erwähnten Säugern und auch beim Menschen eine Zeitspanne in der Entwicklung des Nierensystems haben, innerhalb welcher überhaupt keine Glomeruli da sind, finden wir beim Schwein innerhalb einer bestimmten Zeitspanne sowohl in der Urniere wie in der entstehenden Nachniere gleichzeitig Glomeruli. Der Beginn der Nachnierenentwicklung, das Ende der Urnierenentwicklung, die verschiedenartigen Überschneidungen dieser zeitlichen Kurven schwanken also beträchtlich unter den verschiedenen Arten der Säuger. Da nun sämtliche Zellen, Organe, Systeme als Gewebskomplexe mit ganz bestimmter Reaktionseigenart einen ganz bestimmten Raumabschnitt im Organismus einnehmen, dessen quantitative Ausdehnung in den einzelnen Lebensabschnitten ebenso schwankt, wie die spezifische Reaktionsbreite, die mit dem Älterwerden des Systems immer mehr eingeschränkt wird, so erhalten wir durch Raumanalyse der betreffenden Körper der verschiedenen Tierarten ganz bestimmte Konstitutionen.

In ganz ähnlicher Weise äußern sich diese biologischen Vorgänge im Aufbau des Einzelindividuums.

Der gesamte menschliche Organismus ist aus biologischen Systemen zusammengesetzt, erblich konstituiert, und es ist außerordentlich interessant, daß wie TANDLER zeigen konnte, das Sichtbarwerden, die Manifestation ganz bestimmter morphologischer Erbqualitäten an derartigen Systemen z. B. am Brustkorb eine ganz bestimmte Latenzzeit braucht. Auf diese Weise können ganz bestimmte Anomalien der Thoraxform der Eltern bei den Kindern in einem ganz bestimmten Lebensalter auftreten, die für eine Familie charakteristisch sind. So kann ein sehr langer, flacher Brustkorb mit absteigenden Rippen, den GLÉNARD und STILLER beschrieben haben, vom 10. Lebensjahre an plötzlich manifest werden, obwohl natürlich diese Veranlagung bei dem betreffenden Kinde vorher latent als Erbqualität schon vorhanden war. Diese erblich konstante Differenzierungsform, die hier z. B. am Thorax manifest wird und natürlich an unzähligen anderen Organen, Apparaten, Systemen in derselben Konstanz auftritt, weist mit Sicherheit darauf hin, daß die Linien, die zur Herauskristallisierung einer familiär typischen Form eines morphologischen Systems führen, als solche im Reaktionsbereich des Systems liegen, dessen Konstitution sie ausmachen. Quantitative und funktionelle Verschiebungen der einzelnen Konstituenten eines solchen Systems sind endogen im Entwicklungsgang vorgezeichnet. Wenn also im Laufe des Lebens eine Thoraxform oder irgendeine andere Organform oder eine Gewebszusammensetzung sich abändert, so ist der ansprechende Faktor hierbei auch erblich fixiert und liegt in der vorgezeichneten Entwicklungsbahn; *die Reaktionsbreite auf Außenfaktoren liegt innerhalb eines zeitlich verschieden großen Aktionsradius und „auf diesen Aktionsradius kann nun funktionelle Beanspruchung einwirken und die endogene Formengröße verkleinern oder vergrößern, aber nur soweit, als es die Reaktionsbreite der Phase erlaubt"* (BRANDT 1925). Der individuelle Schwankungsbereich dieses Aktionsradius im Vergleich mit dem generellen Reaktionsradius der ganzen Art steht im Vordergrund der Konstitutionsforschung und stellt die verschiedene qualitative und quantitative Bedeutung der vier ontogenetischen Hauptperioden von ROUX für die einzelne Person dar. Es ist für die Konstitutionsforschung von grundlegender Bedeutung, daß TANDLER auf die Unterschiede der erblich fixierten „Konstitution" im eigentlichen Sinne und der milieubedingten Abänderung der „Kondition" hingewiesen hat.

Wie nun phylogenetisch unter den einzelnen Arten bald dieses bald jenes Organsystem seinen chronologischen Vorsprung hat, so staffelt sich auch das individuelle Mosaik der Konstituenten eines Individuums, es wechseln die einzelnen mikroskopischen Komponenten der Gewebe, die ein bestimmtes Organ zusammensetzen, die Quantitäten der Konstituenten. Auch diese Erscheinung ist charakteristisch für die Ontogenie der einzelnen Arten, charakteristisch für die Ontogenie der einzelnen Individuen. Erwähnt seien hier die außerordentlich gründlichen mikroskopischen Untersuchungen an Organen verschiedenen Alters, welche die schwedischen Forscher HAMMAR, BLOM, ÅDERMAN, GEDDA und HELLMAN unternommen haben, Untersuchungen, welche die verschiedenen Gewebszusammensetzungen eines Organs und die gegenseitigen Beziehungen verschiedener Organe zueinander im Laufe des Lebens mathematisch berechnet haben. Als erster stellte HAMMAR durch genaue Berechnungen die Anzahl und die Größe der HASSALschen Körperchen in der Thymusdrüse fest, und BLOM und ÅDERMAN haben diese Untersuchungen dann weiter an Kaninchen verschiedenen Alters vom Neugeborenen bis 42 Monate alten Tieren durchgeführt. Die absolute Zahl der Körperchen erreicht ihr Maximum zur Zeit der Pubertät; eine diesbezügliche Zeitkurve steigt bis zum 3. Monat gleichmäßig an, während des 4. Monats erfolgt ein weiterer sehr starker Anstieg, im 5. und 6. wieder ein Abfall auf die Höhe des 3., bis dann zum 42. Monate hin die Kurve dauernd fällt. Im 4. Monat liegt beim Kaninchen die Pubertätszeit; hier, wo alle 3 Gewebskomponenten die höchsten absoluten Werte zeigen, sind die HASSALschen Körperchen relativ spärlich. HELLMAN hat nach Ausarbeitung einer besonderen Färbetechnik konstitutionell-anatomische Studien über das lymphoide Gewebe angestellt und die Frage des status lymphaticus geprüft. Seine Ergebnisse zeigten, daß die Ausbildung der Lymphdrüsen am Darme weit besser ist als man für gewöhnlich für die Norm annimmt. Diese exakten konstitutions-anatomischen Untersuchungen der genannten schwedischen Forscher werden immer die Grundlage bilden für eine quantitative histologische Analyse und Synthese der Organe.

Die verschiedenen quantitativen Untersuchungen der Organe des einzelnen Individuums haben ihre Parallele in den großzügigen vergleichend-anatomischen

Untersuchungen der Gewebszusammensetzung derselben Systeme bei sämtlichen Tierformen: Wir wissen, daß die Haut der Fische durch Verknöcherung der Lederhaut Schuppen bildet, daß sie durch Drüsenentwicklung einen Schleimüberzug bekommt, daß die Haut der Amphibien die erwähnte Gewebskomponente der Haut der Fische, die Schuppen, nicht besitzt, dafür aber in erhöhtem Maße Drüsenentwicklung aufweist; wir wissen, daß bei Reptilien wiederum ein außerordentlich starker Hautpanzer auftritt, ganz besonders stark bei den Schildkröten, ein Homologon der Schuppen der Fische, daß dementsprechend bei den Reptilien Drüsen in der Haut fehlen, und wir wissen endlich, daß bei den Säugern und beim Menschen die Haut im wesentlichen drüsenreich ist und aus bestimmten Sinnesorganen in der Haut der Fische Haare entwickelt hat.

So verschiebt sich im Laufe der Phylogenese die quantitative Gewebszusammensetzung der Systeme, die Konstitution, sie verschiebt sich in ganz ähnlicher Weise im Lauf der individuellen Entwicklung, und es wäre möglich, ein Koordinatensystem aufzuzeichnen mit der Gewebskomponente, dem „Raumfaktor" als Ordinate und dem „Zeitfaktor" als Abszisse, um sich graphisch ein Bild der phylogenetischen wie der individuellen Staffelung der Komponenten eines Systems zu machen (BRANDT 1925). Diese Staffelung der Komponenten der einzelnen Gewebe, der Organe, die gegenseitig quantitativ verschieden zusammengesetzten Apparate machen einen wesentlichen Teil der eigentlichen Konstitutionsanatomie aus. Es muß besonders hervorgehoben werden, daß die anatomische Grundlage dieses Forschungsgebietes in quantitativ mikroskopischer Einstellung bereits 1878 von BENEKE ausgebaut worden ist. BENEKE hat nicht allein das Problem rein „räumlich" gefaßt und Gewichtsanalysen zusammengestellt, er hat auch die „zeitlichen" Quoten hinzugenommen und auf die große Bedeutung des Lebensalters für die konstitutionelle Beurteilung hingewiesen. Um ein Beispiel zu wählen: Das Herz, ein konstitutiv quantitativer Bestandteil des Gesamtkörpers ist z. B. beim Säugling im Verhältnis zur Körperlänge viel größer als beim Erwachsenen, im 13. und 14. Jahr ist die Herzgröße im Verhältnis zum Körpergewicht und zur Körperlänge zu gering. Im einzelnen hat BENEKE die Wachstums- und Differenzierungsverhältnisse des Herzens in den verschiedenen Lebensabschnitten genau studiert und auf die ständigen zeitbedingten Variabeln hingewiesen. Dieses konstitutionelle Problem ist in unseren Tagen wieder aufgegriffen worden, um die genetischen Faktoren zu entziffern, welche die Größe der Teile und der Organe des Körpers bedingen. Beim Vergleich mehrerer Arten oder Unterarten wird die Entzifferung wesentlich leichter. Der Schwanz von Peromiscus maniculatus hylaeus ist $10^0/_0$ größer als der übrige Körper, bei Peromiscus maniculatus rufinus beträgt die Schwanzlänge nur $75^0/_0$ der Körperlänge. Diese Verschiedenheiten sind vergleichbar denen, welche die polnischen und flämischen Riesenkaninchen unterscheiden, sie sind nicht von Einfluß auf die Totalgröße des Körpers, wohl aber auf die Totallänge und beeinflussen das Gewicht. Hohe Korrelationen zwischen verschiedenen meßbaren Teilen des Körpers kann man erhalten dadurch, daß man Rassen von Kaninchen mischt, die voneinander in ähnlicher Hinsicht abweichen (CASTLE). Ganz andere Resultate erhält man aber, wenn man 2 andere Rassen auswählt, welche Größenverhältnisse entgegengesetzter Art aufweisen.

Die „Normentafeln" zur Entwicklungsgeschichte (KEIBEL) enthalten für die einzelnen Entwicklungsstadien der betreffenden Tierarten genaue Angaben der Entwicklungshöhe der einzelnen Organe zu einer bestimmten Zeit. Diese Angaben sind rein deskriptiv, sie erhalten einen höheren Wert, wenn sie homologe Teile zweier *nahe verwandter Arten* oder Varietäten miteinander in ihren Entwicklungsgeschwindigkeiten vergleichen und *einen eigentlichen konstitutionellen Wert, wenn sie die einzelnen Individuen ein und derselben Art analysieren und*

*versuchen, einzelne äquivalente Differenzierungsgruppen zu Einheiten zusammen-
zufassen.*

Wir stellen daher hier zwei Beispiele der Differenzierungsgeschwindigkeiten
der Gliedmaßen zweier Arten (Amblystoma mexicanum und Triton taeniatus)
und zweier Individuen derselben Art (Triton) nebeneinander, *um die allererste
ontogenetische Staffelung der Proportionen somatometrisch zu erfassen.* Technisch
wurde so vorgegangen, daß die Bilder der fortlaufenden Differenzierung von
Tag zu Tag mit dem Zeichenapparat festgehalten und mit dem Ocularmikro-
meter gemessen wurden: Am 16. Tage nach der Eiablage ist bei Amblystoma
noch keine Extremität entwickelt, sondern erst eine ganz winzige Knospe sichtbar, von 0,300 mm Höhe, während bei Triton schon am 9.—10. Tage die

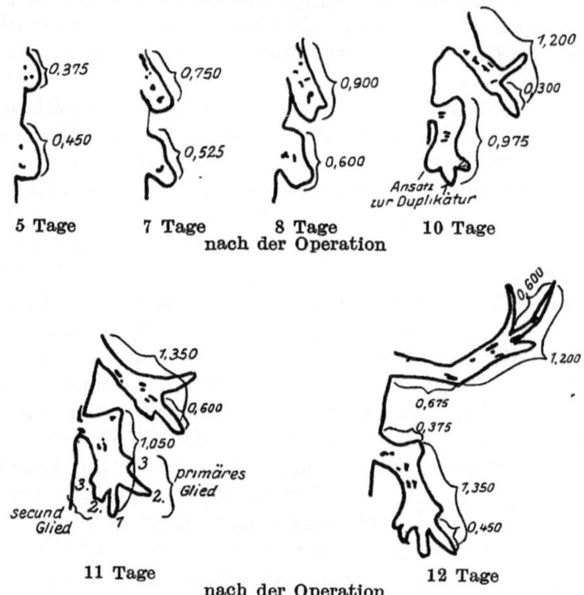

Abb. 112. Wachstums- und Differenzierungsgeschwindigkeit einer normalen (oben) und einer
heterotopisch transplantierten (unten) Gliedmaße bei Triton taeniatus.

Extremität voll entwickelt und in Ober- und Unterarm gesondert ist (BRANDT
1924). Die Wachstums- und Differenzierungsunterschiede zwischen den beiden
Amphibien bestehen auch noch in den nächsten Tagen in erhöhtem Maße
weiter, insofern als bei Triton ein beschleunigtes Wachstum der Extremität
einsetzt, das bei Amblystoma ausbleibt. So kommt es, daß bei Amblystoma
erst nach einer Entwicklungszeit von über einem Monat die Fingerentwicklung
einsetzt, die bei Triton schon am 8. Tage deutlich sichtbar ist. Es ergibt
sich demnach das proportionale Verhältnis der Extremitätenlänge zur Körpergesamtlänge zur Zeit der Ausdifferenzierung der beiden ersten Finger bei Triton
am 8.—9. Tage 1,050 : 9,15, bei Ambylstoma am 33. Tage 1,125 : 15,0, d. h.
die absolute Länge der Extremität ist zur Zeit der Herausdifferenzierung der
beiden ersten Finger fast die gleiche; die Differenzierung setzt aber bei beiden
Urodelen in ganz verschiedenen Zeiten ein; die relative Länge der Extremität
steht daher zur Gesamtlänge des Körpers in einem anderem proportionalen
Verhältnis.

Individualmessungen innerhalb ein und derselben Art liegen nun nicht
nur für die normale vorderen Gliedmaße von Triton talmatus vor, sondern

zugleich auch für eine sich mitentwickelnde transplantierte (BRANDT 1925)
(Abb. 112—114). Derartige Vergleiche geben zugleich wichtige Hinweise für die
Gestaltungsmöglichkeiten ein und desselben Blastems unter modifizierten Entwicklungsbedingungen. Die mit dem Okularmikrometer gemessenen Wachstumsgeschwindigkeiten und die beobachteten Differenzierungsbesonderheiten sind
an den Zahlen der Abbildungen ohne weiteres abzulesen. Es zeigte sich, daß
z. B. die Länge der beiden Unterarme sich in kürzerer Zeit aufeinander eingestellt

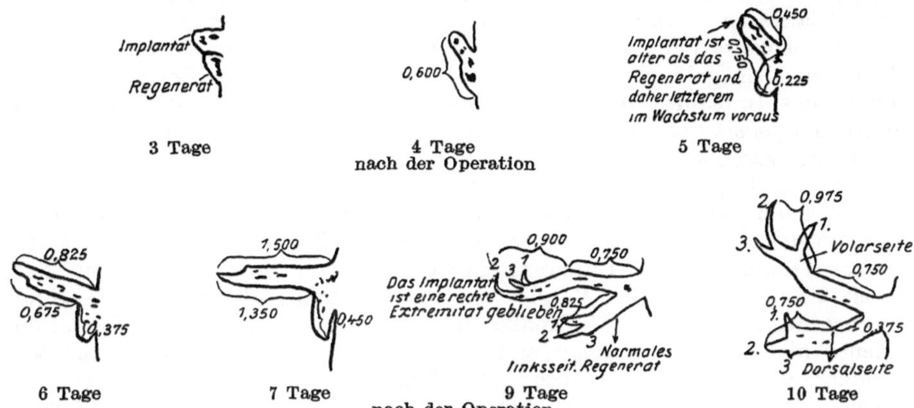

Abb. 113. Wachstums- und Differenzierungsgeschwindigkeit einer normalen und einer orthotopisch
transplantierten Gliedmaße.

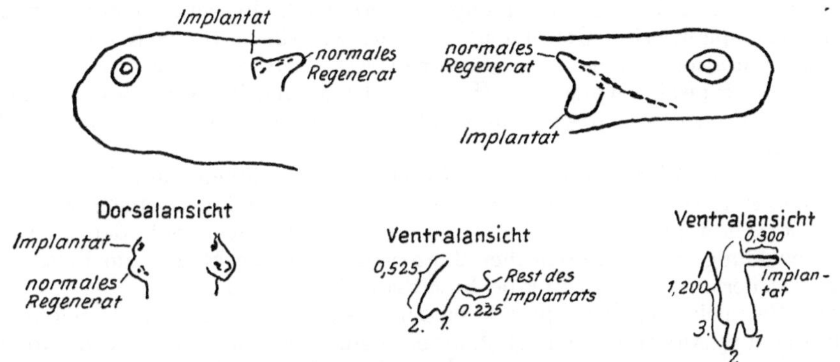

Abb. 114. Rudimentär gebliebene Gliedmaße, die im Laufe der Entwicklung auf die Fläche des
normalen Regenerats hinaufgerutscht ist.
[Sämtliche Abbildungen nach BRANDT: Arch. Entw.mechan. 106, S. 209, 219, 222 (1925).]

Abb. 112—114. Meßbare allererste Differenzierungsformen auswachsender Anlagen.

hatte, und am 14. Tage nach der Operation mit 1,500 mm ihren Stillstand
erreichte. Die gemeinsame Länge der beiden Humeri wird zwar ebenfalls am
14. Tage erreicht, (0,900 mm), vom Humerus des Implantates jedoch bis auf
1,050 mm am 17. Tag überschritten. Dieses plötzliche Einsetzen einer Entwicklungsbeschleunigung eines bestimmten Abschnittes einer Extremität in
relativ später Entwicklungszeit, in diesem Falle des Humerus einer implantierten Gliedmaße, ist bemerkenswert und verlegt somit die Entstehung der
verschieden abgewogenen Proportionen zwischen Zygo- und Stylopodium
in eine relativ sehr frühe Entwicklungsperiode. Ähnliche Vergleichsmöglich-
keiten wie diese heterotopischen Transplantationen geben auch die ortho-

topischen, bei denen die Anlage an Stelle einer herausgenommenen normalen Gliedmaßenanlage eingesetzt wird. Bei dieser Art der Operation kommt es meist später zu einer Regeneration, und es kann jetzt die Wachstums- und Differenzierungs-Intensität des Implantats, des Regenerats und der normalen Gliedmaße der anderen Seite miteinander verglichen werden. Einzelheiten eines diesbezüglichen Falles seien hier näher beschrieben. Es wurde eine rechtsseitige Gliedmaßenanlage an die normale Entwicklungsstelle der linken Seite so eingepflanzt, daß die Dorsal-Seiten dieselben blieben, mithin nur die Vorn-Hinten-Polaritäten vertauscht wurden (orthotopische heteropleurale dorsodorsale Transplantation). Da die normale Wachstumsrichtung einer Gliedmaße nach hinten oben geht, wird eine solche natürlich auch vom Regenerat innegehalten, das Implantat dagegen wächst, da die Vorn-Hinten-Polaritäten im Schwanzknospenstadium bei Triton irreversibel determiniert sind, nach vorn oben. Somit lassen sich bereits schon bei den allerersten Entstehungsvorgängen Implantat und Regenerat auseinanderhalten.

Die Abbildungen geben genau die mit dem Okularmikrometer gemessenen Längen wieder und zeigen alle Einzelheiten der Wachstumsintensität, die z. B. in einem Vorauseilen der Implantatentwicklung zum Ausdruck kommt, das älter ist als das Regenerat. Vergleichen wir die Zahlen der wachsenden und sich ausdifferenzierenden Gliedmaße nach heterotopischer Transplantation mit denen hier bei orthotopischer, so finden wir in beiden Fällen ein Vorauseilen des Implantats. Ist bei der orthotopischen Transplantation wohl das Regenerat, das sich überhaupt erst anlegen muß, jünger und dementsprechend bezüglich Wachstum und Differenzierung im Rückstand, so fällt dieser Faktor bei der heterotopischen Transplantation fort und läßt die erhöhte Entwicklungsintensität in Parallele stellen mit einer generellen biologischen Überwertigkeit lebender transplantierter Gewebe überhaupt, wie sie z. B. nach embryonaler Herztransplantation bei ein und derselben Art darin zum Ausdruck kommt, daß ein heterotopisch verpflanztes Herz sehr leicht den Blutkreislauf des Wirtstieres völlig an sich reißen kann und dabei das normale Herz des Tieres selbst leer schlägt.

Formbildung, Wachstum und Differenzierung können nun bei derartig transplantierten Gliedmaßen so rudimentär bleiben, daß von einem gesamten Implantat weiter nichts übrig bleibt als ein winziger Stummel, der im Laufe der Entwicklung bei orthotopischer Transplantation direkt auf die Seiten der normal regenerierenden Gliedmaße hinaufrutscht (Abb. 114).

Diese Beispiele mögen in ihrer konstitutionsanatomischen somatometrischen Bedeutung auf Anwendungsmöglichkeiten beim Menschen hinweisen, um die Genese einer Individualanatomie zu begreifen. Ein Ausbau des Problems in dieser Einstellung wird an anderer Stelle erfolgen.

Im Rahmen entwicklungsgeschichtlicher Überlegungen liegt hier besonders der Gedanke nahe, daß alle Keimblattderivate in einer ganz spezifischen Form aufeinander abgestimmt sein müssen. H. BAUER spricht von „Systemerkrankungen", die sich alle auf dasselbe Keimblattderivat beziehen z. B. auf das Stützgewebe. Interessant ist eine Beschreibung einer Kombination einer Bluterkrankung mit einem teils beschleunigten, teils verlangsamten Verknöcherungsprozeß der Ulna-Epiphyse bei zwei Kindern im Alter von $4^3/_4$ und 9 Jahren. Hier wären also Derivate des mittleren Keimblattes von einer Erkrankung, Systemerkrankung betroffen. Schon HUCHARD wies auf eine Asthenie des Bindegewebes hin, die sich in Lungenemphysem, Magendilatation, Varizenbildung, Auftreten von Hernien und Ptosenbildung äußerte. Hier trat eine Minderentwicklung einer bestimmten Gruppe von Mesodermderivaten, nämlich vom Bindegewebe, in den Vordergrund der Erscheinung.

Die Heterochronie der Herausdifferenzierung zweier oder mehrerer Anlagen, die im späteren Entwicklungsgang korrelativ verknüpft werden, kann auf der allerersten ontogenetischen Stufe so hohe Grade einnehmen, daß die Anlage des eines Organs abnorm lange auf einem bestimmten Differenzierungsstadium verharrt oder daß eine Anlage über die allerersten Embryonalstadien überhaupt nicht mehr herauskommt. Auf diese Weise verändert sich das konstitutive Gefüge ganz besonders stark. So ist z. B. der Infantilismus nach JULIUS BAUER „die anormale Persistenz eines bestimmten de norma in kürzerer Zeit vorübergehenden Entwicklungsstadiums und zwar entweder des Gesamtorganismus oder nur einzelner seiner Organe". Man kann somit von einer Heterochronie der Organinvolution sprechen. Diese verschiedene Zeitlichkeit in der Entwicklung der einzelnen Organe bedingt natürlich wie bereits erwähnt eine ganz spezifische Konstitution des Organismus in den einzelnen Altersstadien, innerhalb welcher er noch außerdem unter ganz andersartigen Milieueinflüssen steht. So kann an Stellen, wo bei niederen Vertebraten ein bestimmtes Organ liegt, bei höheren Tierformen häufig überhaupt keine Ausdifferenzierung mehr sichtbar werden, sondern hier nur Degenerationserscheinungen an der charakteristischen Stelle den Hinweis geben, daß hier wohl eine Anlage dagewesen sein muß, die sich aber vor sichtbarer Ausdifferenzierung bereits schon wieder rückgebildet hat. Paraphyse, Vor- und Urniere, rudimentäre Kiemenbögen (Tuberculum impar der Zunge), sind Beispiele dieser biologischen Erscheinungen. Diese Veränderlichkeiten kommen überhaupt in den Frühzeiten der Entwicklung viel klarer zum Ausdruck, in denen überhaupt der biologische Gestaltungsfaktor der verschiedenen Zeitstaffeln der Differenzierung am ehesten manifest wird. Es gibt Organe und Gewebe, die in den frühesten Entwicklungsperioden schon zu atrophieren beginnen, andere, die anfänglich wachsen und allmählich atrophisch werden und endlich solche, die bis an das Lebensende hypertrophieren. So beginnt die Atrophie der Epiphyse und der Thymus außerordentlich früh, die Geschlechtsdrüsen, Brustdrüsen entwickeln sich allmählich, während das Bindegewebe das ganze Leben lang seine Entwicklung durchführen kann. BELOFF (1924) hat darauf hingewiesen, daß in einem organischen Gebilde unvermeidlich im Laufe der Zeit Atrophien der einen Organe und Gewebe und Hypertrophien der anderen auftreten. Für unsere konstitutionelle Einstellung ist hiermit ein wesentliches Moment wiederum erwähnt: Die ständige Wandelbarkeit des Organismus im Laufe seines eigenen Lebens.

In all diesen hier gestreiften Entwicklungsvorgängen offenbart sich eine Kinetik, die FAURÉ-FREMIET in seinen „problèmes biologiques" einer weitblickenden Betrachtung unterzogen hat. So wie die verschiedenen Arten der Amphibien zwar dieselben Cyclen der Determination durchmachen, der Ablauf als solcher aber zeitlich durchaus verschieden ist, *so sind auch Wachstum und Differenzierung als solche cyclisch, durchlaufen ein oder mehrere Maxima, deren Realisation bei einem Vergleich von Individuen, Arten und Gattungen immer die Nebeneinanderstellung derselben Cyclen notgedrungen erfordert.* Da die Geschwindigkeiten des Wachstums und der Differenzierung durchaus nicht gleichförmig sind, so ergibt sich zugleich eine Parallele der „vitesses discordantes" von FAURÉ-FREMIET mit den „abgestimmten Reaktionsgeschwindigkeiten" von GOLDSCHMIDT. Diese cyclischen Entwicklungsprozesse müssen nun wiederum in zeitlicher Fassung bis auf die Wurzel ihrer Entstehung zurückverfolgt werden. Es ist hier ganz besonders auf die Untersuchungen von VALENTIN HAECKER hinzuweisen, der in seiner „Phänogenetik" diesen Gesichtspunkt der Zurückverfolgung der Außeneigenschaften bis zur Wurzel in möglichst frühe Entwicklungsstadien in den Vordergrund der Betrachtung gestellt hat. Bei einer derartigen Analyse treffen wir auf alle wirksamen Zwischenprozesse und vorübergehenden Eigenschaften, welche in dem cyclischen Entwicklungsprozesse einer Außeneigenschaft von allererster ontogenetischer Anlage bis zur endgültigen Ausdifferenzierung des erwachsenen Zustandes eingeschaltet sind und finden hier zugleich die Ursachen individueller Varianten, welche im Vordergrund konstitutioneller Betrachtung stehen. Bei diesem Vorgehen müssen sich alle plus- und minus-Varianten der anatomischen und physiologischen Eigenschaften aller Partialsysteme ergeben, deren Synthese die einmalige Gesamtkonstitution eines Organismus darstellt. VALENTIN HAECKER führte aus, wie eine einzige Störung in dem sekretorischen Mechanismus der Zellen der Radiolarien an einzelnen Stellen ein Plus, an benachbarten ein kompensatorisches Minus der Sekretbildung hervorruft, so daß bei erhöhter Sekretion ein typischer Sagosphäriden- und Castanellidenknoten, bei verminderter Sekretion eine Kammerung nach Art der Medusettiden entsteht. Die Grundlage all dieser biologischen Vorgänge besteht demnach in dem „Überschlagen" oder in den „Transversionen" von Strukturverhältnissen verschiedener Radiolariengruppen, die nur auf der Grundlage der Pluripotenz der betreffenden Zellen möglich sind. Unter Pluripotenz versteht HAECKER die in den embryonal gebliebenen Zellen jedes einzelnen Individuums vorhandenene virtuelle Fähigkeit, ein vom Typus, d. h. Phänotypus abweichende Entwicklungsrichtung einzuschlagen. Die Möglichkeit zu dieser Fähigkeit beruht auf einer Anzahl von Potenzen, welche einen gemeinsamen Besitz vieler Spezies darstellt. Wenn diese Pluripotenz in den Keimzellen sich äußert, so entsteht erbliche Variation vorwiegend mutativen Charakters (Keimplasmatische Pluripotenz). Erfolgt die Entfaltung der Pluripotenz während der Ontogenese in den embryonal gebliebenen Zellen, Geweben oder Organanlagen, so werden abweichende Entwicklungsrichtungen manifest, Umstimmungen des typischen Gleichgewichtszustandes in andere rassenmäßig auftretende, in wenigen Punkten verschiedene Gleichgewichtszustände (somatische Pluripotenz). Ein sehr instruktives Beispiel für den Geltungsbereich der Pluripotenz ist die durch Temperatureinflüsse hervorgerufene Aberration der Vanessa-Arten, die gleichförmig bei verschiedenen Arten manifest wird und auf diese Weise Gattungsgemäß verschiedene Arten erfaßt. Große Temperaturschwankungen rufen bei den Puppen von Vanessa urticae, polychloros, Io und C-album in gleicher Weise Verschmelzungen bestimmter Randflecke am Vorderflügel hervor. Diese Erscheinung ist nur auf Grund einer in sämtlichen Arten gleichmäßig vorhandenen generellen Gattungspotenz möglich. Die Erscheinungen der parallelen Variationen werden somit verständlich, Erscheinungen die sich auf sämtliche Hauptgruppen der Tiere und Pflanzen erstrecken können, die andererseits aber auch kleinere Reaktionskreise, Klassen, Ordnungen, Familien umfassen. Die Anwendung dieser HAECKERschen Vorstellungen auf die allerersten Differenzierungsvorgänge ist in sehr vielen Fällen gegeben. So kann z. B. vom Magen bis an die Stelle des Abgangs des MECKELschen Divertikels eine Pankreasbildung auftreten. Da diese für gewöhnlich unterbleibt, wird die Pluripotenz des gesamten phylogenetisch zur Pankreasbildung befähigten Entodermbezirkes nur unter ganz bestimmten Umständen manifest, kann aber eben doch manchmal geweckt werden. Diese mögliche Entfaltung von de norma schlummernden Entwicklungsmöglichkeiten zeigt sich auch bei den Heteromorphosen von Loeb, bei welchen ein Körperanhang durch einen homologen, der für gewöhnlich für ein anderes Metamer charakteristisch ist, ersetzt wird, z. B. das Endglied einer Insektenantenne durch einen Thorakalfuß.

Dieses HAECKERsche Prinzip der Phänogenetik weist mit Bestimmtheit auf einen auslösenden Faktor hin, den Heterochronismus der Differenzierung der betreffenden Anlage. Hierin berühren sich die genannten Vorstellungen von KARL ERNST VON BAER, FAURÉ-FREMIET, GOLDSCHMIDT, TANDLER, ERNST HAECKEL, KEIBEL, FISCHEL, MEHNERT. Die Zahl der Beispiele läßt sich leicht vermehren: Wenn z. B. bei der Hypertrichosis lanuginosa des sogenannten „Hundemenschen" die fetale Lanugo-Behaarung des gesamten Körpers persistiert und überhaupt nicht durch das spätere Haarkleid ersetzt wird, so liegt selbstverständlich die Potenz zur Entfaltung dieses fetalen Haarkleides in jedem Individuum beschlossen, wird aber de norma in frühester Entwicklungszeit durch die neu einsetzende Differenzierung des persistierenden Haarkleides abgelöst. Es kann also unter bestimmten Verhältnissen die Zeitlichkeit der Lebensdauer der fötalen Behaarung außerordentlich verlängert werden. Wie sich der Heterochronismus in der Differenzierung an der spezifischen Ausbildung einer Gesamtanlage eines Haares äußert, so können weiter innerhalb der Wachstumsperioden einer Feder zeitlich abgestufte Störungen der Ernährung des Blutdrucks besondere Wuchsveränderungen hervorrufen, die sich generell bei den Individuen der verschiedenen Vögelgruppen äußern können. RIDDL zeigte, daß bei erwachsenen Tauben, die mehrere Tage lang hungern, die Zonen derjenigen Federteile, welche innerhalb dieser Tage wachsen, Fehlstreifen aufweisen. Der Heterochronismus der Weiterdifferenzierung macht die Ergebnisse der Hungerversuche verständlich: es gibt am Federkeim Zonen, welche aus Radiuszellen und solche, die aus Ramuszellen bestehen; letztere Zone entsteht später und umfaßt eine etwas größere Strecke. Da die Ramuszellen dem Kapillarführenden Pulpagewebe näher liegen, schädigen vorübergehende Hungerversuche primär nur die Radiuszellen, so daß an der äußerlich sichtbaren Feder ein Fehlstreifen sichtbar wird, während die Rami isoliert für sich weiter wachsen (STRONG und RIDDL). Durch besonderes langsames Wachstum und geringe Differenzierung sind die Daunenfedern charakterisiert, die z. B. bei demjenigen Hühnchen, welche unterernährt sind, übermäßig lange beibehalten werden. Erst günstige Ernährung realisiert die Ausbildung der fedrigen Fahnenteile. In diesem Sinne kann das Seidengefieder mancher Vogelrassen wegen seiner Ähnlichkeit mit Daunenfedern als infantile Bildung aufgefaßt werden, als eine Persistenz fetaler Zustände.

Der Heterochronismus der Wachstums- und Differenzierungserscheinungen, welcher das ständig variable Mosaik der Anlage eines bestimmten Organismus aufbaut, offenbart sich in derselben Form während der Ontogenese bestimmter Arten und Gattungen. Die Ursache dieser Erscheinungen müssen wir mehr auf physiologische, entwicklungsgeschichtliche, ontogenetische Faktoren als auf phylogenetische zurückführen, weil wie bereits erwähnt die zeitliche Skala beim Vergleich der betreffenden Arten der systematischen und phylogenetischen Reihenfolge nicht entspricht. Die Zeit der Amnionbildung z. B. und des Amnionschlusses trifft bei den einzelnen Säugern auf ganz verschiedene Embryonalstadien (OPPEL 1891). Das Opossum hat den spätesten Amnionschluß, dann folgen die Vögel, dann die Reptilien und Säuger. Unter den Reptilien sind einzelne wiederum durch einen sehr frühen Amnionschluß ausgezeichnet. Diese zeitlichen Verschiebungen sind an sämtlichen Organsystemen nachweisbar, manche zeigen eine deutliche Verschiebung, andere eine nur mäßige oder ganz geringe. Die Vergleichende Entwicklungsgeschichte hat hier ein umfassendes Tatsachenmaterial zusammengetragen. Infolge frühzeitigen Erscheinens können bestimmte Formgebilde maßgebend werden für die Anordnung und Konfiguration der späteren, so daß verschiedene Entwicklungsvorgänge von dominierendem Einfluß werden auf andere. Der Heterochronismus der Differenzierung verursacht hier somit zu gleicher Zeit ganz bestimmte Korrelationen. Auf diese korrelative Seite des heterochronistischen Differenzierungsproblems kommen wir gleich noch des näheren zu sprechen.

Wie sich die Formvarianten auf einen Heterochronismus der Differenzierungsgeschwindigkeit zurückbeziehen lassen, so haben auch die Farbvarianten an den Flügeln der Schmetterlinge wie bereits erwähnt, und die Farbvarianten der Scheckung zahlreicher Säugetierrassen in diesen biologischen Grundvorgängen ihre Ursache. Die einzelnen Familien, Gattungen und Arten zeigen die verschiedenen Typen der Scheckung in verschiedener Häufigkeit und weiter in einer spezifischen Abart der Zeichnung: Die Gürtelzeichung z. B. kommt beim Rind und Schwein häufig vor, gelegentlich nur bei den Ziegen und fehlt fast vollkommen beim Pferd; die Abarten dieser Gürtelzeichnung sind wiederum beim Rind, Schwein und Kaninchen verschieden. Wenn also angenommen werden kann, daß die Potenzen zur Scheckung bei den Säugern universell sind, so gruppieren sich die einzelnen Familien, Gattungen und Arten in bestimmten Typen, die durch besondere Disposition für die Ausprägung einer bestimmten Abart der Scheckung ausgezeichnet sind. Die Parallelen dieser typischen Erscheinung gleicher Differenzierungsform bei verschiedenen Tierarten und Gattungen mit den typischen Erscheinungen gleichlaufender Determinationsvorgänge bei den isodromen Amphibien, die auch verschiedenen Arten und Gattungen angehören, werden ohne weiteres ersichtlich. *Hier liegen die Berührungspunkte der Vergleichenden Entwicklungsmechanik mit der Vergleichenden Vererbungswissenschaft, der Formbildungsvorgänge mit den Differenzierungsvorgängen* (BRANDT 1928).

Wird eine Etappe im normalen cyclischen Ablauf der Determination und der Differenzierung zeitlich fixiert, so kann hier rassenmäßig eine Formvariante erblich werden.

VALENTIN HAECKER stellt hier auf Grund der Ubiquität der Anlage bestimmte Artmerkmale neben gelegentliche Anomalien bei ganz verschiedenen Tiergruppen. So finden wir z. B. den weißen Halsring bei Anas boschas und bei Phasianus torquatus als spezifisches Artmerkmal, dieses selbe Merkmal kommt aber auch gelegentlich bei anderen Vögeln der verschiedensten Gruppen vor. Die Gesetze all dieser Zeichnungsmuster liegen in einer ganz bestimmten rhythmischen Differenzierung, in einem ganz bestimmten rhythmischen Wachstum der Haut, das, wie GROSSER und VALENTIN HAECKER betonen, in weitem Umfang durchaus autonom ist. Ob diese zeitlichen Rhythmen ganz allgemein homologe Organe gleichmäßig erfassen, ob die homodynamen Gliederungen im Reaktionsmechanismus aufeinander abgestimmt sind, bedarf noch umfassender zukünftiger Forschung. LEBEDINSKY hat zu diesen grundlegenden Fragen in einem kleinen Aufsatz 1925 Stellung genommen und besonders auf die Übergangszonen der Wirbel innerhalb der Wirbelsäule hingewiesen. Bei Lacerta muralis konnte die allmähliche Umwandlung eines kaudalen Wirbels in einen Sakralis und später zum Lumbalis mit freien Rippen verfolgt werden. LEBEDINSKY schließt aus dieser Tatsache mit Recht, daß diese Umwandlung nicht möglich wäre, wenn nicht formbildende Potenzen gleichzeitig in den betreffenden Wirbeln vorhanden wären, welche die regionär spezifische Eingliederung in besonderer Formabwandlung gestatten. Dieser latente Potenzschatz, der auf alle Wirbel ausgedehnt werden muß, verleiht ihnen die Eigenschaft der Isopotenz im Sinne von WILHELM ROUX. Unter diese Kategorie der Erscheinungen fallen die homöotischen Heteromorphosen von BATESON und PRZIBRAM. Bei der Krabbe Cancer pagurus beobachtete schon CORNISCH 1884 und BATESON 1890 und 1894 scherenartige Umwandlung der Fußglieder. Diese Umwandlungen betreffen meist höher differenzierte Formen, es kann aber auch umgekehrt eine de norma weniger differenzierte Form in eine spezialisierte umschlagen. Derartige Umwandlungen kann man sich auch im normalen Entwicklungsgeschehen bei Nebeneinanderstellung der Gliedmaßen, Fühler und Kopffortsätze beim Krebs ohne weiteres vorstellen (Abb. 115) und die kritischen Phasen des Umschlags in allmählich vorrückender Differen-

zierungsstufe vom Unterkiefer über Schere zum Fuß an den Kieferfüßen
(pm₁, pm₂, pm₃) direkt ablesen.

Bei den Insekten wiederum kommen Heteromorphosen recht häufig vor
und betreffen hier meist die Fühler und die Flügel. PRZIBRAM und LEBENDINSKY
zeigten ein normales Individuum von Zygaena carniolica, ein männliches
Widderchen, bei welchem der linke Hinterflügel durch einen normalen Vorderflügel ersetzt ist, welcher in Größe, Form und Zeichnung dem gleichseitigen
linken Vorderflügel völlig gleicht. Auf Grund dieser Tatsache spricht LEBE
DINSKY von der Isopotenz homodynamer Körperteile, eine Vorstellung, welche
ihrerseits im Zusammenhang mit den HAECKERschen Transversionen, andererseits mit den gleichen Erscheinungsstufen an bestimmten Anlagen isodromer
Amphibien, d. h. von Amphibien mit gleichem Geschwindigkeitsablauf ihrer
Determination für das vorliegende Konstitutionsproblem von ganz besonderer
Bedeutung wird. *Immer wird Isopotenz morphologisch gleichförmige Bilder*

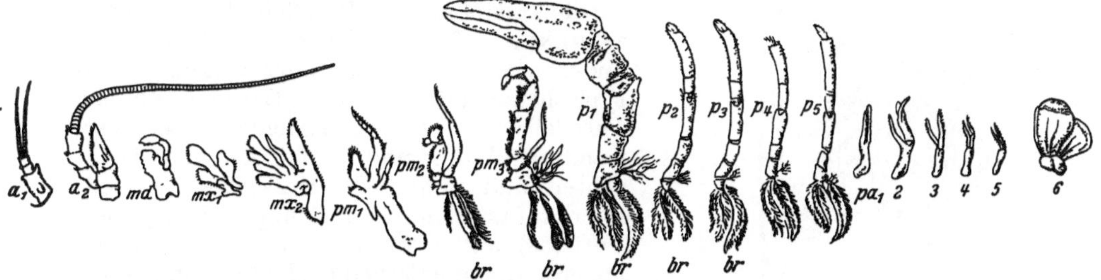

Abb. 115. Verschiedene Differenzierungsformen der Grundform „Gliedmaße" beim Flußkrebs.
a₁, a₂ Fühler; md Oberkiefer; mx₁ Unterkiefer; mx₂ Unterlippe (zweite Maxille); pm₁, pm₂, pm₃ Kieferfüße; p₁₋₅ Beine; pa₁₋₆ Bauchgliedmaßen als Begattungs- und Schwimmorgane; br Kiemenbüschel.
[Nach ALEXANDER BRANDT: Grundriß der Zoologie u. vergl. Anatomie, 1911.]

*manifest werden lassen, d. h. in der Sprache der Konstitutionsforschung: Derselbe
Typus wird realisiert.*

Diese HAECKERschen Transversionen, d. h. Erscheinungen, die bei gewissen
Arten konstante Artenmerkmale darstellen, die aber auch gelegentlich als
Anomalien bei ganz anderen Tiergruppen vorkommen können, berühren sich,
wie HAECKER selbst hervorhebt, mit den DARWINschen parallelen oder analogen
Variationen, nur sind die letzteren überall, wo sie vorkommen, Abweichungen
vom Typus. Bei derartigen Parallelvariationen kann die betreffende Eigenschaft
de norma latent vorhanden sein, aber nur unter bestimmten Umständen manifest
werden, und zwar in einer Form, wie sie bei früheren Vorfahren aktiv war.
GOEBEL spricht in solchen Fällen von Spontanatavismus, also einem echten
„Rückschlag". Dieselbe Variation kann aber auch taxonomische Bedeutung
haben, wenn sie bei früheren Vorfahren überhaupt noch niemals vorhanden war
und nun zum ersten Male zu einem für die Art besonderem Merkmale wird. In
einer zusammenfassenden sehr genauen Arbeit über die „homologen Reihen der
Variabilität und den morphomatischen Parallelismus" stellt PLAVILSTSHIKOV
(1927) eine sehr große Zahl von Insekten zusammen, welche alle eine gleichmäßige
Variabilität trotz ihrer verschiedenen systematischen Stellung besitzen. Die
verschiedenen Organe und Teile des Insektenkörpers können sehr gleichmäßig
variieren: Flügeldecken, Fühler, Beine, Augen; aber bei den Schmetterlingen ist
es die Varibialität der Flügel („Artmerkmal"), bei den Käfern die der Fühler
(„Gattungsmerkmal"), welche manifest wird. Dieser Parallelismus ist nun meist
das Ergebnis des Einflusses verschiedener physiko-geographischer ökologischer
Bedingungen, er stellt Anpassungen an die Umwelt dar. Wir kommen daher

später auf diese *auslösende* Ursache näher zurück. Wesentlich ist, und das sei hier besonders betont, daß das individuelle Moment so sehr in den Vordergrund der Realisationsmöglichkeit tritt, „daß der Organismus kein einfacher Ausdruck der Einflüsse der Kreise ist, sondern er ist individuell und kann darum auf die gleichen Einflüsse verschiedenartig reagieren. Hierdurch erklären sich die Fälle, *in denen gleiche Bedingungen nicht homologe Veränderungen hervorrufen, sondern die gleichen Veränderungen unter verschiedenen Bedingungen vorkommen* (PLAVILSTSHIKOV). Dieser Satz des russischen Forschers, der sich auf ausgedehnte entomologische Beobachtungen stützt, ist von großer Bedeutung. Wir müssen seine Anwendungsmöglichkeit auf bestimmte Erscheinungsweisen der individuellen

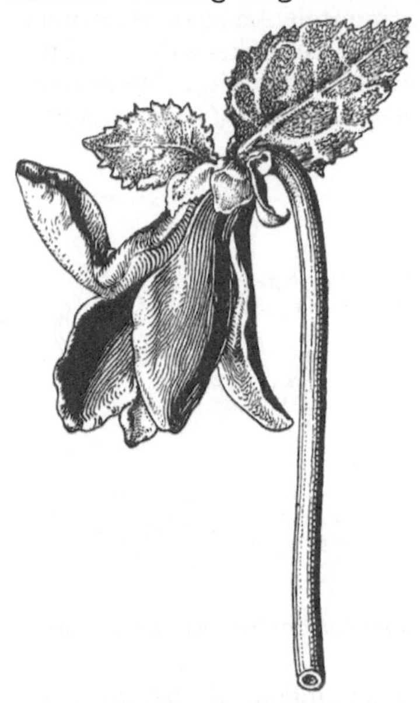

Abb. 116. Beispiel der Heteromorphose eines typischen de norma einheitlichen Formenbildes der Kelchblätter in Gestalt von zwei laubblattartig differenzierten Blättern bei Cyclamen. [Nach HEGI: Illustr. Flora von Mitteleuropa. Bd. 5, 3, S. 1731.]

Konstitutionsprägung des Menschen im Auge behalten. Kein Organismus kann bis ins Unendliche hinein variieren, seine Reaktionsbreite hat ein bestimmtes Ausmaß und in dieser Beschränkung liegt ein Forschungsweg für die Aufstellung von Parallelreihen. PHILIPPTSCHENKO (1927) nennt die analogen Veränderungen in den Gattungsgrenzen „genotypischen Parallelismus". „Der genotypische Parallelismus ist hauptsächlich bei verwandten Arten und Gattungen zu beobachten und nimmt die Merkmale der niedrigeren taxonomischen Gruppe (Subspecies, Varietas) an" (PHILIPPTSCHENKO). Bei den höheren taxonomischen Einheiten nun können die Parallelismen an besondere anatomische Strukturen gebunden sein, die in Anpassung an bestimmte Lebensweisen entstanden sind. Unter den Parasiten der verschiedenen Insektenordnungen z. B. kommt ein derartiger anatomischer Parallelismus häufig vor, der also im Gegensatz zum genotypischen mehr den höheren taxonomischen Gruppen eigen ist. PHILIPPTSCHENKO verdanken wir eine große Reihe von Arbeiten über das Variations- und Variabilitätsproblem. All diese genannten Vorstellungen der beiden russischen Autoren gehen auf die grundlegenden Arbeiten VAVILOVs zurück, die er in seiner Abhandlung „Das Gesetz der homologen Reihen in der Variation" (1920 russisch, 1922 englisch) zusammengestellt hat. VAVILOV fand in breit angelegten Untersuchungen an Gramineen, besonders den Getreidearten, Weizen, Gerste, Hafer, daß beim Vergleich der Varietäten oder Rassen, „Jordanone" nach LOTSY, ganz charakteristische Merkmale verschiedener Arten, wie begrannte und unbegrannte Formen, weiße, rote, schwarze Ähren, behaarte und unbehaarte usw. immer wieder reihenweise bei den einzelnen Arten auftreten. VAVILOV zog hieraus den Schluß, daß nah verwandte Arten sich durch ähnliche und parallele Reihen von Varietäten charakterisieren lassen. Es ergibt sich weiter, daß nicht nur genetisch nahestehende Arten, sondern auch nahestehende Gattungen Ähnlichkeiten in ihren Variationsreihen aufweisen; daß also diese Reihen genbedingt ihre Grundlage im chromosomalen Bau haben müssen. Hierher gehören dann vor allem auch die homologen Reihen der Mutationen (BAUR 1911).

Auf botanischem Gebiete verdanken wir ZEDERBAUER sehr interessante Beiträge zu der Erscheinung der Parallelvariationen auf Grund von Untersuchungen an Koniferen. ZEDERBAUER zeigte, daß die Zahl dieser Erscheinungen zunimmt, je näher sich zwei Familien oder Gattungen im System stehen, z. B. die sich nahestehenden Cypresseae und Junipereae, oder Abies und Picea. Aus Tabellen der ZEDERBAUERschen Arbeit ergibt sich die Verteilung der verschiedenen Wuchsformen unter die einzelnen Koniferenarten. Diese Variabilität ist eine so allgemeine Grundeigenschaft der lebenden Organismen, daß sie so wie die Wachstums- und Fortpflanzungsfähigkeit bei ähnlichen Gattungen, Arten und Familien analoge Erscheinungen aufweist. In ganz ähnlicher Weise wie bei den tierischen Organismen finden wir auch bei den pflanzlichen jene typischen Formumwandlungsmöglichkeiten und zeitlich abgestuften Differenzierungsvorgänge, welche

die Bedeutung des Raum- und Zeitfaktors für die Beurteilung des Typus und der Konstitution der Pflanzen aufzeigen lassen. Eine derartige Heteromorphose kann z. B. bei Cyclamen (Abb. 116) die Kelchblätter betreffen und diese zu gewöhnlichen Stengelblättern abwandeln; zeitlich abgestufte Differenzierungsvorgänge lassen z. B. bei gewissen jungen Pflanzen rundliche Blätter (Abbildung 117 A), bei älteren derselben Art zur Blütezeit längliche Blätter (Abb. 117 B) erscheinen; bei manchen Arten derselben Gattung bleiben aber die rundlichen Blätter der Jugendentwicklung auch später noch bestehen (Abb. 117 D). Eine derartige Blattfolge kann zeitlich so gestaffelt sein, daß z. B. Marsilia elata

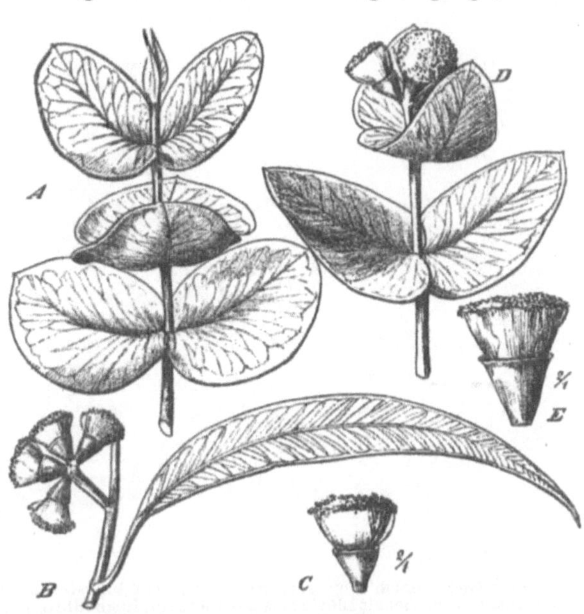

Abb. 117. Differenzierungsformen als morphologischer Ausdruck zeitlich abgestufter Entwicklung. Blütenreife und Entwicklungsstadium der Blätter haben ihre eigenen Geschwindigkeitskurven der Ausdifferenzierung. A Zweig der Jugendform von Eucalyptus amygdalina mit breiten Blättern; B Zweig der blühenden Endform mit lanzettlichen Blättern; D Eucalyptus Risdoni behält auch noch im blühenden Endstadium die breite Blattform.

(Abb. 118 A) Blätter bis zur Vierzahl entwickelt, Regnellidium (Abb. 118 D) nur bis zur Zweizahl und bereits schon zu dieser für die Blattzahlfolge relativ frühen Zeit fruchtet.

Beispiele aus der Typologie der Pflanzenblüte und Erörterungen über die eigentlichen typologischen Probleme der Botanik wurden in den früheren Kapiteln bereits gegeben. Hier mögen noch andere Beispiele angereiht werden, welche die *Differenzierung*seigenheiten und Proportionsverschiebungen unter den gegebenen Gesichtspunkten behandeln. Allerdings ist die Botanik noch nicht wie die menschliche Anatomie zu einer Individualanatomie der Pflanze vorgedrungen, die Fülle des Formenreichtums pflanzlicher Organismen ist so groß, Gauverschiedenheiten der Sippen, Standortvarietäten, dauernd wechselnde individuelle Besonderheiten sind so ungeheuer vielseitig, daß sich hier ein fast unübersehbares Forschungsgebiet eröffnen würde. Nehmen wir den „Horst" als eine typische ganz charakteristische Formbildung alpiner niedriger Pflanzen, so finden wir, daß sich dieser Typ der *engeren Differenzierungsform der Verzweigung*

nahestehender Arten völlig überordnet. Die Formbildung des Horste zwingt
in seinem Kugelmantel sowohl die stark verästelten Zweige von Androsace
alpina, als auch die säulenförmig, parallel nebeneinanderstehenden Zweige von
Androsace Helvetica (Abb. 119). Abgestimmte Wachstums- und Differenzierungsgeschwindigkeiten sind weiter die Grundlage der Heterostylie. Diese Erscheinung
beruht auf einem Dimorphimus der Blüten; die einen sind kurzgriffelig, aber die
Staubbeutel sind höher gestellt, so daß sie am Kronenschlund sitzen, die anderen
Blüten sind langgriffelig und die Staubbeutel sitzen in der Mitte der Kronen-
ähre. Bei der Entwicklung dieser Erscheinung spielt nun auch der Zeitfaktor
eine Rolle, insofern als bei den kurzgriffeligen Blüten der Griffel relativ früher

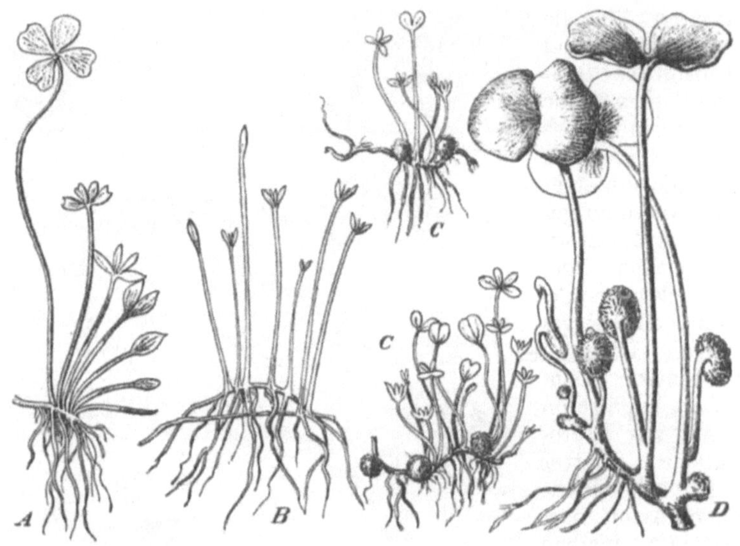

Abb. 118. Zeitlich verschieden gestaffeltes Entwicklungstempo für Blattfolge und Fruchtansatz.
Marsilia elata (A) entwickelt Blätter bis zur Vierzahl, Regnellidium (D) nur bis zur Zweizahl und fruchtet
bereits zu dieser für die Blattzahlfolge relativ früheren Zeit.
[Nach DIELS: Jugendformen und Blütenreife im Pflanzenreich, 1906.]

sich entwickelt, während bei den langgriffeligen der Stempel mit der Entwicklung des Kelches zugleich Schritt hält. Hinzukommen nun noch weitere Besonderheiten, welche die Blüten dieser beiden Gruppen unterscheiden (PERRIRATZ
1908): die Pollenkörner der langgriffligen Blüten sind kleiner und besitzen
9—11 Längsstreifen, die Narbenpapillen sind größer, die Narbe ist zuckerbrot-
ähnlich mit tiefer Einsenkung an der Spitze, bei den kurzgriffligen Blüten
haben wir dementsprechende Verschiedenheiten. Äußerlich bildet besonders die
Erweiterung der Kronmündung bei den kurzgriffligen Blüten eine Formveränderung, welche wohl durch die nebeneinanderstehenden Staubgefäße bedingt
ist, die bei den langgriffeligen so tief stehen, daß die Kelchzipfel die betreffende
Stelle der Blüte von außen zudecken.

Diese beiden genannten Beispiele sollen zeigen wie einmal ganz *besondere
Differenzierungsbesonderheiten innerhalb einer typischen Grundform* bestehen
können, sie sollen weiter zeigen, wie auch bei der Pflanze Wachstums- und
Differenzierungsbesonderheiten typische Proportionsverschiebungen entstehen
lassen. Beide biologischen Vorgänge bahnen das Verständnis der Entstehung
konstitutioneller Besonderheiten an.

Die Größe, Länge, Breite, Dichte von bestimmten Pflanzenteilen können nun wiederum in konstanter Abstufung auftreten, somit ein Charakteristikum von Unterarten bilden und bei der Aufstellung von Gruppen Unterarten, Varietäten, Sektionen eine große Bedeutung gewinnen. Die Breite der Einteilung dieser genannten Formationen ist heute fast unübersehbar. *Diese artlichen Differenzierungsbesonderheiten der Pflanzen würden hier keine Erwähnung gefunden haben, wenn sie nicht über den Wegen der genannten Gruppen schließlich zu den individuellen Besonderheiten führen würden, welche den Inhalt der Konstitutionsforschung bilden.* Die Unterschiede von bestimmten Bestandteilen der Differenzierung einer Hauptform sind häufig so stark, daß sie der äußeren Form eine größere Verschiedenheit aufdrängt, als sie innerhalb ein und derselben Art vorstellbar wäre.

Als Beispiele seien hier erwähnt die Früchte verschiedener Unterarten von Daucus glochidiatus, deren Stacheln in ihrer verschiedenen Differenzierung nach Länge, Breite und Dichtigkeit den Früchten ein sehr verschiedenes Aussehen verleihen. Diese Unterschiede sind so charakteristisch, daß man auf den ersten Blick geneigt wäre, Früchte ganz verschiedener Arten anzunehmen (Abb. 120). Dieser höhere oder geringere Grad der Differenzierung, der hier an den Stacheln von Früchten sichtbar wird, kann als besondere Differenzierungsstärke z. B. der Borsten oder der Drüsen an den Blättern und Stengeln zahlreicher Pflanzen auftreten und hier nicht allein Unterarten, sondern auch wirkliche Arten charakterisieren. Die Umgrenzung der eigentlichen Arten wird dann häufig sehr schwierig, zumal Bastardderivate in früheren Erdperioden entstanden sind, und in besonderen Ausbreitungsarealen „artgemäß" vorherrschten. Auch die Fiederteilchen z. B. als Konstituenten der Hauptblätter können abwandeln und innerhalb ein und derselben Art Verschiedenheiten der Blattform entstehen lassen, die in einem ähnlichen Ausmaß zugleich auch bei verschiedenen Arten vorkommen können.

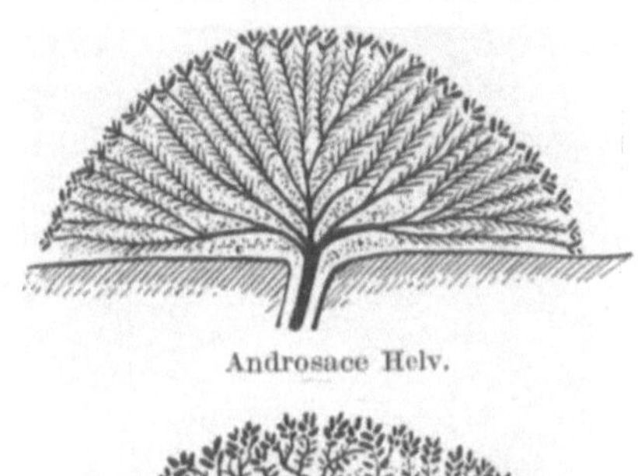

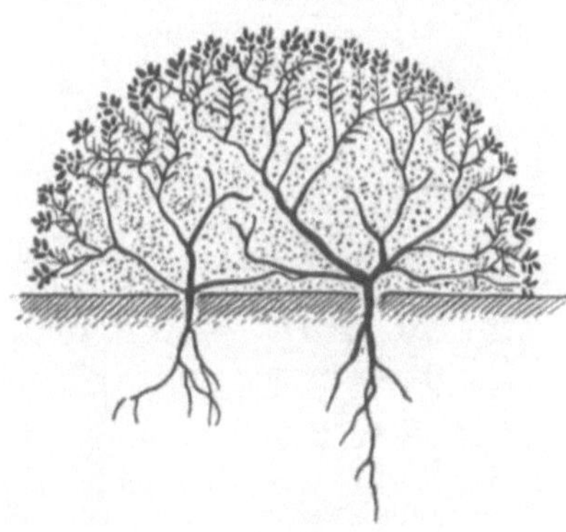

Abb. 119. Die Form des Horstes dominiert über die beiden Differenzierungsarten und Verästelungen von A. Helv. und A. alp. [Nach HEGI: Illustr. Flora von Mitteleuropa. Bd. 5, 3. Fig. 2712, S. 1717.]

Abb. 119—120. Beispiele der wechselseitigen Beziehungen zwischen „Formbildung" und „Differenzierung".

Breite, Länge, Behaarungsart, Behaarungsstärke von verschiedenen Unterarten sind häufig sehr großen Schwankungen unterworfen, die häufig zugleich mit verschiedenen Wuchsformen der einzelnen Gruppen kombiniert sind (Abb. 121).

Diese Verschiedenartigkeiten enthüllen eine außerordentlich große Reaktionsbreite morphologischer Bildungspotenzen bei der Pflanze überhaupt; die praktische Gärtnerei hat von dieser Eigenart ausgehend ihre zahllosen Sorten züchten können, aber auch hier ist bedeutsam, daß bei Kombination von zwei verschiedenen Untergattungen nicht alle Bastarde entstehen lassen, manche gedeihen, blühen und sind fruchtbar, andere sind unfruchtbar aber häufig, wieder andere sind unfruchtbar aber selten, und noch andere sind überhaupt zweifelhaft. Auf diese Weise enthüllt sich zugleich eine ganz bestimmte innere Affinität bestimmter chemischer Natur zwischen den einzelnen Arten und Unterarten zueinander. All diese erwähnten Verschiebungen der Größe, Länge, Breite und Zahl der

einzelnen Konstituenten irgendeiner Differenzierungsform kann als fluktuierende
Variation um einen Mittelwert herum berechnet werden. *Das Gesetz der fluktuierenden Variationen, das von* VIOLA *für die Berechnungen der menschlichen
Konstitutionsformen (Differenzierungsgruppen) eingeführt worden ist, gilt überhaupt
für die Berechnung jeglicher Formveränderung pflanzlicher oder tierischer Organismen, mögen diese Berechnungen Arten, Unterarten, Sippen, Varietäten, Gruppen,
Individuen betreffen.* All diese Berechnungen erfassen zahlenmäßig die Mani-
festationskomponenten, das Differenzierungs- oder Wachstumsausmaß eines
gegebenen Formgebildes, nicht aber wie bereits früher erwähnt den irreversiblen
Typ dieses Formgebildes selber.

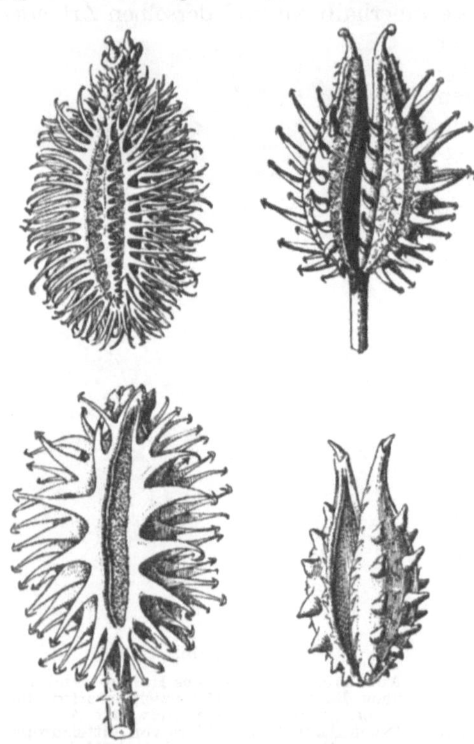

Nehmen wir z. B. den Kern der
Rebe, so ist die eigentliche Form
in jenem Prototyp beschlossen, der
überhaupt den Kern als Reben-
kern und nicht als Kern einer
anderen Fruchtart charakterisiert.
Dieser Grundtyp kann nun bei der
Urrebe in seinen Breitenmaßen, bei
der Edelrebe in den Längenmaßen
differieren und wachstumsgemäß
zunehmen. Auf diese Weise entstehen zwei verschiedene Kern-
formen, der Vitis vinifera silvestris
und der sativa, deren Längen-
breitenverhältnis in dem bekannten
Variationspolygon graphisch dargestellt werden kann (STUMMER
1911). Das biologische Geschehen
an dem betreffenden System Blüte,
Blatt, Samenkern, das sich in
Wachstumsäußerungen und Differenzierungen allmählich kundtut,
ist immer örtlich begrenzt und
wirkt sich an bestimmter Stelle
aus (Raumfaktor). Wie an dem
Beispiel der Horstbildung gezeigt
wurde, liegt all den genannten morphologischen Systemen eine bestimmte typologische dominierende
Urform der Gestaltprägung zugrunde, und in dieses System

Abb. 120. Einheitliche Differenzierungsgruppen innerhalb ein und derselben Art. Auf der typischen Grundform der Fruchtkapsel von Daucus glochidiatus haben
sich verschiedene besondere Formen der einzelnen
Stacheln aufgelagert. [Nach HEGI: Illustr. Flora von
Mitteleuropa. Bd. 5, 2. S. 1504.]

hineinprojiziert wird die verschiedene Differenzierungsform. Der Typus dominiert
über alle Komponenten und gestattet deren mannigfaltige Manifestation nur
im Rahmen eines ganz bestimmten Wirkungskreises. *So klammert sich gewissermaßen der gesamte Chromosomenmechanismus (Differenzierung) und das gesamte
dreidimensionale Wachstum an bestimmte vorgezeichnete typische Formzustände
im Raum.*

Übertragen wir diese genannten botanischen und zoologischen Tatsachen auf
die individuelle Variabilität des Menschen, so finden wir dieselben typischen
Erscheinungen und Formenbilder einer bestimmten Variabilität unter die einzelnen Rassen verteilt in derselben Weise, wie die Erscheinungen der Parallel-
variation bestimmter Wuchsformen unter die verschiedenen Arten der Koniferen
oder bestimmte Zeichnungsmuster der Haut innerhalb der Tierarten. Je näher

sich innerhalb dieser Rassen familiengemäß einzelne Individuen stehen, um so ähnlicher wird ihre Wuchsform, ihre Differenzierung oder allgemein die spezifische Proportion. Wiederum sei in diesem Zusammenhang die Parallele zwischen der Variabilität unter den Arten, der Variabilität unter den Unterarten, Sippen, Gruppen bis zu den Individuen hinunter betont. *Zugleich fällt morphologisch unter den Begriff der Variabilität auch das variable Bild der äußeren Erscheinung, der äußeren Differenzierung des Menschen, das in systematischer Rubrizierung die Gruppenbilder der Konstitutionstypen ergibt. Damit wird die Ontogenese der menschlichen Konstitution ein Glied innerhalb der Variationserscheinungen der Pflanzen- und Tierwelt, und es ist Aufgabe anatomischer Forschung, hier die Grundlage aufzubauen für eine klinische Konstitutionsforschung des Menschen.*

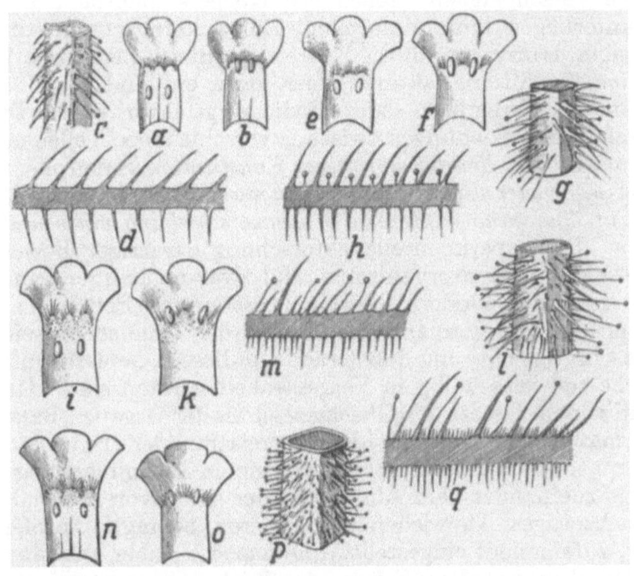

Abb. 121. Einheitliche Differenzierungsgruppen als Artcharaktere verschiedener Arten. Die typische Grundform der Blumenkronen, der Blattquerschnitte und der Stengelstücke von Pulmonaria trägt artlich besondere Differenzierungen der Größe, Anordnung und Zahl der Drüsenhärchen oder der Staubbeutel. a—d Pulmonaria angustifolia, e—h P. longifolia, i—m P. tuberosa, n—q P. Vallarsae. [Nach KERNER: Aus HEGI, Illustr. Flora von Mitteleuropa Bd. 5, 3. S. 2215.]

Die bisherigen Ausführungen galten dem Differenzierungsproblem als solchem, der Skizzierung seiner biologischen Grundlage. *Wir reihen nunmehr die gegenseitigen Beziehungen der fertigen Differenzierungsformen eines Organismus zueinander der Betrachtung an. die Kombinationen und die Korrelationen, die somatometrisch faßbaren gegeneinander abgestimmten Proportionen bestimmter Differenzierungsgruppen innerhalb ein und derselben Art.*

Hemmungen und Förderungen des Entwicklungsausmaßes an einem bestimmten Organ werden niemals ohne Wirkung bleiben können auf andere Organe; vor allem ist das innere Gefüge der gesamten Anlagen eines Organismus bereits schon in den allerersten Entwicklungsperioden dynamisch derartig ineinander verankert, daß diese biologischen Koppelungen der zusammenhängenden Differenzierungen und Wachstumsvorgänge von zwei oder mehreren ganz verschiedenen Organen im „Korrelationsproblem" ein ganz besonderes wissenschaftliches Arbeitsgebiet erschlossen haben. Diese Korrelationen der Differenzierungsprodukte, der einzelnen Organe, Organteile, Apparate, Systeme und Proportionen des gesamten Körpers in ihrer heterochronistischen Genese sind für die

Konstitutionsforschung von grundlegender Bedeutung. BECHER (1911) hat versucht, in den Erscheinungsreichtum korrelativer Verhältnisse ein bestimmtes System hineinzubringen, er unterscheidet zwischen Eukorrelation der direkten Beeinflussung und der Pseudokorrelation, wenn beide Teile von einem dritten abhängen. Es gibt auch eine ökologische Korrelation, die in der Abhängigkeit von der Lebensweise besteht. PLATE stellte den Begriff der idioplasmatischen Korrelation auf, der darin besteht, daß mehrere Organe eines Körpers von einem Komplex von Erbeinheiten in der Erbmasse repräsentiert werden. Unter Pseudokorrelationen versteht BECHER einmal die oben angedeuteten ökologischen Korrelationen, dann aber auch die Beziehungen von mehrfach auftretenden Organen, die dadurch zustande kommen, daß ein und derselbe Komplex von Erbeinheiten an verschiedenen Stellen des Körpers mehrfach ausgelöst wird. Diese Organe unterliegen dann im normalen Entwicklungsgeschehen einer gleichsinnigen Variation. Hinzu kommt die Korrelation durch pleiotrope Wirkung von Erregungen oder Konditionalfaktoren, hier kann ein und dieselbe Erbeinheit für mehrere andere Erregungs- oder Bedingungsfaktor sein. Die Kenntnis derartiger korrelativer Beziehungen zwischen verschiedenen Teilen eines Organismus ist natürlich für die *Beurteilung seiner Konstitution* von großer Wichtigkeit, *weil wir aus der mehr oder weniger kräftigen Entwicklung eines bestimmten Organs oder Systems auf eine ganz bestimmte Größenverschiebung eines anderen Organs schließen dürfen.* Die experimentelle Erforschung derartiger Beziehungen hilft uns zur Synthese des Gesamtorganismus, und zwar nicht irgendeines beliebigen Durchschnittsorganismus, sondern eines ganz bestimmten. Es sei hier eingeschaltet, daß das Problem der korrelativen Verknüpfung der Teile schon seit langer Zeit die Forscher beschäftigt hat, und daß gerade auf diesem Gebiete Untersuchungen vorliegen, welche teilweise völlig in Vergessenheit geraten sind. GEOFFROY ST' HILAIRES hat in seinem Gesetz des Gleichgewichtes der Organe „Balancement des Organes" das maßgebende Wirken der Korrelation der Teile ganz allgemein gesprochen erkannt. Auch CUVIER spricht von einem Zusammenhang der Formen, deren Verhältnis zueinander kein Abweichen der einen von der anderen Grundform ohne gleichzeitiges Abweichen der anderen bedingt. Insofern sind alle Formen relativ, aufeinander eingestellt. „Es hat sich daher auch in dem wissenschaftlichen Menschen zu allen Zeiten ein Trieb hervorgetan, die lebendigen Bildungen als solche zu erkennen, ihre äußeren sichtbaren Teile im Zusammenhang zu erfassen, sie als Andeutungen des Inneren aufzunehmen und so das Ganze in der Anschauung gewissermaßen zu beherrschen" (GOETHE). Daß aber hier eine Subordination der Teile zum regelmäßigen Gesamtablauf aller lebendigen Funktionen notwendig ist, wie es die deutsche Naturphilosophie annahm, bedarf in jedem einzelnen Falle der Untersuchung; denn es fragt sich, welche bestimmten Teile anderen bestimmten Teilen subordiniert sein sollen. Gerade die Konstitutionsforschung lehrt, daß die Proportionsverschiebungen und Umgruppierungen der Teile bei verschiedenen Individuen grundlegende Prinzipien sind, und daß daher eine Subordination des einen Teils unter einen anderen bei zwei verschiedenen Personen in durchaus entgegengesetztem Verhältnis stehen kann. Hierdurch ändert sich Gestalt und Funktion. *Die Ergründung dieser verschiedenen mikroskopischen und makroskopischen Konstituenten in ihren gegenseitigen verschiedenen Beziehungen bei ein und derselben Person im Laufe des Lebens und zwischen zwei verschiedenen Personen ist Aufgabe individualanatomischer Forschung, Aufgabe der korrelativen Konstitutionsforschung.* Die eigentliche Aktivität, das herrschende Prinzip, liegt auch hier beim Ganzen und setzt sich auf der Basis der verschiedenartig proportionierten Konstituenten durch. Niemals steht daher die „Anpassung" im Vordergrund naturwissenschaftlicher Forschung; denn damit ist „das Wesen des Lebens verkannt, sein Wille zur Macht, damit ist der prinzipielle Vorgang übersehen, den die spontanen, angreifenden, übergreifenden, neu auslegenden und gestaltenden Kräfte haben, *auf deren Wirkung erst die Anpassung erfolgt,* damit ist im Organismus selbst die herrschaftliche Rolle der höchst Funktionären abgeleugnet, in denen der Lebenswille aktiv und formgebend erscheint" (NIETZSCHE „Genealogie der Moral"). Naturwissenschaftlich können wir sagen, daß jedem lebendigen System, jeder Anlage, jedem Apparat, jeder Person eine ganz bestimmte Reaktionsbreite innewohnt, innerhalb welcher überhaupt Anpassung möglich ist. Sind die neuartigen Milieuanforderungen dermaßen hoch, daß ein Ausgleich der neuen Funktionalen, ein „Nachkommen" der Formen nicht mehr möglich ist, nicht im Bereich der möglichen Anpassungs-„Fähigkeit" liegt, so erkrankt das System oder geht zugrunde.

Die ersten naturwissenschaftlichen Anfänge zu diesem Korrelationsproblem wurden bereits im 18. Jahrhundert gelegt durch GEOFFROY ST'HILAIRES, GOETHE, CUVIER und HALLER, mathematisch hat sich mit ihnen schon GALILEI befaßt. HALLER entwickelt 1762 in seinen „elementa physiologiae" die Abhängigkeiten des Hirngewichtes von der Größe des Tieres und kommt zu der Auffassung einer Abnahme des relativen Hirngewichtes mit der Größe des betreffenden Organismus. Bei diesen massenanalytischen Untersuchungen ist die Wachstumsquote ein ausschlaggebender Faktor; da jedoch zugleich mit dem Wachstum eine spezielle differenzierungsgemäße Ausgestaltung der Teile einhergeht, überschneiden sich hier die beiden biologischen Gestaltungsphänomene. Die diesbezüglichen Untersuchungen von ALEXANDER BRANDT (1867) über dieses von ihm als „HALLERsches Gesetz" bezeichnete Naturphänomen, die Untersuchungen über die Beziehungen des Hirngewichtes und die Zahl der peripheren Nervenfasern in ihrer Beziehung zur Körpergröße bei Ratte und Maus wurden bereits beim Wachstumsproblem erörtert. In ganz ähnlicher Weise wie nun diese Wachstumsgesetze als solche einer formelhaften mathematischen Analyse zugänglich gemacht werden können, gehen auch die Untersuchungen der Korrelationen spezifisch ausdifferenzierter Grundformen auf Vorstellungen zurück, die als erster GALILEI (1618) in seinen „Discorsi e dimostrationi matematiche" aufgedeckt hatte. Praktische Anwendungen der Ausführungen GALILEIs auf das Muskelsystem finden wir bei BERGMANN und LEUCKHART (1852). Die Besprechung oder überhaupt Erwähnung dieser alten grundlegenden Untersuchungen in der neuesten konstitutionellen Forschungsperiode wird leider immer unterlassen, obgleich das ganze Problem hier schon im Grundriß aufgerollt worden ist.

Korrelative Verknüpfungen von Teilen des Organismus untereinander sind in der belebten Natur weit verbreitet, ohne daß der hormonale Komplex ursächlich als Regulator in allen Fällen eingriffe, z. B. bei Pflanzen derart, daß durch die auf das Blühen und Fruchten gerichtete Tätigkeit das Wachstum der vegetativen Teile eine gewisse Verlangsamung erhält und andererseits experimentell durch Exstirpieren der Blüten wieder beschleunigt werden kann (PFEFFER). Um ein zoologisches Beispiel hier einzufügen sei erwähnt, daß Korrelationen z. B. im Grade der Ausbildung der Flügel und der Tympanalorgane bei Insekten vorkommen (EGGERS 1923). Diese Organe sind fast immer bei beiden Geschlechtern gleich ausgebildet, sie fehlen aber dem Weibchen, bei denjenigen Arten, wo die Weibchen flügellos oder stummelflügelig sind, sind sie wesentlich schwächer ausgebildet. Diese Erscheinungen treten in verschiedenen Familien auf. Ein bekannter Schmetterling, der Frostspanner Cheimatobia brumata, mag hier als Beispiel genannt sein, dessen flügelloses Weibchen keine Tympanalorgane hat, während es bei den geflügelten Männchen normal ausgebildet ist. Entsprechende Korrelationen finden sich auch bei den Orthopteren, Gryllodeen und Lokustiden.

All diese Korrelationen stellen sichtbarliche makroskopische Befunde dar; in ihrem Wirkungsausmaß aber für das konstitutionelle Problem d. h. für die

Eigenheiten der Differenzierung der Individuen und deren Gruppenbildungen *können sie nur dann begriffen werden, wenn sie im Anbeginn ihrer Entstehung, d. h. im entwicklungsgeschichtlichen Experiment erforscht werden.* Die Entwicklungsmechanik hat eine Reihe von wesentlichen Tatsachen aufgedeckt, welche nicht in den Komplex der Determination und Induktion hineingehören, sondern die sich auf Experimente und Untersuchungen älterer Larven beziehen und somit für das vorliegende Problem der Differenzierung, und zwar der korrelativ verankerten Differenzierung von Bedeutung sind. Die frühzeitige Analyse der Entstehung der Zusammenhänge der einzelnen Eizonen bildet eine wesentliche Aufgabe konstitutionsanatomischer Forschung; im Vordergrund steht hier die allererste Genese der Massenkorrelationen der sich ausdifferenzierenden Organe, die Anbahnung bestimmter Proportionsverhältnisse, deren endgültige Manifestationen den endgültigen Organismus von anderen derselben Art unterscheiden läßt. Erwähnt sei hier weiter der Einfluß des unterlagerten Mesoderms auf die Massenausbildung der entstehenden Medullaranlage. Defekte an der dorsalen und seitlichen Urmundlippe der Tritongastrula (LEHMANN 1926) beeinflussen durchaus nicht die erste Bildung und Abgrenzung der Medullarplatte bis zur Erhebung der seitlichen Wülste; mit der Zeit aber wird die quantitative Abhängigkeit der Medullarmasse von der Unterlage des Mesoderms immer mehr ersichtlich. Wenn das hintere Ende längst schon zu einem Rohr geschlossen ist, befindet sich das vordere immer noch im Stadium der Medullarplatte, die Dicke dieser Zone steht hinter der normalen Dimension weit zurück. Ähnliche Versuche an Pleurodeles decken Entwicklungsstörungen in der Bildung der Spinalganglien auf nach Defektsetzung im umgebenden Mesoderm. Verkleinerung der Somiten als reizempfängliche Masseneinheiten bedingt zugleich eine quantitativ berechenbare Verminderung der Zelleinheiten der Spinalganglien (DETWILER), so ist die Gegenwart der Myotome, entwicklungskinetisch die mediale Seite dieser Myotome, notwendig, um die Zellen der Ganglienleiste zur Ausdifferenzierung zu bringen. Aus diesen aufgezeichneten Ergebnissen erhellt wiederum die notwendige biologische Trennung der determinativen eigentlichen Formbildung und der sekundären Ausdifferenzierung dieser Formeinheiten in korrelativer Verankerung. Massenausbildung einer gegebenen Form und Differenzierungsgrad dieser gegebenen Form sind die wesentlichen Erscheinungen, welche durch die gegenseitige Korrelation der Anlagen allerjüngster Embryonalstadien ausgelöst werden. Wiederum steht auch diese Korrelation unter der Suprematie des Zeitfaktors der Entwicklung. Formbildung und Differenzierung sind zwei völlig getrennte biologische Gestaltungsphänomene, durch zeitliche Überschneidung der Formbildung und der allerersten Differenzierung der Bildung der Morula, Blastula, Gastrula, Neurula, Schwanzknospenstadium, wird natürlich auch das Ausmaß korrelativer Möglichkeiten abgeändert.

Ursprünglich geht die Gastrulation der Formbildung der Organe des Embryos voraus (Gasträa). Am Ende der phylogenetischen Reihe ist durch ständige Beschleunigung der Embryobildung und zugleich Verlangsamung der Gastrulation der zeitliche Reaktionstermin gegeneinander verschoben, so daß hier die Gastrulation ganz sekundär gar nicht mehr in Erscheinung tritt, und die völlig selbständige Embryobildung ohne Gastrulation ganz deutlich erkennbar wird. Setzen wir die Amphibien an die Stelle dieser beiden Kurven, an der sie sich überschneiden, so haben wir als morphologisch sichtbaren Ausdruck dieser „Überschneidung" die scheinbare Koppelung beider Vorgänge. Diese vergleichenden Gesichtspunkte sind von der bisherigen Entwicklungsmechanik, soweit sie ihre Schlußfolgerungen der Formbildung und der Differenzierung auf Amphibien bezieht, viel zu wenig berücksichtigt worden, sonst würde nicht der Gastrulation und der an sie gebundenen Unterlagerung des Mesoderms unter das Ektoderm ein so wesentlich induktiver Formbildungsanteil im allgemeinen Gestaltungsgeschehen zugeschrieben worden sein. Meist wird hier der völlig selbständige Verlauf autonomer Formbildung mit der sekundären Ausdifferenzierung verwechselt. So schaffen die zeitlich abgestuften Differenzierungsvorgänge der ersten Embryonalperioden besonders die Gastrulationsvorgänge bei den Amphibien ganz bestimmte Korrelationsmöglichkeiten, die sich im Differenzierungsausmaß der gegebenen Organformen, z. B. der Medullarplatte, äußern.

Derartige Korrelationen, die hier mehr in statu nascendi sich auswirken, können auch in etwas späteren Embryonalperioden rein mechanisch in der Weise manifest werden, daß einfach ein sich entwickelndes Organ durch seine Größe Raum für andere fortnimmt oder durch zeitlich abgestufte Entwicklungshöhe entsprechende Grade der verschieden abgestuften Raumverhältnisse schafft. In der Differenzierungsperiode bei Amphibien ist das prächordale Gehirn von sehr großem Einfluß auf die Entwicklung der anderen prächordalen Organe. Diese Einflüsse liegen auf der angedeuteten Linie der gegenseitigen Raumbeeinflussung (COTRONEI 1922). Da nun bei der Herausdifferenzierung des Hirns drei verschiedene Vorgänge zusammenwirken, der Bewegungsmechanismus der Zellen, die Sekretion des Liquor und die Zellvermehrung; Vorgänge, die besonders RUFFINI in zahlreichen Untersuchungen nachgewiesen hat, kann man auch hier konditionell den einen oder den anderen dieser drei genannten Faktoren isoliert beeinflussen und dementsprechende Modifikationen der Entwicklung schaffen. Besonders Lithiumchlorid schädigt hier im wesentlichen die Zellvermehrung. In Richtung auf diese Problemstellungen und experimentellen Erforschungsmöglichkeiten liegen die Grundzüge der „ontogenetischen beziehungskausalen Entwicklungsmechanik" (NAUCK 1928). NAUCK greift auf ROUX zurück, welcher die Wirkungskausalität von der Beziehungskausalität unterschieden hat. Die erstere besteht in der Wirkung der Faktoren jedes Geschehens, das die Folgen hervorbringt; die Beziehungskausalität nennt ROUX die Ermittlung der bloßen Existenz von gestaltenden Beziehungen. Zahlreiche Arbeiten liegen hier in der, Literatur vor (LEWIS). Erwähnt sei hier die Entstehung der Asymmetrie der Brusteingeweide beim Maulwurf (LUDWIG 1925). Hier wird durch bloße Gegenwart bestimmter Organmassen das Formbild ausgestaltet, ohne daß dabei über das Wirken dieser Kausalitäten etwas auszusagen wäre. Interessant sind auch die allmählich sich herausmodellierenden Besonderheiten der primären Mundhöhle mit all ihren zahlreichen allmählich sich einbeziehenden Organen.

Diese Korrelationsuntersuchungen bekommen nun für die Konstitutionsforschung der Organismen noch ihr ganz besonderes Gepräge: Jedes Individuum, jeder „Bastard" ist ein Populationsgemisch, jedes einzelne Organ eines Individuums ist durchaus morphologisch und dynamisch verschieden konstituiert, weil es als solches genetisch gleichfalls als „Populationsgemisch" aufgefaßt werden muß. Daher ist die Analyse der den Zusammenhang des Ganzen regelnden korrelierenden Faktoren für die lebendige wirkungstätige Erscheinungsform eines histologischen Systems, eines Organs, einer Person von großer biologischer Bedeutung. Die zahlreichen Elementareinheiten, die ein Individuum konstituieren, haben zwar bis zu einem gewissen Grade eigene Gesetzlichkeit, im organischen Gefüge der Person aber werden all diese Teile in bestimmter aber durchaus individuell verschiedener Reaktionsbreite zum Ganzen zusammenklingen. Dieser Rhythmus ist nur einmalig, selbst innerhalb einer konstitutionellen Gruppensynthese. Alle Lebensvorgänge beruhen auf gegenseitig abgestimmten quantitativen und qualitativen Faktoren, und hier bei den Systemreaktionen, den Reaktionen der Konstituenten der Konstitutionsanatomie, werden Umwelt- und Platzverschiedenheiten in bestimmtem Grade einen Ausschlag geben. Die

Abhängigkeit eines bestimmten Organes von einem anderen bedingt häufig seinen Entwicklungsgrad, seine Differenzierungshöhe. Diesen Fragen der Bedingungen, unter welchen ein Organ sich weiter entwickelt, ist nun wiederum die Entwicklungsmechanik in zahlreichen Experimenten nachgegangen. Besonders ist es das Gliedmaßenproblem, das hier wiederum einen tieferen Einblick in die biologischen Grundvorgänge der Korrelation gegeben hat. Es bestehen ganz bestimmte im Experiment nachweisbare Beziehungen zwischen Schultergürtel und freier Gliedmaße; Beziehungen zwischen der Pfanne und dem Humeruskopf. Transplantiert man eine Gliedmaßenanlage bei Bombinator (BRAUS), so ist nach Beendigung der Entwicklung die Pfanne der Skapula so klein, daß der viel zu große Humeruskopf nicht hineinpaßt und außerhalb von ihr im Bindegewebe liegt; bei Triton taeniatus aber (BRANDT 1927) bildet sich die Gelenkpfanne nicht nur für den eigenen, sondern noch für einen zweiten implantierten Humeruskopf daneben in passender Größe aus. Der Humeruskopf wirkt hier formgestaltend. All die zahlreichen früher erwähnten Unterschiede und andererseits die bemerkenswerten Übereinstimmungen in der Reaktionseigenart der Blasteme der Amphibien weisen auf die Notwendigkeit ausgedehnter vergleichend entwicklungsmechanischer Untersuchungen hin, die uns eine weitere Klärung der aufgeworfenen Fragen korrelativer Gestaltung geben werden. Es wäre durchaus erwünscht, außer an Amphibien auch vergleichende Untersuchungen an Fischen, Vögeln und Reptilien anzustellen. Beim Hühnchen z. B. konnte SPURLING feststellen, daß der Beckengürtel eine Mosaikstruktur besitzen muß, insofern als bei Embryonen von etwa 65 Stunden Bebrütungsdauer Entfernung bestimmter Partien des Beckengürtels keine Regeneration durch benachbarte Teile verursacht. Allerdings sind in diesem Stadium die einzelnen Teile schon ganz differenziert, das Entwicklungsstadium mithin relativ alt.

Wie die mikroskopische Betrachtung eines ausdifferenzierten Organs in konstitutioneller Schau eine Abschätzung der Quantitäten der einzelnen Gewebskomponenten gestattet (schwedische Schule von HAMMAR, HELLMAN) und zugleich auch ermöglicht, den ständigen Wechsel in diesem gegenseitigen Verhältnis im Laufe des Lebens zu beobachten, so gelingt es auch biologisch im Experiment, einen ständigen Wechsel der Reaktionseigenart, einen spezifischen Potenzgrad der Blasteme zu ergründen, der die dynamische Konstitution einer Anlage bezeichnet. Rein morphologisch weisen die einzelnen Unterabschnitte einer Extremitätenanlage ganz bestimmte quantitative Beziehungen auf, und es fragt sich im Rahmen dieser Einstellung, ob diese Unterabschnitte so aufeinander abgestimmt sind, daß eine gegenseitige sehr starke quantitative Verschiebung, die außerhalb der beobachteten normalen Grenze liegt, eine Weiterentwicklung unmöglich macht, ob mit anderen Worten innerhalb des Systems „Gliedmaße" die Konstituenten Schultergürtel, Stylopodium, Zygopodium, korrelativ so fest miteinander verankert sind, daß z. B. das Fehlen des Schultergürtels die Entwicklung der freien Gliedmaße ausschließt, oder ob sich die Ausdifferenzierung einzelner Komponenten auch selbständig vollziehen kann. WIEDERSHEIM nahm an, daß die Schultergürtelformation nur unter dem Einfluß der freien Gliedmaße möglich ist, daß also direkte korrelative Beziehungen bestehen. BRAUS kam, wie bereits erwähnt, zu anderen Anschauungen auf Grund seiner Untersuchungen am Schultergürtel bei Bombinator: Die zentralen Abschnitte des Gürtels können, auf eine andere Larve verpflanzt, hier selbständig einen vollständigen, aber wesentlich verkleinerten Schultergürtel bilden, und an diesem verkleinerten Gürtel entwickelt sich eine völlig normale große freie Gliedmaße, deren Humeruskopf in der zu kleinen Pfanne keinen Platz hat. Die freie Gliedmaße ist also bezüglich ihrer Größe bei Bombinator unabhängig von der Größe des Schultergürtels. Auch bei den bisher untersuchten Urodelen bestehen keine rein quantitativ faßbaren Korrelationen, auf Grund derer die ganze Masse des Schultergürtels da sein müßte, um eine normal große Gliedmaße zu tragen, wohl aber bestehen Korrelationen topographischer Art zwischen Pfanne und Humeruskopf; denn nur die Gliedmaßen werden normal groß, die in der Pfanne der Skapula sitzen, nicht die, welche sekundär am Coracoid sich angelagert haben (BRANDT) Es genügt aber die Berührung der Pfannengegend völlig zur Ausbildung der normal großen Extremitäten, mag der Gesamtgürtel auch nur in einer Masse von ¹/₆ des normalen vorhanden sein. Die Massenkorrelation Schultergürtel-Gliedmaße ist also bei Triton taeniatus in so großen Grenzen schwankend, daß der 6. Teil des Gürtels imstande ist, eine ganz normal große Gliedmaße zu tragen. Wie das Schulterblatt auf die Gliedmaße, so wirkt die Gliedmaße auf das Schulterblatt bei Triton, und in diesem Sinne besteht hier eine echte Entwicklungskorrelation (DÜRCKEN). Erinnert sei in diesem Zusammenhang an die starke Verbreiterung der Pfannengegend durch ein orthotopisches Implantat in kaudaler Richtung, eine Verbreiterung, die zur Aufnahme des zweiten Humeruskopfes notwendig wird.

Es ergibt sich somit, daß bezüglich der Korrelationen der Konstituenten der Anlage ,,Gliedmaße'' zwischen den einzelnen Amphibien Bombinator, Amblystoma punctatum und Triton taeniatus ganz ähnliche Unterschiede bestehen, wie sie bezüglich anderer biologischer Eigenheiten der Inversionsfähigkeit, der Verdoppelungsfähigkeit, der Geschwindigkeit des Determinationsablaufs nachweisbar sind. *Diese zwischen den einzelnen Arten nachweisbaren Unterschiede in den gegenseitig abgestimmten korrelativen Beziehungen müssen wir durch die einzelnen Sippen, Gruppen bis zu den einzelnen Individuen hinunter durchführen, um die Linie individueller korrelativer Konstitutionsforschung auszuziehen.* Mit diesem Hinweis aber ist die Möglichkeit gegeben, das Korrelationsproblem auf ganz neuem experimentellem Wege vergleichend entwicklungsmechanisch in Angriff zu nehmen.

Das neuromuskuläre Feld, dieser innigste biologische Zusammenhang zwischen Nerv und Segmentmuskel, ist wiederum durch neuere entwicklungsmechanische Experimente in bezug auf seine korrelative Genese geklärt worden: Tauscht man bei Amblystomalarven im Stadium des geschlossenen Medullarrohrs bis zum Stadium mit großer Schwanzknospe das 3., 4. und 5. Rückenmarkssegment durch das 7., 8. und 9. eines anderen Keimes gleichen Stadiums aus (DETWILER), um die Frage zu prüfen, ob das korrelative Gefüge Rückenmark Gliedmaße an bestimmte Raumteile geknüpft ist, oder ob auch andere Rückenmarkssegmente die Funktionen der Innervation des ihm nicht adäquaten Raumteils mitübernehmen können, so zeigt sich, daß sich das eingepflanzte Stück durchaus ortsgemäß hinsichtlich der Quantität der motorischen und sensiblen Komponenten (Wurzeln, Spinalganglien) entwickelt. Diese Zunahme an nervösen Elementen ist dadurch bedingt, daß longitudinale motorische Fasern, die jetzt in diesem transplantierten Abschnitt endigen, als peristatische massenvergrößernde Faktoren auf die neue Region einwirken und ihre Hyperplasie anregen. Die Korrelation zwischen zwei aufeinander eingestellten Raumbezirken ist hier somit rein umstandsbedingt. Sehr fest verankert ist die vordere Gliedmaße mit ihren spezifischen Armnerven aus ganz bestimmten Rückenmarksabschnitten. Wir wissen heute, daß nur ganz bestimmte Rückenmarksnerven die Bewegung ganz bestimmter Muskeln auslösen können. Nicht jeder beliebige Nerv ist geeignet. Wenn eine Gliedmaßenknospe im Schwanzknospenstadium der Amphibienlarven nach hinten transplantiert wird, so wachsen nicht etwa die auf gleicher Höhe liegenden Rückenmarksnerven in die Anlage hinein, sondern von kranial her, vom normalen zur Extremität gehörenden Rückenmarkskomplex wachsen die Nerven des Armplexus nach kaudal, um sich dann in der Gliedmaße zu verästeln. Erst wenn der Abstand zu groß wird, noch größer als 4—5 Segmente, können

die zugehörigen Nerven nicht mehr nachwachsen. In solchen Fällen wachsen
dann allerdings Nerven des unmittelbar benachbarten Rückenmarkabschnittes
in die Gliedmaße ein, doch bleibt diese dann, obgleich sie sich völlig ausdifferenziert, unbeweglich (DETWILER). Es besteht somit ein direkter Einfluß der spezifischen Muskelkomponenten auf ihre spezifischen Nervenzellen im Rückenmark.
Anfänglich zieht der Nerv am Myotom vorbei, solange dessen Differenzierung
noch nicht eingetreten ist, dann erst, wenn diese deutlich wird, senkt er sich ins
Innere der Muskelbündel hinein und verästelt sich hier. Der Nerv spricht also
erst auf differenzierte Muskeln an, vor dieser Zeit besteht kein Tropismus. Die
Entwicklung des Nerven ist verfrüht und seine Stärke fällt auf gegenüber dem
quantitativ noch nicht wesentlich herausentwickelten Muskel. Das neuromuskuläre Feld ist ein Beispiel der Korrelation zwischen Muskel und Nerv
schlechthin, zwischen spezifischem Muskel (Vordergliedmaße) und spezifischem
Nerv (Plexus brachialis). Die Versorgung von besonderen Muskeln des Armes
durch ganz bestimmte Nervenfasern findet nun nicht allein bei Amblystoma
statt (DETWILER), sondern auch an anderen Amphibienarten, z. B. Salamandra
maculata (WEISS) und Triton taeniatus (BRANDT). Bei Triton wurde die gleichzeitige Bewegung zweier Gliedmaßen beobachtet, von denen die eine an die
normale Entstehungsstelle (orthotopisch) implantiert worden war. Die erste
Zuckung in diesen beiden Extremitäten war 10 Tage nach der Operation sichtbar.
Hierbei ergab sich folgendes (BRANDT 1925): Die Bewegung trat beim Versuch
der Larve, vorwärts zu kriechen, in Form von augenblicklichen Zuckungen auf,
die mit den Bewegungen der gegenüberstehenden normalen nicht koordinierten,
so daß das Tier beim Kriechen sehr gehemmt war. Das Implantat, eine rechte
Gliedmaße auf der linken Seite, war so angewachsen, daß der Ellenbogen dorsalwärts, die Vola nach vorn gerichtet war. Setzte die Larve beim Vorwärtskriechen
die normale rechte Gliedmaße nach vorn, so bewegte sich die linke nun keineswegs
gleichsinnig auch nach vorn, sondern zuckte nach unten, so daß das Tier auf der
linken Seite emporgeschleudert wurde. Dieses Nach-unten-zucken des Implantats
ist aber in Wirklichkeit eine ganz normale Beugebewegung, die bei der eigenartigen Stellung der eingepflanzten Gliedmaße in keiner anderen Richtung stattfinden kann. Fassen wir die Vorstellungen des neuromuskulären Feldes ganz
spezifisch, so muß hier angenommen werden, daß die Flexoren ihren typischen
Beugenerv, die Extensoren ihren typischen Strecknerven erhalten, daß also
beim Auswachsen der Nervenbahn vom Rückenmark ein ganz inniger Tropismus
der einzelnen Nervenbahnen zu ihren zugehörigen engsten Muskelgruppen
bestehen muß.

Ein Versuch der Erklärung dieses Phänomens wird am sichersten durch die
Vorstellungen der klassischen spanischen Histologenschule CAJALS (1919) gegeben,
auf die wir gleich zurückkommen. Zweifellos spielt hier ein bestimmter Neurotropismus eine Rolle, der diese Homologie der Funktion auslöst. Der Neurotropismus (CAJAL, TELLO) ist das Phänomen des Hinwanderns des Nerven zu
einem bestimmten Endorgan. Das Problem ist außerordentlich vielseitig und von
bedeutenden Forschern bearbeitet worden. So einfach wie die Verhältnisse hier
bei den Gliedmaßen zu liegen scheinen, so schwierig werden die Deutungsmöglich-
keiten, wenn z. B. operative Verlagerungen von motorischen Nervensträngen
in nicht homologe Muskelgruppen vorgenommen werden. So kann z. B. die
Gesichtsmuskulatur, die de norma vom Fazialis versorgt wird, mit einer operativ
hergestellten Innervation durch den Nervus hypoglossus oder Nervus accessorius
versehen werden. Hier dürften eigentlich die normalen Funktionen der Gesichts-
mimik nicht mehr auftreten, da diese Muskeln denen der Zunge oder des Inner-
vationsgebietes des Accessorius (Musculus trapecius, sternocleidomastoideus)
nicht homolog sind. In Wirklichkeit stellt sich aber doch die normale Funktion

weitgehend her (VERSLUYS 1927), ein Beweis dafür, daß die „Resonnanztheorie"
(WEISS) keine generelle Erklärung dieser Vorgänge abgibt; denn nach dieser
Theorie dürften nur immer dieselben Nerven zu Beugern resp. zu Streckern
ziehen, um eine homologe Funktion auszulösen. DETWILER (1927) hat nun ähnlich wie in seinen grundlegenden Gliedmaßentransplantationen statt der Gliedmaßenknospen ein ganz anderes Organ kaudal von der normalen Gliedmaßenanlage verpflanzt, ein Auge, *und auch in diesem Falle wuchsen Nerven kaudal
zum Implantat hin,* z. B. der 5. Spinalnerv, der normaler Weise nach vorn von der
vorderen Gliedmaße entspringt. Diese Versuche von DETWILER und die Ausführung von VERSLUYS beweisen, daß der Tropismus, der einen Nerven zum
Endorgan führt, nicht im Sinne der „Resonnanztheorie" homologer Muskeln auf
homologe Nerven gegeben werden kann. Das Wesentliche all dieser korrelativen
Erscheinungen ist der Tropismus, der in mannigfaltiger Form in der lebendigen
Natur in Erscheinung tritt. Wie bei allen Naturvorgängen überhaupt, müssen
auch hier Vergleichsreihen, Staffeln aufgestellt werden, welche das Allgemeine
mit dem Besonderen verbinden. Auf der einen Seite stehen die allgemeinen Erscheinungen des Tropismus Nerv, Erfolgsorgan schlechthin, auf der anderen der
Tropismus einer besonderen engumrissenen motorischen Zellgruppe im Vorder-
horn eines ganz bestimmten Rückenmarksabschnittes zu einer besonderen eng
umrissenen Muskelgruppe. CHILD und KAPPERS nehmen an, daß die Sprossen
der Anlage elektropositiv geladen sind und auf diese Weise die Anziehung der
Nerven bewirkt wird. Für die koordinierten Bewegungen der Gliedmaßen soll
nach DETWILER die synaptische Verbindung in der Brachialregion des Rückenmarks ursächlich sein. Das anatomische Substrat des neuromuskulären Feldes
ist durch die Untersuchungen von BOEKE (1925) bis in die feinsten Einzelheiten
hinein beobachtet worden. Die Nervenscheide, das Neurilemn verschmilzt mit
dem Sarkolemn der Muskelfaser; unter dieser Scheide liegt im Sarkoplasma der
Muskelfaser eingebettet die motorische Endplatte des Nerven, von dieser Platte
endlich geht ein feinstes periterminales Endnetz aus, welches neurofibrilläres
Gewebe und kontraktile Substanz unmittelbar miteinander verbindet. Diese
funktionelle Einheit ist im Grunde genommen zellulär in der Auffassung des
synzytialen Zusammenhangs zelliger Elemente schlechthin, und so hängen auch
Nervenfasern mit Epithelien zusammen derart, daß im Protoplasma der Zellen
die Nervenfasern sich verästeln. Es bestehen nun nicht allein Korrelationen der
makroskopisch sichtbaren Elemente Gliedmaße und Nervenplexus des Rückenmarks, sondern auch mikroskopische zwischen Regenerationsblastem und Sympathikus. BRUNST (1927) konnte zeigen, daß Zerstörung der motorischen Zentren
der hinteren Extremität im Rückenmark die Regeneration der letzteren bei
Triton nicht unterbricht, weil diese unter dem Einfluß sympathischer Nervenfasern sich vollziehen soll. Hier fehlen aber noch genaue neurologische Untersuchungen. Der konditionelle Faktor, der in dieses Problem der auswachsenden
Nervenfasern hineingehört, ist verschiedentlich durch Beobachtung der Züch-
tungsmedien in Gewebskulturen zu erschließen versucht worden. Durch Züchtung
von Ganglienzellen im Blutplasma gelingt der Nachweis der Selbstdifferenzierung
der Nervenfasern aus Neuroblasten, die zu ihrem Auswachsen keine lebenden
Plasmodesmen brauchen. Die Richtung aber, welche die auswachsenden Nerven
einschlagen, kann von drei verschiedenen Faktoren abhängen: Mechanischen,
chemischen und elektrischen. Diese Faktoren bilden die Kondition des Wachstums
des Nerven und zugleich seiner Differenzierung. Mechanische Faktoren stellen
z. B. die Fibrillenfasern des geronnenen Blutplasmas dar, denen die auswachsenden Fasern entlang laufen oder das Plasma von Leitzellen bei auswachsenden
Regenerationsfibrillen. Wenn auch im allgemeinen die Nervenfasern wie erwähnt
frei durch Zellzwischenräume hindurchwachsen können, so wachsen sie doch in

Anlehnung an andere Zellen besser, zumal letztere auch wiederum durch die Fasern eine Anziehung erfahren (Cajal, Tello). Diese Begleitelemente der Nervenfasern entstammen hauptsächlich dem Neuralkamm (Harrison 1924) und können daher als die Neuroglia der peripheren Nerven aufgefaßt werden.

All diese Probleme des Neurotropismus, der korrelativen Beziehungen innerhalb der embryonalen Neurologie sind zuerst in den großen klassischen Monographien von Cajal, Tello, Harrison, Held, Hensen, His, Ariens Kappers schon vor längerer Zeit niedergelegt worden. Verwiesen sei auf die zusammenfassende Darstellung durch Tello 1923. Es sind physikalische, insbesondere bioelektrische Reize, welche die Hauptnervenbahn hervorbringen, und es sind chemische Reize in Form von Fermenten, welche bedingen, daß jede Zelle aus dem gemeinsamen Lager die ihrem Einfluß am meisten zugänglichen Fasern erhält (Cajal 1919). Die Beantwortung der Frage nach der gegenseitigen Verkettung von Nerv und Endorgan muß nun aber wieder in Berücksichtigung des Zeitfaktors jeglichen biologischen Geschehens die ontogenetische Periode berücksichtigen, innerhalb welcher beide Teile in Beziehung treten. Eine Gliedmaßenanlage z. B. ist vom Beginn ihrer Differenzierung an ganz selbständig, sie differenziert sich auch ohne Nervensystem aus (Hamburger 1927); in ähnlicher Weise differenziert sich auch das Zentralnervensystem selbständig aus; das sekundäre Einwachsen der Nervenfaser aber in die Gliedmaße ist eine Vorbereitung auf den Bewegungsmechanismus der folgenden Entwicklungsperioden, und ohne diesen Impuls würde jegliche Funktion und jegliche funktionelle Anpassung unterbleiben. Andererseits wird dann auch sekundär der Einfluß des Endorgans auf das nervöse Zentralorgan offensichtlich; bringt man experimentell bei Pleurodelesembryonen die beiden Augen zur Verschmelzung, so erfolgt eine Hyperplasie der nervösen Zentren, die auch eintritt, wenn der Nervus opticus eines isolierten transplantierten Auges sich sekundär mit dem Hirn verbindet (Pasquini 1927). Auch bei den Zephalopoden gelingt ein derartiger Nachweis (Ranzi 1928): Ein experimentell infolge Einwirkung von Lithiumchlorid bei Loligoembryonen an Größe und Differenzierung reduziertes Auge bedingt rückwirkend auch eine entsprechende Hemmung des Augenganglions.

Das eigentlich anatomische Forschungsgebiet der somatometrisch faßbaren Proportionsverschiebungen von Merkmalskombinationen und korrelierten Körperteilen ist in der Zoologie nirgends exakter ausgebildet worden als in der Haustierkunde. Hier liegt in Messungen und weit ausgebauten Analysen die eigentliche biologische Grundlage für das Verständnis auch anthropometrischer Daten. Proportional fest umrissene Konstitutionsgruppen, Differenzierungseigenheiten und physiologisch resultierende Leistungstypen müssen gesetzmäßig zusammenhängen und haben daher allein schon aus praktischen Gesichtspunkten heraus die Forschungen angeregt. Die Beurteilung der Haustiere ihrer Konstitution nach ist uralt. Virgil gibt in seiner „Bukolika" Hinweise für die züchterischen Besonderheiten des Rindes und des Pferdes. Zur genaueren Analyse der Differenzierungsvorgänge am wachsenden und auswachsenden Organismus bei den domestizierten Haustieren seien nun hier einige Beispiele aus der Züchtungskunde herausgegriffen, welche geeignet sind, analoge Verhältnisse beim menschlichen Organismus zu vertiefen. Da sich Wachstum und Differenzierung überschneiden, erscheinen beide biologischen Phänomene in einem einheitlichen Bilde; soweit es möglich ist, lassen sich bei den Jungtieren die Wachstumserscheinungen der ersten Entwicklungsmonate und Jahre als besondere Wachstumsformen von den späteren Differenzierungsformen trennen. Diese Wuchsformen wurden in dem Kapitel über das Wachstum biologisch nach dem Gesetz der fluktuierenden Variation analysiert, an dieser Stelle folgen nunmehr die sekundären Ausdifferenzierungen korrelierter Teile, die sich auf die gegebenen Wuchsformen auflagern, und welche die eigentlichen Erscheinungsformen der Konstitution im engeren Sinne darstellen.

Nach ADAMETZ (1926) dessen Angaben wir hier folgen, betrachtete die Tierzucht noch zu Anfang dieses Jahrhunderts vor allem den Aufbau des Tierkörpers aus Zellen und sah in dieser mehr geweblichen Beschaffenheit die schließlich bedingte Konstitution.

Die meßbare Quantität der Muskelfaser z. B. ist vor allem bedeutsam geworden durch die Hinweise VON DER MALSBURGS (1911), daß nämlich dieses Maß einen konstitutionellen Faktor darstellen soll zur Beurteilung der Haussäugetiere.

Es soll demnach der mehr oder weniger große Querdurchmesser einer Muskelfaser bedingend sein für Temperament, Stoffwechselintensität, vor allem für die landwirtschaftliche Leistung. VON DER MALSBURG unterscheidet feine Zellen mit hoher Vitalität, dann grobe Zellen und endlich zarte Zellen, die durch geringere physiologische Aktivität und ein „biochemisch schwaches" Plasma ausgezeichnet sind. Auf diese drei histologisch unterscheidbaren Zellformen bauen dann die drei wesentlichen Typen der landwirtschaftlichen Nutztiere auf, die feinzelligen, die grobzelligen und zartzelligen. Diese drei genannten Tierformen haben dementsprechend auch in derselben Weise charakterisierte Muskelfasern. Die erste Gruppe umfaßt somit die feinzelligen Organismen von kleiner bis mittlerer Größe, zierlichem Körperbau und lebhaftem Temperament; das Bindegewebe ist wasserarm, die Muskeln sind straff; hohe Widerstandsfähigkeit und Ausdauer, lebhafter Stoffwechsel wären die physiologischen Attribute. Der Leistung nach würden diese Tiere für die Mast ungeeignet sein, dagegen für Arbeit und Milchproduktion gut passen.

Bei der zweiten, grobzelligen, Gruppe ist der Plasmainhalt durch übermäßige Hydration in der physiologischen Aktivität herabgesetzt. Die Tiere zeigen im Gesamteindruck große bis üppige Statur von großer plumper Masse. Die Bewegungen können daher nur langsam sein und das Temperament ist phlegmatisch. Die Knochen sind lose und porös, nicht so hart wie béi der ersten Gruppe, wasserreiches Bindegewebe macht auch die Haut dick und weich; groß ist bei diesen Tieren mit ihrem geringen Stoffwechselumsatz und ihrer ausgesprochenen Frühreife die Mastfähigkeit.

Bei der dritten, zartzelligen Gruppe endlich ist die allgemeine Vitalität gering, die Gesamtkonstitution ist schwächlich; hierher gehören die juvenilen, senilen, verkümmerten und überbildeten Tierformen.

Gegen dieses „histobiologische Symbol" VON DER MALSBURGS, d. h. der Möglichkeit, aus der Dicke der Muskelfaser auf die Gesamtkonstitution eines Haustieres schließen zu können, wendet sich ADAMETZ, da der experimentelle Beweis des regen Stoffwechsels der feinen Muskelfaser nicht erbracht sei, da weiter das Kernplasmaverhältnis unvollkommen berücksichtigt und die Merkmale nicht angegeben seien, durch welche man die „feinen" von den „zarten" Zellen unterscheiden könne. Als Gegenbeweis gibt ADAMETZ folgende drei feinzelligen Tierrassen an:

Jerseys 37,45 Muskelfaserdurchmesser,
Siebenbürger Steppenrind 37,5 Durchmesser,
Polnisches Rotvieh 37,6 Durchmesser.

Diese drei Rassen sind aber gerade bezüglich ihrer Konstitution entgegengesetzte Extreme. Ungewöhnlich hart ist die Konstitution beim Steppenrind und beim polnischen Rotvieh, während gerade die Jerseys durch eine sehr schwächliche hinfällige Konstitution charakterisiert sind.

Immerhin ergeben doch die Hinweise VON DER MALZBURGs, daß doch tatsächlich ganz allgemein konstitutionelle Besonderheiten bis in die mikroskopischen Gewebsbestandteile hinein verfolgt werden können, wenngleich die Schluß-

folgerungen auf die Gesamtkörperkonstitution wegen der ungeheuer komplexen
Natur der Partialkonstitutionen des somatischen Mosaiks vorerst bei der gegenwärtigen noch nicht genügend ausgebauten morphologischen Grundlage verfrüht
erscheinen.

Auf diesem Gebiete wäre noch viel Arbeit zu leisten.

Schon damals wurden dann weiter bestimmte Elementarkonstitutionen
unterschieden, wie grobe, robuste, starke oder feine, zarte, nervöse, bindegewebige,
lymphatische, arterielle, venöse. *Man erkennt aus den Bezeichnungen, daß hier
ganz bestimmte Systeme oder Organe ihrer Differenzierungsqualität nach im Vordergrund der somatischen Prägung stehen.* Für den Züchter sind diese Formen der
Haustiere von derselben Bedeutung, wie ähnliche konstitutionelle Prägungen
beim Menschen für den praktischen Arzt. ADAMETZ unterscheidet 1. die kräftige,
robuste, harte, gute Konstitution, die durch vorzügliche Entwicklung aller
wesentlichen Organe und durch harmonische Abstimmung der Gesamtproportion
ausgezeichnet ist. 2. Die grobe Konstitution mit voluminösem Körperbau und
massiger Entwicklung aller Abkömmlinge der Haut. 3. Die feine Konstitution mit
zierlichem Knochenbau und jugendkräftiger Muskulatur. Die Haut hat „kernige
Textur". Die Tiere sind lebhaft, zumal die Entwicklung nicht auf passive Masse
wie Knochen oder Fett gerichtet ist. 4. Die zarte Konstitution, die gewissermaßen
eine noch weitergehende fast die Grenze überschneidende Verfeinerung der
Körpergewebe darstellt. Knochen und Muskeln sind fast schwach entwickelt.
5. Die lymphatische, träge, torpide Konstitution zeigt plumpe Formen, starke
einseitige Entwicklung des Bindegewebes. Die Tiere wirken schwammig, pastös,
neigen zu Fettansatz und haben ein träges Temperament. *Es ist für vergleichende
Betrachtung außerordentlich interessant, daß nach ADAMETZ die bekannten französischen Gruppenbildungen von SIGAUD beim Menschen, welche vier Organsysteme
in den Vordergrund stellen: Atmungs-, Verdauungsapparat, Muskel-, Zentralnervensystem, auch bei Haustieren vorkommen: der respiratorische Typ findet sich
beim englischen Vollblutpferd und beim Windhund, der Verdauungstyp bei
bestimmten Rinderrassen, der Muskeltyp bei schweren Pferden abendländischer
Gruppen und bei manchen Hunderassen, der zerebrale Typ endlich wiederum bei
manchen Hunderassen.* Alle diese besonderen Differenzierungsformen (Konstitutionsformen) bilden zugleich die Grundlage der Reaktionseigenarten auf
Außenfaktoren, sie sind das morphologische und physiologische Substrat der
Leistung. *Die besonderen somatischen Eigenheiten, die Leistungsmöglichkeiten,
welche die Tierzüchter aus ihren verschiedenen Zuchtrassen herauszüchten, können
nur gestaffelte Quantitäten endogener konstitutioneller Besonderheiten und Merkmalskombinationen sein.* So ist die Kenntnis konstitutioneller Besonderheiten
für den Tierzüchter ebenso bedeutsam wie für den Biologen, der den Aufbau
und die Erscheinungen äquivalenter Bilder beim menschlichen Organismus begreifen will. Das Überwiegen bestimmter Organe oder Systeme oder bestimmter
Proportionen über andere Organe oder morphologische Einheiten bedingt eine
Steigerung der Leistungsfähigkeit in bestimmter Hinsicht, die zugleich mit einer
herabgesetzten Leistungsfähigkeit auf anderen Gebieten verknüpft sein muß.
Durch dieses Überwiegen der Ausbildung besitmmter Körperteile entsteht der
typische Habitus, wie er als Gruppenbild bestimmter Konstitutionsformen gerade
beim Menschen seine größte praktische medizinische und wissenschaftlich anthropologische Anwendung gefunden hat. Man versteht unter guter und normaler
Konstitution in der Tierzucht (nach KRONACHER 1929) ein kräftiges in einheitlicher Stärke ausgebildetes Knochengerüst, besonders charakteristisch in den
Werten der Röhrbeinstärke. Die weiblichen Tiere sollen nicht übermäßig grobe,
die männlichen nicht übermäßig feine Knochen haben, die männlichen Tiere
sollen ein gut ausgebildetes Vorderteil, die weiblichen ein gut ausgebildetes

Hinterteil besitzen; die Muskulatur soll stark und straff, das gesamte Körpergewebe soll besonders in der Verbindung möglichst fest sein; die Schultern müssen gut mit dem Rumpf in Verbindung stehen, alle Einzelheiten der Gelenke sollen sich klar abzeichnen. Genau beschrieben werden sämtliche anatomischen Einzelheiten der Ausbildung der äußeren Körperformen. Eine besondere Beachtung wird der letzten 13. Rippe geschenkt, insofern als der Winkel, den sie mit der Horizontalen bildet, im Werte von 98—145° auf bestimmte Leistung schließen läßt. Die Tiere vom reinen „Verdauungstyp" haben die niedrigsten Zahlen und selten über 122°; die Tiere vom „Atmungstyp" haben hohe Zahlen bis 145° (J. U. Duerst). Stark nach außen gebogene Rippen mit kurzem runden tonnenförmigen Rumpf haben jene Typen, die zur Frühreife neigen und für Fettansatz veranlagt sind. Umgekehrt haben die spätreifen „Milchtypen" einen flachen, längeren Rumpf, dessen letzte Rippen stärker nach hinten gebogen sind. Diese Korrelation aber des spitzen Rippenwinkels mit der Leistungssteigerung der erhöhten Milchproduktion scheint noch fraglich (Kronacher, Böttger, von Patow 1928). Wenn nun ganz bestimmte Leistungen gezüchtet werden sollen, so kann z. B. beim Pferd einmal ein ganz besonders schlanker Schnelligkeitstyp, andererseits ein schwerer muskelstarker Arbeitstyp gefördert werden auf Grund endogener Reaktionsbereitschaft der Art. Schnelligkeit beim Pferd setzt voraus (nach Kronacher) einen nicht allzuschweren knochigen, gestreckten in der Brust nicht allzubreiten Körper mit tiefem, langem, etwas flachen Brustkorb, straffer trockener Muskulatur, langen Muskeln an langen günstig gewinkelten Knochenhebeln, breites starkes Hinterteil, lange, breite ausdrucksvoll gestaltete Gelenke, kräftige Sehnen, lange obere, kurze untere Beinknochen, gut bemuskelten Widerrist, lebhaftes Temperament, lebhafte feurige Augen, gut durchblutete Haut. Der entgegengesetzte Konstitutionstyp disponiert zu hoher Kraftleistung, mehr langsamerer Gangart und setzt schwere und starke Knochen voraus, einen besonders im Vorderteil massigen Körper mit tiefer Brust, rundem Bauch, starken Muskeln, wohlausgebildeten Gliedmaßen, zumal des Hinterteils. Es ist wesentlich, daß Kronacher besonders darauf hinweist, daß eine Verbindung von morphologischen und entgegengesetzten physiologischen Eigenschaften nicht möglich ist. Gegensätzliche Leistung kann eine Form nicht vollbringen. Weitere Zuchtanforderungen werden an die Produktionsmöglichkeit von Fleisch, Fett und Milch gestellt. Hier werden vor allem frühreife Individuen gewählt, die folgende konstitutionelle Besonderheiten aufweisen: kurzer Kopf, tiefer Rumpf mit weiten Rippen, breites Vorderteil, breiter Rücken und Becken, wohlgerundeter Bauch, weit gestellte, kurze, wenig gewinkelte Gliedmaßen, starke Muskulatur und nicht feine Haut. Kronacher nennt als besonders markante Rassen in dieser Hinsicht das Aberdeen-Angus-Rind, das Mast-Shorthorn-Rind, das kleine und mittelgroße Schwein, das Leicester- und Oxford-Schaf. Die Milchtypen sind nicht so einheitlich ihrer Form nach als die Masttypen, sie sind spätreif, daher auch das Längenwachstum in bedeutenderem Maße die Röhrenknochen streckt; die Formen sind daher schlanker, gestreckt sind besonders Kopf, Hals und Rumpf. Die sehnigen, gelenkigen, ausdrucksvollen Gliedmaßen fallen auf. Das Vorderteil ist geringer ausgebildet, der Brustkorb flacher, das Hinterteil stark betont. Die Haut ist elastisch, leicht abhebbar und dünn.

Das Augenmerk der praktischen Tierzüchter ist nun vor allem auf ganz bestimmte konstitutionelle Entwicklungsmöglichkeiten verschiedener Haustierarten gelenkt, die sich durch besonders rasche Körperentwicklung und durch stark ausgeprägte Mastfähigkeit auszeichnen. Diese Merkmalskombination wird in landwirtschaftlichem Sinne „Frühreife" genannt. Charakteristisch sind hier ein praktisch günstiges Verhältnis des Fleischgewichtes zum Knochengewicht,

Kurzbeinigkeit, größere Dichte der Skelettknochen, die aber doch zart bleiben sollen zum Unterschied von den Knochen der auf Arbeitsleistung gezüchteten Tiere, die kräftige Knochen besitzen müssen. Hinzukommen weiter geringe Schädelgröße, vorzeitiges Erscheinen der Ersatzzähne und gutes Verdauungsvermögen. Zu den genannten morphologischen und physiologischen Besonderheiten tritt nun die Neigung, die Nahrung in Form von größeren Fettmassen im Körper abzulagern. Die Fettzelle als Abkömmling der Bindegewebszelle, und das Fettgewebe als modifiziertes Bindegewebe ist bei diesen Rassen einer gesteigerten Entwicklung fähig und durchsetzt alle Muskeln und intermuskulären Spalten in reichlichen Mengen. Subkutis und Faszien sind ebenfalls sehr kräftig. Auf diese „bindegewebige Konstitution" als Charakteristikum aller Frühreife hat schon L. HOFFMANN (zit. nach ADAMETZ) vor nunmehr 40 Jahren hingewiesen, längst bevor derartige konstitutionelle Gesichtspunkte in der menschlichen Konstitutionsforschung eingenommen worden sind. Daß die Subkutis als Fettdepot besonders dick und weich sein muß, ergibt sich aus der generellen bindegewebigen Gesamtstruktur dieser Individuen. Wiederum konstitutionell vom Standpunkt der räumlich zonal gegliederten Körperbausteine bemerkenswert ist die Tatsache, daß die Fettablagerung bei bestimmten Haustiergruppen nicht gleichmäßig im ganzen Körper verteilt ist, sondern ganz bestimmte Körperstellen bevorzugt. Wiederum treffen hier artliche und individuelle Besonderheiten in äquivalenter konstitutioneller Bedingtheit aufeinander: Beim Zeburücken bildet sich durch Entartung und Verfettung des Musculus trapezius ein sehr großer Fetthöcker, beim Fettsteißschaf liegt um den Schwanz herum ein breites dickes Fettgewebslager; andererseits haben ganz bestimmte Rindergruppen zum Unterschied von anderen Gruppen ein dickes Fettlager in der Subkutis und in der Bauchhöhle, dafür aber relativ fettarme und zugleich kräftig ausgebildete Muskulatur (Tux-Zillertaler-Rinderrasse). Äquivalente Parallelen bei ganz bestimmten menschlichen Konstitutionsgruppen werden hier ohne weiteres ersichtlich.

Noch genauer spezifiziert als beim Rinde und in konstitutionelle Gruppen zusammengefaßt sind bestimmte Differenzierungsformen beim Pferd. Besonders wertvoll sind die Angaben von WIECHER über gewisse Abweichungen von den Durchschnittswerten, welche Pferde bestimmter Verwendung und bestimmter Leistung aufweisen. Auch hier liegen die analogen Paralleluntersuchungen bei den sportärztlichen Befunden beim Menschen, bei denen auch durch ganz bestimmte Über- oder Unterwerte gegenüber den Durchschnittswerten die Veranlagung für einen ganz bestimmten Sportzweig bei einem Turner anthropometrisch faßbar wird. Die Distanzpferde haben für die Widerristhöhe die niedrigsten Werte, auch die geringste Einsattelung des Rückens, die höchste Kruppe, geringste Rumpflänge, die breiteste Brust, den größten Brust- und geringsten Röhrbeinumfang; sie haben das kürzeste Armbein, den kleinsten Schultergelenkswinkel, den kleinsten Ellenbogenwinkel, den kürzesten hinteren Mittelfuß. Auf der anderen extremen Seite befinden sich die schnellen Jagdpferde, welche die größten Abweichungen von den Maßen der Distanzpferde aufweisen. Die Springpferde haben die größte Widerristhöhe und Beinlänge, die geringste Breite und Tiefe der Brust und die größte Kruppenbreite, das längste Armbein, den längsten Unterschenkel und hinteren Mittelfuß. Die Dressurpferde stehen in der Mitte. Vergleiche mit dem Vollblutpferd zeigen, daß der Widerrist der obengenannten Pferde höher, der Rücken tiefer, die Kruppenhöhe um 1% geringer ist als die Widerristhöhe, während der Vollblüter etwas überbaut ist. Das Vollblutpferd hat zudem eine größere Beinlänge und eine etwas kürzere Rumpflänge. Im übrigen stehen bezüglich der mechanischen Verhältnisse die ostpreußischen Kavalleriepferde den Vollblütern am nächsten.

Bei allen derartigen somatometrischen Vergleichen müssen die gemessenen Tiere immer ein und denselben charakteristischen Typ darstellen, es muß eine genügend große Zahl von Tieren für die einzelnen Altersstufen zur Verfügung stehen. Große Unterschiede in der allmählichen Herausstaffelung der Proportionen, der Wachstumsbesonderheiten und Differenzierungshöhen trennen die beiden Gruppen der Kaltblut- und Warmblutpferde. Ganz allgemein kann gesagt werden, daß das Kaltblut die höheren Maße hat in der Vorder- und Rippenbrustbreite, im Brustumfang, in der Hüftbreite, der Umdreherbreite, der Kruppenlänge und dem Röhrbeinumfang. Beim Warmblut ist die Beinlänge am größten.

Nehmen wir nun ganz allgemein die beiden charakteristischen Wuchsformen des leptosomen und des eurysomen Grundtypes (Abb. 68; 78 u. 79; 84 u. 85), *so lassen sich auf diese beiden Grundtypen die verschiedensten Differenzierungsbesonderheiten auflagern und somit die Bilder bestimmter Konstitutionsformen entwickeln.*

Nicht allein die Differenzierungshöhe grob anatomischer Systeme kann hier Gruppen bilden, sondern auch die feinere histologische Zusammensetzung von Gewebseinheiten, z. B. die Zusammensetzung des Blutes (GOETZE). Blutmenge, Hämoglobinwerte, Verteilung der einzelnen Arten der Blutzellen sind großen Schwankungen unterworfen bei verschiedenen züchterisch in bestimmter Hinsicht charakterisierten Rassen. Allein schon die Blutmenge ist verschieden (W. MÜLLER 1911): So haben z. B. Laufpferde auf 100 kg Lebendgewicht 7,7 kg, Schrittpferde nur 6,2 kg Blut. Die ausfließende Blutmenge bei Schlachtpferden beträgt bei Laufpferden $^1/_{13}$, bei Schrittpferden nur $^1/_{16}$ des Lebendgewichtes. Die Anforderungen nun, die an einzelne Pferderassen gestellt werden, können auf diese Weise im Blutbild ihren biologischen Reflex finden. So ist bei den Laufpferden mit ihren hohen respiratorischen Anforderungen Zahl, Struktur, Gestalt und Größe der Erythrozyten ein morphologisches Abbild funktioneller Leistungsmöglichkeit. Bei diesen Pferden, die DUERST als „respiratorische Typen" zusammenfaßt, tritt eine physiologische funktionelle Hypertrophie des Blutes ein, während im Gegensatz hierzu bei den „Kaltblütern", die DUERST als „digestive Typen" bezeichnet, eine geringe Zellzahl und eine geringere Hämoglobinfüllung der Erythrozyten nachweisbar ist. Weiter zeigt sich die physiologische Überlegenheit des Laufpferdes über das Schrittpferd in den Oberflächen- und Volumenwerten. Die Kaltblüter haben 53,3 qcm Oberfläche, die Laufpferde 60,7 qcm und die Vollblutpferde 65,9 qcm. So ist auch das Zellvolumen bei den Warmblutpferden 34,8 qcm, bei den Schrittpferden 30,3 qcm. Stellt man die verschiedenen Pferderassen nach ihrer Hämoglobinoberfläche in eine Reihe, so ergibt sich folgendes Bild:

Vollblut	251	Hämoglobin-qm
Traber	251	,,
Kaltblut	216	,,
Panje	197	,,
Laufpferde	228	,,
Schrittpferde	189	,,

Diese biologischen Betrachtungen der konstitutionellen Wertung können natürlich auch für Rinder, Schafe, Ziegen und Schweine durchgeführt werden, und GÖTZE gibt auch für diese Haustiere geeignete Tabellen. So kommt z. B. die geringe Mastfähigkeit, die starke Beweglichkeit und physische Frische der Stammform des Schweines in einer verhältnismäßig guten Blutausrüstung zum Ausdruck. Die Gewebe der Wildform des Schweines werden gut durchblutet und sind reich mit Sauerstoff versorgt. Auf biologisch entgegengesetzter Staffel steht das hochgezüchtete Fett- und Fleischschwein, dessen enorme Mastfähigkeit auf Kosten der Blutausrüstung möglich wird. *Das Massenwachstum des Fettes ist somit konstitutionell in geringen Hämoglobinwerten begründet.* Auf diese Weise

wird Wachstum und Differenzierung einer bestimmten Gewebseinheit wiederum
in Abhängigkeit von ganz bestimmten endogenen Faktoren biologisch verständlich.
Diese Rassencharakteristika gelten in ihrer geschlossenen Ganzheit nur in großen
Zügen, für das Einzelindividuum kommen wiederum variationsgemäße Schwankungen in Betracht. Wesentlich ist weiter, daß die Kastration das Blutbild weitgehend beeinflußt, so daß bei Schnittebern, Wallachen und Ochsen die Hämoglobinoberfläche kleiner ist als bei den entsprechenden normalen männlichen
Tieren. Mit diesen geringeren Werten nähert sich das ursprünglich männliche
Geschlecht dem weiblichen; denn bei diesem ist die Hämoglobinoberfläche bei
der Ziege um $15,5\%$, bei der Kuh um $13,9\%$, beim Mutterschaf um $6,4\%$, beim
Mutterschwein ebenfalls um $6,4\%$ und bei der Stute um $4,4\%$ kleiner als bei
dem entsprechenden männlichen Tier. Es ergibt sich hieraus wiederum, daß
dem weiblichen Tier physisch nicht die Möglichkeit momentaner Kraftentfaltung
gegeben ist wie dem männlichen. Besonders stark ist dieser Geschlechtsunterschied wie die obige Zusammenstellung zeigt bei der Ziege und der Kuh; bei diesen
beiden Tierarten tritt auch sonst der Geschlechtsdimorphismus ganz besonders
stark in Erscheinung. Es sei hier nun endlich betont, daß bei ein und demselben
Individuum das Blutbild an ein und demselben Tag stark wechseln kann, daß
demnach die Diagnose einer bestimmten konstitutionellen Gruppe der Haustiere
bei einem Einzelindividuum auf große Schwierigkeiten stoßen kann (GOLF 1929);
es bleibt daher zukünftiger Forschung überlassen, hier weiter auszubauen und zu
zeigen, wie die Untersuchung der Blutbeschaffenheit eines Einzelindividuums
trotz der täglichen Schwankungen ermöglicht werden kann. Immerhin müssen
Beziehungen bestehen in dem Sinne, wie sie GÖTZE angegeben hat. Wiederum
haben diese individuellen, konstitutionellen Unterschiede äquivalente phylogenetische Parallelen in der Vertebratenreihe: Das Blut der Amphibien ist von
dem der Säuger in zahlreichen Eigenschaften verschieden, Unterschiede, die ihre
physiologische Wechselbeziehung in dem Grade der Beweglichkeit, Trägheit,
Stoffwechselintensität, Sauerstoffbedarf der Amphibien einerseits und der
Säugetiere andererseits besitzen.

Stellen wir somit das quantitative Massenverhältnis (Wachstum) neben die
Ausdifferenzierung der Teile in korrelativem Zusammenhang (Konstitution)
nebeneinander, so erhalten wir:

Leptosom	**Eyrysom**	
Karpfen: schmalrückig	breitrückig	
Rind: Milchleistungstyp	Masttyp	Wachstum
Pferd: Warmblut	Kaltblut	
(leichtes Pferd, Laufpferd)	(schweres Pferd, Schrittpferd)	

Typus respirat.	Typus cerebralis	Typus digest.	Typus musc.	
mit einseitiger Aus- bildung der Brust- korblänge, starker Betonung des Halses und der Gliedmaßen- länge	mit schmächtigem Soma bei relativ großem Kopf	mit kurzem Brust- korb, kurzem Hals, bedeutender Aus- bildung der Bauch- eingeweide, Neigung zu Fettansatz	bei bestimmten Tieren, z. B. beim Pferd manchmal mit Komplexen anderer Typen gemischt	Korrelierte Differenzierung = Konstitution

Kondition der Differenzierung.

Die endogene Wandelbarkeit der Größenverhältnisse der erwähnten biologischen Raumkomplexe, die Wandelbarkeit ihrer korrelativen Beziehungen,
die verschiedenen Reaktionsbreiten in den einzelnen Lebensabschnitten eines
Organismus bedingt eine ganz genaue Analyse der Ausschlagsgröße jeglichen
Gestaltungsfaktors der Umwelt. Diese verschiedene Ansprechbarkeit der

Organismen und ihrer sämtlichen Anlagen, Organe, Apparate, Systeme, Gewebe, Zellen zu verschiedenen Zeiten auf ein und denselben Reiz und umgekehrt auch dieselbe Ansprechbarkeit verschiedener Organismen auf verschiedene Reize bringt ein wichtiges Moment in den Bildungskomplex der maßgebenden Faktoren für die Entwicklung mit hinein, das Moment der äußeren Bedingungen, der „Kondition" (TANDLER) der Differenzierung. Eine biologische Betrachtung der Genese der Konstitution ist nicht möglich, wenn nicht die entwicklungsgeschichtlichen Grundlagen der Morphogenese überhaupt gegeben werden. Die Dynamik der induktiv beeinflußbaren Formbildung, die Möglichkeit der funktionellen Anpassung einer ausdifferenzierten Form, die milieubedingte Staffelung der Wachstumsgrößen, mit einem Wort der Zeitfaktor innerhalb der Kondition der drei großen biologischen Gestaltungsphänomene erfordert eine exakte Erfassung der Lebensetappen der Organismen vom Anbeginn ihrer Entwicklung bis zum Tode, erfordert weiterhin eine genaue Kenntnis der im Augenblick der Reaktion vorhandenen Ansprechbarkeit, ehe überhaupt mit der Aufgabe konditioneller Forschung, der Erfassung der unzähligen Umweltfaktoren begonnen werden kann.

WILHELM ROUX (1911) unterscheidet allgemein in der Ontogenese 4 Hauptperioden. Es ist notwendig, zur klaren Präzisierung konditioneller Fragen diese 4 Hauptperioden zugrunde zu legen. Die 1. Periode ist die der Organanlage und umfaßt Blastula, Gastrula, die Anlage der Organe und ihre feinere Ausgestaltung. Die bestimmenden Faktoren der Gestaltung sind in dieser Periode im wesentlichen vererbt. Die 2. Periode bildet ein Zwischenglied zwischen der 1. und der 3. Die 3. Periode ist die der funktionellen Entwicklung: Reizgestaltung und funktionelle Anpassung können zu dieser Entwicklungszeit formbestimmend einwirken. Die 4. Periode ist die des Altersschwundes. So zieht sich durch die normale Entwicklung schlechthin ein Rhythmus, der mit primärer Autonomie der Organanlagen beginnt und allmählich immer mehr unter korrelative und funktionelle Einflüsse gerät. Diese fließenden Übergänge sind, wie bereits erwähnt, artlich und individuell durchaus verschieden und gerade diese Eigenart steht im Mittelpunkt ontogenetisch konstitutioneller Betrachtung.

Bei dem hier vorliegenden Problem der Erforschung der Umweltfaktoren auf die Differenzierung *muß bedacht werden, daß es sich bei der funktionellen Beanspruchung im wesentlichen um einen Umbau und Ausbau ausdifferenzierter Organe handelt, die entwicklungsmechanisch gesprochen bezüglich ihrer eigentlichen Formbildung irreversibel sind.* Die „funktionelle Anpassung", deren Erforschung in der Literatur, auch der gegenwärtigen, eine so große Rolle für die Formbetrachtung spielt, bezieht sich immer nur auf die späteren ROUxschen ontogenetischen Perioden, ihre Hauptdomäne ist das sich bereits sichtbar differenzierende Erfolgsorgan. Wir müssen dies immer bedenken, um nicht zu Fehlschlüssen über die Bedeutung der Umweltfaktoren für die gesamte Morphologie zu gelangen. Der Umbau beim Knochen z. B. (GEBHARDT, BRAUS) kann nach mathematisch berechenbaren Prinzipien verlaufen, der histologische Aufriß des Knorpels (BENNINGHOFF), wie überhaupt sämtlicher höherer Gewebseinheiten ist ohne funktionelle Anpassung undenkbar. Diese Selbstverständlichkeit darf aber nicht in diesem *einen* Punkte eine Lösung des morphologischen Gesamtproblems sehen; im Rahmen der drei biologischen Gestaltungsphänomene stellt die funktionelle Anpassung nur einen konditionellen Faktor dar, dessen Grenzen in den vorliegenden Ausführungen kurz skizziert werden mögen.

Es ist bedeutsam, daß die raumzeitliche Erfassung der Differenzierungserscheinungen, die sich auf einer bestimmten gegebenen Strecke, in einem bestimmten gegebenen Felde, durchaus mosaikartig verschieden staffeln, eine ganz andere Beurteilung der Einwirkung der funktionellen Anpassung geben muß. Ein System wie z. B. die Wirbelsäule ist konstitutionell durchaus nicht einheitlich.

Wenn die leblose, kalkstarre Wirbelsäule des montierten Skeletts als eine „Einheit" angesehen wird, so dürfen wir diesen Eindruck nicht auf die lebendigen Wirkungskreise übertragen, die sich an bestimmten biologischen Zonen der Wirbelsäule zu verschiedenen Zeiten der Entwicklung abspielen. Der Grad der Differenzierung nämlich, ihr Tempo, Beginn, Ende und zeitlicher Wechsel ist durchaus selbständig an bestimmte Zonen gebunden, wie LANDING zeigen konnte. Diese Differenzierungszonen beschränken sich aber durchaus nicht auf die bisher allbekannten Zonen Hals-, Brust-, Lenden-, Schwanzwirbelsäule, sondern auf biologische Zonen, die mit diesen systematischen nichts gemein haben. Diese biologischen Zonen sind neu, da sie sich nicht mit bestimmten Gliederungen der bisherigen deskriptiven Systematik decken; unserer Einstellung gemäß sind sie auch nur im typologischen Sinne, nicht im phylogenetischen Sinne verständlich. Die Differenzierungsheterochronie dieser biologischen Konstituenten der Wirbelsäule muß daher bei der Beurteilung der Wirkungsgröße irgendeines konditionellen Faktors berücksichtigt werden. Wir gelangen somit zu einer Vorstellung der Zoneneinteilung eines Systems oder eines Organismus aus bestimmten biologischen Einheiten, die durchaus selbständig variieren können. *Die relative Selbständigkeit dieser Teile,* das Wiederspiel ihrer Kräfteverteilung wird daher zugleich auch *konditionellen Faktoren gegenüber eine ganz besonders abgestufte Ansprechbarkeit entgegenstellen.* Wie sich die hier erwähnten morphologischen Konstituenten eines Systems reaktionskinetisch ganz eigen verhalten, so sprechen auch im Laufe des Lebens sämtliche morphologischen Einheiten verschieden an, und eine Abänderung von Milieufaktoren muß einen ungeheuren Reichtum von Reaktionen auslösen, der noch mannigfaltiger ist, als wenn die Milieufaktoren dieselben geblieben wären. Aber auch „gleiche" Umwelteinflüsse, die auf lange Zeit hinwirken, werden jeweils einen „verschiedenen" konditionellen Faktor darstellen müssen, da der endogene Reaktionsradius der biologischen Konstituenten in sich verschieden geworden ist.

Der Wassergehalt der Gewebe ist ständig ein anderer. FEHLING fand beim Kaninchen 91,5% Wasser beim Embryo von 15 Tagen; unter ständiger langsamer Abnahme sinkt dieser Gehalt auf 77,8% beim Neugeborenen und auf 69,2% beim erwachsenen Tier. Konditionelle Faktoren treffen somit ganz verschiedene Gewebsspannungen an. Weiter ist z. B. die Farbstoffspeicherung nach Vitalfärbung in den inneren Schmelzzellen der Zähne in den jüngsten Stadien am intensivsten wegen des hier herrschenden starken Stoffwechsels, mit zunehmender Rückbildung dieser Schmelzzellen und Abnahme ihres Stoffwechsels läßt dann die Speicherung allmählich nach (BLOTEVOGEL). Bei der Abänderung der feineren histologischen Struktur, welche die gegenseitigen Beziehungen der einzelnen Gewebsarten zueinander abändert, wird das innere Gefüge der Organe in den einzelnen Lebensetappen ebenso modifiziert, wie ihre funktionelle Anpassungsmöglichkeit.

Die Erwähnung der ungeheuren Vielzahl der konditionellen mechanischen, physikalischen, chemischen, funktionellen, ökologischen Faktoren, die überhaupt im biologischen Geschehen möglich sind, muß hier unterbleiben, jeder einzelne Fall erfordert eine Analyse für sich; es mag daher an dieser Stelle nur ein kurzer Überblick einiger bestimmter Daten gegeben werden, welche das vorliegende Problem bezeichnen. Wir beginnen wiederum beim Ei und der ersten Embryonalentwicklung.

Es ist bekannt, daß die Entwicklung des Eies nur bei Vorhandensein von bestimmten Salzen vonstatten gehen kann, bestimmte Ionen sind hier wirksam. Genauer studiert sind die Eier derjenigen Organismen, die im Wasser abgelegt werden, die Eier der Wirbellosen, Fische und Amphibien. Notwendig für die Entwicklung sind die Kationen: Natrium, Kalium, Magnesium und Kalzium;

die Anionen Chlor, Sulfat, Kaliumkarbonat und ein Überschuß von OH über H (HERBST 1892). Fehlt beim Seewasser das Kalium, so entstehen beim Seeigel dickwandige Blastulae ohne Zilien, die bald absterben; fehlt Kalzium, so lösen sich die einzelnen Zellen voneinander ab. Kalziumfreies Medium wird daher experimentell zur Isolierung lebendiger Zellen verwandt. HERBST gelang es weiter, durch veränderte Ionenzusammensetzung des umgebenden Mediums den normalen Anteil der Keimblätter an der Umkleidung des Keimes zu verschieben und ursprünglich entodermale Bezirke zu ektodermisieren. Die Ionen, die hier in den HERBSTschen Experimenten Realisationsfaktoren bestimmter später entstehender Differenzierungsprodukte sind, charakterisieren das Zusammenspiel von Konstitution und Kondition. Es müssen diese beiden Geschehnisse gegenseitig bei jeder Analyse richtig abgewogen werden, um zur Beurteilung einer Erscheinung zu gelangen. Die Geschichte der Naturwissenschaft hat gezeigt, daß immer wieder in bestimmten Jahrhunderten oder Jahrzehnten das Endogene, in anderen das Exogene zu sehr in den Vordergrund der Betrachtung gerückt wurde. Von konditioneller Schau aus wird daher leicht die gesamte Entwicklung als entwicklungsdynamisches Experiment gesehen, die umstandsbedingt abläuft (GREIL 1924); hierbei muß man aber zugleich die endogenen, vorgebildeten orthotopischen Potentiale bedenken, aus deren Spannungen heraus „das Experiment" ein ganz bestimmtes Resultat erhält. Das Ei ist auf die Zusammensetzung des umgebenden Mediums, z. B. des Wassers, derart fein eingestellt, daß schon ein Ersatz des gewöhnlichen Wassers durch destilliertes Wasser eine Schädigung und Entwicklungsstillstand bedingt. Bekannt ist weiter die Tatsache, daß durch Druck, Erschütterungen, Schlag von unbefruchteten Eiern von Rana fusca die Entwicklung in Gang gebracht werden kann, die allerdings nicht über die ersten Stadien hinauskommt. Derartig experimentell parthenogenetisch gezüchtete Kaulquappen zeigen auch die charakteristischen Organveränderungen besonders an Thymus und Magen-Darmkanal. Bei der Thymusdrüse fehlt die histologische Trennung in Rinde und Mark, der Darmkanal ist eng und nicht so stark spiralig gewunden wie bei den Kontrolltieren. Hieraus folgt dann auch eine geringer resorbierende Schleimhautoberfläche, welche ihrerseits wiederum eine ungenügende Nahrungsaufnahme nach sich zieht (VOSS 1923). Verlängert man experimentell die Zeit bis zur Befruchtung des Froscheies bei Rana esculenta, so entwickelt sich aus diesen überreifen Eiern ein hoher Prozentsatz von Männchen. Die Überreife beschleunigt die Differenzierung der Hoden (R. HERTWIG 1921), d. h. wir haben hier ein Beispiel einer metagamen Geschlechtsbestimmung vor, eine Geschlechtsbestimmung, welche eine zu einer bestimmten Zeit noch indifferente Geschlechtsdrüse nach der männlichen Seite hin umschlagen läßt. Diese bestimmt gerichteten Entwicklungsgeschwindigkeiten sind derart fein abgestimmt, daß z. B. Frösche aus ganz bestimmten Tümpeln eine relativ frühzeitige Differenzierung des Geschlechtes aufweisen im Gegensatz zu anderen Fröschen der näheren oder weiteren Umgebung dieser Tümpel. R. HERTWIG traf daher bei seinen Fröschen vorher bereits schon eine ganz bestimmte rassische Auswahl. So ist auch der Grad des Hermaphroditismus bei jeder Lokalrasse festgelegt (WITSCHI 1922/23), andererseits kann experimentell durch Temperaturunterschiede in Analogie zu der in der freien Natur vorkommenden auch eine künstliche Verschiebung des Geschlechtsverhältnisses erzielt werden. Reine gonochoristische Rassen (Davoserfrösche) zeigen bei der Metamorphose größere Ovarien als zu Hermaphroditismus neigende (Freiburger Frösche). Auch bei niederen Organismen wirken Außenweltfaktoren auf die Geschlechtsbestimmung, bei Hydra spielt die Ernährung eine wesentliche Rolle. Umwandlung des Geschlechtes durch äußere Faktoren finden wir auch bei den Pflanzen, besonders bei den Kryptogamen, z. B. Equisetum pratense: Bei gutem Nährboden bilden

sich Archegonien, bei mageren Antheridien. Diese Frage der Auslösung der
Geschlechtsumwandlung durch äußere Einflüsse ist sehr wesentlich gefördert
worden durch die Untersuchungen von BALTZER (1928) bei Bonellia.

Ein wesentlicher konditioneller Faktor ist die Temperatur. Die Eientwicklung
überhaupt geht bei höherer Temperatur schneller vor sich, bei sinkender Temperatur nimmt die Entwicklungsgeschwindigkeit ab. Untersuchungen an der
Auster (SPÄRCK 1925) hatten das interessante Ergebnis, daß bei Temperaturen
von 20—22⁰ jedes Tier einmal im Jahr zum Weibchen werden kann, bei niederen
Temperaturen von 14—16⁰ aber nur einmal in 3—4 Jahren; noch geringere Temperaturen können das Auftreten weiblicher Tiere überhaupt unterdrücken. Entwicklung und Laichgeschäft wird durch Temperaturextreme niemals ganz unterdrückt, das Tempo dieser biologischen Vorgänge wird nur abgeändert. Auch bei
der Auster können Umweltfaktoren die normale Zwittrigkeit in Hinsicht auf
eine einseitige Geschlechtsdifferenzierung umstimmen.

Für die Ausbildung der Organe, für die Entfaltung all ihrer histologischen
Besonderheiten und morphologischen Strukturen ist die Anbahnung ihrer
physiologischen Aufgaben unbedingt erforderlich. An embryonalen Herztransplantationen bei Bombinator zeigte STÖHR in zahlreichen exakten Untersuchungen
(1922/29), daß ein transplantiertes Herz nur dann seine normale Konfiguration
seiner Teile ausbildet, wenn es Anschluß erhält an den normalen Blutkreislauf.
Je geringer die Beteiligung an der normalen Tätigkeit des Bluttransportes ist,
umso abwegiger entwickelt sich auch die Herzform. Diese Umformungen, Um-
differenzierungen des funktionierenden Organs haben natürlich nichts mit der
determinativen Formbildung des orthotopischen Potentials „Herz" zu tun.
Ebenso selbständig ohne irgendwelche Einwirkungen des Blutstromes vollzieht
sich die Entstehung der Blutgefäße, aber die spätere histologische Differenzierung
der Wandschichten der einzelnen Gefäßabschnitte hängt von der jeweiligen
physiologischen Aufgabe der betreffenden Gefäßstrecke ab. Es ist aber eine
Verkennung der beiden grundsätzlich ganz verschiedenartigen biologischen Gestaltungsphänomene der Formbildung und der Differenzierung, wenn zur morphologischen Beurteilung der Gefäßwandung nur der gestaltende Einfluß des Kreis-
laufes im Ganzen herangezogen wird und die determinierenden Faktoren orts-
gemäßer Entwicklung überhaupt abgelehnt werden (z. B. in den Arbeiten von
BENNINGHOFF und SPANNER 1929). Die primäre Anlage sämtlicher Gefäße ist
immer ortsgemäß und vollzieht sich ohne jeden Blutstrom. Die Typologie der
Gefäßlehre umfaßt die determinative „ortsgemäße" Entstehung der primären
Endothelzellage, der Anlage der Blutkapillaren. Das Endothelzellrohr ist ein
Formentyp, der sämtlichen Blutgefäßen eigen ist, es ist die primäre Gefäßwand-
schicht nach BRAUS. Die sekundäre Differenzierung der späteren Wandschichten
ist „kreislaufgemäß", je nach der lokalen Beanspruchung. Diese bereits schon
von BRAUS durchgeführte Trennung der primären von der sekundären Gefäß-
wandschicht ist von fundamentaler Bedeutung für das vorliegende Problem, nur
innerhalb der letzteren können die ständig variablen Umweltkonstellationen
Modifizierungen schaffen. So wird ein und dasselbe Organ, hier das Blutgefäß,
je nach einer bestimmten topographischen Eingliederung in den Organismus
durch funktionelle Anpassung verschieden geprägt; ein und dasselbe Organ
kann aber auch zu verschiedenen Jahreszeiten, zu verschiedenen Tageszeiten
und Stunden einen bestimmten Grad von physiologischer Ansprechbarkeit aufweisen. Es seien diese mehr physiologischen Probleme hier nur ganz kurz gestreift: Sommerfrösche verhalten sich in Laboratoriumsversuchen in vieler
Hinsicht anders als Winterfrösche. Im Sommer muß z. B. eine Nährlösung, die
zur Durchströmung des Herzens benutzt wird, weniger Kalisalze und mehr
Kalziumsalze enthalten als im Winter (DE BOER 1918, zit. nach KISCH). Auch

gegen Magnesiumsalze und Sauerstoffmangel ist das Froschherz im Sommer überempfindlich (KISCH 1928), ohne daß diese Überempfindlichkeit auf die Temperatur zurückgeführt werden dürfte, da sie auch bei experimenteller Abkühlung zutage tritt.

Wenn ein konditioneller Faktor, z. B. das Licht, für die Perzeption notwendig wird, so kann nur ein Apparat diese Aufnahme vollziehen, der auf die physikalischen Eigenheiten der Lichtschwingung eingestellt ist. Die „funktionelle Anpassung" wird daher bei Wirbellosen wie bei Wirbeltieren jenes „Kammerauge" voraussetzen, dessen adäquater Bau eine Konvergenz darstellt, die nicht phylogenetisch homologisiert werden darf. Die Voraussetzung zur Entstehung liegt in der Potenzbreite des Substrates; das Licht ist lediglich ein Realisationsfaktor im Sinne von ROUX. Überdosierte Lichtarten müssen natürlich Schädigungen des Auges hervorrufen, aber auch hier ist der Schwellenwert zu verschiedenen Zeiten der Entwicklung an ein und demselben Organ verschieden. Die Röntgenempfindlichkeit embryonaler Linsen und der Linsen neugeborener Säugetiere ist wesentlich größer als die der erwachsenen Tiere. Diese höhere Empfindlichkeit während der Jugendstadien der Entwicklung ist bei der Katze nur etwa einen Monat nach der Geburt vorhanden, später gleicht sie sich sofort der Widerstandsfähigkeit der Linse des erwachsenen Tieres an (TRIBONDEAU und BELLER 1907, zit. nach POLITZER). Genauere histologische Untersuchungen liegen hier am Salamanderauge vor (POLITZER 1929). Sie zeigen, daß die Röntgenstrahlen im wesentlichen Störungen der Zellvermehrung und des Zellwachstums hervorgerufen haben. Allgemein sind die Organismen in verschiedenem Grade empfindlich gegen tödliche Dosen von ultraviolettem Licht. Am empfindlichsten sind am Ei die Zonen, welche sich gerade zur Zeit der Einwirkung der Lichtstrahlen in hoher aktiver Entwicklung befinden (HINRICHS 1925). Es ist sicher, daß in dem Rhythmus der abgestimmten Differenzierungsgeschwindigkeiten sensible Perioden experimentell leicht erfaßt werden können und ihrer augenblicklichen Reaktionsart gemäß bestimmte Erscheinungen manifest werden lassen. Da der Aktionskreis der Potenzen in den allerjüngsten Entwicklungsperioden seinen größten Radius hat und hier innerhalb der reversiblen Phasen der Blasteme bestimmte Lichtarten den allergrößten späteren morphogenetischen Ausschlag geben können, sind Bestrahlungen von unfiltrierten Röntgenstrahlen experimentell von ganz besonderer Bedeutung. Vielleicht gelingt es hier bis zur experimentell erzeugbaren Mutation vorzudringen. An Nachkommen von Mäusen, die mit unfiltrierten Röntgenstrahlen behandelt wurden (BAGG 1929) stellten sich später Defekte der Gliedmaßen ein, die bei den Kontrolltieren fehlten. Diese Defekte äußerten sich in ganz verschiedenen Staffeln des Differenzierungsgrades: Klumpfuß, Syndaktylismus, Hypodaktylismus, kongenitale Amputation, Polydaktylismus. Häufig fehlen auch eine oder beide Nieren und ein oder beide Augen. Am häufigsten waren Klumpfüße auf der linken Seite: Von 384 bestanden 279 auf der linken Seite. Polydaktylismus fand sich bei 93 von 432 Individuen, aber nur an den hinteren Gliedmaßen und betraf hier immer nur den ersten Finger, nur in einem einzigen Falle den ersten und den zweiten. Als Ursache für die Entstehung dieser Bildungen wird lokaler Entwicklungsstillstand angenommen (STOCKARD, BAGG, ACHSA, MABEL BEAN), in den späteren Stadien ein kleines durch die Lichtwirkung hervorgerufenes Bläschen, das sich mit Blut füllt und das Epithel an einer bestimmten Stelle schädigt.

Im Zusammenhang mit der Frage nach der Kondition der Differenzierung steht natürlich das Problem der „Vererbung erworbener Eigenschaften". Diese Bezeichnung ist an und für sich nicht richtig, da neue erbliche Eigenschaften überhaupt nicht auftreten. Bei dem Auslösecharakter des Konditionsfaktors schlechthin, ob „spezifische Induktion" bei der Formbildung, ob Abänderungsmöglichkeit einer Eigenschaft, in beiden Fällen ist die Potenz längst vorhanden und bedarf zu ihrer Aktivierung lediglich eines äußeren Anstoßes. In dieser Fassung können Eigenschaften überhaupt niemals „erworben" werden. Bei der Mutation kann eine betreffende Erbeinheit, die bisher latent geblieben war, auch ohne äußeren Anstoß aktiv werden. Fällt nun aber zufällig einmal bei der ungeheuren Mannigfaltigkeit der Naturerscheinungen ein adäquater äußerer Anstoß mit einer ganz selbständigen mutativ abgeänderten Eigenschaft zusammen, so muß hier das Bild der „Vererbung erworbener Eigenschaften" tatsächlich vorgetäuscht werden.

Durch Anwendung zahlreicher Faktoren, Hunger, Zug, Druck, Temperatur gelingt es den Züchtern, bestimmte Modifikationen an Fischsorten: Schleierschwänze, Teleskopfische, an Hühnern den Phönixhahn zu züchten. Beispiele hierfür finden sich zahlreich bei WEIDENREICH und KAMMERER. Die Frage der „Anpassung" hat das 19. Jahrhundert im allgemeinen sehr intensiv beschäftigt, erinnert sei an DARWINS „natürliche Zuchtwahl" und an HAECKELS „Anpassungsgesetze", die er in seiner „Generellen Morphologie" in dem Kapitel über die Deszendenztheorie und die Selektionstheorie aufgestellt hat. Hervorgehoben werden soll nur die Tatsache, daß bei Anpassung einzelner Teile des Organismus Rückwirkungen auf andere Teile erfolgen, daß somit Korrelationen und Kompensationen ihrerseits imstande sind, Modifikationen hervorzurufen. Diese Erscheinungen beschäftigten schon GOETHE. Es gibt eine ganze Wissenschaft, die Ökologie, welche sich mit dem Studium der Beziehungen des Organismus zur umgebenden Außenwelt beschäftigt. Alle physikalischen und chemischen Eigenschaften des Wohnortes, des Lichtes, der Temperatur und Feuchtigkeitsverhältnisse des Klimas, die Zusammensetzung der Nahrung, des Wassers, die Art der Eingruppierung des betreffenden Individuums in die großen Lebenseinheiten, all diese ungeheure Fülle der Umweltfaktoren muß dieses Wissensgebiet erschließen, um die Beziehungen eines Organismus zum Kosmos klarzustellen. In diesen ganzen Problemkomplex gehören auch die Untersuchungen BÖKERS über die anatomischen Konstruktionen in ihrer Abhängigkeit von einer ganz bestimmten Funktion. Jede besondere Fortbewegungsart z. B. ist an ganz bestimmt differenzierte Extremitäten gebunden; das eine kann aus dem anderen erschlossen werden, der Differenzierungsgrad ist somit das Spiegelbild der Bewegungsmöglichkeit. Derartige funktionelle Zusammenhänge ergeben sich dementsprechend auch bei den übrigen anatomischen Systemen; zahlreiche Beispiele aus diesem Forschungsgebiet der „biologischen Anatomie" hat BÖKER in seiner Sammlung des Freiburger anatomischen Instituts zusammengestellt. Bei einzelnen Tiergruppen sind die Umwelteinflüsse auf die Differenzierung besonders genau studiert worden, z. B. wiederum bei den Insekten. Temperaturschwankungen können hier Varietäten bei den Schmetterlingen hervorrufen „Saisonvarietäten" bei Pieris, ebenso ändert Qualität und Quantität der Nahrung, des Lichtes und der Feuchtigkeitsgehalt der Luft die Farbenzusammenstellungen ab. Die geographischen Areale bestimmter Spielarten unter den Insekten beweisen die Wirksamkeit physiko-geographischer Bedingungen des Geländes. Ein derartig geographischer Faktor kann bei verschiedenen Insektenarten in gleichem Sinne Varietätenbildend werden z. B. bei Bombus und Voluzella (FRIESE und WAGNER 1912). Bestimmte Waldgebiete Südbrasiliens sind durch blaue Insekten charakterisiert, auf Ceylon wiegen die grünen vor. Die Erscheinungen dieser „Parallel-Variationen" wurden früher bereits schon angedeutet. CALOSOMA nimmt unter Lebensbedingungen, die mehr für den Laufkäfer Carabus geeignet sind, eine Reihe von Charakteren der letzteren Art an. Weiter kann die Skulptur der Flügeldecken unter identisch geographischen Milieu in gleichem Sinne variieren. Die Nahrung der Larve beeinflußt Größe der Imago, die Färbung der Flügel, Größe und Form des Geschlechtsapparates, verändert Kopf, Thorax und Mandibeln. Häufig schwankt mit der Nahrung auch die Größe der Mandibeln, die nun ihrerseits korrelativ auf die Fühler einwirkt; mit der Länge oder Kürze der Mandibeln kann auch Länge oder Kürze der Fühler sich ändern. Dieser erwähnte Parallelismus bedingt einen ganz besonderen Stil eines bestimmten Faunengebietes. Wie nun bei der Wirbelsäule z. B. ganz bestimmte Zonen einen eigenen Reaktionsmechanismus aufweisen (LANDING), so zeigt sich auch bei anderen Systemen z. B. beim Flügel der Schmeißfliege Calliphora erythrocephala (SMIRNOV und ZHELOCHOVTSEV 1926) daß infolge Hungereinflusses auf die Larven, die statt der normalen Zeit von 9 Tagen nur 5 Tage Fleischnahrung erhielten, bei den kleineren Imagines nicht allein die absolute Größe des Gesamtflügels verkleinert war, sondern daß sich vor allem zonale relative Verlängerungen und Verkürzungen ausbildeten. Dieser konditionelle Faktor bildet sich beim Weibchen noch stärker aus als beim Männchen. Die Variabilitätsgröße ist also an bestimmten Raumabschnitten des Gesamtsystems ganz verschieden unter dem Einfluß eines zeitlich bemessenen konditionellen Faktors.

Die grundlegende und zugleich auch am meisten ausgebaute Arbeit über die Einwirkung veränderter Außenbedingungen auf bestimmte Entwicklungsperioden der Insekten stammt von TOWER 1906 über die Mutationen und Variationen des Colorado-Käfers Leptinotarsa. Es entstanden hier durch künstlich abgeänderte Temperaturen, durch Vermehrung oder Verminderung der Feuchtigkeit der Luft je nach der Größe der Differenz auch verschiedene Abstufungen der Zeichnung der Flügeldecken, wie sie auch unter veränderten klimatischen Verhältnissen in bestimmten Gegenden Nordamerikas vorkommen. TOWER kam bei diesen Untersuchungen zu bedeutsamen Schlußfolgerungen; er schloß, daß es Zentren oder Gruppen von Farbenzymbildenden Zellen gibt, die sich ganz verschieden im Laufe der Entwicklung verhalten, sie können sehr aktiv werden oder ihre Aktion völlig verlieren. So wird der Fundamentalplan der Färbung bei den einzelnen Arten variiert und bewegt sich in ganz bestimmten Richtungen. TOWER nimmt einmal ein allgemein phyletisches Farbmuster an, das aus metamer sich wiederholenden homodynamen Farbzentren besteht und dann weiter Art- und Rassentypen der Farbmuster, die aus Modifikationen und Spezialisationen bestehen, welche dem phyletischen Typus überlagert sind. Die ontogenetischen Prozesse haben ihre eigenen besonderen physiologischen und entwicklungsgeschichtlichen Gesetzlichkeiten, deren Abänderungen Variationen um ein Grundmuster darstellen. Bei diesen Versuchen TOWERS zeigte sich nun wieder, daß die Resultate endogenen und exogenen Zusammenspiels, die wir früher bei den Gesetzlichkeiten der Formbildung kennen gelernt haben, auch hier bei den Differenzierungsphänomenen der Vererbungswissenschaft sichtbar werden in jener charakteristischen Abstufung, welche der biologischen Grundlage der Vererbungserscheinungen, dem Chromosomenmechanismus adäquat ist.

Alle 3 biologischen Gestaltungphänomene, die überhaupt für die Entstehung eines organischen Gebildes notwendig sind: Formbildung, Wachstum und Differenzierung sind durch ganz bestimmte Zeitspannen charakterisiert, innerhalb welcher die Ansprechbarkeit auf Außenfaktoren eine ganz bestimmte Reaktionsnorm aufweist. Jedes Gewebe, System, Apparat, Organ, systematische Einheit, jede Person ist biologisch durch seinen bestimmten „Zeitfaktor" gekennzeichnet, der in den verschiedenen Zeitetappen seiner Entwicklung einen ganz verschiedenen Reaktionsradius auf Außenfaktoren besitzt. Mag es sich um die Zeitetappen der frühesten embryonalen, rein virtuellen Formbildung handeln „individuelle Geschwindigkeitskurve der Determination" oder um die spätere

Ausdifferenzierung der Form „abgestimmte Reaktionsgeschwindigkeiten" oder um die Spannen ihres Wachstums „alternierende Phasen", immer ist der Aktionsradius einer bestimmten Reaktion auf denselben Reiz von außen her verschieden. Das Wesen des Bios liegt in seiner von ihm selbst vorgezeichneten Entwicklungsbahn (Orthogenesis) und all ihrer Abstufungen; die „Anpassungen", der Reiz von außen, der Anstoß, die Umwelt, die Induktionen, die gesamte Ökologie kann nur eine bereits vorhandene Reaktionskinetik, die ohne diese Faktoren latent geblieben wäre, zur morphologischen Auskristallisation bringen. Wir haben somit immer ein und denselben einheitlichen Gesichtspunkt für die Beurteilung der Wirkungsgröße eines konditionellen Faktors: Sehen wir bei der determinativen Formbildung diesen Faktor in der „spezifischen Induktion", so sehen wir hier bei der Differenzierung die beiden großen Erscheinungsbilder, die exogenen konditionellen Modifikationen als Resultanten eines augenblicklich fixierten Entwicklungsstillstandes eines im Fluß befindlichen Reaktionsablaufes. Das morphologische Bild entspricht der Potenzbreite im Augenblick der Fixation. So entsteht je nach dem Stadium der Entwicklung, in welchem sich die Larven des Colorado-Käfers der Towerschen Experimente zur Zeit des experimentellen Eingriffs befinden, bald das eine bald das andere Erscheinungsbild. Die „sensible Periode" Towers ist jenes Reaktionsoptimum, das die *Keimzellen* der frisch ausschlüpfenden jungen Käfer besitzen, und zu dieser Zeit kann die Kondition den äußersten Grad des Potenzschatzes aktivieren und erbliche mellanotische oder albinotische *Mutanten* entstehen lassen. „I maintain that „mutation" is not a spezial kind of variability, different from that of „ordinary fluctuating variation", but it is a part of the normal variability and the direct response of the germ plasm to stimuli." Mutation und Modifikation, erbliche und nicht erbliche Abänderungen sind daher nur zeitliche dynamische Gradabstufungen von bereits vorgezeichneten Entwicklungsabläufen im Chromosomenmechanismus der Keimzelle auf der einen Seite, im Chromosomenmechanismus der späteren somatischen Zellen auf der anderen Seite. Die Tatsache, das manche der Towerschen gezüchteten Variationen und Mutationen von Leptinotarsa auch in der freien Natur an bestimmten geographischen Arealen vorkommen, weist auf einen der Hauptfaktoren konditionellen Geschehens hin: Das geographisch ökologische Milieu.

Eine in der Literatur bisher viel zu wenig beachtete aber außerordentlich umfassende Arbeit liegt hier vor von Heincke „Naturgeschichte des Herings", 1899. Diese Arbeit bringt Gesichtspunkte für alle in das Problem hineinspielenden Fragen konditioneller Art. Der Hering hat Lokalformen, die an ganz bestimmte Gebiete mit bestimmter Wasserbeschaffenheit vorkommen, wo man Laichschwärme zur selben Jahreszeit antrifft. Da die Entwicklungszeiten sich auf verschiedene Monate des Jahres erstrecken, die Wärmeeinheiten, die zur endgültigen Herausdifferenzierung des erwachsenen Tieres notwendig sind aber dieselben bleiben, so verlängert oder verkürzt sich die Entwicklungszeit in Angleichung an diese Wärmekonstanten. So erreicht der Frühjahrshering in 3—4 Monaten (Mai — Juli), der Herbsthering der westlichen Ostsee in 7—8 Monaten (November — Juni) das Ende des Larvenstadiums. Diese phänologische Wärmemenge spielt bei den Blütenpflanzen z. B. eine große Rolle, da jede Pflanze zur Erzielung der Blüten eine ganz bestimmte konstante Zahl von Wärmeeinheiten braucht, deren Zahl je nach der geographischen Lage oder dem Klima verschieden schnell erreicht werden kann. Nehmen wir nun ein Mittel irgendeines bestimmten Merkmales an, so schwanken alle Individuen um dieses Mittel in einem bestimmten Schwankungsgrad, dessen Berechnungsmöglichkeiten das Gausssche Gesetz ermöglicht. *Die verschiedenen Eigenschaften eines Individuums zeigen eine ähnliche Gruppierung in der Größe ihrer*

Abweichung vom Mittel, wie die verschiedenen Individuen einer Rasse in einer einzelnen Eigenschaft. Diese Lokalrassen unterscheiden sich in sehr vielem

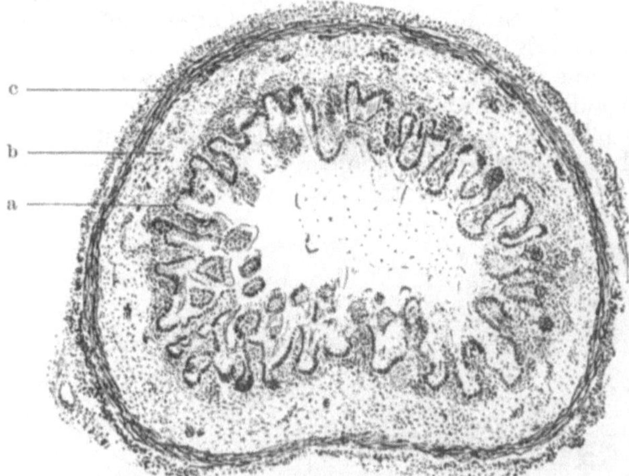

Abb. 122. Wurmfortsatz eines menschlichen Fet von 12 cm Scheitelsteißlänge. Masse a und b eine bindegewebliche Einheit, a ist gesondert nicht vorhanden, Muskelmasse c relativ gering.

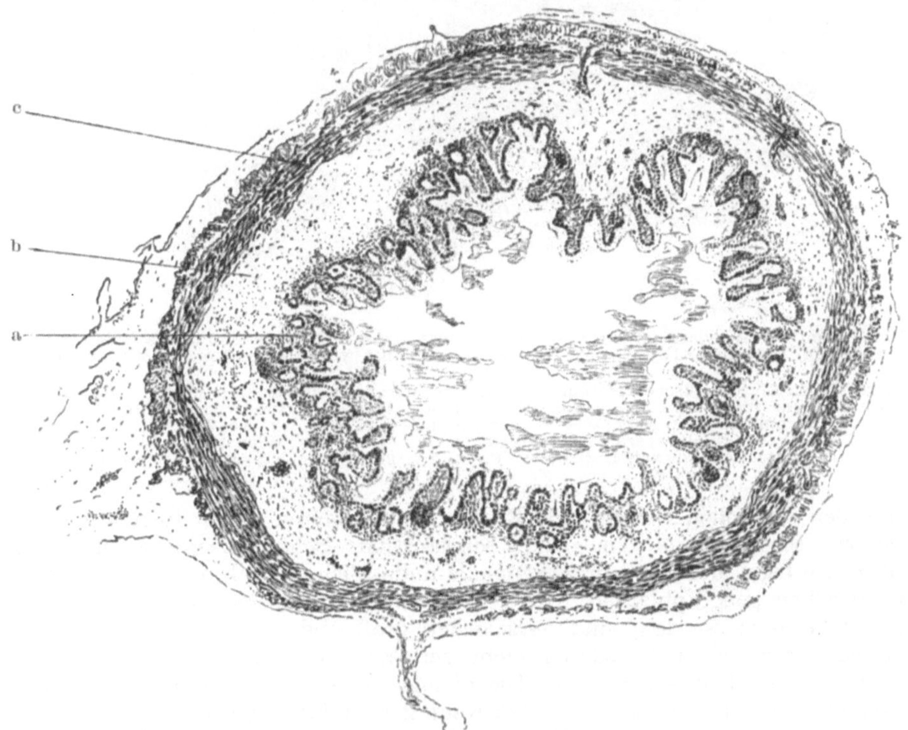

Abb. 123. Wurmfortsatz eines menschlichen Fet des 5. Monats. Masse a hebt sich etwas ab, c hat stark zugenommen.

und im allgemeinen durch dieselben Eigenschaften voneinander, in denen auch die Spezies der Gattung Clupea voneinander verschieden sind. Diese Unter-

schiede sind meist kleiner als die der Spezies. Die physiko-geographische
Kondition äußert sich nun im Rahmen dieser Variabilität dahin, daß in der Regel
geographisch weit voneinander getrennte Rassen, die alle unter sehr verschiedenen
äußeren Bedingungen leben, in gewissen Eigenschaften viel verschiedener sind
als zusammenlebende. Es gibt aber auch Rassen, bei denen das Gegenteil der
Fall ist. HEINKE faßt demnach die „Rassen" als keine rein geographisch bedingte Varietäten auf, da verschiedene Kombinationen der Lebensbedingungen
in ein und demselben Gebiet die merkwürdige Erscheinung nebeneinander-
stehender Saisonrassen hervorrufen können, z. B. den Herbst- und Frühjahrs-

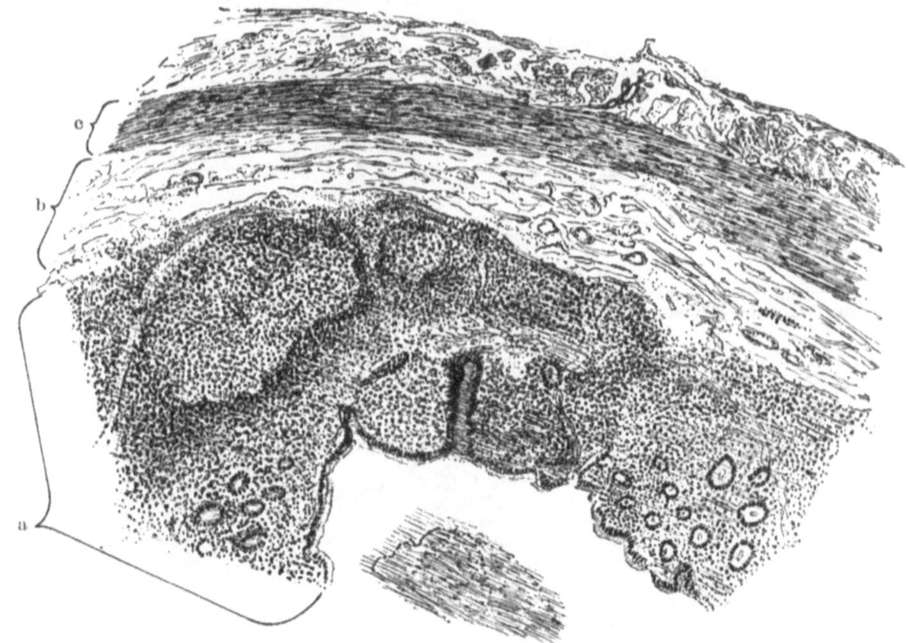

Abb. 124. Teil der Wandschicht eines Wurmfortsatzes eines 24jährigen Mannes. a dominiert als
Lymphfollikel, b quantitativ reduziert (Bindegewebe), c hat weiter zugenommen (Muskelschicht).

Abb. 122—124. Mikroskopische Anatomie in konstitutionsanatomischer Darstellung. Quantitative
Gewebsverteilung im Wurmfortsatz des Menschen bei 51facher Vergrößerung. Anteilnahme des
lymphatischen Apparates an der Zusammensetzung der Wandschicht.
[Originalpräparate nach BRANDT: Verh. anat. Ges. Wien 1925.]
(Die Skizzen wurden von Herrn Dr. THEOD. MEYER in Freiburg 1925 angefertigt.)

hering der westlichen Ostsee. Als Rassenbesonderheiten treten folgende Merkmale auf: schwankende Wirbelzahl, schwankende Schädelmasse, welche ganz
ähnlich wie beim Menschen brachyzephale und dolichozephale Rassen bedingen.
Die einzelnen geographischen Areale, die von den verschiedenen Rassen des
Herings bewohnt werden, sind verschieden groß und werden im allgemeinen
während der ganzen Lebensdauer nicht verlassen, so kennt man den Küsten-
hering und den Hochsee-Hering. Die biologische Besonderheit der Merkmalskombinationen bringt es mit sich, daß wenn 2 Individuen verschiedener Spezies
sich in einer oder in mehreren Eigenschaften sehr nahe kommen oder gleichen,
sie in anderer Eigenschaft umso verschiedener sind. Niemals wird eine einzige
Eigenschaft, sondern stets mehrere zugleich abgeändert. Auf diese Besonderheiten muß sich besonders in der Auffassung von HEINCKE die Diagnose der
rassenmäßigen Variation stützen.

Diese direkten Einwirkungen der veränderten Lebensbedingungen als Ursache der Umstimmung der Art zu Rassen würde das wesentliche sein. Auch bei dieser rassenmäßigen Umgestaltung der Arten muß daran festgehalten werden, daß durch das Milieu keine neuen Eigenschaften entstehen, sondern daß wieder endogene Reaktionsbereitschaften durch den Milieu-Anstoß zur

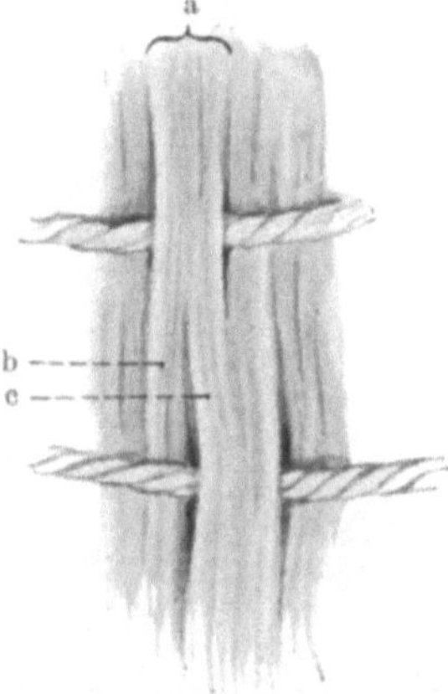

Abb. 125. Darstellung des Spiral- und Ringverlaufs der Muskelbündel im Dünndarm eines älteren kräftigen Mannes.
a einheitliches Muskelbündel, das sich teils zu einer zirkulär verlaufenden b, teils zu einer spiralig verlaufenden c Hälfte aufgabelt.

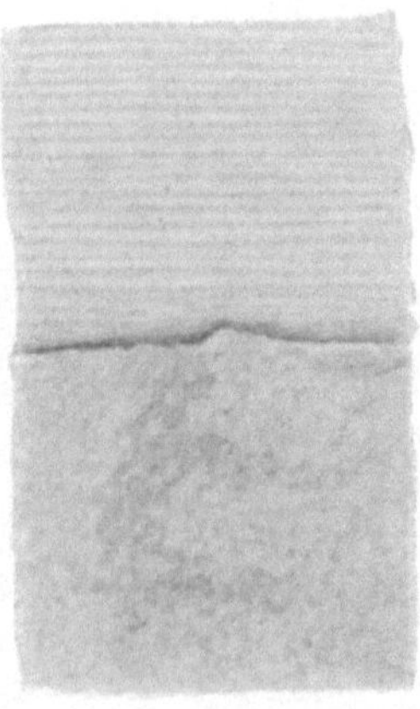

Abb. 126. Ringmuskelschicht und Schleimhaut vom Darm eines Neugeborenen. Äußerst zarte Muskelstränge, deren Anordnung und Zusammenhänge präparatorisch sehr schwer nachweisbar sind.

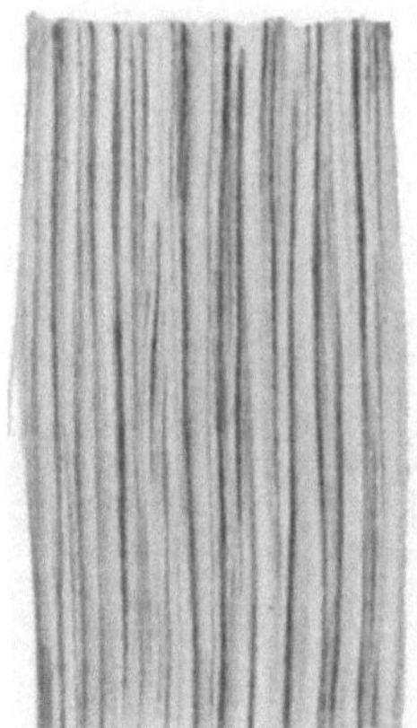

Abb. 127. Sehr kräftige Ringmuskelbündel vom Dünndarm eines 35jährigen Mannes mit präparatorisch deutlich nachweisbarer besonderer Verlaufsrichtung der dicken Bündel.

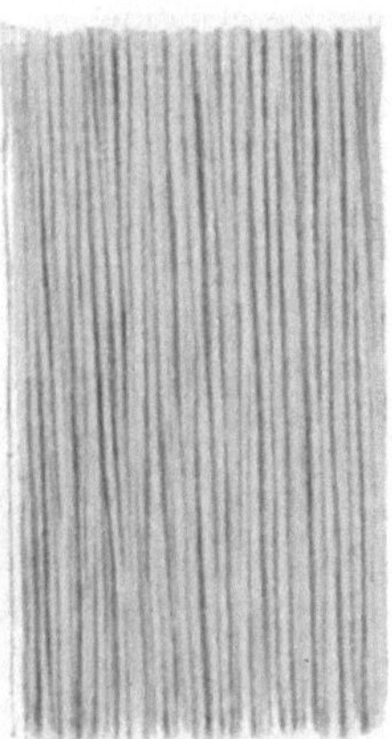

Abb. 128. Dünne schmale Ringmuskelbündel vom Dünndarm einer mageren asthenischen 44jährigen Frau.

Abb. 125—128. Lupenanatomie in konstitutionsanatomischer Darstellung. Differenzierungsbesonderheiten verschiedener menschlicher Typen verschiedenen Alters. Sämtliche Präparate, Originalpräparate nach BRANDT; demonstriert auf dem Anatomenkongreß in Heidelberg. Die Skizzen wurden von dem Lithographen und Aquarellmaler PAUL FABER in Würzburg 1923 angefertigt.

morphologischen Auskristallisation gebracht werden. Auch diese Erscheinungen sind von universeller biologischer Natur, sie haben sich im Laufe der Jahrmillionen bei der Umgestaltung bestimmter Formeinheiten z. B. bei der Entstehung der ganz neuartigen Zähne des Pferdes der mittleren Tertiärzeit unter dem Einfluß andersartiger Ernährungsart in derselben Weise ausgewirkt, wie sie sich im Leben jedes einzelnen Individuums immer wieder von neuem auswirken und hier rassengemäße Angleichung auslösen deren Entfaltungsmöglichkeit dem Individuum von vornherein gegeben sein muß, wenn es überhaupt auf neue Umweltfaktoren ansprechen will. Der konditionelle Faktor kann aber auch unter den einzelnen Individuen einer bestimmten Population

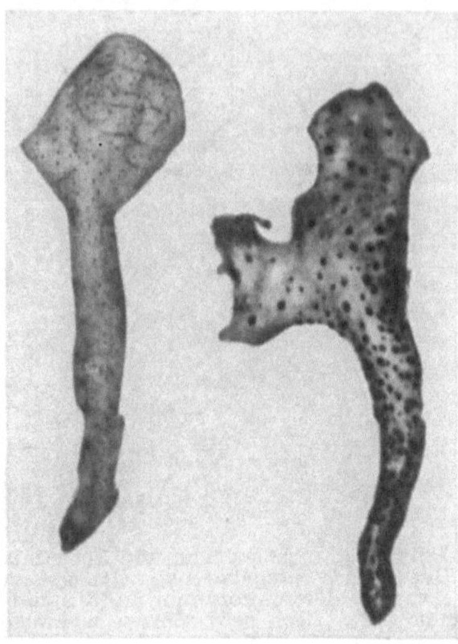

Abb. 129. Überleitung vom mikroskopischen zum makroskopischen Forschungsgebiet. Menge und Verteilung des lymphatischen Gewebes in der Wandschicht des menschlichen Wurmfortsatzes eines Kindes des 8. Monats.

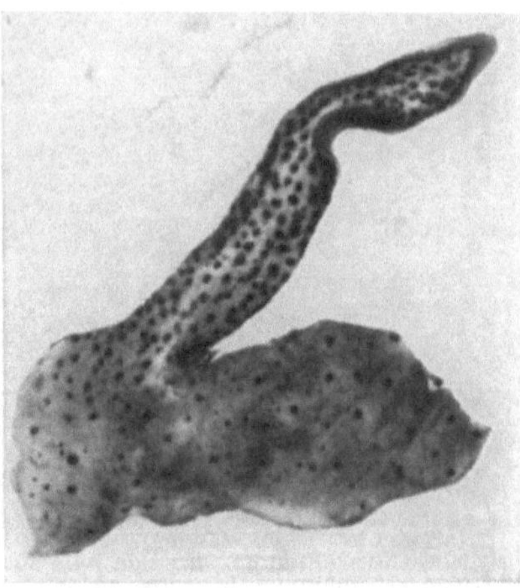

Abb. 130. Eines Kindes des 9. Monats.

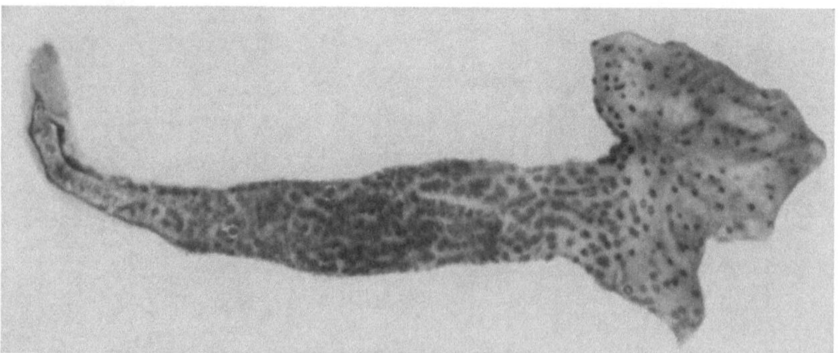

Abb. 131. Einer erwachsenen gesunden Frau von 31 Jahren (gestorben an Uterusruptur). Originalpräparate BRANDT, hergestellt mit der Technik von HELLMAN und VOSS.

Verschiedenheiten schaffen, Funktionsgruppen, welche sich einheitlich im Differenzierungsbilde auswirken.

Wenn wir bei der „Art" unter den physiko-geographischen Einwirkungen der „Scholle", der Umwelt schlechthin die im wesentlichen *exogen* ausgelösten Merkmals-Komplex der „Rassen" finden, so können wir innerhalb dieser Rassen wiederum ganz bestimmte Funktionsgruppen als exogene sekundäre Modifikation begreifen. Nur trifft das Exogene bei der Rasse die Keimzelle, bei der Variante der Funktionsgruppe das differenzierte Soma.

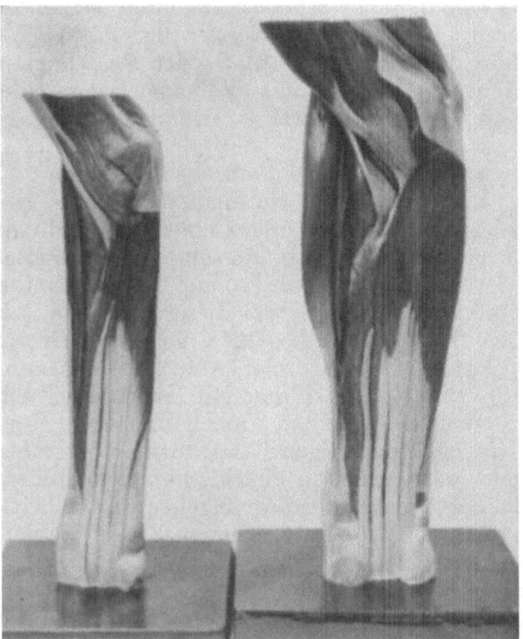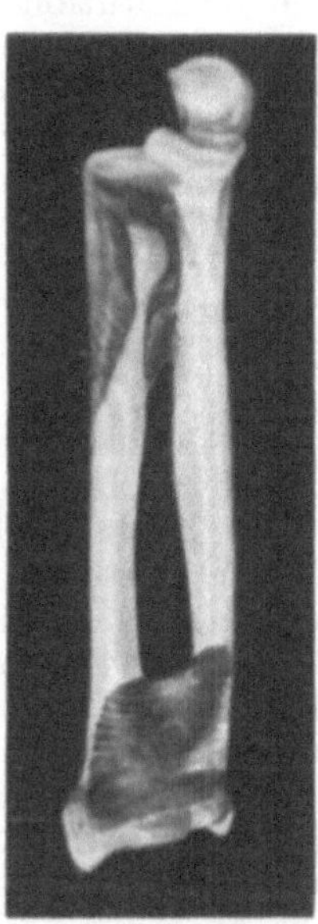

Abb. 134. Die dazugehörigen
Knochen des Breitentyps.

Abb. 132. Unterarmmuskulatur eines erwachsenen menschlichen
Breitentyps (rechts), eines Längentyps (links), Beugeseite.

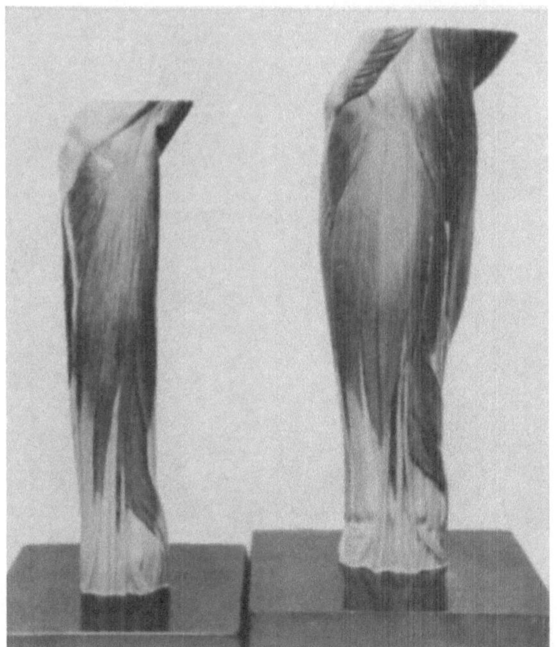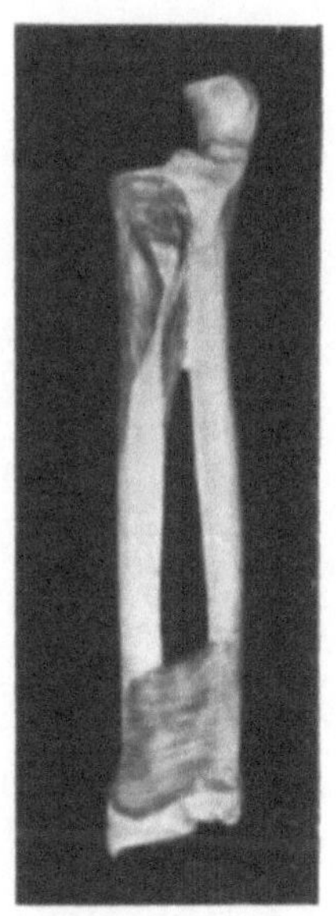

Abb. 135. Die dazugehörigen
Knochen des Längentyps.

Abb. 133. Unterarmmuskulatur eines erwachsenen menschlichen
Breitentyps (rechts), eines Längentyps (links), Streckseite.

[Nach BRANDT: Verh. wiss. med. Ges. Köln, Juli 1930.] Die Skulpturen wurden von dem akademischen
Bildhauer W. STRAUSS in Köln nach den Originalpräparaten modelliert.

Abb. 132—135. Makroskopische Anatomie in konstitutionsanatomischer Darstellung.

Die konstitutionelle Gruppenbildung aber ist der gesamten einheitlichen Art überhaupt eigen in Staffelung bestimmter *endogener* korrelierter Merkmalskomplexe; und diese Staffelung vollzieht sich nach der Plus- und nach der Minusseite in der gesamten lebendigen Natur immer nur nach dem Gesetze der fluktuierenden Variation, dem großen universellen Grundgesetz der Konstitutionsforschung.

Und wenn die Anatomie als solche ihrer alten, durch Jahrhunderte hindurch bewährten Gründlichkeit treu bleibt, wird sie auch ihre neuen großen Aufgaben, die unsere Zeit erfordert und die auf dem Gebiete der Individualforschung und Konstitutionsforschung liegen, mit derselben Tiefgründigkeit meistern, die ihr immer eigen gewesen ist; sie wird neue Gesichtspunkte in den ihnen gebührenden Mittelpunkt stellen und von dieser Warte aus über dem Wege der mikroskopischen Anatomie (Abb. 122—124), der Lupen-Anatomie (Abb. 125—128) bis zur makroskopischen Anatomie (Abb. 129—135) durchdringen, aber nun hier nicht rein zufällig Individuum an Individuum reihen, sondern die Individuen in ganz bestimmte, konstitutionell umrissene Körperbautypen gruppieren. Ein Ausbau einer derartigen Konstitutionsanatomie des Menschen auf den in diesem Buche niedergelegten biologischen Grundlinien ist durchaus gegeben und würde in der Darstellung der ungeheuren Vielheit der menschlichen Gestalt die bisherige ehrwürdige Leichenanatomie wesentlich erweitern, verlebendigen und vertiefen.

Die Anatomie soll die Lehrmeisterin des Arztes werden, der das wirkliche Leben der Menschen sieht in der Gesamtheit aller sozialen Umwelts- und Daseins-Bedingungen.

Literaturverzeichnis.

1. Formbildung.

BAER, K. E. v.: Über Entwicklungsgeschichte der Tiere. Königsberg 1828. — BAGINI, MARIA: Alcuni effetti della centrifugazione sulle uova segmentate di Bufo vulgaris. Monit. zoll. ital. **34** (1923). — BALINSKY, B. I.: (a) Weiteres zur Frage der experimentellen Induktion einer Extremitätenanlage. Roux' Arch. **107** (1926). (b) Über experimentelle Induktion der Extremitätenanlage bei Triton mit besonderer Berücksichtigung der Innervation und Symmetrieverhältnisse derselben. Arch. Entw.mechan. **110** (1927). (c) Xenoplastische Ohrbläschentransplantation zur Frage der Induktion einer Extremitätenanlage. Arch. Entw.mechan. **110** (1927). (d) Über die Mesodermverschiebungen bei der Extremitäteninduktion. Roux' Arch. **116** (1929). — BANKI, ÖDÖN: Die Lagebeziehungen der Spermiumeintrittsstelle zur Medianebene und zur ersten Furche nach Versuchen mit örtlicher Vitalfärbung am Axolotlei. Verh. anat. Ges. **63** (1927). — BALZER, F.: Über die experimentelle Erzeugung und die Entwicklung von Triton-Bastarden ohne mütterliches Kernmaterial. Verh. Schweiz. Naturforsch.-Ges. **1920/22**. — BARFURTH: Entwicklungsmechanik und Kausalitätsbegriff. Z. Konstit.lehre 4, (1920). — BAUTZMANN, H.: (a) Neues zur Analyse des Organisationszentrums. Verh. anat. Ges. **61**, Erg.-H. (1926). (b) Lichtbilder zu seinem Vortrag. Verh. anat. Ges. **61**, Erg.-H. (1926). (c) Experimentelle Untersuchung zur Abgrenzung des Organisationszentrums bei Triton taeniatus. Roux' Arch. **108** (1926). (d) Über Induktion sekundärer Embryonalanlagen durch Implantation von Organisatoren in isolierte ventrale Gastrulahälften. Roux' Arch. **110** (1927). (e) Über Induktionsleistungen von Chorda und Mesoderm bei Triton. Verh. anat. Ges. **66**, Erg.-H. (1928). (f) Experimentelle Untersuchungen über die Induktionsfähigkeit von Chorda und Mesoderm bei Triton. Roux' Arch. **114** (1928). (g) Über Induktion durch vordere und hintere Chorda der Neurula in verschiedenen Regionen des Wirtes. Roux' Arch. **119** (1929). (h) Über bedeutungsfremde Selbstdifferenzierung aus Teilstücken des Amphibienkeimes. Naturwiss. **42** (1929). — BELLAMY: Differential susceptibility as a basis for modifikation and control of development in the froy. Amer. J. Anat. 1922. — BIER, A.: Über medizinische Betrachtungsweisen, insbesondere über die mechanistische und über die teleologische. Münch. med. Wschr. **69**, Nr 23 (1922). — BORCHARDT: Beitrag zur heteromorphen Regeneration bei Dixippus. Roux' Arch. **110**, 366 (1927). — BOVERI: (a) Zellenstudien 1—5. Jena 1887 bis 1907. (b) Die Beschreibung von Ascaris megalocephala mit besonderer Rücksicht auf die Kernverhältnisse. Festschrift für C. v. KUPFFER, 1899. (c) Die Polarität von Ovozyte, Ei und Larve des Strongylocentrotus lividus. Zool. Jb. 14 (1901). (d) Ergebnisse über die Konstitution der chromatischen Kernsubstanz. Jena 1904. — BRACHET, A.: (a) Recherches experimentales sur l'oeuf non segmenté de Rana fusca. Arch. Entw.mechan. **22** (1906). (b) Recherches sur les locations germinales et leurs propriétés ontogénétiques dans l'oeuf de Rana fusca. Archives de Biol. **33**, 3 (1923). (c) Etude comparative des localisations germinales dans l'oeuf des amphibiens urodeles et anoures. Roux' Arch. **111** (1927). — BRANDT, W.: (a) Extremitätentransplantationen an Urodelen. Verh. anat. Ges. **57** (1923). (b) Experimentell erzeugte Verdoppelungen von Gliedmaßen bei Triton. Klin. Wschr. **1924**, Nr 37. (c) Extremitätentransplantationen an Triton taeniatus. Roux' Arch. **103** (1924). (d) Extremitätentransplantationen an Triton taeniatus (2. Mitt.) Verh. anat. Ges. **58** (1924). (e) Extremitätentransplantation an Triton taeniatus (3. Mitt. mit Lichtbildern.) Verh. anat. Ges. **60** (1925). (f) Die Bedeutung des Raum- und Zeitfaktors für die Beurteilung der Konstitution eines Organismus. Würzburg. Abh. 2, H. 14 (1925). (g) Experimentell erzeugte Gliedmaßenverdoppelung bei Triton. Roux' Arch. **106** (1925). (h) Gliedmaßenfragen und allgemein biologische Probleme. Klin. Wschr. **1926**, Nr 40. (i) Extremitätentransplantation an Triton taeniatus. (4. Mitt.) Verh. anat. Ges. **61** (1926). (k) Extremitätentransplantationen an Pleurodeles Waltlii. Verh. anat. Ges. **63** (1927). (l) Demonstrationen einer Gliedmaßentransplantation zwischen isodromen Amphibien. Verh. anat. Ges. **63** (1927). (m) Allgemein biologische Probleme, die sich aus den Experimenten über Gliedmaßenverpflanzungen ergeben. Ber. naturforsch. Ges. Freiburg i. Br. **27**, 1 (1927). (n) Schultergürteluntersuchungen an transplantierten Gliedmaßen bei

Triton taeniatus. Roux' Arch. **112** (1927). (o) Plastiken verschiedener Lebensalter und verschiedener Konstitutionstypen für den anatomischen Unterricht. Verh. anat. Ges. **66** (1928). (p) Die biologischen Grundlagen der Konstitution des Menschen. Z. Konstit. lehre **13** (1928). (q) Das typologische Grundprinzip. Roux' Arch. **114** (1928). (r) Weitere Beiträge zur Typologie des Menschen für den anatomischen Unterricht. Verh. anat. Ges. **67** (1929). (s) Die Entwicklung des Typus und der Konstitution des Menschen, ein biologisches Problem. Erg. Anat. **28** (1929). — BRAUN, A.: Die Frage nach der Gymnospermie der Zykaden, erläutert durch die Stellung dieser Familie im Stufengang des Gewächsreiches. Mber. Akad. Wiss. Berlin **1875—76**. — BRAUS, H.: (a) Gliedmaßenverpflanzung beim Bombinator. Bildarch. Nr 117, 24. Sept. 1903. (b) Gliedmaßenpfropfung und Grundfragen der Skeletbildung I. Die Skeletanlage, vor Auftreten des Vorknorpels und ihre Beziehungen zu den späteren Differenzierungen. Morph. Jb. **39** (1909). (c) Angeborene Gelenkveränderungen bedingt durch künstliche Beeinflussung des Anlagematerials. Arch. Entw.mechan. **30** (1910). — BUCHANAN: (a) On certain determining factors in regeneration. Anat. Rec. **24**, 6 (1923). (b) Regional differences in rate of oxidations in the chick blastoderm as shown by susceptibility to hydrocyanic acid. J. of exper. Zool. **45**, 1 (1926). — BURDACH: Über die Aufgabe der Morphologie. Leipzig 1817. — BYTINSKI-SALZ: (a) Die Wirkung von xenoplastischen Implantaten und Embryonalextrakten auf die Entwicklung junger Amphibienkeime. Roux' Arch. **114** (1929). (b) Untersuchungen über das Verhalten des präsumptiven Gastrulaektoderms der Amphibien bei heteroplastischer und xenoplastischer Transplantation ins Gastrocoel. Roux' Arch. **114** (1929). (c) Untersuchungen über die Determination und die Induktionsfähigkeiten einiger Keimbezirke der Anuren. Roux' Arch. **118** (1929).

CANNON: On the metabolic gradient of the Frog's egg. Proc. roy. Soc. Lond. **94** (1923). — CHILD: (a) Senescence and Rejuvenescence. The University of Chicago Press, 1915. (b) Differential susceptibility and differential inhibition in the development of polychete annelids. J. Morph. a. Physiol. **30** (1917). — COMES, S.: (a) Rigeneratione più volte ripetuta della coda negli anfibi anuri e suoi effetti. Ist. zool. Univ. Palermo **37** (1927). (b) Osservationi ed esperienze sulla localizzazione delle potenze rigenerative autonome del lembo caudale nelle larve degli Anfibi anuri e su altre questioni connesse. Archives de Biol. **37**, H. 4, 573—638 (1927). — CONKLIN: Effects of centrifugal force on the structure and development of Crepidula. J. of exper. Zool. **22** (1917). — CORNING: Lehrbuch der Entwicklungsgeschichte des Menschen, 1921. — COTRONEI, G.: Fattori della morphogenesi nei tempi successivi dello sviluppo. Atti Accad. naz. Lincei **7** (1928).

DARESTE: Recherches sur la production artificielle des monstruosités, un essai de tératologie expérimentale. Paris 1891. — DELPINO: Ulteriori osservationi sulla dicogamia nel regno vegetale Estratto dagli Atti Soc. ital. Sci. natur **11**, 12 (1868-69). — DESCLIN: Etude de la localisation des ébauches ganglionnaires craniennes dans le germe de Rana fusca. Archives de Biol. **37** (1927). — DETWILER: Some observations upon grafted eyes of frog larva. Roux' Arch. **116** (1929). — DRAGOMIROW: Über die Faktoren der embryonalen Entwicklung der Linse bei Amphibien. Roux' Arch. **116** (1929). — DRIESCH, H.: (a) Die Lokalisation morphogenetischer Vorgänge. Arch. Entw.mechan. **8** (1899). (b) Die Entwicklungsphysiologie von 1902—1905. Erg. Anat. **14** (1905). (c) Der Begriff der organischen Form. Abh. theor. Biol. **1919**, H. 3. (d) Geschichte des Vitalismus. Leipzig 1922. (e) Die ersten Blastomeren des Seeigeleies. Arch. Entw.mechan. **52** (1923). — DRIESCH u. MORGAN: Zur Analysis der ersten Entwicklungsstadien des Ctenophoreneies 2. Arch. Entw.mechan. **2** (1896). — DÜRKEN: Lehrbuch der Experimentalzoologie, A. B. 16, S. 477. 1928.

EKMANN: Experimentelle Untersuchungen über die früheste Herzentwicklung bei Rana fusca. Roux' Arch. **116**, (1929). — EKMANN, G.: (a) Determinationsprobleme. Finska Vetensk.-Soc. Minnesteckn. Fin. **1** (1922). (b) Einige Bemerkungen über die Gastrulation bei Rana esculenta. Ann. Soc. zool.-bot. Fennicae Vanamo 4, No 5 (1926).

FICK, R.: Über die Entstehung der Gelenkformen. Abh. preuß. Akad. **1921**. — FILATOW, D.: (a) Aktivierung des Mesenchyms durch eine Ohrblase und einen Fremdkörper bei Amphibien. Roux' Arch. **110** (1927). (b) Über die Verpflanzung des Epithels und des Mesenchyms einer vorderen Extremitätenknospe bei Embryonen von Axolotl. Roux' Arch. **113** (1928). — FISCHEL: (a) Linsenentstehung aus der Iris. Handbuch der Naturwissenschaften 8. (b) Über die Regeneration der Linse. Anat. H. 14 (1900). — FISCHEL, A.: Entwicklung und Organdifferenzierung. Arch. Ent.mechan. **15** (1903). — FRANK u. SALKIND: Die mitogenetische Stahlung der Seeigeleier. Roux' Arch. **110** (1927).

GIGLIO-TOS: Alcune mie curiose previsioni verificate dall' embriologia sp. Atti Accad. naz. Lincei Roma 4 H. 5/8 (1924). — GODLEWSKI: Physiologie der Zeugung. Handbuch der vergleichenden Physiologie, herausgeg. von WINTERSTEIN, Jena. — GOEBEL: Regeneration im Pflanzenreich. Biol. Zbl. **22** (1902). — GOERTTLER, K.: (a) Die Formbildung der Medullaranlage bei Urodelen. Roux' Arch. **106** (1925). (b) Spina-bifida-Bildung bei Urodelen. Verh. anat. Ges. Freiburg i. B., Anat. Anz. **61** (1926). (c) Experimentell erzeugte

„Spina bifida" und „Ringembryobildung" und ihre Bedeutung für die Entwicklungs-physiologie der Urodeleneier. Z. Anat. 80 (1926). (d) Die Bedeutung der Formbildungs-vorgänge am undifferenzierten Urodelenkeim für die Entstehung des Medullarmaterials. Verh. anat. Ges. 63 (1927). (e) Die Bedeutung gestaltender Bewegungsvorgänge beim Differenzierungsgeschehen. Roux' Arch. 112 (1927). — GOETHE, J. W.: Sämtliche Werke. Stuttgart: Cotta 1858. — GOETSCH, W.: (a) Regeneration und Determination. Biol. Zbl. 45, 11; AB 207, 7 (1925). (b) Demonstration über Umstimmbarkeit von Regeneration. Verh. zool. Ges. 32, AB 16, 482 (1928). (c) Das Regenerationsmaterial und seine experi-mentellen Beeinflussungen. Roux' Arch. 117 (1929). — GRÄPER, L.: (a) Extremitätentrans-plantation an Anurenlarven. Anat. Anz. 55 (1922). (b) Extremitätentransplantation an Anuren. 1. Mitt. Arch. Entw.mechan. 51 (1922). (c) 2. Mitt. Reverse Transplantation. Arch. Entw.mechan. 51 (1922). (d) Determination und Differenzierung. Arch. Mikrosk. Anatomie und Entwicklungsmech. 98 (1923). (e) Extremitätentransplantation an Anuren. 4. Mitt. Arch. Entw.mechan. 102 (1924). (f) Extremitätentransplantation an Anuren. 5. Mitt. Arch. Entw.mechan. 105 (1925). (g) Extremitätentransplantation an Anuren. 7. Mitt. Arch. Entw.mechan. 112 (1927). (h) Die Primitiventwicklung des Hühnchens, verglichen mit der anderer Wirbeltiere. Verh. anat. Ges. 67 (1929). (i) Die Primitivent-wicklung des Hühnchens nach stereokinematographischen Untersuchungen. Roux' Arch. 116 (1929). — GUYÉNOT: C. r. Soc. Biol. Paris 94 (1926). — GUYÉNOT u. MATTHEY: Les procès génerativs dans la patte postérieure du Lézard. Arch. Entw.mechan. 113 (1928). — GUYÉNOT u. SCHOTTÉ: C. r. Soc. Biol. Paris 94, 1050 (1926). — GURWITSCH, A.: Weiter-bildung und Verallgemeinerung des Feldbegriffes. Roux' Arch. 112 (1927). — GURWITSCH, H.: Über den Begriff des embryonalen Feldes. Arch. Entw.mechan. 51, H. 3/4 (1922.)

HABERLANDT, G.: Goethe und die Pflanzenphysiologie. Leipzig 1923. — HAECKER, V.: Goethes morphologische Arbeiten und die neuere Forschung. Jena: Gustav Fischer 1927. — HARMS: Experimentelle Untersuchung über die innere Sekretion der Keimdrüsen. Jena: Gustav Fischer 1914. — HARMS, J.: Individualzyklen als Grundlage für die Erforschung des biologischen Geschehens. Schr. Königsberg. gelehrte Ges., Naturwiss. Kl. 1 (1924). — HARRISON: J. of exper. Zool. 52 (1921). — HARTMANN: Allgemeine Biologie. Jena: Gustav Fischer 1925. — HEGNER: Biol. Bull. 20 (1911). — HEIDENHAIN, M.: Über die teilungs-fähigen Drüseneinheiten oder Adenomeren sowie über die Grundbegriffe der morphologischen Systembahn. Arch. Entw.mechan. 49 (1921). — HEIDER: Das Determinationsproblem. Verh. dtsch. zool. Ges. 1900. — HERBST: (a) Formative Reize in der Tierontogenese, 1901. (b) Entwicklungsmechanik und Entwicklungsphysiologie der Tiere und Pflanzen. Hand-wörterbuch der Naturwissenschaften, 1913. — HERRMANN: Das Gewicht der neugeborenen Milz. Anat. Anz. 47, 325 (1914). — HERTWIG, G.: (a) Die Verpflanzung haploidkerniger Zellen, eine neue Methode embryonaler Transplantation. Roux' Arch. 105 (1925). (b) Bei-träge zum Determinations- und Regenerationsproblem mittels der Transplantation haploid-kerniger Zellen. Roux' Arch. 111 (1927). (c) Experimentelle Untersuchungen über die Herkunft des Regenerationsblastems. Verh. anat. Ges. 63 (1927). — HINRICHS: A demon-stration of the axial gradient by means of photolysis. J. of exper. Zool. 41, 1 (1924). — HIS: Unsere Körperform und das physiologische Problem ihrer Entstehung, 1874. — HOADLEY: (a) Developmental potencies of parts of the early blastoderm of the chick. J. of exper. Zool. 43 (1926). (b) Concerning the organisation of potential areas in the chick blastoderm. J. of exper. Zool. 43 (1927). — HOADLEY, L.: On the localisation of develop-mental potencies in the embryo of Fundulus heteroclitus. J. of exper. Zool. 52, 7—44 (1928). — HOLMDAHL: (a) Experimentelle Untersuchungen über die Körperentwicklung. Skand. Arch. Physiol. (Berl. u. Lpz.) 46 (1925). (b) Experimentelle Untersuchung über die Lage der Grenze zwischen primärer und sekundärer Körperentwicklung beim Huhn. Anat. Anz. 59, Nr 16/17 (1925). — HÖRSTADIUS, S.: (a) Studien über die Determination bei Para-centrotus lividus. Arch. Entw.mechan. 112 (1927). (b) Transplantationsversuche am Keim von Paracentrotus lividus. Arch. Entw.mechan. 113, 2, 312—322 (1928). (c) Über die Determination des Keimes bei Echinodermen. Acta zool. fenn. 9 (1928). — HUPPE, F.: Über die Ursache der Gärungen und Infektionskrankheiten und derer Beziehungen zum Kausalproblem und zur Energetik. Vortr. Verslg dtsch. Naturforsch. Nürnberg 1893. — HYMAN, L.: The metabolic gradients of vertebrate Embryos, 3. und 4. Heart. Biol. Bull. Vol. 52, 1 (1927).

JACOBSHAGEN, E.: (a) Begriff und Form der morphologischen Homologie. Verh. anat. Ges. 1924. (b) Allgemeine vergleichende Formenlehre der Tiere. Leipzig 1925. (c) Zur Reform der allgemeinen vergleichenden Formenlehre der Tiere. Jena 1927. (d) Über die Reform der allgemeinen vergleichenden Formenlehre der Tiere. Naturwiss. Mh. biol. Unterricht 25 (1928). — JORDANS: Versuch einer Monographie des Formenkreises Sturnus vulgaris L. nebst Untersuchung über die Formenkreislehre, ihren Inhalt und ihre Bedeutung für den Verwandtschaftsbegriff und die Abstammungstheorie. Arch. Naturg. 89, A. 3 (1923).

KLEINSCHMID: Die Formenkreislehre. Halle 1926. — KÖTHER, F.: Über Duplicitas anterior, posterior und posterior, partim cruciata bei Triton. Roux' Arch. 110 (1927). —

KOLBOW, H.: Experimentell verursachte Bildung von Armen aus ursprünglichem Beinmaterial bei Triton. Berlin: Julius Springer 1928. — KOPSCH: Experimentelle Untersuchungen über den Keimhautrand der Salmoniden. Verh. anat. Ges. 1896. — KOPSCH, FR.: (a) Die Lage des Primitivstreifens im Hühnerei. Z. anat. Forschg 8 (1926). (b) Primitivstreifen und organbildende Keimbezirke beim Hühnchen, untersucht mittels elektrolytischer Marken am vital gefärbten Keim. Z. mikrosk.-anat. Forschg 8, H. 3/4 (1927). — KORSCHELT u. HEIDER: Lehrbuch der vergleichenden Entwicklungsgeschichte. Allg. Teil 3.

LANDRY, H.: MAX SCHELERS letztes Werk. Vossische Ztg 1930, Nr. 223. — LEHMANN, F. E.: (a) Entwicklungsstörungen in der Medullaranlage von Triton als Folge von Defekten im unterlagernden Mesoderm. Zool. Anz. 2, Suppl. (1926). (b) Further studies on the morphogenetik role of the development of the nervous system of amphibians. The differentation and arrangement of the spinal ganglia in Pleurodeles waltli. J. of exper. zoöl. 49, Nr 1, 5. Okt. 1927. (c) Die Bedeutung der Unterlagerung für die Entwicklung der Medullarplatte von Triton. Roux' Arch. 113 (1928). (d) Die Entwicklung der Differenzierungspotenzen im Ektoderm der Triton-Gastrula. Verh. dtsch. zool. Ges. 1928. (e) Die Bedeutung der Unterlagerung für die Entwicklung der Medullarplatte von Triton. Arch. Ent.mechan. 113 (1928). (f) Neuere experimentelle Forschungen über die Morphogenese des Nervensystems der Wirbeltiere. Z. Neur. 115, H. 5 (1928). (g) Die Entwicklung der Anlagemuster im Ektoderm der Tritongastrula. Roux' Arch. 117 (1929). — LEWIS, W. H.: (a) Experimental studies on the development of the eye in Amphibia. Amer. J. Anat. 3 (1904). (b) Transplantation of the lips of the Blastopore in Rana palustris. Amer. J. Anat. 7 (1907/08). — LOCATELLI: Boll. Soc. med.-chir. Pavia 36, H. 4, 421 (1924). — LODYZENSKAJA, V.: La transplantation des bourgeons de régénération des extrémités de l'axolotl. Labor. zool. Acad. Sci. Leningrad 1928. —LOEB, J.: (a) Beiträge zur Entwicklungsmechanik der aus einem Ei entstehenden Doppelbildungen. Arch. Entw.mechan. 1895. (b) Artificial parthenogenesis and fertilization. Univ. Chicago Press, 1913. — LUBOSCH, W.: (a) Über PANDER und D'ALTONS Vergleichende Osteologie der Säugetiere. Herausgeg. von GOEBEL. Jena: Gustav Fischer 1918. (b) Was verdankt die vergleichend-anatomische Wissenschaft der Arbeiten Goethes? Jahrbuch der Goethe-Gesellschaft. Insel-Verlag 1919. (c) Durchschnittsanatomie und Individualanatomie, 1922.

MAAS: Sitzgsber. Ges. Morph. u. Physiol. 1901. — MACARTHUR: An exp. study and a Physiological Interpretation of Exogastrulation and related Modifications in Echinoderm Embryos. Biol. Bull. 47 (1924). — MANCHOT, E.: Abgrenzung des Augenmaterials und anderer Teilbezirke in der Medullarplatte. Roux' Arch. 116 (1929). — MANGOLD, HILDE: (a) Bildarchiv, Karten Nr. 581/87 über Transplantation der dorsalen Urmundlippe, 1927. (b) Organisatorentransplantation bei Urodelen. Roux' Arch. 117 (1929). (c) Organisatortransplantation in verschiedenen Kombinationen bei Urodelen. Roux' Arch. 117 (1929). — MANGOLD, O.: (a) Bildarchiv Nr. 25/31, 15. März 1920. (b) Fragen der Regeneration und Determination an ungeordneten Furchungsstadien und verschmolzenen Keimen von Triton. Arch. Entw.mechan. 47, H. 1/2 (1920). (c) Bildarchiv, Karten Nr. 571/580 über Transplantation von ektodermalem Material ins Ento- und Mesoderm, 1922. (d) Die Bedeutung der Keimblätter in der Entwicklung. Naturwiss. 13, H. 11 (1925). (e) Hauptprobleme der Entwicklungsmechanik. Verh. dtsch. zool. Ges. 1925. (f) Über formative Reize in der Entwicklung der Amphibien. Naturwiss. 14 (1926). (g) Das Determinationsproblem 1. Erg. Biol. 3 (1928). (h) Die Induktionsfähigkeit der Medullarplatte und ihrer Bezirke. Verh. dtsch. zool. Ges. 1929. (i) Experimente zur Analyse der Determination und Induktion der Medullarplatte. Roux' Arch. Entw.mechan. 117 (1929). — MANGOLD u. SEIDEL: Homoplastische und heteroplastische Verschmelzung ganzer Tritonkeime. Roux' Arch. 111 (1927). — MANGOLD u. SPEMANN: (a) Über Induktion von Medullarplatte durch Medullarplatte im jüngeren Keim. Ein Beispiel homöogenetischer oder assimilatorischer Induktion. Roux' Arch. 111 (1927). (b) Naturwiss. 17, H. 25. — MARTINI: Die Zellkonstanz und ihre Beziehungen zu anderen zoologischen Vorwürfen. Z. Anat. 1923. — MARTIUS, FR.: (a) Krankheitsursache und Krankheitsanlage. Verh. Ges. dtsch. Naturforsch. 1898. (b) Das Kausalproblem in der Medizin. Med. Klin. Beih. 1914. (c) Die Lehre von den Ursachen in der Konstitutionspathologie. Dtsch. med. Wschr. 1918. — MARX, A.: Experimentelle Untersuchung zur Frage der Determination der Medullarplatte. Arch. Entw.mechan. 105 (1925). — MAXIMOW: Tissue-cultures of young mammalion embryos. Contrib. to Embryol. 80, 40 (1925). — MEYER, A.: Logik der Morphologie. Berlin: Julius Springer 1926. — MILOJEVIC: Arch. Entw.-mechan. 105 (1926). — MORGAN: (a) One embryo from two eggs. Sci. Monthly 18 (1924). (b) The localisation of the median plane of the Embryo. Sci. Monthly 18 (1924). — MÜLLER, A.: Das Individualitätsproblem und die Subordination der Organe. Leipzig: Akad. Verlagsges. 1924.

OLIOV: Über die frühzeitige Determinierung der Herzanlage beim Hühnerembryo und deren histologische und physiologische Differenzierung in vitro. Verh. anat. Ges. 1928. — OLMSTED: The regeneration of triangular pieces of Planaria maculata. J. of exper. Zool. 25 (1918).

Parseval: Die Entwicklung zentrifugierter Eier von Tubifex rivulorum. Arch. Entw.-mechan. **50** (1922). — Pasquini, P.: (a) Sul trapianto dell'occhio nei vertebrati. Boll. Ist. zool. Univ. Roma, Riv. di Biol. **9**, H. 4/5 (1927). (b) Ricerche di Embriologia sperimentale sui trapianti omeoplastici della vescicola ottica primaria in Pleurodeles waltlii. Boll. Ist. zool. Univ. Roma **5** (1927). (c) La capacita lentogena della vescicola ottica negli embrioni di Anfibi e l'„organizzatore" del cristallino. Atti Accad. naz. Lincei **6** (1927). (d) Trapianti omeoplastici degli abbozzi oculari negli embrioni di Pleurodeles Waltli. Atti Accad. naz. Lincei **5** (1927). (e) Ricerche di embriologia sperimentale sugli echinodermi. 1. Segmentazione atipica e successivo sviluppo delle ova di Arbacia punctulata Grey centrifugate, dopo la fecondazione. Atti Accad. naz. Lincei **5**, H. 5 (1928). (f) Ricerche di embriologia sperimentale sugli echinodermi. 2. Sul differenziamento polare delle ova di Arbacia punctulata Grey, centrifugate subito dopo la fecondazione. Atti Accad. naz. Lincei **7**, H. 7 (1928). (g) Sulla presunta rigenerazione dell'occhio negli embrioni di Rana esculenta. Monit. zool. ital. **39**, No 3/4 (1928). (h) Fenomeni di regolatione e di riparatione nello sviluppo dell'occhio degli Anfibi. Atti Accad. naz. Lincei **9** (1929). — Penners, A.: (a) Doppelbildungen bei Tubifex. Zool. Jb. **41** (1924). (b) 2. Regulationerscheinungen und determinative Entwicklung nach Untersuchungen am Keim von Tubifex. Verh. physik.-med. Ges. Würzburg **1925**, H. 5. (c) Schultzescher Umdrehungsversuch an ungefurchten Froscheiern. Roux' Arch. **116** (1929). — Penners u. Schleip: Die Entwicklung der Schutzeschen Doppelbildungen aus dem Ei von Rana fusca. Z. Zool. **130** (1928). — Peter, K.: Betrachtungen über die Aufgaben der Keimblätter. Z. mikr.-anat. Forschg **5** (1926). — Politzer: Die Doppelbildungen der Urodelen. Arch. Entw.mechan. **108** (1926). — Pouchet u. Chabry: Sur le développement des larves d'Oursin dans l'eau de mer privée de chaux. J. Anat. et Physiol. **25** (1889). — Przibram, H.: Die virtuelle und reelle Lage des Amphibienembryos nach natürlichen und künstlichen Marken am Ei des Alpenmolches, Triton alpestris. Arch. mikrosk.-anat. u. Entw.-mechan. **102**, 4 (1924).

Rabl: Über den Bau und die Entwicklung der Linse. Z. Zool. **63, 65, 67** (1898/99). — Ranzi, S.: (a) Ricerche di embriologia sperimentale nei ciclostomi. Le malformazioni osservate e il tempo nel qual possono essere determinate. Atti Accad. naz. Linzei **10**, 111 bis 115 (1929). (b) Embriogenesi e gradienti assiali. Estratto dalle Memorie della Pont. Accad. Sci. Nuovi Lincei **12** (1929). — Röhlich: Experimentelle Untersuchung über den Zeitpunkt der Determination der Gehörblase bei Amblystoma-Embryonen. Roux' Arch. **118** (1929). — Roux, W.: Einleitung. Roux' Arch. **1** (1895). — Ruud, G.: (a) Die Entwicklung isolierter Keimfragmente frühster Stadien von Triton taeniatus. Arch. Entw.mechan. **105** (1925). (b) J. of exper. Zool. **46** (1926). — Ruud u. Spemann: Die Entwicklung isolierter dorsaler und lateraler Gastrulahälften von Triton taeniatus und alpestris. Arch. Entw.mechan. **52**, H. 1/2 (1922). — Runnström: Regulatorische Bildung von Coelomanlagen bei Seeigelkeimen mit gehemmter Urdarmbildung. Roux' Arch. **105** (1925).

Schaposchnikowa: Zur Frage über die Entwicklung der Linse nach der Entfernung des Augenkeimes. Revue zool. russ. **5** (1925). — Schleip, W.: (a) Die Furchung dispermer Dentalium-Eier. Roux' Arch. **106** (1925). (b) Entwicklungsmechanik und Vererbung bei Tieren. Handbuch der Vererbungswissenschaft, 3. Aufl. Berlin 1927. (c) Die Determination der Primitiventwicklung. Leipzig 1929. — Schleip u. Penners: (a) Über die Duplicitas cruciata bei den Schultzeschen Doppelbildungen von Rana fusca. Verh. physik.-med. Ges. Würzburg **50** (1925). (b) Weitere Untersuchung über die Entstehung der Schultzeschen Doppelbildung. Verh. physik.-med. Ges. Würzburg **1926**. — Schotté: C. r. Soc. physique et Hist. natur. Genéve **43** (1926). — Seidel, F.: Die Determinierung der Keimanlage bei Insekten. 1. Biol. Zbl. **46**, H. 6 (1926). — Sobotta, J.: (a) Beiträge zur Furchung des Eies der Säugetiere. Z. Anat., 1. Abh. **72** (1924). (b) Beiträge zur Furchung des Eies der Säugetiere mit besonderer Berücksichtigung der Frage der Determination der Fuchung 1. Die Furchung des Eies der Maus. Z. Anat. **72**, H. 1/2 (1924). — Spemann, H.: (a) Zur Entwicklung des Wirbeltierauges. Zool. Jb. **32**, Allg. Zool. (1912). (b) Über verzögerte Kernversorgung von Keimteilen. Verh. dtsch. zool. Ges. **1914**. (c) Zur Geschichte und Kritik des Begriffes der Homologie. Kultur der Gegenwart. 3., 4. Abt. 1. Bd. 1915. (d) Über die Determination der ersten Organanlagen des Amphibienembryo. 1—6. Arch. Entw.mechan. **43** (1918). (e) Bildarchiv, Nr. 1, 5—24, 8. Aug. 1919. (f) Die Entwicklung seitlicher und dorsoventraler Keimhälften bei verzögerter Kernversorgung. Z. Zool. **132** (1928). — Spemann u. Geinitz: Über Weckung organisatorischer Fähigkeiten durch Verpflanzung in organisatorische Umgebung. Arch. Entw.mechan. **109**, H. 2 (1927). — Spemann u. H. Mangold: Über Induktion von Embryonanlagen durch Implantation artfremder Organisatoren. Arch. Entw.mechan. **100**, H. 3/4 (1924). — Steinmann: Prospektive Analyse von Restitutionsvorgängen. 2. Roux' Arch. **112** (1927). — Stöhr: Experimentelle Studien an embryonalen Amphibienherzen. 1—4. Roux' Arch. **102, 103, 106, 112** (1924, 1925, 1927). — Streeter, G.: (a) Development of the mesoblast and notochord in pig embryos. Contrib. to Embryol. Inst. Washington **19** (1927). (b) Archetypes and Symbolism. Ref. Science (N. Y.) **65**, Nr 1987 (1927). (c) Origin of the mesoblast. Annual report of the director of the department of embryology, 1928. (d) Department of Embryology. Ref. Yb. **1928**, Nr 27. — SUZUKI, S.: Defektversuche an ventralen und lateralen Bezirken der Randzone von Pleurodeleskeimen. Roux' Arch. **114**, H. 2/3, 371—457 (1928). — SWETT: (a) J. of exper. Zool. **47** (1927). (b) Further experiments on the determination of the mediolater. axis of the fore limb of Ambl. pnct. J. of exper. Zool. **50** (1928).

TAUBE: Tierische Chimären. Naturwiss. Wschr. **21** (1922). — TROLL, W.: (a) Organisation und Gestalt im Bereiche der Blüte. Monographien aus dem Gesamtgebiet der wissenschaftlichen Botanik 1928. (b) Grundprobleme der Pflanzenmorphologie und der Biologie überhaupt. Biol. Zbl. **49**, H. 1 (1929).

UBISCH, L.: (a) Über die Harmonie des tierischen Entwicklungsgeschehens. Naturwiss. **1922**, H. 12. (b) Über die Aktivierung regenerativer Potenzen. Arch. Entw.mechan. **51** (1922). (c) Das Differenzierungsgefälle des Amphibienkörpers und seine Auswirkungen. Arch. Entw.mechan. **52**, H. 3/4 (1923). (d) Über den Einfluß verschieden hoher Temperatur auf die Bildung der Linse. Z. Zool. **123** (1924). (e) Entwicklungsphysiologische Studien an Seeigelkeimen. 1. Über die Beziehungen der ersten Furchungsebene zur Larvensymmetrie und die prospektive Bedeutung der Eibezirke. Z. Zool. **124**, H. 3 (1925). (f) Entwicklungsphysiologische Studien an Seeigelkeimen. 2. Die Entstehung der Einheitslarven aus verschmolzenen Keimen. Z. Zool. **124**, H. 3 (1925). (g) Entwicklungsphysiologische Studien an Seeigelkeimen. 3. Die normale und durch Lithium beeinflußte Anlage der Primitivorgane bei animalen und vegetativen Halbkeimen von Echinocyamus pusillus. Z. Zool. **124**, H. 3. (h) Über die Determination der larvalen Organe und der Imaginalanlage bei Seeigeln. Arch. Ent.mechan. **117** II (1929).

VILAS ERNA,: Über die Regeneration der äußeren Kiemen bei Salamandra maculata. Roux' Arch. **115**, H. 3 (1929). — VOGT, W.: (a) Die Einrollung und Streckung der Urmundlippen bei Triton nach Versuchen mit einer neuen Methode embryonaler Transplantation. Verh. dtsch. zool. Ges. **1922**. (b) Operativ bewirkte „Exogastrulation" bei Triton und ihre Bedeutung für die Theorie der Wirbeltiergastrulation. Verh. anat. Ges. **55** (1922). (c) Eine Methode lokalisierter Vitalfärbung an jungen Amphibienkeimen. Physik.-med. Ges. Würzburg. Aus der Münch. med. Wschr. **1923**, Nr 26. (d) Weitere Versuche mit vitaler Farbmarkierung und farbiger Transplantation zur Analyse der Primitiventwicklung von Triton. Verh. anat. Ges. **57** (1923). (e) Morphologische und physiologische Fragen der Primitiventwicklung, Versuche zu ihrer Lösung mittels vitaler Farbmarkierung. Sitzgsber. Ges. Morph. u. Physiol. München **1924**. (f) Gestaltungsanalyse am Amphibienkeim mit örtlicher Vitalfärbung. Roux' Arch. **106** (1925). (g) Über Wachstum und Gestaltungsbewegungen am hinteren Körperende der Amphibien. Verh. anat. Ges. **61** (1926). (h) Die Beziehungen zwischen Furchung, Hauptachsen des Embryo und Ausgangsstruktur im Amphibienei, nach Versuchen mit örtlicher Vitalfäbung. Sitzgsber. Ges. Morph. u. Physiol. München **1926**). (i) Über Hemmung der Formbildung an einer Hälfte des Keimes. Verh. anat. Ges. **63** (1927). (k) Ablenkung der Symmetrie durch halbseitige Beschleunigung der Frühentwicklung (nach Versuchen an Rippenmolch- und Axolotlkeimen). Verh. anat. Ges. **66** (1928). (l) Mosaikcharakter und Regulation in der Frühentwicklung des Amphibieneies. Verh. dtsch. zool. Ges. **1928**. (m) Gestaltungsanalyse am Amphibienkeim mit örtlicher Vitalfärbung. Roux' Arch. **120** (1929). — VOSS, H.: Entwicklungsphysiologische Untersuchungen am Froschei. Rana fusca (1923 und 1925). Roux' Arch. **107**, H. 2 (1926).

WALDEYER, A.: Mesodermbildung bei einem jungen menschlichen Embryo (Schö). Verh. anat. Ges. **67** (1929). — WEIGMANN, R.: Die Bestimmung der Medianebene im Froschei. Z. Zool. **129** (1927). — WEISS, P.: (a) Physiologie der Formbildung. Jber. Physiol. **1924**. (b) Physiologie der Formbildung (Entwicklung und Regeneration). Aus Jber. Physiol. **1926**. (c) Morphodynamik. Abh. zur theor. Biologie, herausgeg. von J. SCHAXEL, Berlin 1926. (d) Morphodynamische Feldtheorie und Genetik. Verh. 5. internat. Kongr. Vererbungswiss. Berlin **1927**. (e) Potenzprüfung am Regenerationblastem. 1. Extremitätenbildung aus Schwanzblastem im Extremitätenfeld bei Triton. Roux' Arch. **111** (1927). — WETZEL, R.: (a) Über den Primitivknoten des Hühnchens. Verh. physik.-med. Ges. Würzburg **49**, 5 (1924). (b) Untersuchungen am Hühnerkeim. 1. Über die Untersuchung des lebenden Keims mit neueren Methoden, besonders der VOGTschen vitalen Farbmarkierung. Roux' Arch. **106** (1925). (c) Untersuchungen am Hühnchen. Die Entwicklung des Keims während der ersten beiden Bruttage. Roux' Arch. **119** (1929). (d) Neue Experimente zur Frühentwicklung des Huhnes. Verh. anat. Ges. **67** (1929). — WHITE: Regeneration of the Lisard's Tail. J. of Path. Edinburgh **28** (1925). — WILSON, E. B.: (a) On Cleavage and Mosaicwork. Arch. Entw.mechan. **3** (1896). (b) Exp. studies on germinal Localisation. 1/2. J. of exper. Zool. **1** (1904) — WITSCHI: Überreife der Eier als kausaler Faktor bei der Entstehung von Mehrfachbildungen und Teratomen. Verh. nat. Ges. Basel **34** (1923). — WITTMANN, CHAR.: Untersuchungen an SCHULTZEschen Doppelbildungen von Rana fusca und Triton taeniatus. Z. Zool. **134**, H. 2/3 (1929). — WOERDEMANN, M.: Experimentelle Untersuchungen über

Lage und Bau der augenbildenden Bezirke in der Medullarplatte beim Axolotl. Roux' Arch. **116** (1929). — WOLFF, G.: Entwicklungsphysiologische Studien. Arch. Ent.mechan. **1** (1895).

ZECHMEISTER: Beiträge zur Frage der amniotischen Mißbildung. Z. Konstit.lehre **10** (1925). — ZOJA: Arch. Entw.mechan. **2** (1895).

2. Wachstum.

ABDERHALDEN: Pflügers Arch. **176** (1919). — ABELIN: Zur Frage der Wirkung jodierter Eiweißkörper auf die Metamorphose von Froschlarven. Pfügers Arch. **193**, H. 5/6 (1922). — ABELS, H.: Jahreszeitliche Geburtsschwankungen. Bemerkungen zu dem Artikel von ISRAEL und KEMKES. Mschr. Kinderheilk. **37**, H. 1 (1927). — ADAMETZ, L.: Lehrbuch der allgemeinen Tierzucht. Berlin: Julius Springer 1926. — ADERSEN: Et fysiologisk Aar belyst gennem nyfödte Börns Vaegt. (Ein physiol. Jahr durch das Gewicht der neugeborenen Kinder bezeichnet.) Bibl. Laeg. **115**. — ADDISON: Cell changes in the hypophysis of the albino rat after castration. J. of comp. Neur. **28** (1917). — ADDISON u. ADAMS: (a) The relative weights of three parts of the hypophysis of the 200 gram albino sat in the two sexes. Anat. Rec. **32**, 3 (1926). (b) A comparison, according to sex of the relative weights of three parts of the hypophysis in the albino rat. Anat. Rec. **33**, 1 (1926). — ADLER: (a) Arch. Entw.mechan. **39** (1914). (b) Verh. dtsch. Ges. inn. Med. **34** (1922). — AKERLUND: Entwicklungsreihen in Röntgenbildern von Hand, Fuß und Ellenbogen im Mädchen- und Knabenalter. Fortschr. Röntgenstr. **33** (1918). — ALBINUS, B. S.: Icones ossium foetus humani. Leidae Batavorum, 1737. — ALEXANDER: Die Entwicklung der knöchernen Wirbelsäule. Hamburg 1906. — ALLEN: (a) Development of the thyroid glands of Bufo and their normal relation to metamorphosis. J. Morph. a. Physiol. **32** (1919). (b) Anat. Rec. **20** (1920). (c) The effects of extirpation of the thyroid and pituitary glands upon the limb development of anurans. J. of exper. Zool. **42** (1925). (d) Hormone central of cyclic growth and function of the female genital organs. Amer. Naturalist **61** (1927). (e) Influence of the hypophysis upon the thyroid gland in amphibian larvae. Univ. California publ. Zool. **31**, 5 (1927). (f) Anterior hypophysis implants in a monkey. Anat. Rec. **38** (1928). (g) Precocious sexual development from ant. hypophysis implants in a monkey. Anat. Rec. **39** (1928). — ANCONA: (a) Intorno al differenziamento del sesso nell'anguilla. Atti Accad. naz. Lincei **1**, Sem. 33 (1924). (b) Studi sull' inanizione. Amer. J. Anat. **39** (1927). — ANDERSEN u. FISCHER: Über die Wachstums- und Hemmungsfunktion bei Gewebskulturen in vitro. Arch. Entw.mechan. **114** (1928). — ANDRÉ, H.: Über künstliche Blatt- und Blütenmetamorphosen bei der Schneebeere. Abh. theor. Biol. **25** (1927). — AREY: Simple formulae for estimating the age and size of human embryo. Anat. Rec. **30**, 4 (1925). — ARNDT: Ein vergleichend erbpathologischer Beitrag zur Kropffrage. Z. Konstit.lehre **10** (1925). — ARON: Recherches morphologiques et expérimentales sur le déterminisme des caractères sexuels males chez les Urodèles. Archives de Biol. **34** (1924). — ARON, H.: Aus der Pathologie des Wachstums im Kindesalter. Klin. Wschr. **2**, Nr 8 (1923). — ARON, M.: Greffes testiculaires chez les Tritons. Nouvelle preuve expérimentale du fait que les cellules de la lignée séminale n'exercent aucune action sur les caractères sexuels. C. r. Soc. Biol. Paris **98**, 11 (1928). — APPEL: Testis grafts in ovaritomized fowls. J. of exper. Zool. **53**, 1 (1929). — APPLETON: Endocrinology and Metabolism. — ASCHHEIM: Über die Funktion des Ovariums. Z. Geburtsh. **90**, 2 (1926). — ASCHNER: (a) Arch. Gynäk. **99** (1923). (b) Pflügers Arch. **146** (1912). (c) Med. Klin. **20** (1924). (d) Handbuch für innere Sekretion, Bd. 2. 1927. — ASCOLI u. LEGNANI: Münch. med. Wschr. **59**. — ATWELL, W.: (a) The development of the hypophysis of the Anura. Anat. Rec. **15** (1918). (b) The development of the hypophysis cerebri of the rabbit. Amer. J. Anat. **24**; Anat. Rec. **15** (1918). (c) The morphogenesis of the hypophysis in the tailed amphibia. Anat. Rec. **22** (1921). (d) Further observations on the pigment changes following removal of the epithelial hypophysis and the pineal gland in the frog tadpole. Endocrinology **5** (1921). (e) The relative volumes of the three epithelial parts of the hypophysis cerebri. Anat. Rec. **33**, Nr 5 (1926). (f) The development of the hypophysis in man, with special reference to the pars tuberalis. Amer. J. Anat. **37** (1926). (g) Effect of extracts of pars tuberalis of hypophysis on urine secretion. Ref. Soc. exper. Biol. **20** (1927). (h) Studies on the function of the pars tuberalis of the hypophysis cerebri. Anat. Rec. **38** (1928). (i) On the finer structure of the pars tuberalis of the hypophysis. Endocrinologie **5** (1929). — ATWELL u. WOODWORTH: The relative volumes of the three epithelial parts of the hypophysis cerebri. Anat. Rec. **33** (1926).

BACKMAN, G.: Über generelle Wachstumsgesetze beim Menschen. Vorl. Mitt. Acta Univ. Latviensis **12**, 315, 365 (1925). — BAGG, H.: Hereditary defects of the limbs. Amer. J. Anat. **43** (1929). — BALDWIN, B.: Körpergewicht, Körpergröße und Alterstabellen nordamerikanischer Kinder. Anthropol. Anz. **2** (1925); Amer. J. physic. Anthrop. **8** (1925). — BALDWIN u. SMITH: Physical Growth of two Generations of one Family in: J. Hered. **16** (1925). — BALTZER: Über metagame Geschlechtsbestimmung und ihre Beziehung zu einigen Problemen der Entwicklungsmechanik und Vererbung. Zool. Anz. **1928**. — Bár u. Jaffé: Lipoidbefunde in Nebenniere und Keimdrüsen beim Kaninchen. Z. Konstit.lehre **10**, 3 (1915). — Barfurth, B.: (a) Bildarchiv **1894, 1899, 1909, 1914, 1915**. Nr 145, 148/158. (b) Wilhelm Roux. Anat. Anz. **59**, 8 (1925). — Barry, L. W.: The effects of inanition in the pregnant Albino Rat. Contrib. to Embryol. **11** (1920). — Bascow: The interstitial cells of the gonads of cattle with especial reference to their embryonic development and significance. Amer. J. Anat. **31** (1923). — Bauer, J.: Die konstitutionelle Disposition zu inneren Krankheiten. Berlin: Julius Springer 1921. — Baur, Fischer, Lenz: Menschliche Erblichkeitslehre und Rassenhygiene, 1927. — Bean, R.: The sitting heigh. Amer. J. physic. Anthrop. **5** (1922). — Bean, R. Bennet: (a) Alternation in growth, preliminary report in: Proc. amer. Assoc. Anat. Rec. **25**, Nr 3 (1923). (b) Curves in growth. Proc. amer. Assoc. Anat. Rec. **25**, Nr 3 (1923). (c) The pulse of growth, tentative in: Proc. amer. Assoc. Anat. Rec. **25**, Nr 3 (1923). (d) The pulse of growth in man. A preliminary Report in: Proc. amer. Assoc. Anat. Rec. **28**, 45—64 (1924). — Beer, G. de: (a) Some observations on the hypophysis of petromyzon and of Amia in: Quart. J. microsc. Sci. **67** (1923). (b) The evolution of the Pituitary in: Brit. J. exper. Biol. **12** (1924). (c) Comparative Anatomy, Histology and development of the pituitary body, 1926. — Behrendsen: Entwicklung der Hand. Dtsch. med. Wschr. **27**. — Beloff: Das Prinzip des kompliziertausgleichenden Aufbaues der Organismen als Ursache ihrer Veränderlichkeit in verschiedenen Altersstufen. Z. Konstit.lehre **9** (1924). — Benazzi: (a) Primo contributo alla conoscenza della struttura della tiroide di Mammiferi negli ultimi periodi di vita fetale e nei neonati. Monit zool. ital. **38** (1927). (b) Ghiandola tiroide ed accressimento postnatale di Mammiferi. Riv. Biol. Milano **9**, 4 (1927). — Bendt, E.: Der Einfluß des Lichts der Quarz- und Quecksilberlampe auf die Furchung und Larvenstadien verschiedener Amphibien. Zool. Jb. **47** (1930). — Beneke, W.: Die anatomischen Grundlagen der Konstitutionsanomalien. Marburg 1878. — Benoit, J.: (a) Sur l'origine des cellules interstitielles dans le testicule du Coq domestique. C. r. Acad. Sci. Paris **177** (1923). (b) Sur les modifications cytologiques des cellules interstitielles du testicule chez les oiseaux à activité sexuelle periodique. C. r. Soc. Biol. Paris **88** (1923). (c) Sur les variations quantitatives des tissus interstitiels glandulaires et non glandulaires dans le testicule des Oiseaux à activité sexuelle periodique. C. r. Soc. Biol. Paris **88** (1923). (d) Quantité de Parenchyme testiculaire et quantité d'hormone élaborée. C. r. Soc. Biol. Paris **97** (1927). (e) Sur les rapports entre les quantités de parenchyme testiculaire et des differents degrés du développement de la crête chez les Coqs porteurs de masses testiculaires minimes. C. r. Soc. Biol. Paris **97**, 25 (1927). (f) Sur le rôle des cellules interstitielles des glandes sexuelles chez les Gallinacées. C. r. Assoc. Anat. 23. Réun. Prague 1928. — Berberich u. Jaffé: Der Lipoidstoffwechsel der Ovarien mit besonderer Berücksichtigung des Menstruationszyklus nebst Untersuchungen an Nebennieren und Mamma. Z. Konstit.lehre **10** (1925). — Berblinger: (a) Klimakterische Gesichtsbehaarung und endokrine Drüsen. Z. Konstit.lehre **10**, 4 (1924). (b) Zur Frage der Gesichtsbehaarung bei Frauen in Zusammenhang mit Keimdrüsen, Nebennieren und Hypophyse. Z. Konstit.lehre **12**, 2 (1926). — Bergglas: Zur Frage der Hyperdaktylie und des Os intermetadorsale. Z. Anat. **75** (1924). — Bergmann, E.: Die physiologische Gewichtsabnahme und die Beziehungen zwischen Ernährung und Gewichtsverlauf bei 1000 Neugeborenen. Z. Kinderheilk. **14** (1926). — Bergmann u. Leuckart: Anatomisch physiologische Übersicht des Tierreiches. Stuttgart 1852. — Berthold: Arch. Anat., Physiol. u. wiss. Med. **42** (1849). — Bessesen u. Carlson: Postnatal growth in weigth of the body and of the various organs in the guinea-pig. Amer. J. Anat. **31** (1923). — Bilek: Influence déterminant une variation de la durée de la gestation chez les jumeaux. Rev. Zootechnie Paris **7** (1928). — Birk: Unterernährung und Längenwachstum beim neugeborenen Kind. Berl. klin. Wschr. **48**, Nr 27 (1911). — Birtwistle u. Lewis, M.: The Age, Growth and Maturity of Irish Sea Herrings Rep. Laneashire Sea Fish hab. **32** (1924). — Bizzozero: Accrescimento e rigenerazione nell' organismo. Arch. Sci. med. **18** (1893). — Blacker: Materials on the mechanics of amphibian metamorphosis. Proc. Labor. exper. Biol. zoopark Moskow 4 (1928). — Bliss u. Perkins: A study of identical twins. Anat. Rec. **34** (1926). — Blotevogel, W.: Beiträge zur Kenntnis der Stoffwanderungen bei wachsenden Organismen. I. Der vitale Farbstofftransport im jugendlichen Auge. Z. Zellenlehre **1**, H. 3 (1924). — Bluhm: (a) Bewirkt Alkoholisierung des Männchens der weißen Maus eine Steigerung der Männchenziffer? Biol. Zbl. **46** (1926). (b) Über einige das Geburtsgewicht der Säugetiere beeinflussende Faktoren. Roux Arch. **116**, 348 (1929). — Bluntschli: (a) Über die individuelle Variation im menschlichen Körperbau und ihre Beziehungen zur Stammesgeschichte. Leipzig: Quelle u. Meyer 1910. (b) Beiträge zur Kenntnis der Variation beim Menschen 1 u. 2. 1. Aufgabe und Bedeutung einer vergleichenden Variationsforschung. 2. Variationsbilder aus dem Gebiet der subkutanen Muskulatur des Kopfes und Halses. Gegenbaurs Jb. **40** (1910). (c) Die Herkunft des Menschengeschlechts in den Anschauungen verschiedener Zeiten. E. Reichardt 1911. — Boas: The growth of Children as influenced by environmental and hereditary conditions. School and Society **17** (1923). — Böttger u. Schwarz: Über neotenische Larven des Teichmolches. Zool. Anz. 78 (1928). — BONHOFF, FR.: Über Ursache und familiäres Auftreten von Gynäkomastie. Z. Konstit.lehre 12, 5 (1926). — DU BOIS DE BEAMONT: Intersexualité phénotypique dans la gonade male du Triton. C. r. Soc. Biol. Paris 97 (1927). — BOLTEN: Een jeval van thyreoidisufficientie bij een Kikkerlarve. Nederl. Tijdschr. Geneesk. 70 (1926). — BONING: Über die Abhängigkeit des Körperbauindex gleichaltriger Jugendlicher von der Körpergröße. Anthrop. Arch. 3 (1926). — BORCHARDT: Über Infantilismus und seine Entstehungsursachen. Ver. wiss. Hcilk. Königsberg 1922. — BORING: Sex studies 6. Hermaphrodite birds. J. of exper. Zool. 25 (1918). — BORRIS: Arb. path.-anat. Inst. Tübingen 1908. — BOSCH, O.: Über den Fettansatz im Säuglingsalter. Mschr. Kinderheilk. 34 (1926). — BOUIN: C. r. Soc. Biol. Paris 61. — BOUIN et ANCEL: L'apparition et le maintien des caracteres sexuels secondaires et de l'activité génitale ne sont pas conditionés par les cellules séminales. C. r. Assoc. Anat. 21 (1926). — BRAMBELL, F.: The histology of an hermaphrodite pig and its developmental significance. J. Anat. Paris Coll. Dep. Zool 63 (1929). — BRANDT, A.: (a) Sur le rapport du poids du cerveau a celui du corps chez différents animaux. Bull. Soc. Natur. Moscou 40 (1867). (b) Die amöboide Beweglichkeit des Keimbläschens. Arch. mikrosk. Anat. 1880. (c) Die Ernährung und das Wachstum des Dotters im Insektenei. Zool. Anz. 8 (1885). (d) Anatomisches und Allgemeines über die sogenannte Hahnenfedrigkeit und über anderweitige Geschlechtsanomalien bei Vögeln. Z. Zool. 48 (1889). (e) Das Hirngewicht und die Zahl der peripheren Nervenfasern in ihrer Beziehung zur Körpergröße. Biol. Zbl. 18 (1898). (f) Grundriß der Zoologie und vergleichenden Anatomie. Berlin 1911. (g) Über Gewichtsverhältnisse der Körperorgane. Aus der Natur 7 (1911). (h) Das morphologische Individuum. Aus der Natur 8, H. 9 (1912). (i) Über Geschlechtswandlung. Naturwiss. Wschr. N.F. 13 (1914). (k) Sexualität. München: Ernst Reinhardt 1925. (l) Feminismus. Kommissionsverlag Krüger 1929. — BRAUS, H.: Entwicklungsgeschichtliche Analyse der Hyperdaktylie. Münch. med. Wschr. 1908, Nr 8. — BRAY: Alimentazione di larve di mosche con ghiandole endocrine e con milza. Scritti biol. 4 (1929). — BRENTON: Climate and race as factors influencing the weight of the newborn. Amer. J. physiol. Anthrop. 5 (1922). — BREITENBECHER: Hereditary shortness of thumbs. J. Hered. 14 (1923). — BOWDITOH: Zit. nach Deutschem Zentralausschuß 1877. — BRODE: The significance of the asymmetry of the ovaries of the fowle. J. Morph. a. Physiol. 46 (1928). — BROMAN, J.: Die Entwicklung des Menschen vor dei Geburt, 1927. — BROWN, G.: C. r. Acad. Sci. Paris 43 u. 45 (1856 u. 1857). — BRUGSCH, TH.: (a) Die Periodik der Lebenserscheinungen beim Menschen. Arch. mikrosk. Anat. 94. (b) Allgemeine Prognostik. Berlin u. Wien: Urban und Schwarzenberg 1922. — BRÜNING u. SCHWALBE: Handbuch der allgemeinen Pathologie und pathologischen Anatomie ·des Kindesalters. Wiesbaden 1912. — BRUNN, V.: Die Rostocker Schulanfänger. Z. Schulges.pfl. u. soz. Hyg. 37 (1924). — BÜCHNER: Zuwachsgrößen und Wachstumsgeschwindigkeiten bei Pflanzen. Diss. Leipzig 1901. — BÜDEL: Vergleichend histologische Untersuchung über Gebirgsschilddrüsen und Tieflandsschilddrüsen an Schlachttieren und Haustieren. Vet. med. Diss. Leipzig 1923. — BULLIARD, H.: Recherches sur les cultures de Tissus: La Corticale surrénale. Archives de Zool. 61 (1923). — BURKHARD, G.: (a) Konstitution und innere Sekretion. Halle a. S. 1926. (b) Über Spaltbildung des Extremitätenskelets (Polydaktylie). Z. Geburtsh. 87. — BURNS: The transplantation of larvae gonads in urodele amphibians. Anat. Rec. 39 (1928).

CAMERER: Untersuchungen über Massenwachstum und Längenwachstum der Kinder. Jb. f. Kinderheilk. 36 (1893). — CAMERER, W.: (a) Das Gewichts- und Längenwachstum des Menschen im 1. Lebensjahr. Z. Kinderheilk. 53 (1901). (b) Gewichts- und Längenwachstum der Kinder. Württemberg. med. Korresp.bl. 1910 (Nr 23). — CARIDROIT u. RÉGNIER: Les effets du froid sur la crête des coqs domestiques. C. r. Soc. Biol. Paris 101, Zgskde 1929. — CARREL: (a) Contributions to the study of the mechanism of the growth of connective tissue. J. exper. Med. 18 (1913). (b) Leucocytic trephones. J. amer. med. Assoc. 82 (1924). — CASTALDI: (a) Accrescimento delle sostanze corticale e midollare della ghiandola surrenale e loro rapporti volumetrici. Arch. di Fisiol. 20 (1922). (b) Variazioni del peso della ghiandola tiroide normale e loro significato. Arch. ital. Anat. 18 (1922). (c) Applicazioni biometriche e statistiche di pesi timici con determinazione del grado d'influenza del timo sull' accressimento corporeo dell' uomo. Monit. zool. ital. 34, 7, 8 (1923). (d) Corticale surrénale et croissance du corps. C. r. Assoc. Anat. 20. Réun. 1925. (e) Accrescimento corporeo e costituzioni dell' uomo. Verl. Luigi Niccolai, Firenze 1928. (f) Importanza della corticale surrenale nell' accrescimento corporeo. Giorn. Med. pract. 11 (1929). — CASTLE, W. E.: Further data on webbed toes. J. Hered. 14 (1923). — CHAMPY: (a) Apparition fluctuante de caractères sexuels mâles chez Triton alp. femelle. C. r. Acad. Sci. Paris 175 (1922). (b) L'action de l'extrait thyroidien sur la multiplication cellulaire. Arch. de Morph. 4 (1922). (c) Sur la condition de la genèse de l'hormazone sexuelle chez les Batraciens anoures. C. r. Soc. Biol. Paris 174 (1922). — CHILD: The axial gradients in Hydrozoa. Biol. Bull. 37 (1919). — CHVOSTEK: Das konstitutionelle Moment in der Pathogenese des Morbus Basedowi. Z. Konstit.lehre 1 (1914). — CIABATTI: Contributi alla conoscenza

del Cyprinodon calaritanus. Reazioni al trattamento con tiroide e surrene. Scritti biol.
4 (1929). — CLARA, MAX: Contributo all' accrescimento ritmico delle cellule per raddoppia-
mento del volume. Monit. zool. ital. 38 (1927). — COCKERELL, T. O. A.: Chimera in head
of sunflower. — COERPER: (a) Die Habitusformen des Schulalters. Z. Kinderheilk. 1922.
(b) Personelle Beurteilung nach der praktischen Lebenseignung. Die Biologie der Person,
Bd. 4. 1927. — COHEN, G.: Über einen Fall von „eineiigen" Zwillingsschwestern mit unglei-
cher Augenfarbe. Klin. Wschr. 3, Nr 47. — COLLIN: Cycle sécrétoire et régénérativ de la
cellule hypophysaire chez l'homme. C. r. Assoc. Anat. 19. Réun. Strasbourg. Anat. Rec.
6, H. 3/5 (1922 u. 1924). — COLTON, H. SELLERS: The Anatomy of a five legged frog. Anat.
Rec. 24, Nr 4 (1922). — CONINX-GIRARDET: Beiträge zur Kenntnis innersekretorischer
Organe des Murmeltiers und ihre Beziehung zum Problem des Winterschlafs. Acta zool.
(Stockh.) 8 (1927). — COOPER, EUGENIA: The Histology of the more important human
endocrine organs at various ages. Oxford Univ. Press 1925. — COPERLAND: Inheritance
of Butterfat Percentage in Jersey Cows. J. Dairy Sci. 10, Nr 4 (1927). — COTRONEI: Sulle
dimensioni raggiunti del Petromyson. Atti Accad. naz. Lincei 33 (1924). — COTRONEI, G.:
Sul tempo di sviluppo delle correlazioni umorali-nervose. Ricerche sugli anfibi. Atti Accad.
naz. Lincei, VI. s. 6, H. 1/2 (1927). — CORRENS: Ein Beispiel für die Konkurrenz unter
nächstverwandten Pflanzensippen. Roux Arch. 116 (1929). — COSTA, DA C.: (a) L'appareil
surrénal. Presse méd. 1923, Nr 52. (b) Sur le développement du tissu paraganglionaire
chez le hérisson et sur d'autres types évolutifs de ce tissu. C. r. Ass. Anat. 21. Réunion
Liège 1926. — COTTE, J.: Deux familles humaines à extrémités anormales. Bull. biol.
France et Belg. 58, 402—419 (1924). — COWDRY, E. N.: (a) Flagellated thyroid cells in the
dogfish (Mustelus canis). Anat. Rec. Philad. 22, 289—299 (1921). (b) The reticular material
as an indicator of physiologic reversal in secretory polarity in the thyroid cells of the guinea-
pig. Amer. J. Anat. Philad. 30, 24—37 (1922). — CREW: Regeneration of the aged fowl
trought Thyroid Medication. Proc. roy. Soc. Edinburgh 45 (1925). — CRINALDERI: La
determinazione del sesso e la evoluzione del corpo genitale dell' embrione di pollo studiati
col metodo dell' innesto nell' allantoide. Bull. Histol. appl. 4, 142—152 (1927). — CUM-
MINS, H.: Epidermal-ridge configurations in developmental defects, with particular reference to the ontogenetic factors which condition ridge direction. Amer. J. Anat. 38, Nr 1
(1926). — CURTIUS: Über erbliche Beziehungen zwischen eineiigen und zweieiigen Zwillingen
und der Zwillingsvererbung im allgemeinen. Z. Konstit.lehre 13, 3 (1927).

DABELOW, A.: Über einen Fall von Spiegelbildlichkeit im Haarstrich eines Craniopagus.
Anat. Anz. 62, Nr 7/8 (1926). — DAFFNER, FR.: Das Wachstum des Menschen. Leipzig
1902. — DALCHAN, L.: Untersuchung über die Jugendentwicklung der im Haustiergarten
des Tierzuchtinstituts der Universität Halle aufgezogenen Rinder. Inaug.-Diss. Halle-
Wittenberg 1926. — DANFORTH u. FORSTER: Skin transplantation as a means of studying
genetic and endocrine factors in the fowl. J. of exper. Zool. 52 (1929). — DANTSCHAKOFF,
WERA: Wachstum transplantierter embryonaler Gewebe in der Allantois. Z. Anat. 74. —
DANZ, F. G.: Grundriß der Zergliederungskunde des ungeborenen Kindes, 1792. — DAVEN-
PORT, CH.: (a) The role of water in growth. Proc. Boston Soc. Natur. Hist. 28 (1899).
(b) Inheritance of stature. Genetics 2 (1917) (c) Human growth curve. J. gen. Physiol.
10, Nr 2 (1926). (d) Human Metamorphosis. Amer. J. physic. Anthrop. 1926. — DAVEN-
PORT u. SWINGLE: Effects of operations upon the thyroid glands of female mice on the
growth of their offspring. J. of exper. Zool. 48, 2 (1927). — DEPORTE, J. V.: Inter-Racial
variation in infant mortality. Amer. J. Hyg. 5, Nr 4 (1925). — DESMOND: Exstirpation
and transplantation of the hypophysis of fish and amphibians. Anat. Rec. 29 (1924). —
DEUTSCH, J.: Über die Beeinflussung frühester Entwicklungsstadien von Amphibien durch
Organsubstanzen. Arch. mikrosk. Anat. 100, 1, 2 (1923). Idem 1927 Roux' Arch. 109. —
DIAMANTOPOULOS: Über die Hypoplasie der Hoden in der Entwicklungsperiode. Z.
Konstit.lehre 8, 2 (1921). — DIETRICH, H. A.: Anatomie und Biologie des Fetus und Biologie
der Plazenta. Biologie und Pathologie des Weibes, Bd. 6. 1925. — DIKANSKI: Über den
Einfluß der sozialen Lage auf die Körpermaße bei Schulkindern. Diss. München 1914. —
DOBKIEWICZ: Der Einfluß von Schilddrüsenfütterung auf Entwicklung, Wachstum und
Fortpflanzung der Taufliege. Roux' Arch. 113 (1928). — DOHRN: Über die Funktion des
Ovariums. Z. Geburtsh. 90, 2 (1926). — DOMM, L. V.: (a) Sex-reversal following ovario-
tomy in the fowl. Soc. exper. Biol. a. Med. 22 (1924). (b) Compensatory hypertrophy
of the testes in Brown Leghorns. Biol. Bull. 52, Nr 6 (1927). (c) New experiments on
ovariotomy and the problem of the sex inversion of the fowl. J. of exper. Zool. 48, Nr 1
(1927). (d) The effects of the bilateral ovariotomy in the Brown Leghorn fowl. Biol.
Bull. 56, Nr 6 (1929). (e) Spermatogenesis following early ovariotomy in the brown
Leghorn fowl. Roux' Arch. 119 (1929). — DONALDSON: (a) On changes in the Relative
Weigth of the viscera and other organs from birth to maturity (Albino Rat). Amer. J.
Physiol. 67 (1923). (b) The adrenal glands in pregnancy. Anat. Rec. 38 (1928). — DOWELL,
MAC u. ALLEN: The prenatale growth of the Mouse. J. gen. Physiol. 11 (1927). — DRAHN, FR.:
(a) Zur Entstehung der Hyperdaktylie beim Schwein. Arch. Tierheilk. 1923. (b) Extremi-

tätenentwicklung und Polydaktylie beim Pferde. Zool. Bausteine 1, H. 3 (1927). — Draper: The prenatal growth of the guinea-pig. Anat. Rec. 18 (1920). — Dresel, E. u. Fries: Die Gebürtigkeit und Sterblichkeit der Kinder in Heidelberg in den verschiedenen sozialen Schichten. Öff. Ges.pfl. 7 (1923). — Driesch, H.: Neue Versuche über die Entwicklung verschmolzener Echinidenkeime. Arch. Entw.mechan. 30, 1 (1910). — Duerst: Die Beurteilung des Pferdes. Stuttgart 1922. — Dunn, L. C.: The Occurrence of Chondrodystrophy in Chick Embryos 2. Roux' Arch. 110, H. 2 (1927). — Dürken: Das Verhalten embryonaler Zellen im Implantat. Verh. dtsch. zool. Ges. 30. Jverslg 1925.

Eggert: Die Geschlechtsmerkmale im Lebenszyklus der männlichen und weiblichen Kröte. Z. Anat. 79 (1926). — Ehrenberg: Theoretische Biologie. Berlin: Julius Springer 1923. — Ekman, G.: Über den Unterschied zwischen Reduktions- und Äquationsteilung. Einige theoretische Betrachtungen über den Begriff Chromosom. Annal. Soc. zool.-bot. Fennicae Vanamo 6 (1927). — Elliot: J. of Physiol. 46 (1913). — Emerson, Haven: Seasonal variation in growth of school children. Based on records of eigth hundred and thirty-three children in Honolulu, New York and Toronto. Amer. med. Assoc. 98 (1927). — Engle: Pituitary-gonadal mechanism and heterosexual ovarian grafts. Amer. J. Anat. 44 (1929). — Enriques: Wachstum und seine analytische Darstellung. Biol. Zbl. 39 (1909). Erdheim: Nanosomia pituitaria. Beitr. path. Anat. 62 (1916). — Erdheim u. Stumme: Beitr. path. Anat. 46 (1909). — Erdmann, Rhoda: Gibt es bei Tieren Individualität? Naturforsch. 1, 8, 9 (1924). — Ernst, M.: (a) Das Schulkind in seiner körperlichen und geistigen Entwicklung. Leipzig 1906. (b) Über Anlage von Organen, die nicht zur Ausbildung gelangen. Sitzgsber. Akad. Wiss. Heidelberg. Math.-naturwiss. Kl. 1926, 4. Abt. — Esaki, Shiro: Zur Frage der Ernährung von Amphibienlarven durch im Wasser gelöste Nährstoffe und andere Lösungen. Fol. anat. jap. 4, H. 1 (1926).

Faltius, R.: Ein Fall von Mißbildung der oberen Extremität durch Überzahl. Arch. Anat. u. Physiol. 1904. — Fauré-Fremiet: La cinétique du développement. Arch. exper. Zellforschg 2, 2 (1926). — Fauré-Fremiet-Dragoin: Le développement du poumon foetal chez la mouton. Archives Anat. microsc. Paris 19 (1923). — Feige, E.: Typmerkmale beim Rind und ihre exakte Bestimmung. Züchtungskde 3, 7 (1928). — Feller, A.: Mißbildung der beiden oberen Extremitäten. Wien. klin. Wschr. 35, Nr 33 (1922). — Fels, E.: Der Stand der neueren Forschung über weibliche Sexualhormone. Züchtungskde 4, H. 3 (1929). — Ferrari, P.: Contributo alla conoscenza del corpo post-od ultimo branchiale nel Gallus domesticus. Monit. zool. ital. 33 (1922). — Ferscht: Der Pignetsche Index bei ukrainischen Kindern und Erwachsenen. Materialin. Anthrop. Ukraine 1 (1926). — Fichera: Arch. di Biol. 43 (1905). — Fick: Einiges über Vererbungsfragen. Abh. preuß. Akad. Wiss., Physik. math. Kl. 3 (1924). — Figdor: Über den Einfluß der Kastration auf das Knochenwachstum des Hausrindes. Z. Tierzüchtg 9 (1927). — Finlay: Proceedings of the Scottish cattle Breeding Conference London s. Züchtungskde 2, 11 (1925). — Fischel, A.: (a) Über Varietät und Wachstum des embryonalen Körpers. Morph. Jb. 24 (1896). (b) Über die Entwicklung der Keimdrüsen des Menschen. Z. Anat. 92 (1930). — Fischer, E.: (a) Spezielle Anthropologie: Rassenlehre. Aus Kultur der Gegenwart 1923. (b) Zum Inzucht- und Bastardierungsproblem beim Menschen. Korresp.bl. dtsch. Ges. Anthrop., Ethnol. u. Urgeschicht. 42 (1911). (c) Zur Familienanthropologie. Verh. dtsch. Naturforsch. 1911. (d) Rassenkreuzung und Vererbung nach Beobachtungen an Bastarden in Deutsch-Südwest Afrika. Sitzgsber. physik.-med. Ges. Würzburg 1912. (e) Körperformen des Menschen. Handwörterbuch der Naturwissenschaft, Bd. 5. 1913. (f) Die Rassenmerkmale des Menschen als Domestikationserscheinungen. Z. Morph. u. Anthrop. 18 (1914). (g) Die sekundären Geschlechtsmerkmale und das Haustierproblem beim Menschen. Festschrift für Eduard Hahn, 1917. (h) Beitrag zur Theorie des organischen Wachstums. Arch. Entw.mechan. 113 (1928). — Fischer, H.: Zur Kenntnis der Skeletvarietäten. Fortschr. Röntgenstr. 19. — Frank, M.: Veränderungen an den endokrinen Drüsen bei Dementia praecox. Z. Konstit.lehre 5 (1920). — Frank u. Gurwitsch: Zur Frage der Indentität mitogenetischer und ultravioletter Strahlen. Roux' Arch. 109, H. 3. (1927). — Frankenberger: Zur Frage der funktionellen Bedeutung der Hodenzwischenzellen. Anat. Anz. 55, 24 (1922). — Frassetto, S.: Delle leggi che vincolano i pesi alle lunghezze del corpo nell' uomo alla nascita. Clin. pediatr. 4 (1922). — Frazzetto, S.: Dosaggi del Calcio, del Potassio e dei Cloruri nel siero di sangue di animali in avitaminosi Not 1 u. 2 Scritti biol. 5 (1929). — Frédéric: Untersuchung über die normale Obliteration der Schädelnähte. Z. Morph. Anthrop. 9 (1906). — Fremery: Over neotenie by Triton taen. Acad. Pröfstr. Bussum 1928. — Freund: Zur Pathologie des Längenwachstums bei Säuglingen und über das Wachstum debiler Kinder. Jb. Kinderheilk. 1909. — Friedenthal, H.: (a) Das Wachstum des Körpergewichts beim Menschen und anderen Säugetieren in verschiedenen Lebensaltern. Z. Physiol. 9 (1909). (b) Experimentelle Prüfung der bisher aufgestellten Wachstumsgesetze. Med. Klin. 33, 34 (1909). (c) Das Wachstum menschlicher Säuglinge in den ersten Monaten nach der Geburt. Med. Klin. 49 (1910). (d) Allgemeine und spezifische Physiologie des Menschenwachstums. Berlin 1914. — Fritz, O.:

Wachstumsstudium am Karakulschaf im Vergleich mit Karakulkreuzungen und Merinos. Inaug.-Diss. Halle-Wittenberg 1927. — Frömming: Der Einfluß der Nahrung auf das Wachstum der Ohrschlammschnecke. Bl. Aquar.kde **1929**, Nr 20. — Fujinami: Über die Entwicklung des Kindes. Internat. Röntgen-Kongr. **1911**. — Flatt, Eugenie: Regeneration der langen Knochen nach teilweiser Entfernung im Inneren der Molchextremitäten. Sitzg math.-naturwiss. Kl. **1926**.

Gaetani, de: Azione della corticale surrenale su un vegetale. Scritti biol. **4** (1929). — Gaifani: Note di Endocrinologia fetale. Soc. Ostetr. Napoli 23. Congr. **1924**. — Gaines u. Shaw: Growth and senescence in red Danish cows as meassured by the rate of milk secretion. J. agricult. Res. **37**; Züchtungskde 4 (1928). — Galilei: Discorsi e dimostrationi matematiche. Opere 2. Firenze 1618. — Galler: Untersuchung über das Wachstum bei Säugetieren. Arch. Entw.mechan. **121** (1930). — Gärtner, R.: Über das Wachstum der Tiere. Landw. Jb. **57**, 5 (1922); **1923**. — Geinitz, B.: Embryonale Transplantation zwischen Urodelen und Anuren. Roux' Arch. Entw.mechan. **106** (1925). — Gemelli: Arch. di Biol. **50** (1908). — Gerber: Durchschnittsmaße- und Gewicht der Schulkinder von Freiburg i. Br. Z. Schulgesdh.pfl. **37** (1924). — Gerhartz: Landw. Jb. **46** (1914). — Gerke, E.: Blutausrüstung des gesunden Karakulschafes unter besonderer Berücksichtigung der Beziehungen zwischen Blutbild und Konstitution. Diss. Halle. Wassermann-Kühn-Arch. **18** (1928). — Gerlingshoff, D.: Beiträge zur Lehre vom Epignathus. Frankf. Z. Path. **36** (1928). — Gerould, J.: A rigth-left gynandromorph of the Alfalta Butterfly Colias Eurytheme var. alba. J. of exper. Zool. **42**, 2 (1925). — Gessner: Weitere Beiträge zur Frage der Beeinflussung der durch Thyraden hervorgerufenen und der natürlichen Metamorphose von Amphibienlarven durch parasympathicotrop und sympathicotrop wirkende Pharmaka. Z. Biol. **87** (1928). — Giacomini, E.: (a) Presentazione di girini di Rana temporaria e di avannotti di Salmo fario nutriti con tiroide di bue. Accad. Sci. Ist. Bologna 1914. (b) Presentazione di larve di Rana e di Hyla trattate con alcuni preparati di ghiandola tiroide e con jodotirina. Soc. med.-chir. Bologna **1914**. (c) Presentazione di girini di Rana esculenta nutriti con tiroide della stessa specie. Soc. med.-chir. Bologna **1914**. (d) Giovanissimi girini di Rana metamorfosati per l'azione della jodotirina Baumann. Rend. Sess. Accad. Sci. Ist. Bologna **1914—15**. (e) Osservazioni macro-e microscopiche sopra giovanissimi girini di rana metamorfosati per l'azione della jodotirina e di preparati di tiroide secca. Accad. Sci. Ist. Bologna **1916**. (f) Ulteriori esperimenti di nutrizione dei girini di rana con ghiandola tiroide, con preparati di ghiandola tiroide secca e con jodotirina. Accad. Sci. Ist. Bologna **1916**. (g) Esperimenti di nutrizione di girini di rana con tiroide di vertebrati inferiori (Rettili e Pesci). Accad. Sci. Ist. Bologna **1918**. (h) Esperimenti di nutrizione di girini di rana con organi e tessuti iodati. Accad. Sci. Ist. Bologna **1919**. i) Ulteriori esperimenti di nutrizioni di girini di Rana con diversi organi e tessuti iodati. Accad. Sci. Ist. Bologna **1920**. (k) Esperimenti di nutrizione di girini di Rana e di altri Anfibi anuri con organi e sostanze iodate. Accad. Sci. Ist. Bologna **1922**. (l) L'azione dello iodio sullo sviluppo e sulla metamorfosi delle larve degli anfibi Anuri. Accad. Sci. Ist. Bologna **1923**. (m) Primi Risultati della somministrazione di tiroide sperimentata nei polli. Nota 1a; 2 a; 3 a. Accad. Sci. Ist. Bologna **1923**. (n) Depigmentazione delle penne nei polli per effetto della somministrazione di tiroide. Estratto nuovi Ann. Agricult. 4, No 3 (1924). (o) L'influenza della somministrazione di ghiandola tiroidea sullo sviluppo sul colorito e sull'aspetto del piumaggio dei polli. Primo centenario Soc. med.-chir. Bologna **1924**. — Gieseler: Einige Ergebnisse der Münchner Volksschulkinderuntersuchungen in den Jahren 1921—26. Münch. wirtsch. Verwaltgsber. **2** (1927). — Gieseler u. Bach: Die Münchner Schulkinderuntersuchung in den Jahren 1925 und 1926. Anthrop. Anz. 4 (1927). — Giovanni, de: La morfologia clinica del corpo umano e Commentarii di clinica medica. Milano: Hoepli 1897. — Gladstone, R. J.: A note on the post-natal Growth of the Kidney, Thyroid Gland and Liver. J. Anat. Lond. **58** (1924). — Gleisberg: Der Einfluß der Samengröße bei Radieschen auf Keim- und Lebensleistung. Gartenbauwiss. **1**, 2 (1928). — Goebel, K.: Organographie der Pflanzen, 1913. — Goetsch, W.: (a) Neue Untersuchungen über Geschlechtsbestimmung. Münch. med. Wschr. **73** (1926). (b) Die Geschlechtsverhältnisse der Süßwasserhydroiden und ihre experimentelle Beeinflussung. Arch. Entw.mechan. **113**. — Gocke, E.: Über die Gewichtsverhältnisse normaler menschlicher Organe. Diss. München 1883. — Godin: Du rôle de l'Anthropometrie en éducation physique. Bull. Soc. Anthrop. Paris **6** (1901). — Godin u. Delchaux: La croissance pendant l'age scolaire. Niestlé u. Neuenburg 1913. — Goiriena, H.: La parabiose homoplastique. Bull. Acad. Méd. **97** (1927). — Goldschmidt, R.: (a) Ein Beitrag zur Analyse der Doppelbildungen. Arch. Entw.mechan. **47** (1921). (b) Einige Materialien zur Theorie der abgestimmten Reaktionsgeschwindigkeiten. Arch. Entw.mechan. **98**, H. 1/2 (1923). (c) Ein weiterer Beitrag zur Kenntnis des Gynandromorphismus. Biol. Zbl. **43**. (d) Zygotische Geschlechtsbestimmung und Sexualhormone. Naturwiss. **15**, H. 30. (e) Weitere morphologische Untersuchungen zum Intersexualitätsproblem. Z. Morph. u. Ökol. Tiere 8, H. 1/2 (1927). (f) Physiologische Theorie der Vererbung. Berlin 1927. (g) Die Theorie der

Geschlechtsbestimmung. Scientia (Milano) **1928**. (h) Untersuchungen über Intersexualität 4. Z. Abstammgslehre **49**, H. 4 (1928). — GOLDSCHMIDT u. KATSUKI: (a) Erblicher Gynandromorphismus und somatische Mosaikbildung bei Bombyx mori L. Biol. Zbl. **47**, H. 1 (1927). (b) Cytologie des erblichen Gynandromorphismus von Bombyx mori L. Biol. Zbl. **48**, H. 11 (1928). — GOLF: Beiträge zur Konstitutions- und Leistungsforschung in der Tierzucht nach Untersuchungen am Blut des Rindes. Züchtungskde 4 (1929). — GOTTSCHALK, NORA: Über Gewichtsveränderungen des Gesamtorganismus und der Organe im Verlauf der postuterinen Entwicklung. Med. Diss. Bonn 1926. — GOULD: Studies on sex in the hermaphrodite mollusc Crepidula plana. J. of exper. Zool. **29** (1919). — GOVAERTS: L'influence héréditaire dans l'étiologie de la tuberculose. Bull. Soc. Histoire natur. Afrique N. Alger **1925**. — GRÄPER, L.: (a) Extremitätentransplantation an Anurenlarven. Verh. anat. Ges. **1922**. (b) Zur Genese der Polydactylie. Roux' Arch. **107**, H. 1 (1926). (c) Die Potenzen längsgespaltener Beinknospen von Bufo viridis. Roux' Arch. **107**, H. 1 (1926). (d) Extremitätentransplantation an Anuren. 7. Mitt. Roux' Arch. **112** (1927). — GRALKA, R.: Röntgendiagnostik im Kindesalter, 1927. — GRASER: Beitr. bot. Zbl. **36** (1919). — GRASHEY: Atlas typischer Röntgenbilder. München 1912. — GRAY: The relation of weight to chestgirth, stature, and stem-length. Amer. J. physic. Anthrop. **5** (1922). — GREGOR, M.: A contribution to the Morphology of the Thumb. J. of Anat. **5**, 60 (1925). — GREIL: Entstehung krankhafter Zwittrigkeiten und anderer Störungen der geschlechtlichen Beziehungen. Z. Konstit.lehre **10**, 2, 121 (1924). — GREIL, A.: Grenzfragen des Krebsproblems. Verh. anat. Ges. Freiburg i. Br. Anat. Anz. **61**, Erg.-H., 15—34 (1926). — GRIGORIEWA: Normen der physischen Entwicklung des Kindes und Mittel zur Bewerbung der Ergebnisse der anthropometrischen Untersuchungen. Auf dem Wege zum neuen Menschen, Bd. 2. 1928. — GROSSER, P.: (a) Körperliche Geschlechtsunterschiede im Kindesalter. Erg. inn. Med. **22**, 211—244 (1922). (b) Zur normalen Entwicklung des Kindes, Messung und Wägung. Ärztl. Nachr. **1924**. (c) Altersbestimmung bei jungen menschlichen Embryonen. Verh. anat. Ges. Halle; Erg. Anat. **25** (1924). — GROTE, L.: Über vererbliche Polydaktylie. Z. ges. Anat. **9**, 1, 47—59 (1923). — GSCHWIND: Systematische Untersuchungen über die Veränderungen der Hypophysis vor und nach der Gravidität. Z. Konstit.lehre **1** (1914). — GUDERNATSCH: (a) Arch. Entw.mechan. **35** (1913). (b) Studies on internal secretion 4. Treatment of tadpoles with thyroid and thymus extracts. Anat. Rec. **11** (1917). — GUGGISBERG, H.: (a) Vegetations- und Wachstumsstörungen. Biologie und Pathologie des Weibes, 1923. (b) Die Struma des Neugeborenen. Z. Konstit.lehre **11**, 2 (1925). — GÜNTHER, H.: Über Generationsrhythmen. Z. ges. Anat. **9**, 1, 60—71 (1923). — GUNDOBIN: Die Besonderheiten des Kindesalters. Berlin 1921. — GURWITSCH: (a) Über Ursachen der Zellteilung. Arch. Entw.mechan. **52**—97 (1922—23). (b) Das Problem der Zellteilung physiologisch betrachtet. Berlin: Julius Springer 1926. — GURWITSCH, A. u. L.: Zur Analyse der Latenzperiode der Zellteilungsreaktion. Roux' Arch. **109**, H. 3 (1927). — GUYER: Serological reactions as a probable cause of variation. Amer. Naturalist 56, Nr 6, 42 (1922).

HACHLOW: Kastrationsversuche an Dompfaffen. Rouch' Arch. **110**, 279 (1927). — HAECKER, V.: (a) Entwicklungsgeschichtliche Eigenschaftsanalyse. Jena: Gustav Fischer 1918. (b) Pluripotenzerscheinungen. Jena: Gustav Fischer 1925. (c) Über jahreszeitliche Veränderungen und klimatisch bedingte Verschiedenheiten der Vogelschilddrüse. Schweiz. med. Wschr. **56**, 15 (1926). (d) Phänanalytische Untersuchungen über Hochgebirgs- und Tieflandvögel. Z. Abstammgslehre **43** (1926). — HAGEDOORN: Een onderzoek naar de verschilpunten tusschen tet Barnevelderras in de Witte Leghorn. Rapport aan tet bestuur van de Nederl. genetische vereiniging. Züchtungskde 4, 450 (1926—29). — HALBAN: Arch. Gynäk. **75** (1905). — HALBERSTÄDTER: Berl. klin. Wschr. **42** (1905). — HALLER: Elementa Physiologiae, 1762. — HALLER, GRAF, MORI: (a) Über die Entwicklung der Hypophyse. Morph. Jb. **53**; Verh. anat. Ges. Heidelberg **1923/24**. (b) Über die Bildung der Hypophyse bei Säugetieren. Z. Anat. **76**, 1, 3 (1925). — HAMMAR: (a) Beiträge zur Konstitutionsanatomie. 8. Methode die Menge des Markes, der Rinde und der Rindenzone sowie die Menge und Verteilung der Lipoide der menschlichen Nebenniere zahlenmäßig festzustellen. Z. mikrosk. Anat. **1** (1924). (b) A quelle époque de la vie foetale de l'homme apparaissent les premiers signes d'une activité endocrine. Uppsala Läk. för. Förh. **30**, 5—6 (1925). — HAMMAR u. HELLMAN: Ein Fall von Thyreoaplasie (dystopischer Aplasie) unter Berücksichtigung gewisser innersekretorischen und lymphoiden Organe. Z. Konstit.lehre 5, 6 (1920). — HAMMETT: (a) The Thyroid Gland and development. J. Hered. **24** (1923). (b) Studies on the thyroid apparatus. J. comp. Neur. **35**, 1923 (1926); J. of exper. Zool. **47**, 1 (1927); Amer. J. Anat. **31**, 3539 (1922, 1924, 1925, 1927); Amer. J. Physiol. **5**, 67, 70 (1923—24). (c) Die Physiologie der Thymus. Fortschr. naturwiss. Forschg **1928**. (d) Thyroid and Growth. Anat. Rev. Biol. **4** (1929). — HAMMOND: The development of the animal for meat. School of agriculture Cambridge. Z. Konstit.lehre **2**, 10 (1927). — HAMMOND, J.: Probleme der Fleischerzeugung. Züchtungskde 4, 343 (1929). — HANAN, E.: Effect of Thyroxin on Growth Rate and Carbon Dioxide Produktion of Chick Embryo. Soc. exper. Biol. a. Med. **25** (1928). — Handbuch der inneren Sekretion. Herausgeg. von MAX HIRSCH.

Leipzig: Curt Kabitzsch. — Handbuch der speziellen pathologischen Anatomie und Histologie. Herausgeg. von HENKE u. LUBARSCH 1926. — Handbuch der mikroskopischen Anatomie, Bd. 1. Lebendige Masse. Herausgeg. von MÖLLENDORFF, 1929. — HANGAI, VON S.: Beiträge zum Wachstum des Rindes. Züchtungskde 4, 429. — HANSON u. HEYS: Differences in the growth curves of albino rats born during the four seasons of the year under uniform laboratory conditions. Anat. Rec. 35 (1927). — HARMAN: Another case of gynandromorphism. Anat. Rec. 13 (1917). — HARMS, J. W.: (a) Untersuchung über das BIDDERsche Organ. Z. Anat. 69, 4 (1923). (b) Weitere Mitteilungen über die physiologische Geschlechtsumstimmung. Verh. dtsch. zool. Ges. 29, 123 (1924). (c) Individualzyklen als Grundlage für die Erforschung des biologischen Geschehens. Schr. Königsberg. gelehrte Ges. Naturwiss. Kl. 1, H. 1 (1924). (d) Körper und Keimzellen, 1926. — HARRIS: The distribution of the magnitudes of the intermensual correlation coefficient for egg production in the first two laying years on the domestic fowl. Genetics 11 (1926). – HARRISON, R.: Some unexpected results of the heteroplastic transplantation of limbs. Nat. Acad. Sci. 10, Nr 2 (1924). — HARDT: Beiträge zur biologischen Bedeutung der innersekretorischen Organe. Pflügers Arch. 196 (1922). — HART, STEENBOCK: J. of biol. Chem. 65 (1925). — HARTMANN: Arch. Zellforschg 3 (1909)). — HARTMANN u. GEYRON: Presse méd. 1019. — HASSELWANDER: Untersuchungen über die Kritik des menschlichen Fußskeletts. Inaug.-Diss. München 1903. — HATAI: Amer. J. Anat. 5, 7 (1908). — HAUGG: Wachstumsverhältnisse des einfarbig graubraunen Gebirgviehes. Züchtungskde 1, 3 (1926). — HAUSCHILDT: Untersuchungen über die Tagleistung von Junghennen weißer Leghorns. Züchtungskde 4 (1929). — HAUSSON u. MÜLLER: Der Einfluß von erhöhten Eiweißgaben auf die Entwicklung der Jungpferde (schwedisch). Mitt. 351 der Zentralanstalt für landwirtschaftliches Versuchswesen. Züchtungskde 4, 215. — HEGI: Illustrierte Flora von Mitteleuropa, Bd. 5, S. 3, 1.—3. Lief. 1926. — HEIDENHAIN, M.: (a) Plasma und Zelle, 1907. (b) Die verschiedenen Typen im Bau der Schilddrüse. Verh. anat. Ges. 1921. (c) Formen und Kräfte in der lebendigen Natur. Vorträge und Aufsätze über Entwicklungsmechanik der Organismen, 1923, H. 32. (d) Ein vorläufiger Bericht über die Spaltungsgesetze der Blätter. Z. Anat. 90, H. 2 (1929). (e) Über die Spaltungsgesetze der Blätter. Verh. anat. Ges. 67 (1929). (f) Über die Grundlagen einer synthetischen Theorie des tierischen Körpers. Klin. Wschr. 4, Nr 3 u. 11. — HELFF: Studies on amphibian metamorphosis 1 u. 2. J. of exper. Zool. 45, 1 (1926). — HERBST: Formative Reize in der tierischen Ontogenese, 1901. — HERING: Ein Beitrag zur Kenntnis der Jugendentwicklung des rheinischen deutschen Kaltblutpferdes. Hannover 1925. — HERINGA: (a) Enkele opmerkingen betreffende de thyreoidmetamorphose van Kikkerlarven. Vers.l Akad. Westensch. Amsterd., Wis. en natuur. Afd. 5, 17 (1924). (b) Einige Bemerkungen über die Thyreoidea für die Metamorphose von Froschlarven. Versl. Akad. Westensch. Amsterd., Wis. en natuur. Afd. 5, 1/2, 17 (1924). — HERRICK: The duration of pregnancy in guinea-pigs after removal and also after transplantation of the ovaries. Anat. Rec. 39, 193 (1928). — HERRING: (a) Histological appearances of the mammalian Pituitary Body. Quart. J. exper. Physiol. 1908. (b) Quart. J. exper. Physiol. 11. — HERSCHMANN u. NEURATH: Beitrag zur endokrin bedingten Frühreife (interrenalgenitales Syndrom). Wien. klin. Wschr. 7, Nr 9, 40 (1927). — HERSKOVITS: Some observations on the growth of colored boys. Amer. J. Physiol. 7 (1924). — HERTWIG, G.: (a) Die Entwicklung von Froscheiern ohne äußere Nahrungszufuhr. Verh. anat. Ges.; Anat. Anz. 58 (1924). (b) Über experimentelle Geschlechtsbestimmung bei Fröschen. Sitzgsber. bayer. Akad. Wiss., Math.-physikal. Kl. 6, 559 (1925). — HERTWIG, G. u. HERTWIG, P.: Regulation von Wachstum, Entwicklung und Regeneration durch Umweltsfaktoren. Handbuch der normalen und pathologischen Physiologie, 1930. — HERTZBERG u. SCHIÖTZ: Der Einfluß der Jahreszeiten und der Ferien auf die Körperentwicklung der Schulkinder. Med. Rev. 39, 2 (1922). — HETT, J.: (a) Histologische Demonstration zur Histogenese der menschlichen Nebenniere. Verh. anat. Ges.; Anat. Anz. 60 (1925). (b) Histogenetische Untersuchungen über die menschliche Nebenniere. Verh. anat. Ges.; Anat. Anz. 60 (1925). (c) Ein Beitrag zur Histogenese der menschlichen Nebenniere. Z. mikrosk.-anat. Forschg 3, H. 2 (1925). (d) Neue Untersuchungen über die Nebenniere. Verh. anat. Ges.; Anat. Anz. 61 (1926). (e) Beobachtungen an der Nebenniere der Maus. 1. Beobachtungen an hungernden Tieren und nach Injektion von Trypanblau. Z. mikrosk.-anat. Forschg 7, H. 2. (f) Beobachtungen an der Nebenniere der Maus. 2. Geschlechtsunterschiede im gegenseitigen Mengenverhältnis von Rinde und Mark. Z. mikrosk.-anat. Forschg 13, 3, 4 (1928). (g) Vorweisung von Präparaten zur Erläuterung der Geschlechtsunterschiede an der Nebenniere der Maus. Verh. anat. Ges.; Anat. Anz. 66 (1928). — HIRSCH, M.: Beckenbildung und Berufsarbeit nebst Ausführungen über die Entwicklung der Beckenform und über Wachstum und Umwelt. Arch. Frauenkde u. Konstit.forschg 13, (1927). — HIRSCH u. REINECK: Freie Transplantation der oberen Extremität durch amniogene Mißbildung. Frankf. Z. Path. 35 (1927). — HOCHSTETTER, F.: Bilder der äußeren Körperform einiger menschlicher Embryonen aus den beiden ersten Monaten der Entwicklung. München 1907. — HOEPKE, H.: (a) Über das BIDDERsche Organ der Kröten. Z. Anat. 68; Anat. Ber. 36, 296 (1922). (b) Das

Biddersche Organ von Bufo vulgaris Laur. Z. Anat. 68, H. 4 (1923). (c) Über Begriff und Einteilung des Hermaphroditismus. Z. Anat. 71 (1924). — Hoffmann, W.: Die individuelle Entwicklungskurve des Menschen, 1922. — Hogben, L.: The pigmentary Effector System. 4. A further Contribution to the role of Pituitary secretion in Amphibian colour response. Brit. J. exper. Biol. 12, 249—270 (1924). — Hogben u. Crew: (a) Studies on internal secretion. 2. Endocrine activity in Foetal and Embryologic life. Brit. J. exper. Biol. Edinburgh 1 (1923). (b) Brit. J. exper. Biol. 1, Nr 1. — Holt: Absence of the pars buccalis of the hypophysis in a pig. Anat. Rec. 22 (1921). — Hoskins, R. G.: (a) J. of exper. Zool. 21 (1916). (b) Growth and development of Amphibia as affected by thyroidectomy. J. of exper. Zool. 29 (1919). (c) The functions of the endocrine organs. Sci. Monthly 18 (1924). — Hoskins u. Chandler: Accessory parathyroids in the rat. Anat. Rec. 30 (1925). — Hrdlicka: Anthropological Investigations on 1000 White and Colored Children of both sexes. 47. Ann. Rep. N. Y. Juvenil Asyl. Also 8 (1899). — Humphrey: (a) Studies on sex reversal in Amblystoma 1 u. 2. 1. Anat. Rec. 42 (1929); 2. J. exper. Zool. 53 (1929). (b) The early position of the primordial germ cells in urodeles: evidence from experimental studies. Anat. Rec. 42 (1929). — Huxley, J.: (a) Ductless glands and development. Amphibian metamorphosis considered as consecutive dimorphism, controlled by the glands of internal secretion. J. Hered. 13, 349—358 (1922). (b) Studies on Amphibian metamorphosis. Proc. roy. Soc. Lond., biol. ser. 98 (1925).

Ibsen: Prenatal growth in guinea-pigs with special reference to enviromental factors affecting weigth at birth. J. of exper. Zool. 51 (1928). — Iljin: Studies on morphogenetics of animal pigmentation. Tr.exper. Biol. Zoopark Moskau; Anat. Ber. 8, 130 (1926). — Iserdjukoff: Zur Frage der funktionellen Beziehung zwischen dem Drüsenparenchym des Ovariums und der Nebennierenrinde. Virchows Arch. 237; Anat. Ber. 5, 415 (1922). — Iwanow: Über die Ontogenese des chromaffinen Systems beim Menschen. Z. Anat. 84, 1, 2 (1927). — Iwanowsky: (a) Die anthropometrischen Veränderungen russischer Völker unter dem Einfluß der Hungersnot. Arch. f. Anthrop., N.F. 20 (1923). (b) Physical modifications of the population of Russia under famine. Amer. J. physic. Anthrop. 6 (1923). — Iwersen: Die Körperentwicklung des holsteinischen Marschpferdes von der Geburt bis zum Abschluß des Wachstums. Z. Züchtungskde 1926.

Jacobj, W.: (a) Die Kerngrößen der männlichen Geschlechtszellen beim Säugetier in bezug auf Wachstum und Reduktion. Z. Anat. 81, H. 5/6 (1926). (b) Die Veränderung der Kerngröße in der Spermatogenese und der Vorgang der „inneren Teilung" bei den Spermatozyten 1. Verh. anat. Ges., Anat. Anz. 61 (1926). (c) Das geometrische Prinzip der Möbiusringe im Chromosommechanismus der heterotypischen Mitose und seine Bedeutung für Vererbung und Geschwulstentstehung. Arch. Entw.mechan. 120 (1929). — Jackson: (a) Amer. J. Anat. 15 (1913). (b) Postnatal growth and variability of the body and of the various organs in the albino rat. Amer. J. Anat. 15 (1914). (c) Recent work of the effects of inanition and malnutrition on growth and structure. Arch. Path. 7, 8 (1929). — Jackson, C. M.: (a) The postnatal development of the suprarenal gland and the effects of inanition upon its growth and structure in the albino rat. Amer. J. Anat. 25 (1919). (b) The effects of inanition in the young upon the ultimate size of the body and of various organs in the albino rat. J. of exper. Zool. 30 (1920). (c) Changes in body and of various organs in atrophic infants. Amer. Assoc. anat. Rec. 23, Nr 1, 22 (1922). (d) The effects of inanition and malnutrition upon growth and structure. Philadelphia 1925. — Jackson u. Lowrey: On the relative growth of the component parts and systems of the albino rat. Anat. Rec. 6 (1912). — Jaenicke: Der Einfluß der Kriegsernährung auf die Körperbeschaffenheit der Schulkinder in Apolda und der Rohrersche Index. Z. öff. Ges.pfl. 6 (1921). — Jaffé, R.: Einiges über Keimdrüsen und Gesamtorganismus. Z. Konstit.lehre 11, 370—377 (1925). — Jimenez u. Costero: Sober la reabsorcion de la cola durante la metamorfosis de los anfibios. Bol. Soc. españ. Hist. natur. 26, 2 (1926). — Jonson u. Aderman: Die Größenverhältnisse der Nebenniere im Laufe des Foetallebens des Menschen. Uppsala Läk. för Förh. 32, 5, 6 (1926). — Jordan: A note on the cytologie of the pineal body of the sheeps. Anat. Rec. 5, 22 (1921). — Jost: Ber. bot. Ges. 10. — Junker: Beiträge zur Lehre von den Gewichten der menschlichen Organe. Diss. München 1894. — Junkersdorf, P.: Tierexperimentelle Wachstumsstudien 1. Pflügers Arch. 212 (1926).

Kahn: Pflügers Arch. 163 (1926). — Kajava: Die anthropologische Untersuchung des finnischen Volkes. Anthrop. Anz. 2—4 (1925). — Kampmeier: A striking case of asymmetry in the thyreoid region associated with the occurence of a branchial cyst. Anat. Rec. 22, 5, 311 (1921). — Karsowitz: Allgemeine Biologie 2. Vererbung und Entwicklung, 1899. — Karsten, G.: Über embryonales Wachstum und seine Tagesperioden. Z. Bot. 7 (1925). — Kaufmann: (a) Cell growth and body growth. Bull. intern. Acad. Polon. 1924, No 3, 4. (b) Recherches sur la croissance du corps et des organes du pigeon. Biol. gén. 3 (1927). — Kaup: Konstitution und Umwelt im Lehrlingsalter. München 1922. — Keen u. Hewer: (a) Glandular activity in the human foetus. Lancet 207, 5264 (1924). (b) Observations on the development of the human suprarenal gland. J. Anat. 61 (1927). —

KEIBEL, F.: (a) Die Entwicklung der äußeren Körperformen der Wirbeltierembryonen. Hertwigs Handbuch, Bd. 1. 1906. (b) Über den Entwicklungsgrad der Organe in den verschiedenen Stadien der embryonalen Entwicklung der Wirbeltiere. Handbuch der Entwicklungslehre, Bd. 3, S. 3. 1906. (c) Überblick über die Gesamtentwicklung des Menschen und die Herausbildung seiner äußeren Körperform. Handbuch der Entwicklungsgeschichte, 1910, S. 65. — KEIBEL u. ELZE: Normentafel zur Entwicklungsgeschichte des Menschen. Jena 1908. — KEITH, A.: Die Entwicklung der Menschenrasse im Lichte der Hormontheorie. Bull. Hopkins Hosp. 33, Nr 376, 195 (1922). — KEY, A.: Die Pubertätsentwicklung. Verh. 10. internat. Kongr. Berlin 1890. — KIERKEBUSCH: Beiträge zur Kenntnis des Baues und der Entwicklung der Schilddrüse bei den Neunaugenlarven. Z. Morph. u. Ökol. Tiere 11; Anat. Ber. 16, 47 (1928). — KIERMAN: J. amer. med. Assoc. 36, 1270 (1901). — KING: (a) Studies on inbreeding 1 u. 4. J. of exper. Zool. 26 u. 29 (1918 u. 1919). (b) The growth and variability in the body weight of the norway rat. Anat. Rec. 25, (1923). — KISCH, B.: (a) Untersuchungen über die Funktion des Interrenalorgans der Selachier. Pflügers Arch. 219, H. 3/4 (1928). (b) Die Funktion des Interrenalgewebes bei Torpedo. Zbl. Gebiet inn. Sekret. u. Konstit.forschg 1928. (c) Weitere Untersuchungen über die Funktion des Interrenalorgans. Z. exper. Med. 68, H. 1/4 (1929). — KISLOVSKY: Types in Animal Breeding and their Analytical Study. J. Hered. 18, 10. Siehe Züchtungskde 3, 3 132 (1927). — KISSER: Wachstum Tabulae biologicae, Bd. 5, S. 3. Berlin: W. Junk 1929. — KISSKALT: Handbuch der Hygiene von RUBNER, GRUBER, FICKER, Bd. 4, 1. Abt. 1912. — KISTLER, H.: Individualmessungen in der Zeit des Pubertätswachstums. Z. Kinderheilk. 36 (1923). — KOEHLER, O.: Über die Vererbung der Vielfingrigkeit beim Menschen. Biol. Zbl. 43 (1924). — KÖHLER, W.: (a) Grenze des Normalen und Anfänge des Pathologischen im Röntgenbilde. Hamburg 1915. (b) Über Mehrlingsbildung der menschlichen Muskeln. Inaug.-Diss. Tübingen 1928. — KOETHER, F.: Über Duplicitas anterior, posterior und posterior, partim cruciata bei Triton. Z. wiss. Biol. Abt. Roux' Arch. 110, H. 3/4 (1927). — KOHLMANN: Die Körperverhältnisse der gelehrten Schüler des Johanneums zu Hamburg 1879. — KOHNO: Zur vergleichenden Histologie und Embryologie der Nebenniere der Säuger und der Menschen. Z. Anat. 17, 3, 4 (1925). — KOLDE: Arch. Gynäk. 98, 3 (1912). — KOLLINER, MARTHA: (a) Messungen an Zellen der menschlichen Nebennierenrinde. Z. ges. Anat. I 70 (1924). (b) Messungen an den Nebennierenzellen. Z. Anat. 82, 1, 2 (1927). — KONG u. KORNFELD: Über Symmetrie- und Längenverhältnisse der verknöcherten Skeletteile menschlicher Embryonen. Z. Anat. 82, 6 (1927). — KOPEC: Zur Kenntnis der Vererbung der Körperdimension beim Haushuhn. Z. Abstammgslehre 45 (1927). — KOPSCH: Frühzeitige Bildung reifer Geschlechtszellen bei Rana fusca und Rana arvaeis. Verh. anat. Ges. 1922. — KOPSCH, SZYMONOWICZ: Ein Fall von Hermaphroditismus verus bilat beim Schwein. Anat. Anz. 12 (1896). — KORELLA: Zum biologischen Verständnis der somatischen und psychologischen Bisexualität. Zbl. Nervenheilk. 1896. — KORNFELD, W.: Anthropometrische Studien an Kindern. Mschr. Kinderheilk. 38, H. 1/2 (1928). — KORSCHELT: Lebensdauer, Altern und Tod. Jena 1922. — KOSMINSKY: (a) Der Gynandromorphismus bei Lymmantria dispar unter der Einwirkung äußerer Einflüsse. Biol. Zbl. 44 (1924). (b) Über die Erzeugung von Intersexen bei Stilpnotia salicis. Biol. Zbl. 44, 1, 2 (1924). — KRANFELD u. SCHEMINSKY: Beitrag zur physikal-chemischen Biologie der Forellenentwicklung 2. Wachstum, Dotterresorption, Wasserhaushalt. Arch. Entw.mechan. 107, 1 (1926). — KRAUS, F.: (a) Pathologie der Person. Leipzig: Georg Thieme 1919. (b) Handbuch der pathologischen Anatomie und Histologie, Bd. 8. 1926. (c) Über die Bedeutung der Zwischenzellen des Hodens. Verh. dtsch. path. Ges. 15, 119 (1928). (d) Ein Beitrag zu den Entwicklungsstörungen der männlichen Keimdrüsen des Menschen. Z. Konstit.lehre 13, 6 (1928). — KRETSCHMER: Körperbau und Charakter, 1926. — KRIZENECKY, J.: (a) Zur Kenntnis der entwicklungsmechanischen Wirkung des Adrenalins und ihm ähnliche Stoffe. Arch. Entw.mechan. 103, 3/4 (1924). (b) Über den Einfluß des Hyperhypophysismus auf das Wachstum. 1. Die Entwicklung und Pigmentierung der Amphibienlarven. Arch. mikrosk. Anat. 101, 4 (1924). (c) Über den Einfluß der Schilddrüse und des Thymus auf die Entwicklung des Gefieders bei den Hühnerkücken. Roux' Arch. 107 (1926). (d) Weitere Versuche über den Einfluß der Hyperthyreoidisation und Hyperthymisation auf das Gewicht erwachsener Vögel. Z. vgl. Physiol. 8 (1928). (e) Über den Einfluß der Schilddrüse und des Thymus auf die Reifung des Gefieders und die Mauser bei den Haustauben. Z. vergl. Physiol. 8 (1928). — KRIZENECKY, NEVALONNYJ: Weitere Versuche über den Einfluß der Schilddrüse und der Thymus auf die Entwicklung des Gefieders. Roux' Arch. 112 (1927). — KRIZENECKY, PODHRADSKY: (a) Studien über die Funktion der im Wasser gelösten Nährsubstanzen im Stoffwechsel der Wassertiere. Pflügers Arch. 203 (1924). (b) Weitere Untersuchungen über die Wirkung des Hyperhypophysismus auf die Wachstums- und Entwicklungsvorgänge (Versuche an Kaulquappen). Arch. Entw.mechan. 107, 2 (1926). (c) Über den Einfluß des Hyperthyreoidismus und des Hyperthymismus auf Reifung, Wachstum und Pigmentierung des Gefieders bei ausgewachsenen Hühnern. Arch. Entw.mechan. 112 (1927). — KRIZENECKY u. CETL: Über die

Abhängigkeit der Variabilität der Körpergröße vom Grade der Assimilationsintensität. Arch. mikrosk. Anat. 100, 1/2 (1923). — Kronacher: (a) Konstitution, Konstitutionsmerkmale, Konstitutionsforschung in der Tierzucht. Züchtungskde 1926. (b) Züchtungslehre. Berlin 1929. — Kronacher, Böttger, Schäfer: Körperbau, Blutwerte, Konstitution und Leistung. 2. Teil Untersuchungen an · ostfriesischen Kühen. Z. Züchtungskde, Reihe B: Tierzüchtung und Züchtungsbiologie einschließlich Tierernährung, 17, H. 2 (1930). — Kronacher, Henkels, Kliesch: Röntgenologische Wachstumsstudien an der Vorderextremität und dem Brustkorb junger Ziegen von der Geburt bis zum Alter von 1¹/₂ Jahren. Z. Zierzüchtg 15, H. 1 (1929). — Kronacher, Kliesch: Die Körperentwicklung der Ziege von der Geburt bis zum Alter von einem Jahr unter Berücksichtigung des Nährstoffbedarfs und der Nährstoffverwertung der Lämmer sowie der Ernährung und Leistung der Mütter. Z. Tierzüchtg 112, 149—241 (1928). — Kruimel: Onderzoekinger van veeren bij hoenderachtige vogels. Bijdr. Dierk. 20 (1916). — Kudo: (a) Studies on the effects of thirst 1. Effects of thirst on the weigth of the various organs and system of adult albino rats. Amer. J. Anat. 5, 28 (1921). (b) Studies on the effects of thirst. 2. Effects of thirst upon the growth of the body and the various organs in young albino rats. J. of exper. Zool. 5, 33 (1921). — Külbs: Einfluß der Bewegung auf den wachsenden und erwachsenen Organismus. Dtsch. med. Wschr. 38, 1912 (1911). — Kuhn, O.: (a) Untersuchungen über die Geschlechtsumkehr beim Haushuhn. Züchtungskde 2, 11, 568 (1927). (b) Die Differenzierung des Haushuhngefieders durch Schilddrüse und Gonaden. Züchtungskde 3, 67 (1928). (c) Über die Pigmentierung des Gefieders bei Hühnerbastarden. Züchtungskde 3 (1928). — Kunkel: (a) The effects of the ductless glands on the development of the flesh flies. J. of exper. Zool. 26 (1918). (b) Über die Kultur von Perianthgeweben. Arch. exper. Zellforschg 3, 4 (1927). — Kurz, O.: Versuche über Polaritätsumkehr am Tritonbein. Arch. Entw.mechan. 50 (1922). — Kyrilow: Über das Vorkommen und die Bedeutung von Lipoiden im Thymus. Z. Konstit.lehre 10, 4 (1924).

Lafrentz, K.: Untersuchungen über die Lebensgeschichte mexikanischer Amblystomaarten. Abh. u. Ber. Mus. Natur- u. Heimatk. naturwiss. Ver. Magdeburg 6, H. 2 (1930). — Lahage: Rajeunissement du pigeon voyageur. Annales Méd. Vét. 71 (1926). — Lahm, W.: Das Röntgenogramm des übertragenen Neugeborenen. Fortschr. Röntgenstr. 37, H. 1 (1927). — Lambertini, G.: (a) I processi morfogenetici elementari nell' istogenesi delle formazioni e degli organi secondari nell' embrione umano. Arch. ital. Anat. 24, 22—121 (1927). (b) Studio istologico sulla struttura della vescicola ombelicale negli embrioni umani. Arch. ital. Anat. 26, 493—527 (1929). — Lambertz: Die Entwicklung des menschlichen Knochengerüstes während des fetalen Lebens. Hamburg 1900. — Lambolez, R.: La loi de croissance chez l'enfant. C. r. Soc. Biol. Paris 92, 39—41 (1925). — Lane: A clinical comparison of the maternal Pelves and of the Fetus in Europeans, Eurasians and Bengalis Lancet 165 (1903). — Lang: Der Brunstzyklus des Rindes nach Untersuchungen am Ovarium unter besonderer Berücksichtigung der dabei auftretenden Lipoide. Z. Konstit.lehre. 1924, 1011. — Lange: Polydaktylie mit Radiusdefekt und Ulnarverdoppelung. Med. Inaug.-Diss. Ref. Anat. Ber. 3 (1924). — Lange, v.: Die Gesetzmäßigkeiten im Längenwachstum des Menschen. Jb. Kinderheilk. 7 (1903). — Laqueur: Arch. Entw.mechan. 112 (1927). — Latimer, H.: (a) The variability in weight of leghorn chickens at hatching, thirty-five days and maturity. Amer. Naturalist 58 (1924). (b) The relative postnatal growth of the system and organs of the chicken. Anat. Rec. 31, Nr 3 (1925). (c) Postnatal growth of the body, systems, and organs of the single-comb white leghorn chicken. J. agricult. Res. 39, Nr 9 (1925). (d) A quantitative study of the anatomy of the turkey hen. Anat. Rec. 34, Nr 1 (1926). (e) The postnatal growth of the cat. Anat. Rec. 35 (1927). (f) Correlations of the weights and lenghts of the body, organs and systems of turkey hen. Anat. Rec. 35 (1927). (g) Postnatal growth of the chicken skeleton. Amer. J. Anat. 40, Nr 1 (1927). — Latimer u. Alkman: The postnatal growth of the cat. Anat. Rec. 35, 19 (1927). — Latimer u. Rosenbaum: A quantitative study of the anatomy of the turkey hen. Anat. Rec. 34, Nr 1 (1926). — Larband: Anatomie des fleurs d'une même espèce à diverses altitudes. C. r. Accad. Sci. 174, Nr 24, 1562 (1922). — Larson: The extirpation of the thyroid gland and its effects upon the hypophysis in Bufo amer. and pipiens. Sci. Bull. Univ. Kansas 17 (1927). — Lauche, A.: Über rhythmisches Wachstum. Zbl. path. Anat. 36 (1925). — Lauprecht: (a) Die Fütterung der Milchkühe. Anleit. dtsch. Ges. Züchtungskde 1929. (b) Über die Vererbung körperlicher Merkmale beim Kinde. Züchtungskde 5, 241 (1930). — Lebzelter: Konstitution und Rasse. Biologie der Person Brugsch-Lewy, Bd. 1. 1926. — Lederer, R.: Kinderheilkunde. Berlin: Julius Springer 1924. — Lehmann: Über das Strukturbild der Hypophyse kastrierter und unkastrierter Ratten. Virchows Arch. 268 (1928). — Leidenius: Über den Einfluß des elterlichen Endokrinons auf die allgemeine Entwicklung und die Endokrinen der Nachkommenschaft. Arch. Soc. Med. Fenn. Duodecim 6 (1925). — Leupold, E.: (a) Die Beziehungen zwischen Nebenniere und männlicher Keimdrüse. Jena 1920. (b) Die Bedeutung des Interrenalorgans für die Spermiogenese. Verh. dtsch. path. Ges. 1921. (c) Die Bedeutung des

Cholesterin-Phosphatidstoffwechsel für die Geschlechtsbestimmung, 1924. (d) Cholesterin-stoffwechsel und Spermiogenese. Beitr. path. Anat. 69. — LEVI, G.: (a) Nuovi studii nell' accrescimento delle cellule nervose. Palermo 1919. (b) Per la migliore conoscenza del fondamento anatomico e dei fattori morfogenetici della grandezza del corpo. Arch. ital. Anat. 18 (1922). (c) Wachstum und Körpergröße. Die strukturelle Grundlage der Körpergröße bei vollausgebildeten und im Wachstum begriffenen Tieren. Erg. Anat. 26 (1925). (d) Trattato di Istologia, 1927. (e) Nuovi studii sull' accrescimento delle individualità morfologiche nell' embrione. Arch. di Sci. biol. 12 (1928). — LILLIE, F.: (a) The free martin a study of the action of sex hormones in the foetal life of cattle. J. of exper. Zool. 23 (1917). (b) The physico-chemical conditions of Morphogenesis. Amer. Naturalist 58, 656 (1924). (c) The present status of the problem of sex-inversion in the hen. Comments on Doctor Domm's paper. J. of exper. Zool. 48, Nr 1 (1927). — LILLIE u. BASCOM: An early stage of the Free-Martin and the Parallel History of the Interstitial cells. Science N.Y. 55, 624—625 (1922). — LIPSCHÜTZ, A.: (a) Neue experimentelle Untersuchung zur Frage der kompensatorischen Hypertrophie des Testikels. Esti Arch. 1922, Nr 8/9. (b) Über Eunuchoidismus beim Kaninchen in Gegenwart von Spermatozoen in Hodenkanälchen und unentwickelten Zwischenzellen. Dtsch. med. Wschr. 48, Nr 10 (1922). (c) Bemerkungen zur Arbeit von H. STIEVE: Neue Untersuchungen über die Zwischenzellen. Anat. Anz. 56, 564—567 (1923). (d) Conditions déterminant la durée du temps de latence dans l'hermaphroditisme expérimental. C. r. Soc. Biol. Paris 93, 36 (1925). (e) Influence de l'age du porteur sur la fonction endokrine de la greffe ovarienne. C. r. Soc. Biol. Paris 93, 31 (1925). (f) Experimenteller Hermaphroditismus und der Antagonismus der Geschlechtsdrüsen. 5 Arbeiten. Pflügers Arch. 211, 6 (1926). — LIPSCHÜTZ u. ADAMBERG: Hyperféminisation et rut prolongé. Base endocrine de l'hyperféminisation. C. r. Soc. Biol. Paris 93, 36 (1925). — LIPSCHÜTZ u. KALLAS: Hormones hypophysaires et loi de la puberté. C. r. Soc. Biol. Paris 99 (1928). — LIPSCHÜTZ u. VOSS: (a) Hermaphroditisme exp. causé par tranplantation ovarienne intrarénale avec réduction de la masse testiculaire. C. r. Biol. Paris 90, 1139 (1924). (b) Le problème de l'antagonisme des glandes sexuelles dans l'hermaphroditisme exp. C. r. Soc. Biol. Paris 90, 1141 (1924). (c) Nouvelles observations sur le temps de latence de l'action hormonale et la quantité d'ovaire implantée dans l'hermaphroditisme expérimental. C. r. Soc. Biol. Paris 90, 1410 (1924). (d) A propos du mécanisme de l'action inhibitrice du testicule dans l'hermaphroditisme expérimental. C. r. Soc. Biol. Paris 90, 1332 (1924). (e) Declauchement de l'action hormonale féminine par castration testiculaire dans l'hermaphroditisme expérimentale glandulaire. C. r. Soc. Biol. Paris 1924, 1239. (f) Dynamique de l'hypertrophie ovarienne. C. r. Soc. Biol. Paris 90, 199 (1924). (g) Experimenteller Hermaphroditismus und der Antagonimus der Geschlechtsdrüsen. 6. Über die Bedeutung des operativen Eingriffs am Testikel für das Zustandekommen des weiblichen hormonalen Effekts. Pflügers Arch. 211, 1, 2 (1926). — LOEB: Zbl. Physiol. 22, 23 (1908—09). — LOEB, L.: (a) Autotransplantation and Homoiotransplantation of thyroid in rat. Transplantation of Parathyroid, uterus and ovaries. Amer. J. Path. Boston 2, 301—331 (1926). (b) Autotransplantation and Homoiotransplantation of cartilage and bone in rat. Amer. J. Path. 2, 315—335 (1926). — LOESCHKE u. WEINNOLDT: (a) Über den Einfluß von Druck und Entspannung auf das Knochenwachstum des Hirnschädels. Beitr. path. Anat. 70 (1922). (b) Committee upon quantitative problems in human nutrition of miners and their families. London 1924 Med. research. council. Spec. rep. ser., Nr 87. — LONG u. EVANS: Mem. Univ. California 6 (1922). — LUBINSKI: Das körperliche Wachstum von Stadt- und Landkindern. Mschr. Kinderheilk. 15 (1919). — LUBOSCH, W.: (a) Präparationsbefund an einer Duplicitas anterior vom Kalbe. Sitzgsber. Ges. Würzburg 13.—16. Sitzg 1925. (b) Diskussionsbemerkung zum Vortrage RIETSCHEL. Verh. physik.-med. Ges. Würzburg 52, H. 1. — LUCIEN u. GEORGE: A propos de l'évolution pondérale de quelques organes endocriniens chez le foetus humain. C. r. Assoc. Anat. 22. Réunion Londres 1927. — LUDLOFF: Untere Femur- und obere Tibialepiphyse. Bruns' Beitr. 38. — LUDWIG, FR.: Lehrbuch der Biologie der Pflanzen, 1895. — LUPS: Über die Entwicklung der Hypophyse cerebri bei der Ente und beim Hühnchen. Anat. Anz. 67 (1929). — LUTZ u. CASE: The beginning of adrenal function in the embryo chick. Amer. J. Physiol. 73, 3 (1925).

MAC-AULIFFE: (a) Développement. Croissance. Paris 1923. (b) Les Mécanismes intimes de la vie. Paris 1925. — MACHENS: Fütterung, Haltung und Pflege der Ziege. Anleitung der deutschen Gesellschaft für Züchtungskunde, 1930. — MAINX: Versuche über die Beeinflussung der Mitose durch Giftstoffe. Zool. Jb. 41 (1924). — MALL: On measuring human embryos. Amer. J. Anat. 1907. — MALL, FR.: Die Altersbestimmung von menschlichen Embryonen und Feten. Handbuch der Entwicklungsgeschichte des Menschen 1910, S. 185. — MALLING-HANSEN: Internat. med. Kongr. 1883. — MALSBURG, v. DER: Die Zelle als Form- und Leistungsfaktor der landwirtschaftlichen Nutztiere. Hannover 1911. — MARCUS: Zur Entstehung der Hypophyse bei Hypogeophus. Verh. anat. Ges. Wien 1925. — MARINE u. BAUMANN: The effect of thyreoidectomy on heat production following injury to the suprarenal cortex in rabbits. Amer. J. Physiol. **59**, Nr 1 (1922). — MARKUN: Age and growth of the bream from the Ural Riow. Bull. Bureau. appl. Ichthyol. Leningrad **6** (1927). — MARRO: La puberté. Paris 1900. — MARTIN, R.: (a) Körpermessung und Wachstum an deutschen Schulkindern. Münch. med. Wschr. **47**, Nr 7 (1923). (b) Körpermessung und Wachstum an deutschen Schulkindern. Veröff. Reichsgesdh.amt **3**, Nr 11 (1924). (c) Richtlinien für Körpermessungen und deren statistische Verarbeitung mit besonderer Berücksichtigung von Schülermessungen. München 1924. (d) Die Körperentwicklung Münchner Volksschulkinder in den Jahren 1921, 1922, 1923. Anthrop. Anz. **1** (1924). (e) Die Körperentwicklung Münchner Volksschulkinder im Jahr 1924. Anthrop. Anz. **2** (1925). (f) Lehrbuch der Anthropologie, 1928. — MASLOWSKI: Über die Veränderung in den Geschlechtsdrüsen bei hungernden Kindern. Med. Arch. Univ. Simferopol **1** (1923). — MASON, RUTH: Four generations of harelip. J. Hered. **17**, 52 (1926). — MASUI u. TAMMUA: The effect of gonadectomy on the structure of the suprarenal gland of mice. J. Coll. Tokyo **7**, 4 (1926). — MATERNA: Das Gewicht der Nebennieren. Z. Konstit.lehre **9**, 1 (1923). — MATIEGKA: Essais spirométriques sur la jeunesse scolaire de Prague Anthropol. Tome 3. 1923. — MATTHEWS, S.: The reactions of Amblystoma embryos following prolonged treatment with chloretone. J. of exper. Zool. **45**, Nr 1 (1926). — MATTHIAS: (a) Jährliche Schwankungen im Körperwachstum und ihre schulhygienischen Konsequenzen. Schweiz. Bl. Schulgesdh.pfl. **13**, Nr 3 (1915). (b) Der Einfluß der Leibesübungen auf das Körperwachstum. Inaug.-Diss. Zürich 1916. (c) Virchows Arch. **236** (1922). — MAUCLAIRE: Macrodactylie congénitale de medius. Bull. Mém. Soc. nat. Paris **92** (1922). — MAVOR: A comparison of the susceptibility to X-rays of Drosophil. melanogaster at various stages of its life-cycle. Amer. J. Roentgenol. **10**. — MAXIA, C.: Lo Schema di Arneth e l'emogramma di Schilling nella Cavia cobaya in avitaminosi C. Scritti biol. **5** (1929). — MEHNERT: Die individuelle Variation des Wirbeltierembryos. Morph. Arb. **5** (1896). — MEISSNER, MARG.: Die Schilddrüse beim Zwerghund. Z. Anat. **70**, 4—6 (1924). — MER: Des modifications de structures subies par une feuille de lierre. Bull. Soc. bot. France **26** (1879). — METTHEWS u. DETWILER: The reactions of Amblystoma, embryos following prolonged treatement with chloretone. J. of exper. Zool. **45**, 1 (1926). — MEYER-ULEX: Ein Beitrag zur Rindviehzucht im sächsischen Vogtland. Z. Konstit.lehre **2**, 10, 525 (1927). — MILOJEVIC: Über Transplantationen von Beinregeneraten bei Triton cristatus. Verh. dtsch. zool. Ges. **28** (1923). — MILOJEVIC, B.: Beiträge zur Frage über die Determination der Regenerate. Arch. mikrosk. Anat. **103**, H. 1/2 (1924). — MINOT, CH.: (a) Senescence and Rejuvenation. J. of Physiol. **12** (1891). (b) The problem of age, growth and death. Sci. Monthly **71** (1907). — MITCHELL: Exp. studies of the bird hypophysis. Physiologic. Zool. vol. **2** (1929). — MIURA: Arch. exper. Path. **114** (1926). — MOELLENDORFF, W. VON: Beiträge zur Kenntnis der Stoffwanderungen bei wachsenden Organismen. Z. Zellforschg **2**, H. 2 (1925). — MOLISCH: (a) Ber. bot. Ges. **1** (1883). (b) Pflanzenphysiologie, 1922. — MOMSEN, CH.: Typveränderung der ostfriesischen Milchkuh. Arb. dtsch. Ges. Züchtungskde **1927**, H. 33. — MONCHET et NOURREDDINE: Sur une variété de polydactylie. Bull. Soc. Anat. Paris **94** (1924). — MONTI: Das Wachstum des Kindes. Kinderheilkunde in Einzeldarstellung, 1898. H. 6. — MOORE: (a) On the physiological properties of the gonads as controllers of somatic and psychical characteristics. J. of exper. Zool. **28** (1919). (b) The relation of the scrotum to germ cell differentiation in gonad grafts in the guinea pig. Amer. Naturalist. **60** (1926). — MORGAN, TH.: Experimentelle Zoologie. Leipzig u. Berlin 1909. — MORPURGO, R.: (a) La parabiosi come mezzo di studio della costituzione individuale. Arch. di Sci. biol. **8**, 192, 122—139 (1926). (b) Untersuchung über individuelle Konstitution an Parabioseratten. Frankf. Z. Path. **34** (1926). — MOULONGUET-DOLÉRIS: La glande à sécrétion interne de l'ovaire humain en dehors et au cours de la gravidité. Archives d'Anat. **48** (1925). — MÜHLMANN: Neueste Forschungsergebnisse über Wachstum, Altern und Tod. Erg. Anat. **28** (1929). — MÜHSAM, R.: Über den Einfluß der Hodenüberpflanzung auf Sexualität und Konstitution. Arch. Frauenk. u. Konstit.forschg **12**, 181—187 (1926). — MÜLLER, M.: Studien über funktionelle Anpassung und über anatomische und physiologische Unterschiede zwischen warm- und kaltblütigen Pferden. Arb. dtsch. landw. Ges. **1911**, H. 189. — MÜLLER, W.: Die Massenverhältnisse des menschlichen Herzens, Hamburg 1883.

NACCARATI, S.: (a) On the relation between the weight of the internal secretory glands and the body weight and brain weight. Anat. Rec. **24**, 255—260 (1922). (b) Contribution to the morphologic study of the thyreoid gland in Emys europaea. J. Morph. Philad. **36**, Nr 2, 279—297 (1922). — NAEGELI: Allgemeine Konstitutionslehre, 1927. — NAGAI, SEN: Die Körperkonstitution des Japaners. Brugsch-Lewy: Die Biologie der Person, Lief. 13. 1928. — NAGEL: Über die Entwicklung des Urogenitalsystems des Menschen. Arch. mikrosk. Anat. **34** (1889). — NAÑAGAS, J.: A comparison of the growth of the body dimensions of anencephalic human fetuses with normal feat growth as determined by graphic analysis and empirical formulae. Amer. J. Anat. **35**, 455—494 (1925). — NATHUSIUS, VON J.: (a) Vorstudien für Geschichte und Zucht der Haustiere zunächst am Schweineschädel, 1864.

(b) Atlas der Rassen und Formen unserer Haustiere, 1904. (c) Messungen an 1460 Zuchtpferden und 590 Soldatenpferden. Arb. dtsch. landw. Ges. 1912, H. 205. — NAUCK, E.: Die Bildung der primären Mundhöhlenseitenwand. Morph. Jb. 69, H. 1/2 (1928). — NAUMANN ZU KÖNIGSBRÜCK: Variationsstatistische Untersuchung über morphologische und physiologische Eigenschaften an Karpfen Lausitzer und Galizischer Abstammung. Diss. Halle 1927. — NEDRIGAILOWA: (a) Die Mongolenfalten bei ukrainischen Kindern. Materialien Anthrop. Ukraine 1 (1926). (b) Die Entwicklung des Fußes im Kindesalter. Materialien Anthrop. Ukraine 1 (1926). — NEROSOROFF: Physische Entwicklung der russischen Kinder im Jahre 1925 nach den anthropometrischen Untersuchungen. Z. Konstit.-lehre 13, 1 (1927). — NESPER: Remarques histologiques et histochimiques sur le tissu interstitiel du testicule à fonction périodique. C. r. Assoc. Anat. 23. Réunion 1928. — NICHOLAS, J.: The morphology and physiology of the parathyroid glands of the cat. Anat. Rec. 26, 341 (1923). — NICOLAEFF: L'anthropologie de l'Ukraine. Les enfants ukrainiens d'age scolaire. Bull. Soc. Biol. Paris 1926, No 4. — NIKOLAJEW: (a) Der Einfluß des Hungerns auf den Bau und das Gewicht der inneren Organe bei Kindern. Materialien Anthrop. Ukraine 1 (1926). (b) Das Wachstum des Kopfes bei den Schulkindern. Materialien Anthrop. Ukraine 1 (1926). — NOACK: (a) Entwicklungsmechanische Studien an panaschierten Pelargonien. Jb. Bot. 61 (1922). (b) Vererbungsversuche mit buntblättr. Pelargonien. Verh. physik.-med. Ges. Würzburg 49 u. 50 (1924—25). — NOEGGERATH: (a) Kind und Leibesübung. Mschr. Kinderheilk. 34, H. 3/6 (1926). (b) Leibesübungen im Kindesalter. Leipzig: J. C. W. Vogel 1927. — NOLTENIUS, V.: Ein Beitrag zur Jugendentwicklung des Oldenburger Pferdes. Diss. Göttingen 1928. — NOODT: Zur normalen Beschaffenheit und Lage der Epithelkörperchen des Menschen. Anat. Anz. 57, Nr 18 (1924). — NORRIS, E.: (a) The morphogenesis of the follicles in the human thyroid gland. Amer. J. Anat. 20 (1916). (b) The early morphogenesis of the human thyroid gland. Amer. J. Anat. 24 (1928).

OETTINGER: Anthropologische Untersuchungen an Breslauer und Charlottenburger Kindern. Z. Hyg. 98 (1922). — OGNETT: Ein Fall von Hermaphroditismus bei Pyrrhula pyrrhula. Rev. Zool. russ. 4, 12 (1924). — OLIVET: Die sekundäre weibliche Behaarung ein Hypophysenmerkmal. Z. Konstit.lehre 10, 3 (1924). — OLIVO u. SLAVICH: Ricerche sulla velocità dell' accrescimento delle cellule e degli organi. Roux' Arch. 121, H. 1/2 (1930). — ONOZAWA, T.: Untersuchung über die Entwicklungszeit des Skleralknorpels bei den Anuren. Fol. anat. jap. 6, 475—486 (1928). — OORDT, G. VAN: (a) The relation of the Testis to the Secondary Sex-Characters of the ten-spined Stickleback. Nederl. Tijdschr. Dierk. Vereenn 19, 1—4 (1924). (b) De beteekenis van het interstitium testis by visschen. Kon. Ak. Wetensch. Amsterdam 33, 102—106 (1924). (c) The significance of the interstitium testis in fishes. Kon. Akad. Wetensch. Amsterd., Wis- en natuurkd. Afd. 27, Nr 1/2 (1924). — OPPEL, A.: Vergleichung des Entwicklungsgrades der Organe. Jena: Gustav Fischer 1891. — OPPENHEIM: Ein Beitrag zur körperlichen Entwicklung des Ferienkindes. Anthrop. Anz. 4, 1 (1927). — OPPENHEIMER: Über die Wachstumsverhältnisse des Körpers und der Organe. Diss. München 1888. — OPPERMANN u. JAFFÉ: Lipoiduntersuchungen am kindlichen Hoden. Z. Konstit.lehre 10 (1925). — OSTWALD: Die zeitlichen Eigenschaften der Entwicklungsvorgänge. Vortr. u. Aufs. Entw.mechan. 5 (1908). — OTT, M.: Changes in the weigths of the various organs and parts of the Leopard frog at different stages of inanition. Amer. J. Anat. 33, 1 (1924).

PABSCH, H.: Über die Veränderung des Exterieurs beim deutschen Kaltblutpferd. Diss. Breslau 1927. — PARKE, T.: How they judge hogs in 1927. The Breeders Gazette, 1927. — PARKER, G. H.: (a) Human inheritance from a biological Standpoint. Harvard Alumni Bull. 1923. (b) The growth of marine animals on submerged metals. Biol. Bull. 47, Nr 3 (1924). — PATZELT, V.: Hypoplasie der Keimdrüsen und das Verhalten der Zwischenzellen bei Rana esculenta. Arch. mikrosk. Anat. 100, 1—10 (1923). — PEARL, R.: The curve of population growth. Amer. philos. Soc. 63, Nr 1 (1924). — PEARL and ALLEN: The influence of Alcohol upon the growth of seedlings. J. Loebs Memorial Vol. J. gen. Physiol. 1926. — PEARL, ALLEN, MINER: The growth of seedlings of the canteloup cucumis melo, in the absence of exogenous food and light. Nat. Acad. Sci. 14, Nr 1 (1928). — PEARL and REED: Skew-growth curves. Nat. Acad. Sci. 11, Nr 1 (1925). — PEARL u. SURFACE: Growth and variation in maize. Z. Abstammgslehre 14 (1915). — PEARSE, LEPKOVSKY, HINTZE: The growth and chemical composition of three species of turtles fed on rations of pure foods. J. Morph. a. Physiol. 41, 191 (1925/26). — PEARSON u. STOCKS: On a unusual case of digital anomaly. Biometrika (Lond.) 14, 3/4 (1923). — PEIPER, A.: Zur Vererbung der Zwillingschwangerschaft durch den Mann. Klin. Wschr. 2, Nr 35 (1923). — PEIPER, O.: Das Greifswalder Schulkind. Veröff. Med.verw. 27 (1928). — PEISER, J.: Zur Kenntnis der Körperproportionen des wachsenden Kindes. Mschr. Kinderheilk. 28, 227—231 (1924). — PELLEGRINI: Sulla secrezione interna del testicolo. Bull. Soc. med.-chir. Pavia 1927. — PELLER, S.: Das intrauterine Wachstum und soziale Einflüsse. Z. ges. Anat. II 10, 307 bis 320 (1924). Z. Konstit.lehre 10 (1925). — PENDE: (a) Infantilismi ed ipoevolutismi. Fol. med. (Napoli) 1905. (b) Das Gesetz der morphogenetischen Korrelation von Viola und die Grundlage der Pathologie des Wachstums und der Konstitution. Z. Konstit.lehre 8 (1922). — PENNERS, A.: (a) Über Doppelbildungen bei Tubifex rivulorum. Verh. dtsch. zool. Ges. 27 (1922). (b) Über die Rolle von Kern und Plasma bei der Embryonalentwicklung. Naturwiss. 1922, H. 34/35. (c) Experimentelle Untersuchung zum Determinationsproblem am Keim von Tubifex rivulorum. Arch. Entw.mechan. 102 (1924). — PENTZ: Professor RICHTERS Pferdestatuetten. Dtsch. landw. Tierzucht 41 (1927). — PERITZ, G.: Über einen geheilten Fall von Eunuchoidismus. Arch. Frauenkde u. Konstit.lehre 13 (1927). — PERNKOPF, E.: Der partielle Situs inversus der Eingeweide beim Menschen. Gedanken zum Problem der Asymmetrie und zum Phänomen der Inversion. Z. Anat. 79, H. 4/6 (1926). — PETER, K.: Die Entwicklung der Niere. Verh. anat. Ges. 63 (1927). — PETTINARI: La greffe ovarienne et ses applications à la thérapie humaine. Gynéc. et Obstétr. 13, 1 (1926). — PÉZARD: (a) La loi du „tout ou rien" et le gynandromorphisme chez les oiseaux 2. 3. 4. J. Physiol. et Path. gén Paris 20 (1922). (b) Tissu interstitiel et caractères sexuels secondaires des oiseaux. C. r. Soc. Biol. Paris 88 (1923). (c) Le gynandromorphisme biparti exp. etc. C. r. Soc. Biol. Paris 1924 u. 1926. (d) La greffe des glandes sexuelles et les problemes de la biologie générale. Rev. Suisse Zool. 33 (1926). (e) Les hormones sexuelles et l'hérédité mendélienne chez les Gallinacés. Verh. 5. internat. Kongr. Vererbgswiss. Berlin 1927—28. — PÉZARD u. CARIDROIT: (a) Le gynandromorphisme biparti experimental chez le coq domestique. C. r. Acad. Soc. Paris 179, 20 (1924). (c) Quelques faits nouveaux concernant les greffes d'Ovaires effectués sur le coq domestique. C. r. Soc. Biol. Paris 94, 8 (1926). (d) Über das Vorhandensein einer Rassendifferenzierungsschwelle bei gewissen Komplexen Bastarden und Hühnern. Ugeskr. Laeg. (dän.) 88, 13 (1926). — PÉZARD, SAND, CARIDROIT: (a) Modifications hormono-sexuelles chez les Gallinacés adultes et théorie de la forme spécifique. C. r. Assoc. Sci. Paris 178 (1924). (b) Survie d'un transplant testiculaire actif en présence d'un ovaire producteur d'oeufs murs chez la poule domestique. C. r. Soc. Biol. Paris 90, 1459 (1924). (c) Les hormones sexuelles et le Gynandromorphisme chez les Gallinacés. Archives de Biol 36 (1926). — PFAUNDLER: Körpermaßstudien an Kindern. Z. Kinderheilk. 14 (1916). — PFEFFER: Pflanzenbiologie, 1881. — PFITZNER: (a) Social-anthropologische Studien. 1. Der Einfluß des Lebensalters auf die anthropologischen Charaktere. Z. Morph. u. Anthrop. 1 (1899). (b) Die Proportionen des erwachsenen Menschen. Z. Morph. u. Anthrop. 5. — PFUHL, W.: (a) Das menschliche Wachstum als energetisches Problem. Morph. Jb. 54 (1925). (b) Experimentelle gewichtsanalytische Untersuchungen über das Organwachstum unter besonderer Berücksichtigung des energetischen Proportionsgesetzes. Z. Augenheilk. 77 (1925). (c) Wachstum und Proportionen. Handbuch der Anatomie des Kindes, Bd. 1, S. 2. 1928. — PIRQUET, v.: (a) Sitzhöhe und Körpergewicht. Z. Kinderheilk. 14 (1916). (b) Anthropometrische Untersuchungen an Schulkindern in Österreich. Z. Kinderheilk. 36 (1923). — POL: (a) Brachydaktylie, Klinodaktylie-Hyperphalangie, ihre Grundlagen: Form und Entstehung der meisten unter dem Bild der Brachydaktylie auftretenden Varietäten, Anomalien und Mißbildungen der Hand und des Fußes. Virchows Arch. 1921. (b) Die Vertebratenhypermelie. Handbuch zur Pathologie der Entwicklung, 1913. — POLITZER, G.: (a) Die Doppelbildungen der Urodelen. Roux' Arch. 108, H. 2 (1926). (b) Die Wachstumsstrahlen. Wien. klin. Wschr. 1929, Nr 40. — POLL: Zur Lehre von den sekundären Geschlechtscharakteren. Sitzgsber. Ges. naturforsch. Freunde 1909. — PONSE: L'évolution de l'organe de Bidder et la sexualité chez le crapaud. Rev. Suisse Zool. 34, 2 (1927). — PONSE, K.: L'organe de Bidder et le déterminisme des caractères sexueles secondaires du Crapaud. Rev. Suisse Zool. 31 (1924). — PORTELLA: Le lobe ant. de l'hypophyse du foetus a terme. Anat. Rec. 28 (1924). — PRANGE, F.: Die Gynäkomastie des Mannes und ihre Beziehungen zur Gesamtkonstitution. Arch. Frauenk. u. Konstit.lehre 12, H. 1/2 (1926). — PRYOR: (a) Differences in the time of development of centers of ossification in the male and female skeleton. Anat. Rec. 25, 5 (1923). (b) Time of ossification of the bones of the hand of the Male and Female. Amer. J. Physiol. 8 (1925). (c) Difference sexuelle entre les points d'ossifications du squelette. Ann. Anat. 4, 9 (1927). — PRZIBRAM: (a) Experimentelle Zoologie (Regeneration), 1909. (b) Die Bruchdreifachbildung im Tierreich. Arch. Entw. mechan. 48 (1921). (c) Form und Formel im Tierreich, 1922. (d) Achsenverhältnisse und Entwicklungspotenzen der Urodelenextremitäten an Modellen zu Harrisons Transplantationsversuchen. Akad. Anz. Nr 17; Akad. Wiss. Wien 1923; Arch. mikrosk. Anat. 102, H. 4 (1924). (e) Wirkung der Temperatur auf Schwanzlänge der Ratten. Anat. Ber. 5, 231.

QUÉTELET: (a) Sur l'homme et le développement de ses facultés, Tome 2. 1835. (b) Anthropométrie. Bruxelles 1870.

RABE, C.: Die Entwicklung des Gesichtes. Leipzig 1902. — RABL, H.: Weitere Beiträge zur Entwicklungsgeschichte der Derivate des Kiemendarmes beim Meerschweinchen. Die früheste Anlage der Schilddrüse und ihre topische Beziehungen zu den Gebilden des embryonalen Mundbodens. Z. Anat. 76, 1—3. — RANKE, O.: Beiträge zur Frage des kindlichen Wachstums. Arch. f. Anthrop., N. F. 3 (1905). — RANZI, S.: (a) Ricerche di embriologia sperimentale nei Ciclostomi. 2. Gastrulazione e regione cordale. Renc. Accad. naz. Lincei 1929. (b) L'accrescimento dell'embrione dei Cefalopodi. Roux' Arch. 127, H. 3 (1930). — RAWIN: Regeneration und Involution. Anat. Anz. 52, 6/7 (1923). — REED: The nature of the growth. Amer. Naturalist 58, Nr 657 (1924). — REICHEL, M.: Biometrische Studien über das Wachstum des Rindes. Diss. Breslau 1924. — REICHER, M.: The development of the growth and proportions of human fetuses. Arch. Nauk. Antrop. 2 (1923). — REITER, H.: Ein weiterer Beitrag zum Problem des unehelichen Kindes. Öff. Gesdh.pfl. 7 (1922). — REITER u. GABOR: Zellteilung und Strahlung. Berlin: Julius Springer 1928. — REMY, P.: Les secrétions internes et les métamorphoses. Ann. Soc. nat. 7 (1924). — REUSCH: Über die Ursache von Riesen- und Zwergwuchs beim Haushuhn. Z. Abstammgslehre 31, 1 (1923). — RIDDLE, O.: (a) On the sexuality of the right ovary of birds. Anat. Rec. 30, 5 (1925). (b) Studies on the physiology of reproduction in birds 20. Reciprocal size changes of gonads and Thyroids in Relation to Season and Ovulation Rate in Pigeons. Amer. J. Physiol. 73 (1925). (c) Symposium on growth in health and disease. Some aspects of sexual difference in prenatal growth and death. Amer. Naturalist 61, Nr 673, 97—121 (1927). — ROBB: Is pituitary secretion concerned in the inheritance of body sice. Proc. nat. Acad. Sci. U. S. A. 14 (1928). — ROBERTSON: (a) On the normal rate of growth of an Individual. Arch. Entw.mechan. 25 (1908). (b) The chemical Basis of growth and senescence. Philadelphia 1923. (c) Growth and development. Philadelphia a. London: Abts Pediatrics Saunders Company. — ROGERS: (a) The effect of the extirpation of the thyroid upon the thymus and the pituitary glands of Rana pipiens. J. of exper. Zool. 24 (1918). (b) The effects of pituitary extract on the body temperature of animals rendered poikilothermous by destruction of the optic thalamus. Proc. Soc. exper. Biol. a. Med. 19, Nr 3, 125 (1921). — ROLIC: Relative Aktivität der Schilddrüsen von Axoloten und Amblystomen. J. of exper. Biol. med. 8 (1927). — ROMEIS, B.: (a) Geschlechtszellen oder Zwischenzellen. Klin. Wschr. 1, Nr 19/21 (1922). (b) Untersuchungen über die Wirkung des Thyroxins. Biochem. Z. 141, H. 1/3 (1923). (c) Histologische Untersuchungen zur Analyse der Wirkung der Schilddrüsenfütterung auf Froschlarven. Arch. mikrosk. Anat. 101, 1/3 (1924). (d) Die Wirkung der Verfütterung frischer Thymus auf Froschlarven. Roux' Arch. 104 (1925). (e) Die Wirkung von Thyroxin auf den Gasstoffwechsel von Schmetterlingspuppen. Roux' Arch. 118, 534 (1929). — RÖSSLE, R.: Wachstum der Zellen und Organe. Hypertrophie und Atrophie. Handbuch der normalen und pathologischen Physiologie, 1926. — RÖSSLE u. BÖNING: Das Wachstum der Schulkinder. Jena 1924. — ROTT, L.: Untersuchungen über die periklinal bunten Rassen von Pelargonium zonale. Z. Abstammgslehre 45 (1927). — ROUX, W.: Die 4 kausalen Hauptperioden der Ontogenese, sowie das doppelte Bestimmtsein der organischen Gestaltung. Mitt. naturforsch. Ges. Halle a. S. 1911. — ROXAS: Gonad cross-transplantation in Selright and Leghorn fowls. J. of exper. Zool. 46 (1926). — RUBESKA: Zur Zeitfrage der Altersbestimmung des Fetus. Zbl. Gynäk. 49, 47 (1925). — RUBNER, M.: (a) Das Problem der Lebensdauer und seine Beziehung zum Wachstum und Ernährung. Berlin-München 1908. (b) Das Wachstumsproblem und die Lebensdauer des Menschen und einiger Säugetiere vom energetischen Standpunkt aus betrachtet. Sitzgsber. preuß. Akad. Wiss., Physik.-math. Kl. 1908. (c) Kraft und Stoff im Haushalt der Natur. Leipzig 1909. (d) Die Beziehung des Kolloidalzustandes der Gewebe für den Ablauf des Wachstums. Sitzgsber. preuß. Akad. Wiss., Physik.-math. Kl. 1923. — RUMPF u. JENITH: The first occurence of secretory products and of a specific structural differentiation in the thyroid and anterior pituitary during the development of the pig foetus. Anat. Rec. 33, 289 (1926). — RUNNSTRÖM: Arch. Entw.mechan. 105, 114 (1925). — RYOGEN: On the morphogenesis of the Epithelial Hyphophysis of the Tailed Amphibia. Fol. anat. jap. 2 (1924).

SAITTA, S.: (a) Forme e posizioni dello stomaco umano sano negli ectipi di varia età. SCRITTI biol. 4 (1928). (b) Prevalenza del torace sull'addome e dell'addome superiore sull' inferiore come fattori predisponenti alle ernie inguinali. Scritti biol. 4 (1928). — SALGE: Die Bedeutung der Entwicklungsgeschwindigkeit für die Konstitution der Säuglinge. Z. Kinderheilk. 35/36 (1923). — SALLER: (a) Die Geschlechtsverschiedenheiten am Skelet von Rana temp. Roux' Arch. 110, 450 (1927). (b) Untersuchungen über das Wachstum bei Säugetieren. Arch. Entw.mechan. 111 (1927). — SALOMON: Die Geraer Schulkinder zu Beginn des Jahres 1921 und die Quäkerspeisung. Z. öff. Gesdh.pfl. 1921. — SCAGLIA, G.: Accrescimento di vegetali sottoposti all'azione di estratti tiroidei e di iodio. Scritti biol. 3 (1928). — SCAMMON, R.: (a) A note on the relation between the weight of the thyroid and the weight of the tymus in man. Anat. Rec. 21 (1921). (b) On the time and mode of transition from fetal to postnatal phase of growth in man. Proc. amer. Assoc. Anat. Rec. 23 1, Nr 56, 34 (1922). (c) Prenatal growth and natal involution of the human suprarenal gland. Proc. Soc. exper, Biol. a. Med. 23, 809 (1926). (d) A quantitative study of the law of developmental direction in the human fetus. Anat. Rec. 35 (1927). (e) The literature on the growth and physical development of the fetus, infant and child: a quantitative summary.

Anat. Rec. **35**, Nr 3, 241—267 (1927). — Schaper, A.: (a) Beiträge zur Analyse des tierischen Wachstums. Arch. Entw.mechan. **14** (1902). (b) Untersuchungen über den Einfluß der Radiumstrahlen auf embryonale und regenerative Entwicklungsvorgänge. Anat. Anz. **25** (1904). — Schauerte: Ein Fall von Hermaphroditismus beim Menschen. Z. Konstit.lehre **9**, 3/4 (1923). — Schaxel: (a) Über die Natur der Formvorgänge in der tierischen Entwicklung. Arch. Entw.mechan. **50** (1922). (b) Über die Herstellung tierischer Chimären durch Kombination von Regenerationsstadien und durch Pfropfsymbiose. Genetica ('s-Gravenhage) **1922 IV**, Lief. 3 u. 4. — Schick: (a) Zur Frage der physiologischen Körpergewichtsabnahme des Neugeborenen. Z. Kinderheilk. **13** (1916). (b) Fysisk evne set inforhold tie fysiologisk utvikling. Bautzens Boktrykkeri, 1923. — Schilf, Fr.: Die quantitativen Beziehungen der Nebennieren zum übrigen Körper. Z. Konstit.lehre **8**, 6 (1922). — Schlapp, *M.*: Causes of defective children. Prenatal development affectes by glandular Disturbances in the Mother. Induced by unfavorable Environment. J. Hered. **14**, 387 bis 397 (1923). — Schleip u. Penners: (a) Über die Duplicitas cruciata bei den O. Schultzeschen Doppelbildungen von Rana fusca. Verh. physik.-med. Ges. Würzburg **50** (1925). (b) Weitere Untersuchungen über die Entstehung der Schultzeschen Doppelbildungen beim braunen Frosch. Verh. physik.-Med. Ges. Würzburg **51**, H. 1 (1926. — Schlesinger, E.: (a) Das Wachstum des Kindes. Erg. inn. Med. **28** (1925). Berlin: Julius Springer 1926. (b) Der Einfluß der Lebensdauer auf die Entwicklung der Kinder und Jugendlichen. Arch. Kinderheilk. **81**, 1 (1927). — Schlossmann u. Eckstein: Individuelle Entwicklungslehre im Säuglings- und Kindesalter. Die Biologie der Person, Lief. 6, Bd. 2, S. 185—220. 1927. — Schmalhausen: (a) Investigations in embryonic growth. Mem. Acad. Sci. Ukraine **2**, 5 (1926). (b) Beiträge zur quantitativen Analyse der Formbildung. Roux' Arch. **109** u. **110**, 33 (1927). (c) The problem of the proportional and disproportional growth. Mem. Acad. Sci. Ukraine **6**, 1 (1927). (d) Das Wachstumsgesetz und die Methode der Bestimmung der Wachstumskonstante. Arch. Entw.mechan. **113** (1928). (e) Die Wachstumskonstante bei den Haussäugetieren nebst Bemerkungen über die Theorie des organischen Wachstums. Arch. Entw.mechan. **114** (1928). (f) Zur Wachstumstheorie. Roux' Arch. **116**, 567 (1929). — Schmalhausen, *I.*: (a) Die Gesetzmäßigkeiten des Wachstums. Die Naturwissenschaft in der Sowjet-Union, 1929. (b) Über proportionales und nichtproportionales Wachstum. Die Naturwissenschaft in der Sowjet-Union, 1929. — Schmalhausen u. Stepanova: Embryonales Wachstum des Extremitätenskeletes des Hühnchens. Arch. Entw.mechan. **108**, 4 (1926). — Schmidt: Die Körpergröße und das Gewicht der Schulkinder des Kreises Saalfeld. Arch. Anthrop. **21** (1892/93). — Schmidt, G.: Weitere Parabiosestudien. Münch. med. Wschr. **67**, Nr 1491—1492 (1920). — Schmidt, H.: Der suprarenal-genitale Syndrom. Virchows Arch. **251** (1924). — Schmidt-Monnard: Über den Wert von Körpermaßen zur Beurteilung des Körperzustandes bei Kindern. Jb. Kinderheilk. **53**, 50 (1901). — Schmidt u. Lamprecht: Vergleichende Betrachtungen über das Wachstum einiger deutscher Pferderassen. Züchtungskde **3** (1928). — Schneider u. Dunn: On the length and variability of the bones of the white leghorn fowl. Anat. Rec. **27** (1924). — Schönfeld, W.: Die Jugendentwicklung des deutschen Fleischwollschafes. Diss. Göttingen 1928. — Schramm: Flora **104**. 1912. — Schreiber, O.: Anthropologische Messungen an Neugeborenen. Z. Konstit.-lehre **13**, 6 (1927). — Schreiner: Untersuchungen über die Körperentwicklung der Schulkinder an der Kristiania-Kathedral-Schule im Jahre 1918—19. Med. Rev. **39** (1922). — Schübel u. Stöhr: Neue Untersuchungen zur Pharmakologie transplantierter Amphibienherzen. Arch. f. exper. Path. **127**, H. 1/2. — Schubert, M.: Über einen Fall von Polydaktylie bei Rana esculenta. Anat. Anz. **59**, Nr 19/20 (1925). — Schüller: Die Schädelbasis im Röntgenbild. Hamburg 1905. — Schultz: (a) Das fetale Wachstum des Menschen. Verh. schweiz. naturforsch. Ges. **2** (1922). (b) La croissance foetale chez l'homme et autres primates. Bull. Soc. **1927**, Nr 4, 270. — Schultz, A.: (a) Fetal growth in man and growth studies in primates. Amer. J. Physiol. **6**, 7 (1923/24). (b) Observations on Colobus fetuses. Bull. amer. Mus. Natur. Hist. **59** (1924). (c) Growth studies on primates bearing upon mans evolution. Amer. J. Physiol. **7** (1924); Quart. Rev. Biol. **1** (1926). (d) Fetal growth of man and other primates. Quart. Rev. Biol. **1** (1926). (e) Studies on the growth of Gorilla and other higher Primates. Mem. Carnegie Ums. **11** (1927). — Schultz, W.: Verhalten der einzelnen Färbungsgene zur Dopareaktion bei Kaninchenrassen. Arch. Entw.-mechan. **105** (1925). — Schultze, W.: (a) Parabiose. Klin. Wschr. 1, 41 (1922). (b) Weitere Untersuchungen über die Wirkung inkretorischer Drüsensubstanzen auf die Morphogenie 2. Arch. Entw.mechan. **52**, 1/2 (1922). (c) Zur Kausalität von Mißbildungen. Physik.-med. Ges. Würzburg. Münch. med. Wschr. **1923**, Nr 11. (d) Weitere Untersuchungen über die Wirkung inkretorischer Drüsensubstanzen auf die Morphogenie 3. Arch. mikrosk. Anat. **101**, H. 1/3 (1924). — Schurmeyer, H.: Congenital deformities in drafted man. Amer. J. Physiol. **5**, 51 (1922). — Schuring, H.: Über einen Fall symmetrischer Mißbildung beider oberen Extremitäten (Phokomele) nebst einigen Bemerkungen zur Ätiologie. Morph. Jb. **51**, H. 2 (1921). — Schwab, H.: Beitrag zur Kenntnis der Gliederung des menschlichen Körpers während des Wachstums. Diss. Erlangen **36**, 1925. — Schwalbe, J.: Diagnostische und therapeutische Irrtümer und deren Verhütung (Kinderheilkunde). Konstitutions-anomalien und Stoffwechselkrankheiten, 1924. H. 3. — SCHWARZ: Arb. bot. Inst. Tübingen 1 (1883). — SCHWERZ: Über das Wachstum des Menschen. Bern 1912. — SCHWIND, J.: The development of the hypophysis cerebri of the albino rat. Amer. J. Anat. 41, Nr 2 (1928). — SEBASTIANI: Osservazioni sulla quantità del tessuto interstiziale testicolare nelle varie fasi della vita della cavia. Boll. Acad. Med. Perugia 1925. — SEDLEDZKY: Über die Änderung der Hypophyse beim chronischen Hungern. Z. Anat. II 10, 4 (1924). — SEITZ (a) Innere Sekretion und Schwangerschaft. Leipzig 1913. (b) Die biologischen Beziehungen zwischen Mutter und Kind vom Standpunkt der inneren Sekretion. Klin. Wschr. 3, 51 (1924). — SEITZ u. LEIDENIUS: Über den Einfluß experimenteller Schädigung von Schilddrüse und Nebenniere der Eltern auf das endokrine System der Nachkommen-schaft. Z. Konstit.lehre 10 (1925). — SELLHEIM, H.: (a) Vermännlichung und Wieder-verweiblichung bei einem ausgewachsenen Individuum. Z. mikrosk.-anat. Forschg 3 (1925). (b) Weibliche Entwicklungsantriebe und Möglichkeiten der Geschlechtsumkehr. Arch. Frauenkde Konstit.forschg 12, 433—445 (1926). — SEMBRAT: Influence de la glande thyroide des Selaciens. Cr. Soc. Biol. Paris 97, 33 (1927). — SEREBROWSKAJA: Die Bewertung der physikalischen Entwicklung und des morphologischen Typus des Schulkindes. Z. Konstit.-forschg 14, 4 (1929). — SFAMENI: La révolution fonctionelle uteroovarique. Arch. di Biol. Pisa 71, 2 (1922). — SHARPEY-SCHAFER: The endocrine organs, 1924 u. London 1926. — SHIROKOGOROFF: Process of physical growth among the chinese. Commercial Press, Shanghai Anthrop. Anz. 3, 22 (1925). — SIEMENS, H.: (a) Über den Einfluß der Ernährung auf die Fruchtbarkeit, insbesondere auf die Zwillingsfruchtbarkeit beim Menschen. Arch. Rassen-biol. 18, 426—431 (1926). (b) Vererbungslehre. Rassenhygiene und Bevölkerungspolitik. München: F. Lehmann 1926. — SIMPSON: Changes in the growth of sceletal muscle following thyreoidectomy in the sheep. Proc. Soc. exper. Biol. a. Med. 24, 4 (1927). — SKLOWER: Über Beziehungen zwischen Schilddrüse und Thymus. Z. vergl. Physiol. 1927. — SLOWIKOWSKA, S.: Experimentelle Forschungen über die Bedeutung der Schilddrüse bei den Amphibien für ihre eigene Metamorphose. Ksiega Pamiatkowa 12 Ljazdu Lekarzy i Przyvodnikow Polskich 145 (1925). — SMITH, P. E.: (a) The pigmentary, growth and endo-crine disturbances induces in the anuran tadpole by the early ablation of the pars buccalis of the hypophysis. Amer. Anat. Mem. 11 (1920). (b) Two cases of congenital deformities of the hands and feet. Lancet 206 (1924). (c) A retardation in the rate of metamorphosis of the colorado Axolt by injektion of ant. hypophyseal fluid. Brit. J. exper. Biol. a. Med. 3 (1925/26). (d) Ablation and transplantation of the hypophysis in the rat. Anat. Rec. 32 (1926). — SMITH a. ENGLE: Precocious sexual maturity in the mouse following pituitary transplants. Anat. Rec. 35, 22 (1921). — SMITH a. CHENEY: Does the administration of the anterior lobe of the hypophysis to the tadpole produce an effect similar to that obtained from thyroid feeding? Endocrinology 5, 5 (1921). — SMITH u. GRAESER: Amer. J. Physiol. 68 (1924). — SMITH, P. u. J. SMITH: Anat. Rec. 23 (1922). — SÖDERSTRÖM: Gewicht und Körpergröße der Schüler in finnischen Volksschulen von Helsinki. Duodecim (Helsingfors) 1926. — SOMMERFELD: Die Beziehungen und Einflüsse der Chlorose auf das Wachstum des weiblichen Organismus während der Entwicklungsperiode. Z. angew. Anat. 7, 5—6 (1921). — SOBOTTA, J.: (a) Neuere Anschauung über die Entstehung der Doppelbildung mit besonderer Berücksichtigung der menschlichen Zwillingsgeburten. Würzburg. Abh. 1 (1901). (b) Eineiige Zwillinge und Doppelmißbildungen des Menschen im Lichte neuerer Forschungsergebnisse der Säugetierembryologie. Stud. Path. Entw. 1, 394. (c) Anatomie der Schilddrüse. Jena: Gustav Fischer 1915. — SORG: Lipoiduntersuchungen am Rinder-hoden. Z. Konstit.lehre 10 (1925). — SOUBA, A.: Variations and correlations of the organs of single comb white Leghorn cockerels. Anat. Rec. 26, Nr 4, 291—297 (1923). — SPAUL: Accelerated Metamorphosis of frog tadpoles by injektions of Extract of ant. lobe pituitary gland. Brit. J. exper. Biol. 1 (1924). — SPEIDEL, C.: Studies of Hyperthyreoidism. Anat. Rec. 31, 1 (1925); Amer. J. Anat. 37 (1926); 43 (1929). — SPEMANN, H.: Bildarchiv, 1920. Nr. 2, 3, 4. — SPEMANN u. FALKENBERG: Über asymmetrische Entwicklung und Situs inversus visceralis bei Zwillingen und Doppelbildungen. Arch. Entw.mechan. 45 (1919). — STAPFF, R.: Über eine Familie mit erblicher Syn- und Polydaktylie (Hyperphalangia pol-licis). Fortschr. Röntgenstr. 34, 531—538 (1926). — STARKEL u. WEGRZYNOWSKI: Beitrag zur Histologie der Nebenniere bei Feten und Kindern. Arch. f. Anat. 214 (1910). — STEFKO: (a) Der Einfluß des Hungerns auf das Wachstum und die ges. physische Entwicklung der Kinder. Z. Konstit.lehre 1923. (b) Einfluß des Hungers auf das Blut. Virchows Arch. 247 (1923). (c) Über die Bildung der Geschlechtsdrüsen des Menschen beim Hungern. Virchows Arch. 252 (1924). — STEGEN, H.: Die Entwicklung der Hannoverschen Hengst-fohlen in dem Hengstaufzuchtgestüt Hunnesrück. Züchtungskde 4, 273 (1929). — STEIN: Early embryonic differentiation of the chick hypophysis as shown in chorioallantoic grafts. Anat. Rec. 43 (1929). — STEINACH-HOLZKNECHT: Arch. Entw.mechan. 42 (1917). — STEINACH, DOHRN, SCHÖLLER, HOHLWEG, FAURE: Über die biologischen Wirkungen des weiblichen Sexualhormons. Pflügers Arch. 219 (1928). — STEINACH, KUN, HOHLWEG:

Reaktivierung des senilen Ovariums des weiblichen Gesamtorganismus auf hormonalem Wege. Pflügers Arch. 219 (1928). — STEINACKER: Ein Beitrag zur Kenntnis des Verhaltens von Mutterschafen und Lämmern während der Laktation. Züchtungskde 4 (1929). — STEPANOVA: Embryonic growth of the limb sceleton of the fowl. Mem. Acad. Sci. Ukraine 1926. — STETTNER: Über Wachstum. Naturwiss. Berlin 11 (1923). — STEWART: (a) On the (so called) thymus 4 and the ultimobranchial body of the cat. Amer. J. Anat. 24 (1918). (b) Changes in the relative weights of the various parts, systems, and organs of young albino rats underfed for various periods. J. of exper. Zool. 25 (1918). — STIEVE, H.: (a) Untersuchung über die Wechselbeziehung zwischen Gesamtkörper und Keimdrüsen. Arch. Entw.mechan. 52, 1/2 (1922). (b) Untersuchungen über die Wechselwirkungen zwischen Gesamtkörper und Keimdrüsen 2. Arch. mikrosk. Anat. 99, 2/4 (1923). Z. mikr.-anat. Forschg 5 (1926; 15 (1928). (c) Die Entwicklung der Keimzellen und der Zwischenzellen in der Hodenanlage des Menschen. Z. mikrosk.-anat. Forschg 10, H. 1/2 (1927). (d) Neue Untersuchungen über die Zwischenzelle. Verh. anat. Ges. 1921. — STIEVE u. STIEDA: Über den Bau der vergrößerten männlichen Brustdrüse. Z. mikrosk.-anat. Forschg 9, H. 3/4 (1927). — STOCKARD, CH.: (a) Developmental rate and structural expression: An experimental study of Twins, „Double Monsters" and single deformities, and the interaction among embryonic Organs during their origin and development. Amer. J. Anat. 28, Nr 2 (1921). (b) Some aspects of development and inheritance in relation to degeracy and disease. Proc. Inst. Med. Chicago 1, 22 (1924); Publ. Cornell Unic. Med. Coll. 11 (1925/26). — STOHLER: Zytologische Untersuchung an Keimdrüsen mitteleuropäischer Kröten. Z. Zellforschg 7, 83 (1928). — STOKLASA: Über die Verwendung der Radioaktivität im Gartenbau. Gartenbauwiss. 1, 2 (1928). — STOLTE: Über Störung des Längenwachstums des Säuglings. Jb. Kinderheilk. 78 (1913). — STRATZ, C.: (a) Lebensalter und Geschlechter, Bd. 9, S. 194. Stuttgart: Ferdinand Enke 1926. (b) Der Körper des Kindes. Stuttgart: Ferdinand Enke. — STRAUS, W.: The nature and inheritance of webbed toes in man. J. Morph. 41, 427—440 (1925). — SÜFFERT, FR.: Geheime Gesetzmäßigkeiten in der Zeichnung der Schmetterlinge. Rev. Suisse Zool. 32 (1925). — SUMI: On the morphogenesis of the epithelial hypophysis of tailed Amphibia. Fol. anat. jap. 2 (1924). — SWETT, F.: (a) Situs inversus viscerum in Double Trout. Anat. Rec. 22, Nr 3 (1921). (b) The prospective significance of the cells contained in the four quadrants of the primitive limb disc of Amblystoma. J. of exper. Zool. 37, 2 (1923). (c) Regeneration after amputation of abnormal limbs in Amblystoma. Amer. Rec. 27 (1924). (d) Exceptions to Bateson Rules of minor symmetry. Anat. Rec. 28, 1 (1924). (e) On the production of double limbs in Amphibians. J. of exper. Zool. 44 (1926). — SWINGLE, W.: (a) The acceleration of metamorphosis in frog larvae by thyroid feeding and the effects upon the alimentary tract and sex glands. J. of exper. Zool. 24 (1918). (b) The relation of the parts intermedia of the hypophysis to pigmentation changes in anuran larvae. J. of exper. Zool. 34 (1921). (c) Experiments on the metamorphosis of neotenous amphibians. J. of exper. Zool. 36, 4 (1922). (d) Thyroid transplantation and anuran metamorphosis. J. of exper. Zool. 37 (1923). (e) Jodine and amphibian metamorphosis. Biol. Bull. Mar. biol. Labor. Wood's Hole 45, Nr 3 (1923). (f) Sex differentiation in the Bullfrog. Amer. Naturalist. 59 (1925). — SPEIDEL, Studies of hyperthyroidism 6. The reponse of newly regenerated areas to thyroid administration in amphibian larvae. Anat. Rec. 35, 23 (1927). — SYSAK: About hearts of Polydactyly in the Poltava Government. Z. Konstit.lehre 12, 3/4 (1926). — SZENES: Über Geschlechtsunterschiede am äußeren Genitale menschlicher Embryonen. Morph. Jb. 54 (1924). —
TAKENOUCHI: Studies on the reputed endocrine function of the thymus gland. J. of exper. Zool. 29 (1919). — TANDLER, J.: (a) Anatomie des Herzens. Handbuch der Anatomie des Menschen, 1913. (b) Über Wachstumsstörungen. Wien. med. Wschr. 72, Nr 30/31 (1922). — TANDLER u. GROSS: Die biologischen Grundlagen der sekundären Geschlechtscharaktere, 1913. — TANDLER u. KELLER: Arch. Entw.mechan. 31 (1911). — TAUBE: Regeneration mit Beteiligung ortsfremder Haut bei Triton. Arch. Entw.-mechan. 49 (1921). — TERAO, A.: Growth of the Lobster, Homarus Americanus. Proc. Soc. exper. Biol. a. Med. 25 (1928). — TERRY: Effects of the extirpation of the thyroid gland upon ossification in Rana pipiens. J. of exper. Zool. 24 (1918). — THOMA: Das postfetale Wachstum des Schädels. Virchows Arch. 219 (1915). — THOMAS, E.: Innere Sekretion in der ersten Lebenszeit (vor und nach der Geburt). Jena: Gustav Fischer 1926. — THOMPSON, D'ARCY W.: On growth and form 1917. — THOORIS: La vie par le stade. Paris 1924. — THOORIS VAN BORRE: Introduction à l'étude de la médicine morphologique. Bull. Soc. Étude Formes humaines 1928—30. — TILNEY, FR.: Contribution to the study of the hypophysis cerebri with special reference to its comparative Histology. Amer. J. Anat. Mem. 1911, Nr 2. — TÖRÖ, E.: Das organoide Wachstum der Darmkulturen. Arch. exper. Zellforschg 9. — TOLDT, C.: (a) Prager med. Wschr. 1879. (b) Die Knochen in gerichtsärztlicher Beziehung. Tübingen 1882. (c) Über die äußere Körperform zweier verschieden großer Embryonen von Macacus cynomolgus. Arch. f. Anthrop. 28 (1902). — TORREY: A relation between experimental hyperthyreoidism and barring in poultry. Proc. Soc. exper. Biol.

a Med. **23** (1926). — TORREY, HARRY BEAL and HORNING: The effect of thyroid feeding on the moulting process and feather structure of the domestic fool. Biol. Bull. **49**, 4 (1925). — TOURNADE et CHABROL: A propos de l'expérience d'anastomose veineuse surrènalo-jugulaire. Réponse a une objection de M. Hallion. C. r. Soc. Biol. Paris 86, Nr 19 (1922). — TRAUT-MANN, A.: Anatomie und Histologie der Epiphysis cerebri thyreopriver Ziegen. Zugleich ein Beitrag zur gegenseitigen Beeinflussung bzw. Abhängigkeit der Drüsen mit innerer Sekretion. Z. Neur. **94**, H. 5 (1925). — TSCHUTSCHUKALO: (a) Materialien zur Entwicklung des Brustkorbes im Schulalter. Materialien Anthrop. Ukraine 1 (1926). (b) Ernährungs-grad und Entwicklung des Knochenmuskelsystems bei Kindern und Erwachsenen und die Verfahren für deren objektive Bestimmung. Materialien Anthrop. Ukraine 1 (1926). — TWITTY a. SCHWIND: Growth of Heteroplastically transplanted eyes and limbs in Ambly-stoma. Proc. Soc. exper. Biol. a. Med. **1928**.

UHLENHUTH, E.: (a) Proc. Soc. exper. Biol. a. Med. 18 (1920). (b) The internal Secretions in Growth and Development of Amphibians. Amer. Naturalist **55**, Nr 638 (1921). (c) The effect of iodine and iodothyrin on the larvae of salamanders. Labor. Rockefeller med. Res. J. of gen. Physiol. **4**, Nr 3 (1922). (d) The endocrine system of Thyphlomolge rathbuni. Biol. Bull. **45** (1923). (e) The growth of the thyroid and postbranchial body of the Salamander. J. gen. Physiol. **6** (1924). (f) The growth of the postbranchial body in the salamander Amblystoma opacum. Anat. Rec. **27**, 4 (1924). (g) Die Morphologie und Physiologie der Salamanderschilddrüse. Arch. Entw.gesch. **109**, 5 (1927). (h) The morphology and physiology of the Salamander thyroid gland. Biol. Bull. **54** (1928). (i) The effect of inorganic iodine upon the thyroid gland. Anat. Rec. **38** (1928). (k) Die Morphologie und Physiologie der Salamanderschilddrüse. Z. Zellforschg 7 (1928). — UHLENHUTH u. WINTER: Die Morphologie und Physiologie der Salamanderschilddrüse. Roux' Arch. **119** (1929). — URASOV: Die feinere Struktur der Zellen im Vorderlappen der Hypophyse der weißen Maus im Zusammenhang mit der Sekretion und der Schwangerschaft. Arch. Russ. Anat. Hist. Embriol. **6**, 1 (1927).

VARIOT et CHAUMET: Tables de croissance des enfants parisiens de 1 a 16 ans. Bull. Soc. Anthrop. Paris, V. s. 17 (1906). — VECCHI, B.: Le ghiandole a secrezione interna nell'-Acrania. Riv. Biol. Roma 4 (1922). — VEEDER, BORDEN u. ROHLFING: Studies in pubescent growth with special reference to periodic gain. Amer. J. Dis. Childr. **34** (1927). — VENIG: Über die normale und abnormale Hypophyse der Selachier. Anat. Anz. **66** (1928). — VERSCHUER, O. v.: (a) Anthropologische Studien an ein- und zweieiigen Zwillingen. Z. Abstammgslehre 41 (1926). (b) Grundlegende Fragen der vererbungsbiologischen Zwil-lingsforschung. Münch. med. Wschr. **73** (1926). (c) Menschliche Erblehre hinsichtlich ihrer Bedeutung für den Kinderarzt. Jber. Kinderheilk. **1926**. (d) Die vererbungsbiologische Zwillingsforschung. Ihre biologischen Grundlagen. Studien an 102 eineiigen und 45 gleich-geschlechtlichen zweieiigen Zwillings- und an zwei Drillingspaaren. Ergeb. inn. Med. **31** (1927). — VERSLUYS: Over de schildklieren en over de phylogenie der perennibrachiale en derotreme salamanders. Versl. Akad. Wetensch. Amsterd., Wis. en natuurkd. Afd. **34** (1925). — VIERODT, H.: (a) Anatomische, physiologische und physikalische Daten und Tabellen zum Gebrauch für Mediziner. Jena 1893. (v) Anatomische Daten und Tabellen, 1906. — VIOLA, G.: L'indirizzo individualistico in medicina ed il „metodo morfologico" del de Giovanni Lavori dell'Istituto di clinica medica di Padova. Milano: Hoepli 1905. — VOLKMANN, R. v.: Vergleichende Cytoarchitektonik der Regio occipitalis kleiner Nager und ihre Beziehung zur Sehleistung. Z. Anat. **85** (1928). (b) Sehrinde und Binokularsehen. Münch. med. Wschr. **1928**, Nr 17. — VOSS, H.: Die Histologie des experimentellen Ovario-testis. Virchows Arch. **261** (1926).

WAGENEN, VAN: The weight and dimensional effects of anterior hypophyseal extract on the gonadectomized male rat. Anat. Rec. **35** (1927). — WAGNER: (a) Die Entwicklung des Rinderkörpers von der Geburt bis zum Abschluß des Wachstums. Arb. dtsch. Ges. Züchtungskde **1910**, H. 8. (b) Über die Zwischenzelle und das spermatogene Gewebe in einem Fall von Eunuchoidismus beim Kaninchen. Arch. Entw.mechan. **51** (1922). — WAIL: Über die Sekretion der Schilddrüse. Arch. path. Anat. u. Physiol. **1922**. — WALTER: Über Beziehungen der weiblichen Keimdrüsen zu Nebennieren und Thymus. Frankf. Z. Path. **27** (1922). — WALTER, E.: Über Karpfenrassen. In KARL KNAUTHE: Die Karpfen-zucht. Neudamm 1901. — WANG, RICHTER, GUTTMACHER: Activity studies on male castrated rats with ovarian transplants and correlation of the activity with the histology of the grafts. Amer. J. Physiol. **73**, 3 (1925). — WATRIN: Étude histologique de l'hypophyse au cours de la gestation. Cr. Assoc. Anat. 17. Réun. Gand **1922**. — WEBER: Modifications expéri-mentales de la croissance des membres chez Rana fusca. C. r. Soc. Biol. Paris **93** (1925). — WEGELIN: Handbuch pathologischer Anatomie und Histologie Bd. 8. 1926. — WEHEFRITZ: Systematische Gewichtsuntersuchungen am Ovarium mit Berücksichtigung anderer Drüsen mit innerer Sekretion sowie über ihre Beziehungen zum Uterus. Z. Konstit.lehre **9**, 2 (1923). — WEHEFRITZ, E.: Über die Vererbung der Zwillingsschwangerschaft. Z. Konstit.-

lehre **11** (1925). — WEIDENREICH, F.: (a) Die Zygodaktylie und ihre Vererbung. Z. Abstammgslehre **32** (1923). (b) Domestikation und Kultur in ihrer Wirkung auf Schädelform und Körpergestalt. Z. Konstit.lehre **11** (1925). (c) Rasse und Körperbau, 1927. — WEIGAND, K.: Regeneration bei Planarien und Clavelina unter dem Einfluß von Radiumstrahlen. Z. Zool. **136**, H. 2 (1930). — WEIGMANN, R.: Weitere Untersuchungen über die Kältebeständigkeit poikilothermer Wirbeltiere. Z. Zool. **136**, H. 2 (1930). — WEIL: Diplocheirie und Diplopodie. Z. orthop. Chir. **43** (1923). — WEINBERG: Befund bei Hyperdaktylie. Morph. Jb. **56** (1926). — WEISS, P.: (a) Entwicklungsmechanik, Regeneration, Transplantation. Jber. Physiol. **1922**. (b) Die Transplantation von entwickelten Extremitäten bei Amphibien. Arch. mikrosk. Anat. u. Entw.mechan. **99**, H. 1 (1923). (c) Die seitliche Regeneration der Urodelenextremität. Mitt. biol. Versuchsanst. Wien **1923**, Nr 114. (d) Regeneration an transplantierten Extremitäten entwickelter Amphibien. Mitt. biol. Versuchsanst. Wien **1923**, Nr 112. (e) Regeneration aus doppeltem Extremitätenquerschnitt (an Triton cristatus). Mitt. biol. Versuchsanst. Wien **1924**, Nr 116. (f) Physiologie der Formbildung (Entwicklung und Regeneration). Jber. ges. Physiol. **1924**. (g) Regeneration an transplantierten Extremitäten entwickelter Amphibien. Arch. mikrosk. Anat. u. Entw.-mechan. **102**, H. 4 (1924). (h) Die Funktion transplantierter Amphibienextremitäten. Arch. mikrosk. Anat. u. Entw.mechan. **102**, H. 4 (1924). (i) Ganzregenerate aus halbem Extremitätenquerschnitt. Mitt. biol. Versuchsanst. Wien **1924**, Nr 115. (k) Abhängigkeit der Regeneration entwickelter Amphibienextremitäten vom Nervensystem. Arch. mikrosk. Anat. u. Entw.mechan. **104**, H. 3/4 (1925). (l) Unabhängigkeit der Extremitätenregeneration vom Skelet (bei Triton cristatus). Arch. mikrosk. Anat. u. Entw.mechan. **104**, H. 3/4 (1925). (m) Die seitliche Regeneration der Urodelenextremität. Arch. mikrosk. Anat. u. Entw.mechan. **104**, H. 3/4 (1925). (n) Ganzregenerate aus halbem Extremitätenquerschnitt. Roux' Arch. **107**, H. 1 (1926). (o) Potenzprüfung am Regenerationsblastem der Eidechsen. Mitt. Versuchsanst. Wien **1927**, Nr 134. (p) Experimentelle Untersuchungen über die Metamorphose der Aszidien. Biol. Zbl. **48**, H. 2 (1928). — WEISSENBERG, S.: (a) Das Wachstum des Menschen nach Alter, Geschlecht und Rasse. Stuttgart 1911. (b) Über den Einfluß der ungenügenden Ernährung und der fieberhaften Krankheiten auf die physische Entwicklung der Kinder. J. russ. Anthrop. **13** (1924). (c) Das Körpergewicht nach Alter und Geschlecht. Z. Konstit.lehre **10** (1925). (d) Ein Drilling aus einer Familie mit gehäuften Mehrlingen. Arch. Rassenbiol. **18** (1926). — WEITZ, W.: Studien an eineiigen Zwillingen. Z. klin. Med. **101**, H. 1/2 (1924). — WELCKER u. BRANDT: Gewichtswerte der Körperorgane bei den Menschen und den Tieren. Arch. f. Anthrop. **28** (1902/03). — WELLMANN: Über Schwankungen der Trächtigkeitsdauer nach Jahreszeiten bei den Stuten. Mezögazdasagi Kutatasox, 1929. — WESSEL, ELSE: Experimentell erzeugte Duplicitas cruciata bei Triton. Roux' Arch. **107**, H. 3 (1926). — WETTSTEIN: Die europäischen Arten der Gattung Gentiana aus der Sektion Endotricha Froel und ihr entwicklungsgeschichtlicher Zusammenhang, 1896. — WETZEL, G.: Die Entwicklung des Ovarialeies und des Embryos chemisch untersucht mit Berücksichtigung der gleichzeitigen morphologischen Veränderungen. Arch. Anat. u. Physiol. **1907**. — WEYMANN: The beginning and development of function in the suprarenal medulla of pig embryos. Anat. Rec. **24** (1922). — WHITE a. DRAKELEY: The influence of the age of the cow on the yield and quality of the milk. J. agricult. Sci. **17** III. — WISCHERT: Messungen an ostpreußischen Kavalleriepferden und solchen mit besonderen Leistungen und die Beurteilung der Leistungsfähigkeit auf Grund der mechanischen Verhältnisse. Züchtungskde **2**, H. 8 (1927). — WILKENS: Über Zucht und Wachstum des deutschen veredelten Landschweines im Regierungsbezirk Lüneburg. Züchtungskde **4** (1929). — WILLIAMSON: The applied anatomy and physiology of the thyroid apparatus. Brit. J. Surg. **13**, Nr 51 (1926). — WILLIER, B.: (a) The effects of the thyroid grafts on the development of the chick. Anat. Rec. **26** (1923). (b) The endocrine glands and the development of the chick. Amer. J. Anat. **5**, Nr 1, 33 (1924). (c) The behavior of embryonic chick gonads when transplanted to embryonic chick hosts. Proc. Soc. exper. Biol. a. Med. Paris **1925**. (d) A study of the origin and differentiation of the suprarenal gland in the chick embryo by chorio-allantoic grafting. Physiologic. Zool. **3** (1930). — WILLIER a. ELIOT: The problem of sex differentiation in the chick embryo with reference to the effects of gonad and nongonad grafts. J. of exper. Zool. **52**, Nr 1 (1928). — WILMS u. JICK: Entwicklung der Knochen der Extremitäten. Hamburg 1907. — WIMBERGER: Röntgenometrische Wachstumsstudien am gesunden und rachitischen Säugling. Z. Kinderheilk. **35/36** (1923). — WINKLER, H.: (a) Bildarchiv **1909, 1912**, Nr. 136—138. (b) Die Überreife des Eies als teratogenetischer Faktor. Zool. Anz. Suppl.-Bd. **1** (1925). (c) Studien über Geschlechtsumkehr und sekundäre Geschlechtsmerkmale der Amphibien. Arch. KLAUS-Stiftg **1925**. (d) Beziehungen zwischen primären und sekundären Geschlechtsmerkmalen, die durch Hormone vermittelt sind. Schweiz. med. Wschr. **55** (1925). (e) Testis grafting in tadpoles of Rana temp. J. of exper. Zool. **47** (1927). (f) Sex-reversal in parabiotic twins of the american Wood-Frog. Biol. Bull. Mar. biol. Labor. Wood's Hole **52** (1927). (g) Sex differentiation and determination in Amphibians. J. of exper. Zool. **52**

(1928/29). — WOERDEMAN: Vergleichende Ontogenie der Hypophysis. Arch. mikrosk. Anat. **86** (1914). — WOISCHWILLO: Materialien zum Studium des Nervenkalibers in der Haut und in Muskeln des Menschen. Diss. russ. zit. nach A. BRANDT. Biol. Zbl. **18** (1883). — WOLTERSTORFF, W.: Zur Systematik und Biologie der Urodelen Mexikos. Abh. u. Ber. Mus. Natur- u. Heimatkde naturwiss. Ver. Magdeburg **1930**. — WOODBURY: Statures and weights of children under six years of age. Amer. J. Physiol. **5** (1922). — WOSKRESSENSKY: Über die Wirkung der Röntgenstrahlen auf das embryonale Wachstum. Arch. Entw.mechan. **113** (1928). — WRIGHT: On the nature of size factors. Genetics **3** (1918). — WÜRKEN: Das Verhalten embryonaler Zellen im Interplantat. Verh. dtsch. zool. Ges. **30** (1925). — WURZINGER: (a) Über Konstitutionstypen im Kindesalter. Verh. Ges. Physiol. Anthrop. **1** (1926). (b) Habitustypen und Körperentwicklung im Schulalter nach Studien an 510 Münchener Volksschülern Z. Konstit.lehre **13** (1927).

YLPPÖ: Wachstum der Frühgeburten von der Geburt bis zum Schulalter. Z. Kinderheilk. **24** (1919). — YOKUM u. HUSTIS: Histological differences in the thyroid glands from two subspecies of Peromyscus maniculatus. Anat. Rec. **39** (1928). — YOKUM u. PHILLIPS: Luteal cells in relation to color differences in the sexes of wild birds. Anat. Rec. **26**, 345 (1923).

ZANGEMEISTER: Studien über die Schwangerschaftsdauer und die Fruchtentwicklung. Arch. f. Gynäk. **107** (1917). — ZAWADOWSKY: (a) Analyse der Erscheinungen von Hermaphroditismus. Arch. Entw.mechan. **108** (1926). (b) Hängt der Altersdimorphismus bei den Vögeln von der Geschlechtsdrüse ab? Biol. gen. **1926**. (c) Bisexual nature of the hen.and exp. hermaphroditism in hens. Biol. gen. **3** (1927). (d) Zur Frage der Wechselbeziehungen zwischen Schilddrüse und Geschlechtsdrüsen bei Hühnern. Arch. Entw.-mechan. **110** (1927). — ZAWADOWSKY, M. a. EV.: Application of the Axolotl metamorphosis reaction to the qualitative array of thyroid gland hormones. Endocrinology **10**, 6 (1926). — ZAWADOWSKY u. LIPTSCHINA: Weiterer Beitrag zur Frage der Wechselbeziehungen der Keim- und Schilddrüsen bei Hühnern. Arch. Entw.mechan. **113** (1928). — ZAWADOWSKY u. ROCHLIN: (a) Über den Einfluß der experimentellen Hyperthyreoidisierung auf verschiedene Vogelgattungen. Arch. Entw.mechan. **109** (1927). (b) Zur Frage nach dem Einfluß der Hyperthyreoidisierung auf die Färbung und Geschlechtsstruktur des Hühnergefieders. Arch. Entw.mechan. **113** (1928). — ZAWADOWSKY u. TITAJEW: Einfluß von Jodpräparaten auf die Mauser und Depigmentierung des Hühnergefieders. Arch. Entw.-mechan. **113** (1928). — ZAWARSIN: Röntgenologische Untersuchungen an Hydren 1. Roux' Arch. **115** (1928). — ZEIGER, K.: Beiträge zur Kenntnis der Hautmuskulatur der Säugetiere. Morph. Jb. **58**, H. 1 (1927). — ZELLNER, M.: Über den Einfluß sozialer Lage auf die Entwicklung der Kleinkinder im Alter von 2—7 Jahren. Med. Inaug.-Diss. Breslau 1925. — Zentralausschuß (Deutscher) für die Auslandshilfe E. V. durch dessen ärztlichen Beirat: Größe und Gewicht der Schulkinder und andere Grundlagen für die Ernährungsfürsorge 1924. — ZIGON: Einige Beobachtungen über die sekundären Geschlechtscharaktere. Schweiz. med. Wschr. **3** (1922). — ZONDEK u. ASCHHEIM: (a) Hypophysenvorderlappen und Ovarium. Arch. Gynäk. **130**, 1 (1927). (b) Arch. f. Gynäk. **127** u. **130**. Klin. Wschr. **30** u. **31**. Endocrinologie **1** (1928). — ZORN: Pferdeaufzucht und Pferdehaltung. Z. der Deutschen Landwirtschaftskammer f. d. Provinz Schlesien, 27. Jg. 1923. — ZUCKER, R.: Die Ausbildung der Geschlechtscharaktere und ihre Beziehung zu den Keimdrüsen. Inaug.-Diss. Freiburg i. Br. 1925. — ZWEIG: Beiträge zur klinischen Konstitutionspathologie 3. Habitus und Lebensalter. Z. Konstit.-lehre **4** (1919).

3. Differenzierung.

ALVERDES, F.: (a) Studien an Infusorien. Abteilung aus dem Gebiet der experimentellen Biologie, Bd. 3. 1922. (b) Rassen- und Artbildung. Anat. Anz. **56**, Nr 4/5 (1922). — ASHBEL, R.: L'influenza della concentrazione degli idrogenioni sulle uova di ricci di mare, fecondate e non fecondate. Boll. Soc. Biol. sper. **4** (1929).

BALTZER: Neue Versuche über die Bestimmung des Geschlechtes bei Donellia viridis. Rev. Suisse Zool. **35** (1928). — BARON: (a) De long en large, 1885. (b) Méthodes de réproduction en zootechnie. Paris: Firmin Didot 1888. — BAUR, E.: Einführung in die experimentelle Vererbungslehre, 1911. — BAUTZMANN, H.: Über Züchtung von Organanlagestücken junger Embryonalstadien von Urodelen und Anuren in Bombinatorhautbläschen. Sitzgsber. Ges. Morph. u. Physiol. München **39** (1929). — BECKER, S.: Untersuchungen über nichtfunktionelle Korrelationen in der Bildung selbständiger Skeletelemente. Zool. Jb. **31** (1911). — BENNINGHOFF u. SPANNER: Das Gefäßsystem eines Acraniers. Morph. Jb. **61** (1929). — BERGEL, A.: Der Dotterstiel als Ursache einer menschlichen Fehlbildung. Z. Anat. **89**, H. 4 (1929). — BLAKESLEE: Variations in Datura, due to changes in chromosome number. Amer. Naturalist. **56** (1922). — BOEKE: Innervationsprobleme, Zellbegriff und Organismen. Med. Klin. **16** (1925). — BÖKER: Z. Morph. u. Anthrop. **23** (1922); **26**

(1926); Verh. anat. Ges. Freiburg **1926**; J. f. Ornithol. **75** (1927); Klin. Wschr. **6** (1927). —
BRANDT, A.: (a) Über die Eifurchung der Ascaris nigrovenosa. Z. Zool. **28** (1877). (b) Über
das Ei und seine Bildungsstätte. Leipzig: Wilh. Engelmann 1878. (c) Die amöboide Beweglichkeit des Keimbläschens und Zellkerns besonders in ihrer Beziehung zur Eifurchung,
Befruchtung und Kernteilung. Arch. mikrosk. Anat. **17** (1880). (d) Über Variabilität
der Tiere. Wien und Leipzig 1892. (e) Essai d'une classification des variations animales
selon leurs causes. Congr. internat. Zool. 2. Session Moscou **1892** I. (f) Über die sogenannten Hundemenschen. Biol. Zbl. **17** (1897). (g) Über den Bart der Mannweiber. Biol.
Zbl. **17** (1897). (h) Zur Phylogenie der Säugetierhaare. Biol. Zbl. **20** (1900). (i) Grundriß
der Zoologie und vergleichende Anatomie. Berlin 1911. (k) Das morphologische Individuum. Aus der Natur, Bd. 8, H. 9. 1912. (l) Rückständige Milchdrüsen. Aus der Natur,
1912. H. 9. (m) Zum Problem der Rückständigkeit. Naturw. Wschr. **28** (1912). (n) Arbeitshypothese über Rechts- und Linkshändigkeit. Biol. Zbl. **33** (1913). (o) Symmetrie
und Asymmetrie des Körperbaues. Aus der Natur, Bd. 10, 1913. (p) Über Variations-
richtungen im Tierreich. Vorträge, Virchow-Holzen, N.F., 10. Serie, H. 228. — BRANDT, W.:
Konstitutionsanatomische Untersuchungen am Wurmfortsatz des Menschen. Verh. anat.
Ges. **1925**. — BRUNST: Zur Frage nach dem Einfluß des Nervensystems auf ihre Regeneration. Roux' Arch. **109** (1927). — BUFFON: Histoire naturelle, 1749. — BUYTENDIJK u.
WOERDEMAN: Die physico-chemischen Erscheinungen während der Eientwicklung. Roux'
Arch. Entw.mechan. **112** (1927).

CAJAL: Accion neurotropica de los epitelios. Trab. Labor. Invest. biol. Univ. Madrid
17 (1919). — COTRONEI: Corrélations et différentiations. Arch. di Biol. **71** (1922),

DAUWART, ANNA: Eine nervenlose akzessorische Hinterextremität von Pelobates Fuscus
entstanden in einem Transplantationsversuch. Aus d. vergl.-anat. u. exp.-zool. Inst.
der Univ. Lettlands, 1924. — DETWILER: (a) Transplantation of limbs in Amblystoma.
J. of exper. Zool. **1922**. (b) Experiments on the transplantation of the spinal cord in
Amblystoma and their bearing upon the stimuli involved in the differentiation of nerve
cells. J. of exper. Zool. **37** (1923). (c) Coordinated movements in supernumerary transplanted limbs. J. comp. Neur. **38**, 4 (1925). — DOGLIOTTI: (a) Ricerche istologiche sullo
sviluppo e sulla regressione del tessuto adiposo di varie regioni del corpo umano. Arch.
ital. Anat. **25** (1928). (b) Ricerche istologiche e sperimentali sul tessuto adiposo degli
uccelli. Z. Zellforschg **9** (1929). — DOWELL u. LORD: Reproduction in Alkoholic mice.
Roux' Arch. **110**, 427 (1927). — DÜRKEN: Über die Wirkung farbigen Lichtes auf die Puppen
des Kohlweißlings. Arch. mikrosk. Anat. u. Entw.mechan. **99** (1923).

EGGERS: Über Korrelation in der Ausbildung der Flügel und der Tympanalanlage
bei Insekten. Verh. dtsch. zool. Ges. 28. Jverslg **1913**. — EIDMANN: Die Einwirkung der
Überreife auf Eier von Rana temp. Biol. Zbl. **42** (1922). — ELTON: Periodical fluctuations
in the numbers of animals. Brit. J. exper. Biol. **2** (1924). — ERNST, A.: Über Vererbung
und Faktorenkoppelung und Faktorenaustausch. Naturforsch. Ges. Zürich **70**, 3, 4 (1925).

FILATOW, D.: (a) Über die Wechselbeziehungen des Epithels und des Mesenchyms
einer vorderen Extremitätenknospe beim Axolotl. Roux' Arch. **121**, H. 1/2 (1930). (b) Die
Beeinflussung der Extremitätenanlage von Anuren durch in ihrer Nähe angebrachte Transplantate. Roux' Arch. **121**, H. 1/2 (1930). — FISCHEL, A.: Über umgekehrte Entwicklung.
Naturwiss. Berlin **9** (1921). — FORD u. HUXLEY: Genetic rate-factors in Gammarus. Roux'
Arch. **117** (1929). — FRIESE u. WAGNER: Zool. Studien an Hummeln. Zool. Jb. **1**, Suppl. 15
(1912).

GABRITSCHERSKY: Farbenpolymorphismus und Vererbung mimetischer Varietäten
der Fliege Volucella bombylans und anderer hummelähnlicher Zweiflügler. Z. Abstammgslehre **32**, 4 (1924). — GARSTANG, W.: The Theory of Recapitulation. J. Linnean Soc. **35**,
Nr 232 (1922). — GOLDSCHMIDT, R.: (a) Einige Probleme der heutigen Vererbungswissenschaft. Naturwiss. **12**, H. 38 (1924). (b) Gen und Außencharakter. Verh. 5. internat.
Kongr. Vererbungswiss. Berlin **1927**. (c) The Gene. Quart. Rev. Biol. **3**, Nr 3 (1928).
(d) Experimentelle Mutation und das Problem der sogenannten Parallelinduktion Versuche
an Drosophila. Biol. Zbl. **49**, H. 7 (1929). (e) Untersuchungen zur Genetik der geographischen Variation 2. Roux' Arch. **116** (1929). — GOLDSCHMIDT, SEILER, POPPELBAUM: Untersuchung zur Genetik der geographischen Variationen. Arch. Entw.mechan. **101** (1924). —
GRÄPER, L.: Zur Gastrulation der Wirbeltiere. Anat. Anz. **69**, Nr 7/12 (1930). — GREIL:
Rekonstruktionen der frühsten Entwicklungsstadien eineiiger Vierlinge des Menschen,
zum Beweis der 10 Lehrsätze der Entwicklungsdynamik und zur Widerlegung der Hypo-
thesen der Entwicklungsmechaniker. Verh. anat. Ges. **1924**, 293—309. — GROSSER:
Eröffnungsansprache. Anat. Anz. **61**, Erg.-H. 3—15 (1926).

HAECKEL, E.: (a) Generelle Morphologie der Organismen, 1866. (b) Prinzipien der
generellen Morphologie der Organismen, 1906. — HAECKER, V.: (a) Über umkehrbare Prozesse in der organischen Welt. Abh. theor. Biol. **1922**, H. 15. (b) Pluripotenzerscheinungen, 1925. (c) Über den Gültigkeitsbereich der MENDELschen Regeln, Bd. 1. Halle:

Leopoldina 1926. — HAMBURGER, V.: (a) Über den Einfluß des Nervensystems auf die Entwicklung der Extremitäten von Rana fusca. Roux' Arch. **105**, H. 1 (1925). (b) Entwicklungsphysiologische Beziehungen zwischen den Extremitäten der Amphibien und ihrer Innervation. Naturwiss. **15** (1927). — HARRISON, R.: (a) An exp. study of the relation of the nervous system to the developing musculature in the embryo of the frogs. Amer. J. Anat. **3** (1904). (b) Neuroblast versus sheath cell in the development of peripheral nerves. J. comp. Neur. **37** (1924). (c) Development of Balancer in Amblystoma. J. of exper. Zool. **41**, 4 (1925). — HASSELWANDER, A.: Die Variabilität der Organismen. Rede beim Antritt des Rektorates Erlangen, 1926. — HEGI: Illustrierte Flora von Mitteleuropa. — HEINCKE: Naturgeschichte des Herings, 1899. — HERBST: Experimentelle Untersuchungen über den Einfluß der veränderten chemischen Zusammensetzung des umgebenden Mediums auf die Entwicklung der Tiere. Z. Zool. **55** (1892). Mitt. zool. Stat. Neapel **11** (1895). — HERBST u. ASCHER: Beiträge zur Entwicklungsphysiologie der Färbung und Zeichnung der Tiere 3. Roux' Arch. **112** (1927). — HERTWIG, G.: Trypaflavin als Radiumersatz zur Gewinnung haploidkerniger Froschlarven. Verh. anat. Ges.; Anat Anz. **58** (1924). — HERTWIG, O.: Das Werden der Organismen. Jena: Gustav Fischer 1918. — HERTWIG, R.: Über den Einfluß der Überreife der Eier auf das Geschlechtsverhältnis von Fröschen und Schmetterlingen. Sitzgsber. Akad. München **1922**. — HINRICHS, MARIE: Modification of development on the basis of different susceptibility to radiation. Fundulus heteroclitus and ultraviolet radiation. J. Morph. a. Physiol. **41**, 1 (1925). — HOADLEY: Differentiation versus cleavage in chorio-allantoic grafts. Roux' Arch. **116** (1929). — HOLTFRETER: (a) Über histologische Differenzierungen von isoliertem Material jüngster Amphibienkeime. Verh. dtsch. Zool. Ges. **1929**. (b) Über die Aufzucht isolierter Teile des Amphibienkeims. Arch. Entw.mechan. **117** (1929). — HOUSSAY: La forme et la vie, 1900. — HUBBS: Racial and seasonal variation in the pacific Herring. Bull. State California Fish Same Comm. **1925**, Nr 8. — HYKES, O.: Rôle de l'enveloppe gélatineuse de l'oeuf dans la premiere période du développement de la grenouille. C. r. Soc. Biol. Paris **98** (1928).

JACOBJ, W.: Über die Realisierung eines geometrischen Prinzips in der Reifungsteilung der Geschlechtszellen. Münch. med. Wschr. **1928**, Nr 8. — JAVELOT: (a) La forme géométrique. Paris: Maloine et Fils 1917. (b) La sphäre génératrice, 1921. — JENNINGS: Variation in uniparental reproduction. Amer. Naturalist **56**, Nr 642 (1922). — JOHANNSEN: Hundert Jahre Vererbungsforschung. Verh. Ges. dtsch. Naturforsch. **1922**.

KAMMERER: (a) Neue Vererbung oder Vererbung erworbener Eigenschaften. W. Seifert 1922. (b) Der Artenwandel auf Inseln und seine Ursachen ermittelt durch Vergleich und Versuch an den Eidechsen der dalmatischen Eilande. Leipzig u. Wien: Franz Deuticke 1926. — KAUFMANOWNA, L.: Forschungen über die Phänogenetik der Färbung bei russischen Kaninchen. Poln. (Gedenkb. 12. Kongr. poln. Ärzte und Naturforscher) 1925. — KISCH, B.: Zur Kenntnis der Relativität der Giftigkeit. Klin. Wschr. **7**, Nr 50 (1928). — KRANICHFELD: Die Geltung der von W. ROUX und seiner Schule für die ontogenetische Entwicklung nachgewiesenen Gesetzmäßigkeiten auf dem Gebiete der phylogenetischen Entwicklung. Vortr. u. Aufs. Entw.mechan. H. 30. — KRONACHER: Konstitution, Konstitutionsmerkmale, Konstitutionsforschung in der Tierzucht. Züchtungskde **1926**. — KRONACHER, BÖTTGER u. SCHÄPER: Körperbau, Blutwerte, Konstitution und Leistung. II. Teil: Untersuchungen an ostfriesischen Kühen. Z. Züchtg Reihe B: Tierzüchtung und Züchtungsbiologie einschließlich Tierernährung, Bd. 17, H. 2. 730. — KUHN: Die experimentelle Vererbungslehre aus der Zoologie vor 1900. — Züchtungskde **2**, H. 9 (1927).

LAMARCK: Philosophie zoologique. Savy 1873. — LEBEDINSKY, N.: Die Isopotenz allgemein homologer Körperteile des Metazoenorganismus. Verg.-anat. u. exper. zool. Institut d. Lettländischen Univ. 1924. — LEHMANN, F.: (a) Entwicklungsstörungen in der Medullaranlage von Triton als Folge von Defekten im unterlagernden Mesoderm. Verh. dtsch. zool. Ges. **31** (1926); Roux' Arch. **108**, H. 2 (1926). (b) Entwicklungsstörungen in der Bildung der Spinalganglien von Pleurodeles, erzeugt durch Defekte des umgebenden Mesoderms. Rev. Suisse Zool. **34** (1927). — LILLIE, F.: The gene and the ontogenetic process Science (N. Y.) **66** (1927). — LITTLE, M.: The transplantation of mammalian tissues into amphibian tadpoles. Proc. Soc. exper. Biol. a. Med. **26** (1929). — LUDWIG: Lehrbuch der Biologie der Pflanzen, 1895. — LUDWIG, E.: Die Entwicklung der Asymmetrie der Thoraxeingeweide bei den Embryonen des Maulwurfes. Eine Studie zur Korrelationsentwicklung der Organe. Morph. Jb. **55** (1925).

MAC-AULIFFE: Les mécanismes intimes de la vie, 3. Bd. der „La vie humaine". Paris 1925. — MANGOLD, O.: (a) Transplantationsversuche zur Frage der Spezifität und der Bildung der Keimblätter. Arch. mikrosk. Anat. u. Entw.mechan. **100** (1923). (b) Das Determinationsproblem. Das Nervensystem und die Sinnesorgane der Seitenlinie unter spezieller Berücksichtigung der Amphibien. Erg. Biol. **3** (1928). — MARCUCCI: Innesti eterotopici di corda dorsale in larve di Anfibi anuri. Ric. Morf. e Biol. anim. **1** (1926). — MEHNERT: Variation im Embryonalleben. Biol. Zbl. **14** (1899). — MEISENHEIMER, J.:

Äußere Erscheinungsform und Vererbung. Verh. Ges. dtsch. Naturforsch. 1922. — MOORE, A.: Photodynamic effects of eosin on the eggs of the sea urchin, Strongylocentrotus purpuratus. Arch. di Sci. biol. 12 (1928). — MURRAY, P.: Chorio-Allantoic grafts of fragments of the two-day chic, with special reference to the development of the limbs, intestine, and skin. Austral. J. exper. Biol. Med. 5 (1928).

NAGEOTTE: L'organisation de la matière dans ses rapports avec la vie, 1922. — NATHUSIUS, J. VON: Messungen von 1460 Zuchtpferden und 590 Soldatenpferden. Arb. dtsch. landw. Ges. 1912, H. 205. — NAUCK, E.: Über ontogenetische beziehungskausale Entwicklungsmechanik. Roux' Arch. 114, H. 1 (1928). — NAUMANN: Variationsstatistische Untersuchung über morphologische und physiologische Eigenschaften an Karpfen Lausitzer und Galizischer Abstammung. Diss. Halle 1927. — NOBLE: The value of life history rate in the study of the evolution of the Amphibia. Ann. N. Y. Acad. 30 (1927).

OSTWALD, W.: Grundriß der Kolloidchemie, 1909.

PASQUINI: Ricerche di embriologia sperimentale sui trapianti omeoplastici della vesicola ottica primaria in Pleurodeles waltli. Boll. Ost. zool. Univ. Roma 5 (1927). — PESCH, K.: Umwandlung von GÄRTNER-Bakterien in Breslaubakterien. Zbl. Bakter. 103 (1927). — PERRIRAZ: Étude biologique et biométrique de Primula vulg. Bull. Soc. Sci. Natur. 1908. — PETER: Untersuchungen über individuelle Variationen in der tierischen Entwicklung. Sitzgsber. Akad. Wiss. 1905. — PFEFFER: (a) Die Reizbarkeit der Pflanzen. Verh. Ges. dtsch. Naturforsch. 65 (1893). (b) Pflanzenphysiologie, 1904. — PHILIPTSCHENKO: Variabilität und Variation. Anthrop. Anz. 4 (1927). — PLAVILSTSHIKOV, N.: Über die sog. „homologen Reihen der Variabilität" und den morphomatischen Parallelismus bei Insekten. Z. Insektenbiol. 22, Nr 9 (1927). — POLITZER, G.: (a) Über den Einfluß der Röntgenstrahlen auf die Regeneration der Linse. Roux' Arch. 121, H. 1/2 (1929). (b) Über den Einfluß der Röntgenstrahlen auf die embryonale Linse. Wien. med. Wschr. 1929, Nr 17. (c) Teratologische Untersuchungen zur Entwicklungsmechanik der Schwanzknospe. Roux' Arch. 115, H. 4/5 (1929). — PRATJE, A.: Nachruf auf WILHELM JOHANNSEN. Dtsch. med. Wschr. 1929, Nr 16. — PRIZENECKY: Beziehung der Variabilität der Körpergröße zu den Assimilationsverhältnissen und die spezifischen Veränderungen dieser Variabilität. Z. Abstammgslehre 36 (1923).

RABL, C.: Über die Grundbedingung des Fortschrittes in der Natur. Vortr. Akad. Wiss. Wien 1900. — RANZI, S.: Correlazioni tra organi di senso e centri nervosi in via di sviluppo. Roux' Arch. 114, H. 2/3 (1928). — REICHERT, W.: Ein Beitrag zur Variationsfähigkeit der Limnaeen. Arch. Moll. k. 58, 3 (1926). — REINKE, J.: Grundlagen einer Biodynamik. Abh. theor. Biol. 1922, H. 16. —ROUX, W.: Vorträge und Aufsätze über Entwicklungsmechanik der Organismen, 1905. — RUSTIA, C.: The control of biaxial development in the reconstitution of pieces of planaria. J. of exper. Zool. 42, 1 (1925).

SCHAXEL, J.: Untersuchungen über die Formbildung der Tiere. Arb. Gebiet exper. Biol. 1 (1921). — SMIRNOV u. ZHELOCHORTSEV: Veränderungen der Merkmale bei Calliphora erythrocephala. Arch. Entw.mechan. 108 (1926). — SPARCK: Studies on the Biology of the Oyster in the Limfjord with special reference to the influence of temperature on the sex change. Rep. Danish Biol. Stat. 30 (1925). — SPENCER: Principes de Biologie, 1687. — STUMMER: Zur Urgeschichte der Reben und des Weinbaues. Mitt. anthrop. Ges. Wien 41 (1911). — STERNBERG, H.: Über Spaltbildungen des Medullarrohres bei jungen menschlichen Embryonen, ein Beitrag zur Entstehung der Anencephalie und der Rachischisis. Virchows Arch. 272, H. 2 (1929). — STÖHR: Experimentelle Studien an embryonalen Amphibienherzen 1—4. Arch. Entw.mechan. 102, 103, 106, 112 (1923—29). — SUMMER, F.: (a) The partial genetic independence in size of the various parts of the body. Proc. nat. Acad. Sci. U. S. A. 10, Nr 5 (1924). (b) The stability of subspecific characters under changes conditions of environment. Amer. Naturalist 58 (1924).

TELLO: Gegenwärtige Anschauungen über den Neurotropismus. Vortr. u. Aufs. Entw. mechan. 1923, H. 33. — THOORIS: La vie par le stade, 1924. — THOORIS VAN BORRE: Introduction a l'étude de la médicine morphologique. Bull. Soc. Étude Formes humaines 1928, bis 1930. — TOWER: Chrysomelid beetles. Publ. Carnegie Inst. 1906.

UBISCH, L. V.: Über die Entodermisierung ektodermaler Bezirke des Echinoidenkeimes und die Reversion dieses Vorganges. Verh. physik.-med. Ges. Würzburg 50, H. 1. — UNGERER, E.: Die Entwicklung des Lebens, 1923. — UPHOF: Eine polymorphe Fl.-Generation aus der Kreuzung von Phaseolus rutg. und Phaseolus multiflor. Z. Abstammgslehre 29, H. 3/4 (1922).

VAVILOV: The laws of homologous series in variation. J. Genet. 12 (1922). — VERSLUYS, J.: Kritische Bemerkungen zu der Resonanztheorie der motorischen Nerventätigkeit auf Grund abgestimmter Endorgane von PAUL WEISS. Biol. generalis (Wien) 3, H. 4 (1927). — VOSS: Studien zur künstlichen Entwicklungserregung des Froscheies. Arch. mikrosk. Anat. 98; Verh. anat. Ges. 1923. — VRIES, DE: (a) Versuche und Beobachtungen über die Entstehung von Arten im Pflanzenreich, Bd. 1. Entstehung der Arten durch Mutation, 1901. (b) Arten und Varietäten und ihre Entstehung durch Mutation, übersetzt von KLEBAHN. Berlin 1906. (c) Gruppenweise Artbildung, 1913. (d) Mutationen und Prämutationen. Naturwiss. **12** (1924).

WEBER: La rupture de l'opercule bronchial au moment de la métamorphose des Batraciens anoures démontre-t-elle la transmissibilité d'un caractere acquis? C. r. Acad. Sci. Paris **1923**. — WEIDENREICH, F.: Das Evolutionsproblem und der individuelle Gestaltungsanteil am Entwicklungsgeschehen. Vortr. u. Aufs. Entw.mechan. **1921**, H. 27. — WEIGMANN, R.: Die Wirkung starker Abkühlung auf Amphibien und Reptilien. Z. Zool. **134**, H. 4 (1929). — WEISS, P.: (a) Morphodynamik. Abh. theor. Biol. **1926**, H. 23. (b) Erwiderung auf VERSLUYS' kritische Bemerkungen zu meiner Resonanztheorie der Nerventätigkeit. Biol. generalis (Wien) **4**, Lief. 6—8 (1928). (c) Einige Bemerkungen zur Diskussion über die Resonanztheorie der Nerventätigkeit. Biol. Zbl. **49**, H. 9 (1929). — WITSCHI: Über geographische Variation und Artbildung. Rev. Suisse Zool. **30** (1922/23).

ZUITIN: Der allrussische Kongreß für Genetik, Tier- u. Pflanzenzüchtung in Leningrad, Jan. 1929. Züchtungskde **4** (1929).